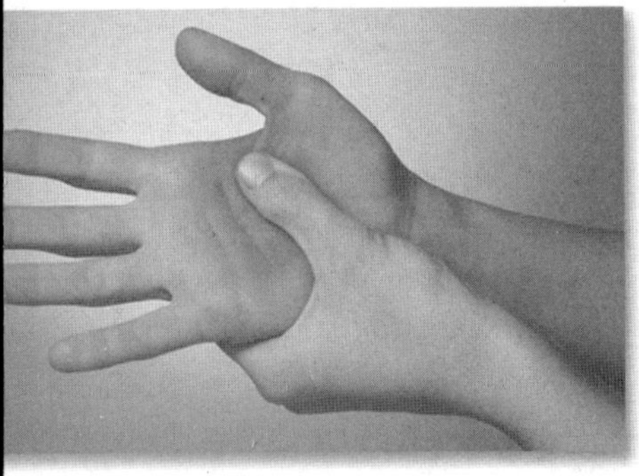
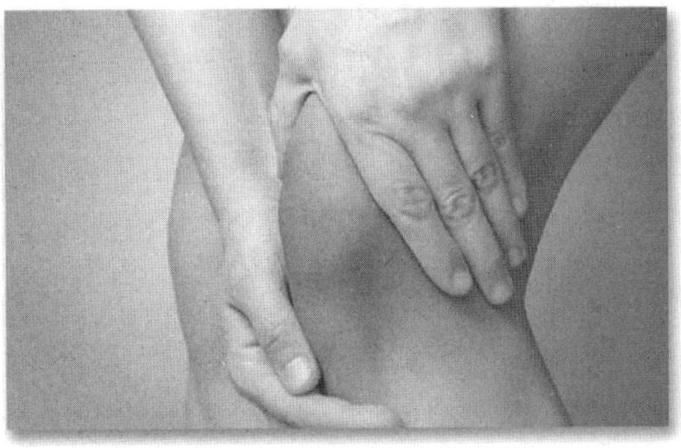
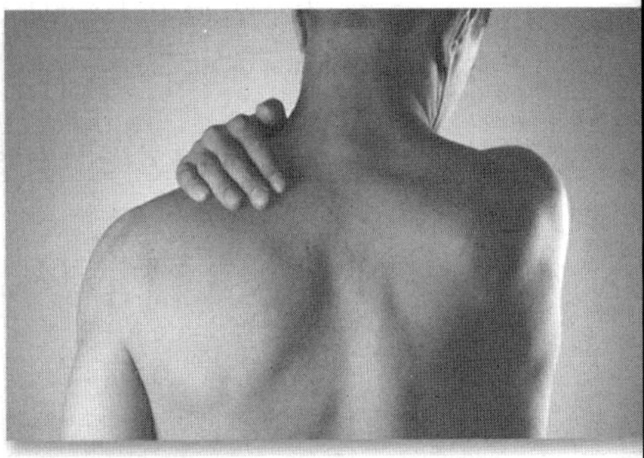

临床疼痛治疗方法

LINCHUANG TENGTONG ZHILIAO FANGFA

刘华伟 薛静 主编

甘肃科学技术出版社
（甘肃·兰州）

图书在版编目(CIP)数据

临床疼痛治疗方法 / 刘华伟，薛静主编. -- 兰州：
甘肃科学技术出版社，2017.6 (2023.12重印)
ISBN 978-7-5424-2083-1

Ⅰ. ①临… Ⅱ. ①刘… ②薛… Ⅲ. ①疼痛 - 中医治
疗当 Ⅳ. ①R242

中国版本图书馆CIP数据核字(2017)第133196号

临床疼痛治疗方法
刘华伟　薛　静　主编

责任编辑　陈　槟
封面设计　魏士杰

出　版　甘肃科学技术出版社
社　址　兰州市城关区曹家巷1号　730030
电　话　0931-2131575（编辑部）　0931-8773237（发行部）

发　行　甘肃科学技术出版社　　印　刷　三河市铭诚印务有限公司
开　本　880毫米×1230毫米　1/16　　印　张　44.75　插　页　2　字　数　1260千
版　次　2019年12月第1版
印　次　2023年12月第2次印刷
印　数　1001~2050
书　号　ISBN 978-7-5424-2083-1　　定　价　198.00元

编委会

主　编: 刘华伟(甘肃省庆阳市西峰区人民医院)

薛　静(甘肃省庆阳市人民医院)

副主编: 包晓玲(甘肃省肿瘤医院)

张凌志(甘肃中医药大学附属医院)

任世超(甘肃省庆阳市人民医院)

王鸿旻(甘肃省肿瘤医院)

包正毅(甘肃省庆阳市人民医院)

刘　康(甘肃省庆阳市人民医院)

张颖秀(甘肃省庆阳市人民医院)

马丹丹(甘肃省庆阳市西峰区人民医院)

前　言

疼痛与人类历史相伴，人类深受其害。以前认为它是一种常见症状，因热衷于治疗原发疾病，很多人常年忍受着疼痛（如慢性腰腿痛、颈肩痛、癌痛及各种神经源性等顽固性疼痛）而未得到及时的治疗。目前认为疼痛是继呼吸、脉搏、血压、体温之后的第5大生命体征，慢性疼痛本身还是一种疾病（如三叉神经痛、带状疱疹后遗神经痛等）。长期的局部疼痛会形成复杂的局部疼痛综合征或中枢性疼痛，使普通的疼痛变得非常剧烈和难以治疗，导致机体各系统功能失调、免疫力降低而诱发各种并发症。

与其说是疼痛学科的发展，勿宁说是医学伦理学对临床的影响。Cohen 指出："对生命质量的考虑无疑会影响是否采取某种治疗，治疗的目的也并不仅仅在于延长病人的寿命，而不容忽视地要求提高生命的质量。"毫无质量可言的生命是无意义的。疼痛作为疾病的重要指标，有损人的精神与情绪，影响人的生存质量，医生应采取积极的态度，尽快为病人控制疼痛。

疼痛治疗学是一门年轻的学科。20世纪50年代初 Dr.John Bonica 在他的著作《疼痛治疗学》曾对该学科的进展进行了综合阐述，并由此提出了疼痛治疗学的概念。此后与疼痛相关的神经科学、麻醉学、放射介入治疗学、骨科学和康复医学理论取得一定的发展；影像学、电生理学、神经生物学和计算机技术的引用也为疼痛的诊疗提供了技术支持。

我国2007年开始把疼痛列为一个独立的病种。疼痛科如雨后春笋般兴起，疼痛临床医师队伍迅速壮大。为了使疼痛医师得到系统的理论学习与严格的技术培训，在总结以前理论与技术的前提下，注重临床实用性。我们组织编写了本书。本书分为六大部分：疼痛治疗基础理论；疼痛患者的评估；临床中常见的疼痛综合征；局部疼痛综合征；疼痛的治疗方法及疼痛的中医治疗。本书不但适合参与疼痛诊疗的各科医生作为工具书使用，也适合作为疼痛专科医生和住院医生的培训教材。

因本书涉及内容广泛，编者水平有限，加之时间仓促，错误和疏忽在所难免，衷心希望各位同道批评指正，便于我们以后改进。

编者

目 录

第一篇 疼痛治疗基础理论

第二篇 疼痛患者的评估

第三篇 临床中常见的疼痛综合征

第四篇 局部疼痛综合征

第五篇　疼痛的治疗

第六篇　疼痛的中医治疗

第一篇　疼痛治疗基础理论

第一章　关于人类疼痛的理论构架

疼痛在20世纪的发展简史

Descartes在17世纪提出的疼痛学说，它的主要内容就是寻找特异的疼痛传导纤维、疼痛传导通路和大脑内的疼痛中枢，其得出的结论是，疼痛是一种特异的、直接的感觉投射系统激活后的结果。20世纪50年代，在这种疼痛解剖学理论的影响下，人们开始尝试通过各种神经外科毁损方法治疗各类严重的慢性疼痛。

20世纪50年代提出的“特异学说”主张损伤激活了特异的疼痛感受器和神经传导纤维，从而将疼痛冲动通过脊髓疼痛传导通路传递到大脑的疼痛中枢，因此，精神上的疼痛体验完全取决于外周损伤。20世纪50年代，人们还没有意识到精神因素对疼痛的影响，如注意力、既往经历、焦虑、抑郁和环境因素。反之，疼痛的程度往往被认为与外周损伤或病理改变的程度成正比。如果主诉后背痛的患者体内并未发现有相应的器质性病变，他们多会被诊断为精神错乱，并专有精神科医师治疗。简而言之，这种简单的疼痛概念通常无法帮助那些饱受严重慢性疼痛折磨的患者。

疼痛的门控学说

1965年，Melzack和Wall提出了疼痛的“门控学说”(the gate control theory)，最先引入大脑的中枢整合过程的疼痛学说。

疼痛“门控学说”指出，神经冲动从传入神经纤维传入脊髓传递(T)细胞，是通过脊髓背角的门控机制来调控的。这种门控反应受粗、细神经纤维相对活性的影响，其中粗神经纤维抑制冲动传导(关闭闸门)，而细神经纤维易化传导(打开闸门)。另外，脊髓门控反应也受到大脑下传的神经冲动的影响。当脊髓T细胞输出活性超出临界水平时，可以激活一复杂系统的神经区域，即反应系统(the action system)，从而产生相应的行为改变和疼痛体验。

门控学说的拓展

Casey最早提出大脑内存在特异的感知系统，负责主观疼痛体验中的感觉识别、动机情感和认知评估等内容。McGill疼痛问卷能够反映出作为大脑功能的主观体验，已被广泛用于疼痛评估。

1978年，Loeser就曾描述过，因全脊髓横断而发生截瘫的患者可出现严重的幻肢痛，从而提出了发生在截断平面以上的部位的疼痛“中枢生成模式”。它不仅扩展了门控的范围，而且还指出截瘫患者完全丧失脊髓的门控调节机制时，尽管此时大脑与脊髓已完全失去了联系，但通过大脑机制仍可诱发疼痛。在这样的概念框架下，精神躯体特异学说已没有意义；我们必须探究脑内生成神经冲动这种模式是如何激发出躯体的疼痛体验的。

幻肢(Phantom Limbs)和神经基质(Neuromatrix)的定义

门控学说也需要调整,其中就包括 Wall 曾经描述的那种长时程活化,但是人们在截瘫患者中观察到的一系列疼痛现象却与该学说不符,当然这并不是否定门控学说。外周和脊髓的处理显然是疼痛产生的重要组成部分,但我们还需要知道外周炎症、脊髓调节、中脑下行调控等各种调节机制中更多的内容。在截瘫患者中,脊髓完全横断水平以下部位仍可以出现幻肢痛,面对这样的事实,我们的研究必须要放眼于脊髓以上部位,深入到大脑组织。

需要注意的是,我们不能只关注丘脑和皮层的脊髓投射区域。这些区域相当重要,但它们只是机体负责产生知觉的神经系统的一部分。Gybels 和 Tasker 曾详尽阐述大脑皮层和丘脑都不是疼痛中枢。疼痛体验和行为所涉及的大脑区域应包括躯体投射系统和边缘系统。此外,机体的认知反应也涉及了大脑的广泛区域。尽管人们的认识有了这么多的增加,我们仍未能全面地了解大脑的工作机制。

从对幻肢现象的分析中,尤其是那些令人震惊的有关完全胸髓横断患者出现幻体和严重幻肢痛的报道,我们得出的结论无一不促成了一种新的有关神经系统的概念模式。第一,因为幻肢(或身体其他部位)能如此真切地被感知,所以人们有理由认为产生正常肢体感觉和幻肢感觉的大脑神经处理反应相同;这类神经处理反应通常收到躯体传入冲动的激发和调节,但即使没有这些躯体传入冲动,这类神经处理反应也能产生。第二,即使没有躯体传入冲动,包括痛觉在内的所有躯体知觉也能为人所感知,由此我们不难得知,所有的感觉体验均源于大脑的神经网络系统;刺激只是激发疼痛模式,而不是产生疼痛。第三,机体是一个整体,具有“自主性”,有别于其他的个体和周围事物。对于能产生如此多感受的个体而言,包括能在外界环境中定位方向的自我认同感在内的各种知觉体验都是中枢神经处理反应作用的结果,而不是源于周围神经系统和脊髓的作用。第四,促成躯体知觉的脑内处理反应具有遗传特性,而机体这种固有的机能当然也必须受这些知觉体验的调节。在这些理念的基础之上,人们建立起了新的概念模式。

自体神经基质(The Body-Self Neuromatrix)

机体一直被认为是一个统一的整体,在不同的时间表现出不同的特性。Melzack 认为,促成体验产生的脑机制组成了一个统一的系统,它们不仅作为一个整体发挥作用,而且还会产生一种全身性的神经信号模式。这种统一脑机制的概念体系是这一新理论的核心内容,而“神经基质”这一名词最能反映出它的特点。神经基质(不是刺激、周围神经或脑中枢)是神经信号的来源,神经信号在神经基质中形成发展。尽管传入冲动可以激发或调控神经信号,但它仅能作为一种“激发剂”,而不能产生神经信号。神经基质向流经它的所有冲动(神经冲动模式)“投放”独特的信号。神经基质中神经元的排列由基因程序决定,以便于实现它产生信号模式这一特殊功能。最后的躯体整合神经信号模式最终产生了机体的知觉与运动。

神经基质分布在大脑的许多区域,组成广泛的神经元网络,产生信号模式,处理流经的信息,并最终产生整体性的信号模式。在主要的信号模式基础上,输出的神经信号流不断地变化信号模式,从而产生了千变万化的整体感觉。

机体的自我体验包括很多方面——感觉、情感、评估、姿势及其他内容。大脑感觉投射区域的神经基质至少在一定程度上有助于感觉体验的生成。Melzack 认为,脑干和边缘系统有助于情感体验的产生。神经基质有一特殊的部分可产生特异的神经信号,从而有助于每一种重要精神体验的产生。

神经基质就像Hebb提出的"细胞集群",它是由众多细胞组成的一种网络结构,特别有益于其精神功能的实现。Hebb认为,在不断地通过对感觉体验的学习,体内形成了这种细胞集群网络,而Melzack则指出,神经基质的结构重要由遗传因素决定,但其最终的突触结构则会受到感觉冲动传入的影响。尽管它强调了遗传因素对脑功能的影响,但它并未否定感觉传入冲动的重要作用。神经基质是精神意义上的一种单体,在遗传因素和后天学习的共同作用下获得,是一个完整的、统一的实体。

运动模式:运动——神经基质

Melzack认为,机体神经基质的输出指向两个系统:(1)产生觉醒性输出的神经基质;(2)涉及明显运动模式的神经基质。在讨论这一内容时,重要的是牢记,就像有平稳的意识输出一样,机体也有平稳的行为输出(包括睡眠时的活动)。

只有在传入冲动至少已被部分合成和认识到之后,才能有行为的发生,这一点非常重要。例如,当我们对疼痛或瘙痒起反应时,显然自体神经基质(或相关的神经模块)已经合成出了体验,足以使神经基质传出表达感觉、情感和意义的神经信号。除了几种反射(例如肢体退缩、眨眼等)之外,机体只有在对传入冲动经过充分的分析、合成以产生有意义的知觉后,才会产生行为。当我们要得到一个苹果时,神经基质必须清晰地合成视觉输入冲动,它有三维的立体形状、颜色和意义,而成为一个可食用的、我们希望得到的东西,所有这些都是由大脑产生,而不是事物"外在的流露"。当我们对疼痛产生反应时(撤离、甚或打电话叫救护车),我们体内的一种知觉产生反应,而这种知觉中的感觉、情感和意义特性反映出它对机体有害(或潜在危害)。

Melzack提出,来自机体的传入冲动流经神经基质发生转化后,在神经基质产生知觉体验的同时(或几乎同时)激活机体适宜的运动模式。因此,在运动——神经基质中,信息的循环加工和合成产生一些可能的运动模式,它们随后相继消失,直到在某一时刻出现了一个适合的时机,才会出现一种特殊的运动模式。通过这种方式,输出信号和输入信号同步合成,平行产生,而不是连续地产生。从而保持运动模式流的顺畅、连续。

当发自大脑的指令形成一种运动模式时,如奔跑,可活化神经模块,诱发一系列神经元的放电反应,从而通过腹侧背角神经群将精确的信号传递到对应的肌肉群。与此同时,负责启动特殊运动神经模块的机体神经基质传出的反应模式也投射到感觉神经中枢,产生感觉体验。通过这种方式,即使已经没有肢体可以移动,也没有本体感觉反馈,大脑指令仍能够产生幻肢移动的知觉体验。确实,截瘫患者在做持续的脚踏车运动时可产生严重的疲劳感,上肢截肢患者有时可感到幻拳被紧紧夹住而有可怕的痛感,所有这些报道都说明用力和疲劳感是由神经模块发出的神经信号产生,而不是源于发自肌肉和关节的特定冲动传入模式。

幻肢现象也允许我们检验心理学中提出的一些基本假设。其中的一个假设是,只有受到刺激,机体才会产生感觉,在无刺激条件下产生的感觉都属于神经上的异常反应。然而,幻肢以及幻视的存在都表明这一概念是错误的。大脑的作用远远超出探察和分析传入冲动信号,即使没有任何外来的传入信号,机体也会产生知觉体验。

另一个需要检验的假设是感觉传入冲动在大脑中留下记忆,促使机体产生知觉体验,所有这些信号都变成身体意象。但在生来就肢体残缺或在很小的时候就失去一个肢体的患者中,幻肢现象仍然存在,这提示机体的神经网络负责对躯体的感知,其中有一部分网络结构构建在大脑之中。传入冲动的缺失并不能阻碍神经网络产生关于残缺肢体的信息，它们可以终生持续地产生这样的讯息。总之，如果我们认为大脑只能被动地接受机体传送的感觉信息，那么幻肢就成了永远解不开的谜团。一旦我们认识到大脑产生了机体的知觉体验，我们就容易理解幻肢现象的发生。感觉传入冲动仅是调节机体知觉体验的产生，它们并不导致机体知觉体验的产生。

疼痛与神经可塑性

“可塑性”是指神经元具有塑形的功能，以便于影响机体后来产生的感觉体验，这是神经系统“特异学说”未曾触及的一个概念。疼痛的可塑性表明，神经系统在受到损伤或病变发生了持续的功能变化，或“躯体记忆”(somatic memory)。认识神经能够发生可塑性变化，对于理解腰痛和幻肢痛这样的慢性疼痛综合征是非常重要的，因为这类疾病往往病程延绵，并且能够破坏患者的生活。

去神经超敏状态(Denervation Hypersensitivity)与神经元活性增加(Neuronal Hyperactivity)。

神经损伤引起的感觉功能紊乱与中枢神经系统(Central Nervous System ,CNS)功能的改变密切相关。Markus 及其同事发现，切断坐骨神经后，大鼠后足发生敏化，同时伴有隐神经在脊髓内的躯体定位投射区发生扩大。神经损伤也可能导致不同水平的躯体感觉系统神经元的活性增加。切断外周神经除了可引起神经瘤出现自发活性，还可引起背根神经节和脊髓的自发活性增加。另外，切断脊神经背根后，脊髓背角、脊髓三叉核团和丘脑均出现自发活性增加。

神经外科临床研究发现，去神经可引起 CNS 敏化。罹患神经病理性疼痛的患者的丘脑躯体感觉区神经元具有很高的自发放电频率和异常的爆发活性，在受到刺激时可产生反应，而正常人中刺激该区域却难以诱发这部分神经元反应。发生异常的丘脑功能区属于躯体皮层定位的疼痛区。在脊髓完全横断的患者中，横断水平以下部位出现感觉迟钝，失去正常感觉冲动传入的丘脑区域出现神经元的活性的增强，而有正常感觉冲动传入的区域却并未出现同样的情况。在罹患神经病理性疼痛的患者中，电刺激下丘脑、丘脑和内囊区域可以诱发疼痛，有时甚至能复制患者的疼痛反应。直接电刺激自发高反应性神经细胞(spontaneously hyperactive cells)可引起疼痛，但这只适于部分疼痛患者，而非全部疼痛患者，从而提示在某些患者，所观察到的神经元活性改变可能会引发疼痛感觉。对患者在神经外科手术中接受脑部电刺激的研究发现，除非患者罹患慢性疼痛疾病，否则试验刺激很难诱发疼痛。但对于那些非广泛性神经损伤或传入缺失引起的慢性疼痛患者，刺激大脑可引起疼痛反应。Lenz 及其同事遇到过一个病例，这是一个有不稳定性心绞痛的女性患者，在接受丘脑电刺激治疗时，“发生了心前区疼痛，这种疼痛就像我过去需要服用硝酸甘油治疗的那种心前区疼痛”，而且“它也是突然发作，突然终止”。患者心绞痛的发作可能与心肌疲劳有关，而不是由于激活了皮层躯体感觉的疼痛记忆，但是这种可能性可以被排除，因为在刺激过程中监测的心电图、血压、心肌酶都没有发生改变。

外周神经损伤后，CNS 很可能出现感觉野扩大和自发性活动， 造成这些反应的部分原因可能在于脊髓背角的正常抑制反应发生了改变。切断外周神经后的 4 天里，脊髓背角电位降低，因此这可能是突触前抑制的一种表现。切断神经可能会降低刺激 A 类纤维抑制脊髓背角神经元活性的效应。神经损伤也会影响脑干神经核的下行抑制性控制。当神经系统完好无损时，刺激蓝斑或中缝大核可抑制脊髓背角神经元活性。然而在切断脊神经背根后，电刺激这些区域却发现，其中一半接受研究的细胞发挥兴奋作用，而非抑制作用。

近年来，人们对病理性疼痛机制的认识有了很大的提高，这对于各种急、慢性疼痛的治疗都有重要的意义。既然人们已认识到，强烈的伤害性刺激可引起 CNS 敏化，那么治疗就不仅要周围神经损伤区域，而且还要治疗中枢神经发生变化的区域。在某些情况下，应尽可能预防发生中枢致敏，以免发生病理性疼痛。有证据表明，术前经硬膜外或静脉给予一些药物能减轻患者急性术后疼痛的程度，和 / 或降低患者术后对镇痛剂的需要量，提出外科手术造成神经损伤成批的冲动传入 CNS，并在随后引起中枢敏化，我们应设法预防或显著减弱这种反应的发生。这种术前应用硬膜外麻醉减轻急性疼痛的作用甚至可持续数周，减轻患者离院回家后的痛感和因疼痛而丧失劳动能力。

事实上，在截肢前患肢已出现疼痛的患者更有可能出现幻肢痛，那么如果在截肢时减轻中枢敏化的发生可能有助于预防这种长久性病理性疼痛的发生。术后的慢性疼痛问题，如瘢痕痛、开胸术后胸壁痛、幻肢痛和残肢痛等，是否都可以因围术期对疼痛信号的阻断而得以消除，还有待于更加良好控制的临床试验的验证。此外，还需要通过研究确定是否有很多种能有效阻断冲动信号传入的方法（包括局部麻醉、硬膜外麻醉以及预先使用阿片类药物和抗炎药等）都能预防或减轻其他形式的严重慢性疼痛，如带状疱疹后遗神经痛和反射性交感神经营养不良等。希望随着新型药物的不断开发，临床试验的仔细开展，以及人们对伤害性刺激诱发神经重塑机制和作用的理解不断深入，病理性疼痛的临床治疗和预防可以得到改善。

疼痛与精神病理学

当疼痛不符合现今的解剖学和神经生理学知识时，通常归因于心理障碍。

直到今天，疼痛的精神发生学还未遁出人们的视线，但在大量的证据面前，其显得如此苍白。幻肢痛、性交困难、颜面痛以及包括盆腔疼痛、腹痛、胸痛和头痛在内的一系列疾病都曾被认为是精神疾病。但在之前描述的疼痛传导通路的复杂性表明：与我们当前的理解不同，许多疼痛最终都能找到发生的原因，而无须归咎于精神病理学原因。疼痛具有分布上的“非解剖化”特性，疼痛可蔓延至非损害区域，疼痛可以和损伤程度不成比例，而且在完全没有损伤的情况下，也可以出现疼痛，这些证据时而就会被提到以证实神经障碍是疼痛产生的原因。但所有这些曾被认为是属于精神疾病的特性在当今都可以用涉及外周和中枢相互作用的神经生理机制给予解释。

新近支持中枢神经系统具有免疫功能的资料从另一方面解释了一些医学上还无法讲清楚的疼痛问题。自从它们在 19 世纪晚期被首次提出以来，镜像疼痛（mirror-image pain）或对侧痛（allochira）就一直困扰着医师与科学家。镜像痛的观点是，损伤机体的一侧可使损伤部位及对侧的镜面位置出现疼痛。最近的动物研究显示，通过注射微量的免疫活性物质诱导坐骨神经炎不仅导致同侧神经的痛觉过敏，还导致了对侧处于镜像位置的坐骨神经产生痛觉过敏。此外，无论是同侧还是对侧的神经敏化，都可以通过向鞘内注射抗炎因子得到预防或逆转。

镜像痛可能不是单一现象，其他的非免疫性机制可能也发挥了作用。例如，最近人类和动物实验的证据表明，可能是在外周和中枢的共同作用下，产生了这种镜像疼痛，这是因为机体一侧受损会导致对侧相同神经支配的范围减少 50%。有趣的是，在没有对侧疼痛或疼痛过敏的情况下，也可以出现对侧的轴突缺失，然而损伤部位疼痛的强度显然与对侧神经轴突的缺失相关。这提出了一种很让人感兴趣的可能性，即同侧损伤诱发的对侧神经轴突缺失可易化损伤侧疼痛的强度。

总之，这些新提出的机制解释了一些令人费解的疼痛症状，我们必须留意，患者不良的情绪应激和心理障碍并不是引发疼痛的根源。将疼痛归因于心理障碍，对患者和医师同样不利，因为

这会促进医生 - 患者之间相互的不信任和暗地里的(有时是公开的)指责而损害了正常的医患关系。这会给患者带来灾难性的后果,他们将会感到失败、不自信和孤独。

多因素决定疼痛的发生

疼痛信息加工的神经基质学说指出，产生疼痛体验的神经信号取决于神经基质的突触结构,神经基质的生成由机体的遗传特性决定,并受到传入感觉冲动的影响。神经信号模式也受到传入感觉冲动和机体认知状态的影响,如精神应激。身体应激和精神应激可作用于机体的应激调节系统,造成肌肉、骨骼、神经组织的损伤,从而引发促成慢性疼痛的神经信号模式。简言之,由于内稳态调节模式失效,神经基质产生破坏性结果,诱发慢性疼痛,到目前为止,使用应对由感觉传入冲动诱发的疼痛的方法治疗这些慢性疼痛还都难以奏效。应激调节系统内可发生复杂、精细平衡的相互作用,是引起慢性疼痛的众多原因中不可缺少的一个重要因素。

神经基质理论指导我们摒弃了 Cartesian 提出的疼痛感觉的产生源于损伤或其他组织病变的错误观念,并朝着将疼痛视为受多重因素影响的多维体验的方向迈进。这些影响包罗万象,从神经基质内存在的突触结构到机体内部或脑内其他区域的影响。机体遗传特性对突触结构的影响可能决定了或趋化了慢性疼痛综合征的发生。

（薛静　刘华伟）

第二章　疼痛处理系统的解剖学

与疼痛处理相关的解剖系统

机体在受到极度机械外力的作用、热刺激(>42℃)或外周感觉神经末梢的化学环境(血浆成分、pH、钾离子)发生变化时,体内的肾上腺-垂体轴功能受到激活,人类会报告感到疼痛,动物则会极力进行躲避。机体的疼痛传导路径,它们负责疼痛信息传递和编码。首先,前面提及的那些刺激可激活特异性细有髓或无髓初级传入神经纤维,它们从神经节感觉神经元发出,与脊髓背角中的一系列神经元团形成突触联系。通过绵长的脊髓束和一系列节间系统(intersegmental system),信息进入位于脑干和丘脑的脊髓上中枢。通过这些脊髓上投射系统的调节,机体可在受到本能的高强度躯体和内脏刺激时产生躲避行为和口诉感到疼痛。这条路线构成了机体痛觉通路的传入支。

初级传入纤维

纤维分类

背角神经节内的感觉神经元只有一个突起,它分出周围和中枢两支轴突。周围轴突收集来自神经支配组织的受体的感觉输入信号,而中枢轴突则负责将感觉输入信号传递到脊髓或脑干。感觉轴突可依据其直径、髓鞘状态和传导速度进行分类。一般来说,神经纤维的传导速度与它的直径和包裹的髓鞘直接相关。A_β 纤维的直径粗,有髓鞘,传导速度快;而 C 纤维外表纤细,无髓鞘,传导速度慢。

初级传入神经纤维的功能特点

在单根外周传入纤维上记录的神经冲动有三个主要特点。第一,在没有任何刺激时,神经纤维上也会有最小的自发传入流量。因此,该系统具有极高的信噪比。第二,不管神经纤维的类型如何,适当加大刺激强度,都会是轴突的放电频率增加。这说明刺激越强烈,末梢去极化反应越强,轴突放电越频繁。第三,不同种类的轴突只对一种特定的刺激产生最佳反应。这种模式的特异性反映了特定传入轴突末梢的特性,即将各种物理或化学的刺激转换成轴突的去极化反应。这些神经末梢都具有特定的形态特征,如在粗大传入纤维末梢发现有环层小体结构。这一特异的结构能够将作用在它们身上的机械变形力转化,促使轴突上的钠通道短暂开放,产生一个简短爆发的动作电位。与之相反,有些轴突末梢并无明显的特化结构,被称为"游离神经末梢"。这种情况常见于纤细的无髓鞘 C 类神经纤维。神经末梢能转换各种刺激,包括机械刺激、温度刺激和化学刺激等。A_β(Ⅱ组)纤维可被低阈值的机械刺激激活(即机械感受器)。以 A_δ 速度传导的纤维(Ⅲ组纤维)可被低阈值或高阈值机械刺激或温度刺激激活。低阈值的传入纤维在温度刺激尚未造成损害(<30℃)时就开始放电,单纯增加放电频率,但不会超出此范围,我们的感觉只是温

暖，而不会感到伤害。其他 A_δ 纤维可能在温度造成轻度伤害时才被激活，放电频率增加可达到很高的温度（52℃~55℃）。慢性传导传入纤维是为数最多的一群传入轴突。它们中的绝大多数可被高阈值的温度、机械和化学刺激激活，被称为 C 类多型性伤害感受器（C-polymodal nociceptors）。

这些多型性伤害感受器的主要特点是，它们易被释放到化学环境中的一些特定因子以浓度依赖性方式所激活。这些因子由局部受损细胞或致炎细胞释放，包括各种胺类物质（血清素、组胺）、脂质介质（前列腺素）、激肽（缓激肽）、酸性 pH、细胞因子（IL-1β）及酶（胰蛋白酶）。这种产物可以直接激动神经纤维，易化其活性。这可能代表了急性损伤后传入神经纤维活化的一个主要机制。

高阈值传入神经纤维和疼痛行为

电生理和相关的行为学证据表明，可产生疼痛事件的信息是通过活化直径细小的有髓（ⅢA 组或 Aδ 组）或无髓（Ⅳ组或 C 组）传入神经纤维进入中枢神经系统的。因此，对人类神经束单个单元的记录（single-unit recording）发现，局部高强度温度刺激诱发的钝痛（二级疼痛）与传导速度<1m/s 神经纤维的活性密切相关。同样，低浓度局部麻醉药只阻断细纤维的传导，而不能阻断粗纤维的传导，因此可阻断由高阈值刺激产生的痛觉，而保留完整的轻触觉。传入轴突，尤其那些来自于无髓纤维的轴突，在远端分出众多小支，而且细传入纤维的外周末梢多没有特化结构，形成“游离”神经末梢。大量证据显示，这些以往被命名为多型性伤害感受器的“游离”神经末梢只有在特异的高强度机械刺激作用下才会被活化。这些都恰好说明，外周特异的 Aδ/C 纤维活性与疼痛的产生有关。这种传导特异性的最佳例证见于牙髓和角膜，在这里游离神经末梢丰富，局部刺激可引起痛感。

在某些条件下，低强度的触觉或热刺激，事实上可产生一种疼痛状态。这一反常的非损伤刺激与疼痛的联系称为痛觉敏化（hyperalgesia）。再具体一点，在轻微的机械刺激作用下，出现触痛觉超敏（tactile allodynia）。

脊髓背角

传入投射

在解剖上，周围神经中的粗、细传入神经纤维混在一起形成神经束。到达脊髓后，粗的有髓传入神经纤维多移向脊髓内侧，而细的无髓传入纤维则多移向脊髓外侧。因此，尽管这种模式并不绝对，但粗、细传入轴突分别经由背根入髓区（dorsal root entry zone, DREZ）的内侧和外侧进入脊髓背角。一定数量起源于背根神经节细胞的无髓鞘传入神经也存在于神经腹根，可能正是由于存在这些腹根，所以在经典的临床试验中，刺激脊神经腹根也可以诱发疼痛。

支配躯体感觉功能的神经纤维按照头尾侧分布的顺序投射到同侧的脊髓背角。头部和颈部的感觉功能则有脑神经介导，投射到脑干部位。

脊髓背角的解剖

在头尾向的纵轴方向上，脊髓大体被分成骶段、腰段、胸段和颈段 4 个节段。在每一脊髓水平，即横断平面上，又进一步基于解剖学的描述将脊髓分成若干板层(Rexed 层)。

一进入脊髓，初级传入神经纤维的中枢突就投射到脊髓背角。一般情况下，细的有髓纤维（Aδ）的终支分布于边缘区或 Rexed 分区的 I 层、II 层（II 层内部）的腹侧区域以及整个 V 层。粗的有髓纤维（Aβ）终止于Ⅳ层的深部背角（V-VI 层）。细的无髓纤维（C）的终支则遍布脊髓的 I

层、II 层和中央管周围的 X 层。

除了在相应节段入口处发送轴突至脊髓背角，初级传入神经纤维还向头端或尾端方向发出侧支加入 Lissauer 束（细的无髓纤维）和脊髓背柱（粗的有髓轴突）。这些侧支以一定间隔向更远部位的脊髓节段投射。这一组织学特性强调指出，从单个神经根传入的冲动主要激活其进入节段脊髓内的细胞，但也会影响其进入节段以远部位的神经元的兴奋性。

背角神经元

虽然非常复杂，但基于它们的大体解剖部位和反应特性，位于脊髓背角内的二级伤害神经元主要分为几类。

解剖学定位

边缘层（Ⅰ板层）

这些大的神经元横向排列在脊髓灰质的顶部区域。与其定位相一致，它们主要接收 $A_δ$ 和 C 纤维传入的冲动信号，对强烈的皮肤和肌肉刺激产生反应。边缘区神经元经由对侧上行的腹外侧束投射到对侧丘脑和臂旁区。其余的边缘区神经元则沿着背侧和背外侧白质在节段间和节段进行投射。

胶状质（Ⅱ板层）

脊髓胶状质含有很多类型的细胞。许多细胞都属于局部的中间神经元，可能作为抑制性或兴奋性中间神经元发挥重要的作用，调节脊髓局部的兴奋性；但是它们中的很多细胞都主要向头侧投射。胶状质中的很大一部分神经元都直接接受 C 纤维传入的冲动信号，或者经由脊髓的Ⅰ层和背角的深层区域间接接受 $A_β$ 纤维传入的冲动信号。这些神经元往往因为温觉感受或机械性伤害性传入冲动的激动而发生兴奋。它们中的很多细胞表现出复杂的反应模式，在受到传入冲动的激动后可呈现出长时间的兴奋和抑制后显示复杂的反应方式，提示局部中间神经元通过复杂的网络系统调节脊髓局部的兴奋性。

固有核（Ⅲ、Ⅳ和Ⅴ板层）

大细胞性神经元发出丛密的树突，伸入这些板层区域。与这种组织结构相符的是，该区域内的许多细胞在胞体和树突上接受粗大纤维（$A_δ$ 纤维）传入的冲动信号。此外，这些神经元可直接通过兴奋性中间神经元间接接受止于脊髓背角浅层的细纤维（$A_δ$ 和 C 纤维）的传入冲动信号。

中央管区（Ⅹ板层）

细的初级传入神经纤维分支进入该区域。这是一个富含肽类物质的区域，其间的细胞主要对高阈值的温度刺激和小范围感受野的有害性夹捏刺激产生反应。该区域的细胞还接受大量的内脏传入冲动。

功能特性

这些神经元常被分为两个重要的功能类型：特异的伤害性神经元和广动力范围神经元（wide dynamic range，WDR）。

特异的伤害性神经元

Ⅰ板层神经元主要接收初级高阈值纤维传入的冲动信号。在受到相对高强度的刺激时，这些细胞开始产生放电反应，而且随着这些伤害性刺激强度的不断增加，其放电频率也不断增加。因此，它们中的许多细胞都是“特异的伤害性神经元”。

广动力范围神经元

背角固有核中的许多细胞具有 3 个有趣的功能特性：

1.由于它们间相互连接，所以这些神经元可受低阈值和高阈值纤维传入冲动的激动而产生兴奋。因而，WDR 神经元的反应特性为反应频率随着刺激强度的增高而增加；表现出反应的广动力范围特性。无害的轻触刺激可引发它们的兴奋，而且随着挤压或夹捏强度的增加其活性增强。除了这种特性外，WDR 神经还具有其他两个特点。

2.器官聚合：在不同的脊髓节段，脊髓背角固有核内的神经元可能受躯体和内脏传入冲动的作用而发生活化。这一聚合现象可导致内脏器官和躯体表面特定区域的兴奋发生混合，造成源于内脏器官的传入冲动被误视为机体表面的兴奋。只要对应的脊髓节段相同，由皮肤和深部组织（肌肉和关节）传入的冲动可兴奋相同的特定的 WDR 神经元群。因此，刺激 T1 和 T5 神经根活化的 WDR 神经元亦能因冠状动脉闭塞而发生兴奋。正是由于这些内脏躯体冲动和肌肉躯体冲动在脊髓背角神经元上发生了聚合，所以内脏痛或深部的肌肉或骨骼痛可牵涉引起体表特定部位的疼痛。

3.以低频方式（大于 0.33Hz）反复刺激 C 纤维（而不是 A 纤维），神经元放电频率逐渐增加，直到最后呈现为完全地持续放电状态（“紧发条”现象，wind-up）。

上行脊髓传导束

高阈值刺激引起脊髓兴奋，然后冲动沿脊髓腹外侧象限内的一些长距离的和节间传导束系统上传到脊髓以上部位，而较少在背侧象限内上传。

腹侧索状投射系统

在脊髓的腹外侧象限内，存在一些传导束系统，向脊髓以上的不同部位进行投射，其中包括脊髓网状束、脊髓中脑束、脊髓丘脑束（前外侧系统），以及新近发现的脊髓臂旁束。这些系统主要起源于与初级传入纤维形成突触连接的背角神经元。这些细胞可从脊髓向同侧和对侧进行投射。经典的实验研究显示，半侧切断脊髓后，脊髓横断水平以下对侧皮区的痛觉和温度觉缺失，提示上行传导束在向头侧走行数个节段后才发生交叉。这些发现催生了脊髓前侧柱切断术，这种手术方法在 20 世纪早期成为一种重要的疼痛治疗方法。反之，患者在清醒状态下行经皮脊髓前侧柱切断术是，刺激其腹外侧束可诱发患者的温热或疼痛感觉。正中脊髓切开术损坏了在切口位置横穿脊髓中线的神经纤维（以及 X 层内的细胞），从而导致双侧的痛觉缺失。这些观察结果提示大部分的交叉路径对伤害性知觉的产生非常重要。

背侧索状投射系统

位于脊髓背柱的内侧丘系是主要的传递感觉信息的上行传导通路。该系统主要由粗大的初级传入神经纤维组成，传导触觉和四肢本体感觉。绝大多数的内侧丘系纤维在同侧从脊髓上行至延髓，在这里与尾侧脑干背柱核神经元形成突触连接，该神经发出轴突支，穿过延髓，形成内侧丘系。

节间系统

早期研究显示，采用交替半切法切断脊髓几乎不影响机体受到强烈刺激时出现行为反应和自主神经系统反应。短距离的同侧投射系统负责伤害性信号向头侧的传递。与伤害性信号头侧传递相关的传导通路包括 Lissauer 外侧束、背外侧脊髓固有系统，背侧冠内束。选择性毁坏脊髓灰质（如 DREZ 周围区域）已被证实是一种可行的疼痛治疗方法，从而提示了这些在脊髓灰质内走行的非索状传导通路的意义。

向脊髓以上部位的投射

从脊髓发出的投射束在脊髓腹外侧象限内走行，主要投射至 3 个脑干区域：延髓、中脑和间脑。该区域内的神经元再进一步向头侧投射至间脑和大脑皮层，后者直接投射至大脑皮层。

脊髓网状丘脑投射束

该神经传导束主要由同侧投射的神经纤维束组成。该束的终支遍布整个脑干网状结构。人们相信，激动脊髓延髓束对诱发机体的心血管反射有重要的影响。延髓网状结构也成为伤害性信息向头侧传递的“中继站”。这些延髓神经元将信息投射至板内丘脑核。从而在丘脑背内侧区域形成一种壳状结构。板内核投射纤维发散至大脑皮层的广泛区域，包括额叶、顶叶和边缘区。这构成了部分经典的上行网状激活系统，成为全皮层激动的机制。

脊髓中脑投射束

在同侧投射至该区的传导束终于中脑导水管周围灰质（periaqueductal gray,PAG）和中脑网状结构。刺激中脑中央灰质和临近的中脑网状结构可诱发动物强烈的不适征象，而在人类则出现自主神经反应，并伴有烦躁不安。同延髓的尾端部位一样，PAG 和网状结构神经元也向头侧投射至外侧丘脑。

脊髓臂旁投射束

这些上行伤害性信息传导纤维主要来源于对侧板层的神经元。这些神经元的投射终支分布于臂旁区域内的一群神经元，它们发出轴突至杏仁核的中央核和腹内侧核团的后部（the posterior portion of the ventral medial nucleus ,VMpo）。VMpo 主要投射至岛叶。

脊髓丘脑投射束

这一体内主要的交叉投射系统显示为如下的 3 个主要目标终点：

1.丘脑腹侧基底核是经典的司躯体感觉的丘脑核团。传入冲动按照严格的躯体皮层定位方式进行分布。该区域也以严格的躯体皮层定位结构方式向躯体感觉皮层进行投射。

2.VMpo 投射至岛叶。

3.背内侧核接受从Ⅰ层（特异的高阈值伤害感受性细胞）传入的初级冲动信息。该区域的细胞随后投射至扣带回皮质前方。

疼痛信息处置系统的功能概述

我们已经知道了体内存在一种包含有许多成分的联络，正是通过它们高强度的刺激才能逐步激活高阈值传入神经纤维、脑干和脑皮层系统。从长远看来，我们应关注由高阈值传入信号激活系统的几个重要特点。

频率编码

很显然，刺激的强度是由放电频率进行编码。对于任何连接部位，不论是在高阈值或低阈值的初级传入轴突，分布在边缘的脊髓背角 WDR 神经元，还是在脑干和皮层位置，情况都是如此。刺激强度和神经元反应间的关系就是刺激强度的增加只是增加神经元放电的频率。

传入路径的标记

经神经元放电频率随刺激强度变化而发生，但是显然这种联系的特性确定了冲动传入的内容。如上所示，较之 Aδ 或 C 纤维，$A_β$ 纤维上出现高频率的爆发放电对于疼痛的产生显然具有重要的生物学意义。

功能特殊的通路

在脊髓水平，可能存在两种功能不同的反应。在一个从脊髓发出的投射系统中，WDR 神经元可以编码大量的信息，从各式各样的非伤害性冲动到严重的伤害性冲动，无一不有，从而将低阈值和高阈值传入神经元（直接连接或通过中间神经元连接）上的冲动聚合在同一神经元的树突和胞体上。这些细胞再发出密集的投射支，将冲动传递至脑干的多个部位和间脑，并最终投射至大脑的躯体感觉皮层区。在每一水平，体表投射图都能被精准地保存，大范围的强度频率编码也得以保存。在第 2 个从脊髓发出的脊髓投射系统中，脊髓表浅的边缘细胞具有编码特异的强烈伤害性冲动的特性，表现为接受高阈值纤维传入的冲动。这些边缘细胞主要依次投射至臂旁核团、杏仁核、VMpo、岛叶、内侧背核，最后投射至前扣带回皮质。

WDR 系统是体内唯一保存空间位置信息的神经系统，而且从 WDR 神经元频率反应的特点中一下子就能发现，该系统还能保存从轻微刺激到强烈刺激的各种刺激强度的信息。该类系统能提供给机体所需要的信息数据，以绘制出疼痛的“感觉差别”维象图。在发生组织损伤之前，起自脊髓边缘部位细胞的特异的伤害性信号传导通路并不具有良好的组织结构以精准地编码冲动发生的部位和机体反应的强度。这些系统主要经由内侧背核和 VMpo 分别向前扣带回皮质和岛叶/杏仁核投射。通常认为这些区域与情绪和情感的产生有关。因此，这类线路为疼痛体验中情感–动机内容的发生提供了坚实的物质基础功能磁共振成像和正电子发射断层扫描显示，尽管非伤害性刺激不起作用，但是强烈的躯体和内脏刺激可激活前扣带回皮质。人类和动物中发生的很多疾病都显示，他们体会到的刺激强度和刺激引起的情感反应可发生心身性分离。在切除前额叶，切除扣带回，以及颞叶/杏仁核发生病变时，都会发生这种分离综合征。

上行投射束的可塑性

既然上文勾勒出的体内传导通路与高强度刺激产生信息的特性密切相关，那么疼痛信息的编码则不仅依赖于有效刺激的物理特征，而且还依赖于可调节（上调或下调）这些突触连接兴奋性的相关系统的特性。因此，可在脊髓背角释放 GABA 和甘氨酸的局部中间神经元可调节在二级神经元接收从粗大纤维传入的冲动发生兴奋是所产生的放电频率。用药物阻断局部的脊髓抑制效能，可显著改变机体的感觉体验，甚或产生极度不适的感觉体验。

伤害性感觉传入递质系统的药理学

学界内存在的一个重要疑问就是连接投射系统的神经递质与受体的特征有哪些？这种递质–受体系统具有一些明确的特征。第一，初级传入神经纤维和脊髓二级神经元之间的连接，从脊髓发出的投射轴突和三级轴突之间的连接等，一些投射连接具有共同的特性，即它们间的相互作用导致相邻神经元的兴奋；因此，介导突触传导的神经递质具有兴奋特征。例如，在脊髓水平不存在“由初级传入纤维驱动的单突触性抑制”。虽然在脊髓背角（在每一突触连接）内出现了强烈的抑制现象，但一定是因为二级神经元兴奋释放了抑制性递质，才会出现这种抑制效应。第二，越来越明显的是，在任何特定的突触连接部位，都出现共同保存和共同释放的几种神经递质，而不是只有一种。纤细的初级传入纤维通常释放兴奋性氨基酸（谷氨酸）和肽类物质（如P物质等）。第三，虽然在这里没有进一步讨论，但每一突触连接都受到调节，这是因为突触前递质、突触后递质以及它们间的连接（例如，在反复的刺激下，谷氨酸受体发生磷酸化，从而增强了其对定剂量谷氨酸的兴奋反应）都受到了动态性的调节。

初级传入神经纤维的递质

人们花费了大量的力气鉴定初级传入神经纤维中的兴奋性神经递质。应用多型C纤维释放递质的拮抗剂可直接干扰疼痛信息的传导。目前发现，兴奋性氨基酸（如谷氨酸）和一些肽类物质，包括P物质、血管活性肠肽（vasoactive intestinal peptide,VIP）生长抑素、VIP衍生物—磷酸己糖异构酶（phosphohexosomerase,PHI）、CGRP、蛙皮素和一些相关肽类物质均有如下特点：

1.肽类物质存在于瘦小的B型背根神经节细胞中。

2.肽类物质分布在脊髓背角（在那里发现了大量初级传入神经纤维终支），通过脊神经根切断和/或神经节切断，或者治疗时向细小神经纤维内注射神经毒素—辣椒素，都可以降低脊髓背角内这些物质的水平。

3.多种肽类物质共存（如C纤维末梢同时存在P物质和CGRP），也可以与兴奋性氨基酸共存（如P物质和谷氨酸）。

4.在镇痛剂（如阿片类药物和α_2受体激动剂）对脊髓的作用下，可以减少肽类物质的释放。

5. 应用离子渗透疗法将在初级传入纤维内发现的一些氨基酸和肽类物质作用于脊髓背角，可产生兴奋效应。氨基酸可诱发短暂的去极化反应。肽类物质则诱发延迟性持久放电反应。

6.在局部脊髓应用一些物质，如P物质和谷氨酸等，确实可诱发机体的疼痛行为，提示其可能参与了疼痛信息的处置。

已经合成出这些物质（如P物质、VIP和谷氨酸等）的受体拮抗剂，但它们鲜有显著的特异性和亲和力。现已证明，经脊髓给予P物质拮抗剂具有止痛作用。然而，既然兴奋特定细胞的神经递质异常复杂，那么显然伤害性信息的处置也需要很多兴奋递质的参与。

上行投射系统的递质

向脑干部位投射的背角神经元含有多种肽类物质（包括胆囊收缩素、强啡肽、生长抑素、蛙皮素、VIP和P物质）。谷氨酸也被确认分布于脊髓丘脑束，提示它可能属于兴奋性氨基酸。富含P物质的神经纤维从脑干发出，投射到丘脑的束旁核和中央内侧核。在没有被麻醉的动物中，在其上传通路附近注射微量谷氨酸，尤其在中脑中央灰质地带，可引起自发性疼痛样行为，如尖叫和尽力逃逸，从而强烈提示至少有N-甲基-D-天冬氨酸(N-methyl-D-aspartate,NMDA)位点介导了在区域应用NMDA引发的行为效应。在脊髓以上部位的传导系统中无疑还存在其他的系统，值得人们更深入地详细研究。

（薛静　任世超）

第三章 疼痛处理系统的动力学

初级传入冲动激活脊髓和脊髓上区众多的传导通路。正如前文所述,这些系统之间存在有多重联系。过去十年中的一项重要研究结果已经表明,传入冲动在经过每一个突触连接时都要受到各种特定传入冲动的调节。经过一系列复杂反应最终对某一个体产生确切的反应。具体来说,这些相互作用的系统可能改变了传入信息的编码,从而改变刺激引起的感觉体验。

为了便于讨论,通常通过疼痛行为分析伤害性疼痛信息的加工过程,它源于一些三种情况:(1)急性刺激高阈值、慢传导传入纤维产生的行为;(2)局部组织损伤或炎症引起的夸大的疼痛行为(痛觉过敏/感觉过敏);(3)继发于周围神经损伤的痛觉过敏。下面我们将阐述这些病变的药理学和生理学特征。

痛觉传入纤维的急性激活

短暂的非损伤性刺激引起细传入纤维的急性激活,诱发人或动物明确的疼痛行为。局部刺激诱发纤细的高阈值传入纤维激活,造成兴奋性递质的释放,随后导致技术投射神经元的去极化,从而介导机体痛行为的产生。这一急性驱动系统的组织具有典型的线性模式特征,由刺激顺序激活外周传入神经纤维,脊髓神经递质的释放,以及脊髓向大脑投射神经元的活化。

组织损伤产生的痛觉过敏

组织损伤的精神物理学

组织损伤后会出现三联征:(1)钝化的搏动性痛感;(2)轻微刺激引起强烈的反应(原发性痛觉过敏);(3)损伤区周围出现了大范围的敏化区域,这些非损伤区域在受到轻微刺激时可产生不适感觉(继发性痛觉过敏)。找到引发这些表现的原因非常重要。显然,这些事件反映了在出现这些损伤和刺激后,周围和中枢神经系统发生的变化。

周围传入神经纤维末梢与组织损伤

传入神经纤维的反应特性

发生在感受器附近的损伤和炎症可增加支配损伤区域的C类多型性伤害感受器的可兴奋性。它表现为传入神经纤维的自发活性和传入神经纤维刺激-反应曲线的左移。这些事件可诱发"三联反应":刺激区周围潮红(局部动脉扩张)、局部水肿(毛细血管通透性增加)、区域性疼痛反应刺激阈值的下降(痛觉过敏)。

外周敏化的药理学

局部组织出现损伤和炎症后,外周神经末梢的环境可因组织损伤和随之发生的血浆外渗而发生改变。它们可引起损伤组织和因局部C类纤维轴突反射而活化的外周感觉神经末梢释放大量的致痛物质。这些化学中介物可产生两种截然不同的效应:(1)直接激活C类传入神经纤维;

(2)易化C纤维活性,造成C纤维轴突频率反应曲线左移和斜率增大。它们可引起迟发性疼痛和刺激作用下的疼痛感受增强(痛觉过敏)。

中枢致敏与组织损伤

背角反应特性

研究发现,刺激强度和脊髓背角放电频率与患者的疼痛强度密切相关。发生组织损伤时,纤细的传入神经持续放电。人们已认识到,这种持续放电可易化脊髓背角的活性。动物实验发现,位于背角深区的广动力范围(wide dynamic range,WDR)神经元具有刺激依赖性特征,只是在C类传入神经纤维(不是A类纤维)低频率(0.1Hz)刺激的作用下才会发生活化。以较高的频率(>0.5Hz)反复刺激C类纤维可进行性增加其放电频率。1966年,Lorne Mendell将这种现象命名为"紧发条"现象。对细胞内电位的记录显示,这种易化表现为渐近性、长时程的细胞部分去极化,从而增强细胞膜对传入冲动的敏感性。既然WDR神经元的放电频率取决于机体对高阈值刺激强度的编码,而且这些WDR神经元还在脊髓的腹外侧象限区域(如脊髓延髓投射)进行投射,所以这种强化反应是机体处理疼痛讯息的重要组成部分。

长期的疼痛状态,如组织发炎或受伤,通常会导致WDR神经元对传入冲动的反应性增强,并呈现出持续性易化。因此,机体对特定的刺激的反应可能增强(导致背角WDR神经元刺激反应曲线左移)。这种敏化反应可能能解释感受野这一神奇的变化,当刺激作用于受损区域附近的皮肤区时,也可激发疼痛感觉。初级传入神经冲动经神经根传入脊髓,在脊髓入口处形成突触连接,并向头侧和尾侧发出分支,投射到更远的脊髓节段,在那里完成对远端神经元的激活(尽管与入口处相比,更不容易被激活)。然而,目前的研究表明,受到伤害性刺激时,远端神经元也可因高频电活动的作用和局部递质释放的变化而发生敏化,因此从远端皮区传入的信号也将导致激烈的活化,从而产生"疼痛信号"。

既往人们已观察到,这一背角系统可引起机体的行为改变。精神生理学研究显示,孤立地损伤手臂掌侧表皮或通过局部注射C纤维激活素(如辣椒素)而直接激活细传入纤维可产生小面积的原发感觉敏化灶和周边大面积的激发感觉敏化灶。如果在发生损伤之前,在较注射部位为近的区域实施局部阻滞,可预防出现继发性敏化。另外,在有关WDR神经元紧发条现象的动物实验研究中,动物均在1MAC(即最小肺泡有效浓度)深度的麻醉下接受实验,注意到这一点很重要。观察吸入麻醉下外科手术的实施状况意义明显。传入冲动诱发易化反应的意义在于使预防细纤维上传入冲动的产生比处理其后遗症能产生更佳的疗效。观察到的这一现象成为了实施"超前止痛"(如阻断细纤维上传入冲动的药物和模式)的基础。

中枢易化的药理学

基于前面的讨论,通过阻断轴突传导、细传入神经纤维递质的释放或突触后受体(例如受P物质激动的NK1受体或谷氨酸激动的AMPA受体)降低C纤维诱发的脊髓背角的兴奋活性,可消除传入冲动的产生,于是也消除了细传入纤维长时间活化所诱发的易化反应。然而,"紧发条"状态并不只反映单一兴奋系统的反复活化。

谷氨酸受体和脊髓易化

曾有人发现向鞘内注射N-甲基-D天冬氨酸(N-methyl-D-aspartate,NMDA)受体拮抗剂可防止脊髓易化反应的发生,从而第一次真正用实验方法证实,脊髓易化是一种独特的药理学反映。重要的是,这些拮抗剂不影响脊髓的急性活性,但能减轻紧发条现象。之后的行为学研究也证实,这类药物对急性疼痛阈值并无影响,但可减轻组织损伤和发炎后产生的易化行为。如上所述,NMDA 受体似乎并不能调节对脊髓的急性激活。这是该受体一个重要的特性。在正常镜像膜电位下,NMDA 受体受镁阻滞。在这种情况下,谷氨酸占据受体位点时并不会激活离子载体。如果这时发生适度的细胞膜去极化反应(因受到反复刺激,激活 NMDA 受体和 P 物质受体而产生),镁阻滞物移出,则允许谷氨酸激活 NMDA 受体。此时,NMDA 通道允许钙离子通过。从而可增加细胞内的钙离子浓度,启动下游兴奋性和易化性级联反应。由纤细的初级传入神经纤维上冲动产生的兴奋可诱发众多特殊的化学反应,可增强脊髓背角神经元的活性,进而诱发"上调"现象。尽管 NMDA 受体活化是易化反应中的一个重要内容,但它也只是其中的一个方面,还有其他可导致脊髓敏化的典型的级联反应。

脂质介质

传入神经纤维反复受到刺激,可增加脊髓神经元内的钙离子浓度,导致神经活化级联反应,从而引起前列腺素的释放。这些类前列腺素物质作用于相应的受体,即初级传入纤维的前突触或后突触受体,增强初级传入神经纤维递质的释放,易化突触后背角神经元的放电。目前认为,突触前效应的产生源于对电压敏感性钙通道开放的易化,这对递质的释放非常必要。突触后活动由甘氨酸受体的活性而介导,而甘氨酸受体的活性又是受抑制型中间神经元释放的甘氨酸所调节。这种甘氨酸类的抑制型神经元反过来又可调节二级神经元的放电活性。甘氨酸类抑制作用的消失可以导致传入反应增强。抑制 2 型 COX 活性的环氧合酶(Cyclooxygensa,COX)抑制剂可作用于脊髓,阻断脊髓类前列腺素的释放,并减轻损伤诱发的痛觉过敏。这些结果表明,脊髓内存在一些呈固有表达的合成酶,其中包括一些磷脂酶(如 PLA2)和两种亚型的 COX。

一氧化氮

在传入冲动的作用下,脊髓发生活化,通过激活一些呈固有表达的一氧化氮合酶,释放一氧化氮(NO)。NO 也参与中枢易化现象的发生,它可以增加神经递质的释放。同样,NO 合酶抑制剂可在脊髓中发挥作用,预防痛觉过敏的发生。

磷酸化酶

在神经元中还发现了大量的酶物质,它们可使各种酶通道、受体和通道蛋白的适宜点发生磷酸化反应。这些位于脊髓神经元内的蛋白激酶可因细传入纤维上高频冲动的作用而发生活化。蛋白激酶 C(protein kinase C,PKC)和 p38 丝裂素蛋白激酶(p38 MAPK)的作用可称为两个示例。PKC 的活化源于细胞内钙离子的增加,可引起一些蛋白质的磷酸化反应,其中包括 NMDA 受体。NMDA 受体的磷酸化可提高钙通道的活性,从而增加钙通道活化后的钙内流。它可以增强给定剂量谷氨酸释放后产生的突触后效应。p38MAPK 被认为是一种有助于激活磷脂酶 A2 的蛋白激酶。在该酶的作用下,p38MAPK 发生活化,从而促进花生四烯酸从脂膜上游离形成前列腺素。重要的是,激活 p38MAPK 后还能增强特异蛋白的转录。就 p38MAPK 而言,COX-2 就是一种因 p38MAPK 活化而表达增加的蛋白质。因此,在持续传入刺激的作用下,该型酶的活化可引起一系列级联事件,改变了一些与疼痛信息加工相关蛋白质的表达。

延髓系统

目前人们已经确知,从 I 层边缘细胞发出的特定的传入信号将激活上行传导路径,将兴奋上传达到脑干。在延髓水平,向脊髓背角投射(如延髓脊髓束)的神经元为肾上腺素能和血清素能神经元。虽然这些下行通路长久以来一直被认为具有抑制性功能,但这一抑制效应却是源于去甲肾上腺素能系统的作用。特别有意思的是,血清素能系统地在细传入纤维上的冲动激活脊髓Ⅰ层细胞，并投射至延髓。这些活化的下行5-HT能神经投射束具有兴奋功能，可易化WDR神经元的放电。

非神经元细胞

在脊髓水平还存在大量的星形细胞和胶质细胞群。虽然这些细胞系统起着重要的营养作用，但现在越来越多的发现提示，它们也能有效调节局部神经元回路的兴奋性。因此，星形胶质细胞通过影响其再摄取和分泌而调节细胞外的谷氨酸水平。这些细胞可显著地激发多种活性因子的释放，如ATP、血脂调节素、细胞因子等。通过缝隙连接，一个星形细胞的激活可向周围播散，影响到很大空间内细胞的活性。初级传入纤维、其他类型神经元细胞释放的各种物质能激活胶质细胞，使它们发生相互作用。经脊髓给药可抑制星形细胞（氟代柠檬酸）和胶质细胞（米诺环素）的活性，明显减轻外周神经或组织损伤引起的兴奋。除了受局部神经回路的影响外，损伤和炎症后组织向循环内释放的因子（如IL-1β、TNFα等）也可激活血管周围的星形细胞/胶质细胞。因此，这些细胞也可以通过循环通路影响脊髓的兴奋性。

神经损伤引起的痛觉过敏

神经损伤疼痛的精神物理学

周围神经发生各类损伤后，一段时间内会出现一系列疼痛事件。这些征象通常包括：（1）受损神经支配的外周区域出现尖锐的电击样感觉；（2）轻触外周躯体表面而引起疼痛（异常疼痛）这一疼痛状态强调低阈值机械受体的异常作用（Aδ传入纤维）。轻轻触摸引发异常疼痛状态的事实表明，损伤引起中枢信息加工过程的重新组织（并非源于高阈值传入神经的外周敏化）。除了这些行为变化，神经病理学疼痛还表现为其他一些异常，包括偶尔阻断患肢的交感神经作用可改善其疼痛症状，机体对镇痛剂（如阿片类药物）的反应性下降。概言之，自发性疼痛和低阈值传入神经上出现错误编码说明：（1）位于受损传入神经纤维和背角区域内的神经元轴突的自发性活性增加；（2）背角神经元对常态下属于无害性传入冲动的反应增强。

神经损伤性疼痛的形态学特征

结扎或切断周围神经后，发生了一些事件，提示外周和中枢的信息加工过程发生了长时间的改变。因此，在外周传入神经轴突经历急性机械损伤后，最先表现为远端坏死（逆行性染色质溶解），而经过一段时间后，轴突开始发芽，向前发出生长圆锥。这种生长圆锥往往不能连接到原先的目标组织，而表现为异常增殖。这些增殖的锥形体聚在一起形成的结构称为神经瘤。

自发痛状态

外周和中枢活性的产生

正常情况下，初级传入神经纤维罕有自发性活动。结扎或切断周围神经后，会出现如下几种情况：（1）有髓和无髓神经轴突发生病变后一段时间，细传入神经纤维出现持续的活化；（2）受损神经的背根神经节出现自发性活性。于是，自发痛的出现可能与这种持续传入的冲动流有关。重要之处在于这一持续传入冲动流的来源。我们不能排除脊髓可能成为发生器。早期的研究的确证明，切断神经后WDR神经元出现长久的活性增强。关于外周发生器，可能存在数种机制。

钠通道的表达增加

发生神经损伤后，神经瘤和受损轴突DRG神经元上的多个钠离子通道的活性都出现上调。与阻断神经传导相比，血浆中静脉滴注利多卡因治疗时，可在较低的血浆浓度下，阻断神经瘤和DRG神经元的自发活性，这一发现也符合钠离子通道作用理论。

传入神经纤维末梢敏感性的变化

受损传入轴突发芽形成的终支可生出特有的生长圆锥，它拥有原先轴突所不具有的传导特性，其中包括明显的机械敏感性和化学敏感性，如前列腺素、儿茶酚胺和细胞因子（如 TNFα）等。现有的研究数据显示，这些敏感性特别重要。局部神经损伤后有大量细胞因子释放，尤其是 TNFα，它们可直接激活神经和神经瘤。此外，神经损伤后，交感神经节后传出纤维还会发出一个重要的芽枝，引起局部儿茶酚胺的释放。这一过程符合人们的观察，即发生神经损伤后，节后轴突可引起受损轴突兴奋。这些事件可造成外周神经损伤后自发性传入冲动流的形成。

诱发性痛觉过敏

低阈值触觉刺激能够激发疼痛，这一现象引起了人们极大的兴趣。显然，多数意见认为，这种反应通常受低阈值传入刺激介导。下面的几种机制应该可以接受这一看似特殊的联系。

背根神经节细胞串线

事实证明，发生神经损伤后，背根神经节和神经瘤内的传入冲动出现“串线”（cross-talk）。于是，出现在一个轴突的去极化电流可以诱发临近静息轴突的去极化反应。这一去极化反应可使一个轴突的活化驱动另一个轴突的活化。按照这种方式，可以假设粗大的低阈值传入纤维的活化可驱使临近高阈值传入神经纤维的活化。同样，不论是 DRG，还是体内向更高中枢投射的神经元，都能释放大量递质，表达兴奋性受体。

传入纤维发芽

正常情况下，粗大的有髓传入纤维（Aβ）投射到脊髓的 RexedⅢ层和更深在部位。纤细的传入纤维（C 纤维）则投射到脊髓Ⅱ层和Ⅰ层，该区域主要由伤害感受性神经元构成。周围神经损伤后，这些有髓传入神经（A 纤维）的中枢终支发出芽支，深入到脊髓的Ⅱ板层。随着这些突触的重组，刺激低阈值机械感受器（Aβ 纤维）可以造成这些神经元的兴奋，产生疼痛感觉。当前讨论的要点是发芽的程度，尽管它确实发生，但可能远不如原先设想的那样明显。

背角重组

发生周围神经损伤后，背角发生许多事件，而提示信息的加工发生改变，从而造成低阈值传入冲动流引起的活性增强。

脊髓内谷氨酸的释放

神经损伤后出现的疼痛状态取决于脊髓内谷氨酸的释放。与这一增强反应相符的是：（1）初级传入纤维的自发活性增强；（2）负责调节静息态谷氨酸分泌的内在抑制反应消失。一些专项观察突出表现出这种释放的生理意义：（1）鞘内给予谷氨酸可通过激活脊髓 NMDA 和非 NMDA 受体诱发强烈的触觉性异常疼痛和温觉性痛觉过敏；（2）在神经损伤动物模型上，脊髓内给予 NMDA 受体拮抗剂可减轻其敏化反应。正如前文所述，NMDA 受体活化介导着神经元的兴奋性。此外，NMDA 受体是一种钙离子载体，激活后可引起细胞内钙离子的明显增加。钙离子的增加引发了一系列反应，其中包括许多酶（激酶）的活化，其中一些可使膜蛋白（如钙通道和 NMDA 受体）发生磷酸化，而另外一些酶，如丝裂原活化激酶（MAPK）则可介导细胞内的信号传递，引起各种蛋白质和肽类物质（如环氧合酶和强啡肽）表达的改变。这一系列核反应通常预示着细胞功能长期和持久的改变。许多因子都能增强谷氨酸的释放。下面举两个实例进行论述。

非神经元细胞

神经损伤后，位于接受受损神经传入冲动脊髓节段内的星形细胞和胶质细胞的活性显著增加。特别有趣的是，当发生某些疾病时，如骨癌，这种上调现象也清晰可见。如前所示，星形细胞和胶质细胞可被多种神经递质和生长因子激活。尽管激活的原因尚不清楚，当它发生时将导致脊髓 COX/NOS/谷氨酸转运酶/蛋白酶表达的增加。这些生物化学分子在易化反应中发挥着重要的作用。

内在 γ-氨基丁酸能/甘氨酸能控制的丢失

脊髓背角内还有大量小的中间神经元，它们含有和释放 GABA、甘氨酸。GABA/甘氨酸能神经末梢常作为突触前支与粗大的中枢传入末梢复合体相连，形成交互性突触，而脊髓丘脑细胞上则被证实有 GABA 能轴-体连接。因此，这些氨基酸通常可产生重要的张力性或诱发性抑制作用，控制 Aβ 初级传入纤维和脊髓背角内二级神经元的活性。简单地向鞘内注射 GABA-A 受体和甘氨酸受体拮抗剂可诱发明显的触觉性异常疼痛行为，观察到这一现象表明了对疼痛信息处理的这种内在抑制的意义。同样，缺乏甘氨酸结合位点的转基因动物常表现出脊髓高度的兴奋过敏特性。这些观察均证实，神经损伤后可能出现 GABA 能神经元的丢失。虽然现有资料都支持存在这种 GABA 能神经元的丢失，但这种丢失似乎微不足道。另一种可能性是，神经损伤后，脊髓神经元退变为新生型，使得 GABA-A 活化产生兴奋效应。这种兴奋效应继发于膜氯离子转运蛋白活性的降低，改变了传导氯离子的反向电流。伴发于 GABA-A 受体活化的膜氯离子传导性增强可导致膜的去极化。

强啡肽

这一肽类物质被证实位于脊髓。外周神经损伤后，脊髓背角强啡肽的表达增加。鞘内注射强啡肽可引起脊髓内谷氨酸的释放，诱发强烈的触觉性异常疼痛；后一效应可被 NMDA 拮抗剂逆转。

交感神经输入

外周组织损伤后，在通常呈静息态的纤细神经轴突上出现了明显的自发放电。钠通道阻滞剂—利多卡因在低于阻断传导电位所需浓度条件下，可消除这种自发活性。周围神经损伤后，由交感神经节后纤维终支形成的外周神经瘤支配区域增多。节后交感神经末梢出现向心性生长，进入受损轴突的背根神经节。这些节后纤维形成篮状末梢，包围在神经节周围。这种神经纤维分布有几个有趣的特性：(1) 它们包绕了所有大小的神经节细胞，特别是 A 型细胞（大神经节细胞）。(2)神经分布主要见于损伤同侧的 DRG 神经元，另外，也分布到对侧神经节细胞。(3)刺激含有节前传出神经纤维的脊髓腹根，可通过在受损部位周围神经末梢发生的相互作用或者通过在 DGR 水平发生的相互作用激活感觉轴突。静脉注射酚妥拉明可阻断这种兴奋活性的产生，从而强调了这是一种肾上腺素能效应。经观察，神经损伤后神经节内的交感神经分布增多，刺激交感神经可驱使传入纤维活化，这些都说明传入系统和传出系统存在联系，提示激发传入活性并不一定需要交感系统活性本身出现整体性的增强。这些观察结果赋予了 α-拮抗剂(酚妥拉明) α_2-激动剂(可乐定)的作用机制，据报道这些药物在经表皮或鞘内用药时均可奏效。因此，α_2 受体可能作用于突触前膜，减少交感神经末梢递质的释放。通过在脊髓内的作用，α_2 激动剂可降低交感神经节前纤维递质的释放。无论怎样，在一定程度上交感神经纤维上的传入冲动激发疼痛的产生，因此这类状态都可以被消除。有趣的是，这一思路可以解释使用阿片类药物不能有效去除神经损伤后出现的异常疼痛的原因。正如早先所总结的那样，微量激动剂或 α_2 激动剂均不能改变粗大神经纤维上的传入活性，但是 α_2 激动剂可以减轻异常疼痛。造成这种作用差异的原因在于事实上阿片类药物不同于 α_2 激动剂，不能改变交感神经输出的活性(脊髓内给予阿片类药物不影响患者静息状态下的血压水平，该现象也说明了这一点)。

几种常见的可调节疼痛过程药物机制的概述

阿片类

现已表明，对于强烈伤害性刺激作用于人类和动物引起的疼痛反应，阿片类药物可产生显著的选择性祛痛作用。现有的研究结果指出，这些药物可与一个或三个阿片受体结合，即 μ、δ 和 κ 受体。由于这类药品的广泛使用，介导其作用的位点和机制成了目前研究的焦点。在各种据称可能是作用位点的局部应用药物，检查注射造成患者行为上的改变以及局部的药理学作用（确保属于受体介导性效应），从而直接评估其局部作用。

作用位点

脊髓以上位点

采用立体定向方法在动物体内放置引导管，微量注射显影的结果显示，阿片受体与动物对各种剧烈的伤害性机械、温度和化学刺激的调节反应形成功能性偶联，它可兴奋纤细的初级传入纤维。其主要的作用位点业已确定，尤其中脑导水管周围灰质（periaqueductal grey matter，PAG）最为有效。在该处局部使用吗啡可阻断各种类型的伤害性反应。吗啡调节疼痛行为的其他作用位点还包括中脑网状结构（mesencephalic reticular formation，MRF）、内侧延髓、黑质、伏核/前脑腹侧和杏仁核。

脊髓

鞘内应用阿片类药物可显著影响各种伤害性刺激的阈值。

外周位点

早期的研究显示，吗啡可能作用于外周神经损伤部位。曾有研究强调，发生炎症后在外周局部注射阿片类药物，在剂量不足以产生中枢性的作用时，就能减轻患者的痛觉过敏反应。

阿片类镇痛剂的作用机制

由于位点众多，所以阿片物质不可能通过相同的脑内机制影响伤害性信息的传输。阿片物质改变伤害传输的几种机制现已确定。

阿片类药物在脊髓以上部位的作用

目前已提出了很多特殊的作用机制。这里仅讨论其中的两个。

延髓脊髓投射

位于脑干的吗啡可抑制脊髓伤害性反射。采用微量注射法将吗啡注入脑干不同的位置可减轻伤害性刺激诱发的脊髓神经元活动。这些效应也见于以下的研究：(1)激活含有去甲肾上腺素或 5-HT 的延髓脊髓通路可抑制脊髓伤害性活动；(2)药物增强脊髓单胺能活性（通过给予 α 拮抗剂）会抑制脊髓活性；(3)脑干内注射微量吗啡会引起去甲肾上腺素的释放；(4)在脊髓内给予 α_2-受体拮抗剂可逆转脑干阿片物质对脊髓反射的抑制作用和镇痛效果。观察到的这些现象体现了直接刺激延髓脊髓通路产生的效果，强调阿片物质在 PAG 区作用实际上与脊髓束的输出活性有关。

调节传入神经活性的前脑机制

虽然大量证据都显示，阿片物质可作用于中脑，通过各种直接系统和间接系统的作用改变冲动的传入，阿片类药物引起的行为后果主要表现为疼痛引起机体的情感反应。由背缝神经核（5-HT 能）和蓝斑（去甲肾上腺素能）发出许多向头侧投射的神经束，它们将 PAG 和前脑系统连接起来,可影响患者的动机行为和情感行为。

阿片类物质在脊髓的作用

在脊髓水平，阿片受体分布在细传入神经纤维末梢的突触前膜和二级神经元的突触后膜。吗啡在突触前膜的作用为通过G蛋白偶联受体,减少电压敏感性钙通道的开放,从而减低细传入纤维递质的释放。突触后膜的活动反映了电压敏感钾通道的易化连接,从而使二级神经元发生超级化反应,出现对极化反映的抵抗。所有这些效应都属于脊髓内阿片物质对脊髓伤害性冲动传入的初级调节效应。

阿片类物质在外周的作用

阿片结合位点在外周感觉轴突中运输,但目前尚无证据显示这些位点与控制细胞膜兴奋的机制相偶联。大剂量的药物,如舒芬太尼,能阻滞复合动作电位,但该效应不能为纳洛酮逆转,从而反映出脂溶性药物的“局部麻醉”效能。可以肯定的是,阿片受体存在于远端的外周神经末梢。业已证明,阿片受体可分布在远端的C纤维末梢,激动剂占据这些位点能阻断C纤维递质的逆向释放(如P物质/降钙素基因相关肽,SP/CGRP;“轴突反射”)重要的是,外周应用阿片类药物可发挥镇痛效能的情形为由于病变所引起的显著炎症反应和痛觉过敏。这一发现提出了这样的可能,即这些外周作用可催化正常的反应,增加其对局部环境刺激的灵敏度,但并不改变其正常的传导性。阿片类药物应用于炎症区域(如膝关节)发挥抗痛觉过敏的机制尚不得而知。例如,阿片类药物可能作用于炎性细胞,释放细胞因子和活性产物,激活或敏化神经末梢。

脊髓上位系统和脊髓系统的相互作用

如上所述,阿片类药物的作用限于脊髓和脑干,能够显著改变机体对伤害性信息的加工。大量证据表明激活脑部阿片受体和脊髓阿片受体可产生协同效应。许多研究都表明,吗啡在脊髓水平和上位脊髓水平的协同作用非常显著(最小的复合剂量产生最大的效果)。

非甾体类抗炎药

非甾体类抗炎药（Nonsteroidal anti-inflammatory drugs,NSAIDs）已成为广泛应用的处方药物,主要应用于各种急性疼痛(术后)和慢性(癌症、关节炎)疼痛的治疗。尽管非甾体类抗炎药的效能不同,但它们都具有相同的作用。重要的是,人体实验和动物实验都指出,这些药物不仅能在正常条件下改变机体的疼痛阈值,而且还能减少疼痛状态下敏化反应的发生。NSAIDs结构多样,但它们有一个共同的特点:抑制环氧合酶(cyclooxygenase,COX)活性,COX是催化前列腺素合成的主要生物酶。研究指出它们具有中枢和外周两种作用机制。

NSAIDs的外周活性

前列腺素在损伤发生部位合成,它们作用于外周神经末梢,易化传入纤维的冲动传导,增强炎症反应。从这方面来看,通过阻断环氧合酶抑制前列腺素的合成,可减轻敏化反应,减少炎症反应的扩大。然而,NSAIDs的止痛效能并不仅限于抑制炎症反应这一独特的作用。

NSAIDs的脊髓活性

使用全身药物无效的剂量,向鞘内注射NSAIDs也能减轻特定类型伤害性刺激引起的行为反应,提示该类药物具有中枢活性。如上所述,反复激活脊髓神经元或直接激活脊髓背角谷氨酸或P物质受体均能有利于疼痛信息加工和前列腺素释放的易化状态。直接在脊髓应用类前列腺素能导致疼痛信息加工的易化状态(痛觉过敏)。因此,目前认为COX抑制剂可以作用于COX-2,产生急性反应,预防脊髓局部前列腺素作用引起的痛觉敏化。

NMDA 受体拮抗剂

氯胺酮可产生分类麻醉效应，但在大家的临床体会中它还能提供明确的“镇痛”效应。目前认为，氯胺酮为 NMDA 受体拮抗剂，正如早期研究所示，NMDA 位点在反复刺激细传入纤维(C 纤维)诱发敏化反应的过程中发挥着重要的作用。此外，人们相信脊髓独立的 NMDA 受体系统介导了异常疼痛反应的发生，而且 NMDA 受体拮抗剂能够削弱灼烧痛中的感觉迟钝。

α_2 肾上腺素能激动剂

全身给予 α_2 受体激动剂可产生明显的镇静、镇痛作用。如前所述，去甲肾上腺素能延髓脊髓通路可通过释放去甲腺素及随后对 α_2 受体的激动调节背角细胞对伤害性信息的加工。因此，脊髓给予 α_2 受体激动剂能在人群和动物模型中产生强大的止痛效果。介导这种脊髓的 α_2 活性的机制与脊髓应用阿片物质的作用机制相似，但它们的受体却各不相同，存在以下三种方式：

α_2 结合位点位于 C 纤维上的突触前膜和背角神经元上的突触后膜

α_2 受体能抑制 C 纤维递质的释放

α_2 激动剂可通过 Gi 蛋白偶联钾通道使背角神经元发生超级化反应。

人们越发认识到，可乐定可能有助于神经病理性痛的治疗。这一机制尚不清楚，但是 α_2 激动剂可直接作用于神经节后纤维，直接阻断儿茶酚胺的释放，或在脊髓作用于神经节前交感纤维，减弱交感神经的输出活性。

静脉注射用局麻药

全身用钠通道阻滞剂可发挥镇痛效能，用于治疗很多类型的神经病理性疼痛(糖尿病)、神经损伤性疼痛(烧灼痛)以及晚期癌痛，并能降低术中麻醉药的需求量。重要的是，这些效应在其血药浓度低于产生完全神经传导阻滞的浓度时就会产生，如利多卡因的有效浓度为 1~3μg/ml。如前所述，该效应的机制反映了分布于受损轴突和 DRG 上的钠通道出现上调。这类钠通道的增加被认为是引起受损神经异位活动增加的一个重要原因。

结语

由于疼痛的复杂性，所以我们必须强调疼痛并非一种简单的疾病，就像其他器官、系统一样，如心血管调节和高血压，很多病因都可以引起疼痛。因为有很多的方法可调控高血压，而选择适当的治疗方法还取决于疾病的机制，所以单一治疗方法并不适于所有疼痛问题。不断改进我们对如此多的药理学和生理学问题的认识将不断为疼痛治疗提供新的工具。

(薛静　任世超)

第二篇 疼痛患者的评估

第一章 疼痛的术语和分类

疼痛的主观性妨碍了对它的机制的深入了解和治疗。对于相似的损伤,不同的人采用的描述语言常常不同,但是准确的交流需要一致的通用语言和分类标准。因此对常用的术语做出定义,以便于交流;对不同的分类系统进行总结,以便对患者的疼痛研究和治疗具有一致性是很重要的。

常用疼痛术语的定义

以下定义根据国际疼痛研究学会(IASP)慢性疼痛分类对疼痛学领域常用的术语来给出。

疼痛

疼痛是伴随真实或潜在性组织损伤或者根据这种损伤所描述的一种不愉快的感觉和情感体验。

IASP的疼痛术语表中不包括急性疼痛、慢性疼痛、复发性疼痛和癌痛的定义。但是,弄清这些术语很重要,因为它们在文献中被广泛应用。

传统上认为,急、慢性疼痛的区别在于:自疼痛发作包括若干时间间隔在内的单个连续时间段,这个时间段通常代表急性疼痛发作的时间或急性疼痛转变为慢性疼痛的转折点。判断慢性疼痛的两个最常用的时间标准是疼痛出现后3个月和6个月,但是这种区分方法未免过于武断。

判断慢性疼痛的另一种标准是"疼痛持续的时间超出了预期的愈合时间"。此标准相对较少受时间的约束,因为即使疼痛持续的时间较短,根据该标准仍可将疼痛判定为慢性疼痛。遗憾的是,愈合所需的时间却难以确定。

一些人认为,在同时存在病理学过程的情况下,长期持续的疼痛应被看作是一种长期的急性疼痛状态。在这种情况下,治疗应该针对潜在的病理学过程。正如IASP关于疼痛定义所论述的那样:任何疼痛(急性疼痛或慢性疼痛),无论是否存在明确的组织损伤,均为一种不愉快的体验,并且受到各种认知、情感和环境因素的内在影响。可见,心理因素在慢性疼痛中的作用通常比在急性疼痛中的作用更大。

急性疼痛

是由躯体组织损伤和局部组织损伤部位的伤害性感受器被激活而引起的疼痛。局部损伤不仅可改变伤害性感受器及其中枢联系的反应特征,而且还可以改变局部自主神经系统的反应特征。一般来讲,急性疼痛状态的持续时间相对有限,通常在潜在的病理学改变恢复之后自行消退。这种疼痛常常是患者就诊的一个原因,见于创伤后、外科手术后和一些疾病。

慢性疼痛

通常是由损伤引起,但可能被在发病机制和躯体上与原发病因相去甚远的因素长期维持。慢性疼痛的持续时间长,其所伴有的不明显基础病理改变无法解释疼痛的存在和/或严重程度。

这种疼痛促使患者频繁求医，但是很少能得到有效的治疗。由于疼痛持续存在，所以环境和情感因素最终可与组织损伤发生相互作用，从而导致疼痛和疾病行为的持续存在。正如经验（尤其是生命早年的经验）可改进大脑一样，大脑亦可改变对伤害性信息的处理方式，减少或增强其对主观认知的影响。

癌痛

与癌症有关的疼痛包括与疾病进展有关的疼痛和与治疗有关的疼痛。与癌症有关的疼痛可能具有多种病因，包括疾病的进展、治疗（例如放射治疗所致的神经病理性疼痛）和并发疾病（例如关节炎）等。无论与癌症有关的疼痛是源自疾病的进展、治疗或并发疾病，它要么表现为急性疼痛，要么表现为慢性疼痛。

复发性疼痛

是呈阵发性或间断性发作的疼痛，每次疼痛发作的持续时间相对较短，但在相当长的时期内反复发作。根据时间和病理学改变两个方面综合区分急、慢性疼痛的方法不应用于复发性疼痛，例如偏头痛、三叉神经痛、镰状细胞危象等。复发性疼痛患者可有阵发性的疼痛发作，间或存在一些完全无痛的间歇期。虽然复发性疼痛疾病（例如偏头痛）的病理生理学机制目前尚不清楚。以复发性急性疼痛为特征的疼痛综合征通常既有急性疼痛的特点又有慢性疼痛的特点。但是这些疼痛综合征随着时间迁延的事实证明，除了躯体病理学因素以外，心理社会因素和行为因素亦可能是患者疾病的主要决定因素。

中枢性疼痛

由中枢神经系统原发性损伤或功能障碍所引起或导致的疼痛。

神经源性疼痛

是指由周围神经系统或中枢神经系统的原发性损害、功能异常或一过性功能紊乱所诱发的或引起的疼痛。

周围神经源性疼痛

是指由周围神经系统的原发性损害、功能异常或一过性功能紊乱所诱发的或引起的疼痛。

神经病理性疼痛

是指由神经系统的原发性损害或功能异常所诱发的或引起的疼痛。

精神性疼痛

疼痛主诉主要归因于心理因素，通常无任何可用来解释疼痛的客观躯体变化。这个术语通常是贬义的，不是一个描述患者的有效方法。

神经痛

是指一根或多根神经分布区的疼痛。

神经炎

是指一根或多根神经的炎症。

一过性疼痛

是指在无任何明显局部组织损伤的情况下由伤害性感受器激活所引起的疼痛。这种疼痛在人们的日常生活中普遍存在，很少有患者因此求医。在临床上，这种疼痛仅见于偶发性疼痛或操作性疼痛，一旦刺激被解除，这种疼痛也就随之消失。

异常性疼痛

是由正常情况下不引起疼痛的刺激所引起的疼痛。

触物感痛

是一种不愉快的异常感觉，可以是自发性的或诱发性的。

复杂性局部疼痛综合征Ⅰ型

既往亦称作反射性交感神经营养不良。该综合征通常是在遭受初始的伤害性事件后发生的，不局限于单一周围神经的分布区，并与激发事件明显不相称，伴随一些部位的水肿、皮肤血流改变、疼痛区的发汗异常、异常性疼痛或痛觉过敏。

复杂性局部疼痛综合征Ⅱ型

既往亦称作灼痛。该综合征表现为创伤性神经损伤后发生的持续性烧灼样痛、异常性疼痛和痛觉过敏，并常常伴有血管运动功能异常和随后的营养功能改变。

疼痛行为

旁观者所能理解的、可表明患者正在遭受疼痛和痛苦的语言性或非语言性行为。这些行为包括言语主诉、面部表情、异常姿势或步态、使用假肢装置、避免活动、公开的表达以及对疼痛、忧伤和痛苦的语言性和非语言性主诉。

痛阈

是指可感觉到疼痛的最小刺激强度。在心理物理学上，痛阈被定义为患者有 50%机会感觉到疼痛时的刺激强度。

疼痛耐受限

是指个体能够耐受的最大伤害性刺激强度。

疼痛敏感范围

是指痛阈和疼痛耐受限之间的范围。

痛觉过敏

是指对正常的疼痛刺激的反应增强。

痛觉减退

是指正常疼痛刺激所引起的疼痛强度减弱。

疼痛缓解

是指治疗后患者主诉疼痛减轻。它不要求个体对伤害性刺激的反应减弱，也不是痛觉缺失的同义词。

痛觉缺失

是指对正常可引起疼痛的刺激丧失自发性疼痛主诉或疼痛行为的情况。

痛性感觉缺失

是指在感觉缺失区出现的自发性疼痛。

中枢敏化

是指脊髓神经元的兴奋性和反应性增加的状态。

慢性疼痛分类

基础的疼痛分类方法

目前，疼痛医学领域中的大多数疼痛分类方法依赖于诸如解剖部位、受累系统、严重性、持续时间和病因等各种疼痛体验参数。

以解剖部位为基础的疼痛分类方法

一些疼痛综合征是根据受累的躯体部位进行分类的,例如腰部疼痛、骨盆痛和头痛各自代表发生症状的具体部位。但是这种以解剖部位为基础的疼痛分类方法在临床上的意义十分有限,至少在一定程度上受到限制,因为疼痛的神经生理学缺乏明确的解剖学特异性。

以持续时间为基础的疼痛分类方法

正如前述,一种常见的疼痛分类方法是根据疼痛的持续时间进行分类的。因此,组织损伤、炎症或疾病过程所伴有的、持续时间相对较短的(例如数小时、数天或者数周)疼痛,不管疼痛强度多大,常常被看作是急性疼痛(例如手术后疼痛)。许多疼痛问题可被归类为慢性疼痛,如伴随疾病病程(例如风湿性关节炎)或者伴随在预期时间内未痊愈损伤的(例如腰部疼痛、幻肢痛)、持续时间较长的(例如数月或数年)疼痛,均可被看作是慢性疼痛。但是,正如前述,单独采用持续时间这一尺度进行疼痛分类是不满意的,因为病理学因素可能相对独立于疼痛的持续时间。

以病因为基础的疼痛分类方法

疼痛分类的另一种方法是根据病因。这种最粗略的分类方法仅能简单地区分躯体性疼痛和精神性疼痛。简单地讲,在体格检查、影像学诊断检查和实验室检查均不能明确患者疼痛主诉的躯体病理学基础时,患者的疼痛自然可被认为是由心理冲突或精神病理学因素引起的。躯体源性和精神源性两个方面对疼痛分类的方法存在许多差异。例如,Portenoy 建议将疼痛分为三大类:伤害感受性疼痛、神经病理性疼痛和精神性疼痛。

以受累躯体系统为基础的疼痛分类方法

疼痛也可根据受累的躯体系统进行分类。例如,Fricton 建议将疼痛分为五大类,即肌筋膜性疼痛、风湿性疼痛、灼痛、神经病理性疼痛、血管性疼痛。

以严重性为基础的疼痛分类方法

疼痛还常常被根据严重性这一单一尺度进行分类。

以机制为基础的疼痛分类方法

该分类方法可将具有相同的疼痛机制、但却具有不同病情或诊断的患者归为一类。以机制为基础的疼痛分类方法的基本前提是有助于指导治疗以及沟通疼痛医学研究和临床实践。但是以机制为基础的疼痛分类系统目前仍然处于概念设想阶段。

国际疼痛研究学会的疼痛分类方法

国际疼痛研究学会的疼痛分类方法是多尺度分类方法。多尺度分类方法采用多个相关尺度、而不是单一尺度作为建立分类系统和将患者归类于特定亚类或诊断类型的根据。IASP 已经公布了一个以专家认可为基础疼痛多轴分类方法,该分类方法根据五个方面对慢性疼痛患者进行了分类包括:(1)躯体部位;(2)可能因功能异常引起疼痛的躯体系统;(3)疼痛的时间特征和发生方式;(4)患者自述的疼痛强度和自疼痛发作后的时间;(5)可能的病因。IASP 分类方法着重强调症状和体征方面,未包括对心理社会和行为数据的评估。

疼痛的心理学分类方法

自从疼痛的闸门控制理论强调了认知-评价和动机-情感因素在疼痛体验中的重要性以来,许多临床医师提出了将社会心理学方面纳入疼痛分类系统的重要性。

(薛静)

第二章 疼痛患者的病史与体格检查

获得临床疼痛治疗成功的基石是正确的诊断。然而在这个日益依赖科学技术，不断对医师施压使其效率提高的时代，获得正确诊断的关键内容——即有的放矢地收集病史和进行体格检查——却常常在对患者的治疗中备受冷落。不能确切地了解患者的病史往往会导致临床失误，这不仅浪费了我们有限的医疗资源，而且限制了患者祛除病痛的机会。

很多人会贪图捷径，翻找既往的记录，联系先前的医生，询问慌乱的患者家属，最要命的是只倾听患者讲述自认为重要的病史，这些做法对患者和疼痛治疗专家来说常引起误诊和延误时间的不良结果。

相互信任是患者与疼痛治疗专家关系中不可或缺的内容，而这种信任的建立则取决于医生在最初询问病史时能否体现出关爱和周全的精神。如果医师仓促上阵，缩短询问病史的时间，很容易导致医疗差错，并引起医患关系的紧张。

之后的许多章节都强调使用高精尖技术，开展有创性测试，实施诊疗性神经阻滞。尽管这些临床处置手段可能对患者的评估极为重要，但它们并不能取代病史采集和体格检查在疼痛患者诊断中突出的地位。绝大多数疼痛学专家都明白，花时间详细了解患者病史和进行有针对性的体格检查十分必要。到目前为止，最为经济的评估手段仍是及早有针对性地收集病史和进行体格检查。倘若最初的接诊无法为寻找病因指出明确的方向，或深入了解病人的特殊困境，那想用现有的各种技术“摆脱困境”就可能变得遥不可及。

针对性的疼痛病史

获取病史需要技巧。反复实践能够提高我们的技巧，减少对重要病史的忽略，最终帮助我们节约时间，集中精力研究问题，而且保证准确度不打折扣。作为起始点，此时应直接提出两个问题：“疾病引起的疼痛部位在哪里——大脑、脊髓、神经丛、肌肉、肌腱，还是骨骼？”和“疾病的特点是什么？”有经验的临床医师的标志就是可以制订有效的询问途径，能够同时处理这两个问题。

有技巧的采集病史的奥秘就是做个好听众。医师要使患者感到随意。患者不应得到的印象是：医师很匆忙或体力透支，想用很有限的时间获取整个病史。医师必须记住，疼痛患者往往很焦虑，即使没有表现出惊慌，也可能不能充分表达自己的想法，不能对自身的境况做出正确的理解。经验告诉我们，一旦医师强迫问诊，则很容易丢失重要信息，丧失了医患间的相互信任和理解。下文讲述的有针对性地收集病史的内容不仅能系统地阐明疼痛问题，而且有益于疼痛正确的诊断、定位和病因分析，而且还可以帮助医师确定优先实施的紧急治疗内容。

疼痛连祷

疼痛连祷（pain litany）是一种公式化询问患者病史的方法，它能使医师根据患者常见的表现特征明确各种疼痛综合征的特性。疼痛连祷有以下形式：

1.发作形式。

2.部位。

3.慢性病程。

4.发展速度(持续时间和频率)。

5.特点和严重性。

6.相关因素:

a.先兆症状和预兆。

b.沉淀作用。

c.环境因素(职业)。

d.家族史。

e.发病年龄。

f.怀孕史和月经史。

g.性别。

h.既往药物史和外科手术史。

i.社会经济因素。

j.精神病史。

k.药物治疗、吸毒和饮酒史。

有针对性地采集病史也有助于医师鉴别患者病情的轻重。如果患者确实可能病况尚佳(即无威胁生命的疾病),则可以采取较为保守的方式开展治疗。从一开始,就应按部就班进行问诊,但也必须对紧急状况的出现保持警惕。原因不明的疼痛总被人们视为一种潜在的急症。

发病与定位模式

疼痛发作模式是早期问诊的一个重要内容,特别有益于鉴别患者病情的轻重。例如,因脑动脉瘤破裂而突然爆发蛛网膜下腔出血时,患者表现为严重的头痛、颈部疼痛、意识消失,与慢性弥漫性紧张性头痛和表现为颈部弥漫性紧缩感的紧张型头痛明显不同。

疼痛的位置可提供进一步的诊断信息。例如,三叉神经痛的疼痛通常只限于脑神经Ⅴ的一个或多个分支,不会向以外的其他神经分布区扩散。这个神经的Ⅴ2和Ⅴ3分支较Ⅴ1分支更常受累。很少出现双侧疼痛,但多发性硬化症、脑干肿瘤、颅底肿瘤和感染除外。

另一个能说明疼痛定位重要性的例子是感觉异常性股痛患者可出现灼样和针刺样痛感觉迟钝。一侧股外侧皮神经受累,引起大腿前方的痛觉迟钝,男性较常见,当他们把一只手放入裤口袋时,就会留意到这一障碍。

医师必须找出疼痛如何开始,并确定疼痛的产生部位。要求患者必须确定出疼痛最为严重的部位。

慢性病程

痛性疾病的时程是早期问诊的一个目标内容,显著影响对患者病情轻重的鉴别。因此,它常常成为最先问到的内容。“你的疼痛持续多久了?”是一个重要的问题。应要求患者尽量结合医疗事件的发生,如外伤、手术和生病等,回忆疼痛发作的时间。

一般来说,背痛已经持续了30年,而且没有任何证据强烈支持它属于一种自限性疼痛综合征,因此可认为其是“良性”疾病。反之,如果一个患者突发严重的腰痛或疼痛性质突然改变,“在证实患者健康之前,都应视其为病态”。这种类型的疼痛经常被称为首发或最差综合征。它适用于脊椎疼痛和头痛。这类患者值得人们密切关注。他们的痛苦应视为医疗急症。将良性疾病与慢性化画上等号是错误之举，临床医师切忌不能识别长期稳定疼痛综合征的不良变化（例如，当慢性腰痛患者突然失控）。

未经充分评估就将发作的疼痛症状视为良性（例如，错误地认为患者术后腰痛骤增的原因是肌肉痉挛，而没有考虑到可能发生术后椎间盘炎和细菌性硬膜外脓肿）。

识别慢性痛症外新增症状（例如，患者出现咳嗽头痛加重时，错误地将之归因于慢性颈椎病，而不承认患者罹患已知的乳腺恶性肿瘤，它悄无声息地发生转移而诱发颅内高压）。

事实上，全面掌握患者病情特点、经验，洞察患者的个性，以及时时刻刻避免陷入错误的陷阱都可预防出现诊断灾难。

发展进度（持续时间与频率）

疾病的发展进度是疼痛诊断最好的线索之一。在颜面疼痛中，三叉神经痛主要被描述为电击样或针刺样痛。发作与终止都是突然出现，并且在疼痛发作间歇患者通常不受影响。发作只持续几秒钟。疼痛发生突然，持续超过几小时的情况很少见。相比之下，颞动脉炎（巨细胞）的疼痛，通常表现为迟钝、持久、咀嚼时加重。

偏头疼常为搏动性疼痛，可以持续数小时至数天之久。相比之下，丛集性头痛则因其周期性发作而得名：每天发作一次或多次，每次持续 30 分钟左右，常在熟睡后不久发病。丛集性头痛可以持续数周至数月之久，发病间歇不出现头痛。总之，疼痛的持续时间和频率是病史的另一特点，有助于对疼痛综合征的鉴别。

疼痛的特点与严重程度

尽管疼痛的特性和严重性往往重叠，但有针对性地采集病史可以得出一般性的结论。血管性头痛往往有震颤、搏动的感觉，疼痛强度通常被描述得很严重。丛集性头痛具有位置深在、沉闷、灼痛、痛苦的特性。这种疼痛被认为是人类已知的最痛苦的疼痛之一。三叉神经痛的典型发作性刺痛或休克样痛与颞颌关节（temporomandibular joint，TMJ）功能不良等非神经痛不同，它常常表现为单侧的钝痛，耳郭周围的酸痛。TMJ 的疼痛可因磨牙、吃东西、打哈欠而加剧，但可以无特定模式。疱疹后神经痛为烧灼样酸痛，时有电击样痛和刺痛发生，而且常伴发触物感痛，即轻触皮肤也能激发患者不愉快的感觉（异常疼痛）。

许多常见的疼痛综合征有明显的特点，而且严重性也表现不一，从而非常有利于对它们的定义。通过常年临床观察的积累和倾听患者叙述他们的疼痛症状，我们可以发现它们的特点。一些丛集性头痛或三叉神经痛的患者常发作时行事疯癫，几乎不顾死活，与其疼痛的严重程度相符。急性腰椎间盘突出症患者在就医前往往已饱受痛苦，基本不能坐在椅子上。身体语言和面部表情可反映出患者极度的痛苦，难以假装，但内脏痛引起的患者夸张的行为表现却常会遭到怀疑。

相关因素

收集病史时可以发现多种相关因素。在各种疼痛状态下微妙的差别可以帮助我们利用这些因素解决各部分难题。例如，眼后的间歇性搏动性疼痛可能与丛集性头痛有关。如果患者是一名年轻女性，那么一般不做出丛集性头痛的诊断，因为已知此病为男性多发。因此，需结合相关因素，如年龄和性别等帮助诊断。表 2-1 描述了各种疼痛综合征的好发年龄、性别、家族史、突发因素、职业特性。“医学是一门不确定的科学，也是一门概率艺术学。”我们通过从患者病史中获得的信息了解各种可引发疼痛疾病的病程和特点，这也是我们最强有力的诊断工具。医师在此过程中建立的对诊断的信心远胜于其依赖各种辅助检查而做出诊断。一个每天使用冲击扳手长达10小时之久的流水线操作工主诉右手的前3个手指麻木，夜里要醒来4次，而且“必须使劲摇手”才会感到好受，他无疑罹患了腕管综合征，而无须再进行肌电和神经传导检查。

表 2-1　常见疼痛病史特点

一些常见的疼痛综合症	性别比例	家族史	发作年龄（岁）	相关特点；评定指标
偏头痛				
小儿（10岁以下）	男（1.5:1）	阳性	3	腹痛，周期性眩晕，情绪变化
成人（10岁以上）	女（3:1）	阳性	15~20	怀孕3个月下降，月经期和口服避孕药增加
丛集性头痛	男（8:1）	非阳性	25~40	夜间出现，多有乙醇和硝酸盐沉积
多发硬化	女（2:1）	阳性	20~40	三叉神经痛、强直性痉挛、痛觉迟钝、四肢痛
颞动脉炎	女（3:1）	非阳性	>60	血沉（ESR）加快、贫血、低热、颌扭曲
三叉神经痛	女（2:1）	非阳性	>55	Ⅴ2（45%）>Ⅴ3（35%）>Ⅴ1（20%）；咀嚼，冷热引发
强直性脊柱炎	男（5:1）	阳性	20~30	疼痛常迫使患者夜间起床，不能通过平躺缓解
类风湿性关节炎	女（3:1）	阳性	35~50	在未产妇高发与口服辟孕药无关
血栓闭塞性脉管炎	男（8:1）	非阳性	20~40	吸烟
腕管综合征	女（2:1）	非阳性	30~60	特定的职业，怀孕，糖尿病，甲状腺功能减退

有针对性地采集疼痛病史的概述

临床医师应该想方设法使患者放松，然后用非限制性提问鼓励患者用他（她）自己的语言描述疼痛。“现在，讲一讲你的疼痛”是一个很好的帮助性提问。这一做法可使患者讲述他（她）认为最重要的内容。这本身就是治疗。医师常常担心这种不加限制的谈话会成为患者的闲谈。虽然这种情况确实可能发生，但更为常见的情况是，医师先入为主，有了一些不成熟的结论，然后再提出问题，引导患者回答。

当疼痛转为慢性，患者可能已咨询过许多医师，他们可能已制定诊断测试，并试图给予治疗。的确，获得以往的记录或联系其他诊治医师无疑是明智之举。如果诊断似乎显而易见，但先前接诊的医师却未发现，那么医师在这个问题上就应该格外谨慎。如果这以前什么都没有做，那么失败就有了最好的借口。在这种情况下，谨慎和明智的做法无疑是相信其他医师的能力。坦率或含蓄地批评一个同事的努力可能对你来讲无所谓，但可能会伤害患者，甚至会导致他们提起诉讼。

另一种要反对的行为是将疼痛视为心理疾患。学会相信患者的痛苦，可能避免尴尬和无益的花费。一旦医师认为患者的疼痛主要是因为心理问题作祟，情况将变得非常尴尬。疼痛治疗专家应不惜一切代价保持自己的判断力，相信患者的疼痛，赢得患者的信任。当患者被错误地认为发作心因性疼痛时，唯一可以“纠正”这种错误判断的做法是其他医师在日后的治疗中发现了患者身体严重的器质性疾病。面对每个就医的患者，疼痛专科医师都应小心谨慎，不妄下断语。

用药史

详细了解患者用药史的重要性如何强调也不为过，尤其对于慢性良性疼痛。一个疼痛患者常常会在问诊时滔滔不绝地讲述他的疼痛病史、手术病史，接受的诊断检查和就医情况；并在就诊快要结束，要转身离开诊室之际，不经意地提出更改用药处方，加上一些“止痛剂”。一次本来很愉快的问诊因此有了不和谐的声音。

我相信很多医生并不知道阿片类药和麻醉剂的区别。他们也认识不到,一些药物相对于的镇痛、欣快和抗焦虑性能并不相同。例如,1 片丙氧酚(盐酸丙氧酚)的镇痛强度相当于 1~2 片阿司匹林,但它们抗焦虑效能相当。这不仅限于阿片类药物。卡立普多(Soma,Rela)是一个非控释型骨骼肌松弛剂,也列入兽医用药目录。其代谢活性产物甲丙氨酯(安宁,眠尔通)是一种在 20 世纪 50 年代后期广泛使用的抗焦虑镇静剂。患者服用卡立普多时有产生安宁依赖的风险(人们常常意识不到)。

服用不同剂量的阿米替林、麦角胺、阿司匹林、醋氨酚、非甾体类抗炎药(nonsteroidal anti-inflammatory drugs,NSAIDs)、弱安定类药物和含巴比妥的药物(如异丁巴比妥、对乙酰氨基酚和布他比妥制剂)容易出现"反跳性"头痛。在这种情况下,再服用堕胎药可增加每日头痛发作的频率。这种问题都很难评估,但在有针对性地采集疼痛病史时有两个实际问题必须考虑。首先,很多患者,尤其是老年患者由于不同原因都在服用抗凝剂(华法林、肝素)或抗血小板药[阿司匹林、氯吡格雷(波立维)、噻氯匹定]。在这种情形下,任何灾难都可能发生。一个有些糊涂的高龄患者一旦不慎用药过量,可发生脑内出血(头痛)或背根神经根性痛(继发于腹膜后出血)。其次,医师在评估头痛症状时,要注意雌激素、黄体酮和硝酸盐类可发挥兴奋剂的作用,停用后患者疼痛症状往往可立即改善。

我相信,在很多临床情况下,人们都低估了化学药物依赖问题发生的范围和频率。很多患者为了能保证特定药品(频繁地使用阿片类药物)的持续供应,都愿意接受昂贵的诊断检查,多次的神经阻滞治疗,甚至是外科手术。疼痛管理专家处于独特的地位,必须认识到这些问题,善意地提出建议,帮助患者最终摆脱药物依赖和错综复杂的医疗体系。除非彻底解决患者的药物依赖问题,否则有效治疗患者慢性疼痛的管理目标就将成为泡影。

专业的临床医师在使用阿片类药物处置慢性良性疼痛这一问题上已经积累了丰富的经验。我们相信他们这些肯定性的经验促使基层医师和专家也坚持采用自由用药的策略去处理常见痛症,如背痛、关节炎和纤维肌痛等。需要注意的是,在这些慢性疾病中应用阿片类药物尚未得到强有力的科学证据的支持,依然存在争议。

这一矛盾重重的境况只强调了获取患者的完整用药史和评估每种药物对每个患者疼痛问题真正影响的重要性。下表(表 2-2)列出了一些"红处方"药物,当疼痛患者使用这些药物时,医师应当留意它们可能被滥用或直接导致疼痛恶化。有关用药剂量和持续时间的信息非常重要。

疼痛治疗专家主张让所有患者在就诊时带来其服用的全部药物。作为一名医师,如果你认为患者有药物依赖问题,应秉承着爱心坦然正视这个问题。千万不可效仿常法,在处方中开具很小剂量的滥用药物,而这一剂量足以使患者高兴地结束问诊而不会引起可怕的冲突。

患者就诊概述

以下这些虽很普通但却十分重要的要点能提高患者就诊的效率:

1.诊室环境专业感强,舒适,具有私密性。

2.患者着装得体,在适宜情况下可有陪伴,患者直身而坐,如果有可能,视线与会诊者相平。

3.会诊前提交既往的记录、扫描相片、X 线片和会诊记录。

4.医师应仔细倾听,不打断患者讲述,并避免外界的干扰。

5.医师不发表意见,医师的道德、宗教和政治信仰均与之无关。

6.医师应诚恳待人,与患者必须开诚布公,应家属要求向患者隐瞒病情绝非明智之举。

7.患者和医师应相互信任,对会诊内容和记录的医学资料要保守秘密。

疼痛治疗专业由多个学科的医师共同参与，牢记这一点十分重要。特别需要强调的是，在手术室进行过麻醉培训的医师并不擅长处理某些特定问题。以往的经验表明，作为一名以接诊患者为主要工作内容的神经科医师，常常忽略日常礼仪中的一些基本规则。首先，诊室应该既专业又舒适。出于经济原因，疼痛门诊常常位于嘈杂拥挤之地，附属于手术室旁或急诊室。这种气氛不利于处理急性和慢性疼痛患者，他们通常极为敏感，容易产生失落感。

患者应有一处私密的场所，用于更衣和接受体格检查，这一点非常重要。虽然这一点很不起眼，但混乱不堪的体检场所能引起患者的反感，而且即便这里能提供再高质量的医疗护理也是如此。另一点需要强调的是，医师和患者都需要适当的陪同。由于医师和助手的时间被安排的满满的，所以常常是患者和医师独处一室，此时往最好了说是让人感到不舒服，往最坏了说则是危机四伏。严格遵守标准流程雇请陪同是最好的办法，可以避免此时发生严重的问题。为了获取完整有效的，有针对性的患者疼痛病史，关键要遵循以下要求。检查人员应做到：

1.通过适当的自我介绍，与患者建立和谐的关系，了解患者早期的社会生活史，同时评估患者的情绪、焦虑水平和其提供自身病史的能力。

2.在开始着手收集病史时设法了解患者的主诉，这一点最为重要。为什么患者会来这里？用一连串的问题让患者敞开心扉，讲述他或她自己的故事。

3.利用疼痛连祷的框架进一步探究患者的疼痛。疼痛的部位在哪里？它的性质是什么？

4.不要妄下结论。这是造成医师出错最常见的原因，因为医师只是进行了简短的问诊，涉及面太窄，没有得到或忽视了重要的相关资料。检查人员应当咨询诊治过患者的其他医师，了解他们的治疗情况。

5.判定疼痛对患者生活的影响——心理恐惧、家庭问题（结婚）、补偿金、工作记录。

6.探寻患者既往的治疗史和家族史。按编年方法建立患者连续的病情发展和治疗情况的时间表，将患者当前的疼痛问题置于由其他重要的医疗事件构成的大背景中进行思考：既往手术史、住院史、癌症史、医学问题和关系医学问题。

7.获取患者完整的用药史。应详细询问患者服药的持续时间、频率、剂量，以及药物的来源。这一信息的重要性如何强调都不为过。

体格检查应从医师向患者自我介绍开始，以使患者放心。常规的社会史，如职业、工作地点、婚姻状况、子女人数等都要了解。在这样的交流过程中，医师应当不断地评估患者的言语和非言语线索，它们最终将确定患者的历史信息。了解这些社会信息可以帮助医师洞察患者是个怎样的人。随着时间的推移和经验的积累，这一部分交谈的内容对于诊断和收集重要的诊断数据一样重要。

显然，患者的主诉是任何病史资料的逻辑起点。然而不幸的是，根据以往的经验，医师经常是花费大量时间采集病史，却没有发现患者的主诉。抓住患者求医的主要原因是采集数据最重要的核心内容。还有疼痛吗？还有询问患者的残疾状况或给予补偿了吗？它是一种病态的癌症恐惧症吗？需要医生终止患者以往的疼痛治疗，开始实施新的治疗方案吗？在医师深刻体会到进行问诊的主要原因之前，采集到的病史往往具有误导性，而且漫无目标。坐在患者面前，医师应时常问自己，“为什么这个患者能来找我看病？”有时，患者的动机并不是那么明显而能被人一眼识破。

表 2-2　有针对性疼痛病史中的"红处方"

药物分类	药物
控制使用的滥用药物	吗啡(吗啡栓剂,美施康定)
表Ⅱ麻醉性镇痛剂	可待因,芬太尼(芬太尼制剂)
	舒芬太尼(枸橼酸舒芬太尼制剂)
	吗啡酮(盐酸氢吗啡酮)
	哌替啶(地美露)
	美沙酮(盐酸美沙酮)
	羟考酮(复方羟考酮,盐酸羟考酮和对乙酰氨基酚胶囊剂,奥施康定,盐酸羟考酮制剂)
非麻醉性镇痛剂	右旋安非他命(硫酸右苯丙胺,Adderal)
	甲基苯丙胺(盐酸去氧麻黄碱制剂)
	利他林(哌甲酯)
	芬美曲秦(苯甲吗啉)
	异戊巴比妥(阿密妥)
	戊巴比妥(戊巴比妥钠)
	司可巴比妥(速可眠)
	格鲁米特(苯乙哌酮)
	司可巴比妥 - 异戊巴比妥(妥那)
表Ⅲ麻醉性镇痛剂	可待因(扑热息痛 w/ 可待因,Fiorinal w/ 可待因)
	二氢可待因(Synalgos-DC)
	氢可酮(氢可酮镇咳药,重酒石酸氢可酮,Vicodin,氢可酮,对乙酰氨基酚片剂,氢可酮片剂)
	异丁巴比妥(Fiorinal,异丁烯丙巴比妥,对乙酰氨基酚和布他比妥制剂,甲基地高辛)
表Ⅳ麻醉性镇痛剂	丙氧酚(右丙氧芬,丙氧酚,Wygesic)
	布托啡诺(酒石酸布托啡诺制剂)
	喷他佐辛(镇痛新)
	佳乐定(阿普唑仑)
	甲氨二氮卓(氯氮卓)
	氯硝安定(氯硝西泮制剂)
	氯氮卓(氯氮酸钾)
	安定(地西泮)
	氟胺安定(氟西泮)
	劳拉西泮(氯羟安定)
	咪达唑仑(咪达唑仑针剂)
	去甲羟安定(奥沙西泮)
	四氟硫安定(夸西泮)
	羟基安定(替马西泮)

续表 2-2

药物分类	药物
	三唑仑(海尔神)
	Zapelon(Sonata)
	佐匹克隆(lunesta)
	唑吡坦(酒石酸唑吡坦)
非麻醉性镇痛剂	苯巴比妥
	N- 甲基巴比妥
	水合氯醛
	乙氯叔醇(乙氯维诺)
	甲丙氯胺(氨甲丙二酯制剂,阿司匹林和甲丙氯胺酯片剂)
表V	丁丙诺啡叔丁啡(Buprenex)
	地芬诺酯(止泻宁)
	普加巴林(Lyrica)
未控制使用的滥用药物	卡立普多(卡来梯,罗拉)
	麦角胺(咖啡角,酒石酸麦角胺和咖啡因合剂,麦角胺)
	甲氨二氮卓(利眠宁胶囊)
	曲马多(盐酸曲马多片剂,Ultracet)
	环丁甲羟氢吗啡(纳布啡)
	带对乙酰氨基酚的布他比妥(Fioricet)
在疼痛病史中未滥用的重要药物	口服避孕药
	抗凝剂(肝磷酯,华法林,波立维)
	抗心绞痛药(硝酸盐类)
镇静剂是一种非特定术语,用于描述诱发入睡或成瘾的药物,它不能与阿片类药物互换。以上列表的许多药物(并非全部)被疼痛患者滥用。	

针对性的体格检查

如果在得到患者的病史资料以后,疼痛医师仍没有头绪,那么希望通过体格检查使病情突然一下就能明朗无异于痴人说梦。作为一个基本要点,强调体格检查必须遵循患者的病史资料,而且确实特别要以问诊中发现的线索为指导。例如,对于患有复视、面部痛,而且有家族性多发性硬化症病史的患者,完全没有必要专心详细检查其下肢的感觉功能和肌肉功能。体格检查是询问病史的延伸,从而提供客观的证据,高效系统地支持病史线索,确保不忽略任何重要的发现。

体检不应耗费大量的时间。但是基本的体检内容,如测量血压,筛查性精神状态检查,以及检查视力、肌力和深肌腱反射等,可发挥多方面的作用。有些时候,一些特殊的疾病,如未认识到的高血压、糖尿病性视网膜病变和皮肤癌等,则很难被发现。

体检时最好确保患者有耐心完成全部的检查内容。这一做法有很大益处。疼痛患者想要被检查,期待被检查,并且最终从体检中获益。正如 Goethe 所说"我们只看到我们所知道的"。我们能否轻松完成对患者的体检最终取决于我们的知识、经验和我们学习的意愿。

一般性检查

像身高和体重一样，患者的温度、脉搏、血压也均要记录。患者应脱衣或适当着装接受检查。总是有这样的情况存在，患者在因痛性疾病，甚或是颈部疼痛和腰背疼痛接受检查时，常常在整个检查过程中，都将自己裹得严严实实。疼痛学专家应当进行全身检查，以发现皮肤病变（如血管瘤病变）、区域色素沉着和牛奶咖啡斑点（神经纤维瘤病）等；详细记录患者既往手术留下的瘢痕；调查在早期病史中未提及的伤痕。针头痕迹、皮肤溃疡和文身（有时违反用药规范）都可能成为我们意外的发现。

应检查脊椎的后凸、前凸和侧凸，以及局部区域的压痛。皮肤出现压痕或毛发过度生长提示有脊柱裂或脊膜膨出。从前屈、后伸以及侧面旋转等方面评估脊柱的运动功能。进行体格检查时，应全面顾及多处关节的畸形、关节改变、外伤和原先的手术情况。显然，只要能面对患者，询问他们明显的不适，就能有所收获。不管有多么的不方便或不舒服，医师都不应忽略这部分检查。尤其在慢性疼痛患者中，这部分检查可能会取得重大的意想不到的结果。

精神状态评估

在采集病史期间，患者许多重要的智力和精神问题都得以暴露。但令人惊奇的是这些严重的智力缺陷问题却仍然常常被人们忽视。例如，如果不是特意找寻，未必能发现患者在记忆、理解力和语言等方面细微的缺陷。根据以往的经验，失语（一个普通的术语，表示并非发音错误造成的语言混乱）常被错误地视为一种器质性精神综合征或痴呆。认识到这一点不仅对诊断评价很关键，而且对获取患者对接受神经阻滞或外科手术的知情同意也有重要的意义。

表 2–3 是一个患者精神状况快速评估法。每一位医生应建立起自己的一套标准问题，以判断患者表现的正常或异常。在评估过程中，关注这些内容将有助于避免医生忽略了获得性失语、阿尔茨海默病或萨科夫综合征而倍感尴尬。表 2–4 是 Folstein 提出的经典迷你型精神状态评估表，它根据年龄调整数据的评估标准。24 分以上都属于正常。虽然在临床上它对检测患者的语言缺陷和认知功能障碍都非常有效，但是医生们将其用于常规的疼痛管理评估时都会感到它过于烦琐。在这些情况下，患者常常显示出非同寻常的能力去掩饰这些缺陷，他们或者对之视而不见，或者认为其普遍存在而不值一提，或者用程式化的回答弥补这一缺陷，他们之前正是使用了这些方法以避免因发现他们在语言、记忆和其他认知功能方面的重大缺陷而产生尴尬。

最后要谈谈患者的情绪状况。检查人员必须对患者流露出的情绪和感情保持警觉。出奇的傻、欣快或夸张表现都被视为躁狂状态。同样，气馁、绝望或自我蔑视也都可以被看作严重抑郁的信号。在讨论有的放矢地采集病史时我们已提过，医师必须对患者使用药物过程中的临床表现保持警觉，例如发音不清、过度兴奋、出汗、面部潮红和注意力不集中等。总之，医师应逐渐了解患者，但最后一定要摒弃早先产生的那些冲动，将压力或焦虑视为引起患者疼痛的主要原因。

表 2–3 “快捷的”精神状态检查

方向	提出下列问题：
	您的全名？
	今天的日期？
	今年是什么年？
	谁是总统？

续表 2-3

方向	提出下列问题:
	谁是主席?
计算	提出下列问题:
	一元合多少角?
	60 角合多少元?
记忆力	提出下列问题:
	您母亲的姓?
	习主席的前任是谁?
	让患者记住三个项目(例如,一个红色球、蓝色电话、地址山街 66 号)。几分钟的交谈后,让患者重复这三项。
讲话	患者是否重复两个简单句,例如:
	今天是可爱的一天。
	本周末天气预计会很好。让患者命名了屋子里的几个物体。要求患者做简单的押韵。
理解力	要求患者:
	把右手放到左手上。
	用食指指向天花板。
	这个简单的心理状态筛选包含许多(但不是全部)认知不足。它能够在不到 3 分钟起作用,用于评价记忆、语言、一般智能的基本方面。

表 2-4　Folstein 迷你精神状态检查

工作	指示	评分	
日期定向力	"告诉我日期?"	年、季、日期、每周的天数和月各 1 分	5
方位定向力	"你在哪里?"	国家、县、镇,建筑物楼层或房间号	5
记忆 3 个物体	定义 3 物体让患者重复	正确重复每一项 1 分	3
几个七	让患者反数从 100 到 7,五个回答后停止(或让患者倒着拼写"world")	每一个正确的回答 1 分(或字母)	5
回忆 3 个东西	询问患者以前提过的 3 样东西	每一个项目正确记 1 分	3
命名	指着你的表问患者"这是什么?"	再问铅笔　正确回答给 1 分	2
重复句子	问患者:"没有如果,那么或者但是"	第一次成功给 1 分	1
口头指令	给患者一张纸 "用你的右手拿纸将它对折,并把它放在地上"	每一个正确的行动 1 分	3
手写指令	给患者一张纸写着"闭眼"	如果患者闭眼给 1 分	1
写	让患者写一句话	如果句子里有形容词,一个动词并成句	1
画图	让患者抄了一对交叉五角形在纸上	如果有 10 个角 2 个交叉线	1
分值	24 分或以上视为正常		30

脑神经

让我们回到正题,简洁明了地讲述有针对性地体格检查这一主题,不错过任何重要的内容:评估脑神经(cranial nerve,CN)功能总会让那些未受过临床神经专科训练的从业人员犯难。它是一个重要的领域,尤其对于头痛及面部疼痛的评估更是如此。迅速识别脑神经功能不良可能对定位脑部病变或颅内压增高有深远的意义,或者通过结合病史,它还能明确提示一些特殊疾病的发生(如爆炸性头痛加上CNⅢ麻痹多提示动脉瘤破裂,除非它可被排除)。

表2-5推介了一种高效的脑神经评估方法。当然,当头痛及颜面痛成为主要问题时,就应当特别注意这类检查。其关键同样是建立常规,在工作中保持全局观念。全面介绍脑神经的功能不属于本章讲解的范围。任何人在进行头痛和面部痛患者的评价时,至少要能识别视盘水肿和眼球运动神经功能异常、应熟知三叉神经的感觉分支,而且能识别孤立的脑神经麻痹症状。至于那些更为复杂的问题,如复视、海绵窦病和复杂的脑干损伤等,最好交给眼科及神经科专家处理。

一般来说,即便只接受过麻醉学或精神学的基本训练,疼痛科专家经过不断的努力,也能熟悉各种常见疾病的基本内容。最终,那些努力学习这些材料,并将其融入自己的疼痛治疗实践的医师在日常工作中便总会显得得心应手,而丝毫不担心自己临床技能的不足。这样的医师也避免了从那些与各类头痛和面部痛相关的关键性体征表现中积累经验时浪费大量宝贵的时间。

表2-5 临床评价脑神经功能

数量	名称	评价过程
Ⅰ	嗅神经	检查判定常见的芳香气味的能力,一次一个鼻孔并闭眼(并不常规检测)
Ⅱ	视神经	检查视力,进行眼底检查,有能力认识视盘水肿,面对面进行视野检查通过双侧同时刺激
Ⅲ、Ⅳ、Ⅵ	动眼、滑车、外展神经	检查眼睑下垂,检查瞳孔大小一致性(直接间接对光反射)眼球震颤检查,评估凝视范围,注意不对称的眼外肌运动
Ⅴ	三叉神经	触诊咬肌肌力和紧张度当患者咬牙时,检查表浅疼痛并触摸三叉三个分支的感觉:Ⅴ1,Ⅴ2,Ⅴ3
Ⅶ	面神经	检查角膜反射,检查面部特征的对称性,让患者笑、皱眉、张嘴、皱前额,观察痉挛和面部震颤运动
Ⅷ	听神经	用手表或音叉检验听觉,对照声音传导和骨传导
Ⅸ	舌咽神经	检验呕吐反射和吞咽能力
Ⅹ	迷走神经	检查悬雍垂和上颚在呕吐反射时是否在正中,注意吞咽困难,注意患者是否有抿水动作,观察说话时是否有鼻音或嘶哑声
Ⅺ	副神经	检查斜方肌的力量(耸肩抵抗外力),检查胸锁乳突肌肌力(嘱患者向两侧转头观察抵抗力)
Ⅻ	舌下神经	检查口中的舌头伸出时是否居中,是否有舌震颤、舌肌萎缩,检查舌的肌力通过用舌抵抗按压在颊部的手指

运动功能检查

运动功能检查应首先检查肌肉体积的外形,特别要注意肌肉的萎缩和肥大。患者应着装适宜,以便在不侵及患者隐私的前提下完成医生的视诊。在检查期间,可发现肌束震颤、肌挛缩、姿势改变和偶发的肌肉运动。四肢的远端和近端部分都可以用于肌力的测量,一般不进行单根肌肉的测量,除非意欲研究特定的神经根或神经丛病变。

肌紧张的检查最好采用被动运动法,当随意控制消失时可感到肌肉的抵抗力。较之躯干肌肉,在四肢的肌肉中更容易发现肌紧张的改变。肌肉的松弛性能也是重要的评估指标。引起肌张力增高病变的部位多位于前角细胞的头侧方向，其中包括大脑、脑干和脊髓。肌张力降低则见于使轴索以下部位受累的病变，可累及神经根、外周神经、神经-肌肉接头和肌肉。运动功能的检查还必须结合感觉功能和深肌腱反射检查的结果，综合累积所有这些信息才有可能确定病灶的位置——脑、脑干、脊髓、神经根、神经丛、神经或肌肉。

感觉功能检查

感觉功能检查需单独进行，而且应以采集病史中获取的线索为依据。显然，当患者主诉足部疼痛、软弱和麻木时，理所当然应花费时间检测患者下肢的感觉缺失，但如果患者只是发生了复视和面部疼痛，则没有必要做这样的检查。注意皮区特异性脊髓节段、神经根或背根神经节支配皮肤区域与外周神经皮肤感觉功能区的差异。了解这些特别的差异以及患者运动功能与反射功能的改变有助于我们区分神经根和外周神经病变。表(2-6,2-7)对上肢和下肢特异的神经根病变和外周神经病变进行了比较。只要假以时日，坚持不懈不断地积累经验，疼痛专家将有信心评估外周神经根病变。许多常见的疼痛综合征(如颈椎神经根病、腰神经根病、腕管综合征、股神经病和腓神经病等)都能快速准确地得到诊断，而不必进行昂贵的不舒适的神经诊断性检查。只要坚持不懈和不惧怕繁重的工作，就一定能高效地完成对疼痛患者的评估。

就上肢疼痛综合征而言，检查人员应能从臂丛(C_5-T_1)神经支中区分桡神经、正中神经和尺神经受累(表 2-6)。就下肢疼痛综合征而言，检查人员应能从 L_4、L_5 和 S_1 神经支中区分出胫神经和腓神经受累(表 2-7)。这种区分阐明了大部分常见问题。随着时间的推移，疼痛专家越发对自己的检查变得信心十足，并且在外周神经学方面可能较许多神经科医师、神经外科医师和骨科医师拥有更坚实的基础。

表 2-6　上肢神经根病变的临床表现

神经根	C_5	C_6	C_7	C_8	T_1
感觉支配	上臂外侧缘	前臂外侧缘包括Ⅰ指	三头肌上方，前臂中间和Ⅲ指	前臂内侧至Ⅴ指	腋窝至肘窝
反射影响	二头肌反射	无	三头肌反射	无	
运动缺失	三角肌，冈下肌，斜方肌，冈上肌	二头肌，肱肌，肱桡肌	背阔肌，胸大肌，三头肌，腕伸肌，腕屈肌	指伸肌，指屈肌，尺侧腕屈肌	固有的手部肌肉，尺侧腕屈肌，Ⅳ、Ⅴ指屈肌
神经	腋前线(C_5,C_6)	(C_5,C_6)	桡侧(C_5-C8)	正中(C_6-C_8,T_1)	尺侧(C_8,T_1)
感觉支配	三角肌以上	前臂外侧至腕部	前臂背侧和拇指背侧和Ⅱ指	掌外侧和Ⅰ、Ⅱ、Ⅲ和半个Ⅳ的手指侧面	掌中和Ⅴ指及半个Ⅳ指的中间
反射影响	无	二头肌反射	三头肌反射	无	无
运动缺失	三角肌	二头肌和肱肌	肱桡肌，指屈肌，前臂旋后肌，三头肌腕屈肌	拇指短外展肌，Ⅰ、Ⅱ、Ⅲ指长屈肌，前臂旋前肌，腕屈肌	固有手肌，尺侧腕屈肌，Ⅳ、Ⅴ指屈肌

表 2-7 腿部根性和神经性的损伤的临床表现

神经根	L_2	L_3	L_4	L_5	S_1
感觉支配	横过整个大腿上部	横过整个小腿	横过膝至内踝	腿侧至足底和足背侧缘	在踝后侧至足外侧
反射影响	无	无	膝反射	无	Achilles 反射
运动缺失	臀部屈曲	伸膝	足内翻	脚趾和足部背屈	足部的跖肌屈曲和外翻
神经	闭孔肌(L_{2-4})	股神经(L_{2-4})	坐骨神经的腓侧区(L_4,L_5,S_{1-3})	坐骨神经的胫侧区(L_4,L_5,S_{1-3})	
感觉支配	大腿内侧	大腿前侧至踝内侧	小腿前侧至足背面	小腿后面至足底和足外侧面	
反射影响	无	膝反射	无	Achilles 反射	
运动缺失	大腿内收	膝部伸展	足背侧屈,足内外翻	跖侧屈曲和足内翻	

深肌腱反射

深肌腱反射实际上是由肌梭介导的一种肌肉牵张反射。它作为一项临床检查内容具有明显的客观性(表 2-8)。精神状况、运动功能和感觉功能的测试,甚至是步态都可因患者各种各样的原因而发生改变。吉兰-巴雷综合征(急性多发性神经炎)在早期阶段很容易被误诊为焦虑症,特征性地表现为全部深肌腱反射的消失,这是一项重要的早期线索,可提示疾病累及的器官特性。

深肌腱反射检查可以采用四级分级法,现并未发现,机体浅表反射试验,如腹部反射或提睾反射等,对临床评估有特定重要的价值。唯一进行评价的浅表反射是跖反射(由胫神经支配的浅反射 L_4–S_2)。轻划足底引起的反应通常为足和脚趾的屈曲。皮层脊髓系统发病时,患者出现足趾背屈,特别是大脚趾与其他脚趾分离;这一巴宾斯基征阳性表示上运动神经元(脑、脑干和脊髓)受累,常伴有深肌腱反射增强和肌阵挛(即肌肉在受到牵张刺激后出现持续的收缩,以脚踝多见)。

单侧深肌腱反射消失说明发生了外周神经病变或神经根病变。弥漫性深肌腱反射减弱或消失说明有广泛的周围神经受累,常见于糖尿病性外周神经病、酗酒或炎症。通过深肌腱反射的测定,加之对患者运动和感觉功能的测定,可迅速获得客观数据,确定病变发生的部位是否位于某根外周神经、神经根、多根外周神经或脊髓。用时不到 30 秒就能完成这部分的检查。

表 2-8 深肌腱反射评分

分级	深肌腱反射反应
0	无反应
1	迟缓的
2	活跃的或正常的
3	比期望的敏感,轻度反射亢进
4	异常反射亢进,伴有间断阵挛

步态检查

步行是一种错综复杂的过程，受到许多机械性因素的影响，如肌肉、骨骼、肌腱和关节等，而且更重要的是他依赖于神经系统的整合。观察患者行走是一种及其重要的评估方法。应测试患者在睁眼和闭眼下的行走情况，以及其在睁眼和闭眼下站立的情况（Romberg 征）。帕金森病患者的步态（弯腰小碎步走），正常颅压脑积水（磁性步态，患者好像穿着带磁铁的鞋在金属质地的地板上行走），肌肉萎缩、脑卒中、周围神经损伤、小脑共济失调、亨廷顿舞蹈病和歇斯底里症（立行不能）只不过是一小部分有特色的行走功能紊乱。总之，患者在睁眼与闭眼时能正常行走是表示其神经-骨骼系统状态良好的一个重要指标。

结语

本章的要点非常简单。有针对性地，有条不紊地采集到患者的疼痛病史是得出正确诊断的基础。当今的诊断技术已有了突飞猛进的发展，但无论其多么精密复杂，它们都不能取代倾听患者叙述病史的地位。正是通过这一过程，我们有了丰厚的收获，不仅了解了疾病的特点，而且更重要的是了解了疼痛患者的个性特点。依靠专业知识和敏锐的观察力，我们才获取了这些信息，而且它们还非常有助于我们与患者建立信任关系，最终取得治疗的成功。在这一部分评估过程中，不存在任何捷径。

有针对性地进行体格检查应被视为对病史深入洞察的延续。它应该表现出专业、透彻和省力的特征。随着人们呼吁开展疼痛治疗的呼声日益高涨，各科医师都应避免赶技术进步的潮流，不应因可能无法获得公正的赔偿而成为投机主义，应当从基本做起：获取病史资料，体检发现的问题。在这方面耗费精力可以减低成本，提高患者的满意度，在疼痛治疗领域建立持久稳定的信誉。

（薛静）

第三章 实验室检查及其他检查的合理应用

有的放矢的采集病史和进行体格检查是临床医师最为经济有效的工具，而合理的实验室检查和其他检查则通常是下一步骤，可协助临床医师确定其印象，并帮助他们实施和调节治疗计划。然而因为放射影像学和神经生理学检查的开展，实验室检查往往受到忽视，从而增加了患者的护理成本，甚至引起误诊和之后不适当的治疗。

实验室检查的结果，如脓尿、极严重的贫血和急性期蛋白的升高，往往对确定疼痛的原因和评估患者的全身状况有至关重要的影响。但是在临床实践中我们常常一出现以下的错误：第一，未及时向家属了解情况，而只是偏信思维混乱的患者，而此时他们显然已经不能提供相关的病史；第二，未了解患者的既往病史；第三，由于认为患者之前已经由多位临床医师诊治过，所以就错误的假定其已经完成了基本的实验室检查。

为了避免这些错误，需要制定一个原则，强调医师应考虑好具有针对性的病史采集和体格检查的关键细节，并对患者的早期诊断工作流程做好充足的评估。这种努力能够非常有效地控制成本，节约医师的时间，并最终得到一个准确的诊断。对于那些已就诊多位医师的疑难病例，早期病史资料的质量控制和诊断工作流程常常被忽视，每多一次会诊只会造成先前含糊不清的评估更加混乱不清。虽然费时费力，但临床医师多花费的时间几乎每次都是值得的，保证在患者就诊的早期就正确使用了这些基本方法。最佳方法就是与患者家人或前任医师电话沟通。然而在实际工作中往往难以坚持，从而导致一系列的错误。

表 2–9 列出了常用于评估疼痛的一系列基本的实验室检查。临床医师可以以此为起点，利用该表开展对患者的实验室检查，而且必须意识到，开展特殊的检查项目取决于很多因素，其中包括患者的年龄、性别、疼痛的部位和持续时间。并存疾病以及其他实验室的检查结果。

表 2–9 评估疼痛的基本检查

全血细胞计数（CBC）
急性期蛋白：红细胞沉降率（ESR）、C 反应蛋白（CRP）
血生化：葡萄糖、钠、钾、氯、二氧化碳、钙、磷、尿素氮、肌酐、尿酸、总蛋白、白蛋白、球蛋白、胆红素
酶：碱性磷酸酶、肌酸激酶、乳酸脱氢酶、谷草转氨酶、氨酸转氨酶
促甲状腺激素（TSH）
维生素 B_{12}

急性期反应蛋白

评估机体急性期反应最常用的指标是红细胞沉降率（ERS）及 C 反应蛋白（CRP）。急性期反应可引起许多蛋白质的改变，包括补体系统、纤维蛋白原、血清淀粉状蛋白的增加，患者可出现诸如发热、血小板增多、白细胞增多和贫血等一系列急性期的表现。血清白蛋白降低是急性期反应的特点。这些复杂的变化可见于感染、外伤、外科手术、烧伤、癌症、炎症和心理应激等情况，是由多种炎症相关因子所诱发的，尤其是白细胞介素-6。

ESR 检查是测量红细胞在血浆中的下降速度，实际上是间接测量血浆急性期蛋白浓度，主要取决于血浆纤维蛋白原的浓度。然后 ESR 会受其他因素的影响，其中包括红细胞的大小、形状和数目，以及其他血浆蛋白（如免疫球蛋白）的浓度。CRP 的一种糖蛋白，在急性炎症期产生，其命名源于其与肺炎球菌 C 型多聚糖反应和沉积的能力。它涉及的技术问题较少，贫血、妊娠、高脂血症或血浆蛋白浓度的改变以及外源性物质（如肝素）等可影响 ESR 结果的因素都不会对 CRP 的测量造成干扰。

ESR 随年龄的增长而逐年增加，但 CRP 数值却并不随之改变。ESR 变化对炎症反应比较缓慢（超过数天），而 CRP 却反应迅速（数小时）。CRP 相比 ESR 有特定的优势，它们应互相协调应用。

与 CRP 一样，ESR 测定也常用于检查炎性疾病，在这类疾病中，有时患者症状明显，但常规的体格检查和实验室检验却难有阳性的发现，此时 ESR 检查的异常却常常能提示患者体内有潜在的器质性损害。ESR 并非特异性检查，ESR 受年龄的影响，正常值上限可以通过以下公式得出：

[年龄（岁）+5]÷2

一个 85 岁的老年患者，其 Westergren 法的 ESR 正常上限约为 45mm/h。对于老年患者的疼痛疾病，如颞动脉炎，推荐同时测量 ESR 和 CRP。

全血细胞计数（CBC）是首选的实验室检查方法，它对于了解患者的一般健康状况非常有用。它重点强调血液中各种细胞的成分，包括红细胞、白细胞和血小板。几种实验室检验共同形成了实验室诊断框架，可有效评估患者的各种急、慢性疼痛。血红蛋白是红细胞内一种携氧物质，它与红细胞计数、血细胞比容一起，可指示贫血的发生。

外周血涂片可以检查红细胞和白细胞的大小、颜色和其他细胞形态特征，对血液病的评估极为重要。网织红细胞计数、血清铁蛋白水平、血清铁、总铁结合力（TIBC）可增强对贫血的评估。网织红细胞可以看成一个中间细胞，介于骨髓中的有核细胞和成熟的无核红细胞之间。网织红细胞计数是骨髓活性状态的指标。溶血性贫血、急性出血以及对维生素 B_{12}、叶酸和铁缺乏的治疗均可以导致网织红细胞增多。当贫血与骨髓功能衰竭有关时，机体表现为网织红细胞计数降低。血清铁蛋白是铁的主要储存化合物，它对铁缺失非常敏感。血清铁和铁蛋白的下降可能与不安腿综合征有关。

白细胞

白细胞是人体抵抗感染的第一道防线。淋巴细胞和浆细胞产生抗体，而中性粒细胞和单核细胞产生吞噬反应。白细胞的改变可为多种良性和恶性疾病提供线索。中性粒细胞和嗜酸性粒细胞的计数还有昼夜变化。中性粒细胞水平在下午 4 时左右达到峰值，在上午 7 时只有其峰值的 30%。嗜酸性粒细胞始终与皮质醇水平平行，早晨最高，下午降低 40%。

经典的急性细菌性感染的血象为白细胞升高，伴中性粒细胞比例（含未成熟型）增加；但有 30%急性细菌性感染患者可能不出现白细胞增多及白细胞带数量增加（核左移）。发生严重感染时，尤其是在虚弱的老人中，白细胞可无变化。与不吸烟的人相比，大量吸烟者的总体白细胞计数平均高 $1000/mm^3$。其他可引起中性粒细胞性白细胞增多的原因包括代谢异常（如尿毒症、糖尿病酸中毒）、急性痛风发作、癫痫发作和怀孕。即使使用很低剂量的皮质类固醇也能诱发分段中性粒细胞和总体白细胞计数的增加。药物的作用,如碳酸锂、肾上腺素等,以及铅的毒性效应也都能引起白细胞增多。

嗜酸性粒细胞增多常常与急性过敏反应有关,如哮喘、干草热、药物过敏;它也见于一些寄生虫病、皮肤病(如天疱疮、银屑病等)和其他一些疾病,如结缔组织病,尤其是结节性多动脉炎、Churg-Strauss 血管炎和结节病。嗜酸性粒细胞增多亦是隐匿性恶性肿瘤的一个非特异性指标。

病毒感染常常引起淋巴细胞增高（或相对增高），而患者体内的总体白细胞计数正常或下降。发生病毒感染时,淋巴细胞的增多常常是相对的,粒细胞数量减少,而淋巴细胞计数不变。传染性单核细胞增多症可引起淋巴细胞增多,患者体内可出现非典型的淋巴细胞。类白血病反应是指一种非白血病性白细胞计数升高超过 50 000/mm^3。这种非瘤性粒细胞的大量增多见于严重的细菌感染、烧伤、组织坏死、溶血性贫血和类风湿性关节炎。

中性粒细胞减少症是指白细胞计数少于 4000/mm^3。药物诱发粒细胞减少是临床疼痛治疗中一个重要问题。最常出现这一问题的药品包括苯妥英(大仑丁)、卡马西平(卡巴唑、得理多),非甾体类抗炎药等许多用于疼痛治疗的药物。出现粒细胞减少时,应及时审查所有用过的药物。其他与粒细胞较少有关的情况包括:再生障碍性贫血、白细胞不增多性白血病、脾功能亢进、病毒感染和反复发作的慢性粒细胞缺乏症。严重的粒细胞缺乏症(白细胞<1500/mm^3)应被视为急症、必须细心随访,并请血液科会诊。

造血系统的恶性肿瘤以淋巴细胞源性为主。大部分淋巴细胞来自骨髓的母细胞。外周血淋巴细胞,大约 75%是 T 细胞(在胸腺成熟),15%是 B 细胞(在骨髓中成熟,随后进入脾或淋巴结)。所有 T 细胞都有其家族特有的抗原标志—CD_2。CD(分类决定簇)利用独特的 CD 号码与全部抗体对应,这与白细胞抗原一样或类似。对于 T 细胞而言,大约 75%为 CD_4 辅助-诱导型 T 细胞,25%为 CD_8 细胞毒-抑制型 T 细胞。

B 细胞的特点是具有表面免疫球蛋白抗体,而不像成熟 T 细胞有 CD_3 抗原受体。B 细胞是浆细胞的母细胞,可分泌特异性抗体,但刺激性抗原必须先被淋巴母细胞识别。最初产生的抗体是 M 型免疫球蛋白(IgM 型);后来才出现 G 型免疫球蛋白(IgG 型),或少见的 IgA 或 IgE 。最后,有一群淋巴细胞样细胞被称为自然杀伤细胞(NKCs),它们既没有 T 淋巴细胞标志—A 抗原,也没有 B 淋巴细胞表面的免疫球蛋白。外周血液中剩余的 10%淋巴细胞属于 NKCs。

血小板与血液凝固

疼痛病史中重要的一个方面就是对药物影响机体凝血功能的识别。肝素、阿司匹林、非甾体类抗炎药、华法林(香豆素)、噻氯匹定(力抗栓)和氯吡格雷(波立维)均属于这一类药物。对于任何有关容易出血或瘀伤的病史,均应及时进一步评估。

血小板计数低于 50 000/mm^3 为严重血小板减少症。血小板计数大于 900 000/mm^3 为血小板增多症,提示血液高凝状态。最常见的血小板减少症病因包括免疫介导、药物作用和输血诱发。许多病例都没有明显的原因。其他因素还包括脾功能亢进、骨髓功能不足、微血管溶血性贫血、感染、甲状腺毒症、尿毒症和先兆子痫等。药源性血小板减少症较为常见。有 15%的患者可因静脉注射肝素引起血小板计数低至 100 000/mm^3 以下。其他常见的药物包括西尼替丁(泰胃美)、奎宁、奎尼丁、呋塞米。

血小板增多症与骨髓增生紊乱、特发性血小板增多和严重溶血性贫血有关。其他常见的原因使隐匿性恶性肿瘤、脾切除术后、急性和慢性发炎或感染疾病。动静脉血栓均可发生。

凝血参数

凝血酶原时间(PT)主要用于评估在外源性凝血系统存在的缺陷。它也用作肝功能检验,并且是凝血障碍的普通筛查工具。当PT用来监测华法林的抗凝治疗时,多推荐使用国际标准化比值(INR),因为它能同意各种促凝血酶试剂。INR是患者应用华法林后标准化的监测值,但它并不用于一般的凝血监测或肝功能测定。应该意识到,当患者应用华法林或抗血小板剂时,其凝血状态具有危险性。曾经有使用华法林的疼痛患者出现继发性腹膜后出血,他们数月前曾有PT和INR值明显的升高,但当时并没有引起警惕。

电解质

最常见的电解质异常是钠离子异常,它是人体最重要的阳离子。低钠血症最为常见。低钠血症相关的症状有恶心、全身乏力、嗜睡、精神异常和癫痫发作等,一般不出现。除非血钠值低于120mEq/L。患者多有应用利尿剂的病史。卡马西平是常用的祛痛药物,可产生持久性低钠。引起低钠血症的另一类原因使机体钠和水的大量丢失,如呕吐、腹泻或引流所致的胃肠液丢失,因烧伤或出汗经皮肤丢失,内分泌性丢失(如艾迪森病),以及长期服用类固醇药物治疗时突然撤药。稀释性低钠血症与充血性心力衰竭、水过多、肾病综合征、肝硬化、低清蛋白血症和急性肾衰竭有关。

高钠血症较低钠血症少见,通常与严重的全身性疾病有关,这些患者多有精神损害或躯体异常而无法喝水。其他原因还包括高蛋白管饲,严重的长期呕吐和腹泻,以及因糖尿病尿崩症或渗透性利尿而引起的过度排水。钠离子过负荷则可见于使用高张钠溶液或一些内源性原因,如原发性醛固酮增多症(库兴氏综合征)。

血钾浓度异常很常见。其实验室检测值可因样本溶血而出现假阳性,也可因酸碱异常、细胞外液渗透压和胰岛素不足而出现变化。血浆pH值下降0.1可能会使钾离子浓度相应增加0.5mEq/L。pH值升高则相应导致钾离子浓度的下降。低血钾可能与钾摄入不足有关,见于酗酒、吸收不良综合征和严重的疾病。钾丢失可见于腹泻、使用利尿剂、呕吐、外伤、肝硬化、原发性和继发性醛固酮增多症、肾动脉狭窄和恶性高血压。

高钾血症与肾衰竭、脱水、血小板增多和肿瘤溶解综合征相关,也和多种药物有关,其中包括β-肾上腺素能受体阻滞剂(如普萘洛尔)、保钾利尿剂(如螺内酯、三氨喋呤)、非甾体类抗炎药和环孢素A等。临床症状并不特异,虚弱、恶心、厌食和器质性情绪变化这些症状在低钠、低钾、高钾情况下都可出现。

氯离子是细胞外液中最丰富的阴离子,也像钠离子一样受到很多因素的影响。若能排除由长期呕吐引致的高氯性碱中毒,那么氯离子含量也会随着血清钠水平的降低而下降。如果二氧化碳也被列入血浆电解质,那么实际测量的是碳酸氢盐量。多数血清碳酸氢盐值异常的患者都有代谢紊乱,可借助血气分析评估。

结缔组织病与血管炎

结缔组织病和血管炎是免疫性疾病,常常有明显的疼痛。这些异常往往在早期难以诊断,因此有必要对它的实验室血清学检验的基本内容有所了解。结缔组织病属于多系统器官障碍性疾病,并以炎症为主要特点——无论血管壁、肌肉或皮肤,均是如此。血管炎是一种多器官或器官特异性疾病，其主要特点是血管壁的炎症。

系统性红斑狼疮（SLE）是一种进行性自体免疫性疾病。抗核抗体（ANA）的免疫荧光测量方法是检测该病最为敏感的实验室检查方法。它已取代了LE（红斑狼疮）细胞检测的主导地位，绝大多数SLE的患者都呈阳性结果。ANA的结果阴性是排除SLE的有力证据。

类风湿性关节炎是疼痛门诊常见的一种疾病，与免疫球蛋白的产物有关，被称为类风湿因子（RF），在实验室检查中，最重要的RF是IgM巨球蛋白，它与变异的带补体的IgG抗原结合。已知RF用于诊断的类风湿关节炎平均敏感度为70%~95%。

RF阳性见于红斑狼疮、硬皮病、皮肌炎和各种可引起γ球蛋白增多的疾病--胶原血管病、肉样瘤病、病毒性肝炎、肝硬化、亚急性细菌性心内膜炎。高达20%的70岁以上老年人RF滴度为阳性。

甲状腺

由于临床表现多样，所以甲状腺功能障碍问题容易受到忽视。老年甲状腺功能减退患者好表现出胃肠道症状和心房颤动，甚至表现淡漠，易与痴呆症混淆。除了药物源性脑病外，甲状腺功能减退是引起痴呆的第二常见的可治疗的代谢性因素。美国病理学学院提出，对所有50岁以上就医的女性患者都应进行甲状腺功能检查，而且所有新发现的血脂异常的成人患者，以及所有老年患者在就诊时也应常规进行甲状腺功能检查，并在此后每5年检查一次。

美国甲状腺协会提出，同时检测促甲状腺激素（TSH）和游离甲状腺素（T4）是甲状腺疾病的诊断和治疗中最为有效的血液检查方法。甲状腺疾病首选的检测方法是TSH的测定。如果TSH值正常，就没有必要再进行其他的检查。如果TSH值异常，应考虑测量游离T4数值。TSH异常较游离T4异常出现更早。TSH值下降提示甲状腺功能亢进、外源性甲状腺激素的替代治疗或受到糖皮质激素的影响。TSH水平上升则通常提示原发性甲状腺功能减退，还有一些罕见的病情，如TSH分泌型垂体腺瘤或甲状腺抵抗状态。

前列腺特异性抗原（prostate specific antigen，PSA）

前列腺癌是男性患者中常见的恶性疾患，是55岁以上男性中第三常见的癌症死因。不幸的是，前列腺癌患者的症状极不典型，甚至可能直到晚期才被发现。在晚期前列腺癌患者的症状中（排尿困难、髋部和背部疼痛），疼痛是最为常见的症状。检测前列腺特异性抗原（PSA，一种糖蛋白酶）可在前列腺癌临床症状出现之前的3~5年就得到阳性结果。

神经病

需要评估的疼痛问题常常涉及周围神经病变，尤其在其病因不明时更是如此。疼痛、感觉丧失、无力和感觉迟钝都是患者最常主诉的临床症状。在详尽评估之后，仍有高达50%的周围神经病变的病因还是不得而知。最常见的病因包括糖尿病、嗜酒、中毒、营养不足、用药、肾疾病和其他代谢疾病。罕见的病因还包括免疫介导的遗传性神经病。知晓免疫介导综合征这一疾病非常重要，因为这不仅能提高诊断的准确性，而且这类患者往往经过免疫调节治疗后，神经功能和生活质量都能大为改善。

这里只介绍神经病评估中与疼痛相关的特殊检查方法，尤其是那些能对正确的诊断发挥关键作用的特异的实验室检查方法。维生素B_{12}缺乏症以巨细胞贫血、周围神经病变和共济失调为特点，它也可能表现为认知功能障碍。维生素 B_{12} 水平高于 300ng/L 视为正常。200~300ng/L 属于临界水平。甲基丙二酸的代谢需要维生素 B_{12} 的参与，当维生素 B_{12} 真性缺乏时，其值可升高（>0.4mmol/L）。

维生素 B_{12} 低于 200ng/L 属异常。胃萎缩时患者血清胃泌素水平升高，通常与恶性贫血有关。血清胃泌素水平正常，可完全除外恶性贫血，内在因子阻断抗体仅能在 50%的恶性贫血患者体内检出。

免疫介导的神经病，无论急性或慢性，均可以引起疼痛，紧急情况下甚至可危及生命。急性炎性脱髓鞘性神经病的原型为格林-巴利综合征，可能继发于一些感染、手术、接种疫苗或免疫系统功能紊乱。慢性炎性脱髓鞘神经病可能与使用违禁药物、接种疫苗、感染、自身免疫性疾病或应用单克隆丙种球蛋白有关。一种与髓鞘糖蛋白抗体（MAG 抗体）相关的脱髓鞘性神经病可造成患者肢体远端软弱无力和感觉丧失，尤其以腿部明显。采用 Western 斑点法检测血清中的 IgM 型 MAG 抗体有益于发现这种疾病。

细小的有髓和无髓神经轴突与痛觉和温觉的产生相关。糖尿病和嗜酒是最为常见的周围神经病变的病因，患者往往表现为痛性细纤维神经病。其他还有麻风病、淀粉样病变、艾滋病、缺血性损伤（如结节性多动脉炎）、系统性红斑狼疮和干燥综合征等。这些细纤维神经病常引起烧灼样、电击样或撕裂样疼痛和不适的感觉迟钝。患者可仅在轻微刺激下就产生剧烈的疼痛（痛觉过敏），如轻擦脚后跟就产生剧烈的疼痛。

血清蛋白

血清蛋白成分异常可提示结缔组织疾病和几种恶性肿瘤。血清蛋白由白蛋白和球蛋白组成。白蛋白总量为球蛋白的 3 倍，白蛋白用于维持胶体渗透压。球蛋白往往有更多的功能，包括抗体、凝血蛋白、补体、急性期蛋白及各种物质的传输系统。血清蛋白电泳用于筛查异常的血清蛋白。各个电泳条带确定为白蛋白、α_1 和 α_2 球蛋白、β 球蛋白和 γ 球蛋白。

急性期蛋白见于急性炎症、外伤、坏死、梗死、烧伤和心理压力的反应，表现为纤维蛋白原的增加，α_1-抗胰蛋白酶、结合珠蛋白和补体的增加。在急性应激状态下，白蛋白和转铁蛋白含量常常出现下降。急性炎性反应中出现的这些血清蛋白变化还伴随着多形核白细胞的增多，急性炎症发作后，患者红细胞沉降率上升，CRP 反应性增加。

白蛋白的显著变化常是减少，而非升高。这种变化与妊娠、营养不良、肝病、恶病质或消耗状态（如结核病、艾滋病或晚期癌症）有关。血清白蛋白也可以直接从血管间隔丢失，多继发于出血、烧伤、渗出或蛋白丢失。

多发性骨髓瘤是一种恶性浆细胞肿瘤，来源于 B 淋巴细胞。这种疾病最常见于中年男性，往往表现为骨痛。近 75%的患者可表现为贫血。在外周血涂片上可见到红细胞叠合（红细胞像硬币一样叠放在一起）。红细胞沉降率升高常见，1/3 的患者可有显著的高钙血症。单克隆丙种球蛋白高峰（M 蛋白）可见于 80%的骨髓瘤患者。大约 2/3 体内有单克隆蛋白的患者都患有骨髓瘤。将近 70%患者体内的单克隆蛋白都属于 IgG，其余大部分为 IgA。

正常免疫球蛋白分子是由 2 条重链和 2 条轻链（κ 和 λ）通过二硫键相连。IgM 抗体是一种五聚体，由 5 个完整的免疫球蛋白单元组成。除正常分子量的单克隆血清蛋白外，许多骨髓瘤患者还释放低分子量的蛋白质，称为本周蛋白（Bence Jones protein），它仅由免疫球蛋白轻链组成。与正常分子量的单克隆蛋白不同，它可以进入尿液，通常并不存在于血清中。可生成本周蛋白的疾病包括 Waldenstrom 巨球蛋白血症，可产生单克隆 IgM 产物的淋巴组织增生病、淋巴结病、肝脾大、高球蛋白血症，定量检测可确诊(>60mg/L)。对于非肿瘤源性单克隆丙种球蛋白病，如风湿病或胶原血管病、肝硬化和慢性感染，患者本周蛋白的分泌一般少于 60mg/L。

冷凝蛋白为一种在血清中可逆性沉淀的免疫球蛋白或在低温度下至少部分成胶状。可引起的最为常见的症状有紫癜、雷诺现象和关节痛。冷凝球蛋白通常不会出现在血清蛋白电泳的分离带。与冷凝球蛋白常有关的疾病为风湿病、胶原血管病、白血病、淋巴瘤、骨髓瘤和 Waldenstrom 巨球蛋白血症。它们也见于各类感染和肝病。

肾功能检查

尿常规检查是临床实验室检查中不可缺少的内容。排尿困难常见于女性患者；30%的患者在其一生中至少患过一次膀胱炎。尿痛的鉴别包括膀胱炎、肾盂肾炎、尿道炎、阴道炎和生殖器疱疹。尿路感染最敏感的实验室指标是脓尿。基本的尿液检查应包括尿比重、白蛋白、尿红细胞和显微镜下管型结晶和红细胞、白细胞检查。

在尿液采集时，如无阴道分泌物污染，阴道炎一般不会产生脓尿。WBC 管型的出现提示肾盂肾炎。白细胞脂酶检验用于诊断继发感染性脓尿的敏感性高达 90%。许多细菌可产生还原酶，主要将尿中的硝酸盐转化为亚硝酸盐。亚硝酸盐试验可提高白细胞脂酶试验诊断尿路感染的敏感度。亚硝酸盐试验诊断尿路感染的特异性高达 90%。该检测方法的敏感度低，但能通过清晨采尿得以改善。

尿路感染是指在尿培养时，每毫升尿液形成了数量达 100 000 的菌落。实施镜检时，尿液必须迅速送检，一般在排尿后的 1 小时之内。

尿素是机体蛋白代谢的无用产物，它在肝中合成，含有尿素氮(BUN)。肌酐是肌肉中磷酸肌酸的代谢产物。血清中肌酐和尿素氮的变化仅见于严重肾疾病。测量肌酐清除率对诊断肾小球损伤更为敏感。除了对肾功能极为敏感之外，肌酐清除率的下降也是提示肾功能衰竭的一个敏感指标。

血清尿素氮和肌酐的升高一般反映肾小球的严重损伤和/或肾小管的损伤。尿素氮水平的升高(氮质血症)并不特发于肾疾病。肾前性氮质血症可继发于休克、出血或脱水所致的肾循环减少。也可为蛋白代谢增加(如绝大多数感染或毒血症)所致。肾性氮质血症多伴有双侧慢性肾盂肾炎、肾小球肾炎、急性肾小管坏死和其他形式的肾小球损伤。肾后性或梗阻性氮质血症可由任何外在对输尿管、尿道或膀胱的压迫所致，或者在老年男性患者中由良性或恶性的前列腺肥大引起。

钙、磷与镁

高血钙症状多样，有呕吐、便秘、多饮、多尿和病。在其他健康人的常规实验室中也常可检测出高钙血症。约 60%门诊血钙异常的患者为原发性甲状旁腺功能亢进。在住院患者中，恶性肿瘤伴发的高钙血症占大多数。可引起高血钙的肿瘤多为乳癌、肾癌、肺癌和骨髓瘤。血清钙的调节通过负反馈回路增加甲状旁腺激素(parathyroidhonnone, PTH)的分泌而进行调节。血清钙降低会使 PTH 分泌增加，而血清钙加则使 PTH 分泌下降。PTH 也直接作用于骨骼，增加骨的再吸收，并释放骨钙和磷。高血钙的其他病因包括使用碳酸酐酶抑制剂、锂剂治疗，结节病、甲状腺功能亢进症和维生素 D 中毒。PTH、维生素 D、磷的作用产生血清钙及磷酸水平的互关性，一个数值的升高会导致另一数值出现下降。维生素 D 缺乏导致钙、磷水平均下降，可升高 PTH 水平。

低磷血症同时伴有高钙血症是甲状旁腺功能亢进的表现。严重的低磷血症可造成肌无力、骨痛、震颤、癫痫、尿钙过多和血小板功能下降。过度换气和呼吸碱中毒是低磷血症患者的病因，伴有疼痛、焦虑、血症、乙醇中毒、肝疾病、中暑或水杨酸中毒。呼性碱中毒造成血浆磷酸盐转移到细胞内。如果营养不良患者快速给予碳水化合物，可能发生危及生命底磷血症。原发甲状旁腺功能亢症进患者尿磷排泄增加，继发性引起体内磷酸盐降低。维生素 D 缺乏引起低血钙、继发性甲状旁腺功能亢进，并在增加尿磷排泄的时使其肠道磷吸收减少。

低钙血症和高磷血症经常相继出现。肾衰竭可以释 90%以上的高磷血症。当肾小球滤过率低于正常值的 25%时，血浆磷酸盐水平会升高。横纹肌溶解、溶血和肿瘤溶解综合征可能通过释放大量的细胞磷酸盐产生严重的高磷血症。甲状旁腺功能减退、端肥大症和甲状腺毒症可减少尿磷的排泄。用高浓磷酸盐灌肠可造成高磷血症和低血钙，最终导致手抽搐。延长血样储存时间会人为造成磷酸盐水平升高。

常规血清钙检测的内容是总体的血钙水平，其中大约 50%为结合钙，50%为离子化的游离钙(可透析)。大部分结合钙与白蛋白结合。最常见“低结合钙血症”病因是血清白蛋白减少。尽管在住院患者中，因实验室检查证实的低钙血症十分常见，但真正的离化于钙的减少却很少见。它引发的症状包括神经肌肉激惹、精神状态的变化和癫痫发作。真性血钙降低原因包括原发甲状旁腺功能低下、继发于肾和骨骼肌对 PTH 反应降低的假性甲状旁腺功能低下、维生素缺乏、吸收不良、肾衰竭、慢性乙醇中毒、横纹肌解、碱中毒和应用特定的药物等(大量硫酸镁、抗惊厥药物或西咪替丁)。

除钠、钾、钙以外，镁离子是第四常见的阳离子。当患者存在神经肌肉异常时，它常常被忽视。神经肌肉常症状包括震颤、肌绞痛、癫痫、意识错乱、焦虑、幻觉。曾有报道称，镁缺乏症在住院患者中高达 10%往往与乙醇中毒、吸收不良、营养不良、腹泻、透析、利尿剂的应用和充血性心力衰竭有关。最常见的一起血清镁升高的原因是肾衰竭或血清标本溶血。

尿酸

高尿酸血症是指血清中尿酸浓度大于 7mg/L。痛风主要在发生在中年男性患者，由单钠尿酸盐结晶沉积所致，多见于下肢关节，好发于第 1 趾关节(一种为痛风的病变)。在生理 pH 下，90%以上的尿酸以单钠尿酸的形式存在，但当尿酸高于 8mg/dl 时，单钠尿酸可能沉淀进入组织。虽然痛风患者血清尿酸水平普遍提高，但仍有 10%的患者可能在正常范围。相反，许多高尿酸血症患者从未体验过痛风关节炎发作。到目前为止，最常见的高尿酸血症的原因是氮质血症肾病，尤其住院患者为多。在任何可造成细胞增殖或核蛋白增倍的疾病中，患者的尿酸水平都会升高。溶血、淋巴组织增生和骨髓增生疾病、真性红细胞增多和横纹肌溶解都可能造成高尿酸血症。肥胖、酗酒和食用富含嘌呤的食物，如熏肉、鲑鱼、扇贝和火鸡等也能导致产生过剩的尿酸。体内每天产生的尿酸大约 97%透过肾排泄。在 90%的痛风患者中，原发的异常为尿酸排泄过低。这种情况与肾功能不全、高血压、糖尿病及使用各种药物(包括环孢素、烟酸、水杨酸等)有关。总之，虽然痛风患者血清尿酸水平普遍升高，但单纯尿酸升高并不能作为痛风病的诊断，正常水平时也不能够排除。一种最为精确、迅速可用的痛风检验方法是在急性发炎关节的关节液中测到尿酸结晶。

肝功能检查

ALT 水平最高时往往可超过 10 000U/L，常见于急性毒性损伤患者，如醋氨酚使用过量或肝急性缺血。典型的病毒性肝炎或毒性损伤病例中,血清 ALT 值的升高大于 AST 数值的升高,同时 AST/ALT 比例大于 2:1,以乙醇性肝炎或肝硬化较为常见。无症状的患者出现 AST 或 ALT 值升高的情况包括自体免疫性肝炎、乙型肝炎、丙型肝炎、毒品吸食、中毒、饮酒、脂肪肝、充血性心力衰竭、血色素病等。

乳酸脱氢酶(Lactate dehy-lrogenase, LDH)是一种相对并不特异的指标,但当生肝缺血性损伤时,则会出现不成比例的升高。AST 升高超过 500U/L 和 ALT 值超过 300U/L 绝不会由单纯的乙醇摄入所致,对于严重饮酒者,应立刻考虑到对乙酰胺基酚的毒性作用。在骨骼肌中也发现有 AST 和 ALT,出现一些疾病时,如重度肌肉消耗、多发性肌炎、甲状腺功能减退,其值可提高至正常值的数倍以上。

胆管阻塞或损害胆汁功能的疾病都可以引起胆汁停止流出(胆汁淤积)。发生胆管阻塞或肝内胆汁淤积时,患者体内碱性磷酸酶(Alkaline phosphatase,ALP)和 Y—谷氨酰基转移酶(gamma-glutamyltransferase,GGT)水平通常可高于正常值的数倍。对于继发于胆石症的急性胆管阻塞,在发病最初的数个小时不易得出诊断,此时患者 AST 和 ALT 水平可上升达到或超过 500U/L,但 ALP 及 GGT 水平则在数天后才开始升高。

血清碱性磷酸酶来源于肝和骨骼。骨转移瘤、Paget 病、近期骨折、妊娠末三个月的胎盘产物都可导致 ALP 升高。与 GGT 相同,服用苯妥英钠(大仑丁)患者体内的 ALP 值可能升高,但这并不是需要停药的绝对指征。一些无症状的女性原发性胆汁性肝硬化患者,体内的碱性磷酸酶水平可以持续升高,当并存小胆管慢性感染性炎症时,可伴发出现血清抗线粒体抗体。

仅有 GGT 升高而无其他肝功能异常表现通常由酶诱导所致,这种酶诱导与服用乙醇或芳香族类药物(如苯妥英或苯妥英钠)有关。无症状患者体内 GGT 的升高往往是由于他们每天饮用了 3 杯以上的乙醇饮料。服用抗癫痫药物的患者,体内 GGT 水平轻度升高并不提示有肝疾患,也不必一定要停药。

血清白蛋白的升高通常意味着体内存在脱水。患者血清白蛋白水平低,又没其他 LFT 异常,则可能有其他肝外的原因,如蛋白尿、创伤、败血症、风湿性疾病活跃期、癌症和严重养不良等。怀孕期间,体内白蛋白水平持续下降直到分娩后 3 个月才恢复正常。

发生急性肝衰竭时,PT 检查对肝功能测定有十分重要的意义。肝合成凝血因子Ⅱ、V、Ⅶ、Ⅸ和 X。因为Ⅶ半衰期短(仅 6 小时),在肝合成功能快速变化时,显得十分敏感。必须认识到,患者的 PT 一般不会出现异常,除非已丧失 80%以上的肝功能。维生素 K 缺乏、慢性胆汁淤积或脂肪吸收不良都可以延长 PT 时间。注射维生素 K 的试验性治疗 (5mg/d,皮下注射,连续 3 天)是一种合理的选择,可除外维生素 K 缺乏症。

胰是机体另一个重要的器官,当发生疾患时,也可引起疼痛。急性胰腺炎表现为严重的上腹部疼痛、呕吐、腹胀。两个重要的检查内容是血清淀粉酶和脂酶的测定。淀粉酶从胰腺和唾液腺中分离。用于急性胰腺炎的敏感性约为 90%。其他可升高机体粉酶水平的原因还包括胆道疾病、腹膜炎、妊娠、消化性溃疡、糖尿病酮症酸中毒和唾液腺异常高血脂患者还可出现假阳性的结果。

血清脂酶的敏感度较低,但对于诊断急性胰腺炎能更具特异性。除胰腺之外,肾衰竭也可引起患者血清脂酶的升高。慢性胰腺炎一般不表现为疼痛,但却表现为急性胰腺炎的末期、血色素沉着和囊性纤化。糖尿病、脂肪泻和影像显示胰钙化是其独有的特点。

肌酸激酶

肌酸激酶(Creatine kinase,CK)存在于心肌、骼肌和脑组织。CK 主要包括 3 类同工酶:CK-BB,要存在脑部和肺部;CK-MM,存在骨骼肌中;CK-MB,主要存在于心肌。总 CK 水平的升高见于急损伤或严重的肌肉消耗性疾病。总 CK 水平的升高见于急性肌肉损伤、肌炎、肌营养不良、长跑或震性谵妄或癫痫。值得注意的是,肌肉内注射也可引该数值的升高。在评价胸痛,尤其是心肌缺血和梗死时,总体 CK 水平增高经常表现为假阳性,主要是由于肌肉损伤的存在。肌钙蛋白 I 是一种调节蛋白,对心肌损伤特异性。它在发生心肌损伤 4~6 小时后开始升高,10 个小时达峰值,并人约在 4 天后回到正常。其主要对诊断心肌损伤具有高度特异性。发生急性心梗时,机体的 CK-MB 水平在 3~4 小时后增高,在 12~24 小时达到峰值,在 36~48 小时恢复正常。心肌损伤后升高最快的是血清肌红蛋白。不幸的是,在骨骼肌和心肌中都能发现有肌红蛋白。它在损伤 90 分钟后即表现升高。在患者出现心肌梗死症状后,可定时检测分析体内肌红蛋白与肌钙蛋白 I。最早出现的可能是肌红蛋白升高,但它不是特异的心肌损伤指标;肌钙蛋白的特异性很高,却不是一种可快速诊断的指标。

治疗药物监测与滥用药物检测

治疗药物监测对确定药物的适应证和治疗剂量,及避免毒性反应的发生都极有价值。对于很多药物,苯巴比妥、丙戊酸(双丙戊酸钠)卡马西平(得理多、卡巴唑)、去氧苯比妥(麦苏林)、苯妥英钠(大丁)、碳酸锂和三环类抗抑郁药等,进行治疗药物监则都有非凡的价值,尤其对于老年人,有时他们体内蛋白结合力发生明显变化,在药物的正常浓度水平就可能发生毒性反应。例如苯妥英钠,在体内有 90%与蛋白结合,并显示出非线性动力学特性,应用中常遇到各种毒性症状,包括共济失调、个性改变、眼球震颤、发音困难、震颤、恶心、呕吐和嗜睡等。对于精神错乱和共济失调持续存在数月之久的老年患者,检测出其血中中毒程度的苯妥英含量不仅能提示其发病的原因,而且还可节省数千元不必要的神经影像检测费用。

选择性治疗药物监测对苯妥英钠、去氧苯比妥、苯巴比妥、丙戊酸和卡马西平的应用很有必要。丙戊酸可用于偏头痛的预防。卡马西平和大仑丁均用于治疗三叉神经痛,并用于普通的神经病理性疼痛的治疗。它们中的许多化学药物的治疗时间窗较窄,尤以老年人为然,出现的药物毒性反应未被留意,而被错误地归因于其他原因,如脑血管疾病或痴呆。经常发现虽然患者体内的药物含量很高,但他们却往往被错误诊为脑卒中,以致他们体内的药物含量持续保持在中水平。

碳酸锂可用于双相精神障碍和丛集性头痛的治疗,具有明确的治疗指征。不良影响包括恶心、呕吐、震颤、甲状腺功能低下。锂离子由肾排泄,而前面提到的抗癫痫药物则在肝代谢,可与其他在肝代谢的药物发生相互作用。对乙酰氨基酚是一种常用的止痛剂。对乙酰氨基酚 10g 可以导致肝损伤。目前认为 25g 对乙酰氨基酚对肝的损伤将是致命的,其血清水平大于 200μg/ml,被视为毒性剂量。急性肝细胞损伤的特点与急性肝炎类似,体内 AST 和 ALT 水平显著升高。

阿片类药物滥用在“疼痛人群中”尤其常见。吗啡和可待因由罂粟的种子制成,而海洛因则是直接由啡合成。饮食中摄入适度的经过烹调的罂粟种子可导致尿液中吗啡的检出长达 3 天之久。

（薛静　马丹丹）

第四章 放射影像学技术成像原理

当高能电子束与其他物质相互作用并将动能转化为电磁辐射能时，就会产生X射线。X射线管中含有电子发生器，外形为阴极射线管及铜制阳极中的钨靶。瞄准仪用于确定X射线范围。由于电压、电流和曝光时间不同，发出X射线束的渗透性和空间分布也各不相同。

放射成像取决于各类组织射线密度的差异。X射线片是一个三维物体的二维成像结果。这是一种与横断面成像模式截然相反的投影成像技术。由于大量解剖结构的叠合，所以X线片上很难清楚地将其进行分辨，发生的病变也因而很难辨析。

传统的放射影像系统使用胶片-屏幕组合模式，包含由一、两个增光屏组成的暗盒以及一张胶片。胶片为薄层塑料，在一面或两面有感光性的涂层。暗盒的设计是用来在X射线曝光前保护胶片免受环境光线的干扰。对于常规X放射线摄影，通常使用"双屏-双面乳胶涂层"胶片-屏幕组合模式以改善系统的敏感性和减少射线照射量。X线片则根据放射源到成像记录仪的方向完成命名。

目前，人们又研制了一些新的系统，可以获取数字式的放射相片，其中临床上应用最为普遍的计算机成像摄影（computed radiography，CR）、电荷耦联仪（charged-coupled devices，CCDs）、直接平板透视系统和间接平板透视系统。

CR系统的工作流程与传统的"屏幕-胶片"式放射摄影仪类似。CR成像板由荧光溴化钡或氟化钡（荧光卤化钡）制成。CR成像板在磷光体层捕捉X射线束（电子束），其电磁能被储备起来之后再行处理。CR成像板被插入读取装置，它可激发对成像板进行扫描，释放其贮存的能量转变为光线散发。这些发散的光线可被对成像板进行扫描的光电二极管读取，然后用一股光流"清洗"成像板。CR超出"屏幕-胶片"式放射成像仪的主要优势在于其机动性的增加。该系统曝光范围更广，从而减少了诊断价值不足相片产生的数量。然而，原始数据需要进行处理，才能产生临床有价值的图像。

CCDs探测器收集可见光成像。CCD芯片的表面可以感光，当一个像点曝光时，可产生电子并在像点成像。该技术也应用于现代视频设备和数码相机中。

颈椎的X线摄影

虽然比腰背痛略少，但颈部疼痛在人群中也普遍存在。颈部疼痛可能为局部伤害性刺激所致，或者受颈椎神经支配的远端组织病变牵扯而发生。虽然躯体疼痛通常均牵连到远端部位，但肩锁关节、胸锁关节也可受累。尽管大部分颈部疼痛由活动问题引起，而且具有自限性；但是仍有少部分患者的疼痛会转变成慢性。

标准的成套颈椎相片由前后位、侧位和齿状位相片组成。如果侧位像上颈胸关节显示不清，可采用游泳者体位，嘱患者一只手臂伸展超过头部，从而使其清晰成像。当患者发生创伤，可能骨折、严重的关节半脱位时，可以在侧位像上用四线法进行评价。椎体前连线、椎体后连线、椎板和棘突相连成一平滑的弧线。颈椎的斜位像上可显示椎间孔、横突、关节突和骨关节突。发生创伤时，斜位像特别有益于确诊关节突骨折和半脱位。

寰枢椎失稳应采用特殊方法进行评估。需要在侧位像上测量寰椎前弓后缘与齿突前缘之间的距离。通常测量的距离小于3mm。寰枢椎失稳常见于可破坏横韧带复合体的病变，如炎性关节病（以类风湿性关节炎最为常见）。

虽然放射线摄影用于评估机械性颈部疼痛的价值有限，但它却可以用于确诊颈椎病的病情。脊椎病变属于包括髓核和纤维环在内的一种颈椎退行性病变。然而Fredenburg和Miller却证实，颈椎的退化或脊椎炎等病变与颈部疼痛无关。颈椎斜位像片上可以显示椎间孔和形成的骨赘，这些骨赘可侵蚀椎体边缘。

椎骨和脊髓脊膜之间的韧带被称为脊椎后纵韧带。后纵韧带的骨化（Ossification of the posterior longitudinal ligament，OPLL）较常见于颈部（70%），其次是胸椎（15%）和腰椎（15%）。这一病变最先报道见于很多日本人，并具有遗传倾向。虽然不具有典型的症状，但患者可表现出颈髓病的症状。其典型的影像学表现为沿椎体后缘出现线样骨化带，并有很多散在的纤细的锐利的透光线。50%的弥漫性特发性骨肥厚（diffuse idiopathic skeletal hyperostosis，DISH）患者均可发生OPLL；超过20%的OPLL患者也可发生DISH。

胸椎的X线摄影

标准的成套胸椎相片包括前后位和侧位像，有症状的胸椎间盘退行性疾病患者比颈、腰椎病变患者少见。与颈椎、腰椎见疾病相比，胸椎间盘突出患者较为少见。通常，胸椎间盘突出表现为疼痛、麻木和麻刺感，偶有下肢无力。如果突出物足够大，还可影响患者的肠道或膀胱功能。

Scheuermann病（舒尔曼病）是一种胸椎后凸疾病，其确诊标准是邻近3个胸椎的椎体向前契合的角度应至少达到5°。Scheuermann病继发病变的特点是脊椎终板不规则变形，椎间盘间隙变窄，以及出现被称为Schmorl结节的椎间盘突出。尽管胸椎最常受累，但腰椎有时也可受累。这种脊柱异常往往最早出现在青少年时期，并曾被认为是一种继发于骨坏死的病变，但现在则认为它源于终板的先天软化。只有3个相邻椎体向前契合的角度达到或超过5°，该病才能确诊。

DISH是引起40岁以上患者发生局部疼痛综合征的一个主要原因。发病高峰期在六七十岁，男性比女性多见。虽然它好发于下胸椎，但有时也见于腰椎和颈部。患者的典型表现为局部疼痛、僵硬，受累区域运动范围减少。椎体的放射线检查可见，沿着至少4个连续椎体的前外侧缘存在非边缘性的骨赘增生。部分DISH患者还合并OPLL。

腰椎的X线摄影

腰背痛是报道最多的骨骼肌肉疾病，也是患者受凉后就医时第二位主要的原因。大多数腰背痛均为良性疾病，具有自限性。超过50%的患者1周后症状即可得到改善，而且90%以上的患者在8周后症状缓解更为明显。只有经过仔细的临床评价，才能区分有机械性腰背痛（不是原发感染或肿瘤引起）和非机械性腰背痛。

X线平片用于评估腰背痛的价值有限。机械性腰背痛患者放射线检查的结果多属于正常。相反，放射线检查结果异常的患者症状不典型的现象更为普遍。当怀疑患者腰椎失稳时，检查时应进行前后位、侧位、屈曲位和伸直位摄像。前后位和侧位像可显示椎体的排列、椎间盘和椎体高度，并能粗略估计骨密度。应适当限制腰椎的放射性检查，因为它会造成性腺暴露于电离辐射下。斜位摄影时放射线的暴露量是标准摄影的2倍,而后者自身的放射剂量就等同于女性性腺放疗剂量或数年胸部X线检查的累积几年的暴露剂量。

X线摄影常被用于对严重腰背痛患者的初筛。先天畸形或发育缺陷,如脊柱侧弯、脊柱裂、异常腰骶骨移行等,都可一目了然。

发生椎体滑脱时,椎弓峡部出现断裂,它是最为常见的一种可用放射学检查确诊的有腰背痛症状的疾病。椎体滑脱可以或不造成椎体前移。然而,椎体滑脱和椎体前移的同时出现经常导致相应椎间孔的变形,使神经受压。腰椎滑脱本身并不一定造成腰背痛。腰椎的斜位像用于评估椎体滑脱极具价值,因为它能显示椎弓峡部的轮廓。

椎间盘和椎骨关节突的异常也可造成腰背痛。腰椎X线摄影不能直接显示椎间盘突出或椎管狭窄。然而,对于这些疾病,腰椎X线平片检查结果正常的情况却不常见。发生急性椎间盘突出时,X线平片上可以看不到正常的椎间盘影。正常代表腰椎间盘高度的椎体间隙增大,与腰骶关节相当。X线平片上多见狭窄性表现,包括椎间盘源性脊椎硬化症引起的椎间盘间隙狭窄、椎体关节突骨性关节炎和脊椎前移。先天性狭窄可能源于脊椎发育不良性狭窄(椎弓根发育短小)或骨发育不良(如侏儒症)。这些表现均不具有特异性,常见于无症状的老年患者,因此其预测价值有限。

椎间盘退化的征象包括椎间隙消失,终板硬化和骨赘皱的出现。此外,在侧位像上,可确诊椎体前移,而且其滑脱的程度清晰可见。椎体前移是一种退行性病变,其前移程度不超过25%。Meyerding提出的有关脊椎滑脱的分级方法一直沿用至今。椎体滑脱的测量结果用上位椎体相对于下位椎体终板向前移动距离的百分比表示。1级意味着1%~25%的前移;2级为26%~50%的前移;3级为51%~75%的前移;4级为76%~100%的前移;5级前移超过100%。

老年患者发生腰背痛时,更要警惕恶性疾病的发生。患者出现发热或体重减轻时,引起其疼痛的病因可能是感染或肿瘤。在椎间盘感染的初期,患者放射线检查的结果可能正常。但随着时间的延长,会显示出越来越多的骨破坏迹象。通常,成人的椎间盘感染多源于病菌的血液播散,且最早见于椎体终板。放射线检查的证据包括间盘间隙缩小,相邻椎体终板受到侵蚀和破坏,慢性硬化症患者还可有反应性新骨的形成。如果虽然放射学检查的结果正常,但临床上却仍有怀疑时,可行CT或MRI的横断面摄影检查。这两种检查对发现椎体骨髓炎破坏性表现得敏感性都大为增加。许多瘤样病变,不论属于良性还是恶性,均有可能累及腰椎。瘤样病变可以为溶骨性表现(X线可透过)、骨增生表现(不透X线)或混合性表现。在X线平片上发现异常时,其骨小梁的缺失已到30%~50%。

骨质疏松患者有发展为压缩性骨折的风险。新的骨折或骨折痊愈不完全通常都伴有疼痛。虽然通过与先前X线平片的比较,放射学检查可以区分出急性和慢性压缩变形,但它还难以评估其愈合的程度。放射性核素显像和MRI在这方面更有优势,可以显示出骨折尚未愈合部位处成骨活力的增强和骨髓水肿。

感染性关节病累及脊椎时可引起腰背痛。当怀疑患者发生脊椎感染性关节病时,多需行骶髂关节的放射线平片检查。通过放射线平片,可检查出早期的骶髂关节炎。骶髂关节的30°斜位像(Ferguson成像)比常规的前后位像更敏感。强直性脊柱炎、骶髂关节炎患者最初都表现为侵蚀性病变,随后出现关节硬化,最终导致关节强直。骶髂关节炎可以是单侧(如感染)、双侧对称(如强直性脊柱炎、肠病性关节炎等)或者两者不对称(如血清阴性脊柱关节病)。CT或MRI更为敏感,可能发现早期的骶髂关节病变,而此时它在X线平片上的表现还不清晰。

Kummel 病又称为无菌性椎体骨坏死，是一种表现为局部疼痛的疾病。尽管或者可能没有症状，但局部疼痛及渐进性的成角畸形则是其主要的临床特征。X 线摄影诊断的依据为椎体塌陷或变扁，伴有髓核内真空样改变。Kummel 病患者常合并有创伤病史、严重的骨质疏松或长期使用类固醇药物的病史，多见于脊柱的胸腰连接部位。

肩部的 X 线摄影

肩部是一个复杂的关节，有很多的骨连接以及多个韧带和肌腱的附着点。肩部疼痛可能是由于局部创伤或牵涉痛所致，或与其他很多疾病相关。

放射学检查可用以诊断慢性肩部回旋肌群关节病，表现为钙化性肌腱炎。对于病程很长的病例，肱骨大粗隆处可见囊性改变和硬化性改变。肱骨头上移，靠在肩峰表面，且伴有肩峰下间隙狭窄（<6mm）是肩部回旋肌群功能不全症的另一继发征象。随着时间的流逝，肩峰下关节出现退行性改变，并最终继发肩关节骨性关节炎。

肩锁关节痛常源于急性损伤或长期反复发生的创伤。该关节损伤分级的依据是关节囊和支撑韧带的破裂程度。Sage 与 Salvatore 曾提出三级分类法，Rockwood 则将其分为六型。

Ⅰ型：正常。

Ⅱ型：肩锁关节半脱位，关节间隙小于 1cm；喙锁关节间隙正常。

Ⅲ型：肩锁关节半脱位，关节间隙超过 1cm；喙锁关节间隙增宽，超过 50%。

Ⅳ～Ⅵ型：肩锁关节半脱位，关节间隙超过 1cm；喙锁关节间隙增宽，超过 50%；伴有锁骨移位。

Ⅰ度损伤为关节囊扭伤，没有韧带的断裂。在双肩用力（提 5kg 重物）情况下行放射线检查，可观察到肩锁关节是否出现异常性或不对称性的间隙增宽（正常<4mm）。

锁骨末端出现骨质溶解可见于肩部的急性外伤或反复受压（如举重）。这类改变主要见于锁骨端。感染性关节炎（如类风湿性关节炎）也可以有类似的 X 线摄影表现。患者表现为肩部酸痛，并有肩关节屈曲和外展受限。X 射线摄影显示为锁骨远端的重吸收，常伴有骨赘形成、骨质疏松或锥样细化改变。锁骨远端重吸收的鉴别诊断包括术后改变、创伤后骨质溶解、甲状旁腺功能亢进或继发性炎性关节病。

肘部 X 线影像

肘部疼痛可能与局部病变或颈、肩部疾病的牵涉痛有关。一般来说，在肘关节完全伸展位下行前后位投照以及在肘关节 90°屈曲下行侧位投照有助于肘关节和桡尺关节更清晰的成像。利用肘部屈曲时的轴位投照相片，可评估肘管边缘骨赘的生成情况，这些骨赘很可能影响尺神经。

局部病变包括关节病变（如关节炎、骨软骨炎、游离体、半脱位等）和关节周围病变（如髁上炎、鹰嘴滑囊炎、韧带损伤、卡压神经病）。肘部原发性骨关节炎并不常见，但是经常发生炎性关节炎。肱骨外上髁炎是常见的关节周围病变，可见于 1%～3%的人群。

肘部分离性骨软骨炎好发于青少年和年轻人。肘部最常受累的区域是肱骨小头的前外侧面。当青少年患者出现肘部疼痛时，尤其是如果他或她是投掷运动员，分离性骨软骨炎的诊断就可以确定。初步的检查包括 X 线摄影检查，它可以显示肱骨小头侧面或中央部分的透光性或密度稀疏性。游离小体、桡骨小头的肥大和骨赘的形成随着病程的进展都可以见到。尽管依据 X 线摄影检查就可诊断，但是骨扫描是一种更为敏感的诊断工具，而且 MRI 也可提供病变的分期信息和特征。

第二种累及肱骨小头并需要与分离性骨软骨炎鉴别的病变是 Panner 病,它是一种肱骨小头的骨软骨病。当前认为,Panner 病的发生是由于支持骨骺生长的血供发生障碍,从而导致再吸收,并最终引起骨化中心的修复和更换。诱发因素包括反复的创伤、先天的遗传因素以及对患者内分泌功能的干扰等。早期的放射线表现为肱骨小头上出现了不规则透光区。随着病程的进展,X 线片上可显示出肱骨小头的变形,并最终出现塌陷、断裂。

腕与手部的 X 线摄影

手部放射学检查最为有益的作用在于对关节炎的筛诊。两种位置的投照相片常用来评估,即双手合腕部的前后位像和 Norgaard 位像。钙化和软组织肿胀在正位像上易于评估。Norgaard 位像也被形容为“捕球手”位,可显示手部临近指骨的桡侧面和腕部的三角骨和豌豆骨。这类相片尤其适于发现早期的骨质侵蚀性改变。进行 Norgaard 位投照时,患者的手并没有严格按照技师的要求摆放,在这类相片上,发生在炎性关节病和系统性红斑狼疮患者中的轻微半脱位现象极易辨识。软组织肿胀、半脱位/脱位、矿化作用、骨质钙化、关节间隙变窄、骨质侵蚀和成骨改变都必须仔细辨识。每一种关节病都有其独特的变化特点。

手和腕部原发性骨关节炎的分布范围包括舟状骨-大多角骨-小多角骨、第 1 腕掌关节、掌指关节及指间关节。第 2 至第 5 掌指关节很少受累。指间关节形成的巨大骨赘可以造成指间关节畸形、关节活动度的减少,位于指间关节远端的骨赘临床上称为“Bouchards 结节”。继发性骨性关节炎在腕部也很常见,患者多有慢性炎性关节病,尤其是类风湿性关节炎。在原发病的影响下,他们多有严重的软骨损伤和韧带撕裂。

尺骨变异表现为尺骨远端比桡骨末端长,也会造成手腕部疼痛。尺骨变异会造成尺骨远端或半月骨和/或三角骨的嵌塞(尺骨嵌塞综合征)。这种改变导致三角纤维软骨复合体在其间发生撕裂,并随后发生骨关节炎,出现手腕尺侧方的疼痛,尤其是在向尺侧偏移活动时最明显。

发生软骨钙质沉着病时,双水焦磷酸钙(calcium pyrophosphate dihydrate,CPPD)结晶可沉积在透明软质酸和纤维软骨上。只要累及两个或两个以上关节,即可做出 CPPD 沉积病的诊断。原发性 CPPD 沉着病、甲状旁腺功能亢进和血色素沉着病都可以引起 CPPD 结晶在软骨沉积。软组织羟磷灰石结晶性钙化见于各种系统性疾病,主要见于肩部肌腱炎或大转子炎,而 CDDP 在手部软组织内的沉积则可能引起硬皮病、皮肌炎和肾性营养不良。

De Quervain 狭窄性腱鞘炎是常见于 30~50 岁的女性,因工作中反复的轻微创伤所致。继发性病因包括类风湿性关节炎、系统性红斑狼疮、硬皮病、银屑病性关节炎、感染、微晶淀粉样沉积物、结节病和色素绒毛结节状滑膜炎等。临床上,De Quervain 狭窄性腱鞘炎容易与第 1 腕掌关节骨关节炎或交互综合征相混淆。放射线检查可以呈现骨性关节炎的改变,必要时需行 MRI 检查以确诊腱鞘炎。一般来说,X 线摄影无法显示腱鞘炎和腱鞘囊肿,它们是引起手腕疼痛的常见的两种原因。

骨盆与髋部的 X 线摄影

临床上,许多情况都可造成患者髋部疼痛。髋部疼痛可能与髋关节本身、关节周围软组织或相邻骨结构病变有关。腰椎来源的牵涉痛也可能表现为髋部疼痛。进行评估时,通常只需要髋部前后位(腿内旋)和蛙腿侧位(髋外展外旋)两种投照体位的摄影。在前后正位像上,最适宜评估关节连接的缩小;正常情况下,髋关节内部比外部宽,两者的比例接近 2:1。然而,最好再加上骨盆的前后正位投照成像,因为这样更有利于与对侧的比较以及对骶髂关节的评估。

利用 X 线摄影,易于诊断原发性髋关节炎,表现为软骨间隙变小、边缘骨赘形成和软骨下硬化症。正常的髋关节软骨间隙为 4mm,且两侧的差异小于 1mm。在髋部,典型的骨性关节炎表现为关节腔不对称性狭窄;通常软骨缺失最易出现在上段负重的关节面。骨赘多在股骨头颈部交界处形成。它们分布很广,呈扁平状,在股骨头周围形成"环"状结构,在蛙腿侧位像更易见到。软骨囊肿可能会很大,当其发生在髋臼时可能被误诊为溶骨性病变。其他囊肿病灶也常见于股骨颈,并表现为滑膜疝点;这些现象往往出现在无骨性关节炎症状的患者。烘托出现在股骨颈的内侧面,由于是关节边缘异常受压引起。

疼痛也是许多炎性关节病的主要症状,其中包括血清反应阴性脊椎关节炎(如强直性脊柱炎、Reiter 症状、银屑病性关节炎和肠病性关节病),结晶性关节炎(如痛风、假性痛风)以及类风湿性、病毒性、化脓性关节炎。

造成髋部骨坏死的两类病因包括创伤性和非创伤性原因。创伤性骨坏死继发于股骨头血运的直接损伤。股骨头或股骨颈的骨折和髋关节脱位是两种主要的损伤机制。两个最常见的非创伤性骨坏死原因为使用激素和酗酒。股骨头坏死的早期,放射学检查结果正常。早期的异常发现包括模糊不清的色斑或骨小梁的硬化,并有软骨下骨小梁连续性的破坏,"月牙征"可能代表了软骨下线和临近坏死骨的骨折。随着病程的进展,软骨下出现塌陷,最终导致退行性关节病。

目前已建立起几种不同的放射学分期方法。Ficat 法的分类如下:

0 期:无痛,放射线检查正常,但骨扫描或 MRI 检查异常。

Ⅰ期:疼痛,放射线检查正常,但骨扫描或 MRI 检查异常。

Ⅱa 期:疼痛,放射线检查显示有囊肿和(或)硬化症改变,骨扫描或 MRI 检查异常,但无软骨下骨折。

Ⅲ期:疼痛,放射线检查可见股骨头塌陷,骨扫描或 MRI 检查异常,出现月牙征(软骨下塌陷)和(或)软骨下骨外形轮廓错位。

Ⅳ期:疼痛,放射线检查可见髋臼病变,并伴有关节间隙缩小和关节炎(骨性关节炎)骨扫描或 MRI 检查异常。

耻骨炎综合征的特点是耻骨联合疼痛和骨侵蚀。以往曾认为该病是盆部感染和操作的一种并发症,或因怀孕期间耻骨联合过度移动所致。放射线检查显示为耻骨联合部扩大、囊性病变和硬化性改变(后期所见)。"鹤"位像(即患者单腿站立时完成的骨盆前后位像)可显示耻骨联合失稳。骨扫描比 X 线检查更敏感,常显示耻骨支和耻骨联合部位摄取增加。

另一种常见的引起髋关节疼痛的原因是成人粗隆滑囊炎。临床体格检查或 MRI 更易发现这一病变。X 线检查表现为粗隆毗邻结构的钙化或骨结构的不规则变化。髋部炎性关节病在 X 线平片上表现为关节间隙变小和损伤。髋关节抽吸并对抽吸物化验对该病的诊断很有帮助。

膝关节的 X 线摄影

非外伤性膝关节痛先期影像学检查包括前后正位和侧位投照像。在膝关节弯曲 20°~30°的侧位像上,可发现关节积液,并能根据内、外踝在胫骨表面的成像特点(内侧胫骨平台下凹,外侧胫骨坪突起) 分辨关节内侧室和外侧室。如果疼痛症状局限在髌股关节, 推荐采用髌股关节的 Merchant 或轴位(地平式)投照成像。

在老年患者中，最常见的非创伤性膝关节疼痛的病因是骨性关节炎。放射线影像诊断需要间接评价关节软骨，表现为关节间隙狭窄、骨赘形成、软骨下囊肿和骨性硬化。据报道，进行放射线检查时，站立位比仰卧位能更清楚地显示出软骨间隙狭窄。

虽然髌股关节并不是负重关节，但髌股关节骨性关节炎常见于老年人，多有内侧和外侧半月板受累（三室骨性关节炎）。髌股关节骨性关节炎的潜在病因包括髌骨先天缺陷、髌骨凹陷变浅、脚踏车样髌骨（高位髌骨）以及髌骨前脱位。CPPD 关节病也可以表现为明显的髌股骨性关节炎，合并软骨钙质沉着病。

滑膜性骨软骨瘤病是一种良性疾病，具有滑膜绒毛增殖和化生的特点。由于滑膜内有结节样增生，滑膜面可以出现断裂，部分碎片可能进入关节内。随着时间流逝，这些碎片可能会增长、钙化或骨化。滑膜骨软骨瘤病可造成关节破坏，并继发骨性关节炎。虽然任何年龄段都可以发病，但其好发于 30~50 岁的成人。男性比女性更易受累，患者的典型主诉通常为多年单发的关节疼痛和肿胀，并有活动范围受限。更常累及大关节，超过 50%的病例发生在膝关节，起床为肘关节。放射线影像显示关节或滑液囊多发钙化或形成骨化小体。如果这些碎片没有钙化，在 X 线平片上则发现不了这些滑膜的碎片。

踝与足部的 X 线摄影

踝部 X 线摄影包括前后正位、侧位和踝关节位像。踝关节位像是一种足部侧旋 15°的正位像，可消除距骨穹窿或踝关节在远端腓骨的叠加影。这种投照体位最有益于评估轻微的关节缩小、骨软骨缺损、软骨下囊肿和边缘骨赘。结合正位像和踝关节位像可显示远端胫腓韧带联合前后面结构，在韧带联合之间有滑液隐窝；滑液增生浸润或滑膜相对失稳、加宽都可以在此像位上进行评估。侧位像不仅用于评估前后面的骨赘或侵蚀，而且还可以提供软组织信息，如因关节液或血管增生或后囊炎所致的踝关节囊肿胀。在跟骨腱、跖腱膜和跖长韧带起点跟骨肌腱末端形成的骨赘表现为一种“模糊”的结构，常见于银屑病关节炎和赖特病（非淋病性关节炎、结膜炎、尿道炎）。髁下关节也可以通过易于定位的侧位像进行评估，但射线束一定不能倾斜，否则它就会发生倾斜而不被成像。对髁下关节的评估也可用 Harris-Beath 位像或滑雪人位像投照，它是踝背屈且跟骨前倾的一种轴位投照方法，如果正常取像，此像应是距跟关节中关节面和后部关节面的切位像。

足部的前后位和侧位像一般用于足部关节炎的评估，注意这种位像需要在足部承重时进行投照，因为部分畸形仅见于站立位；此外，它还有助于足部的标准定位。略倾斜的正位像有益于评估跖趾关节、指间关节轻微的侵蚀。它们也有助于显示跗骨间和 Lisfranc 关节，可以复杂的表面和各种程度的倾斜面，而在前后位像上则通常比较模糊。跗骨融合是一种先天性疾病，源于纤维、软骨、两个或更多跗骨联合的先天性异常。最常见的两种疾病为跟舟骨融合和距跟骨融合。足部侧位像可显示距跟骨联合的继发征象，包括距骨的鸟嘴征、扁平样变、侧位距骨病变的扩展以及 C 型阳性征。Harris 位像有助于评估距下关节，但 CT 常用来排除距骨联合。跟舟骨桥见于侧位像，带有典型的源于跟骨的“穿山甲鼻”征。

（薛静　马丹丹）

第五章　核医学技术

人体内大部分器官均可使用放射性核素进行体外显检查,如甲状腺、肝脏和胆囊、脑、肾脏、心脏和大血管、肺脏等器官显影。核医学成像像是目前比较且临床诊断价值较大的项目。骨骼和骨髓、胰腺、肾上腺、唾液腺、脾、胃和淋巴腺等器官显影也已应用于临床。

分类

按照所用探测方法,发射型计算机断层(emission computed tomography,ECT)可分为两大类。

单光子发射计算机断层扫描(single photon emission computed tomography,SPECT)　为单光子计数型,以 γ 发射体为探测对象,采用 γ 照相机探测光子的原理,探测器从不同角度接收自体内内发出的 γ 线，然后由所获得数据重建断层影像。SPECT 所用的放射性核素主要有 ^{67}Ga,^{99m}Tc,^{133}I,^{153}Sm 等。

正电子发射计算机断层扫描（positron emission computerized tomography, PECT 或 PET）是利用正电子核素湮没辐射效应,进行湮没符合测定。探测器测量正、负电子湮没过程中产生的湮没光子。当人体内有 β 衰变的核素时,发射出高速正电子与 1 个负电子相碰,湮没时产毕生 2 个方方向相反的能量为.5i1 MeV 的 γ 光子,获取数据时需两个位置相对的探测器进行时间符合计数。PET 常用的核素有 ^{18}F,^{11}C,^{13}N,^{15}O 等。

PET－CT（positron emission tomographic computed tomography）　是正电子发射体层成像与计算断层扫描相结合产生的一种新的影像检查技术。其可提高多种肿瘤的诊断率,并能校肿瘤的临床分期,早期检测化疗后肿瘤的活动度,为制订和修改治疗计划提供有益资料。

临床应用

ECT 对转移性骨肿瘤的诊断价值

骨骼 ECT 对转移性骨肿瘤有很高的灵敏度,能较早地发现骨转移灶。有报道认为,骨骼 ECT 骨转移的检出率达 94.3%，X 射线仅为 60%。因为 X 射线检查至少在骨质中发生 50%的脱钙后才能现病灶,而骨显像 ECT 检查只要骨组织中代谢发生改变即可现病灶。因此,临床上现骨痛症应尽早做出骨显像,这往往是恶性肿瘤发生骨转移的一个危险信号。

ECT 很少遗漏骨转移病灶,骨骼 ECT 对骨转移瘤除有很高的灵敏度外,另一个重要因素是骨像一次全身成像可发现不同部位的多个病灶。射线摄片则有时受摄片范围的限制,难免会遗漏拍摄范围以外的骨转移灶,进行全身 ECT 骨骼扫描是非常必要的,这样更准确地反映骨转移的真实数目,为临床的判断和治疗提供可靠的依据。

骨骼 ECT 扫描对疾病的诊断、恶性肿瘤患者的临床分期有很大的参考价值。临床诊断和治疗上的盲目性低,因此,恶性肿瘤患者手术前不论 X 射线检查有无异常发现均应做全身 ECT 骨骼扫描。

骨骼 ECT 对恶性肿瘤患者的预后判断及术后的随访是不可缺少的。

血管性头痛的 ECT 检查

血管性头痛一般分为两种，即偏头痛和丛集性头痛，其发病机制为脑血管舒缩功能紊乱，血管紧张度改变，导致局部脑血流量异常变化。偏头痛脑循环异常的病理生理学改变一般分为三期：①前驱期，ECT 检查可发现局部脑血流量减少，符合血管痉挛的病理生理学改变。②头痛期，其血管改变为局部缺氧及其他引起血流量减低的因子导致的非神经支配的血管过度扩张，ECT 检查显示局部脑血流增加。③发病后期及发作间期，ECT 仍可发现有局部脑血流减少，这可能与头发作时生化因子所致血管周围结构的水肿及无菌性炎症有关，也可能是即使无症状期仍存在局部脑循调节障碍。总之，ECT 脑血流显像作为一种功能学检查手段，在诊断血管性头痛时优于 X 射线及 MRI 等影像学方法，并可在临床怀疑为血管性头痛时起辅助诊断作用。

股骨头缺血坏死的 ECT 检查

股骨头缺血坏死是疼痛临床的常见病，早期无明显症状，通常至后期股骨头塌陷时才产生临床症状，故早期诊断较困难。缺血坏死早期，由于无血供和代谢，ECT 显像头/头比明显降低，而 X 射线检查无明显改变，由此可见，核素骨 ECT 显像在早期诊断上明显优于 X 射检查。股骨头缺血坏死 ECT 骨显像表现为：坏死早期呈低代谢反应，即缺损，塌陷前期及塌陷期呈高代谢反应，表现为浓聚。

（刘康）

第六章　CT 扫描技术

CT 扫描技术已成为医学影像领领域中一个很重要的组成部分，因 CT 扫描密度分辨率高，解剖结构显示清楚，对病变的定位和定性较高，已成为临床常用的影像检查方法。CT 扫描也在临床疼痛性相关疾病的诊断上发挥了独特作用。

CT 检查方法

普通检查　又称平扫(plain scanning)，通常包括横断面及冠状面扫描，横断面扫描是最常使用的主要方法，如颈、腰椎间盘病变，胸、腹部主要脏器病变及颅内病变等，均可使用横断面扫描。冠状扫描是常规横断面扫描的辅助检查，主要用于蝶鞍区病变的扫描。

增强检查　(contrast enhancement)　某些病变平扫时，不能表现出与正常部分 CT 值的差别，则有必要借助于造影剂增强病变部位效果，以清楚地显示病变，易于诊断，这种方法称为增强扫描。原则上增强扫描在平扫后进行，所以要掌握好适应证。

特殊检查　主要是指三种扫描技术。①薄层扫描技术(thin slice technique)：是指层厚 5 mm 以下的扫描。适用于观察细小的正常结构及病理改变。主要用在椎间盘病变、眼部病变、鞍区病变等的检查。②重叠扫描技术(overlap technique)：是指扫描的层距小于层厚，相邻之间有部分重叠。③动态扫描技术(dynamic scanning)：是指经静脉注入造影剂后连续扫描，观察组织的血管结构及血流动力学的变化。动态扫描使 CT 技术不仅能观察结构异常，还能探讨功能变化。主要用于肿瘤、血管畸形、夹层动脉瘤的诊断。

CT 影像的分析与诊断

CT 诊断主要是以各部位的横断面影像为基础，所以必须对全身各部位的横断面解剖、各脏器的不同横断面形态、大小及位置关系非常熟悉，即要建立横断面解剖的概念，个别加以纵断面及不同轴断面的解剖。

利用 CT 具有高度的密度分辨率的特点，仔细观察病变的结构以助于诊断。如肿瘤内产生坏死、存有气体、脂肪组织钙化等，都可根据 CT 值测定而判断。

CT 的 X 射线吸收单位，通常把水的吸收作为 0，致密骨或钙化等 X 射线吸收最高值作为 +1 000，空气作为 −1 000，将其间分为 2 000 等份，这个吸收系统称之为 CT 值。

颅脑 CT 检查

CT 技术首先应用于颅脑疾病的诊断，能直接显示疾病的全部病理过程，并可准确定位、定性，获得满意的诊断效果。CT 适合于对下列疾病进行扫描检查。

颅脑外伤

为首选检查方法，能迅速而准确地定位诊断颅内血肿及脑挫伤。对于急性、慢性期脑损伤，平扫后须增强扫描，对发现密度血肿有意义，可指导临床治疗、随访、改善预后，显著降低死亡率。

脑肿瘤

CT 可直接显示肿瘤的大小、部位、外形、数目及与周围组织的关系、有无钙化等，对肿瘤的定位、定性有指导价值。

脑血管病

CT 可明确诊断出高血压性脑出血、脑梗死、动脉瘤、血管畸形、蛛网膜下隙出血，CT 不能发现原发性血管病变，但它能显示继发脑组织病理改变，可观察病变的部位、范围、性质（出血性或缺血性）及其与脑组组织的关系。

颅内炎症

CT 直接反映颅内炎症的病理过程，结合患者及临床实验检查资料，对确定炎症的病因有一定的帮助。

脑实质变性及脑萎缩

由各种原因引起的脑髓质变性，均可直接显示病变的部位、分布、范围及发展过程，但无特异性，必须结合临床资料才能做出定性诊断。

脊柱 CT 检查

CT 检查是脊柱疾病诊断的重要手段，常用的脊柱 CT 检查包括：椎间盘扫描、椎体椎管扫描和脊髓造影扫描。

椎管、椎间盘和脊髓的正常 CT 表现

椎体自颈椎、胸椎至腰椎的体积逐渐增大，在横断面上椎体呈卵圆形或肾形，其后缘略平直或凹陷，矢状面或冠状面图呈矩形。运用窗位技术可清楚地显示致密的骨质及椎体内的小梁结构。通过椎弓层面时，椎管呈骨性环状结构。在 CT 图像上可进行椎管矢径和横断面椎管面积测量，一般认为椎管矢状径（前后径）的测量较为重要。颈段椎管 C_1 为最大，C_6~C_3 矢状径逐渐缩小，以 F 管径大小大致相似，其矢状径平均为 18 mm；一般下位颈椎矢状径不应少 12 mm，C_1 和 C_2 的矢状径下限分别为 16 mm、15 mm，最大一般不应超过 27 mm，下部颈椎为 21 mm。椎管的大小相对较为一致，略呈圆形，前后径和横径相似，其矢状径平均为 14~15 mm。正常腰椎椎管在 CT 上测得的矢状径可以在 15~25 mm，通常 L_4、L_5 节段的矢状径要大于 L_1~L_3 节段，椎管之横径和横断面积也是以下部腰段较上部腰段稍大。骶骨由 5 个骶椎组成，为一三角形的骨块，其尖端向下。在 CT 横断面图像上，骶骨的上部相对较宽，向下逐渐变小，女性骶骨较男性为宽，骶骨上缘与 L_5 相连接，下缘与尾骨相连，L_5 有时可部分或完全与骶骨相融合，称为腰椎骶化。在 CT 图像上，韧带在椎管的后外侧、椎板和椎间小关节前方，两侧相对称，呈软组织密度带状影，颈部黄韧带较薄，腰段最厚，一般在 2~4 mm，超过 5 mm 为异常。黄韧带肥厚可引起椎管狭窄。正常情况下，普通 CT 很难分辨后纵韧带。

侧隐窝属于硬膜外腔的外侧部分，是神经根从椎管内走向椎间孔所经过的间隙，由椎体后缘、椎弓根内侧和上下关节突围成，两侧对称，从上下关节突向前倾斜。侧隐窝在椎弓根上缘处最窄，侧隐窝测量，一般此处前后径正常大于 5 mm，小于 3 mm 应考虑为侧隐窝狭窄。椎管内硬膜外和椎间孔含有脂肪组织，在横断图像上，脂肪组织主要分布在：硬膜囊前方，在硬膜囊与椎体和椎间盘之间形成低密度间隙；膜囊两侧和椎间孔区，为两侧对称的脂肪密度区，于 CT 图像上可见到在此通过的神经根断面。椎间盘在 CT 图像上密度低于骨而高于硬膜囊，正常椎间盘边缘不应超过上、下椎体缘，腰椎间盘比较厚，硬膜外脂肪组织比较丰厚，CT 平扫可清楚地显示其形态和周围的结构，对腰椎间盘病变诊断既安全又可靠。椎间盘横断面呈“肾形”，后缘微凹。L_5~

S_1间盘较薄，后缘平直或膨隆，颈间盘厚度界于胸和腰椎间盘之间，两侧小于椎体缘，腹侧较背侧厚，胸椎间盘最薄，CT检查需要薄层扫描。

脊髓位于椎管的中央，由于脊髓周围蛛网膜下隙内脑脊液的衬托可在CT图像上显示脊髓的形态结构，在静脉内注射造影后做增强扫描，可使脊髓的形态显得更加清楚。采用高分辨率的CT可显示脊髓内的灰质和白质结构，灰质的CT密度比白质稍低，在普通CT扫描时脊髓一般呈比较均一的密度。颈髓在横断面上呈椭圆形，位于蛛网膜下隙的中央，前腹侧面略平直，可见一由前正中裂形成的凹陷，其后缘略圆，中线也可见内后中间沟形成的一微凹；在CT横断面上测量颈髓的前后径，C_3~C_7前后径大致相似，平均为6~7 mm。胸髓在横断面上呈圆形，前中央沟在胸髓腹侧所形成凹陷有时可在CT图像显示，但后中央沟和后外侧沟在CT扫描时一般不能显示。胸髓的前后径在7.5~8.5 mm，在T_9~T_{12}椎体节段胸髓前后径可相对稍粗。在过了腰膨大段后，脊髓变细形成脊髓圆锥，脊髓圆锥向下逐渐变小，约至L_1或L_2平面，其下方形成终丝止于S_2平面。马尾包括腰、骶背侧和腹侧神经根，在圆锥的两侧下行，腰圆锥以下部分，马尾神经几乎呈平行下行，高分辨率的CT有时可显示脊髓圆锥和其周围呈点状的马尾神经。

椎管碘液造影CT的正常表现

椎管造影CT(computed tomographic myelography，CTM)是在蛛网膜下隙内注入含碘的水溶性造影剂后再做脊柱CT扫描的一种检查方法。它可清楚地显示椎管内的解剖结构；特别是鞘膜囊的结构。由于造影剂进入蛛网膜下隙及神经根鞘内，可在椎管造影CT上清楚地勾画出脊髓、神经根和终丝等的形态。脊髓的前中央沟等也常可在造影时显示，并可对脊髓和蛛网膜下隙等进行准确的测量。颈髓在横断面上略呈椭圆形，位于中央，其周围的蛛网膜下隙较宽。上段胸髓居蛛网膜下隙中央，约于T_6高度上下，脊髓在椎管内略偏前方。在L_1高度可显示脊髓的腰膨大，在L_2高度以下脊髓逐渐变细成脊髓圆锥，再下则为终丝。在椎管造影CT上可清楚地显示脊髓圆锥和其周围的马尾神经，在高密度的造影剂衬托下，可见低密度的圆锥和终丝位于椎管中央，马尾神经呈小点状围绕在其周围，呈"V"字形或"W"字形排列。各种神经根的排列和分布较均匀。

椎管造影CT的神经根穿出层面，可清楚显示脊髓神经的前根和后根，前根较细，后根较粗，在充满造影剂的蛛网膜下隙内呈线条状的低密度影，可见在近椎间盘孔处相连合成脊神经。

椎间盘突出和退行性变的CT表现

椎间盘突出为纤维环破裂髓核突出。纤维环后部比较薄弱，容易损伤破裂。由于有后纵韧带加强，髓核脱出最常发生在后外侧。椎间盘向两侧突出比较少见。髓核膨出可以在后纵韧带下面，也可穿破韧带进入椎管内或椎间孔内，甚至少数可以进入硬膜内。椎间盘突出最多见于腰椎，颈椎间盘次之，胸椎间盘突出少见。

腰椎间盘突出：CT表现的直接征象是椎间盘组织局限性突出，密度与肌肉肉组织相当，CT值低于骨而高于硬膜囊。脱出的椎间盘组织使硬膜囊前方或两侧脂肪间隙变窄或消失，硬膜囊受压变形，神经根受压推移或淹没。椎间盘突出发生在后外侧时，软组织可突入椎间孔，椎间孔区脂肪间隙变窄，神经根受压移位。CT检查可以显示椎间组织退行性变、钙质和骨质增生等。椎间盘钙化有时不易与椎体后缘骨质增生和韧带钙化区别，三者往往同时存在。髓核有时可以穿破纤维环和后韧带，脱出到椎管内变为游离体，它可以在椎间盘上下移行，CT表现为不规则稍高密度软组织肿块，常伴有硬膜囊和脂肪间隙变形、神经根受压等；多伴有椎体间隙变窄，但少数也可表现正常。静脉增强扫描常在手术后患者使用，可区别纤维瘢痕和椎间盘组织残留，纤维瘢痕表现增强，而脱出的髓核不增强。

腰椎间盘突出需要与下列情况进行鉴别:①正常解剖结构,例如硬膜外静脉丛,增强扫描静脉丛可增强,而髓核组织不增强。②解剖变异,例如联体神经鞘,最多见于 L_5、S_1,CT 表现为相应侧隐窝扩大,其密度类似硬膜囊,鉴别困难时,可做椎管造影 CT 检查。③神经纤维瘤,CT 表现为边界清楚的软组织块,位于椎间孔内,需与侧方突出的椎间盘鉴别,增强扫描病灶有增强。④原发或转移肿瘤,常有明显的骨质破坏和椎旁软组织侵犯,增强扫描,病变可有不同程度增强。⑤关节突关节滑液囊肿,起源于临近退行性变的的椎间小关节,多见于 L_4、L_5 水平,CT 表现为低密度肿块,突向椎管内的后外方,含有气体成分,囊壁常有钙化。⑥硬膜外脓肿和手术后纤维瘢痕等。

颈椎间盘突出:颈椎间盘较薄,硬膜外脂肪组织较少,所以颈椎间盘扫描图像不如腰段清晰。颈椎间盘突出一般可在椎间盘上下几个层面看到突出的软组织团块,密度稍高于硬膜囊,从中央、旁中央或后外侧突向椎管或椎间孔,增强扫描,硬膜和硬膜外静脉丛可增强,突出的椎间盘组织不增强,可较清楚地显示硬膜囊形态和受压变形。脊柱造影 CT 扫描能清楚地显示硬膜囊和脊髓受压变形,能勾画出椎间盘突出的轮廓。明显的硬膜囊变形伴中等大小以上硬膜外软组织块者,提示椎间盘穿破后纵韧带。较大的椎间盘组织突出,可导致脊髓受压变形或移位。另外,颈椎间盘突出也常伴有骨质增生、韧带肥厚、骨化和椎管狭窄等退行性改变。

胸椎间盘突出:CT 扫描能清楚地显示突出的软组织团块,常见于椎间盘后缘中央或旁中央区,少数为外侧型突出。

椎间盘退行性变:多发生在颈、腰段,主要表现为纤维环膨隆,CT 显示椎间盘呈均匀,对称向四周膨出,在有上、下椎体边缘的层面上可见椎体边缘外的一圈软组织影。部分病例还可见含氮气的低密度区,即所谓"真空现象",它是椎间盘变性、蛋白质分解所造成的。

脊柱狭窄症

主要发生在椎管、侧隐窝和椎间孔。临床症状主要表现为脊髓和神经根受压损害。

颈段椎管狭窄 CT 检查主要表现:椎管形态和前后径改变,颈椎管横断面呈三叶草形或柳叶形。正常椎管前后径大于 12 mm,一般小于 11mm 为异常。椎体和椎间小关节骨质增生,CT 检查除显示突出的骨刺外,也可显示硬膜囊外侧和椎间孔区脂肪组织间隙变窄和消失,神经根被挤压、移位等现象。椎间盘变性、膨出、突出和脱出,为引起椎管狭窄的重要因素,CT 扫描能清楚地显示椎间盘病变的性质和突出程度。后纵韧带和黄韧带肥厚、钙化和骨化,在 CT 横断面图像上,后纵韧带骨化多位于椎体缘中部,表现为横条形、结节形、三角形、飞鸟形等,在不同层面上可以有变化,骨化和椎体后缘之间常可见条形间隙。后纵韧带骨化需要与椎体后缘骨质增生和椎间盘突出钙化鉴别,椎体后缘骨质增生要发生在椎间盘上下椎体缘,与椎体间不存在间隙。突出椎间盘钙化的范围一般比较局限,但后纵韧带骨化也可发生在椎间盘退行性变和骨质增生的基础上,有时不易与骨质增生和椎间盘组织钙化相区别。黄韧带也可发生钙化。颈椎脱位时,CT 和脊髓造影 CT 检查,结合矢状重建图像,能清楚地显示寰枢关节解剖结构,对关节脱位的诊断比较准确。手术残留的椎间盘组织或纤维瘢痕增生,一般需要脊髓造影 CT 检查,造影剂能清楚地勾画出软组织病变的边界以及对脊髓的压迫程度。

胸段椎管狭窄的 CT 检查:普通 CT 扫描可以显示椎管狭窄的程度。后纵韧带骨化比颈椎容易识别。黄韧带钙化好发于邻近上关节突。小关节突增生肥大,一般从后部突向椎管,压迫脊髓背侧。硬膜外过量脂肪沉积多发生在椎管后部。脊髓造影 CT 扫描在诊断胸段椎管狭窄方面非常有用，它可显示蛛网膜下隙变窄、闭塞，以及脊髓受压的程度，造影剂可勾画出病变的内轮廓。矢状重建对病变范围的判断有帮助。

腰段椎管狭窄的 CT 检查表现：椎管形态改变为三叶形或柳叶形。椎管前后径变小，腰椎管前后径 10~12 mm 为相对狭窄；10 mm 以下为绝对狭窄。但 CT 诊断应注意椎管和硬膜囊的比例关系，注意椎管内脂肪组织间隙是否变窄或消失，以及硬膜囊是否被挤压变形，而不是单纯以前后径测量为诊断依据。骨质增生和椎间小关节突增生肥大，椎间盘退行性变和突出，黄韧带和后纵韧带肥厚、钙化和骨化。黄韧带肥厚是引起腰段椎管狭窄的重要因素，一般超过 5 mm 为异常。椎管滑脱与椎弓崩解，CT 可显示椎弓根、关节峡部的发育异常和骨折，以及椎间小关节面退行性变。手术残留椎间盘组织、纤维瘢痕增生和植骨片移位，侧隐窝狭窄，前后径正常大于 5 mm，一般小于 3 mm 诊断为狭窄。椎间孔狭窄，CT 表现为椎间孔脂肪组织减少或消失，神经根被挤压。

脊柱感染

常见的有化脓性脊柱炎、结核等，主要的影像学特征为椎体骨质破坏，椎间盘破坏，椎间隙变窄，正常硬膜外脂肪间隙消失，椎旁软组织肿胀、炎性肿块和脓肿等，后期和慢性期可见新骨修复、钙化等。

化脓性脊柱炎：感染早期，CT 扫描可见感染的椎体骨质内小低密度坏死区，骨皮质出现小的不规则区或脓肿区，并逐渐融合为较大的骨质破坏区。静脉增强 CT 扫描有助于硬膜外和椎旁软组织内染灶的显示，软组织感染灶可以增强。感染后期，骨髓炎可导致椎体脆弱，容易碎裂、压缩，椎体边向外膨出。CT 见椎间隙变窄，椎间盘感染和终板骨质破坏相混合，并压硬膜囊。

脊柱结核：发病部位以腰椎最多见，胸椎次之，颈椎较少见，病变累及单个椎体或多个椎体。CT 主要表现为椎体和附件骨质破坏，椎间盘破坏，椎间隙变窄，椎旁软组织肿胀和脓肿，增强扫描脓肿壁可增强，晚期和愈合期，可发现骨质破坏区出现骨质硬化。

椎管内肿瘤

椎管内肿瘤的 CT 检查多采用脊椎造影 CT 扫描，横断面图像能清楚显示病变与脊髓、蛛网膜下隙和椎管的关系，能显示病变梗阻区蛛网膜上、下隙造影充盈情况。

胸部 CT 检查

CT 扫描对密度差异分辨的灵敏性较高，能分辨组织间很少的 X 射线密度差，为普通胸片密度分辨率的 10 倍，横断面扫描图像无影像重叠，特别是脂肪丰富的患者，更易获得满意的图像。高分辨率 CT（high resolution computed tomography）扫描是近几年来在普通 CT 扫描的基础上开展起来的一项新技术，大大提高了 CT 影像的空间分辨率，增加了影像的清晰度，是目前研究正常肺结构、观察肺部细小病变的最精确的非创伤性检查方法。

胸部 CT 扫描最适合于检查以下几种病变。①纵隔病变：例如纵隔增宽，CT 扫描可进一步确诊增宽的原因、性质、部位和范围；纵隔肿块，CT 检查可显示其性质（囊性、实性）有无出血、坏死、钙化及侵犯范围，推测其发生部位、组织来源及其与周围器官的关系。②肺脏病变：例如肺门增大时，可观察是血管性改变还是淋巴结肿大，有无支气管本身的病变，性质尚难确定者；胸膜病变，在定性、定位上有困难者；身体其他部位的恶性肿瘤，有很强的肺内转移倾向，但普通 X 射线检查未能查出肺内转移灶者；大量胸腔积液及胸膜肥厚，需了解病变及范围、确定其性质者。③胸壁的病变：可了解其侵犯范围，与肋骨及胸膜的关系，以确定其病变性质。

四肢及软组织 CT 检查

用 CT 研究骨骼、肌肉和软组织病变已显出越来越多的优点。它能显示切面解剖和空间关系,变化窗位可同时显示骨和软组织,通常显示双侧。根据病情也可采用增强 CT 扫描,一般是在平扫的上,进一步了解病灶的血供情况。采用向静脉内快速注射造影剂后即刻于病灶平面扫描的方法,可观察周围血管动脉瘤轮廓和血栓厚度;采用静脉内快速注射或滴注造影剂扫描,可显示大的动脉和静脉与肌肉、骨骼及肿块的关系;关节扫描时向关节内注入气体或碘造影剂,可以更好地显示关节腔内结构。

髋关节的正常 CT 表现　CT 图像上显示,由两个大骨柱形成的弓顶所撑起的局部凹陷,后面的坐骨柱较大,从坐骨切迹走行向下,延伸到坐骨结处,前面的髂耻柱从髂嵴向内下向前延伸到耻骨联合处。股骨头位于髋臼中心,骨皮质致密完整,骨髓腔内可见粗大均匀小梁结构。髋关节间隙由于重力关系,前面较后面稍宽些。CT 既可显示髋部骨骼,也可显示软组织,故 CT 可以查明由软组织异常所引起的髋关节痛原因。除肿瘤和感染外,CT 可以显示滑囊病变。滑囊炎时,CT 图像显示关节周围充满液体的肿块,在 CT 导向下,也可对肿胀的滑囊进行抽吸治疗。

关节的正常 CT 表现　膝关节由胫骨髁、股骨髁和髌骨及滑液囊构成,由韧带和关节囊连接来,CT 图像上可显示致密的关节面,调整窗位,可见滑液囊及韧带。沿胫骨内外侧髁的上缘,各有一个半月板纤维软骨,由冠状韧带将其附于胫骨髁上,为内、外侧半月板。正常内侧半月表现为“C”形,外侧半月板表现为“O”形,轮廓光滑完整,密度均匀,CT 值 70~90 Hu。内侧半月板前中部呈月牙状,后部较宽大;外侧半月板的前后宽度较为一致。半月板的外侧缘较清楚,内侧缘模糊。

软组织的 CT 检查　软组织病变易于顺肌肉方向扩展,CT 高分辨率可直接显示软组织异常。

（刘康　马丹丹）

第七章　磁共振成像

基本原理

磁共振成像(MRI)是利用强外磁场内人体中的氢原子核即氢质子(1H),在特定射频(radio frequency,RF)脉冲作用下产生磁共振现象,所进行的一种医学成像技术。1946 年发现了原子核磁共振这一物理现象,1973 年 Lauterbur 应用该物理现象获得了人体 MRI 图像。

成像过程:

1.人体在强外磁场内产生纵向磁矢量和 1H 运动。

2.发射特定的 RF 脉冲引起磁共振现象。

3.停止 RF 脉冲后 1H 恢复至原有状态并产生 MR 信号,停止发射 RF。

4.采集、处理 MR 信号并重建为 MRI 图像。

脊柱 MRI 检查

疼痛科常常需要评估的是脊柱退行性病变,MR 是评价脊柱退行性改变的首选影像学检查方法,仅就此进行论述。目前的 MR 技术可以很好地评价椎间盘、椎体、韧带、椎管及椎间孔的形态学改变。注射顺磁性对比剂增强扫描对于区分瘢痕与椎间盘突出的术后复发病变很有价值,也可以用来发现急性椎间盘突出,滑膜炎和脊神经根炎的并发症(纤维环撕裂及炎症改变)。

本章讨论脊柱退行性变性疾病,包括椎间盘突出症、椎间盘退行性改变、椎管狭窄、椎体滑脱、骨关节炎及其他影响脊柱的退行性改变,也涉及用于椎体检查的 MR 扫描技术。

MR 脉冲序列

进行脊柱 MR 检查时,选择合适的序列非常重要。由于感兴趣区和研究的病理过程不同,选用的序列也不同。相对于其他序列,自旋回波(SE)序列是脊柱 MR 检查的标准序列。参数应用合适时,自旋回波图像具有较高的信噪比和对比度或噪声比,但与梯度回波(GE)和快速自旋回波(FSE)技术比较,自旋回波序列扫描时间较长。由于自旋回波和快速自旋回波序列有一个 180°重聚脉冲,故对于磁场不均匀不敏感,所以自旋回波和快速自旋回波序列的磁敏感性伪影少于梯度回波序列。

梯度回波序列缺少 180°脉冲,通过反转频率编码(读出)梯度产生信号。由于具有较短的重复时间(TR),梯度回波序列采集时间通常短于自旋回波序列。通过使用小的翻转角(通常小于 90°),信噪比也能保持较高水平。选择不同的翻转角,可明显影响椎体、脊髓、脑脊液和椎间盘之间的对比。梯度回波序列敏感,主要与磁场 B0 的不均匀或被检查物体的磁化梯度的影响有关。外科引流和固定装置经常会放置小的铁磁片,可明显影响梯度回波序列的图像质量,因而限制了脊柱术后的检查应用。

自旋回波和快速自旋回波序列可较好地评价腰椎的退行性改变,因为腰椎硬膜外和椎间孔的脂肪丰富，在自旋回波序列影像上相对于邻近的硬膜囊、椎间盘和其他组织呈高信号。大多数梯度回波和快速自旋回波图像显示硬膜外脂肪信号等于或低于脑脊液，不能提供与其他组织的足够对比度，尤其是在腰椎椎间孔处特别明显。因此，快速自旋回波序列 T_2 加权像显示单侧型椎间盘突出非常困难，但 T_1 加权像自旋回波序列可清楚显示相同的椎间盘碎块。

与腰椎相比，颈椎、胸椎硬膜外脂肪较少，硬膜外静脉和鞘膜囊内的脑脊液信号对比明显，因此，梯度回波图像对于颈椎硬膜外疾病是一个重要的诊断工具。常规自旋回波和快速自旋回波序列从椎间盘上区别骨质增生比较困难，但在梯度回波序列（不论翻转角度大小）骨质呈低信号，椎间盘呈高信号而容易区别。

MR 扫描矢状位和横轴位快速自旋回波 T_2 加权像常规用于腰椎的评价，其采集时间只是常规 T_2 加权像自旋回波序列的 1/2 或 1/3，通常使用约 100ms 有效回波时间（TE）的单次回波脉冲序列来获得快速自旋回波图像，重复时间（决定于患者心率）通常在 3500~4500ms 之间。横轴位快速自旋回波图像对于显示腰椎椎管、特别是马尾神经根和椎间小关节特别有价值，横轴位快速自旋回波序列的主要缺点是区别骨质与椎间盘困难。

因此，颈椎横轴位梯度回波图像优于快速自旋回波图像，但横轴位快速自旋回波技术的优点是可显示脊髓细节，对于磁敏感性伪影不敏感。脂肪抑制技术的快速自旋回波图像对于显示椎间盘和椎间小关节活动性炎症情况更为敏感。

线性或正交编码排列的椎体线圈和 512×256 矩阵对产生良好信噪比和空间分辨率图像非常有价值，椎体线圈结合常规表面线圈可对大部分脊柱改变进行评价。

解剖差异也在一定程度上影响 MR 脉冲序列的选择。首先由于腰椎椎间盘相对较厚，椎间孔较大，薄层高分辨扫描的意义不大，评价腰椎 5mm 层厚已经足够。颈椎和胸椎的椎间隙较薄，椎间孔较小，必须应用薄层扫描。颈椎要求无间隔扫描，对于常规自旋回波序列而言，受交叉激励伪影的干扰，无间隔扫描的图像质量较差、扫描时间过长。

根据解剖特点，横轴位图像显示腰椎椎间孔已经足够，但颈椎椎间孔是倾斜的，所以斜位扫描或三维（3D）重建显示效果较好。

二维和三维傅里叶转换成像

二维傅里叶转换序列能适当评价大多数脊柱退行性病变，但也存在一些缺点（特别对于显示颈椎椎间孔），即标准二维序列不能用于非常薄的层厚进行扫描。薄层能提高空间分辨率和减少部分容积效应，更好地显示细微结构。进行薄层扫描时，磁敏感性伪影可能会夸大椎间孔狭窄和椎管狭窄的程度，所以最好使用梯度场 MR 扫描仪能常规对颈椎椎间盘病变患者进行 2mm 层厚的二维图像扫描。

目前认为 CT 薄层（1mm 或更薄）扫描和三维重建技术仍然是显示颈椎椎间孔的金标准，但是颈神经孔的三维傅里叶转换梯度回波已经成为一种被接受的替代技术，例如应用 T_2 加权像梯度回波序列或梯度回波扰相（SPGR，GE 医疗，Milwaukee，WI）序列经静脉注射钆剂行增强扫描对显示椎间孔具有特别价值，表现为椎间孔内的硬膜外静脉明显强化，而神经根无强化。因缺乏血液神经屏障，故可致背侧神经根神经节强化。三维梯度回波技术可准确测量颈椎椎间孔的大小，还可显示较小的骨赘。

三维梯度回波扫描由各向同性厚块容积得到理想的冠状位图像（因为矢状位脑脊液运动伪影较多，而横轴位又不能覆盖整个颈椎），三维傅里叶转换技术获得的图像没有间隔，无二维技术的交叉干扰伪影。另外，三维技术可获得 1mm 以下的薄层图像，而二维图像每一层的厚度受信噪比的限制，加之梯度场强的限制，层厚都大于 3mm。容积三维傅里叶转换三维全部成像容积被激励，信噪比均衡，不像在二维傅里叶转换成像那样受干扰。三维序列选择的层数越多，图像的信噪比就越高，但其缺点为成像层数越多，扫描的时间也越长，因此，应进行综合考虑。

三维 MR 成像的一个主要的优点是从原始采集的容积数据可重建出高质量任意切面的图像，这些图像具有良好的解剖分辨率，层厚、矩阵形状、视野都可进行选择，体素近似立方体。尽管常规自旋回波序列也可进行三维容积扫描，但扫描时间太长（除非选择短 TR 间隔），无法在临床应用。在不远的将来，三维快速自旋回波序列有望成为可用的技术，理论上可提供细节清晰、不受磁敏感性伪影干扰的图像。

尽管三维技术有许多理论上的优势，但在进行脊柱常规筛查时还没有被广泛接受，因为目前三维脊柱图像仍有明显的缺点。第一，三维图像应用小翻转角（5°~10°）以得到高信号的脑脊液（也叫脊髓造影效应），但二维技术的层厚薄于三维图像，有更多来源于未饱和质子的流入，使血流流入增强效应更为明显。第二，三维技术采用小翻转角产生高信号脑脊液是以损失信噪比为代价的。第三，卷折伪影的存在（被激励一端的组织重叠在另一端的图像上，使两端的若干层图像的质量下降），其有用层数少于三维容积扫描采集的层数。尽管有上述缺点，三维图像仍可较好显示颈椎椎间盘和椎间孔的病变，是标准二维图像的重要补充手段。使用高梯度场扫描仪可利用二维梯度回波技术产生 1.5~2mm 层厚的图像，结合脑脊液的信号优势、无伪影和层薄优势，有利于颈段脊柱的成像。

抑制运动伪影的方法

一些技术可用来减少脑脊液和静脉搏动产生的伪影，包括梯度归零、外周门控和预饱和技术。总体上，所有常规 T_2 加权像都应使用梯度归零、外周门控技术，或两者同时使用。梯度归零技术不能用于现在的快速自旋回波序列，外周门控可用于快速自旋回波序列，但通常没必要。脊柱扫描我们没有常规使用脉搏门控进行 T_2 加权像的快速自旋回波序列扫描。

梯度归零技术通过改变梯度波形来补偿在双极梯度中脊柱运动而呈现的相位变化（如选层梯度），相位变化取决于质子不确定的运动性质，也就是说，匀速运动与加速运动引起的相位转换不同。通常复杂（高级）的运动，例如加速运动，要求选择更为复杂的流动补偿梯度，为了使这些流动补偿梯度能够交替，必须有一定的时间使这些梯度松弛。因此，梯度归零技术需要更短的有效回波时间，但不能用于像快速自旋回波这样的序列，因其没有足够的时间来停止补偿梯度。

更为复杂的梯度归零技术，如运动伪影抑制技术（MAST，Picker International）可补偿脊柱加速运动产生的伪影，但在脉冲序列中要求更多的时间来应用补偿梯度，与初级梯度（运动修正）归零技术比较，使用更高级的梯度归零技术只能有限地提高图像质量。

预饱和技术使用选择脉冲加在视野内或视野外的组织，以激发（饱和）位于图像层面外的运动质子。因此当这些质子最终进入由 90°射频脉冲激发的感兴趣层面时，不产生 MR 信号。预饱和技术对消除脊柱外运动引起的伪影极其有用，预饱和技术可用于咽和喉部软组织的扫描，以减少吞咽和呼吸运动引起的伪影。预饱和技术也常规用于胸、腰椎的检查，减少呼吸和心脏运动所致的伪影。由于 2 个饱和带比 2 个大饱和带产生的组织饱和作用更有效，所以，扫描前最好在椎体前放置 2 个小饱和带。

成像方案

当用 MR 扫描进行腰椎退行性疾病的检查时，有几种方法可以优化检查方案。显然，自旋回波和快速自旋回波是显示腰椎相关解剖最有用的序列，对所有疑似脊椎疾病的患者进行 MR 检查应首先进行 T_1 加权像自旋回波序列扫描。MR 扫描可以多平面成像，清楚显示椎间孔内的神经根、头尾侧椎间盘突出以及椎间盘结构本身的改变。3mm 层厚在矢状位和横轴位显示椎间盘和椎间孔更好，但 5mm 层厚也足以进行临床评价。对于颈、胸椎扫描，3mm 层厚则是常规横轴位和矢状位图像的最低要求。虽然二维图像已经能满足临床筛查的要求，但应用三维重建图像非常必要，可以更好地评价颈椎的椎间孔形态。

因为圆锥肿块患者表现为根性痛或腰背痛者并非罕见，所以矢状位成像应包括双侧椎间孔和脊髓圆锥。平行于每个椎间盘获取横轴位图像对于显示椎间盘的效果最佳。所有椎间盘横轴位图像应包括椎弓根，但是与斜位图像比较，无角度的连续横轴位图像显示椎体更好，因为连续横轴位图像能显示关节间的缺损部分。

快速自旋回波序列显示脊髓和马尾更佳，并能进行椎管测量，但是除非使用脂肪抑制技术，否则其对脊髓浸润疾病的显示效果较差。在颈椎横轴位上，梯度回波序列比快速自旋回波序列能更有效地评价椎间盘疾病，对颈椎融合和椎板切除术后的患者，由于铁磁性物质可产生磁敏感性伪影，梯度回波序列应用得比较少，应用最短的有效回波时间和高带宽（如 32Hz）可减少这种伪影。所有腰椎的 MR 检查均须包括圆锥。

颈、胸椎常规扫描应包括 3mm 薄层横轴位自旋回波序列 T_1 加权像，应用最小间隔或无间隔，横轴位快速自旋回波和小翻转角梯度回波 T_2 加权像序列（为了产生高信号的脑脊液）。横轴位图像使用二维或三维梯度回波技术，特别是颈椎扫描，应选择小翻转角来产生高信号的脑脊液（三维技术用 5°翻转角，二维技术用 30°翻转角）。在不损失太多信噪比的情况下，应尽量减少层厚。

尽管联合使用预饱和脉冲和梯度归零技术，胸椎扫描常用横轴位薄层自旋回波序列（如前所述），胸椎椎间盘和脊髓疾病应常规获得自旋回波 T_1 加权像和快速自旋回波 T_2 加权像。当矢状位显示异常时，应进行横轴位扫描。胸椎椎间盘突出在横轴位自旋回波 T_1 加权像和快速自旋回波 T_2 加权像上显示较好。

重要的是，我们不仅要评价脊柱及其附属结构，还要进一步评价椎旁肌肉炎症、局限性肥厚或萎缩。由于靠近表面线圈附近的组织呈高信号，后背部椎旁肌肉通常显示不清，因此，常规序列中容易忽略椎旁肌肉的病变。脊柱横轴位脂肪抑制 T_2 加权像或 T_1 加权像对显示椎旁肌肉异常或椎间小关节滑膜炎都非常有价值，当患者有局限性背痛或腰椎不稳定，常规 MR 扫描不能显示疼痛原因时，推荐使用上述序列。腰背痛患者腰椎 MR 检查正常或有轻度异常时，应考虑检查其下段胸椎、骶椎、骨盆以及圆锥部脊髓肿瘤。

椎间盘解剖

椎间盘是由几个高度特异的结缔组织构成的复杂结构，透明软骨、纤维软骨、粘多糖以及致密胶原纤维等使椎间盘具有弹性和保持脊椎稳定性的功能。椎间盘由软骨终板、髓核和纤维环等 3 种结构组成。

软骨终板为层状透明软骨，覆盖椎体绝大部分终板，在 10~20 岁时与椎体融合。软骨终板通过胶原纤维与骨性终板紧密联结,并加强包括多孔的骨性终板。由于这些孔的存在,Schmorl 建议把它归入松质骨。椎体终板的孔状结构里有大量血管通道,是脊柱营养的主要来源。增强扫描时,对比剂通过这些血管可弥散进入椎间盘。椎间盘的退行性病变可使这些孔变得模糊不清,此外终板的这些改变损害了椎间盘的血液供应,影响椎间盘软骨和纤维的功能,为退行性病变的发病机制之一。

纤维环是 12~15 层复杂的纤维和纤维软骨样结构,每一层都有发育良好、致密的平行纤维带。为了描述方便,可将其分为内纤维环和外纤维环。外环包含大多数致密纤维层,这些纤维插入邻近骨皮质的环状骨突之中。由于这些纤维与骨质连接紧密,称为 Sharpey(因英国解剖学家 Sharpey 描述这种骨的胶原结构)纤维,与其他部分的椎间盘不同,它们除少量基质外,几乎全部为 I 类胶原纤维。这部分椎间盘在 T_2 加权像和 T_1 加权像上均呈低信号,每立方毫米组织包含大约 8 000 个细胞,外环几乎全为纤维细胞,外环的前部比后部为厚。

内环与外环不同,包含纤维软骨。内环主要含软骨细胞和大量基质,而胶原纤维少于外环。由于含大量基质,内环在 T_2 加权像上与髓核类似,呈高信号,其板层的纤维含量少于外环,边界不清,越接近中心,板层越不清楚,同时纤维环与髓核的分界越来越模糊。每层内环或外环的纤维成辐射状排列,与终板大约呈 30°角,邻近板层的纤维彼此接近垂直。

髓核也由纤维软骨组成,含有和内环类似的基质,T_2 加权像上与内环的信号类似,主要为 II 类胶原纤维,其抗压性优于 I 类,但张力弱于 I 类纤维。不像纤维环,髓核的胶原为不定型物质,所以结构欠清晰。椎间盘中心的胶原含量高于其他区域,高胶原含量区域在 T_2 加权像上的信号低于其他区域。髓核基质由透明质酸和黏多糖(包含多糖角蛋白和硫酸软骨素)组成,含有大量的负电荷,即使在高压的情况下,也能使椎间盘吸水。黏多糖赋予髓核高内压,使其能抵抗外来的压力。髓核从椎间盘中取出时易吸水而膨胀,椎间盘内部的水含量由椎间盘内压及其吸水能力所决定。当所受压力增加时,水即离开椎间盘,而内压降低时,水又回到椎间盘之中,水含量的变化可导致椎间盘的高度每天都发生变化。黏多糖可被髓核内的软骨细胞所合成,这些细胞的新陈代谢过程和维持功能的营养,通过椎体终板弥散的方式来提供。

椎间盘内纤维软骨成分可解释其强化表现。正常情况下,注射 0.1ml/kg 对比剂后迅速采集图像时椎间盘不强化。而经静脉注射大剂量对比剂和长时间延迟后,因椎间盘内弥散的对比剂缓慢增加,可发生椎间盘强化。强化首先从外围开始,最后接近中心部位出现。因为椎间盘内固有的阴离子阻碍离子的弥散,当使用非离子性对比剂(如 gadoleridol)时,椎间盘的强化更为明显通常认为前纵韧带(ALL)和后纵韧带(PLL)不是椎间盘的一部分,但其不易与椎间盘区分。前纵韧带由纤维和胶原组成,呈薄层状覆盖在椎间盘的前外侧,与椎间盘的外层纤维相接触,其部分纤维起源于或插入椎体垂直部分的骨皮质。低信号的后纵韧带无论在 T_1 加权像、还是在 T_2 加权像上,都难以与低信号的外纤维环相区别,二者的组成和信号相似。后纵韧带的薄带状胶原纤维与椎间盘后部的环状纤维难以区别。在椎间盘水平,后纵韧带有水平走行的分叉纤维与纤维环合并。在椎间盘空间中,后纵韧带纤维形成 1mm 厚、3mm 宽的带状结构,几乎都纵向走行在椎间盘、椎体后静脉丛与硬膜囊腹侧之间。

正常情况下椎间盘缺乏神经和血管分布,但前纵韧带和后纵韧带、椎间小关节、椎体终板、纤维环外层有神经结构,可能为伤害性感受器。因此,在正常情况下,尽管椎间盘退行性病变时,伤害性感受器被拉长,或因为炎症引起神经受压,但椎间盘并不引起疼痛。正常软骨内无血管,椎间盘与其他软骨一样靠弥散获得营养。

椎间盘年龄相关性改变

随着年龄的增加，椎间盘可发生明显改变，必须把这些改变与椎间盘退行性病变相区别。当这两种改变不能区别时，退行性病变的可能性就大为增加。椎间盘退行性病变的发病率随年龄增长而增加，但大多数正常人的椎间盘高度、信号强度和形态学无变化，患者发生异常改变。尽管随年龄增加，椎间盘小撕裂、胶原和色素增加，髓核的黏多糖减少，但在 70~80 岁时仍能保持正常的生物化学功能。椎间盘年龄相关性改变可以通过与新生儿、少年、青年和老年的椎间盘改变对此来加以阐明。

颅脑 MRI 检查

MRI 能够显示一些 CT 未能示的病变，因此普遍认为它比 CT 敏感。MRI 适用于对下列病变检查：①颅脑损伤并发症的检查，其对颅底部的脑挫裂伤和血肿，以及一些 CT 检查呈等密度的颅内血肿，MRI 检查有独到之处。②肿瘤性病变，MRI 无骨性伪影，对后颅窝肿瘤及其他病变的显示，明显的优于 CT。它可对肿瘤进行准确的空间定位（借横断面与直接冠状及矢状断面相结合），也可在不用造影剂的情况下显示某些血管和包膜。③脑血管疾病，MRI 能早期发现缺血性脑血管病并检查出较小的梗死病灶。对 CT 难以检出的脑干梗死的显示更佳，MRI 对出血性脑血管病亦同样有效，对亚急性期脑内出血的显示更敏感，可判定炎症波及的范围。采用 GD-DTPA 增强扫描，可清楚地显示脓肿病灶及其包膜。对颅内结核、脑寄生虫病等，MRI 检出的敏感度也很高。⑤脑白质病变（脱髓鞘病），MRI 是目前检出脑多发性硬化的一项最有效的影像诊断技术，亦能检出中央脑桥髓鞘溶解病、感染后脱髓鞘病变以及急性弥漫性脑脊髓炎等。⑥脑部常见的先天性异常，MRI 切层方便、灵活，能显示脑部各解剖细节，故对脑部先天性异常如脑膜脑膨出、Chiari Ⅰ或 ChiariⅢ型畸形、胼胝体发育不全等，能显示得直观、明了、准确。

颅脑的正常 MRI 表现：头皮和皮下组织中含有大量脂肪组织，在 MRI 成像技术中，从外向内，头皮和浅层结缔组织为第一层，呈中等信号，较薄，一般不太清楚。其下为高信号的皮下脂肪层。帽状腱膜因与颅骨外板贴得太紧密，而且均为低信号，正常情况下多不易显示。

大脑镰、小脑幕由纤维结缔组织构成，自由水及运动性氢质子含量少，在 T_1 和 T_2 加权像上皆为低或无信号区。

颅内静脉窦、颈内动脉及海绵窦由于血液流动效应而呈现相应形状的无信号区。

胸部 MRI 检查

MRI 能提供胸部结构的解剖细节，加之对软组织有较高的分辨力，使 MRI 在纵隔、心脏、大血管、肺门变的诊断和鉴别诊断及支气管肺癌的分期等方面显示了其优越性。

胸部 MRI 的正常表现：胸部 MRI 的正常解剖一般分为三部分，即胸壁、肺及纵隔。所有各结构的 MRI 图像特点，取决于其各自不同的组织构成。脂肪组织特点是短 T_1 和短 T_2，在 T_1 加权像上表现为高信号，在 T_2 加权像上表现为中度或弱强信号，肌肉组织为长 T_1 和短 T_2，所以在 T_1 加权像和 T_2 加权像上均为中低度信号强度。骨皮质、韧带、肌腱、筋膜及肺组织本身，无论在 T_1 在 T_2 加权像上均为较微弱的低信号表现。气道无信号，血管内由于血流的流空作用而表现为低信号。在血流速度缓慢时如夹层动脉瘤假腔内血流有湍流或不饱和质子内流时，则表现为灰或白色的中强或高强信号。

正常横轴位的解剖结构，在CT多数显示的结构磁共振成像均可清晰显示，尤其对纵隔内各大血管结构，由于其内血管流空作用，均呈低强度信号，在T_1加权图像上，纵隔内呈高信号的脂肪与低信号血流形成良好的解剖对比，使血管壁清楚、锐利。在T_3水平切面上，主动脉弓所属分支如头臂动脉、左颈总动脉、左锁骨下动脉和左、右头臂静脉始终可以区分。纵隔的淋巴结在T_1加权像上为中强信号，T_2加权图像上呈中高信号或中低信号。大多数患者中可清楚观察到奇静脉及奇静脉弓、主动脉弓、左右肺动脉、右肺叶间动脉、右肺动脉前干、左肺动脉降段以及各静脉主干。常规磁共振成像中均可清楚辨别。主支气管腔内被气体所填充，无质子信号存在，无论T_1还是T_2加权像均为低信号。支气管壁骨在T_1加权像中为灰白色的略强信号，T_2加权像为略低信号或低信号。在断层扫描中，食管表现为脊椎和气管及左心房之间的类圆或扁圆状结构，T1和T_2加权像中均为中等度强度信号。脊椎和气管及左心房之间的类圆或扁圆状结构，T_1和T_2加权像中均为中等度强度信号。

正常肺门结构在常规MRI中除淋巴管外均清晰可见，但就磁共振信号强度而言，彼此之间无明显差别，均为管信号，在矢状切面显示得更清楚。如果不采用心脏门控进行扫描，各结构常常由于心脏和大血管搏动产生无运动性伪影的干扰而显示不清，但从正常解剖的位置及毗邻关系中可以区分。如左肺门矢状位切面可见肺动脉位于肺门前上区，肺上静脉位于前区，肺下静脉位于后下方，左肺支气管位于三者之间。右肺矢状位肺动脉在前上方，肺上静脉在前下方，支气管在后方，而肺下静脉在其下方。此外，右肺门还包括上腔静脉和奇静脉。

纵隔正常结构的MRI图像比其他医学影像检查手段显示更清晰。除纵隔内脂肪和血管、气管形成的高、低信号对比外，它还可利用各切面和各种扫描序列进行显示，肺门及纵隔内各组织正常大小的淋巴结、胸膜、胸内甲状腺等，均呈中度信号强度，比脂肪明显低，与血管、气管相比呈略强信号。

骨骼、肌肉和关节 MRI 检查

MRI检查在骨骼、肌肉、关节疾病的诊断中具有很多优势，它能多参数成像、多方位扫描、多层面扫描并有高度的软组织分辨率，对骨骼、肌肉、肿瘤的范围、内部结构、肿瘤与血管神经束之间的关系提供较多的信息，尤其是对判断肿瘤术后有无复发及跟踪肿瘤的放疗、化疗情况具有极高的价值。此外，对关节结构的显示等亦是其他影像学检查手段所无法比拟的。密质骨在T_1和T_2加权像上均为低信号的黑色结构，而骨髓腔均为显著的高信号，靠近干骺端处因松质骨增多，信号稍有减弱而不均匀。松质骨为高、低信号混杂的结构，骨小梁的排列与应力方向一致，显示为条带状低信号。肌肉组织在MRI图像上表现为中等信号，显示清晰。MRI可显示关节内及周围的微细结构，包括关节内软骨、韧带和关节软骨。密质骨、关节内软骨、韧带、关节囊在各不同加权像上均呈黑信号。大多数关节结构相似，组成关节的骨端边缘光滑，最外层是弧形的中等高信号的关节软骨，厚1~2 mm至5~6 mm；信号均匀光滑，其下方为锐利清楚的薄层低信号密质骨，T1、T2加权像上均为高信号的骨髓腔，关节囊表现为光滑连续的小弧状线样低信号。关节腔内有少量滑液，T1加权像为薄层低信号，而T_2加权像显示为细条状高信号。

膝关节病变的 MRI 表现

关节积液　积液的MRI表现取决于积液的性质，浆液性积液含有一定量的蛋白质，在T_1加权像低于肌肉的信号，T_2加权像则为明显的高信号；血性积液在T_1和T_2加权像均呈高信号表现。

十字韧带损伤 十字韧带撕裂伤有部分撕裂和完全撕裂两种类型。撕裂部位常发生非特异性炎症水肿。完全撕裂时可见到韧带的位置异常和韧带完整性中断,部分撕裂时,病灶部位有液体渗入,表现为局部的肿胀和信号增高,可伴有少量关节积液。风湿性关节炎患者的十字韧带边缘多模糊不清,伴不显著的信号增高,可能与韧带退行性改变有关。

半月板损伤 半月板的急性损伤可引起半月板的部分撕裂,甚至完全撕裂,撕裂的类型有分层撕裂、桶柄样撕裂、前角撕裂、后角撕裂、体部撕裂等。在我国先天性外侧半月板畸形较多,这种半板易受损伤,所以我国外侧半月板损伤多见。半月板撕裂后,关节肿胀,可有关节积液,撕裂部位有液体渗入,T_1 和 T_2 加权像可见到半月板均匀的黑色结构中出现线状或点状不规则的信号增高,在诊断月板的细小撕裂灶中,T_2 加权像更有意义。半月板损伤与否的 MRI 表现:①半月板呈均匀的无信号结构——无损伤;②半月板均匀无信号结构内,仅有一个层面出现细微的线状高信号——不可能是撕裂;③半月板的黑色结构内出现小的线状或小到中等的非线性信号增高区域——可能撕裂或退行性变;④半月板内出现明显的形态改变、断裂或大的灶性或线性信号增高区——肯定撕裂。

关节软骨病变 关节创伤、关节骨的无菌性坏死、滑膜炎均可导致关节的损害,可出现软骨的大片状脱落,局灶性侵蚀或退行性变。关节软骨退行性变早期可见到软骨信号减低;关节软骨的小的灶性剥脱时,T_1 加权像和质子加权像都不易发现病灶;若关节积液时,病灶内有关节液充填,T_2 加权像可见病灶区信号高于关节软骨,呈局限性增厚突起起的高信号。有 GD - DTPA 做关节 MRI 检查更有利于出微小的关节软骨病灶。关节囊和关节外结构(囊外韧带、肌腱)在急性膝关节损伤时,均可发生撕裂。T_1 和 T_2 加权成像,撕裂部位可见到线性或不规则的信号增高区,伴局部明显肿胀。韧带附着点撕脱,可见到韧带末端与附着点脱离,有时甚至可见到韧带末端有较高信号的撕脱的骨块影。侧副韧带多见于胫侧,胫侧副韧带有部分纤维与内侧半月板相连,撕裂时可同时造成内侧半月板的损伤。

肩关节病变的 MRI 表现

肩关节专用线圈成像,旋转肌腱附着于肱骨骨大结节。表现为复杂的、均匀的带状结构,位于肱骨表面,各条肌腱呈低信号,彼此之间可借中等信号的其他插入结构而明确分开。韧带撕伤后, 可见到部软组织肿胀和异常的线状或不规则的信号增高,T2 加权像以为灶区信号的升高较明显。MRI 可以明判断撕裂的部位和完全或部分撕裂。

股骨头缺血坏死的 MRI 表现

股骨头松质骨的均匀高信号区域内出现均匀或不均匀的信号减低呈带状、环状或不规则形,可累及股骨头的部分或全部。早期病灶一般局限于股骨头的前上份,股骨头的负重部位相一致。绝大部分病灶在 T_1 和 T_2 加权像,外围可见一低信号病灶;T_2 加权像大部分具有典型的"双线征":病灶外围的低信号环包绕中心的高信号区。病理与 MRI 对照表明,上述的低信号环系新生骨质沉在骨小梁区形成的硬化带,相当于 CT 所见的骨质硬化缘,其内的 T_2 加权像高信号带是病灶在修复过中生成的肉芽组织和软骨组织。这种"双线"是股骨头缺血坏死的特异性表现。

骶丛、坐骨神经 MRI 检查

随着 MRI 技术的发展,空间分辨率不断提高,利用磁共振线圈而获得的 MRI 断面影像能够显示出细致的骶丛神经解剖结构和周围神经内部结构。周围神经,如坐骨神经在盆腔内被脂肪组织包绕,利用其在 T 加权像的特征性条纹表现而易于识别,同时有助于与周围组织结构如血管,淋巴结、肌肉和脂肪相鉴别。MRI 所表现出的条纹征象是由周围神经组织学微细结构特征决定的,周围神经由贯穿全长的多条细束丛汇聚而成,束状结构由轴索和髓鞘组成,最外层为神经束膜缠绕,纵向走行的线性纤维束与等信号强度的肌纤维表现为 Ti 加权像条纹征象,每条纤维束相对独立,由神经内、外膜的脂肪高信号相间间隔。正常的神经纤维,相对于其他纤维束来说,长而且大小及形态较为恒定,神经比相邻的肌肉纤维组织在 T_1 加权权像上的条纹征象细致且规则。在横断面像,神经丛表受现为特征性的点簇状形式,相比较而言,血管结构位置更加靠前,呈圆形或管形彭改变,表现为血液流空征象;高分辨力的 MRI 技术能很好地显示出周围神经,使骶丛、坐骨神经与相邻的盆腔脏器、脂肪组织、肌肉、血管结构区分开来。

(刘康　马丹丹)

第八章 椎间盘造影技术

椎间盘造影所指的诊断过程实际可分为两个不同独立成像程序。第一部分，椎间盘造影（即椎间盘成像），是将增强剂注入椎间盘髓核，研究其内部形状。这是一种静态检查，注入造影剂，获得并评价X线透视、平片和CT成像。第二部分是该过程的动态部分，椎间盘的刺激特征和注射所产生的压力使髓核膨胀刺激神经，以此来确定是否某一特定的椎间盘使患者产生了疼痛症状。简而言之，是将穿刺针多个水平刺入椎间盘，向每个椎间盘注入造影给所注的椎间盘一个正如患者先前提及的那样出现与其慢性症状（腰痛、颈部或胸部疼痛）相关的反应。

椎间盘的解剖

相邻椎体的连接由3个关节面组成：后部为两个滑膜性关节突关节，前部为椎体间关节。从目的论角度看，椎体间的关节连接需要软组织垫以进行前后摇摆和旋转运动。另外，组织垫必须可变形并足够坚韧在运动中不会受伤，在重压下不会破裂。

腰椎间盘由三部分组成：外部的纤维环、内部的髓核及两片附着于椎体的软骨终板。每个椎间盘两面的软骨终板分别嵌入椎体的环形骨突起内，与整个髓核及纤维环内层相接触。此结构厚约0.6~1mm，由透明软骨和纤维软骨组成。软骨终板起源于内侧纤维环的胶原纤维。这些纤维在软骨终板和纤维环之间形成强韧的连接，而软骨终板与椎体之间的连接相对较弱。纤维环与软骨终板之间的胶原纤维形成一个囊状结构，包绕整个髓核。腰椎间盘髓核是一种黏性结构，从化学角度来看，它由70%~90%的水组成，且随年龄而变化，其余部分是蛋白聚糖、胶原、弹性纤维和非胶原性蛋白。作为一种黏性、半液态物质，髓核可以自由变并且不能被压缩，它所承受的生理机械压力向相邻的纤维环，甚或向在所有的方向传递。腰椎纤维环由胶原纤维组成，排列呈10~20层的同心圆（即纤维片），组成非常坚固的韧带样结构。其中的每一层胶原纤维都彼此平行，与垂直面大约呈65°，平铺在相邻椎体间。相邻纤维左右交替倾斜。虽然水是髓核的主要组成成分，但纤维干重的50%~60%由胶原组成，蛋白多糖、弹性纤维、软骨细胞、成纤维细胞所占比例较少。髓核和纤维环甚至由相同的化学成分组成，即水、胶原、蛋白多糖和比例不相同的其他组分。但不同的是，髓核富含蛋白多糖，而纤维环的主要成分是胶原。腰椎髓核和纤维环之间没有清晰的分界线。随着年龄的增长，纤维环内外层之间的过渡区逐渐增厚、融合，呈现共同的生化环境并相互影响。

颈椎间盘与腰椎间盘明显不同，出生时，颈椎间盘髓核容量不到25%，而在腰椎为50%。30年后，髓核发生明显的纤维化，与腰椎间盘的半液态髓核不同，颈椎髓核有一种半固态的黏稠度，与条皂类似。为了配合颈部的运动，钩突关节处会产生一些裂纹，并逐渐向髓核中间延伸。这些裂纹被描述为Luschka关节，或者钩突隐窝。在成人是正常的结构。颈椎间盘髓核的胶原纤维环并不像腰段脊髓的那样包绕着整结构，纤维环更像一个前部的新月状结构，腹侧的部分较厚，分别向两侧的旁正中、向后逐渐变小变细为钩状，颈部纤维环的纤维来组成多个明显的分层。面的浅层和后面细小部分之间的过渡纤维是垂直方向的，深部的纤维倾斜，组成一个交织结构，成为逐渐嵌入髓核的蛋白多糖网状结构。颈椎间盘后外侧没被纤维环包绕，仅有后纵韧带包绕。

胸椎间盘研究尚少。目前已明知胸椎间盘的解剖接近颈椎间盘，而与 $T_{9\sim10}$ 以下水平的腰椎间盘形态不同。

椎间盘的血液供应仅限于进入纤维环外层的于骺端动脉小分支和深入到终板下的毛细血管丛，营养物质通过椎体终板和纤维环扩散，维持低水平的代谢活动。

神经支配纤维环的外 1/3，但同时还包含有多种简单和复杂神经结构，这些神经来源于窦椎神经的分支、灰交通支和腰神经前支。组织化学研究表明，椎间盘内的神经组织含有特异性伤害性神经成分的肽类物质。目前认为疼痛的椎间盘发生了生理性改变，包括神经长入正常时无神经支配的内侧纤维环。并且，与无症状的椎间盘相比，疼痛椎间盘的神经生长因子表达增加。

目前人们提出引起椎间盘疼痛的几种可能生理机制。尽管有人提出机械性压迫纤维环的假说，但目前看来更像是炎性机制引起的椎间盘源性疼痛，椎间盘髓核的 pH 较低，含有多种炎性酶。这些化学物质，在椎间盘受损或退变时，使盘内的和盘周围的神经结构敏化。

因此，椎间盘是有神经支配的，从病理学上来看，椎间盘包含了产生疼痛性炎性反应的化学物质。那么椎间盘造影能够准确地找出疼痛的病理学改变吗？能够对可疑的椎间盘疼痛进行正确的诊断吗？

椎间盘造影

所有的有创检查都会有一定比例的并发症发生，如果椎间盘病理改变（即椎间盘源性疼痛）引起的疼痛能够采用体格检查或影像学来诊断，那么有创的刺激性椎间盘造影则不适合应用。体格检查在鉴别椎间盘引起的腰痛与其他源性疼痛方面并不可靠，除了在 T_2 加权 MRI 图像上可见具有低敏性(28%)和高特异性(86%)的纤维环后部“高信号区”外，在影像研究中，没有什么特别的发现能够用来区分盘源性的疼痛和其他机械源性疼痛。“高信号区”的诊断价值也受到质疑，而且其在无症状人群中的发生率也必须准确评价。

椎间盘造影的主要目的是检查椎间盘，并确定椎间盘是否是疼痛的来源以及是否已成为患者临床症状的一部分。然而，随着经盘内治疗方法的出现，包括椎间盘内脉冲热凝髓核成形术和经皮椎间盘切除术，现在人们需要对椎间盘出作一个更全面的分析，特别是有关这些疗法的禁忌，以及对这些疗法的合理推荐。因此，椎间盘造影最初概念（椎间盘成像）有了新的发展，新增加的椎间盘造影后 CT 是一项有价值的术前评价技术。

在椎间盘穿刺以前，颈段、胸段或腰段的病史询问和体检都必须进行以确定是否有并发症以及患者是否是椎间盘造影术的合适人选。如果需要使用静脉内镇静剂，禁食时间必须按照学会指南的规定调整。育龄妇女则必须排除妊娠。

必须清楚任何对非离子型造影剂（欧乃派克或碘帕醇）或其他药物的过敏情况，过敏一旦发生必须权衡所面临的风险与检查的价值并与患者讨论。过敏的预防治疗要常规考虑，包括皮质类固醇和 H_1、H_2 阻滞剂的使用。如果患者对造影剂的过敏反应明显，可考虑使用盐水实施操作中的诱发试验。

必须使患者明白操作过程会引起疼痛。在椎间盘刺激期间，患者要描述经受的不舒适感是否与平时所抱怨的疼痛性质和强度一致。

在操作之前建立静脉通路。预防性使用抗生素（头孢唑啉 1g；庆大霉素 80mg；克林霉素

900mg，或环丙沙星 400mg) 通过静脉 30 分钟内给予，来应对可能发生的椎间盘炎（即椎间盘感染）。

静脉给予镇静剂能够使患者耐受操作过程，医师得以在对象平静的情况下工作。静脉给予咪唑安定 2.0~5.0mg 能非常有效地使椎间盘造影期间的患者保持镇静，而且这种有多种效应的药物常常使患者对操作过程产生遗忘。超短效麻醉剂异丙酚需要被有麻醉剂使用资格的医师使用。医师使用这种药品使患者在穿刺期间失去意识，但在诱发试验期间，患者迅速苏醒。任何经脊柱给予药物的安全性，或者对无意识、无反应个体的安全性都要注意。所有作为镇静剂的药物必须依据 据患者的反应滴入，在定位和调整方向时，必须使患者能够耐受操作过程。必须要注意过量镇静的可能和呼吸抑制，足够的监测、加上医师管理气道和复苏的能力是最起码的要求。

镇痛性药物在椎间盘造影操作前或操作中不应该常规给予。椎间盘造影疼痛激发试验是一项研究，当机械负荷加到个人的椎间盘时产生的疼痛，必须被患者自己分析这种疼痛是否复制患者经历的疼痛（即熟悉的和习惯性的）；并且痛的程度也需要量化成患者平常疼痛的水平。疼痛水平用视觉或口头模拟评分表示。这项检查的有效性依赖于患者对椎间盘受压的反应（即疼痛的激发），所以如果镇痛，就会缓解疼痛的反应，妨碍对患者激发性疼痛的准确评判，所以是禁忌的。

椎间盘造影术在符合无菌手术间操作。需要有 C 臂机能够观察前后位(AP)、侧位和斜位。监测设备应该包括脉搏氧饱和度、无创血压计、心电图。氧气、气管支持器具、药品、吸引及其他复苏设备和材料。要有资质的人员去监护患者和操作透视机械。

皮肤的消毒准备和铺巾与外科手术的要求相似，在椎间盘造影操作开始以前，注射的水平是腰椎、胸椎还是颈椎，必须正确选择。这一选择基于体检的结果和对 X 光片的研究和病史（疼痛的主要类型）。至少应包括最可能的节段和相邻的 2 个节段，很少有需要注射超过 4 个节段。注射时，患者应该闭上双眼，不知道注射的开始和注射的具体节段。

并发症

并发症可能与椎间盘穿刺有关，也可能与药物的使用、穿刺针的放置失误有关。严重程度从轻微的不适，如恶心、头痛直到死亡。椎间盘造影术最普通的并发症是椎间盘炎。最常见的病原微生物是皮肤、下咽部、食管或肠来源的金黄色葡萄球菌、表皮葡萄球和大肠埃希菌。椎间盘是很好的细菌生长培养基，因为其本质上无血管结构。然而，随着操作前对慢性感染的筛查、皮肤的严格无菌准备、带针芯的穿刺针、谨慎的操作、椎间盘内和静脉使用抗生素使现在椎间盘炎的发生率极低。

无论是在椎间盘造影后还是外科手术后发生椎盘炎，其形式是相似的。发生椎间盘炎的患者常常有严重的、难处理的颈椎、胸椎或者腰椎数至数周的操作后衰弱与疼痛。但是，亦有轻微的不治自愈病例的报道。椎间盘炎需要依靠注意操作后疼痛的性质和严重程度的改变，从众多椎间盘影术后的患者中将其鉴别出来。病情的检查包括实验室检查和影像研究。开始的数天里，C 反应蛋白水平将增高，但是红细胞沉降率在超过 1 个月的间里都维持正常。血培养和全血细胞计数在炎症波及终板时才为阳性。症状出现 3~4 天后，MRI 在 T_2 加权像上可以注意终板充血和骨髓空间的改变。放射骨扫描的特异性和敏感性比 MRI 要差。如果能够获得足够的组织标本，如椎间盘针吸取或活组织检查，或者两者在椎间盘炎的急性期都将是阳性结果。一旦患者的终板被侵犯，患者的免疫系统反映可迅速营造一个无菌环境。请脊柱外科医师和感染疾病专家会诊是合适的。椎间盘感染和脓毒血症的治疗常常需要抗生素。脓肿和脓胸，虽然发生较少，一旦发生需要外科手术治疗。

颈椎椎管的储备空间很小，所以有报道椎间盘造影后因为椎间盘突出严重而造成脊髓压迫的病例。在颈椎间盘造影前，必须确定有足够的颈椎椎管预留空间。在 CT 或 MRI 矢状面图像上，提供 11mm 或更大的直径是足够空间的安全界线。而目标水平的空间低于 11mm 被视为颈椎间盘注射的相对禁忌证。如果有脊髓病理或脊髓受压的证据，对受影响水平进行椎间盘造影是绝对禁忌证。

颈椎有许多脆弱的结构，集中在一个小的区域，虽然血管结构丰富，贯穿的动脉或静脉很少引起大的并发症。在穿刺针刺入期间和连接针管与针头期间，很少有技术能够引起脊髓的贯穿，好的视觉效果和穿刺针位置的确定在整个过程中都是必需的。

患者在进行 C_{6-7} 和 T_{12}-L_1 之间水平的椎间盘造影时，如果有明显的呼吸短促发生，必须确定是否有气胸发生。

进行任何诊断性脊椎注射程序，椎间盘造影无论是颈椎、胸椎还是腰椎，均能以一种安全的形式，由受过良好训练和有高度警惕性的人员实施。然而椎间盘造影术不光是一门技术。在做出最终诊断之前，对操作数据的分析必须结合患者的病史、临床特点和心理状态。实施高度侵入性的操作必须建立在这些分析结果的基础上，因此，精细的技术和明了操作的局限性至关重要。

（刘康　马丹丹）

第九章 硬膜外腔造影技术

适应证

硬膜外腔造影术在很多场合下适用于确定注射针在硬膜外间隙的位置是不是预期的位置。有报道称骶尾部硬膜外间隙确定的假阳性率为25%，注射针的正确定位对治疗的有效性和安全性是必需的。在未出现背/肩外科综合征时，造影剂分布和流失的图像可保证不形成小腔，可使更多的造影剂慢慢地安全注入。这一点在颈段硬膜外腔注射时尤其重要，因为那里几乎没有空间以形成小腔。

如果存在硬膜外腔纤维化，硬膜外腔造影术对描述纤维化的范围和形态非常有用，还能识别受影响的神经根。它给出了颈、胸、骶尾段硬膜外神经成形术时粘连松解范围的标准，以及能指导治疗及进一步处理。

硬膜外腔造影术在进行颈段硬膜外层间和椎间孔径路注射类固醇非常重要。腔隙形成引起的脊髓受压是存在的，只有硬膜外腔造影术能适当地识别流失。颈段椎间孔径路时，因为神经根供应血管进入脊髓，必须保证硬膜外腔造影术时不将造影剂注入血管。目前有部分文献报道，颈段椎间孔径路注入类固醇时造成局部的脊髓损伤，这个并发症的一个可能的机制是局麻药和部分类固醇被注入神经根供应血管。

临床相关的解剖

背侧硬膜外腔上连枕骨大孔，下达骶切迹，前为脊膜，后为板状骨膜和黄韧带。它延伸至枕骨大孔中包裹传出神经根。此腔在骶管中最大，在颈中段受限。背侧正中皱襞是背侧正中的韧带，可将硬膜外腔分成左、右两部分是不完全的，但是连续的，可限制造影剂进入身体同侧的硬膜外间隙。腹侧硬膜外间隙上连枕骨大孔，下达骶切迹，前为后纵韧带，后为硬脊膜。

硬膜外间隙中含有脂肪、疏松结缔组织和静脉。它还可能含有脊髓神经根供应动脉，它与颈段椎间孔径路硬膜外腔注射类固醇有一定的相关性。

材料

硬膜外腔造影术在对碘不过敏的患者通过向硬膜外腔注射非离子状态的水溶性造影剂而安全的实施。因为存在鞘内使用造影剂的可能性，所以，硬膜外腔造影术时造影剂的选择是基于鞘内使用造影剂的原则。目前唯一使用的造影剂为三碘三酰苯(欧乃派克)。虽然该药中有机碘的浓度可为140~360ml/mg，只有180ml/mg、240ml/mg、300ml/mg碘的药物可用于鞘内注射。在小儿，只有180ml/mg碘造影剂可用于鞘内注射。碘异肽醇(碘帕醇)是另一种非离子水溶性造影剂，但它不能用于鞘内注射。

硬膜外腔造影术禁止使用离子非水溶性造影剂。如果不慎将这些药物注入鞘内，可引起威胁生命的癫痫发作。将造影剂注入硬膜外腔前一定要再三确认，因为将这些药注入硬膜外腔的后果是威胁生命的。

操作方法

硬膜外腔造影术可通过多种常用的方法到达硬膜外腔。通过阻力消失、悬滴方法或荧光镜方法确定硬膜外针尖的位置后，把一个含有5ml造影剂的注射器接到硬膜外针上。通过细心的回吸排除穿刺针在鞘内血管内。造影剂最早的注射是在连续荧光镜的帮助下来确定造影剂在硬膜外腔流动。推荐将最初注射的造影剂的量限制在可确定造影剂在硬膜外腔远端扩散的最小剂量。如果怀疑存在硬膜外腔纤维化，穿刺点周围总有可能形成小腔，那么即使注入小量的造影剂(1~2ml)，也可能压迫周围的结构。这一点在颈、胸段硬膜外腔尤其重要。在确定没有形成小腔之后，可将扩散所形成图像所需的其余造影剂注入。造影剂注射应在连续荧光镜下完成，以确定可能的血管流失图像及测定造影材料连续流动。造影剂可流向阻力最低的区域，此时可确定充盈缺损，即提示该区域存在硬膜外瘢痕。荧光在确定硬膜外扩散图像的前后位和侧位扫描时都应使用。

该得到造影剂的3个最基本的图像：硬膜外腔、硬膜下和鞘内。硬膜外图像的特点是局限在硬膜外间隙线的网状图像，如“圣诞树”状的流动显示的是充盈的传出神经根。如果使用更多的造影剂，还可能显示更高水平神经根。如果存在背侧硬膜中间皱襞，图像只显示一侧的硬膜外腔和传出神经根并不少见。造影剂在自由流动的图像中应向上、下扩散。

造影剂注入硬膜下间隙，可在前后位扫描时得到一个斑驳的纤细图像。侧位像显示的是比注入造影剂所期望的造影区域要高许多水平的一条实“线”。不推荐进行硬膜下腔治疗性注射，应将穿刺针重新定位。重要的是，硬膜下造影图像在前后位扫描时很难显示，所以要强调的是，在确定穿刺针的正确位置时必须同时有前后位和侧位视野。

鞘内造影剂注射显示的是脊髓造影，在腰段脊髓显示的是神经根/马尾的轮廓。注入的造影剂不会扩散以显示传出神经根，而且将被限制在中线区域。在颈、胸段区域，鞘内造影剂注射将扩散到侧面，在扫描中将脊髓侧面显示成“两条线”。

如果硬膜外腔造影术是在骶管进行，它对需要尾部神经成形术的硬膜外瘢痕的显示非常有效。这些区域在色素扩散中显示为充盈缺损。这种充盈缺损在S_2水平以下不常见，但在S_1以上很常见。这种充盈缺损区域可通过尾部导管到达，神经成形术可通过重复硬膜外注入透明质酸酶来进行。如果完成的正确，这些充盈缺损区域可通过神经成形术溶解。

副作用与并发症

硬膜外腔造影术可在颈、胸、腰、骶段椎管安全进行。引起脊髓压迫和脊髓病小腔形颈、胸段膜外间隙造影时是个确实需要关注的问题，不需要过分地强调对远端造影剂流失的显影的必要性。造影剂注入脊髓根部供应血管在脊髓所有节段都是个值得注意的问题，同时还要持续细心地观察血管图像。

偶尔会观察到造影剂注入鞘内。三碘三酰苯(欧乃派克)是唯一可使用于鞘内的造影剂，有文献报道鞘内注射三碘三酰苯可引起强直性阵挛性癫痫发作，但却是一种罕见的并发症。

造影剂引起的肾病在大量注入造影剂时有可能发生，但很少发生在硬膜外腔造影术，因为硬膜外腔造影术时造影剂吸收慢，到达到肾时的浓度有限。在肾功能不全患者造影剂的总量应限制在最小有效剂量之内。

（刘康　马丹丹）

第十章 神经阻滞用于疼痛的诊断

疼痛患者成功治疗的关键是正确的诊断。但这种观点还只是在理论上成立,而要在现实的每个患者中得以实现,却异常困难,原因包括以下 4 个不同的但又相互关联的因素:(1)疼痛是一种主观反映,即使可以定量,也是很难准确的;(2)人类的疼痛反应包括一系列明显和不那么明显的因素,他们可以上调或下调患者疼痛的临床表现;(3)我们目前对疼痛的神经生理、神经解剖和行为学的理解还不全面和精确;(4)疼痛专家们还在争论,才能得到最佳治疗疼痛是作为一种症状还是作为一种疾病。这些不确定的因素都可能导致疼痛的精确诊断存在问题。

由于对患者的疼痛做出正确诊断存在困难,所以对诊断性神经阻滞的过分依赖可导致患者的疼痛轻者几乎或根本没有好转,重者可因为只是基于这些诊断性神经阻滞而盲目实施一些创伤性外科手术或神经毁损术,从而给患者造成永久性并发症。

正确实施诊断性神经阻滞的路线指导

在开始讨论之际,必须指出的是,正确实施诊断性神经阻滞并不是没有限制的。最重要的是临床医师们应该小心使用从诊断性神经阻滞所获得的信息,而且只能将其视为所有诊断方法中的一部分来使用。诊断性神经阻滞获得的结果如果与疼痛治疗医师通过病史、体检、实验室检查、神经生理检查以及放射学检查所获得的临床印象相矛盾,应用怀疑的眼光去看待。这些不同的结果不能作为实施神经毁损术或创伤性外科手术的唯一依据,从这一点上说,它对缓解患者的疼痛几乎没有实际性的帮助作用。

以下是诊断性神经阻滞时应该和不应该做的要点: 应该分析诊断性神经阻滞所得的信息,以及患者的病史、体检、实验室、神经生理和放射学检查的信息,不要过分依赖诊断性神经阻滞所得到的信息;用怀疑的眼光看待诊断性神经阻滞所得到的不一致和相矛盾的信息,不要过分依赖诊断性神经阻滞所得到的信息,将其作为创伤性治疗的唯一依据;应该考虑正确完成诊断性神经阻滞的技术局限性;应该考虑影响诊断性神经阻滞效果的个体解剖差异性;在分析诊断性神经阻滞效果时,应该考虑伴随的其他疼痛;如果患者没有你将试图诊断的疼痛时,不要行诊断性神经阻滞;应该考虑影响诊断性神经阻滞效果的行为因素;应该考虑患者在行诊断性神经阻滞前曾服用药物。

除了以上的警告之外,还应注意到,诊断性神经阻滞的临床可行性可能会受到技术限制的影响。一般来说,从诊断性神经阻滞所获取的资料的可靠性与临床医师对神经所属的区域的解剖和功能的精通程度以及临床医师阻滞操作的实践水平直接相关。即使在最能干的医师中,某些神经阻滞的技术要求也高于其他神经阻滞, 这样就增加了阻滞效果难以达到最佳的可能性。如果需阻滞的神经、神经节或神经丛周围还存在其他神经结构,则可能导致它们在无意间被阻滞,而且不易被人们发现,从而造成临床医师们所见到的并不是真实的结果(如星状神经节周围有低位颈神经根、膈神经和臂丛神经)。

尽管不能完全消除，但是放置穿刺针时应用 X 线透视和 CT 引导的方法可降低技术障碍。局麻药中加入少量的放射性非显影造影剂，可以增加阻滞的精确性。然而，临床医师们应该清楚，过分依赖它可能会导致错误的结论。而且还应该记住的是，有可能存在一些没有发现的解剖异常，他们可以进一步混淆诊断性神经阻滞的结果[如重叠的神经根、Martin Gruber 交通支（正中神经、尺神经交通）等]。

因为每一种疼痛体验只有患者才能感知，所以临床医师们确实无法将它定量，因此应该采取特殊的方法，以保证诊断性神经阻滞拟诊断的疼痛类型对于每个人都一致。有些患者不止有一种疼痛。一个患者可患有根性疼痛及酒精性神经病造成的疼痛。实施的诊断性神经阻滞可能会解除患者疼痛中的一个来源，而另一个来源却得不到处理。

如果患者的疼痛是一种伴随症状（如行走痛、坐立痛等），那么在没有诱发出这种疼痛时给予诊断性治疗几乎或完全没有价值。这通常意味着，临床医师们必须谨慎选择诊断性神经阻滞的类型，以使患者能安全地进行可诱发其疼痛的活动。诊断性神经阻滞不能在患者没有或不能诱发出疼痛专家试图诊断的疼痛时进行，因为此时疼痛不能定量。

通过评价药物预期作用时间与神经阻滞时间的关系，可以增强诊断性阻滞的准确性。如果疼痛缓解的时间与使用的局部麻醉药或阿片类药物的作用时间不同，那么在单纯依靠唯一诊断性神经阻滞的结果做出判断时应特别小心。这种差异应归结为实施诊断性神经阻滞时的技术缺陷、解剖变异及患者疼痛的行为学因素。

要记住的是，诊断性神经阻滞本身引起的疼痛和焦虑可能混淆技术上非常完善的神经阻滞的结果。临床医师们应该警惕，很多疼痛患者在进行诊断性神经阻滞前可能因为害怕服用过药物从而可能混淆观察到的结果。显然，诊断性神经阻滞前镇静药或抗焦虑药的使用可进一步混淆神经阻滞的结果，应该努力去辨析清楚。

特殊的诊断性神经阻滞

局部麻醉的早期支持者，如 Labat 和 Pitkin 都相信阻滞全身任何神经都是可能的。虽然这些前辈们遇到了很多技术难题，但他们毫不放弃。他们这么做不仅是因为他们相信局部神经阻滞的临床可行性和安全性，还因为目前可供选择的缓解患者外科疼痛的方法不够吸引人。1942 年，Harold Griffith 研发出了肌松剂箭毒，改变人们的了这种想法。在较短的时间内，局麻进入了那些支持者被认为很古怪的历史时期。正如埃及防腐剂技术失传一样，那时常用的很多局部麻醉技术也失传了。目前留给我们的只是那些经历了外科麻醉考验的操作。其中大部分不过分依赖技术。而且实施起来十分安全。这些技术有作为诊断性神经阻滞的临床可行性。下面将讨论最常用的几种诊断性神经阻滞。

诊断性椎管内阻滞

很多脊髓和硬膜外阻滞作为疼痛的诊断方法都得到了广泛应用。由于局麻药阻滞交感神经、躯体感觉神经和运动神经的敏感性不同，所以可形成差异性脊髓和硬膜外阻滞，Winnic 提出的这一观点已深入人心。虽然如此，这些方法还存在一些技术困难，从而限制了从其获得信息的可信性。这些困难包括：(1)不能准确测量每种神经纤维被阻滞的程度；(2)可能存在有不止一种神经纤维被同时阻滞的可能性——导致临床医师们将患者的疼痛归结成错误的神经解剖结构；(3)患者不可能对交感神经阻滞带来的温热感和躯体感觉以及运动神经纤维阻滞带来的麻木感和运动障碍“熟视无睹”；(4)各种神经被阻滞时的时间线性关系，即较敏感的交感神经纤维最先被阻滞,其次是敏感性较差的躯体感觉神经纤维,最后是较不敏感的运动纤维被破坏。但令人不解的是,实际却往往是患者在体验到交感神经被阻滞时的温热感之前,已体验到某些感觉神经阻滞引起的感觉;(5)即使椎管内阻滞程度足够允许外科手术,伤害性传入冲动仍能传到颅内;(6) 疼痛引起的神经生理改变可以提高或降低神经的启动阈值——提示即使药物在亚阻滞浓度,发生敏化的传入神经也可能停止启动;(7)已经明确,疼痛传递可在脊髓、脑干及更高水平受到调控,可能改变即使是非常细心完成的差异性神经阻滞的结果;(8)疼痛引起的患者的明显行为改变可能影响患者向临床完成神经阻滞的医师报告的主观反映。

尽管有这些缺点,但差异性椎管内阻滞仍是诊断不明原因疼痛的临床有力工具。临床医师可通过以下方法提高此种技术的敏感性:(1)使用反相差异性脊髓和硬膜外阻滞,即使用高浓度局部麻醉药诱导深度运动,感觉和交感神经阻滞,而在阻滞消退时对患者进行观察;(2)用阿片类药物替代局部麻醉药,避免因感觉缺失而影响患者的反应;(3)使用作用时程不同的局部麻醉药或阿片类药物(如利多卡因与布比卡因或吗啡与芬太尼)反复数次进行阻滞,比较阻滞结果的差异。不管这种技术是否经得起时间的考验,但 Winnie 对临床医师的警告,即交感神经介导的疼痛是很难诊断的,则会世代相传。

枕大神经和枕小神经阻滞

枕大神经是由 C_2 神经的后支及 C_3 神经的一小支组成。枕大神经与枕动脉一起在项上脊下面一点穿过筋膜,负责头皮后面中部及头顶部前面的神经支配。枕小神经来源于 $C_{2\sim3}$ 神经的腹侧支。枕小神经沿胸锁乳突肌后缘上行,分出皮支,支配头皮后面的侧面和耳郭的颅侧面。

选择性枕大和枕小神经阻滞可以为疼痛专科医生在诊断颈源性头痛原因时提供有用的信息。通过成功阻滞实施寰枢、寰枕、颈部硬膜外、颈椎小关节以及枕大、枕小神经阻滞,可帮助疼痛专科医生鉴别出哪些是促使患者出现头痛的神经。

星状神经节阻滞

星状神经节位于颈长肌的前面。该肌肉位于 C_7、T_1 椎骨横突的前面。星状神经节由 C_7、T_1 交感神经节融合而成。星状神经节位于椎动脉的前内侧、颈总动脉和颈静脉的内侧,气管和食管的外侧。因为星状神经节与颈神经根和臂丛离开部相邻,所以实施星状神经节阻滞时会无意阻滞这些结构,造成对星状神经节阻滞结果分析的困难。

选择性阻滞星状神经节可以为疼痛专科医生在试图确定不明原因上肢或面部疼痛时提供有用的信息。通过阻滞臂丛(最好是腋径路)和星状神经节,疼痛专科医生可以鉴别哪些是诱发上肢疼痛的神经。选择性成功阻滞星状神经节、三叉神经和蝶腭神经节,可以辨析出引发难以诊断的面部疼痛的神经。

颈椎关节阻滞

颈椎关节突关节由邻近椎骨的上、下关节突形成。除了寰枕及寰枢关节,其余的颈椎关节突关节是真性关节,内衬有滑膜,而且有一个真性关节囊。这种关节囊有丰富的神经支配,从而被称为关节的疼痛发生器。颈椎关节突关节对关节炎改变及加速-减速外伤引起的创伤非常敏感。关节的这种损伤可通过滑液关节炎症和粘连引起疼痛。

每个关节突关节接受两个脊髓水平的神经支配。每个关节接受同水平脊神经后支纤维以及上一个水平脊神经后支纤维。这个事实可以解释关节突关节介导的疼痛的不易定位本性,也可以解释为什么被侵犯椎体水平的上一个椎体被阻滞可以彻底缓解疼痛。在每一个脊髓水平,后支还分出一个内侧支,包围本椎体水平的关节脚的凸面,提供关节突关节的神经支配。

选择性的阻滞颈椎关节突关节可以为疼痛专科医生在试图诊断颈源性头痛和/或项痛原因时提供有用的信息。成功阻滞寰枢、寰枕、颈部硬膜外,以及枕大、枕小神经,疼痛专科医生可以鉴别出哪些是促使患者出现头痛和/或颈痛的神经。

肋间神经阻滞

肋间神经来源于胸椎旁神经的前支。1 个典型的肋间神经有 4 个主要分支。第 1 支是与交感神经链相连的灰交通支的节后无髓鞘纤维。第 2 支是后皮支,它支配脊柱旁区域的肌肉和皮肤。第 3 支是外侧皮支,它从腋前线发出,外侧皮支主管胸壁和腹壁的大部分皮肤的神经支配。第 4 支是前皮支,支配胸壁和腹壁中线的神经。偶尔,某一个肋间神经的末端可能越过中线支配对侧胸壁和腹壁的感觉神经。这个事实对使用肋间神经阻滞诊断胸、腹痛有特殊的意义。T_{12} 神经被称为肋下神经,它的独特之处在于它发出一分支参与 L_1 神经,所以参与腰丛。

选择性阻滞可能参与患者疼痛的肋间神经和或肋下神经可以为疼痛专科医生在试图诊断胸壁痛和/或腹痛原因时提供有用的信息。成功阻滞肋间神经和腹腔,疼痛专科医生可以鉴别出哪些是促使患者出现胸壁痛和/或腹痛的神经。

腹腔神经丛阻滞

腹腔内脏的交感神经支配来源于脊髓的前侧角。来自 T_5~T_{12} 的节前纤维与前根一起行走离开脊髓,在汇入到交感神经链的过程中加入到白交通支。这些节前纤维并不是与交感神经链形成突触联系,而是越过交感神经链,最终与腹腔神经节形成突触联系。内脏大、内脏小、内脏最小神经发出的大多数节前纤维汇入腹腔神经丛。内脏大神经来源于 T_5~T_{10}。该神经沿胸部椎旁组织穿过膈肌脚进入腹腔,终止于同侧的腹腔神经节。内脏小神经来源于 T_{10}~T_{11},与内脏大神经一样止于腹腔神经节。内脏最小神经来源于 T_{11}~T_{12},穿过膈肌到达腹腔神经节。

腹腔神经节解剖的个体差异非常明显,但从解剖学研究的结果来看有以下共同点。神经节的数目有 1~5 个,直径为 0.5~4.5cm。神经节位于主动脉的前方和前侧方。左侧的神经节与右侧的神经节相比普遍低一个椎体水平。但两组的神经节都位于腹腔动脉水平以下。神经节通常位于第 1 腰椎水平附近。

节后纤维从腹腔神经节发出,伴随血管走行,支配腹腔内脏。这些器官包括食管末端、胃、十二指肠、小肠、降结肠和邻近的横结肠、肾上腺、胰腺、脾、肝及胆道系统。这些节后纤维、来源于节前内脏神经的纤维,以及腹腔神经节组成腹腔神经丛。膈肌将胸腔与腹腔分离开来,但有很多胸腹腔组织穿过,包括主动脉、腔静脉和内脏神经。膈肌脚是双侧结构,来源于上 2 或 3 个腰椎及椎间盘的前外侧面。膈肌脚形成一个屏障,有效地将内脏神经与下面的腹腔神经节和神经丛进行了分离。

腹腔神经丛位于膈肌脚的前面。腹腔神经丛位于主动脉的前面和周围,在主动脉前面纤维密度最高。单针法穿过主动脉的腹腔神经丛阻滞,针尖应靠近神经纤维的这个致密区。腹腔神经丛与周围组织的关系是:主动脉位于椎体前缘前面和稍左侧。下腔静脉位于右侧,肾在大血管后侧方。胰腺位于腹腔神经丛的前面。所有这些结构部位于腹膜后间隙。

选择性腹腔神经丛阻滞可以为疼痛专科医生在试图诊断胸壁痛、腰痛和或腹痛原因时提供有用的信息。在患者继续就诊时,分别阻滞肋间神经和腹腔丛,可以帮助疼痛专科医生鉴别出哪些是促使患者出现疼痛的神经。

选择性神经根阻滞

X 线检查和穿刺针技术的发展增加了人们使用选择性神经根阻滞诊断颈、腰段根性疼痛的兴趣。虽然技术要求高，而且可能出现并发症，但选择性神经根阻滞常常与激发性椎间盘造影术相结合，辅助确定患者疼痛病灶的位置。使用选择性神经根阻滞作为诊断方法时，需要特别小心。因为神经根与硬膜外腔、硬膜下腔、蛛网膜下腔相邻，所以在试图阻滞单个颈或腰神经根时，很容易无意间将局麻药注入这些间隙。如果将小量的局麻药或造影剂注入，这种错误在 X 线下不总是容易识别的。

结语

在仔细获得病史、完善体格检查以及进行必要的放射学、神经生理学及实验室检查仍未获得清晰的诊断时，使用神经阻滞方法评估患者的疼痛成为下一步的合理选择。但盲目信任诊断性神经阻滞，将其作为施行创伤性或神经毁损手术的唯一依据，则可能带给患者更多的伤痛。

（薛静　马丹丹）

第十一章　肌电图与诱发电位检查

肌电图

肌电图(EMG)检查用于治疗和诊断疾病有如下作用:(1)对周围神经疼痛的定位具有重要价值;(2)通过排除周围神经病变而确定疼痛的部位或机制为中枢神经病变提供证据;(3)同时为发生在围麻醉期神经损伤的原因、部位、时间和预后提供证明资料。另外,EMG是临床医师转诊的一个程序。

EMG是临床神经学检查有益的延伸,因此,它是疼痛诊断和治疗的一个辅助手段。EMG可用在有疼痛症状的周围神经病变、诱发性神经病变、创伤性神经损伤、神经根和多发性神经根疾病、腰和颈部椎管狭窄、蛛网膜炎和痛性肌炎。应用电诊断技术对疼痛的诊断和治疗所固有的问题与以前采用的物理检查,放射性检查、其他影像技术检查、治疗性诊断检查所遇到的问题相似。疼痛是一个主观经历,它最后的病因学诊断以及疼痛综合征的诊断性治疗都是包括EMG在内的相关资料支持的临床诊断,临床没有使疼痛主诉具体化的"石蕊试验",疼痛症状的最终诊断只能是靠像EMG检查的相关数据的临床诊断。在这方面,EMG检查与放射性检查、其他图像检查或实验室检查没有什么不同。

生理学机制

肌肉电位的产生

当超过阈值的刺激传到神经肌肉接头时,肌肉纤维几乎同时收缩。随着兴奋性收缩物质的释放,兴奋性刺激波便会沿着肌肉纤维表面迅速传播(兴奋-收缩偶联)。刺激沿着包绕肌肉纤维的兴奋性细胞膜传导。动作电位的产生是由于离子流的快速流动导致跨膜电位迅速的一过性波动。肌肉纤维的静息跨膜电位是90μV,其中膜内电位为负,在发生兴奋时静息电位暂时逆转形成膜外为40μV的负电位。该运动电位以3.5~5m/s的速度在不同的肌肉纤维传导.沿着肌肉内前角细胞的分支的传导非常迅速以致一个运动神经元支配的所有肌肉同时兴奋。

细胞外记录的电压与EMG的一样,因为电极所收集到的动作电位是通过兴奋纤维周围的介质介导的容积传导电位。外部介质的阻抗比纤维内的小,所以,细胞外记录的电压只有细胞内的2%~10%。反射或随意运动的功能单位是运动单位,运动单位是被前角细胞单独支配的一组肌肉纤维。运动单位的大小可有很大差别,支配肌肉进行精细运动的运动神经元含有较少的纤维,如一个眼外肌运动神经元只有5~7根肌纤维,然而,一个腓肠肌的运动神经元所支配的肌纤维数目可达3500根。抗重力肌如背伸肌或腓肠肌因为要求很高的肌张力和很低的精细性所以每一个运动单位有很多根纤维,各个运动单位内含有的肌纤维横截面变化很大(如肱二头肌是55mm,股直肌、胫骨前肌和对拇肌是8~9mm)不同运动单位的肌纤维交叉分布,这就是为什么通过同样肌内标记点的EMG可以辨认4~6个运动单位的原因。正常肌肉组织中单一运动单位的电位只有在进行弱的、随意运动时才可以区分开，因为不同运动单位的电位频率、幅度和形态都不同(有的易兴奋，有的不易兴奋)，不同电位表现不同，这是因为电极与兴奋性运动单位中每一个纤维的距离不同，以及同一范围内的运动神经元的神经末梢的不同分布或一个电极只在肌肉的某一个部位。显示器显示向上偏离表示电位为负，向下偏离表示电位为正，在下一个快速的邻近电位中出现向上或负性的偏离。

神经传导

神经轴索的细胞膜(轴膜)将轴浆与细胞外液体分开，细胞内外离子的不均衡分布产生跨膜电位，静息膜电位为70mV，相对于细胞膜外膜内为负电位。当神经纤维受到刺激后引起跨膜电位的变化使钠离子通道开放，快速而短暂的钠离子内流产生动作电位。该电位在轴索上传导速度依赖于神经是否有髓鞘。在有髓纤维动作电位是在郎飞结之间发生的，结果动作电位呈跳跃式传导。神经传导速度依赖于有髓纤维的直径，细纤维传导速度很慢为12m/s，而大的运动和感觉纤维的传导速度是50~70m/s，人体内无髓纤维的传导速度是2m/s。

影响神经传导速度的因素除了轴突有无髓鞘外，还有肢体的温度，患者年龄(婴儿的传导速度慢，老年人传导速度缓慢增加)和个体的身高，因为它可以增加郎飞结之间的距离，

基础检查

肌电图和肌力的分级必须与患者的临床检查相结合，这对于EMG医师出示EMG临床报告至关重要。EMG是神经病学检查的扩展，每一次检查必须因人而异。因为它是临床检查的延伸，要求对受累的前角细胞单位试验性问题和患者情况充分评价，对于肌电图医师所确定的病变阶段或怀疑周围神经系统受累阶段，检查是要确定推定的临床诊断正确与否。

传导性检查

针电极检查是用来确定:(1)肌肉和支配它的神经的完整性;(2)病变位置;(3)肌肉本身的异常。

电极可以是单极的也可以是同心针电极。通过以下步骤进行检查:(1)测试肌肉在松弛状态的活动性:(2)评估发生的任何插入的活动性;(3)评估可见的弱的随意运动的活动性;(4)募集现象(如:随着作用力的增加，运动单位或多或少的顺序性增加);(5)测定可见的最大随意运动的方式(称为"干扰型态"该名词来源于从静止基线分辨出的肌肉动作电位有一定干扰性)。

正常肌肉组织中针形电极的检查

插入性电活动

当针电极插入正常肌肉组织诱发一个持续不到2~3ms的短暂的突发性电活动，它比针头移动时间稍长一些，这个产生50~250mV电压的活动被称为插入性电活动。该插入性电压是创伤、机械性刺激或肌肉纤维的兴奋使肌肉纤维产生的放电现象。

自发性电活动(静止状态)

当针头静止和肌肉松弛时，正常肌肉应该是没有电活动出现的，除非针头处于运动终板上。两种终板干扰电活动是正常的:(1)代表细胞外终板微电位的低振幅和波动的放电;(2)电极针刺激肌内神经末梢兴奋单根肌肉产生的间歇性高幅放电。静止期的任何其他的自发放电都是不正常的。在神经分布丧失或原发性肌纤维病变时插入性电活动持续时间延长，在肌病或晚期的肌肉退化变性中肌肉组织被脂肪或纤维结缔组织代替时，插入性电活动持续时间缩短。

随意活动

在对静息状态的肌肉研究后对肌肉的随意括动和运动单位动作电位进行了分析。如以前生理学所讨论的那样,运动单位是指一个运动神经元和它的轴索所支配全部肌纤维。运动单位大小不同,有的只有 5~10 根肌肉,有的含有 1000 多根肌肉。当运动神经元放电时它激活运动单位的所有肌肉纤维。收缩力的强弱取决于参加的运动单位的数目。开始于单个运动神经元的放电在显示器的屏幕上可以辨认出它的特殊形态。随着力量增加参加收缩的运动单位增多,但仍然可以逐个被区分开,同时它们有各自的波形和扬声器中所表现的不同听觉形式。当收缩力增加,单个运动单位的动作电位也会增加, 后来参加的其他运动电位的动作电位产生频率也会增加。从某种角度讲,这就好像是有许多不同乐器参加的管弦乐。这个现象被称为“顺序添加原则”。在正常肌肉组织中,随意肌收缩强度与增加的运动单位数目和放电频率直接相关,对于运动单位的分析包括波形、振幅和干扰形态。

波形

大多数运动单位是双相性或三相性的。波形曲线与基线相交的次数的多少决定相数。与基线交叉超过 5 次的运动单位就被称作多相性的。虽然在健康的肌肉组织偶尔可见多相性的运动单位但它们很少,一般不超过总数的 15%,在一些肌肉组织多相性运动单位多见。多向性电位是纤维同步性的计量标准。

振幅

运动单位的纤维数量和 EMG 电极针的型号决定运动单位的振幅, 单极的电极针的振幅比双极的或同心形电极的振幅大。正常振幅范围是 1~5mV。因为运动单位振幅是单位内每一根肌纤维振幅的总和,大的运动单位有大的振幅,小的运动单位有小的振幅。

干扰方式

由于最大随意运动,许多运动单位也加入其中并且放电频率增加。他们“彼此间相互干扰”,所以,对他们的认识没有对单一运动单位认识深刻。这就提出了干涉方式,在正常肌肉组织是“全”的干涉方式。发生的各种异常意味着完全性失神经支配疾病的出现——软瘫包括周围型、神经源型或前角细胞型。另外,肌源型软瘫也可能发生。

通常,根据严格检查后发现的异常可以确诊神经根病,全身性神经病变、局灶性或单一神经病或神经丛病。以下是在异常肌肉组织中电极针的异常:(1)插入性电活动(增加或减小);(2)自发性活动(肌纤维震颤、正向尖波或肌束震颤);(3)运动单位随意运动异常,特别是募集现象;(4)运动单位形态异常(如过度多相性)。

神经传导的研究

研究神经传导在确定是否存在神经病变和神经病变的分布方面具有重要价值(如:单神经炎、多发性神经炎,多元性单神经炎)。也能为神经病变的病因学鉴别诊断,确定神经传导阻滞和诱发部位及了解周围神经病变的进展(如病情好转与所有变化的对比,神经切开后的神经支配恢复术。确定神经传导是否完整正常—更重要的是能确诊神经肌接头疾病,如重症肌无力或肌无力症候群)提供有价值的信息。

将电极针插入正在研究的神经所支配的肌肉组织或用表面电极贴在肌肉上测试运动神经传导速度。例如:通过检查第 1 指骨间肌测试尺神经的功能。刺激神经(在腕部刺激尺神经),反应的潜伏期(显示器上显示的从刺激至达到产生棘波之间的时间长度)便会确定,反应通常是棘波样的大运动单位的动作电位。刺激尺神经可以在腕部也可以在腋中线。刺激两点的潜伏期和两点间距离不同为计算传导速度提供依据。

F 波

F 波定义

通过诱导前角细胞背侧放电产生小的迟发的肌肉反应即 F 波反应,研究包括邻近两点之间在内的沿轴索进行的运动神经传导速度。刺激几乎任何混合神经都能出现 F 波,但是正中神经、尺神经、腓神经和胫后神经最常用。如果标准的运动神经末梢传导速度是正常的,越接近远端 F 渡潜伏期越会缓慢增加。不同实验室确定 F 波潜伏期的方法不同,每一个连续刺激的 F 波潜伏期数值都有几毫秒的差别,一些检查平均为 10ms、30ms 或 50ms,最短是 10ms 或 20ms。肢体温度和上下肢长度可以影响结果。与对侧无症状肢体比较有助于判断。

并发症与潜在的危险性

除 F 波的可变性和如何在不同实验室获得 F 波外, 临床 EMG 医师滥用 F 波对不是但接近神经或神经根的病变进行诊断。应用 F 波对吉兰-巴雷综合征早期通常是发病最初的 10 天的诊断最有意义。F 波在神经根病变的检查的作用仍有很大争议。

H-反射

H- 反射的定义

H-反射或“霍夫曼反射”是将电极贴在腓肠肌和比目鱼肌重叠部位通过在腘窝电刺激胫后神经记录的一个频率较慢而持续时间较长仅次于最大电休克的反应。刺激沿感觉纤维到达脊髓,与 α 运动神经元形成突触后连接,然后运动纤维到达腓肠肌。H-反射的潜伏期很长,在 40~45ms。他们主要在 S_1 神经根分布区进行,在其他肌肉组织不能进行连续记录,确定反射延迟或不对称时需要与对侧肢体进行对比。

H-反射比 F-波更常用,该研究的主要原因是对怀疑 S_1 神经根病变的病情检查,该病变的病史和/或物理检查对其诊断都有提示,但 EMG 却正常。在许多病例发现 H-反射缺失,表明 S_1 神经传导发生问题,腱反射消失或减弱在物理检查中就可以发现,所以其他检查都是多余的。

当对侧腿检查也没有正常 H-反射出现时就会没有对照,这样会有危险发生。如果 H-反射双侧缺失便是全身性疾病的表现,如周围神经病变。老年人没有标准的 H-反射是正常的。另外,标准的 EMG 检查显示单侧 H-反射缺失不能说明损伤发生的时间,因为可能是以前损伤的结果。

定量感觉测试

定量促汗轴突反射

定量感觉检查采用不同方式. 包括通过 Peltier 装置采用上下温度可控的放射性抗原微量沉淀反应对躯体温感觉定量测试。冷感觉反射阈值的测定反映细小的 $A_δ$ 有髓传入纤维功能。温度感觉反射阈值反应小的无髓传入纤维功能,冷痛和热痛阈值反应无髓 C 纤维多种伤害性感受器和细小的 $A_δ$ 纤维伤害性感受机能障碍的特征。要想从定量躯体热感觉测试获得更多信息就必须测试热感觉和冷感觉。在多发性神经病变患者肢体不同位置进行定量感觉测试会为病变生理进程提供有用信息,并且评估对疾病的治疗和进一步发展情况或疾病的改善情况。

定量促汗轴突反射试验(Q-SART)是定量体温调节试验。已经用于节后促汗反射障碍和节前突触退行性病变的测定。该试验对远端小纤维神经病变最敏感,现在应用的各种仪器试图将轴突病变与脱髓鞘性多神经病区分开。

临床相关性

临床相互关系是基于详细的病史、临床检查和电诊断的研究。电诊断能很明确地将神经病变与肌肉病变区分开，并且可以确定神经病变的性质包括：全身性、局灶性、轴索性或是神经脱髓鞘病变——因此可以说电诊断研究为疾病的病因学诊断提供了重要提示。神经创伤伴随着神经脱髓鞘疾病的康复出现。特别注意解剖学细节神经根病变或神经丛病变就可以确诊。

神经损伤

像撕裂伤等损伤后，神经经常完全断裂。剩下的神经支配的肌肉组织记录的去神经电位是正相的尖波或肌纤维震颤电位.见不到运动神经元的动作电位。然而，有时损伤是不完全的并且神经损伤类型和程度不确定。

神经失用症是最轻的神经损伤形式，是一种与轴索结构无关的神经传导缺失。压迫性或缺血性神经损伤经常发生传导阻滞，例如：轻度卡压性神经病变或压迫性神经损伤，如桡神经麻痹（“星期六夜晚麻痹”）。在神经失用性损伤中有局灶性脱髓鞘神经性疾病的发生，测定神经传导的连续性可以确定传导阻滞的部位，也可以为确定未来几天或几周内神经损伤是否会进展或恢复提供预后。

轴索断裂伤是轴索的髓鞘断裂，是神经损伤中比较严重的形式。神经管是由完整的神经束内膜和外膜组成，神经损伤导致轴索远端到损伤部位的神经沃勒变性，运动和感觉障碍与肌肉萎缩和反射缺失有关。损伤 4~5 天后神经远端便对任何刺激不发生反应。在损伤后 1~2 周内在针电极 EMG 上可见正性尖峰波。在 2~3 周内在所累及的肌肉组织可见肌纤维震颤波。完整的神经束交织成网状对神经轴索再生和预测康复是有利的，但对神经失用症是没用的。

神经断裂伤是神经损伤最严重的形势，由严重的神经断裂或神经横断伤组成。这种情况下，神经再生和恢复是不完全或不可能的，外科神经吻合术可以恢复神经的完整性。神经瘤与疼痛有关，在一些病例连续的 EMG 监测和神经传导研究可以明确轴索断裂伤与神经断裂伤的不同，同时在所有病例中，康复的电信号先于临床症状出现。

非创伤性神经病变

非创伤性神经病变. 往往伴随阶段性神经脱髓鞘与神经传导速度减慢和诱发反应的暂时分散。在轴索变性中诱发电位振幅降低和神经速度减慢是其典型表现。EMG 提供神经支配恢复术的康复信息早于临床恢复的症状。神经支配恢复术最早的康复征象是开始的低振幅但呈多相性（“新生单位”）运动单位的随意运动。这在临床功能恢复的前几周就已出现。

多发性神经病变

EMG 和神经传导的判定对于多发性神经病变、轴突病变、脱髓鞘病变或混合性病变的确诊非常重要。当双侧对称性地出现异常的神经传导和 EMG 结果时便可以诊断多发性神经病变。全身的周围神经病变经常与疼痛有关，全身性周围神经病变包括：糖尿病、与胰岛素瘤相关的多发性神经病变、与营养不良相关的多发性神经病变、乙醇营养缺乏性多发性神经病变、与血管炎相关的神经病变、淀粉样变神经病变、中毒性神经病变（如砷和铊）、艾滋病相关的远端对称的多发性神经病变、Fabry 病、吉兰-巴雷综合征（急性炎性脱髓鞘性多发性神经病变）、慢性炎性脱髓鞘性多发性神经病变、原因不明的感觉，或（非常少见）感觉运动性多发性神经病变、源于肿瘤、赘生物等类肿瘤的多发性神经病变。

轴索性神经病变电诊断特征是:1.感觉神经动作电位振幅异常低或缺失;2.肌肉组织的混合动作电位振幅异常低或缺失;3.感觉和运动电位远端正常的潜伏期;4.正常或接近正常的感觉和运动神经传导速度。

如果疾病累及大的轴突,传导速度便会减慢,传导速度很少减慢到正常组织的 20%~30%。然而,在受累神经支配的肌肉会出现肌纤维震颤和正性尖峰波,而且一般远端受累更严重,足部肌肉比手部肌肉容易受累,下肢肌肉比上肢肌肉容易受累。当兴奋的肌肉组织不足和不完全干涉形态时运动单位的动作电位降低。有一些运动单位的振幅和持续时间会增加。

相反,弥散的神经脱髓鞘病变是以传导速度降低为特征,一般超过正常范围的 40%。远侧潜伏期也延长,感觉神经动作电位和混合肌肉组织的动作电位经常是低振幅或暂时分散的,除非次级神经轴突变性针式 EMG 不会显示肌纤维震颤或正向尖峰渡。在纯神经脱髓鞘病变没有肌肉纤维去神经现象,因为一些神经纤维传导被阻滞所以激活的运动单位数目会减少,除远端神经脱髓鞘时会有多相性的运动单位数量增加外,运动单位的持续时间、振幅或形态都不会有明显改变。

一旦有了明确的 EMG 结果无论是原发的神经轴索病变还是神经脱髓鞘病变,临床便可以确诊哪些是扩散性神经轴索病变,哪些是神经脱髓鞘病变。亚急性和慢性扩散性神经轴索病变包括许多中毒性和营养性神经病变如:尿毒症、糖尿病、甲状腺功能低下症、艾滋病、类肿瘤性疾病、异常蛋白血症、淀粉样变性病变等。糖尿病性神经病变开始于下肢神经传导速度减慢,一般在 32~38m/s 范围内,足内侧肌肉的肌纤维震颤波和正向波出现较晚。

脱髓鞘性多神经病包括遗传性运动和感觉神经病变 1 型和 3 型,Refsum 病、多病灶性脑白质营养不良和 Krabbe 病。急性非均一性神经脱髓鞘疾病包括吉兰–巴雷综合征、白喉、急性砷中毒,但是包括慢性炎性多发性神经脱髓鞘病变(CIDP)、特发性病变、艾滋病性神经病变和各种病变蛋白血症、异常蛋白血症和骨硬化性骨髓瘤。

单一神经病变、压迫性神经病变与诱发性神经病变

单一神经病变就是一根神经明显受损。临床表现明显不同于多发性神经病变,同时患者有较高概率的创伤和微创伤病史。亚型包括压缩性神经病变,在此,急慢性神经压缩导致不同程度的神经损伤和诱发神经病变,如神经的解剖结构发生改变,神经行走空间变窄或是坚硬的组织压迫神经。

在诱发性神经病变和压缩性神经病变中,最常受累的神经是正中神经、尺神经、桡神经、腓总神经和胫神经。机体病变如创伤、脉管炎、糖尿病、麻风病和肉瘤样病都会影响神经功能。电生理研究对定位单根神经的生理过程有很大帮助并且能将单一神经病变与多神经病变、神经丛病或神经根病区分清楚。

正中神经

正中神经最容易在其通过的腕管找到,但在肘关节正中神经从旋前圆肌的两个头之间通过所以可能受到损伤,而致密的结缔组织带(斯特里斯韧带正好在肘关节上面)很少压迫它。正中神经来源于 C_6~T_1 神经根(臂丛的内、外侧束)。通过对因为延长感觉和运动神经远端潜伏期而使其横过腕关节的传导速度减慢的定位确诊腕管综合征。另外,随着病情变化,在正中神经支配的手部肌肉组织会出现以肌纤维震颤、正向尖峰渡为主要形式的去神经反应,而且多相性运动单位减少。

旋前圆肌与前骨间综合征

旋前圆肌和前骨间综合征是正中神经受到邻近组织压迫而诱发的神经病变。旋前圆肌综合征在腕关节显示正常的感觉和运动神经的远端潜伏期，在正中神经支配的手和前臂肌肉组织除旋前肌以外都不会出现去神经反应。支配前骨间肌的运动神经是正中神经的分支，它的起点位于旋前圆肌的远端。在拇指和食指的屈肌可见去神经反应。

尺神经

尺神经起自 C_8 和 T_1 神经根（臂丛内侧束），并且在肘关节经常受到压迫、受累或损伤但是偶尔也发生在腕管或手掌深部（silver beater 麻痹）。EMG 检查可以帮助将 C_8~T_1 的神经根病变与神经丛病变或许多尺神经远端病变区分开。

当损伤发生在腕关节的 Guycm 管时，运动和感觉神经纤维都会受累并且它们动作电位的振幅减小。越过腕关节的感觉和运动神经纤维的远端潜伏期延长，运动神经传导速度没有减慢，越过肘关节的混合运动神经动作电位没有减少。掌深支损伤时没有感觉异常，所有的改变是运动神经远端支配区的损伤。当损伤发生在肘关节时，越过肘关节时的神经传导速度会减慢，一般比正常值少 25%~40%。正常值的确定依赖于测定方法（如上肢伸直与弯曲对比）。腕关节的感觉电位可以延迟或缺失，EMG 可以确定手内侧肌群和尺侧腕屈肌，肘关节正下方尺神经支配的肌肉组织的去神经反应。

桡神经

桡神经发自臂丛神经的后束，它起自 C_5~C_8 神经。在肱骨的桡神经沟容易受损，其受损程度仅次于肱骨外伤。桡神经沟损伤时除肱三头肌外所有的前臂伸肌均受累。腕关节损伤时只有桡神经浅支受损（“手铐病”），在腕关节桡侧面诱发的桡神经感觉电位会出现缩小或缺失的电生理异常现象。

后骨间肌综合征

后骨间肌综合征（有时指“复杂的或顽固的肱骨外上髁炎或网球肘”）是由于肘关节的旋后肌两个头之间 Frohse 弓性组织中桡神经分支的损伤。EMG 显示尺侧腕伸肌、指长伸肌、拇长伸肌和伸肌群受累。而许多邻近的旋后肌、桡侧腕伸肌和拇短伸肌及感觉纤维不受影响。

腓总神经

腓总神经起自 L_4~S_1 神经根也经常起自于 L_5 神经根，在腓骨小头容易受压。腓神经传导研究表明在踝关节腓骨小头的正上方和正下方刺激趾短伸肌记录的混合动作电位减少。

踝关节的胫后神经

胫后神经起自 L_4~S_2 神经根和骶神经根，在跗管容易受压，神经传导研究表明胫神经运动和感觉神经的动作电位远端潜伏期延长，这种症状比较少见。

坐骨神经

坐骨神经起自 L_4、L_5、S_1、S_2 和 S_3 腰骶神经根，一个有争议的症候群是梨状肌通过坐骨切迹时刺激坐骨神经出现的。通过在下肢肌放置电极针进行逐步检查便可对坐骨神经损伤确诊和定位。

其他少见神经病变

有许多潜在的单一神经病变，在上肢带受累神经包括胸长神经、肩胛背神经、肩胛上神经、肌皮神经、腋神经。在骨盆带受累神经包括股神经、闭孔神经、隐神经、股外侧皮神经和生殖股神经、髂腹股沟神经、臀上神经和臀下神经。EMG 可显示受累神经支配的肌肉组织出现去神经改变。在纯感觉神经病变中皮神经传导出现异常，如股外侧皮神经（“股痛感觉异常”），详细的EMG能将它与高位（L_1、L_2）神经根病区分，神经传导研究对于其他病变的早期诊断没有帮助。

神经根病

神经根病是发生在神经根的病变，必须与神经丛病变和其他复杂单一神经根病变以及神经损伤区分。神经根在颈部和腰部容易受压，但也容易被许多疾病累及，如：糖尿病、带状疱疹、癌瘤性浸润、淋巴瘤性浸润、肉样瘤病和传染病。由于损伤发生在神经根近背根神经节处，运动和感觉神经的传导速度正常，所以测定传导速度对神经根病的诊断没有意义，如果损伤严重引起轴突丧失时运动和感觉神经动作电位的振幅会有所降低。当累及 S_1 神经根时H-反射会缺失或延长。典型的神经根损伤通过电极针在椎旁和肢体肌肉适当位置进行测试，如果出现异常反应即可确诊。

因为肢体肌肉组织通常受多个神经根支配，肌肉功能正常不能除外神经根病变。EMG出现异常为神经根损伤提供客观证据同时为确定一个或多个神经根损伤部位及判定神经根损伤程度提供信息。

神经丛病

神经丛病的运动神经传导速度的研究有助于排除周围神经病变，除混合神经支配的肌肉组织动作电位振幅降低外其他基本正常。感觉神经传导只有在排除类似于周围神经损伤的其他损伤部位时有帮助。电极针测试是检查神经丛疾病的有效手段，但要求掌握神经丛的解剖学知识和神经丛特殊部分对肌肉组织的支配情况。

前角细胞机能障碍

前角细胞功能障碍除脊髓灰质炎急性发热阶段通常不会有显著的疼痛。

中枢神经系统功能障碍

在不合并周围神经病变的中枢神经系统疾病中，EMG和神经传导检查是正常的。

原发性肌肉功能障碍

许多原发性肌病是无痛的，其中包括先天性肌肉萎缩症。然而，一些获得性肌病（多发性肌炎）会有疼痛，代谢性肌病（糖原和脂类缺乏性疾病）可有疼痛和肌肉痉挛。大多数症状类似于肌病，其中许多是由中毒引起的。EMG最明显的作用是区别肌病和神经病变。电极针测试能将神经病变与肌病区分开，肌病的动作电位振幅降低并且呈多相性。另外，示波器显示比正常肌肉组织更多的异常募集电位。在炎性肌病如多发性肌炎，会出现以肌纤维震颤和正相尖峰波为明显标志的肌肉感应。在多发性肌炎、代谢性和先天性肌肉萎缩症神经传导是正常的。在肌筋膜痛综合征、纤维肌痛和风湿性多发性肌痛的EMG检查是正常的。

诱发电位

诱发电位（evoked potentials，Ep）是一项非常有用的诊断性检查，它有助于鉴别外周和中枢神经系统异常，从而有助于解释患者疼痛或功能障碍的原因。遗憾的是，诱发电位检查目前还没有被许多疼痛治疗专家充分使用。诱发电位检查还有助子证实患者是否存在神经传导通路异常.以解释患者不明原因的听觉、视觉缺失和（或）麻木症状。当临床发现有影响患者疼痛反应的行为学问题时，诱发电位检查尤为有用。

Ep是神经系统对于作用于体表的感觉刺激所产生的电生理反应，诱发电位检查可以提供周围和中枢神经系统神经传导通路的信息，这是在肌电图（EMG）和磁刺激评估都不能做到的。诱发电位检查可以提供客观的可复现的描写感觉系统损伤的数据，这是只凭借病史与体格检查为基础的模糊数据所无法比拟的。诱发电位检查能提供有关神经损伤的解剖定位，并且可以监测病情的进展和回归。

诱发电位反应电压很小(0.1~20μV)并且很容易被随意地电活动如肌肉收缩、脑电活动以及周围环境电器设备干扰，因此诱发电位反应是通过计算机的叠加技术完成的，这种诱发电位反应是以"填时"的方式应用感觉刺激，可以最低程度地减少不必要的噪音干扰。

多种刺激均可以引出诱发电位，但最常用的是视觉、听觉和躯体感觉，这 3 种刺激形式能产生视觉诱发电位(VEPs)、脑干听觉诱发电位(BAEPs)和体感诱发电位(SEPs)，它们均能评价各自的感觉系统功能。

诱发电位反应是由一系列的波峰组成，波峰具有特征性的潜伏期、振幅、构塑以及个别峰之间的间歇期(峰间潜伏期)，它的这种形式与普通的神经传导研究(NCS)和磁刺激运动诱发电位相似。

对不同诱发电位的各种波形有标准化的命名原则。波峰和波形可以通过极性（正向和负向)、潜伏期(如在视觉诱发电位的测试中正向波峰在 100ms 那么就确定为 P100)确定，也可以通过记录下的发生反应的解剖部位确定(如 Erb 点)，或是通过简单的编号确定(如在脑干听觉诱发电位中的波 I–V)。诱发电位的正常值一般是由每个电生理实验室来确定的采用均值偏移 2.5 或 3.0 个标准差作为正常值上限。

仪器设备

诱发电位装置与肌电图描记器相似，是一个生物学放大器。诱发电位装置最基本的形式是由与特殊部位——头皮、脊柱和肢体相连接的记录电极组成。来自电极的输入信号被发送到放大器，而后者可过滤、平均、显示和记录数据。电极放置于头皮上，与我们常用的脑电图非常相似，按照国际 10–20 系统的要求，将电极放置于颅骨骨性标记之间全长的 10%~20%处。用于特异性检查中的电极放置形式被称为蒙太奇(montage)。

特异诱发电位检查

3 种最常用的诱发电位检查是 VEP、BAEP 和 SEP。对于就诊于疼痛专家的大多数患者来说，SEPs 最具有临床使用价值。第 4 种检查是认知诱发电位，也将简要介绍。

视觉诱发电位

VEPs 用于评价影响视觉传导通路的病理学改变，它们主要在视觉中枢产生，也可以受从角膜到视觉中枢的视觉传导通路上任何一点的异常所影响，通过电视监视器投射产生的反转方格图案常常用于刺激视觉传导通路(格局反转 VEP)。通过分开检查每侧眼睛来确定受累的为哪一侧。一般要求进行 100 次反转图案(试验)以获得清晰明确的反应。反复试验以确定反应的重复性。产生的 VEP 是由 3 个波峰组成:第一个波峰发生在大约 100ms 时，它是一个正向波，同时被称为 P100 波峰，其余的两个波峰是负向波，潜伏期分别为 75ms 和 145ms，P100 的正常值上限是 117~120ms，两只眼睛潜伏期相差不到 6~7ms。

VEP 测试对于影响视觉通路的许多疾病具有诊断意义，但最常用于 MS 的诊断。发生在 MS 中的视神经脱髓鞘作用与周围神经的脱髓鞘作用相似（如传导速度减慢），导致反应潜伏期延长。如果同时发生轴突丢失，反应性振幅也会减小。这些异常反应与通常神经传导研究中的神经脱髓鞘及轴索病相一致。在 MS 患者，最常见的异常是 P100 的潜伏期延长，同时两眼间潜伏期差也增加。P100 的幅度也会减小,虽然这些现象常常出现在局部受压或缺血病变。对于怀疑患有 MS 的患者,VEP 发生异常的概率大约是 63%。在确诊为 MS 的患者中大约有 85%会有 VEP 异常。MS 患者的 VEP 异常可以早于磁共振出现典型的变化,MS 患者也可以产生 BAEP 和 SEP 异常,所以在诊断 MS 时,同时进行 BAEP、SEP 及 VEP 三项检查要比单独检查 VEP 一项更准确。

视觉障碍、肿瘤、炎症以及视觉传导通路的局部缺血都可能与 VEP 异常有关,已经有报道在许多大脑退行性病变和中枢神经系统病变中出现 VEP 异常。也有一些报道偏头痛患者的 VEP 是异常的,VEP 测试已经用于新生儿视觉筛查和那些怀疑有视通路疾病但用常规眼科学和验光测定不能确定的疾病。

脑干听觉诱发电位

与采用视觉刺激评价视觉传导通路疾病一样,听觉刺激可以来评价听觉传导通路疾病。听觉传导通路从中耳道沿着第Ⅷ对脑神经和脑干到达听觉皮层,每一个耳朵受到刺激都分别会产生脑干诱发电位(BAEPs),它是由一系列与听传导通路结构非常相似的波组成,所以 BAEPs 可对听传导通路的特殊部位病变进行评价。BAEPs 反应是通过将电极置于头皮、每个耳朵或耳朵附近记录下的,最常用的听觉刺激是短暂的电脉冲,被称为短声(dick),它是通过听力耳机产生的(所用耳机要与外耳道相适应),这些短声(dick)的频率、强度和比率都是不同的,要产生一个明显的 BAEP 反应,基本需要 1000~2000 次叠加的刺激。

典型的 BAEP 反应是由连续的 7 个正向波组成,临床常用的是前面的 5 个波,它们分别用罗马字母按顺序编成 I、Ⅱ、Ⅲ、Ⅳ、V,并且发生在听觉刺激出现后的 10ms 内。每一个波的生成都与听觉传导通路上的结构密切相关,第 1 波被认为是由第Ⅷ对脑神经产生的,第Ⅱ波是由第Ⅶ对脑神经和耳蜗神经核共同产生的,第Ⅲ波是由脑桥下部产生的,第Ⅳ和第 V 波是由脑桥上部和中脑产生的。

听觉的病理解剖部位的诊断是基于哪一个波或哪一些波的潜伏期有明显的增加或缺如,波峰间潜伏期的测定也非常重要,因为一些类似周围听力缺失等障碍时,所有的 BAEP 潜伏期都会增加,但是相关的波峰间的潜伏期不会有变化。严重的听力缺失会因为反应减弱而难以记录 BAEP。正常受试者的 BAEP 反应幅度也有相当大的不同,为了减小个体间差异,波 I 和波 V 振幅比率可以计算,如果波 V 振幅比波 I 减小,那么就能说明脑干内部损伤比较轻微。如果波 I 振幅比波 V 的振幅小表明可能有听力损伤。

BAEP 有助于各种影响听觉传导通路疾病的诊断, 在 MS 患者中有 32%~64%的患者出现 BAEP 异常,虽然它没有 VEP 或 SEP 测试敏感,但是 BAEP 在诊断听神经瘤这样的小脑脑桥角肿瘤上还是非常有用的,同时还发现 BAEP 测试在诊断小脑脑桥角肿瘤上要比常规的听力测试法和计算机断层扫描术占优, 至少是敏感的而且价格比采用 MIU 诊断廉价,BAEP 在以下几个方面也是非常有用的:(1)确定中风和听神经传导通路的肿瘤;(2)可以评估和预测昏迷和脑损伤患者的预后;(3)诊断弗里德赖希共济失调等各种神经退行性病变,在这些疾病中 BAEP 反应都是不正常的。已经有报道在与阿诺德-基亚里畸形、脑震荡后遗症、大脑基底动脉暂时脑缺血发作、基底动脉型头痛和痉挛性斜颈等有关的疾病中 BAEP 是异常的。BAEP 反应也常应用于新生儿听力测试筛选和不能进行正常听力测试有生理缺陷的患者。

体感诱发电位

SEPs 是通过刺激感觉神经来评价躯体感觉通路的功能,通过刺激上下肢混合或单纯感觉神经按照脑神经中具有感觉功能的神经所支配皮区的规律可以记录 SEPs,躯体感觉通路是由周围神经、脊髓背侧束、内侧丘系、丘脑的腹外侧和初级感觉皮层组成。SEPs 显然与关节的位置觉、触觉、振动觉和立体感觉有关，但是与痛觉和温度觉无关。

典型的 SEPs 是将记录电极置于躯体感觉通路上某一部位通过对周围神经进行电刺激而获得的。在上肢或下肢 SEPs 刺激一般用在主要神经的远端，同时记录部位沿着肢体，在相应棘突上面和与大脑皮层相对应的头皮区域，对皮肤感觉区的 SEPs 进行评价，根据支配特定皮区的神经节段进行刺激（例如足外侧是由 S（烤）神经支配），记录电极常常置于头皮。

SEP 反应是由一组波形组成，每一个都与记录电极的解剖部位相对应，一些异常，如：潜伏期延长、振幅减小、波形缺如等均能明显地表现出来，损伤部位是通过与在躯体感觉通路上所放置的电极记录下的相应异常波形的位置确定。SEP 测试与普通的神经传导测试相类似，神经传导测试的异常与病变部位相对应。因为周围神经障碍可能延长整个感觉传导通路的潜伏期、间歇潜伏期的测定也非常重要。另外，普通的周围神经传导测试也能帮助排除周围神经病变。

MS 患者的 SEP 经常是异常的，SEP 测试常常与 VEP 和 BAEP 测试结合在一起进行以提高诊断的敏感性，SEP 测试是这 3 种测试中最敏感的，SEP 异常经常见于下肢出现感觉症状的 MS 患者。虽然在感觉神经动作电位（SNAPs）记录不到时 SEP 可以通过在头皮置电极（大脑皮层电活动的放大作用）记录到，但通常仍采用普通的神经传导研究对周围神经感觉障碍进行评价。SEP 的放大作用在评价一些压迫性神经病变如感觉异常性股痛方面特别有用，在这些疾病中想记录外周神经反应在技术上是很难的甚至是不可能的，SEPs 对诊断臂丛神经损伤非常有用，同时 SEPs 可以作为常规的 EMG 检查的补充。SEP 有助于确定轴突的连续性并且确定损伤部位是在节前还是节后，尺神经的 SEP 测试作为 EMG 测试的补充显然也有助于胸腔出口综合征的诊断。

SEPs 用于神经根病变的诊断还是有争议的。许多研究表明采用周围神经的 SEPs 对神经根病变进行诊断具有局限性，这种局限性主要在于支配相同的周围神经的相关神经根对病变神经根异常表现的过度掩盖，从神经根所支配皮区记录的 SEP（例如趾间是由 L_5 神经根支配）试图回避这一问题，已经发现皮区 SEPs 确实能改变诊断事；然而，EMG 测试对于神经根病变来说仍然是最敏感的电反应诊断的方法。

躯体感觉诱发电位在脊髓病变的患者中常常是不正常的，即使 EMG 测试正常，已经发现连续的 SEPs 对确定脊髓损伤的程度是有用的并且有助于预测它的预后。

已经有报道，在与 MS 有关的三叉神经痛及当蝶鞍旁和小脑脑桥角肿瘤侵及三叉神经时，来自三叉神经的 SEPs 都是不正常的。通过在半月神经节后根注射酚甘油和热凝损伤等技术成功地治疗三叉神经痛，这样三叉神经的 SEP 也能得到改善。在诊断“原发性”三叉神经痛时 SEP 基本没有作用。

SEPs 的其他作用是评价累及脑干和大脑皮层的躯体感觉通路的脊髓症候群，例如：横贯性脊髓炎、脊髓空洞症以及由于肿瘤、梗死、出血所致的脊髓缺血，一些神经退变性疾病例如舞蹈病以及一些累及中枢躯体感觉通路的神经病变也可以有 SEP 的异常。

认知性诱发电位

认知性诱发电位或内生性事件相关电位是与认知过程相关的潜伏期较长的诱发电位。检查包括随机给予少见刺激（罕见刺激），同时给予不同的常见刺激（常见刺激）嘱被检查者只留意罕见刺激。正常人产生潜伏期大约是 300ms 正相的 P300 反应。在认知功能障碍性疾病如痴呆、自闭症、精神分裂症和舞蹈病中，P300 反应的潜伏期可以异常延长或幅度减小。

结语

EMG 和神经传导的研究对于确定神经肌肉病变部位具有重要作用,同时为揭示疾病过程本质(神经脱髓鞘、轴突疾病、原发性肌病、神经根病、神经丛病等)提供信息。但是它不能直接作出病因学诊断(例如,糖尿病、吉兰-巴雷综合征、多发性肌炎、肿瘤、椎间盘破裂等),病因学诊断必须经过一定的 EMG 检查,结合病变的解剖部位、症状来确定。另外,检查正常并不意味着患者不痛。EMG 实验室的电诊断研究只是测量与运动纤维、较大的感觉纤维和肌肉组织相关的神经功能。交感神经和小的无髓纤维功能只能采用感觉纤维的定量测定进行检查。

另外,EMG 检查的时间与损伤或症状出现的关系十分重要。神经损伤后早期(0~14 天)EMG 显示电静息,这对诊断没有帮助。如果在那一段时间可见任何运动单位就说明支配肌肉的神经至少部分完整。损伤后 2~3 周在去神经支配的肌肉组织可见纤维性震颤。如果进行了神经移植术,可见小的、多相性的恢复电位或新生的运动电位,神经损伤后的连续监测比单纯监测更有助于确定神经恢复程度。

EMG 和 EP 均是诊断神经肌肉病变的必要工具,它们为评估神经系统功能提供了其他手段都不能提供的可靠的和可复现的信息。它们扩展了临床检查的广度,也是实验室、放射学检查及其他评价形式的必要补充。新技术的发展和旧技术的改进能继续扩大原有检查方法的临床应用性。例如,经颅磁刺激可以评价中枢运动通路的功能,这是采用 EMP 或 EP 检查不可能做到的。进一步分析认知性诱发电位能够更好地理解认知过程的本质和复杂性。临床神经生理学实验室在整个临床工作中发挥着越来越重要的作用。有了这个想法,一个负责的医师就会发现这些测试的巨大作用,现在或将来就会更加依赖这些方法对患者进行疾病诊断。

(薛静　马丹丹)

第十二章　疼痛的测量:主观感觉的客观化

国际疼痛研究协会将疼痛定义为“疼痛是真实或潜在的组织损伤或根据这种损伤所描述的一种不愉快的感觉和情感体验”。疼痛是一种感情这一观念已经不新鲜了。公元前五六世纪,Siddharta Gautama 认为:疼痛是生活的一部分,由于欲望而出现并且只能结束于意志,而且在公元前 4 世纪亚里士多德也曾写道:“疼痛是精神的痛苦”。

众所周知疼痛是由 3 个层面组成:感觉的识别(如部位、强度)、情感的激发(如抑郁、焦虑)和对疼痛的认识(如对疼痛原因和重要性的想法)。其他人将疼痛描述为“复杂的、主观的、包括许多指标的知觉现象——强度、性质、持续时间、影响和个人目的——这些是每个人的独特经历,因此只能进行间接的评估。疼痛是一个人的主观经历而且没有方法客观地量化它。”一些人认为“情绪反应不是简单的伤害性感觉信息到达大脑感觉皮层产生的痛觉结果而是疼痛体验的基础”。

显然疼痛是主观经历,因为人与人是不同的,每个人对相同刺激的反应也是不同的(如相同的手术);然而,这可能是由于伤害性感觉通路的差异而与情绪根本没有关系。所以我们就能认为疼痛是主观经历吗?

疼痛真的是主观体验吗?

伤害性刺激可以激活几个大脑区域,包括扣带前回皮层、额及额前皮质、初级和次级躯体感觉层、丘脑、基底神经节、小脑、杏仁核和海马。初级和次级躯体感觉皮层在确定疼痛刺激的部位和强度上发挥着重要作用,扣带前回皮层与疼痛的情感反应有关,例如不愉快的主观经历。岛叶作为强度/部位和情感的整合器。杏仁核将情感激发的感觉经历与消极的情绪反应联系起来。

疼痛确实是主观经历的证据来自身心的研究,在此研究中证明痛觉和令人不愉快的疼痛反应代表疼痛的两个不同方面。在进行这项研究时他们先进行疼痛刺激然后采用催眠暗示疗法以便加强或降低不愉快的疼痛后疼痛的强度。当催眠暗示疗法归因于不愉快的疼痛时,只有疼痛的主观评定改变,而当催眠暗示疗法归因于疼痛强度时,那么主观的评定与疼痛强度的评分都会改变,这就表明痛觉是产生不愉快疼痛的一个原因。

人类已经具备了因为某种感觉产生消极态度的能力,就疼痛而言,它能使人意识到组织损伤并有意识地进行调节,因此,疼痛能引发生物产生自我保护作用,同时对物种延续发挥重要作用。与躯体感觉皮层不同,大脑边缘系统是一个复杂的相互连接的组织,对于疼痛的情感性质的处理是很漫长的。所以临床治疗疼痛时要更主要情感方面的治疗,因为患者不能感受疼痛强度,但是患者却能产生消极情绪。这已经被许多事实所证明,例如:经过扣带回切开术、岛叶皮质损伤或额叶前部切开术的患者能鉴别痛觉的性质但没有情感反应也不能正确地理解其含义。

另外一个表明疼痛确实是主观感觉而不仅仅是由于伤害性感觉通路原因的证据来自于功能性脑成像的研究,一项功能性磁共振(fMRI)研究表明预期的疼痛强度增强时,丘脑、岛叶、额前皮质、扣带回前部活性增强；预期的疼痛被控制减少时，包括疼痛的主观感受、初级躯体感觉皮层活动度以及大脑内情感区域（岛叶、额前皮质和扣带回前部）的活性都会减轻或减小。另外一项 fMRI 研究表明暗示性疼痛以及伤害性疼痛能激活次级躯体感觉皮层和扣带前回。

另一项证明疼痛是主观感受的证据来自于安慰剂影响的研究，当给患者正性安慰剂时其止痛效果要强于使用中性安慰剂，当给患者负性安慰剂时其止痛效果没有使用中性安慰剂的好。在安慰剂止痛作用方面，患者对治疗干预的认识似乎是很重要的。语言暗示能影响疼痛的情绪反应，因此，安慰剂产生的反应是被情绪调节的。当注射止痛药向患者说明，使患者知道要干什么会产生怎样的效果，这样会比不向其说明使其不知道将要发生什么结果的效果要好，采用不同的语言形式对一些确定的和不确定的止痛进行介绍会产生不同的安慰剂效果。安慰剂效应的研究表明像期望和评估等“主观感受”的建立是有生理学基础的，它是知觉过程强有力的调解者。fMRI 的检查表明在疼痛过程中应用具有止痛效果的安慰剂与疼痛敏感区（扣带回、岛叶皮质和丘脑）活性降低有关，正电子断层扫描表明，大脑内被阿片类药物影响的区域同样受安慰剂影响，特别是扣带前回皮层、眶额皮质和岛叶皮质，在另一项研究中痛知觉的降低与吗啡止痛剂量正相关。

在这个讨论中应用安慰剂的例子只能说明疼痛的主观特征，并不赞同在不经患者同意和不能不怀疑患者的疼痛主诉或是惩罚患者的情况下应用安慰剂。美国疼痛协会反对包括应用安慰剂在内的任何手段对患者进行不彻底的疼痛治疗，安慰剂的止痛作用对于疼痛的发生和严重程度来说不能提供任何价值。滥用安慰剂和为了欺骗患者而对安慰剂的反应曲解都是不道德的，应该避免。

另外一项证明疼痛是主观感受的证据来自于疼痛过程中情绪状态影响的研究。疼痛强度的主诉与诱发疼痛的周围刺激受很多因素的影响，例如：唤醒、焦虑、抑郁、紧张、期望或预期的程度。一般来说，急性疼痛与焦虑有更直接关系，而慢性疼痛状态多与抑郁有关。

焦虑能使人们对疼痛刺激的注意力增加，当对于疼痛刺激的焦虑转移到其他外部事物时疼痛的敏感度会减低。中等的恐惧/焦虑程度会使人们对象疼痛这样的突发事件的注意力增加，从而增加了疼痛的敏感程度，然而当恐惧比疼痛更突出时，恐惧/焦虑就会减轻疼痛。具有焦虑特质的（焦虑性格）患者有使感知的疼痛刺激程度加重的趋势。

抑郁与疼痛的强度和因为疼痛反应而产生的痛苦情绪的增加有关。抑郁增加疼痛相关的痛苦程度是通过响应这一机制，正如事实所见，一个感情脆弱的患者对疼痛表现出更强的痛觉和情绪体验。

我们能将疼痛客观化吗？

如果我们没有任何可靠依据就评估一个人的痛觉，这似乎是不太可能的。非侵袭性功能脑成像为我们提供了一个客观地窗口，但我们要对知觉进行客观评估还有很长的路要走。随着人类对大脑认识的深入，我们会发明更好的工具，但我们仍然需要依赖患者以某些方式来表达他们的疼痛体验。

同时，我们确实需要标准化措施使医师与患者的沟通具有一致性。然而，由于个体差异，对疼痛的准确表达也是非常不同的。有研究显示，患者在对疼痛描述的一致性方面也有所欠缺。所以，就有了一个想法：患者在对同一假定的疼痛经历描述其痛觉和痛苦之前用数字来匹配他们本身痛觉。在一定程度上可以构建一个包括内部和外部影响因素以及个人想法在内的方法。许多大脑结构在每一次疼痛发生过程中都具备的功能不仅仅是感觉还包括认知、情感和记忆。

然而，其他一些研究支持的观点是：患者能够捕捉到疼痛的意识过程并且准确地表达出来。对疼痛高度敏感的患者与感觉迟钝的患者相比，高度敏感患者的躯体感觉皮层、前扣带回皮层、额前皮质 fMRI 已经显示出更频繁、更强大的活性，而在丘脑的中继中心没有明显的不同。这可以说明中枢神经系统在个体间疼痛敏感程度的不同方面发挥作用的机制，这些不同不可能来自周围或脊髓，因为丘脑的活性是相同的，但却来源于大脑皮层的认知区域。然而，这些发现并不能区分这些皮层结构是痛觉的效应器还是调节的目标。即使对于给定的疼痛状态的大多数患者，他们的皮层活性所表现出的独特形式能够特征化，患者的主诉也仍然是最可靠的。最重要的发现是每一个患者对于初级躯体感觉皮层、扣带前回皮层和额前皮层的相似的活化形式可以提供相似的主诉，这就表明人类能够经过自检准确地捕捉痛觉。

疼痛的评估

美国医疗保健组织评审联合委员会（JCAHO）已经为住院患者制定了疼痛评估标准，见表 2-10。疼痛的评估应该是持续发展的、个体化的、有事实依据的，应该询问患者并描述其疼痛的下列特征：疼痛的部位、有无放射、发作形式、特征、时间方式、加重或缓解因素和疼痛强度。

疼痛胸椎已经被列为“第 5 个生命体征”。虽然疼痛不是致命的，也没有自己的体征，但却是继体温、脉搏、血压和心率之后能引起患者注意他们身体状况的最重要的指征。

理想的疼痛测量应该是敏感的、精确的、可靠的、有效的并且在临床和实验条件下都适用，而且可以将疼痛感觉与疼痛所引起的情绪反应分离开。测量疼痛最大的困难在于它是主观的，它的测量依赖患者对他们状态的准确描述。作为有效的疼痛测试，它必须与各个潜在的变量有密切的联系。因为像疼痛这样的主观感受都是不易准确测量的，任何度量方法和数字表示都只是对疼痛程度的估测。医学上需要实用的诊断方法使内在的主观感受客观化，例如患者的疼痛主诉。如果疼痛能像其他医学变量如重量、血压和电解质水平等一样可以测量的话是最理想的，但是现在还不能，所以就需要一些替代的测量措施。目前可以利用的测量措施分为两类，单因素测量量表和多因素测量量表，来自于这些量表的数据只能作为参考并不是绝对准确的，重要的是我们不能仅仅依赖测量结果而是要从临床角度对疼痛进行全面的评估以防曲解患者的真正感受。

表 2-10　JCAHO 医院疼痛评估与治疗标准

标准	目的
患者有获得适当的疼痛评价与治疗的权利	疼痛的初步评估与定期的再评估
	所有与疼痛评估、治疗相关人员的教育
	关于患者及家属在疼痛治疗相关职责的教育以及疼痛治疗中潜在的局限性和副作用
	要重视患者的隐私、文化、宗教和（或）种族信仰
	要向患者及家属说明疼痛治疗是护理的重要组成部分
所有的患者都要做疼痛评估	该组织确定了患者的疼痛
	评估并测量患者疼痛的性质和强度（例如疼痛的特点、频率、位置、持续时间）
	适合于患者年龄的记录方式，有利于根据所制定的新标准定期进行重新评估和后续行动

续表 2–10

标准	目的
教育患者疼痛并且疼痛治疗是治疗的一部分	指导患者及家属了解疼痛以及疼痛的风险，有效的疼痛治疗的重要性，疼痛评估是适当的过程，疼痛治疗的方式，有时疼痛治疗也是鉴别诊断的方式
JCAHO.美国医疗保健组织评审联合委员会	

单因素测量表

视觉模拟量表（VAS）

视觉模拟量表（VAS）（图 2–1）是普通的没有刻度的 10cm 长的直线，最左端表示“无痛”，最右端表示“最剧烈的疼痛”（或类似的词语）。患者可以在直线上标记出他们当时的疼痛程度，测量标记距左端距离所得数据代表患者疼痛的严重程度。

VAS 的优点就是它是有效的并且对患者的疼痛变化是敏感的，它使用方便而且对于大多数患者该方法比较容易理解。它可以避免患者对疼痛的不准确表达并且它可以进行额外测量方法间的比较。这种比较是可以实现的，因为 VAS 具有比率尺的特点，就是说 VAS 测量数据的变化代表不同测量方法间的实际百分比的不同。

VAS 的缺点是试图用指定的单个数值来面对复杂的、多因素的体验，有些患者很难决定如何选择一个单个数值去代表他的痛觉。另外，他们对“最剧烈的疼痛”没有真正的概念，实际是因为他们的每一次疼痛感受都是不同的而且他们也从来不会知道当时的疼痛是否是最剧烈的。因此，虽然 VAS 看起来是一条直线，但是在最顶端确实有“天花板”效应。如果患者将疼痛标记在 100mm 处，那么后来疼痛变得更剧烈时就没有办法来改变这一数据。

VAS 的另外一个缺点就是，因为它只是为患者的疼痛强度提供一个数值，保健医师假定这就代表特点意义上的疼痛程度并以此为治疗的依据。通常只对小于 30mm 的数值有意义，并且可以作为可接受的治疗目标。一项研究表明：大多数患者的 VAS 评分都大于 30mm（平均 49mm）代表“中等程度的疼痛”，分值如果大于 54mm（平均 79mm）则代表“重度痛”。然而，另外的研究表明因为“中度疼痛”的数值范围从 22~65mm 便来自于 VAS 的数值根本没有意义，对于 VAS 数值发生多大的变化才能认为患者的痛觉得到改进有不同看法，一些人建议 VAS 数值减少 30% 是有意义的，然而另一些人认为至少有减少 50% 才能考虑患者疼痛减轻是有意义的。

数字评分量表（NRS）

数字评分量表（NRS）（图 2–1）与 VAS 相似，最左端代表“无痛”，最右端代表“能想象到的最剧烈的疼痛”（或类似的词语）。不同之处在于代替 VAS 的没有标记的直线，将 0~10 这些数字均匀地从一边排列到另一边。患者可以根据当时的疼痛情况圈上一个数字以表示疼痛程度。这个量表的变异是语言数字量表（VNS），采用这个量表患者可以口头在 0~10 选择一个与他们疼痛状态相适应的数字。

NRS 和 VNS 的优点是已经被证明是有效的，并且应用起来快捷容易。VNS 在临床应用方面特别直观，特别在紧急情况下，当时迅速评估疼痛是很重要的。

NRS 和 VNS 的缺点与 VAS 相似，也都是试图采用指定的单个数字代表疼痛感受，他们也具有封顶效应，如果患者选择了 10，之后疼痛再重就没有办法来表示这种变化。事实上采用 VNS，患者选择超过 10 的数字（如 15）以表达他们极度疼痛感受的概率很大。

与 VAS 研究相似，NRS 也试图解释在 NRS 的评分中怎样的变化才能认为是有意义的，对于患者来说，至少30%的减少或绝对评分值至少减少2才能表示有明显意义的疼痛减轻。然而这些量表实际是线性的，对于不同个体，数字和变化代表不同的事情。

语言描述量表(VDS)

语言描述量表(VDS)(图2-1)是一组词按照严重程度从轻到重排列，以描述患者的疼痛程度，患者可以在这一组词中选择或用笔画出一个最能表示他们当时疼痛感受的词。

VDS的优点是他们是已经被确认的，同时对于患者来说具有简单、快捷、方便实用的特点。所以单因素量表的缺点是指定单一数值（在VDS中是一个描述词）表示患者的疼痛情况，VDS也是这样，VDS的另一缺点就是强迫患者选择一个不适合自己状况的词来描述其本身的疼痛感受，同VAS和NRS一样，随着时间的流逝患者的疼痛感受就会发生变化，这时VDS就很难解释。对于VDS来说只限定几个数字供患者选择确实是一个问题(如只有4~6个词)。

图2-1　单因素疼痛评分表

视觉模拟量表:						
无疼痛						能想象到的最严重的疼痛
数字评分量表:						
无疼痛						能想象到的最严重的疼痛
语言描述量表:						
	无疼痛	无轻度	轻度不适	中度痛苦	重度可怕	极度痛

多因素量表

McGill疼痛问卷表

McGill疼痛问卷表(MPQ)(图2-2)是从三个不同方面评估患者的疼痛感受的一种模板。一部分是由人体后背的一条线和前面的一条线组成，患者可以在感受疼痛的部位做标记，第二部分是6个VDS表述词用于患者描述目前的疼痛强度，第三部分是由分为20组78个描述词组成用于描述疼痛的感觉、感受、性质的评估，每一组内的描述词(2~6)描述指定的疼痛性质并按强度大小排列，患者画出最能描述当前疼痛感受的词，所产生的分值是基于每一部分内所选择词语的顺序和所选择词语的数量，所得分数包括三部分中每一部分的分值和总分值。

MPQ的优点是有效、可靠以及具有与患者所描述的疼痛感受相一致的描述词。MPQ能够区分不同类型的疼痛。此外，在急慢性疼痛的止痛治疗过程中MPQ能敏感地感受到患者的反应并表现出来。

MPQ的一个缺点就是需要时间太长，一般是5~15分钟，对于一些患者其困难大于价值。另外，这样的时间不适用于短时间的疼痛评估(如临床的急症情况)。MPQ的另一个缺点就是不能对疼痛进行多方面(感觉、情绪和可评估性)的充分评估，因为分值的稳定性和测试的一致性方面还缺乏可靠性。

图 2-2 McGill 疼痛问卷表

患者姓名____________日期____________时间____________ am/pm

疼痛评定指数：

感觉________情绪________评估________其他________疼痛评定指数________现在疼痛强度________

（1-10） （11-15） （16） （17-20） （1-20）

1 时隐时现 ______
时轻时重 ______
搏动性痛 ______
跳痛 ______
抽击样痛 ______
重击样痛 ______
2 跳跃样痛 ______
掠过样痛 ______
弹射样痛 ______
3 穿刺样痛 ______
钻痛 ______
锥刺样痛 ______
戳刺样痛 ______
刀割样痛 ______
4 锐痛 ______
切割样痛 ______
撕裂样痛 ______
5 挤捏样痛 ______
挤压样痛 ______
咬痛 ______
夹痛 ______
压榨样痛 ______
6 牵拉样痛 ______
重扯样痛 ______
扭痛 ______
7 热痛 ______
烧灼样痛 ______
滚烫样痛 ______
烧烙样痛 ______
8 刺痛 ______
痒痛 ______
剧痛 ______
惨痛 ______
9 钝痛 ______
伤痛 ______
尖刺样痛 ______
猛烈样痛 ______
10 触痛 ______
紧张样痛 ______
挫痛 ______
裂开样痛 ______

11 疲倦 ______
疲惫 ______
12 厌恶样痛 ______
窒息样痛 ______
13 恐惧样痛 ______
可怕样痛 ______
威吓样痛 ______
14 处罚样痛 ______
严惩样痛 ______
残酷样痛 ______
狠毒样痛 ______
致死样痛 ______
15 沮丧样痛 ______
不知所措样痛 ______
16 烦扰样痛 ______
恼人样痛 ______
悲惨样痛 ______
严重样痛 ______
难忍样痛 ______
17 扩散样痛 ______
放射样痛 ______
穿通样痛 ______
刺骨样痛 ______
18 紧束样痛 ______
麻木样痛 ______
抽吸样痛 ______
碾压样痛 ______
撕碎样痛 ______
19 凉痛 ______
冷痛 ______
冻痛 ______
20 烦恼样痛 ______
作吐样痛 ______
极痛苦痛 ______
畏惧样痛 ______
折磨样痛 ______
现有强度 ______
0 无痛 ______
1 轻 ______
2 不适痛 ______
3 具有窘迫感的疼痛 ______
4 可怕样 ______
5 极度痛 ______

短暂的______有节律的______持续的______
顷刻的______周期性的______稳定的______
暂时的______间断的______不断的______

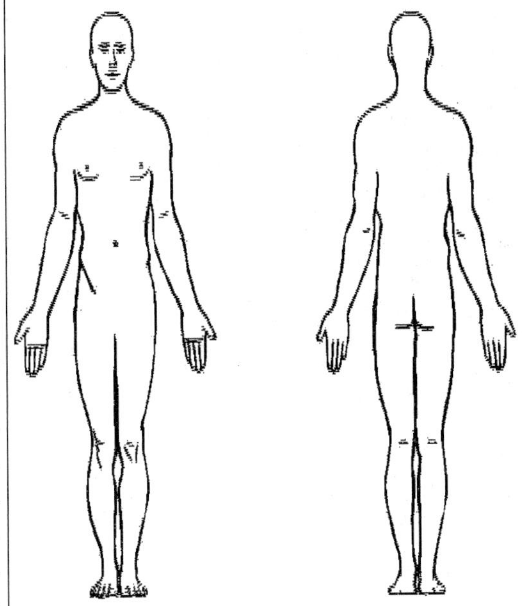

E= 外
I= 内

评价：

图 2-3　简化的 McGill 疼痛问卷表

患者姓名：________ 日期：________

	无	轻	中	重
跳痛	0____	1____	2____	3____
放射痛	0____	1____	2____	3____
戳痛	0____	1____	2____	3____
锐痛	0____	1____	2____	3____
夹痛	0____	1____	2____	3____
咬痛	0____	1____	2____	3____
烧灼痛	0____	1____	2____	3____
酸痛	0____	1____	2____	3____
沉重痛	0____	1____	2____	3____
触痛	0____	1____	2____	3____
割裂痛	0____	1____	2____	3____
疲劳 - 衰竭	0____	1____	2____	3____
不适感	0____	1____	2____	3____
恐惧	0____	1____	2____	3____
折磨人的	0____	1____	2____	3____

现在的疼痛强度　　无痛　　最严重的疼痛

0 无痛 ____
1 轻微痛 ____
2 不适 ____
3 痛苦 ____
4 恐怖 ____
5 极度痛 ____

简化的 McGill 疼痛问卷表

简化的 McGill 疼痛问卷表（SF-MPQ）（图 2-3）由 3 个不同的评估部分组成。包括 6 个 VDS 描述词和患者用于记录目前疼痛强度的 VAS 数值，另外，还有 15 个描述词用于描述患者的疼痛感觉（11 个词）和情绪反应（4 个词）的性质，患者将每一组词按照“无痛、轻度痛、中度痛、重度痛”的顺序排列。

SF-MPQ 已经被证明是有效的，显然与最初的复杂的 MPQ 有较好的相关性。与 MPQ 一样，SF-MPQ 可以对不同的疼痛综合征进行鉴别。对于急慢性疼痛病例的各种止痛治疗，SF-MPQ 显示出了与 MPQ 相同的敏感性。

尽管 SF-MPQ 只需要 5 分钟即可完成，但对于急性病例的反复应用仍然是比较繁琐的，前面提及的 MPQ 的其他一些缺点同样也是 SF-MPQ 的缺点。

简明疼痛调查表

简明疼痛调查表（BPI）（图 2-4）是通过不同量表的数字对患者疼痛进行评估。在身体前面和后面有线形标识的图上，患者可以标记出疼痛的部位。将患者在过去 24 小时内所进行的治疗和

图 2-4 简明疼痛调查表

研究编号医院
日期：
时间：
姓名：
1 在我们的一生中，我们大多数人会时不时地出现疼痛（如轻微头痛、扭伤痛和牙痛）。
您今天有与这些日常疼痛不同的疼痛吗？
1.是 2.否
2 在下列图中，用阴影表示出逆感觉疼痛的区域。用"X" 表示出最疼痛的区域

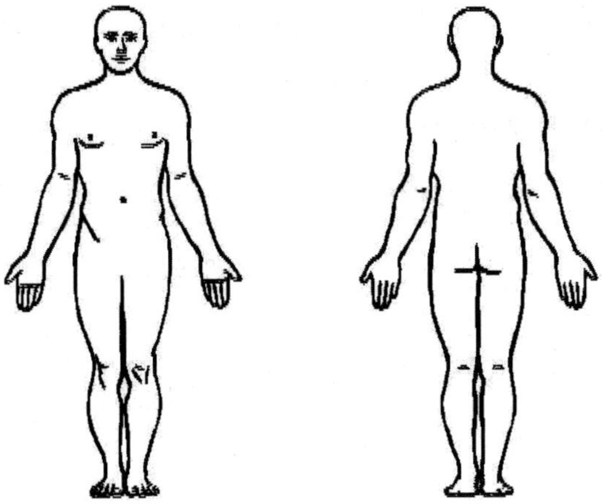

3 请圈出能描述您过去 24 小时最严重痛的程度的数字。

0 1 2 3 4 5 6 7 8 9 10
无痛 你能想象得到剧烈的疼痛

4 请圈出能描述您过去 24 小时最轻痛的程度的数字。

0 1 2 3 4 5 6 7 8 9 10
无痛 你能想象得到剧烈的疼痛

5 请圈出能描述您一般情况下疼痛的程度的数字。

0 1 2 3 4 5 6 7 8 9 10
无痛 你能想象得到剧烈的疼痛

6 请圈出能描述您现在疼痛的程度的数字。

0 1 2 3 4 5 6 7 8 9 10
无痛 你能想象得到剧烈的疼痛

7 您现在用什么治疗方法或药物来缓解疼痛？

8 在过去 24 小时内，疼痛治疗或药物提供了多大程度的缓解？

请圈出能显示您得到了多大程度缓解的百分比。
0% 10% 20% 30% 40% 50% 60% 70% 80% 90% 100%
无缓解 完全缓解

9 请圈出能描述过去 24 小时疼痛对您以下项目干扰程度的数字

A. 日常活动：

0 1 2 3 4 5 6 7 8 9 10
不受干扰 完全干扰

B. 情绪

0 1 2 3 4 5 6 7 8 9 10
不受干扰 完全干扰

C. 行走能力

0 1 2 3 4 5 6 7 8 9 10
不受干扰 完全干扰

D. 正常工作

0 1 2 3 4 5 6 7 8 9 10
不受干扰 完全干扰

E. 社交

0 1 2 3 4 5 6 7 8 9 10
不受干扰 完全干扰

F. 睡眠

0 1 2 3 4 5 6 7 8 9 10
不受干扰 完全干扰

G. 娱乐

0 1 2 3 4 5 6 7 8 9 10
不受干扰 完全干扰

所应用的药物以及疼痛减轻程度列表，另外，患者要填写 11 个不同的有关疼痛强度的 NRS 量表（过去 24 小时所表现的最小值、最大值和均值）以及疼痛对患者日常生活的各种活动的影响。

BPI 的优点是被认为是有效的，并且对不同的疼痛状态的评估显示了可靠性。BPI 对于疼痛的影响和疼痛治疗的情况以及随着时间的流逝对患者日常活动能力变化的评估是非常实用的。它的缺点就是需要 5~15 分钟的时间完成（与所采用的形式有关），因此急性疼痛情况下人们一般不愿意采用这种方法。

记忆性疼痛评分卡

记忆性疼痛评分卡（MPAC）（图 2-5）主要是为癌症患者设计的，它包括 3 条 VAS 线用以测量患者的疼痛强度、疼痛减轻程度和疼痛所引起的情绪反应。另外，它还包括一组共 8 个形容词，以供患者从中选择出最能代表他们目前疼痛强度的描述词。

MPAC 的最主要优点是应用起来特别快捷，最多也只需要几秒钟，所以反复应用对于患者和医师以及护理人员都不是负担，缺点就是适用范围比较窄，也不是一个很好的研究工具，只能应用于癌症患者。

图 2-5　记忆性疼痛评分卡

4.情绪量表	2.疼痛描述量表
最糟糕的心情　　　　最愉快的心情	中度　　仅可察觉 强烈　　无痛 轻度 极度　　严重 微弱 在代表你疼痛的词上画圈
1.疼痛量表 最轻的疼痛　　　　最严重的疼痛 在线上做标记表明你的疼痛程度	3.疼痛缓解量表 无疼痛缓解　　　　疼痛完全缓解 在线上做标记表明你的疼痛缓解程度

多因素影响和疼痛调查

多因素影响和疼痛调查（MAPS）（图 2-6）是由 101 个代表疼痛和情绪的描述词组成。描述词分为 3 个方面（躯体感觉性疼痛、情绪性疼痛和评估），每一个大组又分成几个小组，30 个小组中每一组包括 1~3 个描述词，患者通过采用 0~5 的数字反应量表（分别表示“根本不痛”到“非常痛”）回答与每一个描述词相关的问题（如“感觉和（或）疼痛式痒的”）

MPAS 的优点是，它确实是有效的测量手段，对于急慢性疼痛患者都能做出精确的评估。它的一个缺点是只能用于对癌症患者疼痛的评估，另一个缺点就是需要时间太长，对于患者来说比较麻烦，在临床反复应用是不现实的，新设计的 MAPQ 的简化形式只包括 30 个描述词。这样对患者更适用，但是短时期内反复应用还是太繁琐了。

图 2-6 多因素影响和疼痛调查表

Ⅰ.躯体感觉方面
1.皮肤感觉(痒、虫爬感)
2.暂时的性质(闪烁、间断的)
3.虚弱的痛(钝痛、轻度痛)
4.肌肉 / 关节痛(僵硬、紧缩、酸痛)
5.恶心(作呕、恶心)
6.感觉苦闷(烦扰、恼人)
7.热感(烧灼、烫)
8.疼痛范围(扩展的、持续的)
9.疼痛程度(剧烈的、极度的)
10.间断压力(搏动的、冲击的)
11.叮刺(叮咬的、刺人的)
12.切割压力(虫咬的、穿透的)
13.牵连 / 摩擦(拉拽的、挤压的)
14.呼吸抑制(窒息的、闷人的)
15.冷感(冰冷的、凉的)
16.麻木
17.局限性痛(局部的、受限的)
Ⅱ.情绪方面
18.对疾病的反应(生病的、痛苦的)
19.心情压抑(苦闷的、孤单的)
20.自责(负罪感、漠视的)
21.生气(生气的)
22.焦虑(紧张的、焦虑的)
23.害怕(惊吓的、恐怖的)
24.冷漠(冷漠的、淡泊的)
25.疲劳(力竭的、嗜睡的)
Ⅲ.健康状况
26.可治疾病(可治愈的、可治的)
27.心理参与(感兴趣的、涉及的)
28.身体参与(积极的、充沛的)
29.情感喜好(爱慕的、原谅的)
30.正性情感(希望的、幸福的、放松的)

哪一种量表是最好的?

对于门诊慢性疼痛患者选择一种多因素量表是最适用的(MPQ、SF-MPQ、BPI、MAPS),全面评估患者的疼痛感受是非常重要的,如果只是偶尔用一次,那么较长的调查是可以采用的,如果测试患者的活动能力也比较重要,那么采用 BPI 是最好的。

对于急性住院患者多因素方法显得太长不适用于反复测试,如果是术后急性疼痛占主导地位并且患者以前又没有慢性疼痛病史，那么主要就是躯体痛，应用单因素表（VAS、NRS、VDS）就可以为治疗提供足够的信息。如果患者有慢性疼痛病史或者在外科上经历情绪的波动（如癌症），疼痛的情绪反应占主要部分，MPAC可以对疼痛有限的几个方面进行评估，这种情况下应用MPAC比较有帮助。也可以采用多重的NRS或VAS解决对患者比较重要的各种问题。

对于急性疼痛患者准确地询问具有决定性意义，有一些涉及患者亲身经历的问题必须询问患者本人，包括以下几个方面：疼痛、焦虑、抑郁、愤怒、恐惧和对躯体活动影响。这些建议来自于对术后患者进行MAPS评估的研究，该研究显示疼痛强度的NRS评分与任何躯体感觉性疼痛无关，相反，来自于描述情感性疼痛的词语中有4个（情绪低落、愤怒、焦虑、恐惧）对疼痛的NRS评分具有很高的预见性。在另一项研究中，MAPS用于术前对患者评估以预测术后患者的想法和感觉，在此情绪低落、愤怒、焦虑、恐惧和术后患者应用止痛药的数量和按压镇痛泵（PCA）的次数相关。术后MAPS和NRS与PCA的应用无关，这些发现进一步说明了疼痛确实是一种主观体验。

儿童疼痛的评估

对于年龄小于3岁的儿童进行疼痛评分是非常困难的，因为这样小的儿童不能用语言表达其疼痛的感受，试图开发一些生物学和行为学融合在一起的可观察量表，其中有COMFORT，CRIES和FLACC（图2-7~9）。虽然认为这些方法是有效的但不幸的是它们不能只测量疼痛，易受其他不良应激的干扰，例如：饥饿、恐惧或焦虑。这些工具经过改进用于急性疼痛的评估，如手术后期或重症监护病房监护期间，所以，它们对于儿童在疼痛过程中的评估是无效的。

一旦儿童年龄大于3岁，就会有许多有效的、可靠的评估工具用于疼痛的自我评估，有一个这样的测量工具是Wong-Baker面部量表（图2-10），它将一个6点的NRS与对应的简单面部表情（从微笑到号哭）结合。有人建议用量表中的哭脸代表疼痛上限，因为这种情况下儿童除了哭以外没有其他任何方式表示疼痛。面部疼痛量表（图2-11）设计得更为现实，包括从满意的微笑到没有眼泪的悲痛表情6种面孔。另外一种量表是Oucher，它结合11点NRS对儿童的面部表情根据痛苦程度按照无痛苦到极度痛苦的顺序进行描述。Oucher量表有3种版本，一个是用于高加索儿童的，一个是用于非洲和美洲儿童的，一个是用于西班牙儿童的。

老年人疼痛的评估

对于老年人疼痛的评估信息有限，如果患者的认知功能完整，显然采用VAS和NRS都是非常有效的，然而，建议对老年人还是不要用VAS，因为其是最不合适的方法。对于认知能力有问题的患者，VDS或面部疼痛量表比较适用，这两种方法应用于老年人都具有通俗易懂的优点。

结语

许多证据表明疼痛是主观感觉这一特点，既没有真正的客观尺度测量疼痛，也没有比较适当的办法。有一些可以产生有用信息的工具，纵使主观感受不能充分地具体化，我们可以将其与患者所需要的疼痛治疗要求有效地结合在一起。所以我们要清楚测量手段的局限性并且要始终聆听患者的主诉。

图 2-7 COMFORT 评分表

	日期 / 时间							
警觉	1- 深睡 2- 浅睡 3- 嗜睡 4- 完全清醒和警觉 5- 高度警觉							
平静	1- 平静 2- 轻度焦虑 3- 焦虑 4- 非常焦虑 5- 恐慌							
呼吸抑制	1- 无咳嗽，无自主呼吸 2- 有微弱的自主呼吸或对通气没有反应 3- 偶尔咳嗽或对抗呼吸 4- 主动呼吸、对抗呼吸机或有规律地咳嗽 5- 完全对抗呼吸机、持续咳嗽或窒息							
哭泣	1- 平静呼吸，无哭闹 2- 呜咽或喘息 3- 呻吟 4- 哭喊 5- 尖叫							
身体活动	1- 无活动							
	2- 偶尔轻微活动 3- 经常轻微活动 4- 剧烈活动 5- 剧烈活动，包括躯干和头部							
肌张力	1- 肌肉完全松弛，没有肌张力 2- 肌张力下降 3- 肌张力正常 4- 肌张力降低，指 / 趾屈曲 5- 肌肉极度僵硬，指 / 趾屈曲							
面肌张力	1- 面肌完全松弛 2- 面肌张力正常、面肌无明显张力 3- 有些面肌明显有张力 4- 整个面肌明显有张力 5- 面肌扭曲							
血压（MAP）基线	1- 血压低于基线 2- 血压稳于基线 3- 血压有时较基线升高 15%或更多（观察 2 分钟，有 1 ~ 3 次） 4- 血压有时较基线升高 15%或更多（观察 2 分钟>3 次） 5- 持续血压升高 15%或更多							
心率基线	1- 心率低于基线 2- 心率稳于基线 3- 心率有时较基线升高 15%或更多（观察 2 分钟，有 1 ~ 3 次） 4- 心率有时较基线升高 15%或更多（观察 2 分钟>3 次） 5- 持续心率升高 15%或更多							
	总分							

图 2-8　FLACC 评分表

	日期 / 时间							
脸	0- 无特殊表情或微笑 1- 偶尔有面部歪扭或皱眉 2- 经常出现下颌抖动、牙关咬紧							
腿	0- 正常体位或放松 1- 不自在、不安宁、绷紧 2- 踢或腿向上抽							
活动	0- 安静躺着、正常体位、轻松活动 1- 扭动身子、来回挪动、绷紧身体 2- 弓起身体、僵硬或猛地抽动							
哭	0- 不哭闹(清醒或睡眠) 1- 呻吟或呜咽;偶尔抱怨 2- 一直哭,尖叫或抽泣,经常抱怨							
安慰	0- 满足、放松 1- 需要偶尔用抚摸、拥抱或交谈来得到安慰,不专心 2- 很难安慰或哄							
	总分							

图 2-9　CRIES 评分表

日期 / 时间							
哭泣——疼痛所引起的哭泣具有高音调特征 0- 不哭,或者哭的音调不高 1- 哭是高音调的,但患儿容易哄 2- 哭是高音调的,但患儿不容易哄							
因动脉血氧饱和度低于 95%——感到疼痛的患儿表现为氧和下降,需要考虑引起低氧血症的其他原因,如过度镇静、肺膨胀不全、气胸 0- 不需要氧气 1- 需要 30%以下的氧气 2- 需要 30%以上的氧气							
生命体征增加(血压和心率)——最后测量血压,因为这可能会弄醒患儿,从而使得其他评估很难实施 0- 心率和血压均无变化,或低于基础值 1- 心率和血压增加值不到基础值的 20% 2- 心率和血压增加值超过基础值的 20%							
面部表情——疼痛引起的最常见的面部表情是面部歪扭, 其特征是皱眉挤眼、鼻唇沟加深或张口 0- 无面部歪扭 1- 仅有面部歪扭 2- 面部歪扭,并有痛苦的咕哝声							
失眠——根据患儿的状态对前面 1 小时进行评分 0- 患儿一直处于睡眠状态 1- 患儿经常醒来 2- 患儿总是不断醒来							
总评分							

采用术前非应激状态下的基础值，将基础心率乘以 0.2，然后与基础心率相加，与现在的心率相比较，来确定心率是否超过基础值的 20%，采用同样的方法处理血压，注意采用平均动脉压

适应征：用于新生婴儿（0～6 个月）

图 2-10 Wong-Baker 面部量表

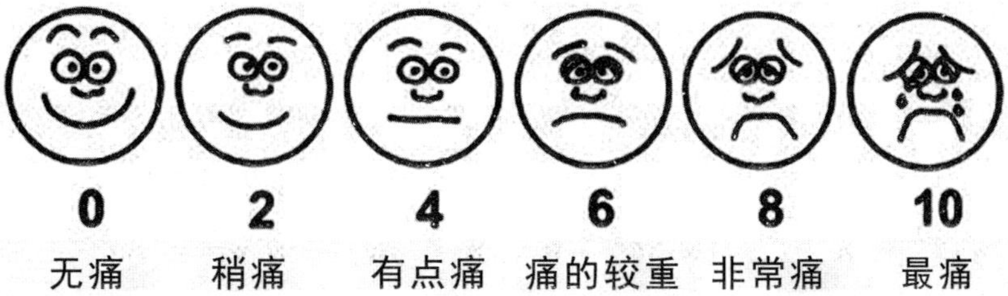

图 2-11 面部疼痛量表

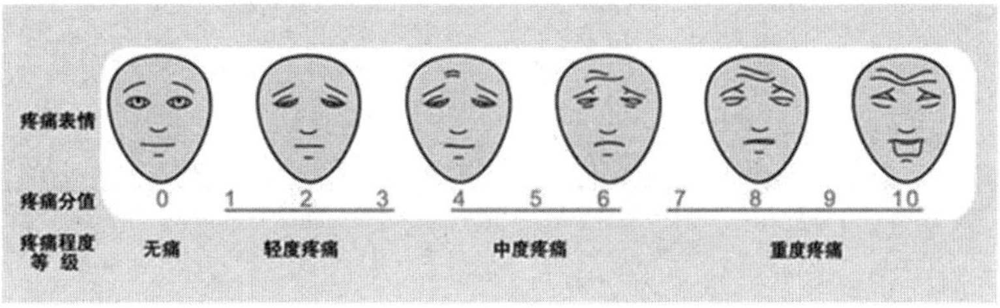

（薛静 马丹丹）

第三篇 临床中常见的疼痛综合征

第一章 急性疼痛综合征

第一节 急性疼痛与手术后疼痛的治疗

在文明社会中,疼痛是最常见的医学问题。据估计,美国有 7500 多万患者的疼痛程度较重,需要治疗。其中源于手术和外伤的急性疼痛占 2500 万,再加上其他原因引起的急性疼痛,患急性疼痛的患者还要多于这个数字。治疗疼痛所耗费的社会资源、与疼痛有关的劳动生产率下降以及缺勤状况的数字是惊人的。尽管许多医学和科普文献的关注焦点是慢性疼痛,但急性疼痛也是一个不容忽视的问题。在美国每年约有 8%的人口忍受着急性疼痛或术后疼痛,而这一比例在全世界发达国家中是相对一致的,而我国的人口比例应该不低于这一数据。

正如众多研究多次提到的一样,尽管急性疼痛及术后疼痛广泛存在,却没有得到充分治疗。在讨论疼痛治疗不到位的原因时提到以下几点:

1.常常忽视使用一些恰当的辅助药,如一般性镇痛药及非甾体类抗炎药。

2.患者应用的麻醉药量比处方药量明显减少。

3.医护人员过于担心药物成瘾性。

4.镇痛药选择常常不合理仅局限于有限的几种常用药。

5.医师对所选镇痛药的性质与特性认识不足。

医生可通过多种途径来缓解不必要的急性疼痛或术后疼痛,并将之降低到最低程度。本章对临床中常见且有效的急性疼痛治疗方法做了简要的概括。医生可针对每个患者的具体情况选择最佳镇痛方法,以获得较高的患者满意度。

急性疼痛及术后疼痛治疗的有效预防措施

详细向患者解释急性疼痛及术后疼痛的病因与病程,这在很大程度上可缓解患者的紧张状态与焦虑心情。除此之外,一些舒缓措施(如深呼吸及躯体动作)也有助于减轻疼痛。对于术中及术后疼痛,可通过轻柔插管、合理体位、小心搬动、充分肌松及尽量减小手术切口来实现。

药物治疗

非甾体类抗炎药

NSAIDs 是一类化学成分不同的药物集合体,其作用是解热、镇痛、抗炎,且没有躯体依赖性。尽管结构不同,所有 NSAIDs 的作用机制都是通过抑制前列腺素的合成来发挥抗炎作用。NSAIDs 同时还可抑制血小板功能,降低白细胞趋化,减少炎症因子和疼痛介质的产生。以上这些功能都可在一定程度上解释这类药物常常用于临床,并对许多急性疼痛的治疗有效。

非甾体类抗炎药的选择

市面上有许多种 NSAIDs，临床医师需了解每类药物中的一种或两种。举例如下：

丙酸衍生物——布洛芬、甲氧萘丙酸。

水杨酸类——阿司匹林、胆碱水杨酸。

邻氨基苯甲酸衍生物——吲哚美辛、痛力克。

昔康类——吡罗昔康。

环氧化酶抑制剂-2——塞来考昔。

临床医师应清楚每种药物的初始计量、起效时间、峰值时间、给药途径、价格以及不良反应。同样，也应该清楚选择非口服途径给药的药物可提高疗效(如吲哚美辛的直肠给药，痛力克氨基丁三醇的肌肉注射)。利用每种药物的特性，临床医生可以制定恰当的治疗方案以满足不同患者的需要。下面是选择 NSAIDs 的原则：

1.用药前首先评估患者的肾功能。

2.确定最好的给药途径。

3.根据所确定的给药途径来选定恰当的药物。

4.在所有药物中选择最常见的药物，该药物从开始起效到峰效应之间的时间段适合正在治疗的疼痛综合征。

非甾体类消炎药的不良反应

NSAIDs 的化学结构千差万别，具有很好的耐受性。除此之外，与当前应用于急性疼痛治疗的其他药物相比，NSAIDs 的风险-利益比最大。但是，同所有药物一样，NSAIDs 也有不良反应，包括轻微不适，如消化不良、腹泻、便秘，以及危及生命的胃肠出血、肝衰竭及肾功能不全，临床应用需要医师预计发生不良反应的可能性，并正确选择应用 NSAIDs。

对于一些高危患者(如高血压、糖尿病肾病、用药超量及药物滥用)，NSAIDs 有损于患者肾功能。因为单纯从临床角度来确证患者的临界肾功能状态常常是不可能的，所以治疗急性疼痛及术后疼痛的临床医师非常有必要在应用 NSAIDs 之前获得患者的基础血清肌酐值。基础血清肌酐值可提醒医师，如患者先前存在肾疾患，则其可因服用 NSAIDs 而恶化；而对于基础肾功能正常的患者，在治疗期间出现的肾功能变化则可考虑是应用 NSAIDs 的结果。

为了减小其胃肠道不良反应，NSAIDs 常常在吃饭时服用。有消化不良或胃肠不适病史的患者有必要将其与胃保护剂合用。对于有胃溃疡或胃出血病史的患者，只有在无胃肠道不良反应的药物不能充分控制疼痛时才应用 NSAIDs，且同时给予组胺抑制剂及胃保护剂，还必须严密监测患者有无潜在的胃肠出血。一旦出血胃肠疾病，需立即停用 NSAIDs。

同时应用两种或两种以上的 NSAIDs 可增加发生不良反应的危险性，一种 NSAIDs 与一种一般性镇痛药(如扑热息痛)合用同样可增加不良反应的危险性。由于在最初进行疼痛评估时，急性疼痛患者可能忽视非处方药用药情况，所以临床医师必须仔细询问用药史。

麻醉性镇痛药

将麻醉性镇痛药有效应用于急性疼痛治疗时，需要对其效能、类别、副作用或毒性反应、药效持续时间及用药原则进行全面了解。

效价

弱的麻醉性镇痛药是指那些用于轻中度疼痛患者，主要通过口服给药的制剂，包括可待因、丙氧酚、盐酸羟考酮、盐酸哌替啶、盐酸镇痛新以及重酒石酸二氢可待因酮。所有这些药物都没有封顶剂量，但是随着剂量的增加，毒副作用（如哌替啶及丙氧酚诱发的癫痫发作，镇痛新所引起的精神异常，可待因引起的胃肠不适）也将随之增加，也就是说毒副作用会限制其应用剂量。强的麻醉性镇痛药包括硫酸吗啡、盐酸美沙酮、酒石酸羟甲左吗南、氢化吗啡酮以及枸橼酸芬太尼。这些药物就镇痛效果来讲似乎同样没有封顶剂量，但其副作用（如呼吸抑制及中枢神经系统抑制）会限制为寻求镇痛效果而无限增加其剂量。

类别

麻醉性镇痛药可分为单纯激动剂（如吗啡、氢化吗啡酮、美沙酮、左吗南、哌替啶、可待因、丙氧酚、芬太尼、二氢可待因酮、羟考酮）和激动拮抗剂（如镇痛新、盐酸纳布啡、酒石酸布托啡诺、盐酸丁丙诺啡、地佐辛）。其中激动拮抗剂的特点是对一个或多个阿片受体既有激动作用又有拮抗作用，二者相平衡。所有的激动拮抗剂都有封顶剂量，在此剂量下会发生呼吸抑制，镇痛效果到达最高。这些药物作为拮抗剂具有逆转其激动作用的潜能，比单纯激动剂较少产生躯体依赖性。对因服用单纯激动剂已产生躯体依赖性的患者如再给予激动拮抗剂治疗可发生急性麻醉药品戒断症状，这些戒断症状可与难以控制的疼痛相混淆。激动拮抗剂（尤其是镇痛新）还可产生显著的精神异常作用。因为许多该类药物缺乏口服制剂，所以限制了其在急性疼痛治疗场所的临床应用。但是，地佐辛在术后疼痛治疗中持有特殊地位并可保证远期疗效。

毒性

因为哌替啶应用较为普遍，所以尤其应该注意其在长期或大剂量应用时的毒性反应，这种情况常发生于病人自控镇痛的给药方式。哌替啶代谢为去甲哌替啶，而去甲哌替啶的半衰期是哌替啶的 4 倍，其可在血浆内蓄积，引起中枢神经系统症状（如肌阵挛、震颤、癫痫发作）。哌替啶的毒性限制了将其长期或大剂量应用于急性疼痛及术后疼痛的治疗。

药物作用时间与应用剂量

选择麻醉性镇痛药时药物作用时间与应用剂量也是需要考虑的重要因素。半衰期较短的麻醉性镇痛药（如二氢可待因酮、羟考酮、吗啡、二氢吗啡酮）必须每 4 小时服一次药，而美沙酮是半衰期较长的麻醉性镇痛药，可间隔 6 小时服一次药。如果不按照所选麻醉性镇痛药的给药频率进行不间断给药，则镇痛效果难以保证。

对于一般性镇痛药和 NSAIDs 不能缓解的中度疼痛患者，应辅以弱的麻醉性镇痛药（如可待因 30~60mg 或羟考酮 5mg 再加上 325mg 的扑热息痛或阿司匹林及其他 NSAIDs）。麻醉性镇痛药剂量可逐步增加，其最高剂量受其毒副反应的限制。如果弱的麻醉性镇痛药仍然达不到良好的镇痛效果，那么就得应用强的麻醉性镇痛药了，可单独应用，也可以与普通镇痛药或 NSAIDs 联合应用。此时可每隔 4 小时给予吗啡 5~10mg。对于老年人或肝肾功能不全者，为防止发生副反应需降低首次剂量。

强的麻醉性镇痛药在给予首次剂量后，如果疼痛程度仍然很严重，则用药剂量可加倍。如果有所减轻，一般来讲需每日调整以求达到最佳剂量。一种有效镇痛方式是不间断应用固定剂量的镇痛药（通常每隔 4 小时一次），同时并用“补救性剂量”，这种“补救性剂量”多为全天剂量的 5%~10%，可在出现“爆发”性疼痛时按需要每隔 1~2 小时给药一次。这种方法可使患者在一定程度上控制麻醉性镇痛药的用量，并且可以用来评估患者所需的用药量。

麻醉性镇痛药的给药途径

当患者的急性疼痛尚可忍受时首选口服给药。但其他给药途径也可，每种途径都有其各自的优缺点。

肌肉给药

对于不能口服用药患者，可选择肌肉给药。这种方法的缺点是肌注时疼痛，起效不恒定且有时起效较慢，镇痛效果波动大。

静脉给药

通过静脉注射的方式给药的优点是起效迅速，就缓解疼痛来说效果显著。与镇痛泵及患者自控镇痛设备相比较为经济。它的缺点是镇痛效果的波动性更为明显，不良反应较大，镇痛持续时间相对较短。

持续静脉给药

当达到最小有效镇痛浓度后，持续静脉给药可获得高水平的镇痛疗效。这种给药途径的优点是：药效恒定，不良反应较静脉注射和肌肉注射少。通常来说，该种方法的患者满意度最高。

持续静脉给药的一个缺点是如果不给予冲击剂量，则其起效时间显著延迟。另一个缺点就是输注设备和设置与监测所需要的人力来讲，此法较为昂贵。同时，持续静脉给药可增加呼吸抑制及其他不良反应的危险，所以护理人员不赞成此种给药方式。

患者自控镇痛

随着患者自控镇痛设备的问世，持续静脉给药的许多缺陷也随之解决了。过去是由医护人员制订恰当的给药方案并给予实施，而现在患者自身也可以参与其中。该法针对渴望达到的最终目标——镇痛，给药频率可以随时调整。

患者自控镇痛的优点是：当达到最小有效镇痛浓度后可获得高水平的镇痛疗效；与其他给药方式相比不良反应的发生率低；并且患者的满意度高。这些优点使得病人自控镇痛迅速进入临床，用于急性疼痛及术后疼痛的治疗。同时人力与费用的节省也是它迅速普及的一个促进因素。此法的缺点是：设备与所需的药物成本较高；在一些不按照常规操作此法的机构起效显著延迟；实施该法的特定输注泵系统和辅助材料也不是随时都能获得的；在一些机构护理人员极力反对此种给药方法。

在急性疼痛及术后疼痛治疗中的神经阻滞方法

伴有局部麻醉的神经阻滞可以用来确证特定的痛觉传导通路，并且有助于诊断疼痛的起源和部位。治疗性神经阻滞有助于减轻各种各样的急性疼痛综合征，其用药是局部麻醉药加上糖皮质激素、麻醉性镇痛药或者偶尔会加入神经破坏药。神经阻滞疗法不应该视作急性疼痛综合征的独立治疗方法，明智的做法是将其作为综合治疗措施总体的一部分。

交感神经阻滞

蝶腭神经节

解剖

蝶腭神经节（也称作翼腭神经节、鼻神经节、Meckel 氏神经节）位于翼腭窝内，中鼻甲后方，它是头部大脑之外最大的一群神经元核团。该神经节是直径为 5mm 的三角形结构，表面覆盖一层厚约 1~5mm 的结缔组织和黏膜。它的几个主要大分支为三叉神经、颈动脉神经丛、面神经及颈上神经节。

适应证

用局部麻醉药进行蝶腭神经节阻滞有助于治疗急性偏头痛、急性丛集性头痛以及各种各样的面神经痛。它还可缓解体质性偏头痛及慢性丛集性头痛。

穿刺技术

实施蝶腭神经节阻滞首先要对神经节表面黏膜进行局部麻醉。患者取仰卧位，颈椎棘突充分伸展，检查前鼻孔有无息肉、肿瘤或异物。在双侧鼻孔内滴入小剂量 2%利多卡因黏稠液、4%盐酸利多卡因局部溶液或 10%盐酸可卡因溶液。鼓励患者积极用鼻呼吸，使得局部麻醉药进入鼻咽后部，它可起到两个作用，其一是润滑鼻黏膜，其二是提供表面麻醉作用，以利于 35cm 长的棉头涂药器通过每侧鼻孔。

棉签涂药器浸满局麻药，顺着中鼻甲上缘插入，直到其顶端抵达神经节表面黏膜并反复几次给予表面麻醉。每个棉头涂药器四周涂上局部麻醉药(1.2ml)，用作局麻药与神经节表面黏膜互相接触的媒介，并使局麻药通过黏膜向神经节扩散。20 分钟后可撤除棉头涂药器。在此过程中，为防止神经节阻滞的不良反应，须监测患者的脉搏、血压及呼吸频率。

临床回顾

临床经验表明，蝶腭神经节阻滞有助于阻断急性发作性偏头痛或丛集性头痛。因为该方法简便易行，其操作可在床旁、急诊室或头痛诊所进行。对于急性头痛患者，当插入棉头涂药器后。可经口(通过面罩)给予氧气吸入。对于慢性头痛及面神经痛患者可每天治疗一次，直到疼痛完全缓解。

并发症

蝶腭神经节阻滞最常见的并发症是鼻出血，常常发生在冬季，因为冬季的暖气可引起鼻黏膜干燥。考虑到鼻黏膜血管丰富，吸收能力强，为避免毒性反应，必须注意所用局麻药总剂量。又因患者偶有发生体位性低血压的情况，所以治疗后应取坐位，密切监测，且只有在有人陪护时才能行走。

星状神经节阻滞术

解剖

星状神经节位于第 7 颈椎椎体前外侧面与第 1 肋骨颈之间，处在椎动脉与横突的中间位置，通过颈长肌与横突相分离，位于颈总动脉与颈静脉内侧，气管和食管外侧。

适应证

星状神经节阻滞术可用来治疗急性上肢缺血、面部及上肢冻伤以及急性带状疱疹。也可用于面部、颈部、上肢及上胸部的反射性交感神经营养不良以及由恶性病变引起的交感神经性疼痛。除此之外，星状神经节阻滞对非典型的血管性头痛也有短期治疗效果。

操作技术

在环甲切迹水平(C_6)触到胸锁乳突肌内侧缘，用两指将胸锁乳突肌推向外侧，触及颈动脉搏动。对搏动点内侧皮肤消毒，以 22G，3.8cm 穿刺针穿刺直至针尖抵至 C_6 横突，退针约 2mm，仔细回吸无误后注入无防腐剂的 0.5%盐酸布比卡因 7ml。期间认真监测脉搏、血压及呼吸频率。

临床回顾

每日一次用局部麻醉药进行星状神经节阻滞对先前提到的疼痛综合征疗效较好。为了避免过度焦虑，可提前向患者解释其特有的副反应，即霍纳氏综合征。如果不能用穿刺针确定C6横突位置，千万不能注入局部麻醉药，因为那样做可导致危及生命的合并症发生率显著提高。

并发症

喉返神经阻滞引起的声嘶、血肿、吞咽困难和气胸。因为星状神经节毗邻大血管，所以如果不回吸或莽撞穿刺的话，就很有可能误入大血管而立即引起局麻药毒性反应。如果穿刺针穿过C5及C6横突之间影响到颈神经根，则可能发生硬膜外麻醉及蛛网膜下腔麻醉。

内脏神经阻滞

解剖

内脏神经位于T_{12}~L_1椎体水平的椎骨前区，包括左、右腹神经，上肠系膜神经、主动脉肾神经节以及与交感神经纤维相连的密集的神经网络。

适应证

应用局麻药进行内脏神经阻滞有助于诊断侧腹痛、腹膜后疼痛或上腹部疼痛是否与内脏神经有关。每日用局麻药阻滞内脏神经可减轻急性胰腺炎的继发疼痛。据临床报道，早期应用局麻药、糖皮质激素或者二者联合应用进行内脏神经阻滞可显著降低急性胰腺炎并发症的发生率及急性胰腺炎的死亡率。

操作技术

用局麻药进行诊断性内脏神经阻滞可不在影像指导下实施。但是，许多疼痛治疗专家认为当进行神经毁损性阻滞时可在CT引导下实施，如果没有CT也可在X线引导下实施，这样更安全。影像引导不仅可提高安全性，而且会增强以下操作的有效性。

患者于术前经静脉补足液体后置于CT床上，行腹部造影前预摄片以确证主动脉位置、腹腔内及腹腔外器官位置，检查正常解剖位置是否因肿瘤、先前的手术或腺体疾病而有所变化。

龙胆紫标记扫描区域的皮肤并常规消毒，在正中线左侧约10cm处，用22G的3.8cm穿刺针，1%利多卡因局部皮肤及皮下组织浸润。之后将22G、13cmHinck套管针插入直至主动脉后壁，刺破主动脉，拔除管芯，主动脉血液将自动流出。将充满生理盐水的润滑良好的5ml玻璃注射器接到套管针上继续进针，应用阻力消失技术刺破主动脉前壁。拿开玻璃注射器，从套管针注入小剂量0.5%利多卡因与水溶性造影剂的混合液。再在同一水平进行CT扫描确认穿刺针的位置，尤其是确认造影剂的扩散范围。造影剂应位于主动脉周围，不能进入膈脚后间隙。确认穿刺针与造影剂分布无误后，经针注入12~15ml纯酒精或6%苯酚水剂。最后用小剂量生理盐水冲洗并拔除穿刺针。密切观察患者血流动力学变化，包括深部交感神经阻滞后的低血压和心动过速。

临床回顾

目前已证实在治疗前面提及的疼痛综合征时，应用阻力消失技术在CT引导下实施内脏神经毁损术安全有效。如果患者因顽固性腹痛、结肠造瘘或回肠造瘘肛门袋等原因而不能俯卧时，该操作也可在侧卧位下进行。

内脏神经阻滞术能够避免神经破坏药向腰丛扩散。因为在注入神经破坏药之前需要注入局麻药及造影剂，如果这两种药扩散入膈脚后间隙，则会提醒医师注意可能会阻断腰丛神经，此时需要重新调整穿刺针的位置。

并发症

内脏神经阻滞术最严重的并发症是不慎将神经破坏药注入腰丛、硬膜外腔或血管内。还有腹膜腔或肾。正如前文所述，在CT引导下操作可显著减少这些并发症的发生率。

如果操作得当,该技术可导致深部交感神经阻滞。对于循环系统储备能力差的癌症患者,阻滞所产生的低血压会有生命危险。患者在阻滞前需补足液体,阻滞后亦需密切监测血压。由于阻滞后患者的体位性低血压可持续几天,故需警告他们在无人协助下不能站立,直到完全恢复时为止。

腰交感神经节

解剖

腰交感神经节位于腰椎体的前外侧面,腰肌的前内侧面。下腔静脉恰好位于右交感干的前面,而主动脉位于右交感干的前面偏内侧。下肢的交感神经支配源自 T_{10}–L_2 节段脊髓细胞发出的节前纤维。几乎所有通往下肢的节后神经纤维都来自 L_2 水平以下的交感干。交感干之前是腹膜和大血管。

适应证

用局麻药行腰交感神经阻滞可用于诊断下肢痛是否由交感干所介导,并可鉴别是否存在下肢交感神经营养不良。通过观察局麻药阻滞交感干的效果,可以判断用神经毁损药物(如苯酚、酒精、射频毁损)毁损交感干后所获得的以下两方面的疗效,即增加下肢血流及较大程度缓解疼痛的疗效。这种技术可用于治疗急性外周供血不足,冻伤引起的局部缺血,下肢的急性带状疱疹,以及下肢的各种各样的外周神经痛。

操作技术

腰交感阻滞和毁损技术同内脏神经毁损术类似。患者俯卧在 CT 床上,腹下垫枕,胸腰脊柱屈曲,使得相邻横突间的间隙充分展开。行腹部造影前预摄片以确定 L_2 椎体水平。龙胆紫标注 L_2 横突上方的皮肤,常规消毒。用 22G 的 3.8cm 穿刺针,1%利多卡因局部皮肤及皮下组织浸润。之后将 22G,13cm 套管针插入直至针尖抵达椎体,之后调整穿刺针路径,使针从椎体外侧通过。连接充满不含防腐剂生理盐水的润滑良好的玻璃注射器,应用阻力消失技术进针穿过腰肌,针尖一穿过肌肉筋膜就会有阻力消失感觉,表明穿刺针已接近交感干。注入小剂量局麻药及水溶性造影剂,确认造影剂在椎骨前区扩散良好,之后由穿刺针注入 12ml1.5%利多卡因或无水酒精。最后用不含防腐剂的生理盐水冲洗穿刺针并拔除。在整个操作过程中需密切观察患者交感神经阻滞后引起的低血压和心动过速。

临床回顾

CT 引导下行腰交感神经毁损能够显著降低发生并发症的危险性。应告知患者由于穿刺针损伤抗重力肌可能出现轻微背痛,此外还应该告诉他们腰交感神经阻滞后,与健侧相比阻滞侧下肢有发热肿胀感觉,这些副作用是正常现象,随着时间推移会自然消失。

并发症

腰交感神经阻滞的并发症与内脏神经毁损的并发症类似。由于它的穿刺路径针尖更加靠近内侧,所以有可能损伤由脊柱发出来的腰神经根。

躯体神经阻滞

同交感神经阻滞类似,躯体神经阻滞也应作为疼痛患者综合治疗方案中的一部分。对于急性术后疼痛患者,第一步合理用药治疗失败可联合应用躯体神经阻滞。

硬膜外腔神经阻滞

解剖

硬膜外腔的上界是枕骨大孔骨膜与硬脊膜相融合处,其向下沿至骶尾骨膜。其前界是覆盖于椎体与椎间盘的后纵韧带；后界是椎板的前外侧面和黄韧带；两侧界是椎弓根和椎间孔。从操作技术来讲黄韧带是确证硬膜外腔的关键所在。黄韧带由致密的结缔组织构成，在颈段最为薄弱。在成人，硬膜外腔最狭窄处便是颈段（当颈部屈曲时其前后径为 2~3mm）。

适应证

用局麻药或糖皮质激素或二者联合应用于硬膜外阻滞有助于诊治多种急性疼痛综合征。例如，硬膜外阻滞可减轻紧张性头痛，可减轻双侧交感神经介导的疼痛（如反射性交感神经营养不良），可减轻冻伤引起的局部缺血性疼痛。除此之外，在治疗躯干及四肢的急性带状疱疹及疱疹后遗神经痛方面，硬膜外阻滞也有应用价值。

操作技术

进行硬膜外阻滞的最佳姿势是患者取坐位，颈部屈曲，前额抵在一垫好的床头桌上。双上肢放松置于患者膝盖之上或置于躯干两侧。在恰当的椎体表面进行皮肤消毒后铺无菌孔巾。

仔细触摸椎体棘突与椎间隙以确证中线位置。1%不含防腐剂的利多卡因或 0.25%不含防腐剂的布比卡因进行皮肤及皮下组织麻醉浸润。用 18G 或 20G 的 Hustead 或 Touhy 穿刺针在正中线麻醉处进行穿刺，轻微偏向头侧进针。拔除针芯后，将硬膜外穿刺针连接充满不含防腐剂生理盐水的润滑良好的 5ml 玻璃注射器。伴随持续注射器活塞施压，谨慎进针直至穿刺针针尖抵达黄韧带，当针尖刺破黄韧带抵达硬膜外腔时，会有突然的阻力消失感；通过穿刺针注入 5ml 空气以证实确已进入硬膜外腔。

仔细回吸之后，注入不含防腐剂的 0.5%的利多卡因或 0.25%不含防腐剂的布比卡因，并联合应用长效皮质类固醇制剂或不含防腐剂的阿片制剂（如吗啡或芬太尼），最后拔除穿刺针。在穿刺点上覆盖并压迫纱布垫。患者转至平卧位，在完全恢复前注意监测其血压、脉搏及呼吸频率。

胸腰段硬膜外阻滞可应用前文提到的阻力消失技术在坐位、侧卧位或俯卧位下进行。此外，骶部较之腰段硬膜外阻滞法在理论上有许多优势，包括可显著降低硬膜外穿刺后头痛的发生率，且即使患者处于抗凝状态时，也可用 25G 穿刺针行骶部硬膜外阻滞。这就使得该项技术可用于下肢再植术后充分抗凝及深静脉血栓后抗凝患者。骶部硬膜外阻滞途径同样可单次或连续输注阿片类制剂。

临床回顾

在其他治疗方式（如服用抗抑郁药、理疗）起作用前，对所述疼痛综合征在治疗早期即可应用皮质类固醇进行硬膜外阻滞。经验表明，如按照以下方法进行操作，硬膜外神经阻滞非常有效：

首次阻滞给予 80mg 甲基泼尼松龙，不含防腐剂的 0.25%布比卡因颈段 7ml，下胸段 10ml，腰段 12ml；或者给予不含防腐剂的吗啡，颈段和上胸段 0.5mg，下胸段和上腰段 10mg，尾部 12mg。

首次阻滞后隔天阻滞一次，甲基泼尼松龙由最初的 80mg 减至 40mg，并给予适当剂量的不含防腐剂的布比卡因或吗啡。一个疗程 6 次，最终目的是完全缓解疼痛。

对于糖尿病患者或接受全身性皮质类固醇治疗的患者，甲基泼尼松龙用量应酌减。

并发症

因为硬膜外阻滞可阻断躯体神经及交感神经传导，所以可以产生一系列心血管变化（如低血压、心动过速），如未能及时发现和诊治将产生极其严重的后果。膈神经或脑干呼吸中枢阻滞可以导致呼吸抑制或衰竭。正因如此，实施硬膜外阻滞的人员需接受过呼吸管理和复苏方面的训练。此外，恰如其分的生命体征监测是必不可少的，且必须具备复苏设施。

其他主要并发症包括神经损伤、硬膜外血肿、硬膜外脓肿。这些并发症虽然很少发生，却有致命危险。硬膜外阻滞的轻微不良反应及并发症还有穿刺部位疼痛、不慎刺破硬膜及血管迷走神经性晕厥。

三叉神经阻滞

解剖

三叉神经是最大的脑神经，是由感觉和运动神经纤维构成的混合神经。在口外经由冠状切迹进入翼腭窝后可抵达三叉神经。翼腭窝是位于蝶骨翼状突和颞下窝上部上颌骨之间的三角形间隙。

适应证

用局麻药和糖皮质激素进行三叉神经阻滞是药物治疗三叉神经痛的有益补充。当口服药物逐渐增至有效剂量水平时，三叉神经阻滞可迅速减轻疼痛。而且对于不典型面痛，三叉神经阻滞也有较好的疗效。其他适应证还有上颌骨赘生物疼痛，蝶腭神经节阻滞不能控制的丛集性头痛，不能被星状神经节阻滞控制的三叉神经分布区急性带状疱疹。

操作技术

患者做口腔开合运动时很容易触到冠状切迹，该切迹位于外耳道前方约 4cm 处，局部皮肤消毒局麻，22G 的 3.8cm 穿刺针由冠状切迹中点垂直刺入，针尖可抵达翼状突外侧板。如果想要阻止上颌神经，退针至皮下组织，调整针尖方向约向前 1cm，向上 1cm，此时会诱发上颌神经分布区异感；如果想要阻滞下颌神经，退针至皮下组织，较之首次穿刺调整针尖方向约向后 1cm，向下 1cm，此时会诱发下颌神经分布区异感。仔细回吸无误后，注入的 0.5%布比卡因 5~7ml 合并甲泼尼松龙 80mg。之后每天以同样方式行神经阻滞，只是甲泼尼松龙剂量由 80mg 减至 40mg。

临床回顾

三叉神经阻滞是难治性三叉神经痛的高效急救措施。在卡马西平、巴氯芬、苯妥英钠或其他药物逐渐增量的同时，可应用三叉神经阻滞术。对于颞下颌关节障碍引发不典型面痛的患者，三叉神经阻滞可使理疗及关节活动锻炼得以进行。

并发症

三叉神经阻滞的主要并发症是误将药物注入血管。翼腭窝内有许多动静脉穿过，在注入局麻药过程中应仔细并频繁回吸。穿刺针如损伤血管可导致明显的血肿形成。应提前告知患者这种副作用的潜在可能性及其自限性，以免发生这些副作用时患者过于恐惧。

肋间神经阻滞

解剖

胸段脊神经发出交感神经系统的白交通支和灰交通支，与交感干的特定神经节相连。在交通支末梢，神经干分为背支和前支。背支支配背部的皮肤和肌肉以及椎体骨膜。前支经由肋骨沟沿肋骨走行，在肋间肌之间穿过后胸部进入胸腔的侧面和前面。肋间神经与肋间动静脉伴行。

适应证

用局麻药或糖皮质激素类药物或二者联合应用行肋间神经阻滞可在床头或门诊小诊所内进行。该操作可减轻由多种疾病引起的疼痛，包括急性外伤或病理性肋骨骨折、胸壁转移灶、肋间神经痛或开胸术后疼痛，并且有利于减轻肝转移灶引起的右上象限疼痛。肋间神经阻滞还可以减轻经皮引流设备引起的疼痛(如胸腔引流管或肾盂引流管)。临床已表明应用肋间神经阻滞可显著提高肺功能。

操作技术

肋间神经阻滞可在坐位、侧卧位或俯卧位下进行。用手触摸定位拟阻滞区域的肋骨,并于其腋后线皮肤处常规消毒。用接有5ml注射器的22G的3.8cm穿刺针垂直穿刺直抵肋骨,之后退针至皮下组织,轻微改变进针方向"滑过"肋骨下缘,必须注意较之前次进针不能超过0.5cm。仔细回吸无误后,注入的0.5%或0.75%布比卡因3~5ml,退出穿刺针。在疼痛所在的每一平面重复此操作。

临床回顾

治疗性的肋间神经阻滞是治疗各种各样急性疼痛综合征的有益补充。其操作简单,只要具备适当的急救设备和药品,即可在急诊科或床边进行。因肋间区血管丰富,所以必须监测局麻药总量。当应用能与蛋白质相结合的长效局麻药(如0.75%布比卡因)时,可每日行一次肋间神经阻滞以获得长期减轻外伤和手术切口疼痛的目的。

并发症

肋间神经阻滞的主要并发症是不慎引起气胸未被发现,如果患者持续正压通气的话可发生张力性气胸。再有就是前文提到的,可因血管吸收局麻药过多而引起全身毒性反应。

其他躯体神经阻滞

当口服药物不足以控制患者疼痛时,神经阻滞技术可作为合理的下一步选择。许多躯体神经阻滞可作为全身麻醉及术后镇痛的有益补充。下面概括了用于治疗急性疼痛及术后疼痛的其他躯体神经阻滞方法。

用于治疗急性疼痛和术后疼痛的躯体神经阻滞方法

神经阻滞	适应证
枕神经阻滞	开颅术后疼痛
耳颞神经阻滞	开颅术后疼痛
舌咽神经阻滞	舌咽神经痛
膈神经阻滞	顽固性呃逆
颈丛神经阻滞	颈动脉及颈部手术
颈段硬膜外神经阻滞	急性带状疱疹及上肢痛
臂丛神经阻滞	肩部及上肢手术
正中神经、桡神经及尺神经阻滞	上肢及手部手术
肋间神经阻滞	肋骨骨折、胸壁痛、胸壁转移灶、肝痛
胸段硬膜外神经阻滞	椎体压缩性骨折、术后疼痛
髂腹股沟神经、髂腹下神经及生殖股神经阻滞	腹股沟及骨盆的疼痛
闭孔神经阻滞	髋骨骨折
股神经阻滞	股骨骨折
腰段硬膜外神经阻滞腰	椎体压缩性骨折、术后疼痛
丛及坐骨神经阻滞	下肢疼痛
踝关节阻滞	足部及踝部疼痛

结语

绝大多数疼痛是可以控制的,耐心向患者解释且术中谨慎操作是疼痛的有效防范措施。普通的镇痛药及 NSAIDs 有解热镇痛抗炎作用,在谨慎遵守用药原则前提下具有很好的耐受性。对于这些药物不能止痛的患者,可辅以弱阿片制剂。如果仍不能减轻疼痛,可单独应用强阿片制剂或联合应用另一种镇痛药。随着病人自控镇痛技术的来临,持续静脉输注阿片制剂的一些缺陷也不复存在了。各种急性疼痛综合征都可用阻断交感或躯体神经通路的方法来减轻,该方法需要恰当的解剖结构知识和谨慎的操作技巧,且只能作为综合治疗方案的一部分。

第二节 镰状红细胞疼痛

自 1910 年从一名非洲医学生血液内发现镰状红细胞后,镰状红细胞病问世。

临床表现

镰状红细胞病是一类由镰状细胞血红蛋白导致异常情况的遗传性疾病。其中镰状细胞性贫血只是单纯产生镰状细胞血红蛋白(HbSS),它是镰状红细胞病最严重且最常见的表现形式。患者因血管闭塞及局部缺血而具有广泛的临床症状。最常见的临床症状包括:脑卒中、急性胸痛综合征、肾衰竭、脾隔离症、骨梗死、多发感染及疼痛危象。这些症状的临床严重程度变化迥异。

脑卒中 尽管儿童很少发生脑卒中,但对于镰状细胞性贫血患者在 20 岁之前发生脑卒中的概率约为 11%,轻偏瘫是其常见表现,视梗死部位不同也可有其他表现。

急性胸痛综合征 镰状红细胞病的急慢性并发症的主要靶器官是肺。急性胸痛综合征是该病儿童及成人患者的常见死因。急性胸痛综合征起病急,其特征是发热及呼吸系统症状,伴有胸片显示新出现的肺浸润影。它是镰状红细胞病患者住院治疗的第 2 位常见原因,是术后并发症的最常见原因。

肾异常 镰状红细胞病患者的肾表现出许多结构与功能上的异常, 在肾单位的全长上均可出现改变。肾髓质周围环境——缺氧、酸中毒、高渗透性——可促进镰状细胞血红蛋白聚合及红细胞镰状化。

脾隔离症 急性脾隔离症是由于脾内捕获红细胞引起的,它可降低血红蛋白水平,并可成为低氧性休克的潜在危险,是镰状红细胞病儿童患者的主要死因。

骨梗死 镰状红细胞病的肌肉骨骼症状也很常见,并可引发高死亡率。产生骨骼及关节症状的 3 个主要原因是(1)骨髓增生:骨髓增生可产生畸形及生长紊乱,主要发生在颅骨、椎骨及长骨;(2)血管闭塞:血管闭塞可致干骺端及骨干的骨闭塞,可致近关节骨坏死;(3)血源性细菌感染:可致骨髓炎及脓性关节炎。

感染 感染是镰状红细胞病的主要并发症。除了常规免疫疗法外还存在针对感染的特有预防措施,治疗方案依赖于局部配方及抗生素敏感性实验。

疼痛

镰状红细胞病的标志性临床表现是急性血管闭塞或疼痛发作。这种独一无二的疼痛形式最早可发生在6个月龄时，并可在患者整个生命过程中多次复发。疼痛是镰状红细胞病患者住院的首要原因。

疼痛的类型与特点

急性疼痛　急性疼痛是镰状红细胞病疼痛最常见的类型。其特点是难以预期，且疼痛程度各异，范围可从轻微疼痛到令人虚弱的剧烈疼痛。内脏痛较躯体痛更为常见，其反映的是来自体内固体器官（如肾、肝或脾）的疼痛。内脏痛的特点是钝痛、定位不清并可有牵涉痛。

慢性疼痛　慢性疼痛的定义是疼痛持续3~6个月或更长时间。本病慢性疼痛的躯体痛包括躯体深部结构（如肌腱、韧带及骨骼）的疼痛。其特点是尖锐痛且定位较清楚。慢性疼痛可使患者身心疲惫，由于其包含感觉、情感、认知、记忆及逻辑上的-复杂问题，故此难于治疗。

混合性疼痛　由于多种复杂因素的影响，疼痛的类型和机制常常混杂在一起。急性疼痛可叠合在慢性疼痛之上，频繁发作的急性疼痛看起来类似于慢性疼痛。在镰状红细胞病患者中神经性疼痛常常被性疼痛在本病患者人群中多由于铁超负荷型贫血所引起。

诊断

筛选试验　镰状红细胞病的筛选试验包括新生儿血红蛋白病筛查。影像学检查包括MRI和CT扫描，通过MRI和CT扫描可可评估受镰状红细胞病累及的众多身体系统。镰状红细胞病患者的评估主要靠主观判断。事实上根本不存在评估疼痛严重程度的标准。疼痛评估仅仅依赖于患者对疼痛的表达及临床医师所使用的有效而可靠的评估方法。这些评估方法包括视觉模拟评分法、数字强度评分量表、Wong-Baker脸谱评分量表及Oucher量表。目前存在两大类评估法，一种是快速评估法，其评估对象是急性疼痛发作，包括评估独立的疼痛症状，其目的是快速治疗及缓解疼痛；另一种是综合评估法，其评估对象是慢性疼痛及急性疼痛患者的随访。

鉴别诊断　镰状红细胞病的鉴别诊断包括其他血红蛋白病及地中海贫血。

疼痛治疗

急性疼痛发作的急救措施

出现在医师办公室及急诊室的急件疼痛患者通常都已试过了各种减轻疼痛的方法。家庭治疗失败通常意味着需要安泰乐给药方法，此疗法包含类似吗啡的强阿片制剂。如果患者有长期应用阿片制剂史，那么患者可能已产生耐药性，故此这类患者在出现新的急性疼痛发作时需给予较高剂量的阿片制剂或换一种不同的阿片制剂。总的来说，在对患者进行认真评估后需选择药物疗法及负荷剂量。对患者进行评估时需要了解患者的家庭用药情况、缓解最近一次疼痛危机的药物疗法、在本次疼痛过程中患者所加用的药物疗法。对于再发性疼痛的患者，治疗严重镰状红细胞病疼痛的最好初始剂量就是在最近一次疼痛危象中提供良好镇痛的剂量。一些临床医师喜欢应用安泰乐吗啡负荷剂量，根据疼痛强度、患者体重及先前阿片制剂用药史的不同，通常应用5~10mg（儿童用量为0.1~0.15mg/kg）。因为肌肉内给药的吸收剂量难以预测，所以应避免使用。对于严重疼痛患者，可选择静脉途径给药。对于顽固的镰状红细胞病危象，椎管内给药（通常用芬太尼及一种局麻药)对一些患者有效。

镰状红细胞病疼痛的药物治疗

镰状红细胞病的主要治疗方法是镇痛。因为服用镇静药和抗焦虑药可掩盖疼痛的行为反应,故此应避免两药单独应用。治疗镰状红细胞病疼痛的方法包括非甾体类抗炎药(NSAIDs)、阿片制剂及一些辅助药物。

轻度疼痛可用 NSAIDS 与扑热息痛来治疗。对有肾衰竭倾向的患者,临床医师应清楚哪些镇痛法可诱发肾炎。许多镰状红细胞病患者具有不同程度的肝损害,当存在肝疾患时扑热息痛可产生毒性。如果轻度痛持续存在也可加入阿片制剂。

对持续性或中重度疼痛的治疗需应用阿片制剂。至于应用哪种阿片制剂取决于疼痛的特点及持续时间。如疼痛短于 24 小时应试用短效阿片制剂。如疼痛已持续几天则建议应用缓释阿片制剂。哌替啶是院内治疗镰状红细胞病急性疼痛发作最常见的药物。目前已达成共识,即哌替啶口服制剂不应用于急性或慢性疼痛的治疗,而对于安泰乐哌替啶能否用于镰状红细胞病急性疼痛的治疗尚存在不同意见。哌替啶全部由;肾排泄,肾衰竭是其相对禁忌证,因此毫无疑问将其用于镰状红细胞病患者时要绝对谨慎。哌替啶的活性代谢物去甲哌替啶是一种中枢刺激剂,可诱发烦躁、阵挛及癫痫发作。美国疼痛协会建议哌替啶的用药时间不能超过 48 小时,或者说剂量不应超过 600mg/24h。对于已疼痛几天的患者或需长期阿片制剂治疗的患者,为提供持续镇痛可应用缓释或半衰期长的阿片制剂。短效阿片制剂可用来必要时临时给药。

应用辅助药物的目的是增强阿片制剂的镇痛作用,降低主效应下的副反应,并治疗一些相关症状。当前并没有用辅助药物治疗镰状红细胞病的对照研究;但是,其应用纲要是基于其他慢性疼痛状况而制定的。抗抑郁药、抗惊厥剂及可乐定可用于神经性疼痛。抗组织胺类药物可用来抵消阿片制剂引起的肥大细胞组胺释放作用。少数患者会有显著的频繁而剧烈的疼痛发作,他们的生活质量很低,不能很好地从事日常活动。有证据表明长期输血可以减轻令人虚弱的疼痛。

羟脲类药物

羟脲类药物是一类用来增加血红蛋白 F 的化学治疗剂。它相对无毒且无证据表明其可诱发肿瘤。

骨髓移植

当得知可用同种基因骨髓移植来缓解镰状红细胞病后,当前应用骨髓移植来治疗此病的状况很复杂。研究表明术后生存率为 84%,死亡率低于 6%。进行骨髓移植的原则如下:

1.供者必须具有 HLA 组织相容性及完全相同。

2. 受者年龄需小于 16 岁，患有严重疾病，血红蛋白基因型为 SS 或镰状细胞血红蛋白 B(HbS-beta)无海洋性贫血。

严重疾病是指脑卒中、反复发作的急性胸痛综合征、反复发作的严重疼痛危象(每年多于两次)、反复发作的持续勃起症以及镰状细胞肾病。

第三节 急性头痛

急性头痛是很常见的一项主诉。一项研究结果表明,在住院患者中以头痛为主诉的发生率从0.36%起可高达 2.5%。虽然因头痛而致死的状况并不常见,但是在急性头痛患者中排除器质性病变却非常重要。当明确诊断之后可实施治疗计划。

体征与症状

对所有急性头痛患者都应进行与头痛史有关的全面问诊,包括头痛的部位、严重程度、疼痛性质、相关症状及所有诱因。并全面检查新近发生的头痛及头痛形式的变化,以排除器质性疾病及有可能危及生命的疾患。详尽的头痛病史还应包括血管疾病的危险因素、家族史及用药史。

鼓励患者尽可能准确地描述其所患头痛的状况是非常重要的,因为一些临床细节可提示头痛的位置及疼痛的机理。头痛的时机对继发性头痛往往具有诊断价值,尤其是头痛突然发作或总是在早晨睡醒时发作。前哨性头痛(sentinel headache)是指一种骤然发作、疼痛剧烈,随后又消失的头痛,它可能是急性出血的前兆,可于蛛网膜下腔出血之前数天或数周发生。

在对头痛患者进行问诊时,疼痛位置是需考虑的个重要因素;因为与其他原因相比,病理性损害更易产生头痛。大脑后动脉及椎动脉病变常常伴随头痛,而大脑前动脉的病变则很少伴有头痛。颈动脉、大脑中动脉及基底动脉的损害常常可产生头痛。后部脑循环卒中较前部脑循环卒中更易产生头痛。

继发性头痛包括颅内肿物(如脑脓肿和脑肿瘤)以及颅内外血管疾病。在继发性头痛和原发性头痛的鉴别过程中,患者年龄是需要考虑的重要因素。原发性头痛如偏头痛、紧张型头痛及丛集性头痛的患者,往往在 25 岁之前就已发病。其典型表现是单侧或双侧头痛。除了前文提到的先兆性头痛或伴随偏头痛外,常常没有相关的神经系统功能障碍。与此相反,有颅内病变的患者往往年龄大于 45 岁,并且可表现出一些神经系统症状。只有极少数由颅内病变引起头痛的患者表现出原发性头痛的症状。

体格检查与神经病学检查

急性头痛患者的体格检查应包括以下几方面:

测量生命体征,包括双臂血压、触诊颈动脉及颞浅动脉、听诊颈动脉有无杂音、检查颈部有无脑膜刺激征、检查颅骨有无外伤迹象

全面的眼底镜检查以排除:静脉局部缩窄、视盘模糊、视盘水肿

神经病学检查应全面的精神状态检查,以下几方面的评估:脑神经、肌力及肌张力、四肢反射状况、感觉功能检查、协调能力及步态试验。

检查

在对急性头痛患者进行评估时,体格检查及头痛病史将有助于选择需做哪些诊断性化验。如果怀疑患者有感染或贫血,则需做全血细胞计数,因为感染或贫血很可能是与低氧血症相关的血管源性头痛的前导。对于呕吐患者、脱水患者或服用过量镇痛药患者(无论是处方或是非处

方药)，需检测评估患者电解质和功能。对所有 50 岁以上急性头痛患者或头痛性质有所改变的患者，为排除颞动脉炎，需用 Westergen 方法险测红细胞沉降率。如果红细胞沉降率升高，需尽快安排做颞动脉活组织检查，为避免发生不可逆性失明，需立即开始应用皮质激素进行治疗。

诊断继发性头痛时，在全面问诊及体格检查之后，通常接下来需做头部 CT 扫描。在诊断急性蛛网膜下腔出血、急性头外伤及骨骼异常方面，CT 常常优于 MRl。在急诊室，CT 扫描耗时较少却可使患者易于监测。虽说不是全部，但 CT 可检查大部分引起头痛的异常情况，并且常常足以排除需紧急处理的状况。对于高血压患者和感觉中枢有神经病灶症状改变的患者，也建议进行 CT 扫描以排除脑出血或脑水肿。虽然发病后随着时间向后推移，CT 的敏感性越来越差，但将近 90%蛛网膜下腔出血患者在 CT 扫描时可显示出异常。CT 扫描常可诊断梗阻性脑积水，其表现是脑室系统大面积阻塞。

在 CT 扫描之后，为了进一步确定损伤的解剖位置，在外科手术之前通常做脑部 MRI。在许多方面 MRI 较之 CT 更为敏感，如检测后颅窝、颈部脊髓损害、局部缺血、脑白质异常、脑静脉血栓形成、硬膜下和硬膜外血肿、肿瘤、脑膜疾患、大脑炎和脑脓肿。

无论是具有罕见的头痛表现或是有动脉瘤家族史者，只要怀疑有动脉瘤，通常建议做磁共振血管造影(IVIRA)。与大动脉瘤相比，小于 5mm 的小动脉瘤的成像结果并不可靠，目前对应用 MRA 技术检测动脉瘤尚存在很大争议。当症状与体征表现高度怀疑动脉瘤时，血管造影术仍然是金标准。如果 MRI 提示血管炎，则也应做血管造影术。

当怀疑急性头痛患者有蛛网膜下腔出血、脑膜炎，或二者兼而有之时，应进行腰椎穿刺。如果怀疑有局灶性损害，在腰椎穿刺前必须进行 CT 扫描。对于蛛网膜下腔出血患者，7~12 小时常可见脑脊液(CSF)黄染——活体红细胞酶性变质所产生的淡黄色上清液。对于细菌性脑膜炎，脑脊液内可出现白细胞，且葡萄糖减少、蛋白质升高。对以上提及的这些状况都需测量脑脊液开放压并立即进行脑脊液培养。对于发热、颈项强直和呕吐患者，需立即着手给予适当的静脉输注抗生素进行治疗。

(张凌志)

第二章　神经病理性疼痛综合征

神经病理性疼痛(neuropathic pain)是指神经系统发生结构改变和功能障碍的疾病，其病因可能与外周或中枢神经系统损伤、感染、代谢紊乱、梗死等有关。临床特征为搏动性疼痛、灼痛、发作性撕裂痛以及痛觉过敏和（或）触诱发痛；运动神经和自主神经功能不同程度的受损。Michael 将神经经病理性疼痛分为三种类型：①中枢性疼痛，包括脊髓和脊髓水平以上病变引起的疼痛；②周围神经性疼痛，包括颈、胸、腰、骶放射性疼痛和脊神经分支损伤引起的疼痛；③交感神经相关性疼痛，包括复杂性区域疼痛综合征等。

第一节 周围神经病的评估与治疗

病史与体格检查

尽管周围神经病的病因很多，但是该类疾病的症状和体征却相对稳定，这也就使得在对疼痛患者进行鉴别诊断时对该病的判断比较容易。与交感神经性疼痛综合征相似，目前还没有周围神经病的通用分类系统。但是，我们发现以下做法很有用，即在临床判断过程中，把怀疑有周围神经病的患者按照其出现临床症状的解剖部位不同分成不同的组(如表 3-1)。为了实现这首要的一步，医生必须仔细向患者询问病史，认真进行体格检查，目的是识别其神经病学检查所显示的疾病过程特点是孤立的还是比较弥散的。医生必须竭尽所能以确定患者的主诉源自哪种情况，是来源于孤立的单神经病，如腕管综合征，还是来源于对称性多神经病如糖尿病性多发性神经病。

周围神经病的病程分类法

除前文提到的临床描述有助于指导医生做出周围神经病的诊断外，将患者的临床症状按病程的长短分类也很有应用价值。急性周围神经病的病程≤4 周。亚急性周围神经病的病程为 4~8 周。慢性周围神经病的病程为 8 周以上直至数年。病程分类法存在很多交叉部分，但是对存在不止一种类型的神经损害的患者(如双重挤压综合征)进行分类时甘，该方法很有应用价值。

周围神经病患者的主诉

周围神经病患者常常出现一系列症状，患者可能主诉疼痛、麻木、无力以及协调能力欠佳(如表 3-2)。用于描述这类神经病疼痛性质的形容词常常包括烧灼痛、麻刺感、热辣、刺痛以及电击样疼痛。用于描述这类神经病麻木的形容词常常包括不能动、发凉以及发木：无力常常被描述为患者过去能做的事而现在不能做了(如我不能踮脚尖了；我想从兜内拿钥匙时，小指会挂在衣兜边上；当我走路的时候，抬脚费力）。共济失调常常被描述为笨拙、不能扣衬衫纽扣或者不能拣起一些小东西。

表 3–1 按解剖部位的周围神经病分类

部位	疾病	病因
对称性多神经病	糖尿病多发神经病	糖尿病
	中毒性神经病	酒精源性
		药物源性（如化学疗法、呋喃妥因）
		重金属中毒
	炎症性神经病	急性感染性多发性神经炎
		脉管炎神经病
		慢性脱髓鞘性炎症
		多发性神经根病
	营养相关性神经病	维生素 B_1 缺乏性神经病
		维生素 B_{12} 缺乏性神经病
		维生素 E 缺乏性神经病
	癌相关性神经病	副肿瘤综合征
		继发于肿瘤浸润的神经丛病
		继发于肿瘤浸润的周围神经损害
	感染性神经病	麻风病
		HIV 相关性神经病
		莱姆病（Lyme disease）
	器官衰竭相关性神经病	肾衰竭
		肝衰竭
		肺衰竭
		器官移植相关性神经病
单一神经病	卡压性神经病	如腕管综合征
	特殊神经损伤	如腹股沟疝引起的髂腹股沟神经病
多重单神经病 *	麻风病	* 注：所有的多重单神经病最初都表现为单纯的单一神经病，然后非对称模式进展，从而累及其他神经。
	糖尿病性多重单神经病	
	HIV 相关性神经病	
	结节病相关性神经病	

表 3–2 周围神经病患者的主诉

分类	主诉	分类	主诉
疼痛	烧灼痛	麻木	发木
	麻刺感		沙上行走感
	刺骨的痛		普鲁卡因作用逐渐减弱感
	灼痛	无力	我不能踮脚尖
	热辣		想拿钥匙时，小指挂在衣兜边上
	刺痛		行走时脚掌拍打地面
	电击样痛	协调能力差	笨拙
	麻木	全然麻木	不能扣衬衫纽扣
	冷		不能拾起小东西

医疗史及手术史

在向疑有周围神经病的患者进行问诊时，需关注医疗史，首先要明确患者有无与周围神经病相关的全身性疾病病史。并且需特别询问患者有无糖尿病、胶原血管病，有无肝、肾及内分泌系统的异常。此外，尚需仔细询问患者有无外科手术史特别关注可能存在神经损害的手术（例如：腕管手术、肘部尺神经卡压解脱术、椎板切除术）。在面对一名疑似周围神经病患者时，最重要的一点很可能便是想方设法获得其详尽的医疗史信息。许多药物都与周围神经病有关。对医生来说，其中一些药物很显然与周围神经病有关（如化疗药物），而另外一些药物则不容易发现与周围神经病有关，例如维生素滥用。

家族史

在整个疼痛医学领域，家族史最有助于诊断周围神经病。遗传性周围神经病的病例很多[如最常见的夏科—马里—图思病（Charcot-Marie-Tooth disease）的发病率为 1:2500]；不能早期诊断这类疾病会导致患者将来出现许多突出的问题。很重要的一点就是：仔细询问患者，其父母、同胞及子女是否曾有能够提示周围神经病的相关症状与体征；应该询问所有的家庭成员，“行走有没有困难？”；应该询问所有的家庭成员，他们自身或者其他家庭成员是否需用拐杖、助步器或者轮椅；应该询问所有的家庭成员，他们自身或者其他家庭成员是否表现有“奇特的脚形”或者有足部问题。许多周围神经病患者都有疼痛症状及功能障碍，以至于患者自身及医生都错误地认为是患了“关节炎”，或者认为是老化所致。

社会史

除饮酒者之外，中毒性神经病患者的发病率是非常低的。尽管如此，仔细询问患者是否从事高风险职业或者是否存在高风险行为仍然很重要。某些职业或行为会使周围神经病的患病危险性增大，其中包括：农业接触有机磷酸盐；酗酒导致营养/维生素缺乏；实施麻醉者（（麻醉科医师、麻醉护士、牙科医生）接触氧化亚氮；干洗从业者接触三氯乙烯溶剂；同性恋和静脉吸毒者感染HIV；油漆工接触六甲嘧啶碳溶剂；塑料制造者接触丙烯酰胺残渣；水暖工和拆迁人员会接触到铅；树木喷雾者，铜冶炼工和宝石匠会接触到砷；素食主义者可能存在维生素 B_{12} 缺乏，如果及时确认并去除病因，其中的一些周围神经病是可逆的。由于艾滋病患者数量的增加及平均存活时间的延长，以艾滋病作为周围神经病的潜在病因而出现在疼痛诊疗中心的患者将越来越多。

系统回顾

有目的的系统复查有助于医生明确这一类全身性疾病，其对周围神经病患者的病情进展常常常有促进作用。为了能最大限度地利用系统复查获得的信息，应对所询问的问题进行仔细筛选以便能够查出潜在的疾病。多尿、多饮会提示医生其可能患有糖尿病。怕热提示医生其可能患有甲状腺疾病。关节痛及肌肉骨骼不适提示其可能患胶原血管病。肺癌病史会提醒医生考虑其是否为副肿瘤综合征。虽然耗时，但是仔细的系统检查往往有助于明确一些早期未确诊的周围神经病的潜在病因，并有助于医生制定治疗方案。

体格检查

有针对性的体格检查常常为医生诊断周围神经病提供重要线索。尽管患者常常误导医生将注意力集中于检查他们麻木的手脚，但是体格检查能明确许多与周围神经病有关的体检阳性发现往往位于远离患者关注的解剖区域。

足部检查

许多足部受累于周围神经病的患者诉说：他们首次发现自己的脚“不对劲”的时间就是当看见自己留在灰尘或沙子上的脚印时，而这些脚印是他们像孩子般脱鞋玩耍时留下的。这些异常的脚印常常源自弓形足或扁平足的变形，在体格检查中很容易鉴别。除了上述足部结构者还常常表现有源于趾骨、跗骨及跖骨关节末梢去神经支配的一些其他体征，如爪状趾、锤状趾等。如周围神经病仍然未被诊断及治疗，医生可以看到夏科氏（Charcot）神经性关节病，其特征是足部跖面溃疡，被称为足底溃疡，最终会发展为坏死性四肢病，其原因是趾骨多次损伤造成局部缺血和自行离断。

神经病学检查

通过对怀疑患有周围神经病患者的神经病学检查可获得有助于医生诊断和治疗的许多重要信息。大多数周围神经病患者在体格检查时都有以下几种表现：(1)反射改变；(2)无力；(3)感觉缺失。除了这三联征之外，许多周围神经病患者还有明显的自主神经功能障碍，特别是糖尿病多发神经病患者。对疑有周围神经病患者进行神经病学检查的次序最初看起来不符合常理，但经验表明应用这种逐步检查方法能使患者放松，并在整个检查中易于配合，因此便于获得更多、更好的信息。神经病学检查先从检查四肢的深肌腱反射开始。大多数周围神经病患者表现为深肌腱反射减退或缺失。客观检查所见的深肌腱反射减退或缺失可以是对称的，表明是一种多发性神经病，如糖尿病性多发性神经病；也可以是不对称的，表明是一种单神经病，如胫神经的卡压性神经病可影响跟腱反射。腱反射减退可向四肢弥散，常见于炎症性多发性神经病；也可局限于下肢肢端的纵向依赖性轴索病变。肌电图（EMG）有助于鉴别实际发生的病变（详见后文）。对怀疑有多发性神经病患者进行检查时必须确保谨慎。如果深肌腱反射检查正常或亢进，则检查者应谨慎看待提示为长轨道征（如巴宾斯基征及阵挛）的体检结果，并应高度怀疑其他疾病，包括颈部脊髓病、肌萎缩性侧索硬化及其他一些中枢神经系统病变。如果患者深肌腱反射正常或亢进或者出现诸如巴宾斯基征之类的病理反射，则医生在作周围神经病的诊断时必须万分小心。在已确诊为周围多发神经病的患者中，如果表现为腱反射正常或亢进或者出现诸如巴宾斯基征之类的病理反射，则医生在作周围神经病的诊断时必须万分小心。在已确诊为周围多发性神经病的患者中，如果表现为腱反射正常或亢进，则更加表明该患者可能存在相关中枢神经系统疾患，因为周围神经病的深肌腱反射大多是减弱或缺失的。

对疑有周围神经病患者的下一步神经病学检查是进行仔细的手部运动检查。与深肌腱反射的评估相类似，手部运动检查也能够提供比感觉功能检查更多的客观信息，因为感觉功能检查在很大程度上依赖于患者的主观感受。与深肌腱反射评估相类似，在测试肌群时，医生不仅要评估肌无力的有无，还要评估异常表现出现的方式。尽管纵向依赖性多发性神经病更容易影响远侧运动肌群，但是与多发性神经病相关的肌无力多为对称性的。非对称性的肌无力多见于诸如腕管综合征之类的卡压性神经病，但是也有例外，有些严重的全身性疾病，如淀粉样变性病，可表现为孤立的单神经病，这很可能被误诊为单纯的卡压性神经病。神经丛病的肌无力及疼痛症状可能以一种非常复杂的方式出现，表面看起来可能与患者的体检结果不一致。EMG 与 MRI 有助于确诊。

最后进行感觉功能检查。前文已经提及从感觉功能检查获取信息要比从深肌腱反射及手部运动检查获取信息更为困难，因为行感觉功能检查时，医生获取信息必须依赖于患者的主观感受。正因如此，临床医生应在受累区域一点一点地进行温度觉评估，以此来确证异常痛觉，这一点对于临床医生来讲是很重要的。另外,不应忽视胸腹部的感觉及温度觉检查,否则可能遗漏许多的细微神经病。振动觉及本体感觉的检查也有助于确定神经损害的形式——对称的或非对称的、弥散的或局限性的。所有这些信息都有助于临床确诊。

对疑有周围神经病患者的其他两项神经病学检查依次是:(1)许多普通周围神经病患者(如糖尿病多发神经病)都患有显著的自主神经功能失调。正因如此,需仔细测量卧位及坐位血压;(2)周围神经病患者常常伴有脑神经功能障碍。在护理周围神经病患者时,需高度注意检测嗅觉、瞳孔反射、面瘫及视神经炎。

眼科检查

尽管眼科检查超出了疼痛医师的专业范围,但是周围神经病三联征表现中的眼部症状可增加患周围神经病的可能性。眼睛干涩常常与干燥综合征(Sjogrensyndrome)有关。眼葡萄膜炎常常与周围神经病相关性全身炎症性疾病有关,如 Behcet 病、炎性肠病和结节病。很早就已经证实视神经萎缩与夏科—马里—图思病(Charcot-Marie-Tooth disease)有关,巩膜炎常常见于脉管及结缔组织疾病患者。以上提及的这些眼部症状均需立即请眼科医师会诊。

皮肤、头发及指甲检查

同眼科检查相类似,疼痛医师也没有足够的临床专业知识用以诊断与周围神经病相关的皮肤、头发及指甲的众多异常。这些异常表现更加高度怀疑是周围神经病的诊断,但是尽快请专业皮肤科医师会诊有助于确诊。

器官巨大症的体征

器官巨大症的体征尽管并不特异,但是常常与周围神经病有关。肝脾大常常见于淀粉样变性病、结节病、AIDS 及胶原血管病的患者,慢性酗酒也可导致肝脾大。巨舌可看作是淀粉样变性病的特异性表现。无论最终检查结果是否与周围神经病有关,器官巨大症的体征都应提醒临床医师仔细探查患者有无与这些体征相关的全身性疾病。

神经生理学检查

神经生理学检查包括合理应用神经传导试验、肌电图及对一些特定患者的定量感觉试验,其对评估疑有周围神经病的患者具有重要意义。神经生理学检查是有针对性的问诊病史及体检的延伸,不能取代病史和体检。对大多数病例来讲,神经生理学检查结果可用于确定或调整周围神经病的诊断,检查结果本身并不能做出诊断。

感觉神经传导试验

在对疑有周围神经病患者进行确诊或排除感觉神经受累时,感觉神经传导试验往往是神经生理学检查的出发点。为便于讨论,我们假设感觉神经动作电位正常,此时患者的背根神经节细胞及大的有髓鞘轴突无损;如果患者有麻木感,则其病理学损害已接近背根神经节,或者说患者有普通的细纤维病变或伤害性神经病。这些资料可引导医师寻求周围神经病之外的诊断以解释患者的临床症状(如脊髓病)。另外感觉神经传导检查还具有临床应用价值,因为某些情况下,在疾病发展过程中,感觉神经传导异常要先于运动神经传导异常出现。此外,感觉神经传导试验有助于损伤的解剖学定位(例如腕管综合征或其他卡压性神经病,此种情况下运动神经纤维可能并不受累而只是单纯性感觉神经病,其中感觉异常性手或手铐性麻痹时所见的桡神经浅支受损就是一例)尽管感觉神经传导试验是高度特异的,但它是温度依赖性的。如果温度下降会导致神经传导减慢、感觉潜伏期延长。为了避免误诊,仔细进行温度及感觉传导功能的比较是非常重要的。

运动神经传导试验

在诊断周围神经病时，运动神经传导试验是解决一些难以确定的神经病学诊断的另一手段。运动神经传导试验是通过刺激神经并记录相应肌肉的反应来进行的。它在识别和定位损伤的运动神经元、神经根、神经丛及周围神经方面具有应用价值。同感觉神经传导检查一样，仔细比较有助于诊断。

针式肌电图描记法

在诊断是否存在支配肌肉的运动神经元丧失时，针式肌电图描记法非常具有应用价值。其可通过以下几方面来显示是否存在无神经支配的肌肉：(1) 识别是否存在肌肉纤维性颤动及正向尖波；(2)识别是否存在运动神经电位振幅的增强；(3)识别是否存在新的恢复方式；(4)识别是否存在神经冲动触发率的增加以补运动神经纤维的缺失；(5) 识别是否存在肌肉收缩时运动神经元恢复能力下降。虽然从针式肌电图描记法检查中所获得的信息极其有助于诊断各种病因的肌无力及疼痛，但是与神经传导检查相比，在诊断是否存在周围神经病时，通常来讲肌电图描记法本身提供的信息特异性不强。

自主反射试验

自主神经系统常常受到周围神经病的很大影响。尽管在周围神经病患者中自主神经功能异常较为常见，但是由于对自主神经功能异常缺乏简便易行的检测方法，周围神经病患者的自主神经功能异常常被忽略或者治疗不足。如果患者表现为明显的出汗异常、直立性低血压、高血压、心动过速或心动过缓、胃肠动力减弱或尿潴留，则可能存在自主神经功能异常。

磁共振成像(MRI) 与计算机断层扫描(CT)

虽然从很本上讲，MRI 和 CT 对诊断周围神经病不具特异性，但是在对疑有周围神经病的患者进行评时，MRI 和 CT 是非常有益的辅助诊断措施，因为它们有助于准确诊断与周围神经病相关的许多潜在病变。MRI 和 CT 在诊断中枢神经系统、中轴骨骼、臂丛、腰丛疾病以及疑有卡压性神经病的解剖区域(如踝管)方面具有独特的临床应用价值。在对表现为疼痛、麻木、无力及功能障碍的患者进行诊断性病情检查时，临床医生应尽早应用 MRI 和 CT，因为 MRI 和 CT 常常能在不需有创检查的情况下做出特异性诊断。

常见周围神经病的治疗

对疑有周围神经病患者评估的目的是尽可能识别患者疼痛、麻木、无力及功能障碍的特异性病因，因为只有这样才可明确制定治疗方案，用以治疗潜在的病理学改变。表 3-3 列举了一些治疗措施，这些治疗措施已被证实可有效应用于周围神经的一些类型。虽然利用前文概括的诊断方法能够对许多病例作出特异性诊断，但是仍然有相当大的一部分患者不能确定其神经病的特异性病因。绝大多数这类患者似乎都有自发性细纤维的伤害性神经病。对这类患者的治疗主要集中于对症治疗及促进功能恢复。

概括来讲，治疗周围神经病的合理方案包括以下治疗措施：(1)治疗所有潜在疾病或认为可导致患者症状的疾病(例如较好地控制糖尿病患者的高血糖)；(2)去除所有可能引发持续性神经损害的有毒物质(例如不再接触铊或铅)；(3)为了缓解患者症状，可合理应用一般性镇痛药、非甾体抗炎药、在紧急状态下甚至可应用阿片制剂；(4)合理应用辅助镇痛药，如三环类抗抑郁药和抗惊厥药(例如阿米替林和加巴喷丁)；(5)合理应用局部药理学治疗，例如利多卡因贴片、辣椒素和止痛药膏；(6) 对精心选择的患者合理应用躯体及交感神经阻滞技术以及神经强化技术，如脊髓电刺激(spinal cordstimulation)；(7)适当地应用职业疗法及物理疗法，用以指导患者如何保护无感觉部位及关节，并促使其功能的恢复和维持；（8）应用非药物性疼痛缓解技术（例如催眠术、引导想象、心理应对策略、针灸以及冷热交替浴）。周围神经病的最佳治疗方式就是重在坚持，循序渐进地一步一步给予治疗。在确保应用了所有该用的特异性诊断方法，并且实施了所有特异性治疗措施（如较好地控制高血糖）之后，作为一名医生，应确定导致患者最痛苦的症状是什么。常见的情况是，与疼痛相比，更为困扰患者的情形是麻木、功能障碍或者是与周围神经病有关的失眠。首先通过着眼于疾病最为麻烦的一面，医生可使治疗效果获得最大优化，避免过多过快给予治疗措施，使患者治疗后病情加重。总的来说，强烈建议临床医生尽量避免在治疗伊始便应用多种药物来治疗所有的症状，而应针对最主要的症状采用单一疗法开始治疗。单就疼痛来讲，应首先用一般性镇痛药或非甾体类抗炎药来治疗，同时关注终末器官的副反应。也可考虑应用局部利多卡因贴片或辣椒素。如果患者出现感觉迟钝和（或）麻木，可开始应用加巴喷丁，从小剂量开始应用，如果疼痛患者伴有严重失眠，可睡前给予阿米替林 35~50mg。考虑到阿片制剂对神经性疼痛疗效相对较差，长效阿片制剂应用于治疗神经性疼痛的情况日益明显下降，所以在治疗周围神经病的各种症状时将阿片制剂作为主要治疗措施常规应用是不合适的。

对周围神经病患者的合理治疗方案必须包括认真评估患者感觉功能的缺失。尽管麻木症状可能并非患者主诉，但是如果未能识别并保护无感觉的关节及身体区域将导致灾难性的后果。如要维持机体功能，早期积极地应用职业疗法和物理疗法是很重要的。

表 3-3 周围神经病最常见病因的治疗方法

疾病	治疗
糖尿病	控制高血糖
营养及维生素缺乏	补充缺失的营养和（或）维生素
酗酒	戒酒
HIV 相关性神经病	加强营养及对症治疗
淀粉样变性病	肝移植
毒性物质	脱离毒性物质
尿毒症	积极有效透析及肾移植
冷球蛋白血症	血浆置换和免疫抑制
急性感染性多发性神经炎（吉兰 - 巴雷综合征）	血浆置换
卜啉相关性神经病	葡萄糖液输注和血色素
卡压性神经病	外科手术、夹板固定

第二节 急性带状疱疹及带状疱疹后神经痛

带状疱疹是由水痘—带状疱疹病毒（the varicellazoster virus，VZV）引起的一种传染病，水痘—带状疱疹病毒（VZV）同时还是水痘的病原体。该病毒对无免疫性宿主的原发感染在临床上表现为一种儿童疾病，即水痘。有这样一种假设，即在原发感染 VZV 的过程中，病毒移居至脊髓背根神经节或脑神经节，之后病毒在神经节内保持休眠状态，无任何临床表现。在某些患者病毒会再次激活，并且会沿着外周或颅脑的感觉传导通路蔓延直达神经末梢，产生疼痛及以带状疱疹为特征的皮肤病损。至于病毒只在少数患者体内再次激活的机制目前尚未完全清楚，但是从理论上讲，细胞免疫减弱可使病毒在神经节内繁殖，并向相关感觉神经蔓延，从而产生临床症状。

恶性肿瘤患者（特别是淋巴瘤）、正在接受免疫抑制疗法的患者（化疗、激素治疗、放疗）或慢性疾病患者的体质通常都很虚弱，比健康人群更易患急性带状疱疹。所有这类患者都有细胞免疫反应降低的共性，这可能是他们容易患带状疱疹的原因。这也可以解释为什么带状疱疹的发生率在 60 岁以上老年人普遍较高，而在 20 岁以下的年轻人则相对少见。

症状与体征

当病毒再次激活时，神经节炎及周围神经炎就会引发疼痛，疼痛通常定位于受累的脊髓后角或脑神经节的节段性分布区。大约 52%的病例胸段皮区被累及，其余 20%为颈部、17%为三叉神经、11%为腰骶部皮区被累及。在极少数病例病毒会侵犯膝状神经节，导致面神经麻痹、听力缺失、耳内起小囊泡，并引发疼痛。这一组症状被称作拉姆齐·亨特综合征（Ramsay Hunt syndrome）。

疱疹性疼痛可伴随流感样症状，整个病程从钝痛、酸痛开始，发展至单侧、节段性、带状感觉迟钝以及痛觉过敏。因为带状疱疹性疼痛常常先于皮肤病损 5~7 天出现，所以可被误诊为其他疼痛性疾病（例如心肌梗死、胆囊炎、阑尾炎、青光眼）。一些疼痛学专家认为，在一些具有免疫能力的患者，当病毒再次激活时，速发型免疫反应可削弱疾病的自然病程，疱疹可能不会出现。这种无疱疹的节段性疼痛被称作无疹性带状疱疹，必要时可做排除诊断。但是，对大多数患者来讲，当皮疹出现时很容易作带状疱疹的诊断。同水痘一样，带状疱疹的皮疹以斑点状成批出现，之后发展为丘疹，然后是水泡。此时应怀疑带状疱疹的诊断，可从疱疹液内分离病毒以确诊（与单纯感染的局限性疱疹相鉴别），还可对水泡基底部进行 Tzanck 涂片，可发现多核巨细胞及细胞核内嗜伊红包涵体。

在疾病发展过程中，小水泡融合并结痂。病变累及区域变得极为疼痛，并且任何运动和接触都会加剧疼痛（例如接触衣物或床单）。当开始愈合时，痂皮脱落，在皮疹分布区留下粉红色疤痕，之后疤痕颜色逐渐变浅并萎缩。通常患者的水疱出现得越快，其皮疹治愈也越快。

尽管疼痛的持续时间一样，随着年龄的增长，皮损及瘢痕化的严重程度有增加趋势，但是带状疱疹皮肤病损的严重程度个体差异很大。对大多数患者来讲，随着皮损的愈合，感觉过敏和疼痛也会随之消失；但是有些患者在皮损愈合之后疼痛仍会持续存在。带状疱疹最常见且最令人担忧的并发症被称作带状疱疹后神经痛，与患急性带状疱疹的普通人群相比，老年人患带状疱疹后神经痛的发生率较高。

带状疱疹后神经痛的症状变异很大，可从轻微的自限性疾病到令人虚弱的持续性烧灼样痛，这种疼痛可被轻微触摸、活动、焦虑和（或）温度改变所加剧。这种不间断的疼痛可极其严重，以致常常严重影响患者的正常生活，并可能导致患者自杀。带状疱疹通常是一种良性自限性疾病，因此最好对急性带状疱疹患者进行各种治疗以尽力避免发生上述极其严重的后遗症。

治疗

基础事项

急性带状疱疹患者的治疗有两个方面，就是既要缓解急性疼痛和症状，又要预防包括带状疱疹后神经痛在内的并发症。大多数疼痛学专家的共同看法是:在疾病的发展过程,越早治疗,患者发生带状疱疹后神经痛的概率越小。由于老年患者发生带状疱疹后神经痛的危险性最高,所以应早期对他们进行积极治疗。全面询问病史并进行体格检查,认真做出初步诊断,以排除可能引起患者免疫力低下的潜在恶性肿瘤或全身性疾病,早期识别可能预示并发症(包括脊髓炎或疾病播散)发生的临床病情变化。

治疗方法

有多少医生在治疗急性带状疱疹,对该病的治疗方法就有多少种。评价某种治疗方法有效性的根本问题是该病的临床表现与自然病史千差万别,而且其并发症(包括带状疱疹后神经痛)的发生率也不可能在单个病例身上准确预期。大多数对某种治疗方法有效性的研究都没有把这些因素考虑在内,因而只能得出概略的结论。

神经阻滞

交感神经阻滞对缓解急性带状疱疹症状以及预防带状疱疹后神经痛似乎是一种较好的治疗方法。病毒会引发神经及神经节的炎症,炎症刺激又会诱发深部交感神经兴奋,而交感神经阻滞就是通过阻断这些深部交感神经来达到上述治疗目的的。如果不予治疗,则交感神经活性增强会引发局部缺血,这是由于神经内毛细血管床血流下降所致。此时如果局部缺血持续存在,神经内水肿形成,神经内压逐渐升高可引起神经内血流进一步减少,同时合并不可逆性神经损害。这种神经损害似乎首先损害粗的代谢较为旺盛的有髓鞘神经纤维,而较少损害细神经纤维。

对于急性带状疱疹累及三叉神经、膝状神经节、颈神经及上胸段神经分布区的患者,需立即每日用局部麻醉药进行星状神经节阻滞。对于急性带状疱疹累及胸段、腰段或骶部的患者,需立即每日用局部麻醉药进行硬膜外腔阻滞。当水泡开始结痂后,在局麻药内加入类固醇可减少神经瘢痕形成,并进一步降低带状疱疹后神经痛的发生率。应续积极地应用交感神经阻滞直至患者疼痛消失,并疼痛复发时,需再次行交感神经阻滞。如果没能对患者实施及时且积极的交感神经阻滞,尤其是对于老年患者,则等于宣判了患者将终生痛苦。

药物治疗

在行交感神经阻滞时,处于带状疱疹急性期的患者常常会出现难以忍受的疼痛,而麻醉性镇痛药可有效缓解这类疼痛。但是,麻醉性镇痛药对缓解常见的神经炎性痛效果甚微。在可能出现疼痛之前谨慎应用强效、长效的麻醉性镇痛药(例如口服吗啡制剂或美沙酮),而不是出现疼痛之后再应用,这样其可作为应用交感神经阻滞缓解疼痛的有益补充。因为许多急性带状疱疹患者的年龄较大或可能患有严重的多系统疾病,所以必须保证对强效麻醉性镇痛药的潜在副作用(例如意识模糊或头晕,其可能导致患者跌倒)进行密切监测。应用麻醉性镇痛药的同时应每日补充膳食纤维以及氧化镁乳剂,以防发生便秘的副作用。

在急性带状疱疹患者的最初治疗中,抗抑郁药可能是一种有效的辅助用药。在带状疱疹急性期,患者常常出现严重失眠,而抗抑郁药有助于缓解这种失眠症状。此外,麻醉性镇痛药对疼痛的神经炎性成分疗效甚微,而抗抑郁药在改善神经炎性成分方面可能很有价值。应用抗抑郁药几个星期后,一些患者可获得理想的情绪改善。对这类患者必须仔细地密切观察其中枢神经系统副作用。抗抑郁药可能导致尿潴留和便秘,这些症状有可能被误认为是由带状疱疹性脊髓炎引起。

在对继发于急性带状疱疹的疼痛进行交感神经阻滞治疗时,抗惊厥药也是一种有效的辅助用药。它在缓解持续性感觉异常或感觉迟钝性疼痛方面尤为有效。同应用麻醉性镇痛药和抗抑郁药一样,必须仔细监测其中枢神经系统副作用。应用加巴喷丁时,较合理的初始剂量是临睡前服300mg,如果能够耐受副作用,可每隔48~72小时分次增加300mg。如果应用卡马西平,则必须严格监测血液学参数,尤其是正在接受放化疗的患者。苯妥英不应用于淋巴瘤患者,因为该药可引起假性淋巴瘤样反应,以至于很难与真正的淋巴瘤相鉴别。

弱安定剂(如地西泮)作为急性带状疱疹性疼痛的辅助用药,其应用价值有限。尽管患急性带状疱疹性疼痛时患者常常有焦虑表现,但事实上弱安定剂会增加患者的疼痛感觉。此外,弱安定剂的潜在成瘾性以及中枢神经系统副作用也限制了其应用。至于患者表现出来的焦虑可用安泰乐来治疗,或者应用行为干预措施(如监护下的放松训练和催眠术)可能更为适合。

据报道,包括泛昔洛韦、阿昔洛韦以及干扰素在内的有限数量的抗病毒药物可缩短急性带状疱疹的病程。在抗病毒类药物中,泛昔洛韦与阿昔洛韦副作用较小。至于抗病毒类药物是否能够预防带状疱疹后神经痛的发生,对这一问题存在不同看法。该类药物有可能减弱免疫抑制患者的带状疱疹病毒的毒性,并缓解症状。应用这些具有相对毒性的药物时,必须仔细监测其副作用。

过去曾提倡应用皮质激素作为急性期辅助治疗。建议使用该方法者举例论证了皮质激素可加快治愈速度,并可降低带状疱疹后神经痛的发病率。而其他研究并不能确证这些发现。用皮质激素(加或不加局部麻醉药)局部浸润受累皮肤可能是交感神经阻滞治疗的一项有效辅助治疗措施,其可减轻其他治疗方法无效的局部疼痛。一些学者认为,对于免疫抑制患者来说,如果在水泡结痂之前给予皮质激素治疗,可增加免疫抑制患者疾病播散的危险。根据我们的经验,尚未证实上述说法。

辅助治疗

在急性带状疱疹皮损区局部敷以冰袋可能对缓解某些患者的疼痛有效。对大多数患者来讲,热疗会加剧疼痛,其可能原因是热疗使得细神经纤维传导增强;但是也有少数患者对热疗有效,所以对于冷敷无效的患者,热疗值得一试。对于少数患者来说,经皮神经电刺激及振动疗法也可能有效。所有上述疗法的风险—利益比均令人满意,可作为不能或不愿做交感神阻滞患者的合理候选方法。最后,对于那些其他治疗方法无效的患者,可考虑应用脊髓电刺激(spinalcord stimulation)。

将硫酸铝作为温和的吸收剂局部应用时,对急性带状疱疹皮损区的痂皮和渗液可提供良好的干燥作用,许多患者觉得吸收剂很舒适。氧化锌软膏也可用作一种保护剂,尤其是在当温度觉受损时的治疗过程中更是如此。对于一些正在遭受带状疱疹后神经痛的患者,局部利多卡因贴片可缓解其疼痛,但是这种贴片不能用于有破损或发炎的皮肤,也不用于有活动性损伤的皮肤。也有人建议将局部应用辣椒碱作为带状疱疹后神经痛的治疗方法;是经验表明许多患者不能耐受该种疗法。可应一次性尿布作为吸收剂贴在正在治疗的皮损上,免得接触衣服或床单。

并发症

对大多数患者而言,急性带状疱疹是一种自限性疾病。但是老年人和免疫抑制患者也会出现并发症。皮肤和内脏的播撒,范围可从轻微的类似水痘的皮疹到难以控制的、威胁生命的感染,这种感染常常发生在那些患严重多系统疾病的患者。脊髓炎可致肠麻痹、膀胱麻痹及下肢轻瘫。眼部并发症源自三叉神经受累,可从严重畏光到合并视力丧失的角膜炎。

第三节 复杂性局部疼痛综合征I型（反射性交感神经营养不良）

复杂性局部疼痛综合征（CRPS）I型和Ⅱ型在病理生理、临床表现及治疗措施诸方面有许多共同的特征。因此，虽然本章讲述的是CRPS I型，却囊括了有关CRPS的所有主要信息。有关CRPSⅡ型的一些特定信息将在下一节陈述。

在过去几十年里，复杂性局部疼痛综合征仅仅被简单的定义为一种疼痛性疾病，困扰着一些基层研究者、医生及流行病学家，而没能吸引他们进行科学研究。其主要原因是诊断标准模糊、潜在的病理生理机制未明、治疗方法有限，而且没有关于该病的发病率、预后及预防措施的资料，还有就是专门针对疼痛及疼痛控制治疗措施机制的研究尚少。但是，近几年来，人们对复杂性局部疼痛综合征病理生理机制的认识得到了迅猛发展。研究者们渐渐开始发现这一事，即CRPS I型和Ⅱ型并不仅仅是神经性疼痛综合征。事实上，CRPS I型不太可能是一种神经性疼痛综合征，因为该病没有明显的神经损害，并且不论先前的损伤是哪种类型，所有的症状都会发生。基于上述概念，很明确的一点就是：针对不同患者的状况，可发生多种不同的病理生理机制。这些机制由躯体感觉改变（包括疼痛）组成，而躯体感觉改变又与交感神经相关改变、外周炎性改变及躯体运动系统改变相互作用。

定义

国际疼痛研究协会（IASP）的“慢性疼痛分类”重新正式定义了这种疼痛综合征，即反射性交感神经营养不良及皮肤灼性神经痛。“复杂性局部疼痛综合征”这一术语被描述为“损伤后的多种疼痛状况，表现为区域性的肢体远端为主的异常体征，超出了刺激本身所引起的临床进程预期程度与时限，常常导致明显的运动功能丧失，并且随着时间的推移，病情会出现不同程度的进展。

这些慢性疼痛综合征还包括一些不同的临床特征，如：自发痛、痛觉超敏、痛觉过敏、水肿、自主神经功能异常及营养障碍。在CRPS I型（反射性交感神经营养不良），症状出现以前，可有肢体轻微的损伤或骨折。而CRPSII型（灼性神经痛）则发生于主要周围神经损伤之后。

临床表现

CRPS的最常见原因是累及肢体远端的外伤（65%）特别是骨折、术后、挫伤、劳损或扭伤。同心肌缺血一样，较少见的原因是中枢神经系统损害，如脊髓损伤或脑血管意外。

CRPS I型患者可表现为非对称性的远端肢体疼痛与肿胀，而没有神经损害的突出表现，这些患者常常表述为患侧肢体远端感觉自发性烧灼痛。该病的特点是疼痛程度与刺激程度不成正比。当肢体处于被动体位时，疼痛的程度常常会加重。刺激诱发痛也是其突出的临床体征，包括机械刺激和温度刺激引起的痛觉超敏和（或）痛觉过敏。这些感觉异常常在病程早期既可出现，最常见于肢体远端，与特定的神经支配区或刺激损伤部位的空间范围并不一致。该病更为典型的表现是：即使当刺激损伤不能直接诱发疼痛时，也可由关节的运动和压力来诱发疼痛（深部躯体的痛觉过敏）。自主神经功能异常包括肿胀、发汗改变以及皮肤血流改变。在CRPS I型急性期,患侧肢体常常比对侧肢体温暖。几乎所有的 CRPS I 型患者都表现为发汗异常——有可能少汗,但更长见的情形是多汗。患侧肢体的急性末梢肿胀在很大程度上依赖于刺激程度的大小。因为这些症状在交感神经阻滞后会消失,所以很可能这些症状都是由交感神经活性来维持的。

CRPS I 型患者也可表现为一些营养状态的改变,例如指甲生长异常、毛发生长增多或减少、纤维化、皮肤变薄、变滑以及骨质疏松,在该病的慢性阶段更易发生上述变化。对于病程长的患者,常常表现为被动运动功能受限,这可能与功能性的运动障碍有关,也可能与关节和肌腱的营养改变有关。

CRPS I 型患者还常常表现为患侧肢体远端肌肉无力,典型表现是精细动作受损。除了病程很长或是晚期病例之外,大多数患者的神经传导和肌电图描记法表现正常。约半数患者可有静止性或动作性震颤,而且这种生理学震颤程度会越来越强。约有 10%的患者表现为患侧手或脚的张力障碍。

空间分布

绝大多数 CRPS 患者仅累及一个肢体。大样本队列研究的诸多回顾性研究结果表明累及上下肢体的比例为 1:1~2:1。在一项对 113 例患者进行的回顾性研究中,得出以下结论:症状发生在右侧者占 47%,发生在左侧者占 51%,发生在双侧者占 2%。多个肢体患病的比例超过 7%。

病程发展

为了提高疗效,应尽最大努力尽可能早期诊断 CRPS。CRPS 常常急性发病,也就是说,其主要症状可在数小时或数天内发生。起初,CRPS 的主要症状是自发痛、大面积水肿以及患侧皮温的改变。这些症状可发生在前期损伤部位之外肿胀与疼痛能为早期诊断 CRPS 提供有价值的信息:在 CRPS 发病以前,在前期损伤部位内部会感觉到疼痛,随之疼痛在肢体远端渐渐变得弥散,且肿胀范围扩大,而最初的疼痛可能会渐渐消失。

从某种程度上来说,对于不经任何治疗就可自愈的创伤后状态来讲,症状扩散的趋势可能是一种生理现象。目前还不能精确区分这些创伤后反应的生理性扩散和“真正的”CRPS。

分级

以往研究多次描述了未经治疗的 CRPS 的分级,该病(常常分为三个阶段)的各个阶段在体征方面都有所不同。尽管如此,在过去几年中,这一概念遭到了置疑。2002 年,Bruehl 及其同事在 113 位患者中对上述概念的临床有效性进行了检验。通过对 3 个亚群的聚类分析,结果表明不考虑疾病病程,症状与体征具有分类意义。这种连续分类的概念是在未经治疗 CRPS 病程基础上提出来的;然而,到目前为止,在对所有分类标准进行临床有效性研究时,所探查的患者均已接受了治疗。另外,血运障碍和皮温测量也可提示依赖于疾病病程的不同温度调节形式。

其结果是,将 CRPS 分级是否适当还是令人怀疑的。但是,如果将 CRPS 患者按照感觉、运动、自主神经及营养变化的强度依轻微、中度或重度(详见后文)来进行分级,这样做还是非常具有临床实践意义的。

CRPS 的遗传学

在看似同样的刺激事件之后,只有小部分人才会患慢性疼痛这一事实是人类疼痛性疾病的一项悬而未决的特征。同样,在特定的神经毁损动物模型中发现:由于遗传因素不同,疼痛的易感性也不同。遗传因素对于 CRPS 的临床重要性目前尚不知晓。但是,研究发现不同的基因部位、HLA I 组的着丝粒与 CRPS 的自然患病有关,这表明 CRPS 易感性是外伤严重程度与遗传因素相互作用的结果。

病理生理机制

异常感觉与疼痛

在大量的动物实验的基础上，认为自发痛和肢体远端各种形式的痛觉过敏现象是由外周及中枢神经系统敏化所引发的。除了已知的感觉表现外，有 50%的慢性 CRPS I 型患者可出现半侧肢体或患侧上肢的触觉或痛觉减退。全身定量感觉试验表明：与相应健侧肢体的反应相比，患者泛发性触感减退肢体侧对机械、冷、温、热的刺激阈值升高。这些感觉缺失范围扩大的患者往往病程较长、疼痛强度较重、机械性痛觉超敏的发生频率较高，与感觉缺失范围局限的患者相比更易出现躯体运动系统的改变。

这些躯体感觉的改变可能源自丘脑和大脑皮质内躯体感觉中枢代表区的改变。与此相应，正电子发射体层技术（PET）研究显示在疾病发展过程中，丘脑内部可发生适应性改变。在患病侧，脑磁波描记术（MEG）首次躯体感觉（SI）反应增强，这表明出现了中枢敏化的病变。精神躯体的及经颅磁力刺激（TMS）研究表明，在中枢神经系统内感觉及运动的兴奋性升高，。进一步说，最近的 MEG 和功能磁共振（MRI）研究显示，在疼痛躯体侧的 SI 皮质代表区小指与拇指间的距离缩短。这种皮质区的重组是可逆的，与疼痛缓解和触觉损伤的改善有关。

到目前为止，对这些周围神经系统结构与功能改变现象的从属关系尚不清楚。但是，CRPS I 型患者的皮肤标本显示轴突密度减小，并且同汗腺一样，表皮的神经分布和血管结构增减混杂。有关这些不同病理生理机制发现之间的关联目前仍不清楚。

自主功能异常

去神经性超敏感现象

在 CRPS Ⅱ型患者，一项重要的前驱事件便是神经部分受损。因此，普遍认为受损神经支配区的血流异常源于交感功能受损和交感去神经现象。在切断交感缩血管纤维的头几个星期，去神经区域会出现血管舒张。随后脉管系统对循环中的儿茶酚胺类物质敏感性增强，其原因可能是肾上腺素受体水平的上调。

中枢自主神经功能失调

交感去神经和去神经增敏状态不能完全归因于 CRPS 的血管舒缩和发汗异常。首先，在 CRPS I 型患者没有明显的神经损伤；其次，在 CRPS Ⅱ型患者，自主神经功能异常的症状超出了受损神经的支配范围。事实上，有直接的证据表明，在这些综合征的中枢自主神经调控中存在重组现象。例如，很多 CRPS 患者都存在多汗现象。与温度调节和轴突反射性发汗一样，CRPS Ⅱ型患者的静息性发汗也会增加。发汗增加不能用外周机制来解释，因为汗腺不同于血管，不会产生去神经性超敏感现象。在对 CRPS Ⅰ型患者表皮交感缩血管神经分布的研究中，分析了由温度调节（全身的冷热觉）和呼吸刺激所诱导的中枢性交感反射。利用红外温度测定法及激光多普勒血流仪测量双侧肢体末端的交感效应器功能（例如皮肤温度和皮肤血流）。正常情况下，这些反射在双侧肢体没有差别。而在 CRPS 患者，证实了与疾病过程有关的三条不同的血管调节方式。

1.温热调节类型（急性期<6 个月）：与对侧肢体相比，在交感神经活性完全丧失期间，患侧肢体皮温较高，且皮肤血液灌流值较高。甚至大面积的身体冷却也不能激活交感性缩血管神经元。与此一致，在对疼痛区域静脉血流去甲肾上腺素水平的直接测量中发现，患侧肢体的去甲肾上腺素水平降低。

2.中间类型：依交感神经活性程度的不同，温度与血流或升高或降低。

3.寒冷型(慢性阶段):在交感神经活性维持期间,患侧肢体的温度和血流量降低。但是,患侧的去甲肾上腺素水平仍然是低的。

以上资料支持如下说法，即 CRPS Ⅰ型与表皮交感缩血管神经元的单侧病理性抑制有关，这种抑制会导致急性期患侧肢体皮温增高。这种被扰乱反射活动的病理生理学改变一定位于中枢神经系统。神经血管传递的继发改变可导致剧烈的血管收缩,以及慢性 CRPS 的皮温降低。与此相应,有报道说在 CRPS Ⅰ型患者的皮肤活组织检查中发现 α 肾上腺素受体的密度增高。而且 CRPS 患者的皮肤乳酸盐增高,这表明无氧糖酵解活动的增强,这很可能是血管收缩及慢性组织缺氧的结果。但是,迄今为止,在对 CRPS 患者进行的极少量的有关细交感神经束膜的微小神经进行的照相术研究中,并没有证实反射异常的存在;而且健侧与患侧的平均皮肤交感活性(例如血管收缩与发汗行为的结合)并无差别。

在对“寒冷型”CRPS 患者的研究中,对健侧与患侧肢体皮肤实施乙酰胆碱离子电渗疗法,其结果显示 CRPS 肢体的血管舒张反应降低。因而证实“寒冷型”CRPS 的内皮机能障碍,但是迄今为止尚不清楚这种机能障碍的病理生理学机制。不过可以假设自由基产物是由组织缺氧或酸中毒引起的,而组织缺氧或酸中毒又是因外周血管收缩所致。因此,自由基产物与观察到的内皮功能有关。在 CRPS 的病理生理学机制中似乎并不包括血管收缩及伤害性感受器敏化物质内皮素-1。

神经源性炎症

CRPS 的一些临床特征,尤其是早期阶段的一些临床特征可用炎性病变来解释。与这种观念相呼应,皮质激素常常被成功地应用于急性 CRPS。越来越多的证据表明局限性神经炎症可能与急性水肿的发生有关,并与血管舒张及出汗量增加有关。应用放射性物质标记免疫球蛋白进行的研究表明:在急性 CRPS Ⅰ型患者会出现大量的血浆外渗。对关节腔内液体和滑膜活检的研究中发现蛋白质浓度增加且滑液内血管增生;而且 MRI 显示患侧关节内滑液渗出增多。对于未经治疗的急性 CRPS Ⅰ型患者来讲，强烈的经皮电刺激疗法可通过真皮内的微小毛细血管介导而诱发神经性炎症。与对侧正常肢体相比,仅在患侧肢体可诱发出蛋白质渗出,而这种蛋白质渗出可由微量渗析系统来同时进行评估。更进一步说,由轴突反射所引起的血管扩张也会显著增加。对患者实施电诱导蛋白渗出的病程与应用外源性 P 物质的观察结果相类似,或者说与健康对照组无明显差别。除此之外,在 CRPS 的急性期,损伤性的 P 物质失活也可导致 P 物质水平升高。作为神经性炎症病变的进一步证据是降钙素基因相关肽(CGVP)的水平,在 CRPS 急期 CGRP 水平升高,而在慢性阶段则没有升高。与健侧肢体相比较,在患侧肢体上人工产生的皮肤大疱液内,可观察到白介素(IL)-6 和肿瘤坏死因子(TNF)的水平显著升高。即使 CRPS Ⅰ型的疼痛症状与体征改善后,以上这些发现还会持续存在,这种结果可质疑临床症状与体征和致炎细胞因子间是否存在直接关系。但是在以下两种情况下致炎细胞因子仍会显著升高:首先,在具有机械性痛觉过敏的 CRPS 患者高于无痛觉过敏的 CRPS 患者;其次,与未患病的对侧肢体相比较,患侧肢体静脉血内的致炎细胞因子水平较高。更进一步说,在对 CRPS Ⅰ型和Ⅱ型患者脑脊液的分析中揭示促炎症因子 IL-β 和 IL-6 的水平较高,而 TNF 水平与其他原因疼痛的患者无明显差别。

运动异常

大约 50%的 CRPS 患者的患侧肢体可表现为主动活动度降低,生理性震颤幅度增大,主动活动力量下降。大约 10%的患者会出现患侧手或足的张力障碍,这种情况在慢性病例更是如此。认为这些运动改变与外周病变(例如:交感神经系统对神经肌肉传递和/或骨骼肌收缩的影响)有关的想法是站不住脚的。这些躯体性改变更像是由运动神经元的改变所引起;也就是说,这些变化是中枢源性的。更进一步说,我们同应用握力分析一样,应用伸手够物的运动学分析来定量评估CRPS患者的运动缺陷。分析结果显示出大脑运动功能的异常。在大脑顶叶皮层可发现病理性的感觉运动整合,它可导致中枢调控异常及运动功能病变。有意思的是,对侧未患病肢体的运动功能也会出现轻微损害。而且与同侧大脑半球一样,在CRPS患者的对侧大脑半球也发现了运动皮层的持续去抑制现象。同样有意思的是,对CRPS患者患侧肢体的对侧运动皮层重复应用TMS可显示出潜在的调控作用,也就是说可以减轻疼痛。

交感神经维持性疼痛

通过选择性的交感神经阻滞或给予抗α肾上腺素受体机制治疗,可将具有相似临床症状与体征的神经性疼痛患者可分为两组,一组使疼痛缓解,另一组令疼痛加重。其中能被特异性交感神经阻滞缓解的疼痛被称为交感神经维持性疼痛(SMP)。因此现如今将SMP定义为神经性疾病患者亚型的一种症状或潜在机制,而不是将其归为一种独立的临床疾病。但是在诊断该病时,交感神经阻滞有效性并不是必不可少的。另一方面区分SMP和交感神经无关性疼痛(SIP)的唯一方法是正确应用交感神经阻滞后疼痛是否缓解。

目前存在大量有关CRPS病理生理机制的新奇研究,受这些研究影响,人们对CRPS的认识有所转变,即认为CRPS病理生理机制主要在于中枢神经系统,因此可被描述为一种神经性疾病,这种神经性疾病包括与认知和情感有关的大脑皮层部分,还包括自主神经系统、感觉神经系统以及运动神经系统。除了这些神经异常因素外,在疾病的急性期,炎性成分看起来也非常重要。

诊断

CRPS Ⅰ和Ⅱ型的诊断可按照IASP的临床诊断标准来进行。如果两种临床体征用“或者”来连接,或者说出现其中一种或同时出现两种体征,则可诊断。对于CRPS Ⅰ型(RSD前者),诊断标准如下:

1.CRPS I型是具有初始伤害性事件的一种综合征。

2.自发性疼痛或痛觉超敏/痛觉过敏的发生部位不仅仅局限在单个神经的支配区域,而且与伤害性刺激不成比例。

3.刺激事件出现后,在疼痛区域出现或曾经出现过水肿、皮肤血流异常以及异常性出汗行为。

4.需要除外引起同等程度疼痛或机能障碍的其他疾病。

疼痛是诊断的必要条件,“自发性疼痛”意味着无外部刺激因素的疼痛。尽管运动系统的症状与体征很常见,且可包括震颤、张力障碍分类并不包括运动系统的症状与体征。

鉴别诊断

因为缺乏诊断CRPS的金标准,所以不得不考虑将许多其他疾病误诊为CRPS的状况。为了将CRPS与神经性或其他原因的疼痛综合征区分开来,必须根据上述所列的各项规范来详细询问病史并进行体格检查。

创伤后神经痛

许多创伤后神经病变会产生疼痛,但是并没有灼性神经痛(CRPS Ⅱ型)的所有临床特点。与灼性神经痛患者相反,这些病例的疼痛主要位于受损区域。尽管这些患者也常常诉说自身的疼痛为烧灼性的,但与灼性神经痛相比,他们的临床特征并不复杂,也没有明显的肿胀或症状的进展及蔓延。创伤后神经痛的主要症状是自发性烧灼痛,痛觉过敏对机械刺激及冷刺激痛觉超敏。

尽管异常性疼痛可能超出神经支配区数毫米,但是这些感觉症状主要局限于患侧周围神经支配区。患者可感觉自发痛及诱发痛发生在肢体表面组织,而非深部组织。在实施交感神经阻滞时,偶尔会使患者疼痛减轻,但是其减轻程度较 CRPS 患者轻得多。

神经病变(例如糖尿病多发神经病变)也常常表现出自发痛、皮肤颜色改变及运动障碍,但可通过这些病变的对称性分布及患者的病史来鉴别。而且各种各样的炎症和感染(例如风湿病、蜂窝织炎)也可导致单侧肢体皮温增高。单侧肢体的动静脉闭塞性疾病也可引起单侧肢体疼痛及血管功能异常,需要加以除外。多次对单个肢体人为阻断电可能导致灌注连续性异常引发的继发性血管结构改变,因此可模拟 CRPS 的症状与体征。

治疗

药物治疗

非甾体类抗炎药(NSAIDs)

迄今为止没有关于将 NSAIDs 用于 CRPS 治疗的调查研究。但是从临床经验中可知 NSAIDs 可以控制轻中度疼痛。

阿片类

阿片类药物用于术后痛、炎性痛及癌痛的效果很明显。但尚无将其用于 CRPS 的研究。与安慰剂组相比,将诸如曲马多、吗啡、羟考酮及左吗南之类的药物应用于其他神经性疼痛综合征时,具有明显的镇痛作用。但是没有将口服阿片制剂用于治疗神经性疼痛(包括 CRPS 在内)的长期研究。尽管没有可靠的科学证据,许多疼痛学专家的意见是:阿片制剂能够也应该作为综合性疼痛治疗方案的一部分。考虑到一些神经性疼痛患者应用阿片制剂可获得显著的疼痛缓解,所以在其他药物不能提供足够镇痛时,应立即给予阿片制剂。

抗抑郁药

有关将三环抗抑郁药(TCCAs)用于不同神经性疼痛的研究很多,但是没有将其用于 CRPS 的研究。有可靠证据表明:5-羟色胺及去甲肾上腺素重吸收的抑制剂(例如阿米替林),以及选择性去甲肾上腺素抑制剂(例如地昔帕明)可以减轻糖尿病性神经病变和带状疱疹后神经病变引起的疼痛。对于将选择性 5-羟色胺重吸收抑制剂用于神经性疼痛的疗效,目前意见不一;在迄今为止的 4 项研究中,只有一项表明其可显著缓解糖尿病性神经病变的疼痛;目前还没有将其用于 CRPS 患者的研究。

钠通道阻断剂

无论是自发痛还是诱发痛,静脉给予利多卡因对 CRPS Ⅰ型和Ⅱ型都有效。而酰胺咪嗪尚未用于 CRPS 患者。

GABA 激动剂

在治疗 CRPS 的张力障碍时,鞘内注射巴氯芬有效。在治疗三叉神经痛时,口服巴氯芬有效。除此之外没有将其用于 CRPS 的进一步研究,也没有证据表明巴氯芬、丙戊酸、氨己烯酸及地西泮对 CRPS 或其他神经性疼痛疾病具有镇痛疗效。

加巴喷丁

有关 CRPS 患者的两项研究表明加巴喷丁具有镇痛疗效,这是其很有应用前景的前期证据。一项随机双盲安慰剂对照试验结果表明,加巴喷丁有轻微镇痛作用,并且对 CRPS Ⅰ型的感觉障碍综合征具有较好疗效。加巴喷丁可缓解糖尿病性多发神经病变疼痛及带状疱疹后遗神经痛。

皮质激素

口服泼尼松，每次 10mg，每日 3 次，可明显改善急性 CRPS 患者（病程<13 周）的整体临床状态（高达 75%）。目前尚无其他免疫调节治疗，如免疫球蛋白或免疫抑制药方面的资料。

N- 甲基 -D- 天冬氨酸（NMDA）受体阻滞剂

临床应用的已证明具有 NMDA 受体阻滞性质的药物包括氯胺酮、右美沙芬和美金刚。以右美沙芬为例，它可有效缓解糖尿病性多发神经病变疼痛，却对带状疱疹后遗神经痛及中枢痛无效。因此，NMDA 受体阻滞剂可作为治疗 CRPS 疼痛的一种新的选择，但是目前尚无有助于临床医生充分利用这类药物研究。

钙调节剂

每日 3 次降钙素滴鼻可显著缓解 CRPS 患者的疼痛。氯磷酸盐（每日 300mg 静脉给药）和阿伦磷酸（静脉每日 7.5mg，或口服每日 40mg）可显著缓解急性 CRPS 患者的疼痛、水肿，并增大其运动范围。迄今为止尚不知晓这些药物对 CRPS 患者的作用方式。

在交感神经系统水平的介入治疗

当前用于阻滞交感神经活性的方法有两种：

1.在支配患侧身体部分的交感椎旁神经节旁注射局部麻醉药（交感神经节阻滞）。

2.应用止血带阻断的肢体内，局部静脉内注射胍乙啶、溴苄胺或利血平（这几种药的作用机制都是耗竭节后轴突内的去甲肾上腺素）[静脉内局部交感神经阻滞（IVRS）]。

外科交感神经切除术

有关胸腔镜检查法和外科交感神经切除术疗效的证据有限。决定交感神经切除术有无疗效的最重要的独立因素是刺激事件与手术之间的时间间隔要小于 12 个月。微创的腰交感神经切除与开放式外科介入治疗同样有效。

刺激技术及脊柱内药物的应用

经皮电刺激神经疗法（TENS）可能对某些患者有效，并且副反应极小。在一项对选择的慢性 CRPS 患者进行的随机研究中，已显示出脊髓电刺激（spinal cord stimulation，SCS）有效。有趣的是，这些患者先前都经受过不成功的外科交感神经切除术。这种疼痛缓解效应与外周血管扩张无关，这表明中枢去抑制机制也参与其中。电刺激并不影响感觉探测阈值。一项 Meta 分析显示，对于一些经过选择的病例，SCS 可缓解疼痛和痛觉超敏，并改善生活质量。有报道其他的刺激技术[例如用植入电极行外周神经刺激、重复的经颅磁力刺激以及深部脑刺激（感觉丘脑、中央丘系、运动皮质）]也可有效应用于 CRPS 患者的选择性病例。

在选择的严重顽固性 CRPS 患者硬膜外腔应用可乐定，结果表明高剂量组（700ug）的疼痛减轻效应明显高于低剂量组（300ug）。但是，该药具有显著的副反应（如镇静和低血压）。在治疗 CRPS 患者的张力障碍时，鞘内注射巴氯芬有效。

理疗与职业疗法

理疗及仅次于理疗的职业疗法能够缓解 CRPS I 型患者的疼痛，并改善其主动活动功能。与其他患者相比，最初疼痛程度较轻、运动功能较好的患者会更加受益于理疗和职业疗法。比起职业疗法或控制性治疗，对 CRPS 患者实施理疗效果好、花费少。

心理疗法

暴露疗法来分级的患者，成功地减轻了疼痛相关性恐惧、疼痛程度及功能障碍。

治疗指导方针

治疗宜及时，并且最重要的是针对肢体整体功能的恢复。若想达到这一目标，最好的方法是重点强调疼痛治疗和功能恢复的基础上进行多学科间的综合治疗。疼痛专家应包括神经病学家、麻醉学家、矫形外科医师、理疗学家、心理学家及全科医师。治疗方案由疾病的严重程度所决定。所有治疗方法都必须遵守的一个前提就是减轻疼痛，而且，不能对身体造成损害。在CRPS急性期，当患者正承受着休息及活动时的严重疼痛时，不可能实行高强度的积极治疗。在这个阶段，伴有疼痛的积极治疗，尤其是带有攻击性的理疗常常导致病情恶化。因此，在病情急性期，应采取局部制动，以及谨慎进行对侧肢体的理疗，并立即给予有力的镇痛措施。一线镇痛药及辅助镇痛药包括阿片类、三环抗抑郁药、加巴喷丁以及酰胺咪嗪。此外，如果出现明显的炎性症状与体征，则可考虑应用皮质激素。抗交感神经的操作，尤其是交感神经节阻滞，应用以鉴别患者疼痛是否为交感神经维持性疼痛。

为了提高疗效需要考虑一系列的治疗措施。对于顽固性疼痛的患者可考虑应用钙调节剂。如果患者静息痛减轻，在给予患者感觉脱敏治疗的同时，可联合应用理疗，首先是被动运动，之后是主动的肌肉收缩锻炼，再之后是主动活动训练，直至运动功能完全恢复。心理治疗必须面对的一项治疗方案便是加强心理应对策略，并且寻找有益于缓解患者症状的因素。在些顽固性疼痛病例可考虑实施脊髓电刺激手术以及硬膜外腔应用可乐定。如果患者存在顽固性张力障碍，有必要考虑鞘内注射巴氯芬。

第四节 复杂性局部疼痛综合征Ⅱ型（灼性神经痛）

定义

国际疼痛研究协会（International Association for the Study of Pain, IASP）在对慢性疼痛进行分类时，对曾被称作“反射性交感神经营养不良”和“灼性神经痛”的疼痛综合征进行了重新定义。“复杂性局部疼痛综合征”一词为描述一组继发于创伤，并出现在局部的疼痛，其特点是在创伤部位的远端出现显著异常，其病变程度和病程均超出诱发事件的临床预期，常导致显著的运动功能损害，且随着时间推移，病程进展也不同。

这些慢性疼痛综合征还表现出其他一些不同的临床特征，包括自发性疼痛、痛觉超敏、痛觉过敏、水肿、自主神经功能紊乱和营养方面等。与CRPS Ⅰ型（反射性交感神经营养不良）不同，CRPSⅡ型（灼性神经痛）常发生于外周主干神经损伤后。

流行病学

发病率与患病率

通过对人群进行调查发现，CRPS Ⅰ型的发病率大约为5.5/10万人每年，患病率为21/10万人每年；CRPSⅡ型的发病率为0.8/10万人每年，患病率为4/10万人。因此，CRPSⅡ型的发生率低于CRPS Ⅰ型。不同系列研究表明，外周神经损伤后CRPSⅡ型的发病率在2%~14%之间，平均4%左右。

临床表现

CRPSⅡ型的临床表现与CRPS Ⅰ型类似，唯一的区别在于，外周神经损伤及随后继发的局部功能缺损是作出诊断的必要条件。CRPSⅡ型的症状和体征可以超出受损外周神经的支配区，并常发生在损伤部位的远隔区域。但是,如果患者的症状和体征局限在支配区,并不与目前的定义相冲突。

病理生理学机制

继发于脑卒中或脊髓损伤的CRPS的病理生理学机制

CRPS有时可发生于中枢神经系统损伤之后。在脑卒中患者中,视觉缺损、恍惚、肩胛带轻瘫和躯体感觉缺损都是激发事件(如患肢的外伤)复发的危险因素,而激发事件的复发可能会导致并维持CRPS的恶性循环。因此,脑损伤后患肢发生CRPS的危险性健侧肢体要高。继发于脊髓损伤的CRPS相对较少,对选定人群进行的研究表明,其发生率为5%~12%。CRPS可在脊髓损伤后数月内发生,对于四肢瘫痪的患者,CRPS更多累及单侧上肢。脊髓枪击伤患者似乎更容易发生CRPS。与脑卒中患者相似,轻瘫和肢体损伤之间的联系可导致病理生理学上的恶性循环。另外,CRPS可促使脊髓损伤患者出现肢体挛缩。

诊断

应根据IASP临床诊断标准作出CRPS Ⅰ型和CRPS Ⅱ型的诊断。当出现两种临床体征之一,或两者均出现时,即可作出诊断。

CRPS Ⅱ型(既往曾被称为"灼性神经痛")

1.CRPS Ⅱ型常继发于神经损伤之后,可出现自发性疼痛或痛觉超敏/痛觉过敏,且疼痛区域并不局限于受损神经支配区。

2.自激发事件发生之后,疼痛区域曾发生过或正在发生水肿、皮肤血供障碍或泌汗功能障碍。

3.除外可能导致此类疼痛和功能障碍的其他疾病。

疼痛是作出该诊断的基本要素,"自发性疼痛"是指疼痛在无外界诱因的条件下发生。该诊断标准中并未包括运动系统症状和体征,但这些经常出现,包括震颤、肌张力障碍和肌无力。

鉴别诊断

因为目前尚无诊断CRPS的金标准,所以必须考虑到出现过度诊断的可能。为了将CRPS与其他的神经病理性疼痛和疼痛综合征鉴别开来,必须参照刚列出的诊断标准进行详细的病史采集和体格检查。

创伤后神经痛

应该认识到,多数创伤后神经痛患者会出现疼痛,但不会出现CRPS Ⅱ型(灼性神经痛)的全部临床症状。与灼性神经痛患者不同,此类患者的疼痛大多局限于受损神经的支配区内。虽然这些患者常描述自己的疼痛为"烧灼样",但其临床表现不如灼性神经痛患者复杂,不表现为明显的肿胀或进行性症状扩展,而主要表现为自发性烧灼样疼痛、痛觉过敏以及机械刺激超敏,尤其以冷刺激超敏为显著。虽然,痛觉超敏发生的区域可能仅超出神经支配区几厘米,但感觉方面的症状会局限在受累的外周神经支配区内。自发性疼痛和诱发痛常发生在体表部位,而不是肢体深部;疼痛强度不依赖于肢体的摆放位置。行交感神经阻滞治疗后,该类患者偶尔可疼痛缓解,但缓解率远低于CRPS患者。

按照IASP的分类标准,可以用"神经痛"一词来命名此类型的神经病理性疼痛(疼痛发生在受损神经的支配区内,如创伤后神经痛)。然而,新的CRPS Ⅱ型定义指出,患者的疼痛症状也可以局限在单支外周神经支配区内。因此,"CRPS Ⅱ型"一词也包括了此类局限性的创伤后神经病。这一新的CRPS Ⅱ型定义其内在的弱点在于,具有不同发病机制的不同综合征被归结到同一个诊断。

神经病(如糖尿病性多神经病)也可表现为自发性疼痛、皮肤颜色改变和运动功能缺损,但可根据其对称性分布的特点和患者的病史进行鉴别。而且,所有类型的炎症或感染(如风湿、蜂窝织炎)都可能导致单侧皮温的明显升高。单侧的动、静脉阻塞性疾病能够导致单侧疼痛和血管功能障碍,必须进行排除。反复地人为阻断某一肢体的血供(如造作性精神病、造假综合征)可能导致血管结构的继发性改变及血流灌注异常,从现与 CRPS 类似的症状和体征。

预后

CRPS 的病程有很大的个体差异,可持续 10 年以上。在罕见的病例中,对因治疗(如针对神经卡压综合征的减压治疗)可能使得 CRPS 完全治愈。一项为期 5.5 年的随访研究表明,62%的 CRPS 患者日常活动仍受限,疼痛和运动功能损害是最重要的影响因素。即使在经过 1 年的积极治疗后,仍有 60%以上的 CRPSⅡ型患者报告其症状无改变。与此相反,一项对患病人群进行的回顾性调查研究报告显,74%的 CRPSⅠ型患者症状缓解。一项小规模人群进行为期 13 个月的随访研究发现,几乎全部的患者仍存在患肢功能障碍,但其他大部分 CRPS 临床症状已缓解。

第五节 幻痛综合征

概述

幻觉或幻痛是指在截断术后或外伤后仍能持续感觉到机体被截除部分存在或疼痛。在描述幻痛综合征时,三个最常用的名词是“幻觉”、“幻痛”和“残端痛”。幻觉指的是除痛觉之外,对已经失去的肢体或器官存在的其他任何感觉。与此相反,幻痛是指对已失去的器官或肢体的疼痛感觉。残端痛是指出现在残肢断端的疼痛。

幻觉可发生在身体的任何部位,但最常见于四肢。关于舌头、鼻子、乳房、膀胱、子宫、直肠、阴茎和其他器官的幻觉,目前已有相关文献报道。

临床表现

流行病学

幻肢觉在外科手术后的第 1 个月内几乎是普遍存在的现象。患者通常会描述其肢体有明确的体积和长度,并且会试图伸出幻肢或用幻肢站立。幻肢觉在肘以上部位的截肢中最强,膝以下的截肢中最弱,对于双侧截肢的患者,更常出现在其优势侧。幻肢觉的发病率随着截肢者年龄的增长而升高。85%~98%的截肢者的幻肢觉发生在截肢术后 3 周内,然而,少数患者约 8%,患者的幻肢觉可能直到截肢术后 1~12 个月后才出现。如未经治疗,除了那些发展成幻肢痛的病例,大多数幻肢觉会在 2~3 年后自行缓解。

据报道,幻肢痛的发病率为 0%~88% 。前瞻性研究表明,在截肢术后 1 年内,60%~70%的截肢者会出现幻肢痛,但这一比例随时间的增加而降低。截肢部位越靠近近心端,幻肢痛的发病率越高。有文献报道,半侧骨盆切除术后幻肢痛的发生率为 68%~88%,髋关节离断术后的发生率为 40%~88%。然而, 文献报道的下肢截肢术后幻肢痛发生率与上肢截肢术后幻肢痛发生率相比,存在显著差异,前者高达 72%,后者则为 51 %。另外,所报道的膝以下截肢术后幻肢痛的患病率为 0，膝以上为 19%。据报道，最早的幻肢痛发生在截肢术 1 周后，最晚的则发生在 40 年后。虽然，幻肢痛可能随时间的推移而减轻，直至消失，但一些前瞻性研究表明，即使在截肢术后 2 年，幻肢痛的发病率还与刚发病时一样。据报道，近 60%的患者在 1 年后仍存在幻肢痛，但在截肢术后 1 月内，85%~97% 的患者会出现幻肢痛。虽然，幻肢痛可能在截肢术后几个月或几年后发生，但在手术 1 年后开始发病的不超过 10%。

据报道，截肢者残端痛的患病率高达 50%。大约 50%的患者因残端痛而无法应用义肢残端痛经常与幻肢痛同时发生。一项研究表明，88%的幻痛患者同时出现残端痛，而另一项研究指出，这一比例仅为 50%。

幻肢痛也可与身体其他部位的多种疼痛问题相伴发，据报道伴发头痛或关节痛的比例为 35%，咽喉痛为 28%，腹痛为 18%，背痛为 13%。

病因

在幻肢觉、幻肢痛和残端痛这 3 种情况中，幻肢觉是最易解释的。人们确信，个体的躯体意象是在生活中通过本体感受觉、触觉和视觉传建立起的。一旦人的大脑皮层建立起躯体意象，在截肢术后仍可保持不变。

幻肢痛的病因学和病理生理学机制目前尚不清楚，可能包括外周和中枢机制两部分，还有人提出心理学机制。但尚无一种理论能独立地、全面地解释幻肢痛的全部临床特征。

几项临床观察结果，提示发生于残端或被切断初级传神经元中枢部分的外周机制，可能是导致幻肢感觉的病因。表述如下：

幻肢觉可被多种断端处理方法调控。对断端实施局部麻醉后，幻肢觉可以暂时性消失。断端的修整术和触痛点的神经瘤切除术常能缓解疼痛，至少是一过性的。

与无持续性残端痛的患者相比，长期患有残端痛的截肢者患肢痛发病率显著提高。

虽然残端很少出现明显的病理改变，但是残端皮肤敏感性改变是一个常见，甚至是普遍的特征。残端的血流量改变可影响幻肢觉。

有试验研究支持上述的临床观察。第一种机制，在外周观察到经机械或神经化学刺激之后，神经末梢处的神经瘤出现自发及异常的诱发活动。可以认为，这一增强的活动是钠通道出现新的表达或者上调的结果。因此，神经瘤对去甲肾上腺素敏感性增强，能够部分解释为什么在应激及其他情感状态下会出现幻肢痛加重，在这些情感状态下，传入感觉神经及其芽孢相靠近的交感神经传出末梢释放的儿茶酚胺增多。还可以看到，背根神经节的细胞体对机械及神经化学刺激表现出相似的异常自发活动和敏感性增强。因此，神经瘤和背根神经节细胞体的异常活动可导致幻肢觉，甚至幻肢痛的形成。

第二种机制是在脊髓水平。有研究认为，神经瘤和背根神经节细胞屏障增强会导致背角的中枢投射神经元的长时程改变，包括神经元自发性活动、诱导即早基因表达、脊髓代谢活动增加和感受域扩大。脊髓敏感化的药理学涉及 NMDA 受体驱动系统的活动增强，另外，中枢敏化的多个方面能被 NMDA 受体拮抗剂减弱。对人类截肢者的残端反复施加非伤害性针刺刺激所诱发的残端痛或幻肢痛可被 NMDA 受体拮抗剂氯胺酮所缓解，进一步证实这种中枢敏化的存在。除背角的功能改变外，文献还报道了背角的解剖学重组。业已证实，周围神经的横断将导致脊髓Ⅱ层的传入性 C 纤维末梢发生显著退变，由此可减少与脊髓Ⅱ层二级神经元的突触数目，而这种突触正常情况下最容易对伤害性刺激产生反应。所以，正常情况下应终止于更深层的 A_{β} 机械感受性传入神经元中枢末梢，向脊髓Ⅱ层发芽，并可能与空闲的伤害感受性二级神经元形成突触连接。正是因为有了这种解剖结构，A_β纤维传入的单纯触觉刺激也可引发疼痛。

第三种机制是在脊髓以上或中枢水平。基于外周及脊髓机制，我们有理由认为，截肢术不仅在周围神经和脊髓中产生级联效应，而且这些变化最终将向更高级的中枢发展，并改变皮层和皮层下结构的神经元活动性。研究表明，对截肢者施加丘脑刺激可产生幻肢觉和幻肢痛，这提示丘脑的可塑性改变参与了慢性疼痛的产生过程，因为在正常情况下，这些刺激不会诱发疼痛。其他一些人类的研究还通多种脑显像技术记录到截肢术后皮层结构重组的现象。

心理学理论也被用来探究幻肢痛的病因，尽管生心理学机制可能参与了幻肢痛的产生和持续过程，但是在幻肢痛患者中尚未发现持续性人格障碍或临床综合征发病率增高的现象。但是，丧失肢体及依赖感引起的心理障碍以及慢性疼痛和残障，可能会导致这患者出现一系列的心理问题。与对照组人群相比，幻肢痛患者更为固执，强迫性更高，并且更为自我依赖。

残端痛的病因学常与可能导致残端和(或)幻肢疼痛的明确病理改变有关，如皮肤的病理改变、循环障碍、皮肤或皮下组织感染、骨刺形成或神经瘤。然而，残端痛和幻肢痛也可能在无明显残端病变的情况下发生。

症状与体征

幻肢觉是无痛性的，患者通常会将其幻肢的感觉描述为正常或令人愉快的温暖感和麻刺感。最强烈的感觉来自大脑皮层表达最高的身体部位，如手指和趾。幻肢还可能出现肢体“伸缩现象”，患者对肢体的中段开始丧失感觉，并继而感觉肢体缩短了。在肢体缩短的过程中，最后消失的部位是皮层表达最高的部分，如大拇指、示指和大脚趾。肢体伸缩现象发生于有无痛性幻肢觉的患者中，最常见于上肢。如果疼痛复发，患者可能觉得幻肢变长。

幻肢痛主要集中在已丧失肢体的远端，通常为间歇性发作，仅少数患者会出现持续性疼痛。据报道，疼痛的发作间歇以天或周计算，只有少数患者以月或年计算，或偶有发作。发作的持续时间从数秒到数小时，持续数天甚至更长时间的罕见。

疼痛通常被描述为烧灼样、酸痛或绞痛，也可表现为压榨性、扭动性、碾磨性、麻刺感、拉拔性、针刺样、刀割样、黏附性、烧灼样、挤压性、锐痛、枪击样和极痛苦的疼痛等。幻肢痛不仅在发作部位上，而且在疼痛的性质上，均与截肢前疼痛类似。截肢前疼痛延续为幻肢痛的概率有很大差异，从12.5%~80%不等。很多学者认为截肢前疼痛是幻肢痛的一个危险因素，但也有部分学者不认同这一论断。

幻肢痛可被多种体内和体外因素所调控。轻度的体或情绪刺激均可诱发疼痛加重。焦虑、抑郁、排尿、咳嗽、排便、性行为、寒冷环境或天气变化可导幻肢痛加重。另据报道，对未出现疼痛的截肢者给予全身麻醉、椎管内麻醉或局部麻醉时可导致幻肢痛发生。

与幻肢痛不同，残端痛常局限在残端本身，通常表现为紧压性、搏动性、烧灼样或压榨性疼痛，还可表现为针刺感或过电感。另外，还可表现为自发性的残端运动，从痛性的、难辨的肌痉挛反射到重度的、持续达2天的强直性收缩。

体格检查

除发现残端处能诱发幻肢痛的扳机点之外，体格检查并不是非常有用的。体格检查可能发现残端敏感性的改变。仅20%的患者发现存在神经瘤。残端可能是冷的，如果存在反射性交感神经营养不良相关症状时，热成像检查可能是一种有用的诊断性检查方法。Sherman及其同事证实，在幻肢或残端在烧灼样、搏动样痛或者麻痛的患者，疼痛的强度与皮温呈负相关。

诊断性检查

体格检查除了能够发现躯体畸形外，对于幻肢痛或残端痛，目前尚无明确的诊断性检查。然而，可通过诊断交感神经阻滞来评估疼痛对交感神经阻滞的反立，并起到辅助治疗作用。

鉴别诊断

幻肢痛常见的病程是保持不变或者逐步改善。研究显示，高达 56%的患者出现缓解，甚至是完全。因此，如果幻肢痛的症状越来越重或在截肢术后很长时间才出现疼痛，必须进行鉴别诊断。应该就除天气变化、自主神经刺激等之外能加重幻肢痛的种病因进行鉴别诊断，包括根性痛、心绞痛、带状疱疹后神经痛和转移癌痛等。

幻肢的根性痛可能与椎间盘突出有关。

幻肢疼痛程度加重可能是新出现的，或者是因免疫抑制而复发的带状疱疹所诱发。

心绞痛可表现为幻肢痛加重。对于因恶性肿瘤而截肢的患者，如果幻肢痛显著加重，应考虑转移瘤。

治疗

幻肢痛或残端痛治疗非常困难，通常不易非常功。Halbert 及其同事进行了一项系统回顾研究，评价了各种急性和慢性幻肢痛最佳治疗方法的研究，结论是幻肢痛的基础研究与临床治疗领域存在较大差距。尽管如此，在过去十年中，临床研究已经对幻肢痛的治疗效果进行了考察。调查显示，虽然医师们相信治疗是有效的，但通过口服药物而获得长期疼痛缓解的幻肢痛患者仍不及 10%。即使这样，因为缺乏协助作出治疗决定的临床试验，且无循证医学的治疗指南，医师们的治疗受到限制。在 1980 年的一项文献回顾研究中，共有 43 种治疗幻肢痛的法，但仅少数方法能够减轻疼痛，安慰剂反应最为常见。很多学者还建议，可采用神经病理性疼痛的治疗方法来治疗幻肢痛。然而，文献回顾显示，治疗神经病理性疼痛的研究中很少纳入幻肢痛患者。

早期的研究集中于减轻已经确诊的术后幻肢痛，新近的方法是在截肢术前即给予镇痛药物。治疗方法基于这一假说，即长期的幻肢痛是中枢神经系统对伤害性躯体感觉传入信号出现功能或结构改变的结果。因此，治疗目标是早期缓解疼痛。

Halbert 及其同事总结认为，他们的系统回顾研究是有限的，因为入选试验的质量较差。虽然追踪到 186 篇论文，但能用的仅 12 项。在这 12 项试验中，只有 3 项设有平行组的随机对照研究；3 项是随机交叉研究。他们还提到一些与幻肢痛研究有关的困难，如截肢者数量过少、截肢者死亡率较高，检查术中以及术前幻肢痛治疗效果的一些方法，在伦理上是难以接受的。

预防

随着对神经病理性疼痛发生和持续机制的了解越来越深入，理论上讲，应该可以找到一种合理的方法预防其发生。然而，曾经充满希望的一些方法，如前及术后施行硬膜外阻滞，已受到质疑，并对其应用产生争议。随着神经影像学技术的发展，这个问题的某些关键方面正在揭示。目前的重点应该放在去传入神经支配之后中枢神经系统发生的适应过程上。这个方面来说，我们预防截肢术后疼痛的能力依赖调控中枢神经系统可塑性的能力。有学者认为要解决这一问题，需多种方法联用，包括控制围手术期和感染，对患者进行充分的病情分析和随访，正确的手术技术和长期的康复治疗，并提供目前已知的物和行为疗法。多学者尝试着采用心理指导、药物疗法、硬外麻醉和局部神经阻滞等多种方法来减少幻肢痛的发作，并延缓或阻止病程从急性转为慢性。至少部分截肢后疼痛可通过对患者给予适当的心理指导来预防。

硬膜外麻醉

Gehing 和 Tryba 的研究显示，在术前、术中或硬膜外麻醉可显著减少截肢 12 个月后幻肢痛生率。但他们同时又得出结论，目前所分析的资证实：单纯的术后硬膜外麻醉可以减少幻肢痛的发生；围手术期硬膜外麻醉能有效预防幻肢痛，却不能使其完全消失，而是增加轻度幻肢痛患者的数量。

局部麻醉

很多试验都评估了术中进行或术后立即进行神经周围和神经内布比卡因阻滞的疗效。除对术后早期有一些好处，干预组和对照组的术后疼痛无差异。神经周围阻滞和通过硬膜外导管输注局麻药的效果是相似的。连续臂丛镇痛能够预防幻肢痛的产生，在 1 年的随访期内未出现疼痛复发。神经鞘内导管镇痛也能降低幻肢痛的患病率。

其他方法

接受评估的其他幻肢痛预防措施包括给予降钙素、氯胺酮；静脉内给予利多卡因和经皮神经电刺激（transcutaneous electrical nerve stimulation, TENS），一项针对静脉内给予降钙素的研究对 8 例患者进行了评估，在静脉内给予鲑鱼降钙素 10 天后，只有 2 例出现幻肢痛，且在 3 个月、6 个月和 12 个月分别进行系统性的随访，患病率始终保持为 25%。然而，另一项研究表明，静脉内给予降钙素在术后早期可减轻幻肢痛，但在长期随访中，幻肢痛并未得到分控制。有学者通过一项回顾性、观察性研究，采用原始对照研究了氯胺酮的有效性，每组为 14 例患者。结果显示，幻肢痛的总体发病率高达 72%，虽然相对于对照组的 71%而言，氯胺酮组患者只有 9%出现严重的幻肢痛。TENS 的治疗效果是任术后 2 周进行的，结果显示在第 4 周时，治疗组出现疼痛的患者较少；但在 12 个月时，组间效果无差异。

对已确诊的幻肢痛的治疗

药物治疗

药物治疗是治疗幻肢痛的最常用方法，其中最常用的药物是抗抑郁药和抗惊厥药。大量随机对照的临床研究显示，对于不同的神经病理性疼痛，三环类抗抑郁药和钠通道阻滞剂都有较好的疗效。虽然尚无针对幻肢痛的对照试验，但一般都认为这些药物有效，至少对部分患者来说。三环类抗抑郁药已经在其他去神经支配综合征如带状疱疹后遗神经痛和糖尿病神经病变中得到全面的研究，但是目前尚无专门针对其用于治疗幻肢痛的研究。

Canovas 及其同事对阿米替林和萘法唑酮治疗神经病理性疼痛的有效性和耐受性进行了比较。本研究共 120 例患者人组，其中不到 10 例患者为幻肢痛。按照疼痛的性质，62.3%为烧灼样痛和刀割样痛，40%为刺痛，25%为锐痛。阿米替林组有 42 例患者的疼痛缓解超过 75%（极好），萘法唑酮组为 36 例，阿米替林组有 18 例患者的疼痛缓解为 50%~75%（良好），萘法唑酮组为 12 例，阿米替林组有 3 例患者的疼痛缓解在 50%以下（差），萘法唑酮组为 3 例。他们由此得出结论，这两药物用于治疗神经病理性疼痛都是有效的。除恶心和呕吐外，萘法唑酮组的不良反应发生率较低。阿米替林组体位性低血压、干口病、恶心和呕吐的发生率高。

卡马西平是最常用的抗惊厥药。除重度、短暂发作的刺痛之外，目前尚无证据表明卡马西平对其他疼痛有效。

加巴喷丁是目前治疗幻肢痛最常用的抗惊厥药。除具有镇静作用外，加巴喷丁的不良反应也较罕见，而且镇静会随时间延长逐渐耐受。因为不存在已知的长期毒性，所以不需同其他抗惊厥药一样，对加巴喷丁进行血药浓度监测。Bone 及其同事通过随机、双盲、安慰剂对照、交叉对照试验，研究了加巴喷丁治疗截肢术后幻肢痛的有效性，并评估了加巴喷丁对多学科联合疼痛门诊的幻肢痛患者的镇痛效果。每例治疗 6 周，间隔为期一周的洗脱期，每天剂量为 300~2400mg（最大剂量）。19 例合适患者随机人组，其中 14 例完成了全部的给药期及洗脱期。与治疗前相比，安慰剂组和加巴喷丁组均可降低 VAS （visual analog scale）评分。但是，在治疗末期，加巴喷丁组患者的疼痛缓解较安慰剂组明显，由此得出结论，与安慰剂相比，单纯采用加巴喷丁治疗截肢术后幻肢周后的效果更佳，两组在情绪、睡眠干预、日常活动方面无显著差异。Serpell 及其同事进行了随机双盲、安慰剂对照研究，以评估加巴喷丁在 305 例神经病理性疼痛患者中的应，其中 2%的患者为幻肢痛。研究表明，平均每天应用加巴喷丁 900~2400mg，患者的耐受性较好，疼痛缓解明显，且不良反应少见，主要表现为眩晕和嗜睡，而且大多数为一过性，且发生在剂量调整期间。

Wu 及其同事进行了一项随机双盲、主动性安剂对照的交叉对照试验，研究了静脉利多卡因、吗啡用于截肢术后疼痛的镇痛效应。患者连续 3 天在静脉冲击量之后给予吗啡、利多卡因和主动性安慰剂（苯海拉明）进行静脉输注，结果显示：32 例患者中有 31 例完成了研究。11 例患者患有残端痛和幻肢痛，单纯患有残端痛和幻肢痛的患者分别为 11 例和 9 例。研究表明，吗啡和利多卡因均可消除残端痛，仅吗啡可以消除幻肢痛，提示残端痛和幻肢痛的机制和药物敏感性不同。

不同研究中检查了 NMDA 受体拮抗剂的作用。在一项双盲、安慰剂对照研究中，静脉给予氯胺酮可以减轻 11 例患有残端痛和幻肢痛的截肢者的疼痛、痛觉超敏和“紧发条”样疼痛。同一学者进行了另外一项对照研究，19 例患者接受美金刚（一种可以口服的 NMDA 受体拮抗剂）治疗，研究为盲法、安慰剂对照和交叉对照。美金刚对自发痛、痛觉超敏或痛觉过敏无作用。另外一项随机双盲、安慰剂对照试验证明美金刚作为 NMDA 受体拮抗剂，对慢性幻肢痛无显著的临床意义。

包含 3 个病例的一份病例报告表明，β 受体阻滞剂也可用于治疗幻肢痛。然而，一项双盲、交叉对照试验发现，每天应用心得安 240mg，创伤后神经痛并未获得显著改善。

鲑降钙素已被证实能够对一系列的疼痛性疾病有镇痛作用，包括幻肢痛。但目前尚无相关的对照试验来证实降钙素治疗慢性幻肢痛的有效性。关于右美沙芬减轻癌性截肢者幻肢痛的作用，一项包含 3 例患者的双盲、交叉对照试验进行了研究，结果表明，口服右美沙芬可有效减轻截肢后幻肢痛。与预处理组和安慰剂组相比，右美沙芬可改善情绪并将镇静程度降至最低，且未出现不良反应。辣椒素也用于幻肢痛。在一项 24 例患者人组的双盲试验中，研究者得出结论，辣椒素可以作为幻肢痛的选择治疗。还有研究报道，苯二氮类药物是有效的，但普遍的观点是苯二氮类药物并不能产生实质性的疼痛缓。美西律（利多卡因同源物的口服剂型）亦有治疗效果。

阿片类镇痛药物复合或不复合其他药物被认为是现代医学的主要治疗方法。概括地说，教科书中认为麻醉性镇痛药对幻肢痛患者无长期的疼痛缓解作用。但新的研究证据表明阿片剂能够安全地多年应用，药物依赖的风险很小。另外，因为患有系统疾病而被截肢的患者，其 5 年生存率仅为 42%，因此，阿片剂成瘾的风险问题不如生活质量问题重要。对 5 例患者进行的一项回顾性研究发现，在 12~26 个月的随访期内，每天口服美沙酮 10~20mg，疼痛可缓解 50%~90%。在一项安慰剂对照试验中，吗啡被证实可以显著缓解疼痛。

神经阻滞

神经阻滞常用于治疗幻肢痛。虽然实施这些阻滞的医师们都报告了很高的成功率,其疗效尚未被证实。这些阻滞包括残端的扳机点注射、神经毁损性的交感神经阻滞、交感阻滞、周围神经阻滞和硬膜外/蛛网膜下腔阻滞。然而,文献显示,只有14%的幻肢痛患者报告有明显的暂时性缓解,而不到5%报告出现显著的永久性缓解,甚至治愈。神经阻滞用于治疗幻肢痛的主要资料是文献中传闻轶事般的报道。

神经刺激疗法

TENS已被用于幻肢痛的治疗,并已有成功病例,但这些结果并无说服力,不鼓舞人心。脊髓电刺激、丘脑腹侧核的深部脑刺激(DBS)和运动皮层刺激(rvccs)均用于治疗幻肢痛,且有不同程度的成功病例。

一些学者报告了TENS极好的疼痛缓解效果,其中一位学者报告,6例幻肢痛患者中有5例在TENS治疗后取得成功。另一位学者报告1例患者的疼痛缓解了66%,持续时间少于10个小时。但是,另外一些学者报告仅有25%的TENS治疗患者取得了良好至极好的结果。TENS刺激对侧肢体对某些病人也有令人满意的疗效。

目前对于脊髓电刺激疗效的评估显示出治疗神经病理性疼痛的鼓舞人心的结果,包括治疗反射性交感神经营养不良。因此,刺激脊髓后柱是治疗幻肢痛的最常见的神经外科手术方法。患者选择的方法很重要。对经皮电刺激的反应性可能预示着对脊柱刺激的反应性。即使选择了合适的患者,据报道,只有65%的患者会在植入手术后立即出现25%以上的疼痛缓解。而且,脊柱刺激的成功率随时间延长逐渐降低,在一开始疼痛缓解的患者中只有1/3有超过50%的长期疼痛缓解。对于严重的幻肢痛和幻肢觉的患者,脊髓电刺激可能不能缓解疼痛。一份病例汇报显示,5例患者的疼痛得到了极好程度的缓解,评价标准是疼痛缓解、功能状态改善和用药量减少。然而,另一项研究报告,后柱刺激对幻肢痛患者仅能提供极低程度的缓解。还有一份报告显示后柱刺激仅对25%的患者有缓解作用。因此,必须谨慎而努力地权衡风险—利益比。

颅内神经刺激证实感觉性丘脑刺激患者在初期能缓解疼痛,86%的深部脑刺激有显著的疼痛缓解。与脊髓电刺激不同,丘脑刺激可阻断自发性神经元活动,这些活动在某些模型中被认为介导了幻肢觉。因此,有人相信丘脑刺激可能比脊髓电刺激更为有效,但这尚未被证实。经皮的骨膜刺激已被应用,也尚未完善地研究过。

神经外科技术

脊髓电刺激术,有些学者还报告了多种神经外科技术,包括鞘内植入术、立体定向的射频热凝毁损和脊髓丘脑侧束切断术,其中一些治疗所引起的严重并发症超过了其益处。同时采用很多物理治疗技术之后,如超声或振动疗法、热疗或冷疗、按摩疗法和残端拍击法,有学者报告了散发的成功病例。值得注意的是,外科医师和患者都未报告过用现有推荐的手术方法取得成功的病例。

残端修整术

对于持续性幻肢痛以及残端伴有血管供血不足、感染或大量神经瘤的患者,可以行残端修整术,可使50%的患者受益。

物理治疗

物理治疗已被证明是有效的,尤其能教育患者留意残端和做好安放义肢的准备,因为幻肢痛最常见于在截肢术后6个月还不能用上义肢的患者。

针灸

电针灸已被证实能够缓解上肢的幻肢痛。大部分患者在头几次针灸治疗后可出现短期的疼痛缓解，但对于有神经损伤病史，包括幻肢痛的患者，目前尚无长期缓解的病例报告。

电休克治疗(Electroconvulsive Therapy)

一篇电休克治疗(ECT)的个案报道研究了局部脑血流，结果显示在这例特定患者身上，疼痛得到了完全的缓解，大脑前扣带回和脑岛的局部血流改变与ECT的镇痛效应有关。在另一篇个案报道中，作者报告了2例多种方法治疗无效、不伴有精神障碍的严重幻肢痛患者，在ECT治疗后3.5年的随访期内有实质性的疼痛缓解。

心理治疗

已有多种心理治疗方法用于幻肢痛。据报道，心理治疗有很好的疗效。已对带有或不带有生物反馈的松弛训练和催眠疗法进行了研究。据报道，14例慢性幻肢痛患者中有12例经过肌肉松弛训练，打破疼痛—焦虑—肌紧张恶性循环后，疼痛得到明显缓解。在这一研究中，患者需接受平均6次的治疗以达到治疗效果，患者的焦虑水平在治疗后降低，且疼痛较前明显缓解。在1例个案报道中，EMG和热生物反馈联合用于治疗1例极其严重的幻肢痛患者，经12个月随访发现该法有效。通过催眠暗示产生手套—袜子型的麻痹有可能缓解幻肢痛。45%的患者能被成功催眠，且35%患者的幻肢痛被成功缓解。34%的患者在治疗中断后很快就出现疼痛复发。一篇个案报道中描述了2例接受催眠意象治疗的幻肢痛患者，并得出结论，催眠疗法是目前幻肢痛治疗方法的有效补充。

副作用与并发症

大多数并发症都是与残端、义肢和治疗方法有关。不合适的义肢会引发很多问题，包括心理问题、局部刺激和神经瘤形成等。物理治疗可能加重或使疼痛恶化。针灸和神经阻滞治疗可导致与穿刺进针、药以及各种药物生理和药理效应有关的并发症。神经毁损技术可能产生严重的并发症，从轻度的持续性神经功能障碍到偏瘫和二便失禁。神经毁损技术还可能使疼痛加重，原因是抑制性的控制系统被破坏。神经外科技术也可能导致严重的并发症。

（包晓玲　刘康）

第三章　癌性疼痛

第一节 癌痛的诊断与治疗

癌痛的诊断

对癌症患者进行疼痛评估的目标是确定潜在的伤害感受性损伤，阐明各种伤害感受因素的致痛机制，确定痛苦的程度和原因。确定诊断的第一步是要明确疼痛主诉的特征。个体化的病史采集应该评估疼痛的起病、持续时间、严重程度、性质、部位、放射、时间性特征、诱发和缓解因素及病因。病史采集应该评估既往和目前镇痛药物及其他药物的应用情况。医师应该询问慢性非癌性疼痛的病病史；长期的阿片类药物应用和（或）药物滥用；还应该评估当时的疾病程度和患者的基本医疗状。初次评估必不可少的一个部分是评估疼痛相关的情绪、行为和社会功能障碍。癌痛患者通常会出现焦虑和植物人体征，如睡眠障碍、疲倦和厌食。

在充分的病史采集之后，医师应该进行全面的躯体和神经系统检查。与病史采集一样，体格检查应该着力于阐明特定的疼痛综合征、确定疾病的程度、阐明导致疼痛的特定伤害感受性体功能缺损的程度（表 3–4）。

通过病史采集和体格检查作出初步诊断后，医师应该考虑进行适当的实验室、电诊断性或影像学检查，以进一步阐明导致疼痛的伤害感受性损伤的性质。首诊医师必须仔细研究所有的检查结果，包括影像学检，查结果，清楚疼痛的临床—病理联系。当患者的临床状况发生改变时，为了避免做出错误的诊断，医师不能过度地依赖以前的检查结果，这非常重要。如果存在疑问，重复上述检查常能够提供重要的临床信息。在整个评估的过程中，应该向患者提供有效的镇痛治疗，尤其是在操作过程中；如果患者没有因为疼痛而影响对检查的合作，就能大大降低评估的负面心理影响，并提高检查的质量。

在完成全面的评估后，大多数患者的疼痛都能够得到确诊。问题列表包括疼痛本身、疼痛导致的躯体和心理功能障碍、相关症状、躯体功能缺损以及加重患者痛苦的心理、社会或家庭问题。这些问题可以根据其对患者生活质量的影响而确定优先级，并按照适当的顺序逐步实施计划的治疗措施。

表 3–4　肿瘤直接侵犯导致疼痛的原因

侵犯部位			病理学原因
骨	椎体转移	寰椎半脱位	枢椎齿状突转移致寰椎骨折而压迫脊髓或脑干引起剧烈颈痛伴头、背放射，屈颈加重；自上肢开始出现神经功能障碍

续表 3-4

侵犯部位			病理学原因
骨		C_7~T_1 转移	乳腺癌和肺癌经血源性、臂丛、椎旁间隙转移临近椎体和硬膜外腔引起相应椎旁疼痛伴双肩及单侧上肢放射
		L_1 转移	乳腺癌、前列腺癌或其他肿瘤常见的转移部位，出现相应区域背部痛，伴有束带样向腹前反射，骶髂关节、髂嵴牵涉痛
		骶骨转移	乳腺癌、前列腺癌或其他肿瘤常见另一转移部位引起下腰部或骶尾区疼痛，坐位时或卧位时加重，行走时减轻
	颅骨转移	颈静脉孔转移	颈静脉孔转移可波及第Ⅸ—Ⅻ对脑神经引起枕部伴头顶部、一侧或双侧肩臂部疼痛，头部活动时加重，眼睑下垂、声音嘶哑、发音困难、吞咽困难及颈、肩无力
		蝶骨斜坡部综合征	蝶骨斜坡部和枕骨基底部转移致头顶部进行性疼痛，屈颈时加重，可出现第Ⅶ—Ⅻ对脑神经功能障碍，开始可为单侧，逐渐为双侧
		蝶骨窦转移	一侧或双侧蝶骨窦转移，引起双侧额部头痛，向颞部及眶部放射，出现鼻塞、头涨感伴复视
		海绵窦综合征	乳腺癌、前列腺癌及肺癌转移，引起单侧额部、眶上及面部疼痛，可波及第Ⅲ—Ⅵ对脑神经，发生复视、眼肌麻痹及视盘水肿
		枕骨髁	乳腺癌、前列腺癌及肺癌出现枕骨髁转移，可引起局限性枕部疼痛，屈颈加重，第Ⅻ对脑神经麻痹，舌麻痹，胸锁乳突肌无力，颈僵直
	骨盆其他骨转移		乳腺癌、前列腺癌及其他肿瘤可发生骶骨、髋部及耻骨转移，引起相关区域疼痛，波及骶丛神经，继而出现运动、感觉及自主神经功能障碍
	长骨转移		乳腺癌、前列腺癌及其他肿瘤，涉及部位的转移，转移部位出现疼痛及上下部位牵涉痛（如髋部病变出现膝部疼痛）
神经丛和脊髓	外周神经、脑神经和脊髓病变		肿瘤浸润、压迫及损伤神经，在受累神经分布区出现剧烈的烧灼样、针刺样疼痛、痛觉过敏、感觉迟钝、运动或（和）自主神经功能障碍
	臂丛神经		转移性肿瘤、下颈椎或上胸椎、Pancoast 肿瘤浸润、压迫及损伤神经，发生臂丛神经支配区的剧烈疼痛、感觉异常、感觉迟钝、感觉过敏；进行性肌无力（C_7、C_8、T_1，支配区）；Horner 综合征等
	腰骶神经		前列腺癌、膀胱癌、子宫肿瘤、宫颈癌及结肠癌等，肿瘤浸润、压迫及损伤腰、骶丛神经，受累神经支配区出现疼痛感觉异常、感觉迟钝、感觉过敏；进行性肌无力
	反射性自主神经功能障碍		肿瘤浸润、压迫及损伤大神经或神经丛，神经膜对去甲肾上腺素、压力和张力的敏感性改变，剧烈的烧灼样疼痛，无节段性或神经支配区的界限，触摸或精神紧张使症状加重；痛觉过敏、血管舒缩平衡异常
	软脑膜癌病		肿瘤浸润脑脊软膜，在 40%的患者出现头痛，可伴有或无颈部强直；腰痛及臀部疼痛。脑脊液中恶性细胞、高蛋白、低糖
	硬膜外脊髓压迫		颈、胸及腰骶部肿瘤压迫脊髓、神经根等，相关受累脊髓节段的疼痛及神经放射痛，并出现感觉、运动、胃肠及膀胱功能进行性异常
胃肠道	空腔脏器或实质性器官导管梗阻		胃肠道平滑肌在等容状态下收缩，平滑肌失张力，腔管路动力性梗阻，相关位置的腹壁或胸壁出现定位较差的钝痛或绞痛；在胸内脏器病变可有困难、咳嗽等症状，在腹部脏器病变可有胃肠扩张、恶心、呕吐等症状
	实质性脏器肿瘤快速生长		肝、脾及肾脏的肿瘤快速生长，脏器被膜迅速扩张、牵张，刺激机械感受器，产生相关部位及牵涉部位的疼痛，伴有脏器功能异常
其他部位	肿瘤累及血管	浸润血管	血管周围淋巴结炎症，血管痉挛，受累血管涉及区域烧灼样疼痛，血管收缩和痉挛
		阻塞大静脉	静脉迅速胀满，进行性水肿，筋膜室和软组织扩张；头部静脉阻塞出现严重头痛，腋窝部或盆腔病变可出现肢体疼痛
		阻塞大动脉	组织缺血导致释放致痛物质，剧烈烧灼样疼痛进行性加重，受累区感觉异常和苍白
	黏膜溃疡和坏死		黏膜坏死、感染及炎症、释放疼痛物质、受伤害感受器阈值降低、受累区域出现疼痛。

表 3-5 抗癌治疗相关性疼痛及癌症不相关性或无关性疼痛

疼痛类型	疼痛原因
术后疼痛	开胸术后疼痛
	乳房切除术
	颈部根治术
	截肢术
化疗后疼痛	痛性多发性神经病
	骨无菌性坏死
	类固醇导致的假性风湿病
放疗后疼痛	臂丛或腰骶丛纤维化
	脊髓病
	放疗诱导的周围神经肿瘤
	黏膜炎
癌症不直接相关或无关性疼痛	肌筋膜痛
	带状疱疹后神经痛
	慢性头痛综合征

癌痛的治疗

对于那些疼痛直接起源于肿瘤的癌症患者，抗肿瘤治疗应该是镇痛治疗的第一步。接受放疗的患者中有一半以上获得了满意的镇痛效果，疼痛是放疗的一个常见的主要指征。有些患者在给予化疗药物后出现了疼痛缓解，虽然毒性和疼痛缓解效果不确切限制了化疗在镇痛方面的应用。镇痛反应个体差异较大和肿瘤摘除手术的风险限制了外科手术作为主要的镇痛疗法的可能。然而，因其他适应证而实施的肿瘤切除手术，如为解除硬膜外脊髓压迫而行椎体切除术，可能具有镇痛作用。虽然所有的癌痛患者都应该考虑给予抗肿瘤治疗，但是大多数疼痛管理需要应用一种或一种以上的主要镇痛疗法。药物治疗是其中最重要的一种。

药物治疗

世界卫生组织癌痛缓解方案制定了药物治疗“三阶梯原则”，总结如下：对于轻度疼痛，给予NSAID；当存在特定的适应证时，可以给予辅助药物，如果这一方案未能控制疼痛或患者表现为中度至重度疼痛，可联合给予所谓的“弱”口服阿片类药物和一种 NSAID；如果存在指征，也可以给予辅助药物。如果此类阿片类药物给予最大剂量仍不能控制疼痛或患者的疼痛剧烈，可以给予所谓的“强”阿片类药物，还可以用或不用 NSAID、辅助药物。在这一总体框架下，适当选择和给予特定药物，需要很强的专业技能，下面将阐述其应用指南。

非甾体类抗炎药与 COX-2 抑制剂

包括 COX-2 在内的所有 NSAID 都能抑制环加氧酶，从而降低前列腺素在组织中的水平。这一抗炎效应可能参与 NSAID 的镇痛效应，而且构成了传统观念的基础，即传统观念认为这些药物是在外周起作用，虽然中枢机制也可能参与了此类药物的镇痛效应。虽然与非选择性 NSAID相比，COX-2 抑制剂的胃肠道不良反应较小，但是近期关于 COX-2 增加心脏不良反应的顾虑使得其在癌痛治疗中的应用不甚明朗。NSAID 镇痛效应的特征是存在“天花板效应”，在“天花板剂量”以上增加剂量，并不能产生进一步的镇痛效果：虽然，目前已经颁布了每一种 NSAID 的剂量指南，“天花板效应”剂量和剂量相关性毒性反应的个体差异极大，其结果是：使用标准的推荐剂量可能对某一部分特定患者并不合适。这一点对于癌症患者尤其显著，因为癌症患者 NSAID 药物的药代动力学发生了变化，或者是因为多系统疾病或联用其他药物而容易出现副作用：这一发现提示，对于此类患者进行剂量滴定（ dose titration）是很重要的。NSAID 的镇痛效应还具有另一个特征，就是很少出现耐受或者躯体依赖。

药物选择与应用

NSAID 单独应用时对轻至中度疼痛有效，联用阿片类药物时，可以为疼痛更严重的患者提供辅助镇痛效果；有些无对照的研究显示，NSAID 可能对骨痛或炎性痛患者疗效最好。

NSAID 在老年患者中必须慎用，尤其是对于存在肾功能不全、充血性心力衰竭、高血压或既往有消化道溃疡病史的癌症患者。NSAID 应视为相对禁忌：对于存在轻度出血或溃疡体质，包括血小板减少症或凝血障碍性疾病、消化道溃疡病史或者联用类固醇类药物的患者，建议应用对胃黏膜损伤最小且对血小板凝集功能损伤最小的药物：符合条件的药物为对乙酰氨酚和两种水杨酸盐，三水杨酸胆碱镁和双水杨酯。传统认为，对乙酰氨基酚对于存在严重肾功能损伤的患者来说是最安全的，然而，最近发现，长期使用对乙酰氨基酚后也有出现肾毒性的情况，提示使用该药物仍需谨慎：对乙酰氨基酚也应该慎用于存在严重肝病的患者。在多种亚类中，保泰松的毒性最小，但此类药物已被更新的 NSAID 药物取代。

对癌症患者应用 NSAID 时，应该探索 NSAID 的剂量-反应关系。因为医师不可能知道对于某一特定患者，理想的 NSAID 剂量是低于还是高于标准推荐剂量，因此，治疗应该从相对小剂量开始，并逐步增加剂量直至确定出现“天花板效应”或者获得最佳效果且不良反应可以耐受。以布洛芬为例，如果将剂量从 400mg 每日 4 次增加到 600mg 每日 4 次后，不能产生进一步的镇痛效果，医师就应该考虑已经达到天花板剂量；如果 400mg 剂量有效，应该继续应用这一剂量；如果镇痛不完善，应该停用该药，并试用其他药物：如果更高的剂最能够产生进一步的镇痛效果，但疼痛缓仍不充分且未出现明显的副作用，可以进一步增加剂量。

但是，剂量滴定是不能无限制进行的，因为存在潜在的剂量相关毒性：因为目前尚无极高剂量 NSAID 用于癌症患者安全性的研究，医师必须将最大 NSAID 剂量的选择建立在临床经验和习惯用法的基础上。合理的最大剂量是标准推荐剂量的 1.5~ 2 倍：如果采用了相对高剂量（高于标准推荐剂量）的药物，患者应该每 1~2 个月监测一次消化道潜血试验和肝肾功能变化。

必须持续应用一种 NSAID 一段时间，才能判断出临床疗效。药物的疗效通常在 2~3 周内才能明确。临床经验表明，在试用两种药物时，1 周时间通常已经足够确定是否需要进一步增加剂量。

如果一种 NSAID 被证实为无效，应该考虑试用另外的药物。因为患者可能对一种 NSAID 反应较差却对另一种反应良好，所以，当患者症状表现为轻度疼痛或阿片类药物治疗期间残余轻度疼痛时，换用另一种不同的药物是合理的。

阿片类镇痛药

有效地应用阿片类药物需要对药理和癌痛的用药原则有很好地理解。

阿片类药物选择和应用

阿片类药物的选择是根据多种药理学因素和患者的情况来进行。需要考虑的重要问题包括阿片类药物的强弱之分以及不同的毒性、药代动力学特性和作用持续时间。所谓的“弱”阿片类药物是口服给予治疗轻到中度疼痛，包括可待因、丙氧酚、氧可酮、氢吗啡酮或者双氢可待因。哌替啶和喷他佐辛有时候也有应用，但基于下面讨论的原因不建议应用。

除喷他佐辛外，这些药物多无“天花板效应”，这能是它们被定义为“弱”阿片类药物的药理学基础，认识到这一点是很重要的。但是，它们通常只是相对低剂量地应用，只对未耐受的中度疼痛患者产生充分镇痛，这则是基于另外的考虑，如高剂量下的药物毒性(如哌替啶导致的惊厥；喷他佐辛导致的心理致幻作用和可待因的潜在胃肠道作用)。这些药物并不是本身作用就弱，认识到这一点就增加了治疗上的弹性，因为如果患者的疼痛在通常剂量下未能得到控制，且药物耐受良好，可以考虑增加剂量而不是换用其他药物。

合理的第二阶梯"弱"阿片类药物治疗通常是联合应用一种 NSAID 和一种阿片类药物，如可待因 30~60mg 或羟氢可待酮 5mg，联合阿司匹林 325mg 或对乙酰氨基酚。药物的剂量可以不断增加，至 NSAID 相关的风险太高。含有对乙酰氨基酚或阿司匹林的药物，一次 3 片，每 4 小时一次是最大剂量。

阿片类药物可分为纯激动剂(如吗啡、氢吗啡酮、美沙酮、哌替啶和羟氢可待酮)和激动-拮抗剂(喷他佐辛、环丁甲羟氢吗啡、地佐辛、布托啡诺和丁丙诺啡)。后一类的特点是激动和竞争性拮抗作用在一个或多个阿片受体上达到平衡；基于受体的相互作用，这些药物可以进一步分为部分激动剂和混合性激动-拮抗剂，包括喷他佐辛、环丁甲羟氢吗啡、地佐辛和布托啡诺。

激动-拮抗剂的特点是导致躯体依赖的可能性较小；天花板效应下出现呼吸抑制的可能性较小以及镇痛强度可能较小。这些药物能够逆转激动性阿片类药物的效果，当给予对激动剂产生躯体依赖的患者时，可能出现戒断综合征。混合性激动-拮抗剂，尤其是喷他佐辛，有显著的心理致幻作用。这些特性，以及缺少口服剂型的实际情况，使得激动-拮抗剂不建议用于癌痛镇痛。唯一的例外可能是舌下含服的丁丙诺啡，该药已获得一些认可，因为其给药途径具有优势，且作用持续时间相对较长。

因此，能够耐受的患者的严重癌痛的治疗主要还是依靠纯激动剂——吗啡、氢吗啡酮和美沙酮。羟氢可待酮有时候也有应用。哌替啶不建议应用，因为其代谢为去甲哌替啶，这是一种有严重中枢神经系统毒性的复合物，包括肌痉挛、寒战和惊厥。

吗啡是癌痛的一线用药，但最新的有关吗啡代谢产物的信息可能影响其应用。吗啡代谢为活性复合物 6-葡糖醛酸吗啡，经肾清除。代谢产物可能是引起吗啡临床效果的原因，尤其是对于那些因为肾功能不全而代谢产物浓度相对较高的患者。曾有报道，在吗啡治疗期间出现呼吸抑制的肾衰竭的患者血浆中代谢产物的浓度高，且测不出吗啡存在。根据这些数据，给予稳定的肾功能不全患者吗啡时应谨慎，并对于肾功能不稳定的患者考虑换用其他阿片类药物，肾功能不稳定患者的 6-葡糖醛酸吗啡数值可能发生改变，且药物的影响不可预测，这种给药原则是合理的。

药物选择中最重要的药代动力学参数是半衰期。为了达到稳态的血药浓度，需要经过 4~5 个半衰期，这与药物、剂量或者给药途径无关。这一点仅对于美沙酮成为临床问题，美沙酮的半衰期很长，以至于当开始给药或者增加剂量时，药物的积聚能够持续 1 周或更长时间。未及认识到药物积聚已经导致了严重的迟发型毒性反应。对于那些药物代谢显著延长的患者和药物副作用危险尤其高的患者，美沙酮应该作为二线药。这样的患者包括老年人，伴有器官衰竭(肺、肾、肝或脑)的患者以及那些和医师的顺从性或交流存在问题的患者。

阿片类药物选择的另一个重要考虑是镇痛作用的持续时间。短半衰期阿片类药物，如吗啡、氢吗啡酮，必须至少每 4 小时给予一次，但美沙酮作为半衰期最长的阿片类药物，能够每 6 小时给予一次，且有时候给药频率可以更低。控释剂型的吗啡和其他阿片受体激动剂能每 8~12 小时给药一次。

总而言之，吗啡、羟氢可待酮和氢吗啡酮对于老年人和存在重要器官功能障碍的严重癌痛患者是一线的推荐用药。但是,吗啡应该慎用于肾功能变化的患者。对于年轻的、依从性好且未有器官衰竭的患者,治疗可以从吗啡或者任何一种第三阶梯的药物开始。以前使用某种药物成功的经验可以在作出用药决策时给予考虑。那些可能从降低给药频率中获益的患者应该考虑给予控释吗啡,通常是在即释吗啡剂量滴定完成后。

医师用药应该从能够镇痛的最低剂量用起。疼痛严重的相对不耐受患者,包括弱阿片类药物无效的患者,通常为肌内注射阿片类药物,剂量等效于5~10mg吗啡。从高剂量的某种阿片类药物改用其他药物时,起始剂量应该是现在所用药物等效剂量的1/2~2/3。推荐减药,是期望新的药物能够有更强的效果,因为阿片类药物之间存在不完全的交叉耐受。为避免发生副作用,老年患者和肝肾功能不全的患者昔应该从更低的起始剂量开始。临床经验还表明,换用美沙酮时,药物减量幅度应该更大,约1/3等效剂量。

剂量滴定是阿片类药物疗法的最重要的原则。应逐步增加剂量,直至镇痛疗效满意或者出现不能耐受和控制不了的副作用。如果在给予起始剂量之后疼痛仍然严重,后继的剂量可以加倍。如果出现部分镇痛,通常可以每天进行剂量滴定。一种有效的给药方法是:联合给予固定的、不间断作用的剂量和“援救剂量”,援救剂量通常是每日总剂量的5%~10%,并“按需要”每1~2小时给予,以控制爆发痛。这一方法使得患者自己对镇痛药剂量有一些控制,可以用于评估固定给药剂量的增加情况。举例而言, 一位每4小时接受100mg吗啡, 在过去24小时内需要6次60mg援救剂量的患者,被证明每天至少还需要360mg,因此,将固定剂量提高至160mg每4小时,并同时将援救剂量提高到90mg是合理的,从而保持援救剂量是每日总剂量的10%。

对于除美沙酮以外的所有激动剂,援救药物应该与固定给予的药物是一样的。当固定给予美沙酮时,可以同时给予短半衰期的阿片类药物,如吗啡或氢吗啡酮,这将避免药物积聚导致的不可预测的毒性反应。

对于存在相对持续性疼痛的所有患者均应该按照计划采用不间断作用的药物。但是也应该认识到“按需”给药在特定的条件下是重要的,认识到这一点很重要。“援救剂量”的应用已经在前面进行了描述。而且,在不联合给予固定剂量药物的情况下进行“按需”给药在某些条件下也可能有其优势,这些情况包括:(1)对非耐受患者开始进行阿片类药物治疗时,应确定镇痛药物需要量;(2)美沙酮剂量滴定的药物积聚的风险更低;(3)在伤害性刺激快速变化的情况下,便于进行剂量滴定(如在对痛性骨损伤患者进行放射治疗的情况下)。

医师一般应该选择适当给药途径。如果患者能够吞咽及消化道吸收药物,口服途径通常是最好的。有很多其他阿片类药物给药的有效途径,但治疗癌痛患者的医师应该对较常用的几种途径有所了解。然而,开始采用阿片类药物治疗癌痛时,最常用的药物是即释口服剂型,而不是立即采用缓释剂型或者新的给药途径(如经皮给予芬太尼)。

医师必须掌握等效镇痛剂量。正如前面所强调的,掌握等效镇痛剂量对于安全的更换药物或给药途径是必要的。从药物相对强度的单剂量对照研究中得出了镇痛强度的比例,包括胃肠外和口服剂量。其他给药途径(如硬膜外和舌下含服)的相对镇痛强度还不清楚,这使得这些给药途径下治疗的患者变得复杂。

副作用

阿片类药物的副作用对不同患者有很大不同。对同一患者,不同药物出现的副作用种类和严重的程度也有很大不同。这一观察资料提示,如果在剂量滴定的过程中出现耐受副作用,就可以试用另一种阿片类药物。早期且适当的处理副作用可以提高患者的舒适并允许剂量上调得以进行。

常见的副作用包括便秘、镇静和恶心。阿片类药物导致的便秘非常常见，以至于很多医师都认为应该和阿片类药物同时给予缓泻剂。对于老年患者和其他有便秘易感因素（如使用有便秘作用的其他药物或者有腹腔内肿瘤）的患者，这可能是最好的方法；对于缺少这些因素的年轻患者，可以观察便秘是否出现，并在必要时给予治疗。通过增加纤维摄入量和采用下列疗法之一可以治疗便秘：(1)渗透性缓泻剂，如柠檬酸镁、氧化镁乳剂或枸橼酸钠，每 2 天或 3 天给予一次；(2)长期给予粪便软化剂和接触性缓泻剂（番泻叶、双醋苯啶或酚酞）；(3)长期给予乳果糖，从 15~30ml，每日 2 次开始，并按需增加剂量。治疗方法的选择应该基于特定的需求和患者的愿望。

镇静，如果不是暂时的，通常可以用小剂量的精神兴奋剂（如右旋安非他命或甲氧菲尼酮）来逆转。起始剂量是 2.5~5mg，每日 1 次或 2 次，并按需逐步增加剂量。一些患者也可以从给药间期的改变或者给予阿片类药物来获益。

恶心通常可以用甲氧氯普胺、丙氯拉嗪、氟哌啶醇或昂丹斯琼等止吐剂来治疗。因为恶心常在给药后 1 或 2 周出现，一种有效的治疗是短期内按固定药方案给予其中一种止吐药，然后停药以确定是否需要治疗。如果运动诱发的恶心或者眩晕非常显著，氯苯甲嗪、赛克利嗪或东莨菪碱等抗眩晕药可能有效。最后，如果上腹饱胀感或早期的厌油腻感为明显的主诉，适合采用能够促进胃排空的甲氧氯普胺。

阿片类药物能够产生精神致幻作用（从噩梦到精神病）、口干、瘙痒或尿潴留（通常为有前列腺疾病的男性或盆腔癌症患者）。治疗包括停用其他非必需的、有额外副作用的药物，换用另一种阿片类药物以及在可能的情况下给予对症治疗（如给予有不舒适瘙痒感患者以抗组胺治疗）。

耐受

医师应该对耐受有所了解。耐受是指为了维持阿片类药物疗效而需要增加剂量，这是一种尚未理解透彻的现象。药物需要剂量增加可能并不影响耐受的基本效应，但大多数需要快速增加剂量的患者存在痛性损伤的进展，或心理压力加重。事实上，如果临床上并未发现进行性的疾病，阿片类药物需要剂量增加应该被视作重新评估肿瘤的可能指征。

当药物耐受确实出现时，典型的表现是给药后镇痛作用持续时间缩短。这通常可以通过药物加量或者增加给药频率来处理。耐受是没有限制的，为了维持镇痛效果，剂量可以变得特别高；举例而言，有报道称有等效剂量超过 35 000mg 吗啡的药物被用于患者。

对呼吸抑制作用的耐受通常迅速产生，长期接受阿片类药物治疗的患者出现药物性呼吸抑制是罕见的。如果出现呼吸抑制症状，几乎总是因为其他原因，如肺炎或肺栓塞。接受大剂量阿片类药物治疗的患者可能对拮抗剂有高度敏感性，因此，纳洛酮（0.4mg 溶于 10ml 盐水中）应缓慢给予，直至呼吸频率改善。常与严重的麻醉性镇痛药戒断症状同时出现的意识恢复和疼痛恢复不应该被视为这一治疗的目标。纳洛酮通常需要反复给药，因为其半衰期相对较短。

躯体依赖和成瘾的区别

躯体依赖是阿片类药物的药理特性，定义为在突然停药或给予拮抗剂后出现戒断症状。推测所有以足够高剂量、足够长时间用药的患者都将出现躯体依赖。如果在停药之前逐步降低阿片类药物剂量或者逐渐给予拮抗剂，包括激动-拮抗性镇痛药物，这一现象很容易避免。

与此相反，成瘾是一种精神和行为症状，特点是出现精神依赖（渴药和疯狂地想要得到药物）和迷乱的药物相关行为，包括卖药和藏药，从非医疗途径获得药物和未获批准的增加药物剂量。与躯体依赖不同，很少有证据支持其他方面正常的疼痛患者在医师指导下应用阿片类药物后有出现显著成瘾的风险。无药物滥用史的接受阿片类药物治疗癌痛的患者出现成瘾常见。对成瘾的担心绝不应该限制对症状的积极治疗。

辅助性镇痛药物

辅助性镇痛药物有其他一些特定的指征，可能对治疗某些特定类型的疼痛有效。这些药物包括三环类抗抑郁药、抗惊厥药、神经镇静药皮质激素和其他多种药物。

三环类抗抑郁药

有大量的证据支持三环类抗抑郁药在很多种慢性疼痛治疗中能够发挥有效镇痛作用。对于癌症患者，这些药物通常用来治疗神经病理性疼痛（常与神经浸润或受压迫相关）或者伴有严重的睡眠障碍或抑郁的疼痛。为了减少副作用，通常需要谨慎地先滴定阿片类药物剂量，然后加用辅助药物。

三环类抗抑郁药的起始给药剂量应该比较低（如 10~25mg 阿米替林）。如果能耐受，逐步加量。镇痛剂量通常为每日 50~150mg，一般在睡前单剂服用。如果药物无效且未产生严重的副作用，可以给予更高剂量的药物。抑郁是疼痛综合征的重要组成部分。

抗惊厥药物

抗惊厥药物能够有效治疗阵发性神经病理性刺痛，如肿瘤浸润神经导致的疼痛。加巴喷丁、卡马西平、苯妥英钠、氯硝西泮和丙戊酸盐是常用药物。巴氯酚不是抗惊厥药物，但也可能对阵发性神经病理性刺痛有效。这些药物可能产生严重的血液和肝副作用，癌症患者在治疗过程中应该进行仔细的监测。

口服局部麻醉药

美西律已被证实对痛性糖尿病性多神经病有效，并已用于多种神经病理性疼痛的治疗。该药仅有胃肠外剂型，且有副作用，包括在癌症晚期卧床患者中的应用受到限制，但在这种情况下，该药的镇静和抗焦虑作用可能有益。考虑到缺少证据证实其有镇痛效果，且存在潜在的副作用，其他神经镇静药物应该作为其他疗法无效的持续性神经病理性疼痛的二线治疗。这些药物仍是伴有谵妄或恶心的疼痛患者的首选治疗。

皮质类固醇

甲泼尼龙是晚期癌症患者有效的镇痛药。临床经验表明任何一种皮质类固醇都可能对弥散性骨转移或神经组织肿瘤浸润导致的疼痛患者有效，常选用地塞米松，因为其具有适度的盐皮质激素效应。给药多为经验性的，而且其药效持续时间不确定。

多种药物

虽然羟嗪已被报道有镇痛作用，但常用的口服剂型的临床反应是令人失望的。这一药物可能是伴有恶心或焦虑的疼痛患者的合理的辅助用药。除糖皮质激素外，顽固性骨痛也开始应用降钙素、二磷酸盐和左旋多巴治疗。虽然应用这些药物的经验有限，建议试用于对放疗及阿片类药物、NSAID 和糖皮质激素无反应的骨痛患者。

非药物治疗

大多数的癌症患者可通过单独地专业给予药物治疗来获得充分的疼痛缓解。有些患者则是通过给予辅助性非药物治疗而获得更高质量的疼痛缓解或镇痛和副作用之间更好的平衡。这些方法中的一种或多种可能成为那些通过系统用药未能获得任何有意义的疼痛缓解的患者首选的镇痛方法。

麻醉方法

神经阻滞

神经阻滞应该有机地整合进入多模式方法，包括最佳的阿片类药物治疗。对于某些患者，建议早期使用神经阻滞以迅速缓解未控制的疼痛，从而为阿片类药物滴定赢得时间。暂时的阻滞可能对有体位性疼痛且必须进行操作的患者有用。长效神经阻滞可能适用于常规的非侵袭性治疗无效的患者。

肋间神经阻滞

用局麻药或皮质激素行肋间神经阻滞可以在床边或者门诊进行。这一方法可能能够缓解继发于病理性肋骨骨折或胸壁转移、开胸术后疼痛或继发于肝转移的右上象限疼痛患者的疼痛。肋间神经阻滞也可以减轻胸或肾造瘘术后经皮引流导致的疼痛。研究证实，经过肋间神经阻滞的患者，其肺功能显著改善。主要并发症为气胸。

胸膜间隙置管

最近的研究证实：局麻药通过导管注入胸膜间隙可能对于处理某些急性和慢性癌痛有效。这一简单的技术可以在床旁或门诊完成。虽然其主要的适应证本质上和肋间神经阻滞相同，很多研究报告提示这一技术还能缓解膈肌下的疼痛。胸膜间隙阻滞的并发症和肋间神经阻滞类似。如果患者存在严重的胸膜病变或胸膜渗出，局麻药的剂量必须降低，以避免达到中毒的血药浓度。如果预期需长期进行胸膜间隙阻管必须通过皮下隧道引出，以避免发生皮下感染或脓胸。

硬膜外神经阻滞

用局麻药输注或反复注射的方法（用或不用类固醇）行硬膜外神经阻滞已被证实能够缓解多种癌痛。只要适当的监测和急救设施就位，这些技术能够安全地在床边或门诊进行。硬膜外神经阻滞能够在进行其他手术时用来快速控制疼痛，便于进行耗时的诊断或治疗操作，或者为特定的疾病（如类固醇介导的脊柱压缩性骨折或急性带状疱疹）提供镇痛。

硬膜外阻滞阻断躯体和交感神经传导，可能发生包括低血压和心动过速在内的心血管并发症。如果无意中阻滞了膈神经或脑干呼吸中枢，可能发生呼吸抑制。这些操作应该只能由接受过气道处理和急救培训的医师进行。

其他主要的硬膜外阻滞并发症包括神经损伤、硬膜外血肿和硬膜外脓肿。虽然这些并发症罕见，但对于免疫力低下和有血液系统疾病的癌症患者，其发生率更高。虽然存在这些潜在的并发症，用局麻药和（或）类固醇行硬膜外阻滞在治疗癌痛中有积极的风险—利益比，这一技术可能未得到充分利用。

交感神经阻滞

很多癌痛综合征都是间接的，至少部分通过交感传出神经活动介导（称为交感神经维持性疼痛）。疼痛可以通过用局麻药行星状神经节阻滞或腰交感神经阻滞交感神经阻断性治疗来缓解，能治疗的疾病包括乳腺切除术后疼痛和急性带状疱疹性疼痛。治疗的并发症罕见，可能为注射部位的出血、感染，无意中穿破硬膜和损伤神经组织。因为交感神经阻滞可能导致明显的心血管系统改变，医师必须在操作中做好处理低血压和心动过速的准备。

腹腔神经丛阻滞

腹腔神经丛阻滞是将神经毁损药物注射到腹腔神经丛区域，用于治疗上腹部和腹膜后肿瘤导致的疼痛，包括胰腺恶性肿瘤。大量的临床经验证实这项治疗的风险—利益比令人满意，且适用于早期治疗选定患者的疼痛。并发症包括出血、感染和神经或腹腔脏器损伤。这些严重并发症的发生率通过在CT引导下进行操作而大为降低。因为腹腔神经丛是一个比较大的交感神经节，可能会出现明显的体位性低血压变化，以应给予积极治疗。

椎管内阿片类药物治疗

就像神经阻滞一样，椎管内给予阿片类药物也是综合镇痛治疗方案的一个构成部分。与局部麻醉药物不同的是，椎管内阿片类药物是通过激活脊髓上的阿片受体而产生作用的，不会出现交感或者运动功能障碍的情况。

短期使用椎管内阿片类药物治疗可能适用于正在主要接受抗肿瘤治疗的患者，这些抗肿瘤治疗预期将产生长期的疼痛缓解；还适用于存在严重的运动相关性疼痛而不能接受诊断或治疗措施的患者以及疼痛剧烈（如紧急事件），其他癌痛治疗方法不能迅速控制疼痛的患者。不能长期椎管内给予阿片类药物，除非更保守的治疗，尤其是全身给予阿片类药物未能控制痛，且未导致不能耐受的副作用。在开始长期治疗之前应该考虑的其他因素包括：是否存在可能影响患者评估其疼痛缓解程度的精神和行为异常；是否存在凝血障碍性疾病或感染；以及治疗必需的支持系统是否充分。

已经出现很多种技术来给予椎管内阿片类药物，可以通过植入泵将药物持续泵人蛛网膜下腔，还可通过多种方法来完成硬膜外给药，包括经皮导管和植入性给药系统相连的皮下隧道导管，或与泵相连的隧道导管。硬膜外阿片类药物能够通药的方式给予。虽然吗啡仍旧是应用最频繁的药物，氢吗啡酮等阿片类药物也已经成功给予，而且联合给予阿片类药物和局麻药物是一项创新，对那些单独用椎管内阿片类药物未能获得充会提高其疗效。选择哪种特定药物、给药部位和给药技术是根据多种因素决定的，包括临床状况（如预计生存期）、药物特性和患者的偏好。

椎管内阿片类药物的副作用可能是也可能不是全身性的。因为硬膜外间隙血管丰富，任何通过此途径给予的药物都将迅速进入全身循环。如果全身性再分布很明显，患者可能再出现与口服或胃肠外给药相同的副作用。全身性再分布的程度由多种因素决定，包括药物的脂溶性和剂量。椎管内阿片类药物最可怕的副作用是呼吸抑制，在癌症患者中极其罕见，推测其原因是既往应用阿片类药物诱发产生了耐受。积极治疗副作用能够使得采用该镇痛剂量的治疗得以继续。

物理治疗

物理矫形的修复技术和职业疗法用于预防功能障碍，而且，这些方法可能和镇痛技术同样具有价值。举例而言，恶性椎体塌陷患者佩戴支具后可能获得显著的背痛缓解；肿瘤浸润臂丛神经导致疼痛的患者佩戴手臂夹板后可能获益。积极的物理治疗可能预防痛性挛缩、关节强直的发生，常见于癌症患者的肌筋膜痛可通过局部按摩、热敷和冷敷或被动的肌肉拉升来缓解。物理和职业治疗还可能提高癌症患者自我控制疼痛的感受，并鼓励其保持独立的功能，有很大的潜在的心理上的益处。物理治疗技术在癌痛治疗中的应用应进一步推广。

神经刺激治疗

目前应用最广泛的是经皮神经刺激。这一技术非常安全，建议用于有局部疼痛，尤其是神经病理性疼痛的患者。神经刺激的疗效通常是暂时的（如果有的话），几乎总是需要应用其他镇痛方法。侵袭性神经刺激技术，包括经皮神经电刺激、肖杠刺激和脑深部刺激，很少用于癌症患者，而且应该只能由对癌痛治疗经验丰富的医师实施。这些手术需要采用侵袭性技术来植入刺激装置。鉴于癌症患者免疫力低下，一般状况较差且这些手术在癌痛患者中应用的经验有限，这些技术目前所起的作用非常有限。

神经破坏性阻滞与神经外科手术

还有一神经毁损性手术可以在神经系统的多个平面(从外周神经到大脑)阻断躯体感觉传导。其他一些神经毁技术的目的并不是阻断传入信号,这些手术包括前脑叶白质切除术、扣带回切开术(现在很少采用,据称可以不改变疼痛就能缓解患者痛苦)以及化学或外科的垂体摘除术州。垂体摘除术能够通过向垂体内注射乙醇来进行,对垂体摘除术的研究表明其能够使大多数患者弥散性癌症导致的疼痛缓解数月。肿瘤的激素依赖不是手术成功的必要条件。大多数神经毁损手术目的是将疼痛区域与中枢神经系统分离开来,因此,最好限用于局灶性伤害感受性疼痛患者。仅在更为保的治疗未能充分控制疼痛时,才应该考虑这些治疗。

心理治疗

有些癌痛患者存在精神障碍,包括严重的抑郁或焦虑障碍,需要正规的心理评估和治疗。所有患者,包括无精神疾病的,都将从与医护人员支持性的互动中获益,在这一过程中,疾病相关的问题都能公卅河论。有些患者可能还适合采用特定的认知疗法以控制然分散注意力技术。虽然分散注意力技术在癌症患者中未进行充分的研究,经验表明其对存在可预测的疼痛(如与服饰改变相伴的疼痛)以及疼痛和高度焦虑相伴随的患者特别有效。

小结

疼痛治疗是癌症治疗中的一个重要方面。满意的疼痛缓解可使患者最大限度地在病程早期过上正常的生活,而在癌症进展时,仍能拥有最佳的生活质量。有效控制症状还可消除家庭负担,否则家属可能在所爱之人发生控制不了的疼痛时感到无助。每一步仔细评估、系统应用药物治疗和慎重应用其他技术是治疗癌痛成功的基本因素。

第二节　癌痛的放射治疗

疼痛放射治疗的适应证

骨转移性疾病是肿瘤科临床工作中最常见的致痛,对于某个特定病例,可能存在一种以上的病因:

通过体液或细胞因子刺激骨膜内的神经

肿瘤包块拉紧了骨外膜

伴有骨外膜破坏的骨折

肿瘤侵入神经组织内

这最后一种机制的特殊病例包括造成脊髓病变的脊髓压迫;伴有大小便失禁和下位运动神经元性下肢无力的马尾综合征;肺尖部肿瘤所致的臂丛神经痛和通常由胰腺癌所致的腹腔神经丛痛。其他适应证包括中枢神经系统转移所致的疼痛、内脏器官受累所致的疼痛以及三叉神经痛。

检查

实施放射治疗,需要准确的诊断和精确的病变部位定位。疼痛和神经系统功能障碍的症状或体征通常有助于确定病变部位,并可帮助引导如何有效使用影像学检查。X 线平片具有很高的特异性,但缺乏敏感性,需要骨小梁破坏超过 50%或破坏长度达到 1cm 才能检测到。骨扫描的敏感性更高,假阴性率约为 8%,但假阳性率高达 40%~50%,具体取决于病变的数目。CT 扫描或 MRI 有助于转移癌的诊断以及明确病变范围和发现相关的软组织肿物。当肿瘤放疗医师开始考虑给予放射治疗时,这些检查还可帮助他们确定正常组织在该区域内的位置。

治疗技术

在确立诊断后,可随即开始进行模拟,以确定治疗区域。根据待治疗的区域、既往放疗史和存在的敏感正常组织,这一模拟—治疗过程可能是简单的,也可能是复杂的。在这一步完成以后,将产生与患者及治疗系统有关的一套物理数据,用于计算出达到处方剂量的放射线照射时间。

进行众多随机试验的目的是为了确定最佳的处方剂量。这些试验是用来评估:(1)不同的多次治疗方案;(2)多次治疗方案与单次治疗方案相对比;(3)高剂量的单次治疗方案与低剂量的单次治疗方案相对比。这些试验有不同的人组标准和治疗反应的方法学评价标准,不能直接进行比较。

总体而言,大约 1/3 的患者将出现完全的疼痛缓解,另外有 1/3 的患者出现部分的疼炳缓解。不同剂量或次数的放射治疗所产生的疼痛治疗反应无明显差异,4.OGy 的单次照射治疗是个例外。这一结论还存在争议,理由如下:

大多数研究中存在非对照或未报道镇痛药的使用情况;

再次治疗率的差异支持使用更高剂量;

更高剂量下的再骨化率提高;

疼痛缓解的持续时间存在差异缺乏毒性和生活质量资料。

鉴于治疗的不确定性,尤其是各种治疗终点,开出特定的放射处方需要考虑到预期毒性和患者的预计生存期。作出的治疗决策还应该包含患者的意愿,因为很多患者更愿意接受短期的多次治疗方案而不是单次治疗方案,如果病理性骨折或再次治疗的风险较低的话。引用的研究表明,对于乳腺癌、前列腺癌患者以及在治疗期间疼痛较轻的患者而言,放射治疗的疗效更为满意。

第三节 癌痛的局部麻醉药与类固醇神经阻滞治疗

疼痛是晚期癌症患者最普遍的症状之一。大量研究表明,30%~50%的癌症患者正在进行化疗或其他抗肿瘤治疗,而 50%~80%的晚期癌症患者则正在遭受严重疼痛的折磨。

药物治疗是癌痛治疗的基础。大量研究证实,WHO 三阶梯疼痛管理原则对 70%~90%的癌症患者有效。但是,对于 10%~30%的经过 WHO 三阶梯治疗未能控制疼痛或者出现严重副作用的癌症患者,区域麻醉技术可能非常有用。

区域麻醉技术在癌痛治疗中的作用

何时对癌症患者进行侵入性更强的治疗目前还未达成明确的共识,但通用的准则是治疗应该从较保守、低风险的操作开始,只有在出现严重的顽固性疼痛后才改用侵入性更强的高风险治疗。如果癌痛患者还未接受保守的非侵入性治疗，就不要急于实施侵入性更强的高风险治疗。一方面，70%~90%的患者通过WHO三阶梯治疗能够成功控制疼痛；另一方面，对患有严重的缓解的疼痛或全身治疗后出现严重副作用的癌症患者，不能否认区域麻醉技术的优势，即可将较严重的疼痛危象转变为可控制的疼痛。

局部麻醉药注射技术

采用局部麻醉药物实施区域麻醉是治疗癌痛的一种有效工具，尽管维持时间比较短暂。正因为这些效应是暂时的，所以必须向患者及其家属以及健康保健医师清楚地说明区域麻醉的作用。患者在接受区域麻醉治疗后疼痛明显缓解，但在数小时后剧痛复发，很令患者痛苦。采用局部麻醉药物实施阻滞性区域麻醉有下述目的：（1）诊断；（2）预测；（3）治疗。

诊断

当用于诊断时，区域麻醉在确定疼痛的病因方面很有价值。疼痛的解剖学根源能够通过多种区域麻醉技术进行诊断。癌症导致的关节痛（如骨坏死、骶髂关节转移）可以通过关节腔内注射来诊断。肿瘤侵入骨组织导致的肌肉痉挛能通过扳机点注射来诊断。周围神经阻滞能诊周围神经病变导致的疼痛。

虽然与胸痛和内脏痛（特点是弥散性钝痛）相比，胸腹壁疼痛常被描述为更加局限的锐痛，但有时候鉴别胸腹壁疼痛非常困难，尤其是当疼痛变得更加严重时。对于胸痛患者，肋间神经阻滞能够鉴别内脏痛。除了心脏，大多数的胸腔内脏感觉通过 T_1~T_4 交感神经节进行传导。因此，颈胸交感神经阻滞能够用于胸腔内脏痛的诊断。对于腹痛，肋间神经、腹腔神经丛和腹下神经丛阻滞能够鉴别腹壁痛和内脏痛。

交感神经阻滞能够用于诊断交感神经介导的疼痛和指导治疗。因为躯体周围神经含有交感和躯体纤维，所以应在没有躯体神经支配的区域实施交感神经系统阻滞。如可以进行星状神经节阻滞来诊断头颈部和上肢疼痛，以及进行腰交感神经节阻滞来诊断下肢痛。

鉴别性阻滞技术在癌痛诊断中很有用处。鉴别性阻滞能够通过下述的不同技术来实现：（1）蛛网膜下腔阻滞；（2）硬膜外阻滞；（3）周围躯体神经阻滞。所有这些技术通常采用2%的利多卡因，可以产生运动、感觉和交感神经阻滞。当阻滞效果消退时进行评估，以确定疼痛是与躯体感觉功能恢复有关，还是与交感神经功能恢复有关。

安慰剂（如盐水）注射目前还存在争议，应该慎用于癌症患者人群。高达1/3的患者对安慰剂有反应，这并不表明他们本来就无痛。而且，有报道称，将生理盐水注入扳机点与局部麻醉药物注射同样有效。

预测

实施任何一项永久性神经毁损治疗之前，建议先对将要毁损的神经进行预测性局部麻醉药物阻滞。但是，实施阻滞极为不便的终末期病重患者除外。例如，患有终末期胰腺癌的患者以及阻滞期间摆放体位可引起严重不适的严重疼痛患者。很多执业医师在实施神经毁损治疗时将面临这种情况，如果阻滞后不太可能出现麻木和运动阻滞（如腹腔神经丛阻滞），不进行诊断性阻滞而直接进行永久性神经毁损性阻滞更易于接受。预测性阻滞的目的是使患者不仅能够体验到阻滞产生的疼痛缓解，还能体验到产生的麻木和运动阻滞。麻木和运动阻滞可能比疼痛本身更令患者痛苦。遗憾的是，预测性区域麻醉阳性并不能保证长期疼痛缓解。然而，预测性区域麻醉阴性几乎可以预测到毁损性阻滞必然失败，因此，支持在毁损性治疗之前采用预测性区域麻醉。

治疗

区域麻醉在管理肌筋膜痛和交感神经介导性疼痛、长期留置导管持续性给药，以及严重疼痛危象的治疗中很有益处。

肿瘤侵入深部组织所导致的反射性肌痉挛令人痛苦。有些患者会通过将局部麻醉药物注入扳机点而长期获益。如果获得了长期缓解，扳机点注射可以每隔 1 周到数周重复实施刚。肿瘤侵入神经系统可导致神经损伤，这些神经损伤能够导致复杂性区域疼痛综合征，交感神经阻滞可能有效。众所周知，此类神经阻滞缓解疼痛的持续时间比局部麻醉药物作用时间长。对于这些患者，交感神经阻滞可以每隔一周或数周重复实施。交感神经阻滞治疗慢性良性疼痛更注重改善功能，但用于治疗癌痛时更注重控制疼痛。

持续性区域麻醉可通过将导管放置于硬膜外腔或蛛网膜下腔内的周围神经处来实现。臂丛和腰丛是放置周围神经导管最常见的部位。其他能够置管的部位包括肋间神经、腹腔神经丛、腹下神经丛、星状神经节和腰交感神经节。硬膜外置管十分简便且并发症发生率较低，使得这一技术在局部疼痛（如下肢、骶骨、上肢痛）的长期治疗中比周围神经置管更可行。即使是颈段硬膜外腔的长期局部麻醉药物输注也是安全的，而且研究显示：高浓度的局部麻醉药不会导致膈神经阻滞。关于鞘内给予局部麻醉药联用阿片类药物治疗癌痛，目前已经进行了几项研究。其中布比卡因的剂量高达 100mg/d。从这些研究中可得出结论，当剂量低于 30~40mg/d 时，不会发生感觉一运动阻滞。一份病例报告称，每天鞘内注射布比卡因治疗严重顽固性癌痛的剂量可高达 800mg/d。

某些癌症患者会出现阿片类镇痛药难以控制的严重疼痛，即使是在大剂量给予的情况下。这些患者可以从持续性阻滞技术中获益，并且可使患者停用阿片类药物一段时间。这项技术还可用于在化疗、放疗和放射性核素治疗等姑息性治疗起效之前来控制疼痛。

类固醇注射

不断生长的瘤体侵入或压迫神经是常见的疼痛病因。炎症被认为在疼痛的产生过程中起到重要作用；然而，另外一些对局部应用类固醇敏感的疼痛机制已经被提出假设，包括局部麻醉药物作用弱，背角细胞活动性的改变和神经瘤的异位放电减少。类固醇在受累神经结构（如臂丛、腰丛和肋神经）的局部进行滴注，能够导致严重且长期的疼痛。如果肿瘤侵犯脊柱并压迫神经根，硬膜外类固醇注射治疗很有用处。众多的类固醇可以局部或硬膜外给予，包括甲基泼尼松龙、氟羟泼尼松龙、倍他米松和地塞米松。虽然不是常规给予，鞘内输注类固醇已被用于腰段神经根病。应用这一技术存在导致蛛网膜炎的顾虑，但现有的很多报告未发现存在严重的副作用，大多数的蛛网膜下腔注射类固醇引发的蛛网膜炎是在一段较长时间内多次反复注射后发生的。

硬膜外类固醇的作用机制还存在一些争议。然而，众所周知，磷脂酶 A2 在椎间盘的髓核中浓度相对较高。这种酶会启动花生四烯酸从细胞膜的释放，因此当存在纤维环裂口或严重的椎间盘退行性变时酶的级联反应，能导致邻近神经根的化学性刺激（或脊神经根炎）。类固醇能诱导磷脂酶 A2 抑制物的合成，与非甾体类抗炎药相比较，这种抑制物能提前一步抑制花生四烯酸代谢途径。而且，类固醇被证实对局部膜的去极化有作用。大多数的文献支持采用硬膜外类固醇注射作为另一种治疗模式，用于慢性背痛和颈痛的综合治疗。是否强制使用 X 线引导还存在争议；硬膜外类固醇注射不是 100% 确定无疑的，因为针尖或导管头端在血管内或其他硬膜外间隙以外的部位。绝对有效性取决于诊断和被认为“成功”的疼痛缓解程度。硬膜外类固醇注射对急性或进行性神经根病患者特别有效，它们是疼痛专科医师极其重要的治疗手段。

第四节　癌痛的神经毁损治疗

为达到理想使用神经毁损药物的目的，需要注射药物后产生有效的镇痛效应，但不发生严重的副作用。在使用神经毁损药物之前，需要仔细地选择患者，对疾病的病理生理学机制有透彻的理解，了解神经毁损药物的生理化学特性及其对机体各种系统的影响。

毁损性神经阻滞

在非常细致地评估和选择患者后，熟练地进行毁损性神经阻滞已经在过去的九十年里产生了很好的疗效。然而，在进行神经毁损之前需要透彻理解所进行的操作、副作用和神经毁损药物可能的并发症，熟悉多种阿片类药物并了解辅助治疗药物。即使在伴有顽固性疼痛的癌症患者中，仅有约30%的患者需要采用神经毁损作为有效镇痛的终极手段。然而，对某些癌症终末期患者、某些神经痛、血管阻塞性疾病、垂体摘除术和不能采用神经切断术的患者，神经毁损性阻滞是极有价值的。同时，神经毁损性阻滞不破坏基底层，促进了轴突的再生，不像外科切断术那样有很高的神经瘤发生率。但在操作之前必须取得患者的知情同意。虽然诊断性或预测性阻滞可能并不能预测神经毁损性阻滞的确切效果，但有助于了解阻滞可能发生的副作用。在进行神经毁损后，应该评估患者的疗效、副作用和可能的并发症，应谨慎地调整阿片类药物和辅助用药，以避免发生阿片类药物撤药综合征。

神经毁损药物

虽然众多的神经毁损性药物可以用于毁损性治疗，但作为商品可获得的仅有几种，常用的毁损性药物和治疗使无水乙醇、酚、冷止痛法和射频毁损治疗。

乙醇

无水乙醇是浓度高于95%分装于1ml单剂量安瓿中。乙醇有局部刺激性，注射过程中能够导致相当程度的疼痛，这种疼痛可以通过预注射小剂量的局麻药物来避免。自从最初的乙醇用于神经毁损的报告发表以来，多种不同浓度和混合剂型的乙醇得到应用，但研究结果是不统一的，能够达成的一个共识是高于95%浓度的乙醇将导致完全性麻痹。另一项研究表明最低浓度为33%的乙醇可以获得满意的镇痛效果而不产生运动瘫痪症状。

组织病理学研究显示乙醇能够从神经组织中榨取出胆固醇、磷脂和脑苷脂，并导致脂蛋白及黏蛋白的沉淀对周围神经局部应用乙醇会产生典型的瓦勒变性反应。蛛网膜下腔注射无水乙醇会导致神经根部位产生相类似的变化。脑脊膜的轻度局灶性炎症反应以及部分区域的脱髓鞘反应可见于脊髓后柱、背侧柱、背根和神经根。随后，瓦勒变性可见于延展进入脊髓背角注射大容量乙醇可能导致脊髓的变性。因为其与脑脊液相比为低比重的特性（相对比重为0.8:1.1），鞘内注射乙醇后迅速上升并达到液面的顶端。熟练地给患者摆好体位对于避免无水乙醇非选择性神经毁损的不希望发生的副作用有极其重要的意义。

在注射进入脑脊液后，乙醇迅速地从注射点开始弥散，10分钟后仅有原有剂量的10%还留在注射点，30分钟后仅留有4%。当把乙醇注射到交感神经系统时，乙醇会破坏交感神经节细胞，并阻断所有节后纤维到所有效应器官的神经联系。如果注射的乙醇只影响节前、节后纤维的分支联系，将会产生暂时性且不完全阻滞。在组织病理学上，交感链纤维节段是明显的。

用乙醇行神经毁损性阻滞通常用于头面部神经痛（三叉神经痛、舌咽神经痛），硬膜外或鞘内注射用于阻断脊髓的神经传导，并用于腰交感神经和腹腔神经丛的毁损性阻滞。因为所用剂量极小，未见因为摄入乙醇导致的副作用。在注射时必须极其小心以避免局部组织损伤和邻近组织的蜂窝织炎或坏死。注射后必须用局麻药或生理盐水冲洗穿刺针，以避免残留的乙醇沿着针道沉积。

乙醇神经毁损的并发症

采用乙醇进行神经毁损有时候会伴发非常疼痛、恼人的和心理上令人苦恼的神经痛。如果患者在签署治疗的知情同意时没有被透彻地告知可能出现的并发症，即使取得充分而有效的镇痛，患者常会悲伤地抱怨神经痛。疼痛被描述为钝痛到严重的疼痛，有时表现为烧灼样，偶尔表现为锐痛、枪击样痛。这种疼的恢复可能发生在神经毁损后数周，也可能需要几个月的时间。在胸椎旁交感神经的发生率更高，可能是因为在胸段，体神经和交感神经比在腰段时更加接近。

神经毁损后神经根分布的皮区出现的麻木或麻醉是另一个令人痛苦的并发症。有时候疼痛缓解因为缺乏感觉而蒙上阴影。幸运的是，这一并发症是罕见的，恢复也相对迅速。

肠道或膀胱括约肌肌力丧失导致的大、小便失禁可见于下位腰椎和骶尾部前内给予乙醇。低比重乙醇应该被优先采用以避免这一并发症。在骶神经根毁损过程中，每次仅能毁损一侧。用乙醇行腰交感神经毁损产生的生殖股神经痛能够导致严重的腹股沟区疼痛。这是一种牵涉痛，是由于骶神经根和生殖股神经的分支联系退变导致的。如果乙醇导致 Adamkiewicz 动脉痉挛，可能发生下身瘫痪。

酚

酚在低浓度时起到局麻药的作用，在高浓度时起到神经毁损药物的作用，因此，注射时产生的不适感最小，这是它的优势所在。酚可以和甘油制成混合剂型，在甘油中酚的溶解度高，弥散缓慢，从而产生显著的局灶性组织反应。混合液相对于脑脊液为高比重，能够制成 4%~10%浓度的剂型。另一种剂型是和水混合，其神经毁损作用更强。在 30%~10%之间的多种浓度在过去都已经被研究，通常采用的是 6%~8%浓度。据报道，20%浓度的酚甘油溶液已被用于某些痉挛状态的病例。酚还可以溶解在不透射线的染料中，从而能够制备高比重的造影剂溶液。

酚在使轴突及神经周围血管的蛋白质发生变性从而非选择性毁损神经时，不会破坏脊髓后根神经节。这一退变的过程持续 14 天，神经再生在大约 14 周后完成。鞘内注射酚后，其浓度迅速降低，在 60 秒内降至原有浓度的 30%，在 15 分钟内降至 0.1%。Wood 提出酚对血管组织的高亲和力是已经观察到的神经病变的重要病理生理学因素，这引发了将酚用于腹腔神经丛毁损的顾虑，因为大的血管离腹腔神经丛很近。酚同时可以导致浓度依赖性的周围神经退行性改变。但如果皮下给予酚，可能会导致皮肤溃疡。

甘油

甘油用于缓解三叉神经痛的早期报告引起了广泛的兴趣。组织病理学检查显示，在神经内注射后，甘油可引起广泛的髓磷脂鞘水肿、轴突崩解和严重的炎性反应，电镜证实了存在瓦勒变性、吞噬作用和肥大细胞脱颗粒。在实验模型上研究了不同浓度的甘油，其不同作用，但目前尚无组织学数据支持这些观察结果。

低温和低温镇痛法

取决于低温的程度，能够对神经纤维产生暂时或长时间的损伤。当神经被冷冻至 5℃时，能够发现动作电位时程的延长。所有的有髓神经纤维都能够在某一温度下被阻滞,但无髓鞘神经纤维阻滞需要的温度更低。细胞病理学研究提示,Schwann 细胞酶生成的加速是神经内膜毛细血管损伤的可能原因。

冷镇痛法是用温度低至-60℃的 2mm 的探针来冷冻一小段神经，方法是从抹针的顶端快速注入加压的 NO。探针和神经组织保持接触 60~90 秒,然后"解冻"45~60 秒,最后被移除。由此形成一个 2~4mm 的冰球,冷冻神经对神经纤维产生彻底的损伤。神经内膜液体压力在 90 分钟内升至 20 的 24 小时内逐渐下降,然后因为瓦勒变性而在 6 天后再次升高到达平台期,能够产生急性损伤,并持续大约 4~6 周。神经的基底层未被损伤,是神经再生的基础。

神经毁损药物的选择

两种更常用的神经毁损药物的物理特性适用于不同组的患者。一方面,乙醇是低比重的,能够在患者俯卧位时进行注射。因此,它适用于因疼痛而不能仰卧的患者;另一方面,高比重的酚在仰卧位患者行鞘内注射后能够到达背根神经。Ja-cob 和 Howland 发现,注射乙醇后括约肌功能受损的发生率高于酚。但在顽固性疼痛病例中,这两种药物的镇痛效应是相同的。用甘油溶解的酚的弥散速度很慢,因此,其使神经变性的效应能够通过调整患者体位而很好地控制。乙醇的起效更快,但其作用位点能够通过调整头到脚的床的角度或者侧位的角度来控制。注射乙醇后可见神经炎和烧灼样疼痛。对于鞘内注射患者,Maher 推荐采用酚而不是乙醇,因为酚的释放缓慢且并发症发生率低。

第五节 椎管内阿片类药物在癌痛治疗中的应用

早期临床试验的最初的阳性结果使得椎管内阿片类药物迅速而广泛地得到承认,成为一种癌痛治疗的方法。其结果是,椎管内阿片类药物戏剧化地影响了顽固性恶性疼痛的治疗方法。神经毁损性治疗用于缓解癌痛的数量持续性地减少,证实了上述观点。

癌痛的病因学

为了充分地评估和治疗癌痛患者,阐明癌痛特定的病理生理学过程是很有帮助的。精确的评估有助于制定合理的治疗计划。

超过 2/3 的癌痛病因是疼痛敏感性组织的肿瘤病。骨痛很常见,可能与敏感的骨外膜的破裂有关,常继发神经组织受损导致的神经病理性疼痛,以及空腔脏器梗阻导致的内脏痛。疼痛也可能是癌症治疗的副作用,包括外科手术、化疗和放疗;10%患者的疼痛与癌症或其治疗无关。认识不到后一种情况可能导致采用不当的治疗方法。

制定癌痛治疗方案

基本癌痛治疗方案

当确定了患者疼痛的病理生理学机制,就可以制定出适当的疼痛治疗计划。应该首先确定是否可以进行主要的抗肿瘤治疗,且该治疗可能能够长期地缓解疼痛。激素疗法用于前列腺癌和乳腺癌,放疗用于骨转移性疾病,以及手术减压治疗肠道梗阻或椎板切开术治疗脊柱肿瘤同属此列。如果存在主要的抗肿瘤治疗,疼痛治疗应该用于急性疼痛患者。在这种情况下,镇痛治疗应该是灵活且易于退出的,这样这种治疗可以快速调整以确保主要的抗肿瘤治疗具有镇痛效应。如果在主要的治疗模式下不可能缓解癌痛,或治疗无效,完成镇痛治疗不应受是否易于反转的限制。

药物治疗方案

世界卫生组织(WHO)估计在世界范围内每天至少有 3500 000 例癌痛患者发生。众多的报告证实了很多患者的癌痛治疗是不充分的。为了对癌痛的药物治疗提供系统的方案,WHO 癌痛缓解计划制定了“镇痛阶梯”以指导癌痛患者镇痛药物的选择。

根据这一方案,轻度癌痛患者应该首先选用单一的非阿片类镇痛药,如阿司匹林、对乙酰氨基酚或其他非甾体类抗炎药。可以加用诸如三环类抗抑郁药及止吐药等辅助用药以提供附加的镇痛效果或缓解其他症状。采用这些药物疼痛不能充分缓解,或表现为中度癌痛的患者应该用“弱”麻醉性镇痛药物,包括可待因和曲马多,可以联用或不联用辅助镇痛药。同时需给予非阿片类镇痛药,如果需要,还应加用辅助用药。实际上,所有患者都需要缓泻剂。最后,采用这些药物不能缓解疼痛或表现为重度癌痛的患者应该采用吗啡等“强”麻醉性激动剂,用或不用辅助镇痛药物。这些药物无“最大剂量作用”,应逐渐加大剂量,直至出现镇痛效应或出现不可耐受、处理不了的副作用。

研究表明,如果适当应用最初的三阶梯疗法,预计至少可以缓解 70%癌痛患者的疼痛。三阶梯疗法的缺陷包括未能做到个体化用药、未能选对给药途径、未能预计到副作用和未能迅速地升高阶梯以及积极控制急性爆发痛。

神经阻滞

对于 30%未能通过镇痛药物阶梯疗法获得疼痛缓解的患者,推荐单用局麻药或局麻药联用长效类固醇(如甲基泼尼松龙等皮质类固醇)来试行神经阻滞。神经阻滞疗法不应被看作孤立的癌痛治疗方法,而应被聪明地整合到治疗阶梯中去。肋骨病理性骨折导致的急性痛患者可以在完善阿片类药物治疗的同时联用肋间神经阻滞。其他适用于神经阻滞的急性疼痛包括急性椎体压缩性骨折、开胸或开腹术后疼痛、胸部造瘘和肾造瘘管所致疼痛、胆管引流管所致疼痛和急性带状疱疹。神经阻滞在活检和介入性放射手术等痛性操作中亦可缓解疼痛。

很多癌痛综合征至少是部分由交感神经系统介导的。阻断交感神经系统可能缓解的急性癌痛包括乳腺切除术后上肢痛、胆管和输尿管绞痛、胰腺炎、急性带状疱疹和供血不足性疼痛。

椎管内阿片类药物的应用

适应证与神经阻滞类似,椎管内给予阿片类药物必须整合到全面的疼痛治疗计划中。与局麻药物相反,椎管内应用阿片类药物通过激活脊髓上的阿片类药物受体起作用,并不妨碍交感或运动功能。它们适用于很多不适合采用神经阻滞的情况。

对于接受抗肿瘤治疗并预期产生长期疼痛缓解的患者,椎管内应用阿片类药物有助于控制急性疼痛,可以暂时椎管内给予阿片类药物以利于对患有严重的和运动相关的疼痛的患者给予诊断或治疗措施。最后,急性期椎管内给予阿片类药物可能有助于积极治疗“疼痛危象”,在这种情况下,其他的癌痛治疗方法不能迅速控制疼痛。

直到癌痛三阶梯用药被证实为不能控制疼痛,才可以长期椎管内给予阿片类药物。推荐这一方案是基于认识到这些更传统的治疗比椎管内阿片类药物的风险—利益比更加满意。

患者选择

想成功采用椎管内阿片类药物治疗癌痛,选择合适的患者至关重要。需要考虑的因素包括可能影响患者评估疼痛缓解能力的生理或行为学异常；是否存在凝血障碍或感染，这是椎管内注射阿片类药物的禁忌证；获得、准备和给予椎管内阿片类药物必需的支持系统是否充分等。

药物选择

选择哪一种特定的阿片类药物，应充分考虑下列3个因素：(1)起效时间；(2)作用持续时间；(3)副作用。虽然对于急性疼痛患者，所选药物的起效时间可能是最重要的考虑因素，但是当选择椎管内阿片类药物治疗慢性癌痛时，其意义不大。总体而言，镇痛药物起效时间与其脂溶性相关 IlQ。药效持续时间对于确定取得24小时持续性疼痛缓解所需的给药方式(冲击治疗还是持续输注)有直接意义。椎管内阿片类药物的药效持续时间取决于脂溶性、受体亲和力、阿片类药物的内在活度、从脊髓作用靶点上解离的速度，以及通过脊髓循环清除的速度。虽然每种椎管内阿片类药物的副作用是普遍存在的，但还是存在个体特异性。为了成功应用椎管内阿片类药物，医师必须预期可能出现的副作用并积极治疗。

给药途径

硬膜外腔和蛛网膜下腔给予阿片类药物治疗癌痛各有其优缺点。选择给药途径时应考虑的一个重要素是麻醉医师确定硬膜外腔的专业技能。如果缺乏该专业技能，推荐使用蛛网膜下腔给药。

蛛网膜下腔途径

蛛网膜下腔给药不通过硬膜，直接将阿片类药物注射到脊髓受体周围，其优点是起效更加迅速、作用时间更长，但中枢介导的副作用的发生率也更高。因为必须刺穿硬膜来注射阿片类药物，所以存在硬膜穿刺后头痛的风险。如果发生感染，即出现脑膜炎，而不是硬膜外腔脓肿。

硬膜外腔途径

硬膜外腔给药的主要优势在于能将阿片类药物注射到任何神经节段。已证实该途径对于治疗上半身的疼痛尤其有效，如肺上沟瘤导致的癌痛。硬膜外腔途径不会出现硬膜穿破后头痛，而且如果发生感染，将出现硬膜外脓肿而不是脑膜炎。因为要取得镇痛效果需要更大剂量的阿片类药物，所以硬膜外腔给药的全身性副作用如皮疹和支气管痉挛等的发生率略微升高。

剂量

与蛛网膜下腔相比，硬膜外应用阿片类药物等效剂量的总体规律是10:1。腰段硬膜外给予吗啡的起始剂量约为5mg，而蛛网膜下腔给药的剂量约为0.5mg。因为大多数癌痛患者存在不同程度的阿片类药物耐受(与既往阿片类药物用药剂量和时间长短相关)，这些剂量可能对于个体患者是过低的。增大起始剂量是经验性的，基于医师对患者是否已经产生耐受的判断。目前还缺乏椎管内给予阿片类药物和其他途径给药相对疗效的研究，制定剂量选择指南也因此而受到阻碍。

间断性冲击量治疗与持续输注相对比

椎管内应用阿片类药物的药效持续时间应该是给药模式的主要决定因素。药效持续时间较长的药物，吗啡(18~20小时)，更适于间断性注射；而芬太尼等短效药物必须用持续输注的方法来达到不间断的疼痛缓解。

副作用

副作用可能为全身性的，也可能是中枢介导的。因为硬膜外腔的血管丰富，所有经此途径给予的药物均进入全身血液循环。如果硬膜外给予的剂量足够高，患者将出现静脉注射可能出现的同样的全身性副作用。这些副作用包括组胺释放导致的荨麻疹或哮鸣，偶尔会出现胃肠道的副作用。

椎管内应用阿片类药物出现的中枢介导的副作用包括瘙痒、恶心呕吐、尿潴留、镇静和迟发性呼吸抑制。虽然癌痛患者发生潜在的威胁生命,真正的迟发性呼吸抑制是极其罕见的,推测其原因是既往阿片类药物用药史诱导的药物耐受。既往无阿片类药物用药史的患者发生这一潜在的严重问题的危险性更高。

治疗除呼吸抑制以外的椎管内阿片类药物的副作用,目前应该是缓解症状。医师和患者必须认识到在的副作用以预测和识别是否需要治疗。对于轻度的症状,通常仅给予保证就足够了。治疗瘙痒、恶心呕吐或其他症状的辅助药物可以在必要时给予。对于未形成耐受的患者,最初开始应用阿片类药物时应该考虑在必要时进行导尿治疗。如果症状持续存在,或者发生呼吸抑制,可给予小剂量纳洛酮等阿片类药物拮抗剂,也可给予少量的环丁甲羟氢吗啡等激动/拮抗剂。必须对这些药物进行细致的剂量滴定以避免逆转阿片类药物全身给药或者椎管内给药的镇痛效应,因为在这种情况下,患者可能出现对阿片类药物拮抗剂敏感性增高。

小结

椎管内吗啡的应用是癌痛治疗的一大进步。为取得理想的镇痛效果,选择适当的患者至关重要。硬膜外或蛛网膜下腔内长期应用阿片类药物还很不成熟。椎管内药物药理学上的进展和及时设计出新的给药系统毫无疑问将扩大癌痛治疗的可选范围。

第六节 癌症疼痛的姑息治疗

对多数晚期癌症患者来说,疼痛的缓解和姑息治疗是唯一明智的治疗选择。有效的姑息治疗完全能够提高癌症患者的生活质量。

姑息治疗

姑息治疗是一门不断更改名称、拥有复杂定义的学科。支持治疗、临终治疗、专科姑息治疗、全方位姑息治疗、非专科姑息治疗及基础姑息治疗,都是姑息治疗的别称。

世界卫生组织最近给姑息治疗下了更新、更恰当的定义。根据这一新定义,姑息治疗是指:

1.缓解疼痛及其他不适症状;

2.重视生命而且把死亡视为正常的过程;

3.既不加速死亡又不延缓死亡;

4.注重心理及精神方面的治疗;

5.在患者死亡前为其提供支持服务,以帮助患者尽可能积极地生活;

6.在患者生病及临终阶段为其提供支持服务,帮助家属妥善处理各项事务;

7.如果患者及家属同意,提供专业人员为其服务,包括临终辅导;

8.提高生活质量,积极应对病情发展;

9.在疾病初期,同时进行延长生命的其他治疗是可取的,例如放疗、化疗,以及有助于理解和处理临床并发症的研究。

世界卫生组织扩展了姑息治疗的实施范围。新的定义明确强调了姑息治疗早期应用的优势。而且新的定义增加了对于患者家属的关怀，因为家庭成员的健康福利也是很重要的。同时新的定义把姑息治疗与威胁生命的因素联系在了一起，并指出姑息治疗具有预防性，因为在疾病发展初期临终生命问题就有其原因了。并且新的定义补充了姑息治疗在生活质量上的作用这一毋庸置疑的焦点问题。

因为每个国家的传统、文化、健康体系及资源各不相同，姑息治疗体制应“入乡随俗”。许多癌症患者经历着由疾病本身及治疗所带来的疼痛。每年有超过 500 000 人被诊为癌症晚期，他们中的 60%~80%经受着巨大的疼痛。主诉疼痛的癌症患者在发病初期为 20%~50%，随着病情的进展会增长到 55%~95%。虽然有 75%的患者遭受着中重度疼痛的折磨，但是 80%以上的癌痛患者在经过简单的非侵入性治疗后会出现疼痛缓解。

癌痛治疗的个体差异相当大。肿瘤科专家们调查指出，86%的癌痛患者接受的治疗不充分，而 31%的医师只会在患者寿命不足 6 个月时才使用最强的镇痛方案。对于癌症患者的疼痛治疗，部分研究出现了不一致。东方肿瘤协会（The Eastern Cooperative Oncogy Group）表示，对大多数癌痛的治疗是不充分的，尤其是对女性、未成年及老年患者的疼痛管理更是差得可怜，较早前的研究已经充分证实了这一点。

疼痛是伴随着多种复杂的症状而出现的。一些症状会影响疼痛的表达，如抑郁、焦虑、便秘和呼吸困难。疼痛治疗本身也可导致多种症状，可能会引起抑郁，这些症状包括恶心、便秘、认知障碍、神经毒性症状、服过镇静剂后的镇静症状及幻觉症状。

对接受姑息治疗的患者进行的临床评估

疼痛是癌症最可怕的并发症之一。控制癌症患者的疼痛能否成功，取决于对患者合并症和伴随症状进行评估的满意程度。单方面的疼痛评估可能导致用药过量及中毒。需要进行全面的病史采集和体格检查。在癌症患者，常可发现导致患者疼痛的器质性病变。已确诊患者出现新的疼痛发作，基本上是疾病复发或转移的结果，除非有其他的病变证据。

评估的目的是多重的。对临终患者进行症状评估的根本目的是改善其生活质量，当然也要控制病情发展。疼痛可以致死。研究表明，疼痛会抑制免疫功能并加速肿瘤生长。因此，适当的疼痛治疗可以延长患者寿命。不可控制的疼痛被视为癌症患者自杀的主要因素。抑郁也可以杀人。在社区老年性自杀事件中，重度抑郁具有独立的死亡危险因素。恶病质使细胞因子生成增加，并且加速肿瘤的生长。癌症引发的疼痛比起其他原因引起的疼痛，积极控制疼痛的程度和使生活愉悦是至关重要的。

癌痛的评估：埃德蒙顿肿瘤分期系统

67%的转移癌患者会出现疼痛；当被问及在自己的临床实际工作中为什么不能获得好的疼痛治疗方案时，76%肿瘤学家的回答是：疼痛评估不准确是一个主要问题。患者和医师对疼痛的评估结果不同以及镇痛效果不满意也进一步证实了这一点。目前，有许种用来评估疼痛强度的诊断工具。实际临床工作中最常用的是语言或视觉模拟疼痛评分表（the Verbal orisual Analog Pain Scales，VAPS）和 McGill 疼痛调查问卷（McGill Pain Questionnaire）。另外，记忆疼痛评估卡（the Memorial Pain Assessment Card）有助于我们辨别疼痛缓解的程度和全面遭受痛苦的程度。

疼痛评分不能盲目受到严格的介入治疗的干扰。必须仔细考虑基础疼痛的范围和发生机制。单方面疼痛分级会忽略疼痛表达的情感因素及其影响。包括多种疼痛相关症状在内的多方面疼痛分级可以鉴别出那些情感成分，并且能提供最佳的镇痛方案。精神错乱、灾难感、躯体化、抑郁和焦虑等情感因素是痛苦的一部分，在疼痛的表达上起着相当大的作用。

除了常用的疼痛评估工具，如数字评定量表或视觉模拟评分表，日常生活中常用的评估工具还有埃德蒙顿症状评估系统（the Edmonton Symptom Assess-ment System，ESAS）、简短精神状态检查（the Mini-Mental State Questionnaire, MMSQ）及 CAGE 调查问卷。

ESAS 包括 10 个视觉模拟值（0 最好，10 最坏），可分别评价疼痛、疲劳、困倦、恶心、焦虑、抑郁、食欲、呼吸困难、失眠和健康主观感觉阈。ESAS 是一简单有效的工具，可由患者本人完成，还可用于多数病情恶化患者的筛选、监控。MMSQ 测量认知功能的水平，从 0 到 30 评分（低于相应年龄、学历或低于 24 分被视为异常）。在病情恶化的癌症患者中，MMSQ 已经被作为筛选认知缺损的精确客观工具。CAGE 调查问卷是由 4 个简单问题组成，用于筛选酒精中毒者（戒酒念头、气恼程度、愧疚感和早晨一醒来就想喝酒）。在阿片类药物治疗癌性疼痛时，CAGE 的异常值（4 个问题中至少 2 个为肯定答案的被定义为异常）可作为用药指标。

疼痛类型

疼痛评估的关键步骤是疼痛主诉的特点，即疼痛是属于躯体性、内脏性还是神经性。

躯体性疼痛通常被描述成局部锐痛，可伴有搏动感或按压感。躯体性疼痛主要是由病变部位刺激引起，其次是由周边及深部组织病变引起。躯体性疼痛通常与骨科疾病及术后疼痛有关。

内脏性疼痛的特点是定位不清，且弥散。内脏性疼痛可以呈绞痛、挤压痛、钝痛或咬痛，因为此类疼痛多是由空腔脏器膨胀、实质性脏器扭转或内脏性肿瘤引起。有时内脏性疼痛会牵涉到病变以外的部位。而且内脏性疼痛经常由恶心、呕吐、发汗和末梢血管痉挛引起自行发作。

神经性疼痛通常被描述成烧灼感、锐痛、刺痛或麻木感。一种无法描述的“疼痛”可能就是神经性疼痛。神经性疼痛可直接由神经组织受损引起（例如，神经、神经丛或脊髓的肿瘤），也可由抗肿瘤药物引起（例如，由顺铂、紫杉醇、长春新碱、放疗及纤维变性引起的周围组织变性）。有时可由神经源损伤引起。神经性疼痛不易控制，且高发。

埃德蒙顿肿瘤分期系统

疼痛是一种主观感觉，因此不易评估，但了解疼痛的特点后可对其进行治疗。埃德蒙顿分期系统提供了癌性疼痛的临床分期，包括已知的治疗预后因素。此系统可准确预测癌痛患者的治疗结果。分为三个等级：

一级：提示预后良好。

二级：提示预后尚可。

三级：提示预后不良。

内脏性疼痛、骨或软组织疼痛、低剂量服用、类罂粟碱类药物、完全性认知障碍且不伴有严重的心理疾病的患者为一级，并可通过镇痛药物治疗获得良好预后。以偶然疼痛、神经性疼痛、对阿片类药物耐受、有酗酒史、严重心理疾病且认知缺损为特点的患者为三级，很可能对镇痛治疗预后不良。对于复杂疼痛病例的评估，需多方面介入以减少患者痛苦。

在 3 周的评估阶段内，对于预后不良的癌痛患者使用分期系统预测疗效是有限的，仅 55% 的预后不良的癌痛患者得到控制，而提示预后良好的患者得到控制的比例是很高的。特异性的缺少使得此分期系统在某些情况下不适用。“新的疼痛出现或原有疼痛基础上疼痛性质、强度改变很有可能出现肿瘤转移或原生肿瘤增长。”

埃德蒙顿肿瘤分期系统

A.疼痛的机制

1.内脏痛。

2.骨或软组织疼痛。

3.神经病理性疼痛。

4. 混合性疼痛。

5. 未知疼痛。

B.疼痛性质

1. 非偶然发生的。

2. 偶然发生的。

C.既往阿片类药物用药史

1. 口服吗啡日用量或等效剂量低于 60mg。

2. 口服吗啡日用量或等效剂量为 60~300mg。

3.口服吗啡日用量或等效剂量高于 300mg。

D.认知功能

1. 正常。

2. 受损。

E.心理压力

1. 没有明显的心理压力。

2. 伴有明显的心理压力。

F. 阿片类药物耐受

1. 起始剂量每日增长<5%。

2. 起始剂量每日增长>5%。

G.既往史

1. 没有酒精或者药物成瘾史。

2. 有酒精或者药物成瘾史。

Ⅰ级

A1　B1　C1　D1　E1　F1　G1

A2　　C2

Ⅱ级

A4　B1　C3　D2　E1　F1　G1

A5

Ⅲ级

A3　*　*　*　*　*　*

*　B2　*　*　*　*　*

*　*　*　*　E2　*　*

*　*　*　*　*　F2　*

*　*　*　*　*　*　G2

* 任意其他类别

全方位评估:疼痛的姑息治疗

性质的多面性及表现的多面性都是疼痛的特点。在姑息治疗中,疼痛患者的症状有:41%~76%的患者表现为疼痛,33%~40%表现为抑郁,57%~68%表现为焦虑,24%~68%表现为恶心,65%表现为便秘,46%~60%表现为镇静或烦躁,12%~58%表现为呼吸困难,85%表现为厌食,90%表现为虚弱。

复杂症状评估工具

不同评估工具的使用使得姑息治疗研究结果不易比较。何者是最合适的评估工具尚未统一的意见。很多评估问卷被用于姑息治疗中,但没有全方位满足所有患者的评估问卷:EORTC QLQ-C30、POS、MQOL、FACIT、BPI、MSAS、HADS、EDS、ESS、ESAS。只有其中的一些用于日常临床工作中。

评估问卷需具有简洁性、易操作性、有效性的符点,以减小患者负担。ESAS 是 10 分制的姑息治疗患者症状评估工具。与其他测量量表(MSAS 是一全方位生活质量评估工具、FACIT、BPI)相比,在评估复杂病例时 ESAS 是有效的。

特异性症状的评估及其工具

疲劳

在恶化病例中,通过不同量表的评估,有 60%~90%的患者被诊断为疲劳。癌症相关性疲劳的特征是罕见的、持久的、影响机体功能的主观的疲倦感。

表现在体力(体力的减低)、认知(注意力减低)及情感表达(情感减少)等方面。疲劳是一复杂的症状,伴随着恶病质、抑郁、疼痛、阿片类药物、放疗和化疗等癌症患者具有的特征。耐受和贫血也是癌症患者的特征性表现。与健康人群中的疲劳不同,症相关性疲劳无论休息、睡眠是否充足都会存在。此种疲劳出现较早,多发生在癌症诊断前,并随着癌症的治疗及疾病的发展而加重。癌症治疗后的持久性疲劳是顽固的,在完成治疗 1 年后的患者中,有 17%的患者会出现此症状。

一些疲劳评估工具包括功能能力测试和主观功能评估。全方位疲劳评估需体现出疲劳的多样性特点及其对机体功能的影响,例如癌症治疗的功能评估—贫血量表及 PFSRS,虽耗时但可为测试者提供有效信息。可以使用简单的量表,如数值量表(0 到 10),特别是在筛查中,因为患者通常不愿跟医师提到自己的疲劳,因而医师常常无法评估这一症状。如果筛查结果提示中度(4~6 分)或重度(7~10 分),便需要注意以往病史及体格检查结果,找出可能的病原学因素。治疗的目的是减小疲劳程度,或是使患者的疲劳程度稳定在一个水平上,或是两者兼顾。疲劳的评估包括特异性评估(以查找贫血、情感减退等潜在可逆性因素为目的)、症状性评估(以查找症状为目的,因为诊断疲劳没有明确的或可逆的依据)及治疗方案。特异性评估治疗包括药物所致的内分泌功能紊乱——例如阿片类药物所致的下丘脑性腺分泌功能减退和疼痛、失眠、抑郁、焦虑的治疗。用红细胞输注和红细胞生成素治疗贫血,在提高生活质量和治疗疲劳上已经得到验证。症状性评估治疗包括教育、辅导、药物及非药物治疗。睡眠保健疗法用于治疗失眠,甲状腺替代疗法用于治疗甲状腺功能减退症患者。心理障碍患者应该接受辅导及适当的药物治疗。如果条件允许,药物治疗不要间断。泼尼松 20~40mg/d,2~4 周,可减少疲惫,尽管作用机制不详。长时间食物疗法可减少潜在肌病和疲劳恶化。

精神兴奋剂,如哌醋甲酯,已被用于拮抗阿片类药物所致的嗜睡,减少疼痛,治疗抑郁,促进认知能力。服用哌醋甲酯的患者初步提示此要有快速减少疲劳、提高生活质量的功效。患者通过渐进使用哌醋甲酯来缓解其症状。莫达菲尼已被研制用于治疗癌性疲劳;莫达菲尼是精神兴奋剂,比哌醋甲酯副作用小。促孕药物通常用于促进食欲,在 10 天一疗程后,此类药物的应用会起到积极的疗效。沙利度胺,被认为是通过抑制肿瘤坏死因子、调节白介素而起作用,已被证实可提高恶病质病人的健康感,并对癌性疲劳患者有意义。单克隆抗白细胞抗体、己酮可可碱缓激肽拮抗药、甲基黑细胞刺激素为将来的癌症相关性疲劳的治疗提供了领域。多奈哌齐,用于改善阿片类药物在治疗癌性疼痛时的镇静及疲劳作用。选择性应用针灸、康复推拿、按摩疗法均是前景可观的。另外,对于化疗患者,按摩疗法、康复推拿可改善患者的疼痛评估值、情绪障碍及疲劳等症状。

恶心

在癌症恶化患者中,慢性恶心是一常见症状,发生率为 32%~98%。在姑息治疗中对于恶心的评估是强制执行的,并且要与化疗性恶心相鉴别。昂丹斯琼及新型选择性 5-羟色胺阻滞剂格拉司琼和帕洛诺司琼,加上神经激肽受体拮抗剂,可减少典型的化疗性恶心,但对于慢性恶心的疗效不如人意。这是因为恶心的病理生理学机制不同。恶心呕吐的病因包括:胃肠蠕动异常、代谢紊乱、颅内压升高、化疗、放疗、身心因素及阿片类药物的应用。

在此类患者中,胃肠蠕动异常所致的恶心是最常见的病因。80%晚期癌症患者,使用阿片类药物治疗疼痛及呼吸困难。阿片类药物引起恶心呕吐是通过直接刺激中枢催吐化学感受区、减缓胃排空及胃肠蠕动、引起便秘。

阿片类药物引起恶心呕吐是刺激中枢催吐化学感受区后部,通过增强前庭敏感度,延缓胃排空脚。对于多数患者来讲,恶心可通过安全、单一的止吐药物得到控制,例如甲氧氯普胺、氟哌啶醇、酚噻嗪类药物。各种药物已被用于治疗由阿片类药物引起的恶心呕吐。在某些情况下,阿片类药物的更新、给药途径的不同都可增大其应用范围。

在姑息治疗方案中对于恶心的评估包括便秘评估:对于便秘的评估是通过有效的检查及腹部 X 线片。对于便秘的基础疗法是给予缓泻剂、粪便软化剂和灌肠。

氟哌啶醇,一种窄谱的多巴胺受体拮抗剂,通常先于广谱药物(如左美丙嗪)使用。

甲氧氯普胺是一种苯酰胺衍生物,有加强胃肠蠕动活性和止吐功效。在治疗癌症相关的恶心、呕吐及其他胃肠紊乱症状时,短效甲氧氯普胺快速输注才可保证有效血药浓度。对于恶化癌症患者,定量控制输注甲氧氯普胺可减轻胃肠症状网。甲氧氯普胺应最大剂量与甾体类药物同时连续输注。在术后,了解肠内容量是很重要的,因为促胃肠运动药物可导致穿孔及缝合口开裂。

在治疗阿片类药物通过静脉或椎内给药而引发的呕吐时,昂丹斯琼 4~16mg 可有效缓解症状。一旦止吐药物失效,梗阻尚未逆转(约 50%的梗阻可自行逆转),需服用奥曲肽和格隆溴铵,以减少分泌物释放。

呼吸困难

呼吸困难,呼吸不适感,是一种恶化癌症患者的常见不适症状,且难以得到控制。研究指出,晚期癌症患者呼吸困难的发生率为 20%~80%。有证据显示,即使是有经验的治疗组,在控制呼吸困难方面,远不如控制疼痛和呕吐的疗效显著。对于癌症患者呼吸困难的研究已在进行中,但是很有限。一些前瞻性随机试验,观察了呼吸困难的程度及氧疗效果。肺部病变、焦虑和最大吸气压都可影响到癌症患者的呼吸困难程度。辅助供氧对于静息态下低氧血症、呼吸困难患者是有成效的,但对于功能恢复和非低氧血症患者是无效的。间断皮下吗啡给药,对于晚期癌症患者控制呼吸困难是有效的。这样可以减轻呼吸困难程度,但不能改变氧饱和度、呼吸频率和二氧化碳分压。关于雾化吸入麻醉药物治疗呼吸困难是有争议的。

嗜睡

癌痛患者中阿片类药物所致的嗜睡是主要并发症，对此的处理方式是：减少阿片类药物用量，改良阿片类药物，使用中枢镇静，使用精神兴奋剂。

使用临床剂量（由药物耐受程度、精神兴奋或焦虑程度、心血管功能及成瘾性所决定）的哌醋甲酯可缓解阿片类药物所致的镇静，并可增强认知能力，还可镇痛。多奈哌齐是一种新型长效乙酰胆碱酯酶抑制药，可缓解阿片类药物所致的镇静和癌痛患者的相关症状。可显著缓解镇静、疲劳、焦虑、不适感、抑郁、厌食和睡眠障碍等症状。

睡眠障碍

在日常临床工作中，睡眠问题常常得不到恰当的诊治。与正常人群相比，癌症患者出现睡眠的概率会更高。癌症相关睡眠障碍的发生率为24%~95%，甚至治疗、痊愈后多年还存在此症状。在女性、老年患者中，睡眠障碍发生率会更高。睡眠障碍的表现有入睡困难、维持睡眠障碍、早醒或非限制性睡眠有效率不足85%。睡眠障碍会增加患者及家人的痛苦指数，而且会恶化抑郁、焦虑、疼痛和疲劳等症状。癌症患者的睡眠障碍指数和罹患人数与疲劳程度有显著关联。对于癌症患者未能适当控制疼痛是睡眠障碍的危险因素。睡眠时间不足与焦虑、睡眠状态、清醒状态、早醒、多醒和多梦等症状有显著关联。睡眠障碍与抑郁和焦虑等精神症状密切相关，两者是因果关系。

精神抑郁可影响睡眠，同时长时间的睡眠障碍会恶化抑郁症状。对于癌症患者，需使用药物治疗失眠症。众所周知，失眠症是地塞米松的副作用，其他一些止吐药也有导致睡眠障碍的副作用。

研究指出，减少癌症患者精神压力有利于缓解治疗所致的副作用，从而提高生活质量。瑜伽，复合控制呼吸锻炼、形体锻炼、注意力锻炼，而且方式柔缓，对改善睡眠质量有积极作用，可以加快入睡、延长睡眠时间、减少睡眠药物的用量。

食欲障碍

癌症晚期患者的厌食症状是恶病质和胃肠综合征共同作用的结果。厌食症、早饱、恶心、呕吐、饱胀感、返酸嗳气可能都是，至少在一定程度上是胃肠综合征所致的原发功能障碍的结果。我们进行一组随机试验，对照组的安慰剂是鱼肝油，实验对象是低体重、食欲差的癌症晚期患者。2周后，与对照组相比，鱼肝油不能改善患者食欲、疲劳感、恶心感、热量摄入量、营养状态和机体功能。

有关大麻类药物刺激食欲的证据有限，对于AIDS或癌症恶病质患者来讲，只有少量或根本没有营养上的益处。其余的作用只有无对照的个例报告，或小量的无没有对照的病例系列指标支持。大麻中的主要有效成分是四氢大麻醇（THC）。大麻隆、左南曲朵、屈大麻酚是人工合成大麻类药物。

两个公认使用人工合成大麻素的指标是化疗相关性恶心呕吐和AIDS相关性厌食症。在治疗化疗患者时，此类药物优于小剂量的甲氧氯普胺；在治疗使用顺铂的化疗患者时，劣于大剂量的甲氧氯普胺。新型止吐方案是大剂量甲氧氯普胺，加上地塞米松、5-HT拮抗剂、NK-1拮抗剂。此类药物在肿瘤学上的意义是镇痛、松弛肌肉、改善精神状态和失眠。

大麻类药物主要的不良反应是对中枢神经系统的影响。主要表现在认知方面的改变上，包括幻觉、躁狂、异常思维、人格改变和嗜睡。

抑郁

心理障碍已成为晚期癌症患者的主要治疗目标。在一项调查中,有一半的癌症患者被诊断为心理障碍,其中多数是适应障碍和(或)抑郁。据报道3%~35%的癌症患者患有创伤后精神障碍,但晚期癌症患者的发生率却很低。对于恶化或晚期癌症患者来讲,心理障碍对其有严重负面影响,包括生活质量下降、增加病痛程度、寻求安乐死或自杀,同时增加家属的心理负担。在晚期癌症患者中,适应障碍、抑郁症和PTSD的基础发病率分别为16.3%、6.7%和0,此类患者表现为体力状态差,把自己定义为他人的负担,对世事不满。在随访中,诊为适应障碍和抑郁症的患者从10.6%上升到11.8%。

进行姑息治疗的患者约25%有抑郁症状,但常常被忽略。多种因素使得患者未向医师告知抑郁相关症状,使得医师不能把此类症状与癌症相联系起来。最终,有80%的癌症患者没能得到精神心理学疾病的诊断和肿瘤学的治疗。

有趣的是,最近有一研究提出,诊断抑郁的方法并不复杂:与HADS和EDS相比,单纯的一句"你感到抑郁吗?"足以是灵敏度高、特异性强、准确性好的诊断工具了。对于住院和门诊病人的处置,在姑息治疗组中有位心理顾问,或有熟悉影响晚期患者及家人的普遍症状的肿瘤精神科专家是很重要的。此顾问必须接受过专业训练。在教材中,列出的抑郁危险因素有:年龄小、女性、躯体症状(疼痛)及功能状态、癌肿部位(胰腺癌)、治疗方法(化疗、放疗)、脑转移、高钙血症,及甾体类药物的使用、受关注的类型(确实存在的关注)、抑郁史情况和社会支持的缺少。有经验的专业精神科专家或心理专家进行系统筛查是很有意义的。

焦虑

尽管焦虑的表现形式多种多样,但是在癌症患者中,焦虑症和抑郁症的发病率却分别高达49%和53%焦虑和敌对情绪。

安全感

晚期癌症患者通常经历着身体、心理、社会和疾病本身与治疗所带来的痛苦。主观人为的生命健康指数的特点是:患病的人文环境或经历与患者本人的价观、期望值相互作用。许多测量量表是以评估患者主观生命健康指数为目的,例如PRO、SPRT、FPQLI、FLIC、FACTS、SFHS、GWBS、ESAS量表中0~10分的"健康指数"可以有效地概括出主观生活质量。

认知损害的评估

疼痛和精神错乱所导致的忧惧会进一步增加晚期癌症患者的痛苦。疼痛治疗不满意最主要的一个原因便是不完善的认知功能评估。在医院和临终疗养院中,癌症患者发生精神错乱的概率为26%~44%。在死前数小时至数天,接近90%的患者有精神错乱的症状出现。精神错乱的定义是意识和注意力障碍,并伴有认知和/或感觉方面的改变。另外,精神错乱可突然出现,同时伴随与癌症、代谢疾病或是药物反应相关的波动性病程。

虚弱的老年患者是发生神经错乱的高危因素。对于患者和家属来讲,面对精神错乱是极其痛苦的。对医师来讲,临床治疗是一大挑战。临终老年患者也有其特殊之处:多种症状的叠加、多处器官竭的出现,加上对于药物的依赖。

对于临终患者的精神异常进行处理是很有重要的,同时在临床上也是常常有争议的,在伦理上同样进退两难。除了临终患者的精神障碍,50%病例的精神障碍是可逆转的。这种困顿局面根源于不完善的评估,或精神障碍的误诊,尽管精神障碍的症状较常见。精神异常是患者、家人及护理人员的主要痛苦,造成对精神症状的误解,治疗行为异常也成为康复医师的一大挑战。当肯定“临终精神失常”存在时,对于可逆性精神障碍的诊断成了难题。

对于精神障碍的诊断还有很长的路要走,使临终患者得到更完善的治疗。诊治精神障碍应该使用经济的测量量表、采用交流策略和家庭教育的方式。诊断可逆转的精神障碍是一大难题,需快速捕捉到正常与异常表现并作出判断。

MMSE 量表被广泛使用,可有效地对认知障碍患者进行筛查。主要测量时间空间定向能力、快速应答能力、短时记忆能力、计算能力、语言表达能力和想象力。每一项测试都有其特定位点值,MMES 中最大的分值为 30/30。精神症状随服用镇痛剂后的生理的节律循环而改变,镇静剂的服用有可能扰乱生理循环节律。精神异常症状会因阿片类药物和其似神经类药物的服用而加重,药物种类的改变、剂量的减少、对精神系统无效药物的停用、阿片类药物的轮替或水合均可改善精神症状。氟哌啶醇是最常用的药物,如利培酮和奥氮平等新型安定药业获得了良好成效。哌醋甲酯用于非亢进型的精神异常的治疗。治疗中关键的一步是减少苯二氮类药物的使用。这类药物是精神系统的常备药物,在上述药物不能控制神经患者的严重躁动症状时需用此类药物。

社会因素与辅助治疗

心理支持

为了对整个生活质量产生积极的影响,需要积极处理伤害性感觉和疼痛以及痛苦。疼痛常常只是痛苦的一部分,而痛苦则更为广泛,指的是一种令人厌恶的经历。痛苦的其他部分是抑郁、焦虑、疲劳和社会孤立感。

愤怒的患者

面对一名愤怒的患者时,不适合采用富有表情的支持性咨询服务。评估愤怒患者所采取的步骤首先是排除严重的精神错乱综合征。一旦排除了精神错乱,应评估心境状态,主要是抑郁情况,因为 25%的癌症患者有可能在死亡前出现抑郁症。抑郁情绪的诊断有 3 种:(1)适应障碍;(2)适应障碍伴有情绪低落;(3)严重抑郁。焦虑是癌症患者可能出现的另一种情绪紊乱症状,是精神错乱综合征的一部分,也可伴随抑郁出现。事实上,15%~20%的抑郁患者表现为兴奋症状。

第三步是使用 CAGE 调查问卷,来诊断漏诊的化学药物应对(chemical coping)患者;愤怒可能是患者为了得到阿片类药物而有意策划的计谋。愤怒可能适应性反应,患者的愤怒是否为正常的性格表现需要进一步探讨。

交流与家庭影响

良好的交流是创造感觉和同情:氛围的基础,是真诚和坦率的开路者。较好的交流和相互关爱可以提高患者的满意程度、药物治疗的顺应性和健康指数。

肿瘤咨询过程中医患间的交流与患者的生活质量和满意度是相关的。咨询过程中的情感数是决定治疗效果的一个最重要的因素。与患者及其家属的交流是很重要的。“家属”这个词涉及面较广,包括亲戚以及对患者比较重要并参与患者护理的比较亲近的人。研究显示,亲人对于其所爱之人的病情恢复和治疗是有利的。他们能够了解护理的不便之处,但是有一种倾向,就是无需语言交流就认为疼痛是导致患者不适的一个原因。交流可改善关系和互通信息,并且有助于确定医疗方案。

有研究对某一姑息治疗机构医疗决策的优先选择进行了评估,该机构中的医师均接受过交流技巧训练。研究发现,大约 63%的患者选择与医师同样的医疗方案,而医师则预测只有 38%的患者可能会这样选择。达成一致的比率为 38%~42%。尽管医师已经接受过交流能力的训练,但是并不善于预测医疗决策的优先选择。在医疗方案的制定上,应直接询问患者,而不是仅作推测。

家属可能不具备疾病及其诊断的相关知识,可能对疼痛缓解的期望值较低或高估了根治疗法。期望值现实情况差距较小的患者往往生活质量较高。与他人合住、参与治疗方案制定的、现实情况比期望好的老年患者常常有较高的生活质量。交流使得患者与家属共同参与制定治疗方案成为可能。向患者解释治疗的细节问题时,患者表示肯定或否定,可让其感受自我控制感。

在精神失常的治疗中,采用交流策略和告知家属有关精神症状的表现是至关重要的——误诊是家属痛苦的主要原因,并可造成医源性伤害。精神相关症状给患者及家属带来巨大痛苦。对于患者配偶、治疗人员及护理人员来讲,精神失常也是一段痛苦经历。

对于严重精神疾病的患者家属的感痛苦指数已有结果。有 2/3 以上的失去亲人的家庭成员可以辨识出精神相关症状,除了嗜睡,当这些症状经常出现时是非常令人痛苦的事。告知家属严重精神障碍的症状,并解释可能的病因、疾病发展过程、可能的影响因素和结果,特别是对于晚期的精神障碍患者。关键是让家属对即将出现的精神症状和复发情况做好准备。对于需做完全镇静处理的精神患者时,交流很重要。实际上,在临终关怀医院有 4%,在第三治疗中心有 10%的患者接受了完全镇静处理。不能处理的精神患者,只是表现为镇静的一部分患者。

其他中心报道的完全镇静症状有呼吸困难、疼痛、全身不适、躁动和恶心。我们被告知完全镇静会受到诸如精神障碍、呼吸困难、窒息和大出血等不可控制症状的制约。

咪达唑仑似乎是应用最广的药物。在诱导前,必须准备好拮抗药物。

治疗

治疗原则

除了 1 名医师和 1 名护士之外,还需要实施心理、社交、营养、康复、牧师护理、药理、语言治疗、呼吸护理等的专业人员,以有效满足患者的各种需要。

伤害感受性癌痛一旦被充分评估诊断之后,其主要治疗方法是药物镇痛,但是治疗模式是多样的。包括抗肿瘤治疗、非镇痛性辅助药物治疗和心理社会治疗,偶尔也实施有创治疗如神经阻滞和神经消融以及各种非药物治疗。

对疼痛及其他症状进行充分的评估,制定一个综合多学科的治疗方案,有患者、家属及医疗人员共同参与的全面行动计划,是获得有效疼痛管理的保证。阻碍疼痛治疗有效的障碍,包括:宿命论、否定论、成为“健康患者”的愿望、地理因素和经济困难。医师需要做到以下几点:

对服用阿片制剂的患者提前做好预防便秘的处理。与恶心不同,患者通常不会完全耐受便秘。

与患者及家属讨论疼痛病情及其治疗。

鼓励患者说出他们的疼痛病情,并告知他们有很多安全有效的疼痛缓解方法。

要明白,有些患者不愿说出疼痛是因为“恐惧鸦片”,心理上认为疼痛和痛苦是康复过程的一部分。

向患者解释成瘾危险的现实和各种副作用,以及如何进行预防和处理。

考虑拟用药物和治疗的费用。

与治疗该患者的其他临床医师交流患者的疼痛评估情况和治疗方案。

知道本地管制药品的规定。

WHO 提出了一项简单有效的癌痛治疗方案以滴定法为基础,使多数(90%)癌症患者和多数

(75%)晚期癌症患者的疼痛得到满意控制。

WHO 从 5 个方面对癌痛治疗进行了指导。口服给药是优先的给药途径。给药应按照时间而不是需要。药物剂量应个体化。给予各种药物时,应警惕细节和作用。

顽固性疼痛的姑息性介入治疗

如果无法控制某一疼痛综合征,需考虑实施鞘内置管或连续泵入阿片类药物等介入性疼痛治疗。实施前为了确保安全,需要考虑以下 5 点:(1)该疼痛是否为顽固性疼痛?(2)有无非伤害感受性的成分(如躯体化、精神错乱和化学药物应对)?(3)疼痛是否主要为非伤害感受性的?(4)介入治疗有效的可能性如何?(5)该患者出现介入治疗后疼痛的可能如何处理措施?

结语

就晚期癌症患者复杂症状的管理来讲,多学科紧急治疗是最成功的方法。多方位处理癌痛需要全面评估疼痛的非器质性成分,如心理社会性痛苦,增加阿片类药物剂量往往疗效不佳。另外,伤害感受性疼痛只是患者遭受折磨的一个组成部分,提高生活质量需要从各种可能的因素入手。没有认识到这些复杂的相互作用的综合征,会导致误诊或管理不当,从而给患者、医疗人员和家属带来巨大伤害。只有使患者得到更好的管理,方可减少医疗人员的挫败感。为临终患者提供姑息性疼痛治疗等服务时, 需要实施以下 5 点:(1) 直肠指检;(2)CAGE 量表评分;(3) MMSE;(4)支持性咨询评估;(5) DNR 状态确定。这几项内容应在早期进行,甚至需要多次进行。除非遵照这 5 项进行,否则患者不会从姑息性治疗服务中获益。

(包晓玲)

第四篇　局部疼痛综合征

第一章　头面部痛

头面部痛是最常见的疼痛，几乎每个人一生中都有头痛的历史，可能是一过性症状，也可前能是其他疾病的伴随症状，但也可能是一种独立的疾病。由于头面部疾病种类繁多，病因及发病机制复杂，对其机制研究，还是临床治疗都带来不利影响。

必须指出，在实际临床工作中，首先要警惕和排除颅内占位性病变及所谓“警告性头痛”，后者包括脑瘤、脑蛛网膜下隙出血、颅内血肿及感染等，以免延误抢救时机，造成严重后果。鉴于头痛病因很多，病种复杂，某些疾病需多学科治疗。

病因

血管病变

1.颅内占位病变、脑出血等引起血管被牵拉、伸展、挤压、移位引起头痛。

2.动脉扩张。因血流冲击血管壁，震动和刺激血管神经末梢而引起，如偏头痛、发热、低氧、低血糖、一氧化碳中毒、乙醇中毒等。静脉扩张。

3.颅内压降低、腰椎穿刺后脑脊液渗漏、心肺功能不全及颞动脉炎、静脉窦炎等。

肌肉病变

额、颞、枕、颈后头痛和肩胛部诸多肌群，由于各种原因，如精神因素、职业、慢性炎症、劳损、外伤使肌肉收缩、痉挛缺血而产生致痛物质如乙酰胆碱、5-羟色胺(5-HT)、P 物质、钾离子释放及一些酸性代谢产物刺激可引起头痛。

神经病变

含有痛觉纤维的脑神经、颈神经，由于本身病变或邻近组织病变或尚无明显原因的所谓原发性病变刺激、压迫、牵拉脑神经或颈神经而引起神经源性头痛，如上颈源性头痛、三叉神经痛、舌咽神经痛及枕神经痛等。

其他

功能性、精神性、癔症、抑郁症、不定陈诉综合征及癫痫等均可引起头痛。

诊断思路

头痛是一种常见症状和主诉。其病因复杂，涉及多种疾病，详细地问诊特别重要，病史的采集是诊断和鉴别诊断的第一步。在询问病史中要注意患者的表情和举止行动。临床检查中应注意神经、精神系统和器官检查。影像学检查和必要的实验室检查在头痛的诊断中有时起到重要的作用，在头痛的诊断中还应注意。

头痛发生的速度

急性头痛，如头部外伤、蛛网膜下隙出血、急性青光眼及腰椎穿刺后；电击样痛，如三叉神经痛；慢性头痛，如紧张性头痛、鼻窦炎、颈椎病不定陈诉综合征；复发性头痛、偏头痛、丛集性头痛等。

头痛的部位

头痛的部位对病情的诊断仅有参考价值。前头痛提示幕上肿瘤、三叉神经经痛、鼻窦炎；眼部痛多见于丛集性头痛、青光眼、三叉神经眼支痛、偏头痛；后头痛多见于蛛网膜下隙出血、高血压、颈性头痛、后颅凹肿瘤、紧张性头痛、枕神经痛、急性颈肌炎、落枕；偏头痛见于血管性偏头痛、牙源性头痛、耳源性头痛、颞动脉炎、颞浅神经炎；全头痛见于感染性头痛、脑肿瘤、肌紧张性全头痛、低颅压。

头痛发生的时间与持续时间

晨起头痛加剧应排除颅内占位和鼻窦炎，丛集性头痛多夜间发作，三叉神经痛多白天较重，时轻时重、长年累月的头痛多为神经症。

头痛的程度

头痛的程度和病变部位与个体的敏感性有关，有些神经症头痛相当剧烈；三叉神经痛、偏头痛、脑膜刺激引起的头痛最剧烈。

头痛的其他诊断依据

头痛伴随的症状、诱发加重和缓解因素、头痛的周期性及治疗效果都是明确诊断的相关依据。

头痛的诊断分析

头痛可以是功能性的，也可以是器质性的，后者又可分为颅内、颅外病变和全身病变。诊断时应分清：①头痛是头面部疾病还是全身疾病引起；②是颅内还是颅外病变引起；③是器质性还是功能性病变；④疾病和头痛的性质是什么。

第一节　偏头痛

偏头痛（ migraine）是由于发作性血管舒缩功能不稳定以及某些体液物质暂时性改变所致的一种伴有或不伴有脑及自主神经系统功能暂时性障碍的头痛，分型较多，但在实际临床工作中，很少仅有单一类型的偏头痛存在，常常表现为几个类型的偏头痛甚至和其他类型头痛如紧张型头痛等同时存在。

病因

尚不清楚，可能与下列因素有关：

遗传因素

偏头痛的遗传因素已方式包括隐性遗传、显性遗传及多基因遗传等。

内分泌因素

对偏头痛发病机制的影响也被普遍承认。大约有 60%的女性患者偏头痛发作与月经有关，青春期女性发病率较高，许多是月经初期时开始患病，而 60%~80%的患者在孕后偏头痛发作减少甚至停止，口服避孕药时则加重，但在分娩后又重新发作，而在绝经期后偏头痛减轻或停止。也有报道认为，偏头痛发作与雌激素、黄体酮及催乳素等水平过高有关。这些均支持本病与内分泌因素的相关性。

生化改变因素

许多学者对生化改变与偏头痛的关系做过大量的研究，认为偏头痛与 5 - HT、去甲肾上腺素(NE)、缓激肽、前列腺素 E 及内源性阿片样物质(OLS)有关,其中以 5-HT 和 OLS 最引人注目。

1.5-HT 与偏头痛发作的关系:血浆中 5-HT 增加,导致脑血管收缩,于是产生头痛前兆症状,而后又逐渐减少直至耗竭,导致血管扩张产生头痛,大约有 87%的患者在偏头痛发作时血浆中 5-HT 下降达 40%左右,而尿中其代谢产物排泄增多。

2.内源性 OLS 与偏头痛的关系:内源性 OLS 与疼痛的关系已成为疼痛学家们研究疼痛机制的热点,脑脊液中的 015 同中枢的阿片受体结合与镇痛的关系密切。以往有人证实,偏头痛发作时脑脊液中脑啡肽减少,而缓解期正常。但近几年多数研究结果否认本病与阿片肽有关。

血管机能因素

一般认为,头痛前期是脑血管收缩,头痛期为脑血管扩张;也有人认为,头痛期是颅外动脉扩张之故,麦角胺、心得安等药物有效,脑血流量改变等许多临床和实验资料支持这种说法,但引起血管变化的确切原因尚不清楚。

其他因素

其他因素包括心理因素、对某些物质的过敏,药物、食品等也可能与本病发作有关。

病理

偏头痛患者的血管尤其是脑血管对心理的、身体的、外来的各种刺激容易易发生异常反应,故偏头痛又可称之为血管性头痛,其血管障碍可分为以下三期。

头痛发作的早期和前驱期　主要表现为一根或多根脑动脉血管痉挛(包括颈动脑脉及椎基底动脉)引起局部脑缺血,从而不同部位因血管缺血痉挛而出现不同部位的症状,如偏瘫、失语、共济失调、眩晕等。

头痛发作期　主要为颅外动脉和颅内动脉痉挛后出现反应性扩张,引起充血高灌注,产生头痛症状。血管扩张越明显,搏动幅度、范围越大,头痛程度越严重。此期颅内、外血管亦可同时扩张。

头痛后期　主要表现动脉水肿、血管狭窄,头痛失去搏动性而变为持续性,同时因管腔狭窄,头、颈部肌肉缺血、收缩出现肌肉收缩性头痛。其他与神经功能障碍及遗传等因素有关。

临床表现

先兆症状

(1)视觉异常:典型偏头痛患者几乎均有视觉的异常。发作时视野中心有发光亮点,其边缘为彩色或锯齿样闪光,甚至出现城堡样光谱(teichopsia or fortification spectra),亮点边缘以内视觉消失,严重时出现象限性偏盲、同侧偏盲或管状视野。一般持续 15~30 分钟 ,然后消退。少数患者有暂时性全盲或永久性视野缺损。

(2)躯体感觉异常:属于皮层感觉障碍,一般影响肢体或其他较局限部位,为针刺或麻木感,也可见于口唇、舌及面部,持续 15~30 分钟。感觉异常发生稍迟于视觉异常,也可单独发生,极少数患者有味、听幻觉。

(3)运动障碍:肢体发生感觉异常后,可继发有乏力或轻瘫,主要见于上肢,也可发生偏瘫,即家族性偏瘫型偏头痛(family hemiplegic migraine)。眼运动神经麻痹称为眼肌瘫痪性偏头痛(ophthalmoplegic migraine)。少数患者可表现有暂时性失语或癫痫样抽搐。

(4)自主神经系统功能紊乱:患者疼痛发作前、发作中和发作后均可能有该系统的异常:如情绪高涨或低迷、眩晕、出汗、皮肤苍白、恶心呕吐等,心血管系统可表现为心率快、血压高等。

头痛特征

头痛多为钻刺样疼痛或搏动性疼痛,首先位于一侧太阳穴,然后扩展到整个一侧头部,低头及体力活动使疼痛加重。一般疼痛经历数小时,严重者可持续数天。偏头痛发作持续超过 72 h 以上,但其一间可有短于 4 小时的缓解期为偏头痛持续状态(status rnigramsus)。

诊断与鉴别诊断

偏头痛的类型较多,下面描述几种主要类型偏头痛的诊断标准。

无先兆偏头痛

无先兆偏头痛(migraine without aura)又称普通型偏头痛(common migraine)或典型偏头痛(atypical migraine)。其诊断依据如下:

(1)至少 5 次发作符合以下(2)、(3)、(4)所列条件。

(2)头痛持续 4~72 小时(未经治疗或治疗无效者)。

(3)至少具备以下 2 条:①单侧性;②搏动、搏动性;③中度或重度(影响日常生活);④上下楼梯或类似的活动使头痛加重。

(4)头痛期间至少有下列一项:①恶心和(或)呕吐;②畏光和畏声。

(5)病史和体格检查提示,无器质性和其他系统代谢性疼痛证据,或经相关检查已排除,或虽有某种器质性疾病,但偏头痛初次发作与该病无密切关系。

有先兆偏头痛

有先兆偏头痛(migraine aura)亦称典型偏头痛(classic migraine)。其诊断依据如下:

(1)至少有 2 次发作符合(2)各项。

(2)具备以下特征至少 3 条:①1 次以上的先兆症状;②至少 1 次先兆症状超过 4 分钟.或 2 种以上的先兆症状先后出现;③先兆症状持续时间不超过 60 分钟;④头痛于先兆症状后发生,但头痛也可出现于先兆前或同时发生。

有典型先兆的偏头痛

有典型先兆的偏头痛(migraine with typical aura)诊断依据如下。

(1)符合上述有先兆偏头痛(2)的全部 4 项。

(2)有下列 1 项或 1 项以上先兆症状:①同侧视觉异常;②单侧感觉异常和(或)麻木;③单侧肌无力或轻瘫;④言语障碍。

治疗

一般治疗

生活规律,尽量保持稳定的心理状态,适当进行体育锻炼,对偏头痛发作与饮食有关的患者,则须停止饮用有关的饮食。

药物治疗

对于急性发作期的患者,单用止痛剂,如乙酰氨基酚、萘普生、布洛芬、消炎痛等有效,无效时通常对麦角制剂或 5-rH 激动剂舒马普坦有效。

(1)前列腺素抑制剂:①阿司匹林,一般 75 mg/次,2 次/天,口服。②萘普生,首量 750 mg,必要时 2 小时后再追加,250 mg/次。③消炎痛,20 mg/次,3 次/天,口服。

(2)血管收缩剂:①麦角胺,作用机制是收缩偏头痛发作期扩张的颈外动脉分支,可能是阻止去甲肾上腺素与 α 肾上腺素受体结合从而引起强烈的血管收缩,同时与 5-HT 受体结合使血管收缩,并关闭发作期开放的动—静脉分流。可口服、舌下、肛塞或肌内注射及雾化吸入用药。麦角胺咖啡因, 头痛发作早期应用每次半片至 1 片口服,30 分钟不缓解可再服 1 片, 每周最大剂量 10 片。②酒有石酸麦角胺,每次肌内注射或皮下注射 0.25 mg,必要时 1 小时后可重复 1 次,每日总量不超过 1.5mg,每周总量不超过 4 mg。其不良反应有恶心、呕吐、指趾麻木、胸骨下压迫感。高血压、冠心病病、周围血管疾病及严重肝、肾功能不全、孕妇禁用。

(3)曲普坦类:如琥珀酸舒马普坦(sumatriptan) 25~50 mg 口服或 6 mg 皮下注射;佐米普坦(zolmitriptan) 2.5~5.0 mg 口服。其不良反应包括恶心、呕吐、心悸、烦躁和焦虑等。

如果头痛剧烈,用上述药物不能缓解,可肌内注射哌替啶 50 mg 及安定 10 mg。胃复安和枢复宁也可选用。亦可联合用药,晕痛定 4 片(0. 3 g/片)、心得安 10 mg/次、谷维素 40 mg/次、消炎痛 12.5 mg/次,3 次/d,常在 1~2 天终止头痛,连续服用 3~4 周可抑制发作。

颞骨骨膜下阻滞

颞骨骨膜下有耳颞神经及颞深神经前、后支分布,因此在太阳穴周围阻滞很难定位某支神经。方法:选用的穴位包括前发际、太阳、印堂、百会、双侧头维穴等,用 6~7 号针头,斜面向下与头皮呈 45°角刺入上述穴位之深层,直达颞骨骨膜下,注入消炎镇痛液 5~8 ml,每周 1 次,4 次为一疗程。大多数患者 1~2 次后便有明显好转,1 个疗程即可痊愈:很少需要第 2 个疗程。对于疼痛严重、难以控制的病例,2 次治疗的间隔期可用同样的方法只注入局麻药,最多可每日 2 次,利于控制病情、缩短疗程。本法对药物治疗效果不佳者是最有效的一种方法,而且安全。其机制可能是有纠正神经肽代谢紊乱及调节自主神经功能失调作用。

星状神经节阻滞

用 1%利多卡因或利布合剂 (2%利多卡因与 0.5%布比卡因等容量混合)8~10 ml 行患侧星状神经节阻滞,如疼痛为双侧性,则可左右星状神经节交替阻滞,1 次/天,5 次为一疗程,通常 1~2 次即可见效,10~20 次可使疗效得以巩固。

其他疗法

其他疗法还有针刺镇痛、经皮电刺激镇痛、生物反馈疗法及中医药等。

预防性治疗

预防性治疗适用于频繁发作,尤其每周发作 1 次以上,严重影响生活和工作,急性期麦角碱治疗不能耐受或禁忌的患者。首先消除偏头痛诱发因素,酌情选用心得安、阿米替林和丙戊酸等三种结构上无关的药物,一种药物无效时可选用另一种药物可能有效。

第二节 紧张性头痛

紧张性头痛(tension - type headache)是双侧枕部或全头部紧缩性或压迫性头痛,又称脉肌收缩性头痛、应激性头痛、特发性头痛及心因性头痛。本病为临床上最常见的慢性头痛,约占头痛患者的 40%。一般 20 岁左右发病,女性多见,患者记不清具体发病时间。

病因

尚不清楚。一般多认为与焦虑、抑郁、妄想等精神因素有关，这些因素可致头、颈部肌纤维持续地紧张、相应部位的血管收缩或扩张以及无菌性炎症导致致痛物质释放等，终致头痛；少数则由姿势或头颈部病变引起。

临床表现

慢性发病，头痛发作在早晨开始，下午最重，无明显缓解期。特征是几乎每日双侧枕部非搏动性头痛，通常为持续钝痛，像一条带子紧束头部或呈头周缩箍感，不伴恶心、呕吐、畏光和畏声、视力障碍等前驱症状。头痛期间日常活动不受影响。有的患者伴有精神紧张、抑郁或焦虑不安。

体格检查一般无阳性体征，有时患者可有斜方肌或后颈肌肉压痛。

诊断依据

发作性紧张型头痛

(1)至少有 10 次头痛发作，每年头痛发作时间少于 180 天，每月发作时间少于 15 天。

(2)头痛持续 0.5~7 小时。

(3)至少具有下列 2 项头痛的特点：①压迫和(或)束紧感(非搏动性)；②疼痛程度为轻、中度(可能影响活动，但不限制活动)；③双侧头痛；④上下楼梯或类似的日常活动不加剧疼痛；⑤无恶心口区吐，可有畏光和畏声，但不并存。

(4)通过病史、体检及神经系统检查排除其他疾病。

慢性紧张型头痛

(1)在 6 个月中，平均头痛频率每月 15 次，每年超过 180 天。

(2)至少具有下列 2 项头痛的特点：①压迫和(或)束紧感(非搏动性)；②疼痛程度为轻、中度(可能影响活动，但不限制活动)；③双侧头痛；④上下楼梯或类似的日常活动不加剧疼痛；⑤无恶心呕吐，可有畏光和畏声，但不并存。

治疗

一般治疗

尽量保持稳定的心理状态，生活要有规律，禁烟酒，积极参加有兴趣的文体活动，还应注意预防生活中的各种应激或诱因。

药物治疗

(1)一般止痛药：阿司匹林、消炎痛、非那西丁等均有效，但应避免长期应用。

(2)三环类抑郁药：阿米替林，开始 25 mg/d，睡前服，每 3~4 天增加 25 mg，一船的治疗剂量范围为 50~250mg/d。该药起效较慢，只有在足量用药 4 周后，才可认为该药有效或无效。不良反应有口干、便秘、心动过速、视力模糊、尿潴留、心律失常及充血性心力衰竭。多虑平 25~50 mg/次，3 次/天。

(3)抗焦虑药：安定、利眠宁、安宁及巴比妥类药物。

(4)非甾体类抗炎药：常用药物有布洛芬、甲灭酸、甲氧萘丙酸。

局部阻滞或神经阻滞

对局部压痛点可用局麻药和泼尼松龙混合液注射，也可行枕大、枕小神经及星状神经节阻滞。如同时应用穴位阻滞和神经阻滞，疗效更佳。

痛点或环形阻滞

对于有颅骨膜肌压痛者，根据压痛的面积大小，可选用颞骨膜下痛点阻滞、环形阻滞及十字形阻滞。所谓环形阻滞，就是围绕压痛部位的边缘，每隔 2~3 cm 选一个注射点，对于面积较大者，在环形阻滞的基础上，再在压痛范围内行十字形阻滞。头痛的预后常取决于颅骨膜肌压痛的减轻或消失。本法疗效确切，但常易复发，复发后重复治疗仍可获同样效果。

第三节　从集性头痛

从集性头痛(cluster headache)的特点是头痛发作有一个短暂的丛集发作期，伴有自主神经症状如结膜充血和流泪。该病总的发病率为 0.04%~0. 08%。可于任何年龄发病，但首次发病常在 20~40 岁。男女之比约为 5:1。

病因

尚不清楚。由于某些病例可被乙醇、组胺和硝酸甘油诱发，而某些偏头痛也可被这些物质诱发，因此有人认为该病发病机制与偏头痛相同。

临床表现

发作的丛集性是其主要特点之一，发作期间可每日发作一至数次，中间可有数月；月甚至数年的无症状间歇期；病变基本为恒定的一侧性，为位于眼及眼周的疼痛，疼痛的程度一般较剧烈，犹如被刎、炸裂样痛，使患者坐卧不安，蹬步不止、不时敲打疼痛部位或头向墙上撞，甚至发生癔症性行为或自杀；以流泪流涕为主的自主神经症状明显，发作时病侧眼结膜充血、流泪，鼻黏膜肿胀致鼻腔窄或堵塞或流涕，出现不全性 Horner 征(约占 20%)(病侧瞳孔缩小，眼睑下垂，缺乏面部不出汗特点，甚至有时出汗增多，面部发红)，但恶心、呕吐少见；发作时间较短，每次发作只数分钟至数小时，平均 1 小时，极少超过 2 小时；神经体征少，偶见有病侧外展神经麻痹；丛集性头痛者血压多升高，心率慢，脑电图异常少见。

诊断

丛集性头痛的诊断主要根据典型的临床表现及详细的病史，典型发作 5 次以上，并排除其他器质性疾病即可诊断。注意与三叉神经痛、颈动脉炎和慢性偏头痛相鉴别。丛集性头痛与慢性阵发性偏头痛的疼痛特征、伴随症状和体征等基本相同，但慢性阵发性偏头痛发作持续时间较短，5~20 分钟/次，发作频度较高，可达 30 次/天，尤以女性多见，服用消炎痛 150 mg/d 有效。

治疗

从集性头痛发作时疼痛剧烈，难以迅速止痛，对丛集性头痛的治疗，主要是预防其发作。一般来讲，凡是治疗偏头痛的药物均可应用。

神经阻滞

蝶腭神经节阻滞治疗丛集性头痛的疗效显著。方法：患者平卧，头后仰40°并向痛侧转30°~40°，以2%~4%的利多卡因溶液1ml缓慢滴入头痛同侧的鼻腔，持续保持该姿势数分钟。若给药后3分钟未完全缓解，可重复给药1次。因鼻腔充血影响药物进入蝶腭窝时，可以0.5%苯肾上腺素溶液滴入数滴，数分钟后再行神经阻滞，一般1~3次头痛完全缓解。另外，星状神经节阻滞对发作时的疼痛有止痛作用。

药物治疗

（1）睾丸素：丛集性头痛多发于青壮年男性，女性患者也多有男性特征，提示该病可能累及内分泌。对急性疼痛可用丙酸睾丸素25 mg/次肌内注射，1次/天，连续7~10天，再改为10 mg/次连续7~10天。但对慢性丛集性头痛无效。

（2）英明格（imigran）：皮下注射是治疗丛集性头痛最有效的药物。它是一种5-HT1 D受体激动，6 mg的剂量能使80%以上患者在15分钟内头痛缓解，该药对偏头痛同样有效。

（3）酒石酸麦角胺或双氢麦角胺：吸入对大约一半的患者有效。但由于口服或直肠内用酒石酸麦角胺起效慢，现已很少应用。

（4）为甲基麦角酸丁醇胺：为抗5-HT药，对丛集性头痛有预防作用。用法：3~4 mg/d，口服。

吸氧

为了缓解单次发作，面罩吸入纯氧，流量7~10 L/分钟，10~15分钟可使60%~70%患者疼痛缓解。

各种毁损治疗

如半月神经节注射乙醇、酚或射频热凝、冷冻或切除蝶腭神经节等曾试用于丛集性头痛，但这些方法没有一种能使症状长期缓解，因此，只有在其他内科方法完全失败时才考虑微创治疗。经皮蝶腭神经节注射乙醇似乎是最有效和创伤最小的方法。

其他

避免饮酒，特别是发作期更应避免；有时缺氧也可诱发，因此发作时亦可吸氧。

第四节 止痛剂反弹性头痛

止痛剂应用反跳性或过度用药性头痛的机制并不清楚。但很多资料表明这种现象很常见而且很可能是偏头痛患者的唯一机制。Lance报道说止痛剂的过度应用并不能增加有偏头痛病史患者的头痛发作频率。根据对关节炎患者每日应用止痛剂的观察研究，Lance提出了假说，即进一步抑制或下调已经被过度应用对症治疗药物抑制的伤害感受性机制，可能是止痛剂反跳性头痛的一个原因。后来，Hering报道慢性头痛患者血中5-HT量明显减少，当症状性药物治疗停用后5-HT的量明显增加。

过度用药性头痛或止痛剂反跳性头痛的特点是头痛持续存在——药物治疗——头痛——更多的药物治疗。典型的头痛每天发生或几乎于每天发生，并且提供的药物治疗效果只是简短的和暂时的。原发性头痛是低级的，疼痛的强度、部位和严重程度在随时变化。在此基础上，有比较剧烈的头痛发作期。这些头痛通常具有偏头痛的主观特征，甚至轻微的身体和情感上甚至轻微的身体和情感上的干扰都会引发严重的头痛。更为复杂的是，该人群还表现出心理障碍如抑郁、易激惹和记忆困难等。通常都有睡眠障碍和可预测的晨起头痛的症状并都需要药物的干预。详细的病史体现了对药物剂量逐渐增多即是过度的用药。另外患者也经常预防头痛用药。过度用药治疗的患者一般认为他们的药物治疗效果不如从前，但是相信这些药物是预防严重头痛的救命索。因此，当他们没有药或药物应用被耽误时，他们都体验过严重的撤药性头痛。随后，他们就认为对症状性头痛的药物治疗是很必要的。

或许治疗那些有过量用药性头痛的患者的最关键方面就是临床医生应当避免过分判断。在许多情况下是在潜移默化中开始的，症状性用药患者往往认为是没有危险的。有些时候患者毫无疑问地认为药物正维持着他们头痛的方式。其他人可能注意到他们对药物的依赖但看不出其他选择。他们害怕中断服药而不了解摆脱依赖药物的益处。还有一些人为他们对药物的依赖被视为成瘾而感到愤怒，有罪恶感。很少有患者来到医生面前意图利用申诉头痛暗中要求特殊的药物。因此，处理药物持续性头痛需要时间、临床技术和患者与提供医疗者之间清晰的沟通。给药物过量服用导致头痛患者的自信心与同情心是很重要的。

教育是给予陷入过量用药头痛患者有效治疗的基石。从患者的角度看，很难理解停止治疗用药虽然是短暂的，却是有益的。当医生建议他们的患者必须停药时，医生常常遭遇相当的怀疑和恐惧。因为医生不能保证停药就可以使头痛方式有进展。不过，他们可以传达有证据显示事实上大多数患者停止过度应用痛的药物以后确实有所改善，而那些没有停用的患者，可能有永远存在并日益加重每日头痛的恶性循环。教育的重要组成部分，包括清楚地向患者解释过度用药性头痛和在这种情况下将导致螺旋形的头痛上升趋势。不可控的偏头痛可能是源于进展性的神经疾病，这种神经疾病能够损害患者生活各个方面的解释也是很有价值的。

止痛剂的撤药常在医院环境下进行，对这类复杂性头痛患者人群是合理和适于治疗的。然而，在治疗时，绝大多数的患者是在门诊进行的。如果患者同意撤药，关键是要坦诚地告知停止过度用药的益处，撤药的患者是在院的还是门诊的。对患者的教育还包括撤药的效果可能在 2 到 3 个月还未能有所体现，还有可能有头痛加重的时期：事实上好多患者都已知道。不管怎样，临床为撤药治疗制定一个明确的策略并提供其实现的完整计划是至关重要的。

有时，患者可能产生严重的反弹性头痛，对门诊治疗或桥接治疗无反应。原则上，不使用同样药理作用的抢救用药是明智的，因为很可能它们是造成反弹药物。已被确认慢性头痛持续一段时间甚至是数年后，应当让患者了解治疗是通过几种途径愈合神经系统的过程而不仅仅是服药。这个认识对患者对治疗策略的反应是至关重要的。

服药过度头痛模式的患者几乎总是需要长期、持续地进行头痛治疗，这可能会跨越 10 年。在终生周期性偏头痛的患者有很大的机会在某个时候转变为慢性头痛。提供者和患者都应值得注意的是，虽然很容易归咎于服药过量，但是即使在慢性过度用药性头痛撤药成功了也还很有机会再发展为慢性头痛状况。一旦患者患有慢性头痛联合服药过量，非常重要的就是停止潜在提供过量的用药至少 2 个月。另一方面提供有效的宣教、心理支持、预防药物、桥接治疗急性状况，这些都是成功处理病症的重要组成部分。当确认了过度用药性头痛后，绝大多数的患者都成地治愈了并且临床上常见的止痛剂反弹性头痛也得到了治疗。

第五节 三叉神经痛

三叉神经痛(trigeminal neuralgia)是累及面部限于三叉神经的一支或几支分布区反复发作性短暂而剧烈的疼痛,是最典型的神经痛。本病诊断虽较容易,但由于神经阻滞等有效的疗法未被普遍采用,许多患者带病数十载而不得治愈,难以忍受的痛苦的折磨使他们痛不欲生。临床上通常将三叉神经痛分为原发(特发)性和继发性(症状性)两型。

病因

继发性三叉神经痛

本病是指由于三叉神经本身或邻近组织病变所引起的疼痛症状。但除了疼痛以外,还有神经系统体征。其可继发于桥小脑角、三叉神经根或半月神经节部位的肿瘤、血管畸形、动脉瘤、蛛网膜炎及多发性硬化等疾患。

原发性三叉神经痛

原发性三叉神经痛原意是指不表现有神经系统体征,且用各种检查并无明显和发病有关的器质性或功能性病变者。目前病因不明,可能因三叉神经脱髓鞘产生异位冲动或伪突触传递所致。部分患者可发现三叉神经根被后颅窝弯曲或异常的血管压迫。其病理变化包括神经节内细胞失、炎性浸润、动脉粥样硬化及脱髓鞘变等。

临床表现

疼痛的发作 本病发作可因说话、洗脸、进食、刷牙、震动、冷刺激、情绪变化等因素诱发。发作前无先兆症状,突然起病,迅速停止。间歇期完全正常。多数患者发作日趋频繁,也可有数周到数年的缓解期。但很少有自愈者。

疼痛的部位 严格地限于三叉神经的一支或几支分布区的额或面部。多为单侧性, 右侧为多,占 60%左右。绝对不会窜到对侧,但 5%以下为双侧性。疼痛多以第Ⅱ支为中心,累及第Ⅰ支者约占 25%,其中第Ⅱ、Ⅲ支同时发病者最多,占 32%~42%,其次为第Ⅱ或第Ⅲ支单独患病,第Ⅱ支患病不超过 5%。

疼痛的性质 呈闪电式、浅表而尖锐的剧痛,常被描述为刀剜样、电灼样、火烧样或撕裂样痛。

疼痛的程度 极为剧烈,疼痛发作时表情异常痛苦,表现为:用手猛搓面部,以至于皮肤肿胀、破损,眉毛胡子搓光;有的频频呼喊,也有的用头部猛烈撞墙或在地上打滚;还有的患者表现为目瞪口呆,似乎遇到某种意外打击而震惊,保持原来姿势,不敢动弹。

疼痛持续时间 数秒钟到 2 分钟。

伴随症状 可有面红、皮温高、流泪、流涎、结膜充血等。

触发点 约有 1/3 以上的,患者,面部三叉神经分布区某一区域特别敏感,稍加触碰就可引起疼痛发作,此区域称为“触发点”或“扳机点”,触发点常位于疼痛受累支别所支配的范围内,如唇、鼻、齿根及舌部等。

诊断

原发性三叉神经痛

除以上疼痛特征外，本病发病年龄多在 40 岁以上，其中 70%以上患者是在 50 岁以后发病的。神经系统检查无异常。但有的患者面部可因局部皮肤刺激而皮肤粗糙和轻度痛觉减退。根据以上症状和体征做出诊断并不困难，但要注意与下列疾病相鉴别。

（1）牙痛：第Ⅱ、Ⅲ支的三叉神经痛早期很容易被误诊为牙痛，常常多次拔牙，疼痛不得缓解，牙科检查无病变。另外，牙痛无明显的阵发性发作及触发点，但与冷热食物刺激关系较大。X 射线检查有助于鉴别。

（2）舌咽神经痛：疼痛特征与三叉神经痛有相似之处，但疼痛部位更复多见于舌根、扁桃和耳道深部。每次持续数秒至 1 分钟，丁卡因试验（将 1%丁卡因涂布于扁桃体及咽后壁，在 1~2 小时，原先的诱因不能引起疼痛发作为阳性）呈阳性。

（3）颞颌关节病：疼痛位于耳前颞颌关节处并可由此放射，但颞颌关节活动范围变小，运动时有弹响声，关节囊有压痛。X 射线或核素闪烁法有阳性发现。

（4）非典型性面痛：疼痛与神经分布无关，呈持续性，位置深在且不易定定位。情绪是唯一使疼痛加重的因素：见于抑郁症、癔症及人格障碍的患者。

继发性三叉神经痛

多发性硬化、延髓空洞症、原发性或转移性颅底肿瘤可出现继发性三叉神痛，表现面部持续性疼痛和感觉减退、角膜反射迟钝等，常合并其他脑神经麻痹。年轻患者的典型三叉神经痛，特别是双侧性应高度怀疑多发性硬化。 CT、MRI 等检查有助于发现原发病。

治疗

治疗原则

对于继发性三叉神经痛，首先应当积极治疗原发病，但当原发病不能确诊无法治疗或经治疗仍不能解除疼痛时，疼痛的控制与原发性三叉神经痛相同。

原发性三叉神经痛的治疗有多种方法，每种方法都有一定局限性，并且复发率高，应根据患者情况进行选择，并做好长期治疗的准备。首发病例及病史短、症状轻的病例或其他方法治疗后还遗留轻度疼痛者，首先考虑药物治疗，如卡马西平、加巴喷丁。神经阻滞方法应从外周支开始，局麻药效果不佳或病史长、症状重的患者须用神经毁损药（无水乙醇、酚甘油、亚甲蓝）或半月神经节射频热凝。外科半月节手术损伤大、不良反应严重，应慎用。三叉神经痛治疗应按三阶梯治疗原则实施，即：①药物治疗；②阻滞治疗；③毁损治疗，先外周支开始）半月节毁损。

药物治疗

药物治疗是三叉神经痛的主要治疗手段。治疗三叉神经痛药物的用法、用量及不良反应见下表:

普通名	商品名	每片含量	每天用量	常见不良反应
卡马西平	痛痉宁	200 mg	600 ~ 1600 mg	恶心、头晕、嗜睡、肝脏及骨髓
苯妥英钠	大仑丁	100 mg	300 ~ 500 mg	恶心、头晕、嗜睡、共济失调，皮炎
力奥来素	巴氯酚	100 mg	40 ~ 80 mg	恶心、头晕、嗜睡、精神错乱
加巴喷丁	迭力	300 mg	800 ~ 2400 mg	头晕、嗜睡
甲苯丙醇	麦酚生	500 mg	5 ~ 15g	头晕、恶心

（1）卡马西平：此药可使2/3患者疼痛缓解。开始100 mg/d，每隔1d增加100mg，直到600 mg/d，然后以此剂量维持1周，若疼痛不缓解，可增加到800 mg/d，最大剂量1.0g/d，剂量再增加效果不再增强。疼痛停止后，再调小剂量维持。至少应每8h用药一次，以维持稳定的用药浓度。酰胺咪嗪的不良反应包括胃肠道刺激、共济失调、头晕、嗜睡、骨髓抑制和肝功能异常。应每半月或每月检查血象和肝功能，多数患者白细胞可能降低，但一般不必停药，除非白细胞低于3.5×10^9/L，约25%患者出现不能耐受的不良反应。

（2）苯妥英钠：即大仑丁，它是治疗三叉神经痛的二线药物，约25%的患者获得满意效果，有效的血药浓度为15~25ug/ml。最初应用200 mg/次，2次/天，3周内逐渐增加至300~400 mg/次，即可达到有效血药浓度。如果疼痛无缓解，应停药。剂量再增加，只是增加不良反应。不良反应包括：眼球震颤、共济失调、白细胞减少、肝功能异常、骨质疏松等。

（3）其他药物：巴氯酚即氯苯氨丁酸，是一种较新的药物，开始剂量5 mg/次口服，3次/天，常用剂量30~40 mg/d，疼痛缓解后应逐渐减量，不能突然停药，特别是老年人。不良反应有恶心、呕吐和嗜睡等。

神经阻滞

迄今为止，神经阻滞疗法仍是治疗三叉神经痛最有效的方法，它具备经济、简单、创伤相对较小等诸多优点。擅长神经阻滞疗法的麻醉科、口腔科医生，甚至不需开颅同样能够达到某些开颅手术的止痛目的。特别是近年来，由于CT、MRI等现代影像技术的介入，使这一技术变得更为安全和有效。根据疼痛所分布的区域，采用相应的神经阻滞。

（1）三叉神经末梢阻滞：眶上孔、眶下孔和颏孔为骨性标志，容易触及。三叉神经三个分支末梢几乎都在一条与瞳孔垂直的线上。三叉神经末梢阻滞：第Ⅰ支，眶上神经阻滞、滑车上神经阻滞；第Ⅱ支，眶下神经阻滞、上颌神经阻滞；第Ⅲ支，颏神经阻滞、下牙槽神经阻滞、下颌神经阻滞。

①穿刺方法：患者平卧，两眼平视上方，触及各穿刺孔后，以2 ml短针头注射器，皮内麻醉后刺人相关孔内，深度1~2 cm不等，注入20%利多卡因1~2 ml，注药后紧压注药孔数分钟以防药液外溢。此神经浅阻滞除局部水肿外，几乎没有严重并发症。

②适应证：三叉神经节阻滞适用于治疗难治性三叉神经痛，该区域癌性疼痛、外周支阻滞无效的疼痛，头面部带状疱疹、带状疱疹后遗神经痛，头面部外伤痛、放疗后疼痛。

③并发症及其防治：

A. 眩晕综合征：是比较常见的并发症，多在向半月神经节内注射局麻药或神经破坏剂后1min内出现，常伴有恶心、频繁呕吐、全身出汗。检查可见眼球震颤，心率减慢。此综合征系药物刺涮激脑膜或药侵及听神经的前庭神经部分所致。眩晕综合征出现后，应嘱患者安静平卧，不要紧张，静脉给予甘露醇等液体，必要时吸氧，多在数小时后消失。

B.出血：卵圆孔周围的解剖结构如棘孔、破裂孔等有重要血管出入，穿刺时如方向掌握不好，可误入这些结构引起出血。如刺破颅内动脉或海绵窦可形成硬膜下血肿。

C.阻滞区域内感觉丧失或感觉异常：阻滞区域内痛觉丧失的同时其他感觉如触、温觉也随之丧失，多表现为痛区的麻木，这一点在治疗前必须向患者讲清。一般经数月或数年后逐渐恢复。往往恢复较快的患者，疼痛也易复发。另有2%~5%的患者治疗后出现感觉异常，表现为麻、刺、冰冷、虫爬、奇痒等异常痛苦的感觉。这可能是因为药物没有完全破坏所需破坏的神经细胞所致。这种情况可考虑再做半月神经节毁损，使感觉完全丧失。

D.同侧角膜病变及失明：这是该治疗方法最严重的并发症。治疗当日或数日内出现视物模糊、角膜充血、角膜浑浊,继而出现角膜溃疡,眼球萎缩导致失明。主要由于进针过深、药量过大或药物进入蛛网膜下隙侵及相关神经致其营养障碍所引起。对于该并发症重点在于预防。熟悉解剖,谨慎操作,进针不可过深。局麻药试验若出现眼神经阻滞区域感觉丧失,应耐心调整针头深度,决不可贸注射神经破坏剂。注射后一旦出现了第Ⅰ支感觉丧失,应采取应急措施:①全身应用三大素,即维生素、激素、抗生素;②局部应用四环素眼膏,并戴眼罩,减少对眼球的刺激。上述措施可使受损的神经的营养和恢复,时间一般不应少于3个月,待症状完全恢复且维持一定的时间方能停药。

E.同侧耳聋:临床并不多见,而且多为暂时性,由于药物侵及第Ⅷ对脑神经的耳蜗神经引起的。健侧原为耳聋者,应特别注意这一并发症的发生。

F.同侧面神经麻痹:表现为同侧眼睑不能闭合,口角歪向对侧,鼻唇沟变浅,这是药物侵及及第Ⅶ对脑神经所致,多可自行恢复,恢复期间可应用维生素B族或经皮电刺激以及针灸等治疗。

G.疱疹:表现为在感觉丧失的区域内出现疱疹,这是因神经营养障碍所致。患者一般无大痛苦,但要注意保持清洁,预防感染,多可结痂自愈。

H.同侧眼肌运动或调节障碍:表现为上睑下垂、复视、瞳孔散大、只能辐辏不能外展。这主要是药物侵及第Ⅲ、Ⅳ、Ⅵ对脑神经,使眼球的运动或调节丧失协调所致致。多为暂时性的,无须特殊处理。但若在局麻药试验时出现上述症状,则必须调整针头位置,待本次局麻药失效后不再出现上述症状,方能注射神经破坏剂。

I.穿刺部位或周围组织水肿、血肿:注射神经毁损药后,由于药物刺激,穿刺部位或周围组织发生水肿、血肿,可用冰袋间断冷敷以减轻肿胀,禁用热敷。

(2)半月神经节阻滞或毁损 对顽固性或多支三叉神经痛可行此法,但经验不足者应从末梢支阻滞开始。

射频热凝疗法

射频热凝(radiofrequency thermocoagulatiorion) 半月神经节治疗三叉神经痛,是在X射线透视下,将特殊穿刺针经卵圆孔至半月神经节(穿刺方法同半月神经节阻滞),然后用可控性射频发生器为电极加热,调节温度以控制破坏的范围和程度,一般50℃可产生较重的感觉减迟,70℃痛觉消失,加热至70℃~75℃后传导痛觉的A及C纤维变性,而粗纤维可以保留。术后痛觉消失,触觉保持良好,可以避免角膜溃疡等并发症。本法短期疗效达90%以上,但远期效果尚无跟踪报道,复发率6%~53%,也可产生角膜炎、角膜反射消失、感觉异常等并发症。除半月神经节外,射频也可用于末梢神经或只损毁三叉神经感觉根。

外科治疗

顽固性三叉神经痛,药物治疗及上述治疗方法无效,或出现了不能耐受的不良反应,可考虑外科治疗。外科治疗方梢神经切断术、末梢神经射频热凝术、半月神经节切除术、半月神经节后根切除术、三叉神经传导束切断术、三叉神经节加压或解压术及三叉神经微血管减压术。

第六节 舌咽神经痛

舌咽神经痛(glossopharyngeal neuralgia)是舌咽神经及迷走神经耳支和咽支分布区的阵发性反复发的剧烈疼痛。左侧发病高于右侧,偶有双侧同时发病者。因该病常有迷走神经参与,故有人也称其为迷走舌咽神经痛(vagoglossopharyngeal neuralgia)。舌咽神经痛的疼痛特点与三叉神经痛相似,两者偶可发,但其发病率只有三叉神经痛的1%~ 2%。与三叉神经痛一样,本病分为原发性和继发性两型。

病因

绝大多数患者被认为有血管对神经的压迫。颅内外肿瘤、茎突过长、茎骨舌骨韧带钙化、蛛网:网膜炎及附近组织的炎症均可刺激和压迫该神经。神经中枢运动性冲动下行时,在损伤部位形成运—感觉假突触(artificial synapse),所以咽部运动如吞咽、咳嗽、舌运动可触发疼痛。舌咽神经经颈静脉孔入颅,其部分传入冲动可通过弧束到达迷走神经背核,有纤维终止于三叉神经脊髓束核,所以,舌咽神经痛可能累及迷走神经和三叉神经。

临床表现

疼痛常突然发作,个别有某种感觉异常或不适,疼痛部位常位于一侧舌后部、扁桃体窝、咽部、下颌角底部或耳内。性质与三叉神经痛相似,为突发尖锐的刀刺样或烧灼样疼痛。程度为重度。持续时间:数秒钟至2分钟,呈阵发性。诱因可以是扳机点受刺激,也可以因吞咽、咀嚼、谈话、咳嗽或打哈欠而诱发。伴随症状包括阵发性咳嗽、喉部痉挛感、唾液分泌增加、出汗、流泪、血压过低,心动过缓及短暂停搏等。

诊断

中老年发病率高,男女发病无差别。根据典型的疼痛性质、疼痛部位,典型病例不难诊断。非典型病例可行丁卡因试验(参阅本章三叉神经痛的鉴别诊断),舌咽神经痛的患者此试验阳性率高达90%。舌咽神经痛的疼痛性质和三叉神经痛一样,可根据其疼痛部位及触发因素不同进行鉴别。但有报道,1 %~32%的舌咽神经痛患者合并三叉神经痛,两种神经痛可同时发病或前后发病,其间隔可达几年至十余年。两者发病均在同侧,主要合并第Ⅱ支或第Ⅱ、Ⅲ支三叉神经痛。神经系统检查常无异常发现。

治疗

药物治疗 凡对三叉神经痛有效的药物均可用于治疗本病,主要是苯妥英钠和卡马西平,用法、效果与治疗三叉神经痛相同或相似。

局部阻滞 咽喉部局部涂布或喷洒局麻药,疼痛可停止,不能进食的患者,治疗后可以吃饭,显然本法有诊断学意义。

舌咽神经阻滞 由于该处与迷走神经、舌下神经、副神经、交感神经及颈内静脉靠近,因此神经阻滞主要用局麻药,要慎重使用神经破坏药。

热损热凝　热损热凝是在X射线监视下，经颈静脉孔对岩下神经节进行电凝。因病例少，效果尚难确定。

手术疗法　手术疗法包括茎突切除，颅外切断舌咽神经于，微血管减压等手术，但目前最有效的手术疗法当是经颅内切断舌咽神经根及迷走神经最高的1~2根分支，但术后可并发吞咽困难，甚至死亡。

第七节　巨细胞性颞动脉炎

巨细胞性颞动脉炎(giant cell temporal arteritis)是由于头皮动脉的一种非特异性炎症而引起的一组以头痛症状为主的疾病，主要侵犯颞浅动脉和眼动脉。

病因

尚不清楚，可能与遗传(HLA-DR4，HLA-B8者患病率高)或免疫异常(颞动脉有免疫球蛋白沉积)有关。病理学所见为动脉的亚急性非特异性炎症，炎症通过血管中层的滋养层纵向扩，血管内膜增厚，管腔狭窄，常可导致血栓形成。活检时可发现巨细胞存在。各层常见淋巴细胞、巨噬细胞或嗜酸性细胞浸润分布，病变呈阶段性分布，病变程度不等。

临床表现

颞动脉炎是一种老年病，多发于50~75岁，男女之比为1:3。常有食欲减退、体重下下降、全身肌肉关节酸痛、发热、乏力等前驱症状。头痛是短暂的，疼痛程度各不相同。常见一侧或双侧颞部剧烈头痛，早期或晚期出现，呈烧灼或锤击样，向头顶或枕部放散，患者不能以患侧着枕睡眠。咀嚼运动时疼痛加重。

体检时沿颞动脉可有压痛，周围皮肤红肿，并可见血管扭曲，动脉搏动可能消失。并发视神经和视网膜缺血者可导致视力丧失，后者发生超过数小时，预后很差，须紧急治疗，大脑动脉受累可发生卒中。

诊断

根据病史及临床表现，实验室检查血沉加快(>30 mm/h)，C反应蛋白>6ug/ml)和碱性磷酸酶水平增高可临床确诊。如颞浅动脉活检发现巨细胞可支持确诊，但阴性结果不能排除本病。

治疗

由于本病可累及视网膜动脉，因此早期治疗是预防视力障碍和失明的关键所在。

药物疗法

本病用皮质类固醇激素治疗有效，早期疗效尤佳。泼尼松40~60 mg/d口服，病情缓解后逐渐减量，通常需治疗数年。病情进展时，宜用甲基泼尼松龙1 g/天静脉滴注，连用3~5天。如泼尼松减量时病情复发，可增加剂量或加用环磷酰胺1~2 mg/kg口服，6~12个月。

星状神经节阻滞

用1%利多卡因10ml行星状神经节阻滞，1次/天，5次为一疗程，可连续阻滞20~30次。

第八节 眼部与眼周区的疼痛

眼部感觉神经支配

眼部主要的感觉神经支配是三叉神经。三叉神经的第 1 支(VI 眼支)通过鼻睫状神经的睫支主管眼部自身的爆发性疼痛传导。鼻睫神经的滑下分支也提供眼睑内侧部分、鼻旁和泪囊的感觉支配。三叉神经纤维紧密的联系眶内交感神经节和它的副交感神经纤维以及第 2 颈神经节和它的神经节后交感支都与眼部和眼周的疼痛相关。三叉神经第 1 支的其他分支,前额和泪囊神经,提供感觉支配至相应的上眼睑、前额和额窦、泪囊和结膜的部分。蝶腭神经的大部分纤维也与三叉神经的本体感觉纤维以及提到的交感和副交感神经节纤维的相互作用,都可能在累及眼部疼痛的情况中起到重要的作用,这些眼部疼痛情况例如 Sluder 神经痛和丛集性头痛。三叉神经的第 2 分支(V2 上颌骨支)经由眶下神经提供下眼睑的和结膜的感觉神经支配。

除了疼痛受体的致密汇聚并经由三叉神经节传入疼痛感觉至高级中枢,也发现在眼的周围各处有冷热的温度感受器。这些机械受体发现既存在于角膜也存在于虹膜可能是负责经三叉神经系统传入的反应,有时可以感觉眼部疼痛即便没有实际的眼部组织损伤出现。眼外肌的牵拉以及视神经被组织或肿瘤硬脊膜的覆盖都可能造成眼部的疼痛即便此时缺少实质的神经损伤。

眼部疼痛的常见原因

患有眼部疼痛的病人经常对他或她的疼痛详细病史感到忧虑。疼痛治疗专家对这些患者的评估首先提供放心及冷静的态度,然后迅速判断目前状况是否立即对病人视力造成影响,要是这样,立即请眼科医生诊治。

睑腺炎(麦粒肿)

麦粒肿是睑板腺与睑缘毛囊的细菌感染的结果。麦粒肿超过 98%是由于金黄色葡萄球菌感染所致。这些脓包能迅速地出现并且也可能是从轻微疼痛的轻度感染到迅速发展的全过程,严重疼痛的脓包需要立即外科切开、引流、排脓和正规抗生素的治疗。

角膜损伤

角膜损伤的病人经常都有磨石或异物吹入眼内的病史或在放入隐形眼镜或玩耍时导致的角膜损伤。在角膜损伤时,诊治时应翻开上眼皮及用大量的盐水冲洗眼睛带走任何的眼内异物而且在最初的检查可能并不能明显地发现异物。如果角膜损伤是由于锤子或钝物击伤所致,就应该仔细检查金属异物,拍 X 线平片或用 CT 扫描眼眶及眶内容物排出眼内金属性异物,如果有异物没有发现会对视力有严重的危害,用不含新霉素的抗生素眼膏如庆大霉素或多黏菌素 B 和多黏杆菌眼膏联合眼部包扎,及大剂量的安慰剂就可解决问题。

结膜炎

结膜炎感染是眼疼的一种常见原因。由细菌、病毒、真菌引起,结膜炎可由一种不需任何治疗的自限性疾病转化为感染性脓眼,这会导致病人剧痛与不安。众所周知的“红眼”的细菌与病毒性结膜炎能被诊断,患有结膜炎的患者应被告知如何洗手及消毒家庭与公共场合的杂物的需要。此外包括花粉、烟、雾、灰尘等环境因素也会导致结膜炎。患结膜炎的病人有红眼、刺激、疼痛并经常伴随流泪和不同程度的畏光。经常有脓性分泌物。如果脓性分泌物较多,会使患者睡醒后眼睛因睫毛粘在一起而不能睁眼,脓性结膜炎的治疗首先确保应用暖湿裹法影响眼部用于缓解症状。不含新霉素的抗生素眼液或眼膏如庆大霉素或多黏菌素 B 和多黏杆菌眼膏,同时注意滴眼药时眼液瓶顶端或眼膏管接触眼部造成再感染。

青光眼

青光眼是致盲最常见的疾病。它不是单一的一种病而是眼内房水排出及循环功能失常导致的一组疾病。40 岁年龄以前青光眼在没有外伤与没有先天性异常的人中很少见。在任何一种眼球的创伤都增加青光眼的危险性。疼痛医生应认识到有两种类型的青光眼:(1)开角型青光眼;(2)闭角型青光眼。开角型青光眼又称为"静息的偷盗者",因为由于眼内压升高,开角型青光眼有一点轻微的症状或完全没有症状就导致眼部组织的永久性的损害,这些并可导致视神经缺血性损害。开角型青光眼是在虹膜和角膜间房角开放时房水也不能外流。首先是周边视力受影响,随着疾病进展出现无痛性视力损伤,视野变成管状。眼底镜检查可显示视盘呈杯状凹陷。由于开角型青光眼的病没有疼痛,所以这种病很少出现在疼痛科医生面前。与开角型青光眼相反,疼痛科医生经常遇到的是闭角型青光眼所致的视力下降和眼部疼痛。闭角型青光眼是由于虹膜与角膜之间的缝隙关闭房水外流受阻所致。闭角型青光眼是一种真正的眼科急症,如果不能迅速地做出诊断并给予眼科治疗将会导致永久性的视力损失。急性闭角型青光眼患者会有突然剧烈眼部疼痛、视物模糊,主诉虹视、恶心与呕吐、红眼。角膜外观蒸气样,看起来就像透过一层水蒸气样的玻璃。瞳孔中等散大,对反射微弱,虹膜肿胀。与患有颞动脉炎的慢性病相比,患者多表现为急性病程,也见于同一年龄的群体。闭角型青光眼在晚上瞳孔散大,进一步缩窄房角,房水外流进一步受阻。在诊断青光眼的第一步就是临床医生应想到这个疾病。通过检测眼压两种类型的青光眼就可以诊断。尽管少见有低眼压性型青光眼,绝大多数的青光眼患者用简单的眼压计或吹气眼压计就可诊断。

眼葡萄膜炎

葡萄膜炎是一种引起眼部疼痛的常见原因,疼痛常伴有眼部发红。葡萄膜炎与自身免疫性疾病有关系(例如风湿、强直性脊柱炎、白塞病等)。葡萄膜炎的病人表现为眼疼、红眼、畏光、视物模糊和"飞蚊症"。强光刺激下葡萄膜炎的疼痛被加剧,由于发炎的虹膜被压缩的缘故。眼葡萄膜炎是眼科的急症,并且迅速做出眼科评价和使用激素治疗,以避免永久性的视力损伤。

视神经炎

视神经炎是另一种眼部疼痛的常见原因。尽管疼常无变化由于积聚视力下降也促使病人去就诊。视神经炎最常见的疾病是多发性硬化,有 20%多发性硬化的患者首要表现是视神经炎凹。大约 70%的多发性硬化在发病过程中也有视神经炎的症状。视神经炎的其他原因包括颞动脉炎、结核、人类免疫缺陷病毒、乙型肝炎、淋病、巨细胞病毒。视神经炎是视神经的感染还是全身感染的一种反应是一个争论的话题。视神经炎也是窦感染和放射治疗的后遗症。视神经炎的患者有三组的症状,包括(1)急性视力缺失;(2)眼疼;(3)色觉丧失,主要是颜色觉的准确性受损。视神经炎的一些患者诉说有声音或突然运动诱发的闪光感,这又称为光气,以及热诱导视觉缺损。视神经炎的病人中 70%有单侧的症状。在物理检查中,视神经炎病人的视盘苍白或水肿视觉诱发电位和 MRI 将支持临床诊断疑有视神经炎的患者,眼科医生应紧急用静脉皮质类固醇和(或)注射干扰素的办法进行治疗。

牵涉性眼部疼痛

从集性头痛

从集性头痛是牵涉至眼睛和眼周疼痛的常见原因。推测从集性头痛患者眼部疼痛反应时可能是蝶颚神经节和三叉神经节的共同作用。从集性头痛名字来源于它的发生特点：即头痛发生呈聚簇样并有疼痛缓解期。不像其他常见的头痛多主要影响女性，从集性痛多发生在男性，比率为 5:1。它比紧张型头痛或偏头痛少见，从集性头痛影响大约 0.5%的男性人群。从集性头痛的特点是单侧头痛眼眶部、眼窝后和太阳穴。疼痛有深深烧灼或令人厌烦的性质。霍纳综合征，有眼睑下垂、异常瞳孔收缩、面部潮红、结膜充血。此外，大量的流泪和鼻流涕表现。眼睛的变化可因反复发作头痛持续存在。Peaud 颧骨区橘皮、深沟和眉间襞，并出现毛细血管扩张。从集性头痛的诱发可由小量的酒精、硝酸盐、组胺和其他作用于血管物质和(或)偶然由高海拔引起。发作进展，患者可能无法平躺可以踱步或在椅子上前后摇动。这种行为与其他头痛综合征相反，其他综合征患者当平躺在黑暗安静的房间就可缓解。

Tolosa-Hunt 综合征

Tolosa-Hunt 综合征是另一种疾病，它主要的主诉就是单侧的眼痛。该病的确切原因不详，但是眼部和眼周症状可能是由于海绵窦或眶上裂的非特异炎症所致。除了严重的眼部痛，多是这种病的先兆发作，脑神经Ⅲ、Ⅳ、Ⅵ的功能不良多由神经肉芽肿感染性伤引致。这种眼肌的炎症通常令患者十分痛苦。在一些患者，眼肌炎可能先于疼痛出现，进一步混淆了诊断。由于交感神经和第Ⅲ对脑神经的感染引起的瞳孔功能异常可能见于 Tolosa-Hunt 综合征。如果感染在海绵窦扩散并影响了视神经，可能会导致失明。前额的感觉异常可能是由于三叉神经的眶上支部分的感染反应。Tolosa-Hunt 综合征很少在 20 岁以内的患者发病且男女发病情况均等。临床发现的范围直接就是脑神经被感染病变累及的功能区。尽管眼肌炎是 Tolosa-Hunt 综合征的标志，有时也表现为先天缺陷的乳头状突起和上睑下垂。眼底镜检查显示视盘水肿。如果特异的三叉神经受累则角膜反射减弱或缺失。因为 Tolosa-Hun：综合征类似许多其他疾病，实验室检查包括全血细胞计数和红细胞沉降率的检测、血糖水平、莱姆病滴度、HIV 滴度和甲状腺功能测定头部和眼窝 MRI 显示局部感染反应但在某些疾病可能显示正常，感染局部的活检可能最终用于 Tolosa-Hunt 综合征的诊断和确诊。有代表性的 Tolosa-Hunt 综合征和眼科急诊处理差不多。静脉注射高剂量的皮质类固醇的紧急治疗可以预防视觉和脑神经功能的损伤。尽管也有报道是自发性缓解，早期治疗是避免损伤结果的关键。30%~40%患有 Tolosa-Hunt 综合征的患者在成功应用皮质类固醇治疗之后都有症状复发的经历。

海绵窦综合征

海绵窦综合征是一组不同性质的疾病通常它能产生眼部和眼周的疼痛及多样的神经系统症状，包括眼肌瘫痪、瞳孔先天缺陷、眼窝和结膜充血、眼球突出如果严重会导致视力丧失。已知蝶鞍旁综合征，所有患有海绵窦综合征的患者的评价需包括全血细胞计数和红细胞沉降率测定、血糖水平、莱姆病效价滴度、快速血浆反应抗体、抗核抗体、HIV 浓度滴度和甲状腺功能。当进行颈动脉 MR 血管造影时，脑部、鼻窦、海绵窦和眼眶 MRI 就可显示。组成海绵窦综合征的疾病包括海绵窦动脉瘤、颈内动脉海绵窦瘘、肿瘤和海绵窦血栓，以及原发感染综合征累及海绵窦(例如 Tolosa-Hunt 综合征)。

海绵窦动脉瘤

颈动脉动脉瘤当它经过海绵窦能导致所有与海绵窦有关的症状。与颅内动脉瘤不一样，可能有颅内出血的危险，颈动脉瘤在这个区域并不破裂而因压迫临近动脉瘤的各种神经结构产生症状。当动脉瘤破裂，导致直接的颈动脉海绵窦瘘。这些瘘仅造成有限的症状或能造成大规模的神经功能异常。响亮的颈动脉和眼杂音也有表现。尝试血管内膜的阻塞已经有一定的效果。

海绵窦肿瘤

肿瘤累及海绵窦可以是原发的或局部转移来的。原发肿瘤包括脑脊膜瘤和神经纤维瘤是极常见的原发瘤累及海绵窦。乳腺转移瘤、前列腺、肺和颅咽的肿瘤也能累及海绵窦，通常有严重的后果，偶尔，脑垂体肿瘤也可能蔓延至海绵窦当肿瘤生长则这个局部肿瘤相关的症状将影响神经结构并且症状发作可以是急性或隐匿的。治疗仅限于姑息放射治疗，多数患者疗效不佳，肿瘤的类型决定结果。例外的治疗是脑垂体肿瘤内分泌反应，它的治疗通常用抗内分泌药物治疗。

颈动脉海绵窦瘘

颈动脉和海绵窦之间的瘘可能由既存的颈动脉动脉瘤破裂所致或由颈动脉或海绵窦的直接损伤所致当颈动脉动脉瘤破裂直接进入海绵窦或创伤所致局部的动脉损伤都会导致颈动脉和海绵窦的直接瘘管的发生。症状发作常迅速并且通常很严重。误诊很常见，并且如果未处理预后很差。颈动脉杂音眼部杂音常出现。患者可以述说在脑子里听到“水流动”。颈内外动脉分支的间接动脉瘤可能症状不明显。瘘的这两种形式可以通过血管内阻塞技术和颈动脉结扎治疗。

海绵窦血栓形成

它是在提前应用抗生素时期眼眶周围的额部和（或）上颌窦炎的常见并发症，海绵窦血栓主要见于免疫缺陷的患者（例如 HIV 感染患者）。患者有海绵窦血栓病因学性感染显示败血病，并且感染病灶可能就是临床证据。严重眼部和眼后疼痛通常为初发症状，接着是复视和上睑下垂。也可以表现眼肌麻痹和脑激惹征。立即应用抗生素和皮质激素联合已形成脓肿的外科引流是避免失明或某些病例死亡重要措施。

海绵窦综合征相关的其他感染情况

急性带状疱疹和肉状瘤病均提示海绵窦综合征的进展。急性带状疱疹损伤诊断的做出相对直接，但是肉状瘤病诊断的做出必须谨慎得多。

总之，眼部和眼周的疼痛对疼痛治疗医生的诊断和治疗是一种挑战。与更常见的病理过程类似造成眼部和眼周疼痛的将允许疼痛治疗医生更容易的确定那些疾病，可能有失明的危险和立即求助眼科治疗。更多的眼部和眼周疼痛的自限性原因常常用简单的治疗和保守治疗即可。

第九节　耳、鼻、鼻窦与咽喉疼痛

耳痛

耳痛可来自于局部的病变，如蜂窝织炎或肿瘤，或来自于远隔部位的牵涉痛，最常见的是鼻咽部。由于耳部复杂的功能，局部疾病可导致听力和平衡功能紊乱，听力和平衡受损使患者非常痛苦，而且可能是某些严重疾病，如听神经瘤的预兆。如前所述，许多此类情况并不是以疼痛作为主要症状。

与疼痛有关的耳功能性解剖结构

耳及其周围组织的神经支配来自脑神经和脊神经分支。耳郭的神经支配来自枕大神经、枕小神经、迷走神经的耳支以及下颌神经的耳颞分支。外耳道接受舌咽神经和面神经分支的支配。鼓膜下后部分的神经支配来自下颌神经的耳颞分支、迷走神经耳支以及舌咽神经的鼓膜支。中耳结构接受舌咽神经鼓膜支、颈动脉鼓室神经以及表浅的颞骨岩部神经。这些神经相互交叉以及它们的多种起源使得对患者的疼痛定位非常棘手。

耳的疼痛疾病

耳郭痛

耳郭皮肤具有丰富的神经支配,而且往往是局部耳痛的起源。值得注意的是,耳郭软骨神经支配非常贫乏,局限于软骨的疾病几乎不会产生疼痛,除非覆盖在上面的皮肤发生肿胀或炎症。涉及耳郭的大多数疼痛是由于感染、创伤、结缔组织疾病或肿瘤所致。

耳郭的表浅感染包括毛囊炎、脓肿、蜂窝织炎,以及单纯疱疹和带状疱疹感染,包括亨特综合征。涉及软骨的深部感染,以前不常见,但现由于耳体打孔的增加其发生率显著升高。耳郭的表浅感染和深部感染都是非常疼痛的。早期切开和引流、清创切除坏死软骨,以及积极应用抗生素都是非常必要的,这些措施可以避免感染扩散至中耳、骨及颅内结构,包括中枢神经系统。耳郭创伤非常疼痛,如果没有得到适当的治疗可导致软骨丧失和缺损(毁容)。耳郭的钝伤可引起表浅瘀血,如果非常严重,可导致软骨膜的出血或菜花样皱缩耳。由热或冷引起的温度损伤也是导致耳疼痛的常见创伤,这常常是由于患者使用加热垫或冷敷包,而他们还正在服用疼痛药物和(或)自己用酒精治疗。耳郭冻伤同样很常见,而且常常与酒精和(或)药物使用有关。温度损伤起初看起来似乎没有实际情况严重。首先局部应用抗生素,如磺胺嘧啶银和无菌敷料,然后每天对损伤区域进行重新评估和更换敷料,直到温度损伤向愈合的方向发展。

结缔组织疾病可引起耳郭软骨的炎症。因为通常表现为耳郭双面的急性发炎和痛性肿胀,所以软骨炎和软骨周围炎起初可被误诊为蜂窝织炎。这种疾病的双面特性,以及可累及其他软骨,应该使临床医生警惕非感染性原因引起疼痛、发红和肿胀的可能性。因为这些结缔组织疾病可影响其他器官系统,所以及时诊断和治疗是至关重要的。

耳郭的原发性肿瘤大多数是基底细胞或鳞状细胞,这是由皮肤的光化性损伤引起的。软骨的原发性肿瘤很少发生,转移性肿瘤引起的耳郭损伤不常见,但并不是没有报道。

外耳道

外耳道最常见的疼痛原因是外耳道炎。通常,游泳或用指甲、棉签或发卡挖耳可引起外耳道炎,其早期症状一般为瘙痒,随后出现疼痛,打哈欠或咀嚼会使疼痛加重。查体方面,外耳道发红、潮湿和水肿,可能会掩盖患者为缓解症状而挖耳或挠痒造成的创面。后牵拉耳郭将加重外耳道炎疼痛。这种疾病的疼痛程度往往与体检发现不成比例。外耳道炎的治疗包括清除听道的所有皮屑,并滴局部抗生素滴剂或溶液。如果有明显的水肿存在,用含有皮质醇激素的抗生素滴剂或溶液将加速康复。

引起外耳道疼痛的另一个原因是胆脂瘤,常常发生在外耳道骨质创伤之后。由过度的组织生长侵犯外耳道壁引起,胆脂瘤虽然属于良性病变,但如果不经过治疗,其危害性也会很大。胆脂瘤患者外耳道呈现洋葱样外观的球样生长。除非感染,最常见的疼痛为钝痛和酸痛。继发性感染可造成恶臭的脓性分泌物流出。CT 扫描有助于临床医生确定骨质破坏的程度,并引导微创手术切除引起耳痛的这个常见疾患。

在年轻患者和智力障碍的患者，异物是一个常常被忽略的引起外耳道疼痛的原因。最容易引起的是干豌豆和大豆等植物性物质，一旦在耳道内肿胀将非常难以取出。如果异物遗留在外耳道，将会不可避免地引起继发性感染。昆虫也会飞进或爬进外耳道，使患者非常苦恼。如果昆虫还活着，滴注利多卡因或矿物油将阻止昆虫移动，使之更容易取出。

鼓膜和中耳

鼓膜炎是一种疼痛性疾病，可由病毒感染鼓膜引起。体检可发现鼓膜上出现水泡或疱疹，有时鼓膜也可看起来正常。含有局麻药的抗生素滴剂常常可缓解症状。尽管缺乏体检的证据，诊断需要排除特发性鼓膜炎和其他中耳疾病或牵涉痛。

急性中耳炎可能是第二个最常见的耳痛原因，仅次于外耳炎。尽管在耳痛更常见，中耳炎可发生在任何年龄。中耳炎疼痛主要由鼓膜的牵张和炎症引起，患有中耳炎的小儿可能拽拉耳朵，而年龄大的患者主诉深在的、严重的、持续性疼痛。发热常常出现。如果不治疗，鼓膜的不断牵拉将导致疼痛不断加重直至鼓膜破裂。尽管鼓膜自发性破裂后疼痛显著改善，但乳突气房可发生感染。急性中耳炎的基础治疗是口服应用抗生素和解充血药。在抗生素和解充血药发挥作用之前，经外耳道应用局麻药滴剂可以缓解症状。对于不能立即解决的中耳炎，可考虑行治疗性鼓膜穿刺术和放置鼓膜切开引流管。

急性乳突炎常常是中耳炎未经治疗或疗不彻底引起的结果。乳突炎主要表现为耳后区域的疼痛、触痛和发红。这种情况常常在初期被误诊为复发性中耳炎，因为鼓膜检查常常显示中耳炎未治愈的证据。发热经常存在，而且患者的病情一般比中耳炎本身更加严重。乳突气房的 X 线拍片检查显示，正常的充气结构混浊以及疾病进展引起的骨质破坏。如果不进行治疗，乳突炎可能会危及生命，这是由于感染扩散到中枢神经系统。头痛、颈部僵硬和视觉障碍是中枢神经系统受累的危险信号，需要急诊处理。对于表现为中枢神经系统感染的患者，急诊进行手术联合强力抗生素治疗是必需的。

当临床医生不能确定患者耳痛原因的时候，应小心谨慎。特发性耳痛，尤其是单侧，是一个应该排除的诊断，由于其常被误诊，所以治疗效果一般不佳。应反复体检和复习病史，在此过程中密切观注所致疼痛可牵涉耳部的隐匿性肿瘤生长区，方可免严重后果的发生。在这种情况下，脑部和颈部软组织的序列 MRI 以及 CT 检查常常获得结果。对于患有无法解释耳痛的所有患者，应该进行仔细的呼吸—消化道内镜检查，密切注意梨状隐窝区域，以识别该区域任何引起疼痛的潜在肿瘤。

鼻及鼻窦疼痛

鼻部感染是引起非创伤性鼻痛的最常见原因。表浅的软组织感染是非常痛苦的，而且如果未经治疗可扩散到深部结构。鼻腔毛囊炎也非常疼痛，当继发于葡萄球菌感染时治疗非常困难。随着鼻腔内应用甾体激素喷雾剂治疗萎缩性鼻炎的增加，其发生更加常见。早期鼻内应用抗生素如莫匹罗星有助于预防更严重的疾病。持续恶臭的鼻腔分泌物应该使临床医师警惕鼻内异物的可能性，尤其是在儿童或智力缺陷患者。

急性鼻窦炎是另一种面中部疼痛疾病，任何一种病原体均可引起。鼻窦口的堵塞是引起急性鼻窦炎的常见原因，由于黏液不能流入鼻腔导致鼻窦内压力增加。上颌窦最常受累，而且疼痛非常严重。疼痛常常位于上颌窦表面区域，平卧时疼痛加重。急性鼻窦炎的诊断常常是根据临床症状，然后经 X 线平片或 CT 证实。用解充血喷鼻剂和抗生素能够治愈大多数急性鼻窦炎患者。

如果不治疗,可发生骨髓炎。对于复发疾病、对保守治疗不敏感或X线检查显示梗阻性息肉或肿瘤,手术治疗是完全可以采用的。

对于鼻腔和鼻窦的恶性肿瘤,诊断是非常困难的。最常见的鼻部肿瘤是基底细胞癌和鳞状细胞癌。这些肿瘤通常没有痛苦,因此在被发现之前可以长得很大,除非是发生感染或累及感受疼痛的组织。鼻窦鳞状细胞癌的临床表现与鼻窦炎相同,所以诊断常常被延误。鼻咽癌最常发生在亚洲人种。这些肿瘤据认为是由EB病毒引起的,常引起牵涉痛至面部、颈部和耳后区域。其他已知能够引起鼻部和面部牵涉痛的疾病是咽旁间隙的肿瘤。咽旁肿瘤常常是起源于神经组织,几乎总是引起单侧症状如面部麻痹和疼痛。如前所述,对这些肿瘤诊断的延误使得治疗复杂化,并且使预后恶化。

咽喉痛

对这个区域发生的疼痛进行定位非常困难,因为其神经支配的解剖结构来自于三叉神经、舌咽神经、迷走神经,以及丰富的交感神经系统。由于这个原因,该区域的牵涉痛并不少见,而是常规。由于精确定位困难,因此当病变侵犯该区域时临床医生应该格外警惕。

表浅和深部感染都是咽喉疼痛的常见原因。其中,急性咽炎和喉气管支气管炎是患者寻求医疗帮助最常见的原因。牙齿感染也是这个解剖部位疼痛的常见原因,而且常常引起耳部的牵涉痛。一般来说,这些感染为自限性,但如果扩散到颈部和呼吸消化道深部结构,或发生在免疫损害的患者,这些感染将会引起严重后果。尤其注意的是,急性咽炎和扁桃体炎后咽旁和咽喉间隙脓肿,如果不能及时诊断和治疗,将会威胁患者的生命。随着MRI和CT应用的增加,早期诊断咽旁和咽喉脓肿变得非常容易。

除了感染,这个区域的肿瘤可引起局部疼痛和牵涉痛。这些肿瘤常常很难诊断,而且当疼痛变得非严重以致患者前来就诊时,肿瘤已经非常严重,而且多数情况下已经发生转移。尽管在该区域原发神经构肿瘤和颅咽管瘤有很高的发生率,但最多见的原发肿瘤是鳞状细胞瘤。转移性破坏也会引起该解剖区域的局部疼痛和牵涉痛。考虑到这个区域静息的特性,临床医生应该早期和经常应用MRI和CT来识别潜在肿瘤和其他病理改变。尤其需要注意的是,在没有序列的体格检查、实验室评估和影像学资料的情况下,临床医生永远不应将该区域的疼痛归因于特发性或精神性疾病。特别是在缺乏耳部病理的情况下,单侧耳痛应该被认为是来源于潜在肿瘤的牵涉痛,直到证实相反的结果之前。

与感染和肿瘤无关的其他疼痛疾病也可发生在该解剖区域,包括Eagle综合征、颈动脉痛和舌骨综合征。

Eagle综合征是由茎突舌骨肌韧带钙化所致,其特征为随着下颌在咀嚼、打哈欠和讲话运动时,发生阵发性疼痛。颈动脉痛是指颈动脉位置深在颈部疼痛,辐射到耳和下巴。触摸颈动脉表面区域可使疼痛加重。舌骨综合征的特征是尖锐的阵发性疼痛,由吞咽和转头诱发。疼痛可辐射到耳和下颌角,而且随着舌骨的运动可复制出疼痛。在多数情况下,这种引起耳、咽喉和颈前疼痛的不常见原因是自限性的,不会对患者产生长久的伤害。然而,在它们被诊断之前,临床医生应该排除其他伤害患者的病理过程,因为调查显示这些原因更为常见。

耳、鼻、鼻窦和咽喉疼痛在临床工作中经常能够见到。在多数情况下,医生通过有目的的病史采集和体格检查,引起患者疼痛症状的病理过程能够被容易地识别。遗憾的是,这个区域的解剖特征很有可能使医生忽略足以伤害患者的病理变化。因此,以下关于耳、鼻、鼻窦和咽喉疼痛的治疗原则对患者和医生都非常有益:(1)有目的地采集病史;(2)进行仔细的、有目的的体格检查;(3)注意严重疾病的示警信号,如发热、全身症状或体重减轻;(4)如果诊断不明确,早期且连续采用影像学检查;(5)进行实验室检查,可帮助识别是否健康,诸如红细胞沉降率、血液学和血液检查;(6)避免将患者的疼痛归因为特发性或精神性原因;(7)总是在假设你没有得到正确的诊断。

第十节　枕神经痛

枕神经痛(occipital neuralgia)是指位于后头部枕大神经或枕小神经分布区的阵发性刺痛。大部分患者存在有该区肌紧张性疼痛,少数为神经性疼痛。枕大神经分布范围是后枕部,相当于两侧外耳道经顶连线以后的部分,枕小神经分布于耳后,枕大神经分布区的外侧部分,耳大神经分布于耳郭周围也可将此三条神经痛统称为上颈源性神经痛。其中,以枕大神经痛多见。

病因

本病与其他头部疼痛不同,其疼痛部位虽在头部,但支配该区域的枕神经不属于脑神经。在临床上,不明原因的原发性枕神经痛甚为少见,绝大多数为继发性神经损害。较常见的颈椎病、椎管内病变、寰枕部先天性畸形及中毒性神经炎可致本病,上呼吸道感染、风湿病、糖尿病、甲状腺病或乙醇、铅金属等中毒也是引起本病的原因。

临床表现

疼痛始于枕骨下区,位于大或枕小神经分布区的皮肤表面,向上可放射到同侧额部、颞部甚至眼眶及耳前区,向下可至颈部。疼痛性质为尖锐的刺痛。局部皮肤极为敏感,触及毛发即可诱发疼痛。每次发作持续时间从数分钟到数小时不等,发作间期仍有局部钝痛存在,无扳机点,但压迫 C_2、C_3 横突可产生疼痛。症状严重者可产生局部头皮感觉过敏或迟钝,常伴眼球后痛,也可出现自主神经系统的改变。

诊断

主要根据临床表现即可诊断。局部枕神经阻滞能止痛有助于诊断,X 射线、CT 检查可发现相应的组织结构改变。检查时,按压乳突与 C_2 后面中点连线的中点(枕大神绎经压痛点)或胸锁乳突肌附着点压疼(枕小神经压痛点)时,患者可感到剧烈的疼痛,疼痛并可沿着神经分布扩散。枕神经痛必须注意与源于寰枢椎关节或上椎突关节,或从颈肌或肌附着点的扳机点所致的枕部牵涉痛鉴别。

治疗

药物疗法　可使用抗癫痫药卡马西平和苯妥英钠、解热镇痛药阿司匹林或布洛芬及镇静安定类药物。

神经阻滞疗法　神经阻滞疗法是一种安全和疗效较佳的一种治疗方法。

(1)枕大、小神经阻滞术:对于有炎症因素的可在局麻药中加入类固醇激激素,也可加入 B 族维生素。对反复阻滞无效者,可考虑用神经破坏药无水乙醇或 10%~15%石炭酸甘油阻滞。

（2）C_{2-4} 椎间孔阻滞术：可逆性阻滞用药同上，每个部位不超过 4 ml，多部位阻滞时，药量酌减，避免双侧同时阻滞。

第十一节 面部反射性交感神经萎缩症

面部反射性交感神经萎缩症（Reflex sympatheticdystrophy，RSD）是一个不常见疾病，而且很少被报道。尽管 RSD 综合征一般影响上肢或下肢远端，但仍有一些患者表现为面痛，其特性与肢体 RSD 相似，即疼痛不局限于单个末梢神经支配的区域，而且具有自发痛，伴有痛觉超敏和痛觉过敏、水肿及不正常的皮肤血流。

临床表现

面部 RSD 的主要特征是灼痛，伴有痛觉超敏、痛觉过敏、感觉迟钝、感觉过敏及疼痛性触觉过敏，往往开始于头面区域的某种类型创伤之后，包括拔牙、血管重建手术、枪击伤，以及其他损害。体征常常少于前面所提到的症状。面部 RSD 的疼痛几乎遵循交感神经支配的血管系统解剖而不是根性或皮区分布模式。然而，根据文献中实际的个案报告，面部 RDS 很少与血管运动或泌汗变化有关，而且很少发展到营养不良或萎缩阶段。自主神经的影响从 CRPS 类型[CRPSl（RSD）或 CRPS2（灼痛）]中被单独考虑。对抗交感神经的方法如星状神经节阻滞有无反应被用来区分交感神经介导痛和交感神经无关痛；这是一个补充，而且与 CRPS1 和 2 型的诊断无关。

面部和颈部的创伤或手术可损害沿颈外动脉丛分布的神经节后交感纤维。支配面部皮肤的交感以及下颌下神经节来自于颈外动脉丛。在这个部位，外来的创伤或刺激将与提到的临床体征相一致。面部疼痛持续存在，与临床报告的躯体 RSD 不同，其疼痛占大约 75%的时间。疼痛通常具有灼热的性质，而且伴有痛觉过敏和感觉超敏。皮肤颜色变化、温度变化、麻木和感觉减退很少报道。在一些少见病例，涉及面部的水肿和营养改变。进行性肢体 RSD 相关的骨、血管和营养改变在面部 RSD 并不典型。缺乏体征征严重限制了用 IASP 的标准来证实所有病例的诊断。

尽管诊断性试验也许能有助于确定诊断，但完全确诊是否是 CRPS 还取决于临床的评估，以及排除其他鉴别诊断因素后仍然高度怀疑。

疼痛是 RSD 的主要症状，无论是面部还是周围。典型的疼痛是自发性的，但可被刺激诱发，而且可以是阵发或连续的。疼痛的性质可以是烧灼样痛、刺痛、跳痛、压榨性痛或疼痛混合型。疼痛强度一般情况下与诱发事件不成比例。还注意到机械或温度痛觉过敏、感觉迟钝、感觉超敏、痛觉超敏疼痛性触觉过敏。炎症表现可存在也可没有。水肿和泌汗功能及血管运动功能异常继发于自主功能异常，现为泌汗增加（多汗症：温暖、潮湿皮肤）或降低（无汗症：冷、干皮肤）。皮肤可表现为花斑状和颜色改变（发红、发蓝或发紫）或苍白。受损皮肤区域的大小和颜色在整个治疗过程中都在发生变化，尽管灼痛在该区域很长时间内仍没有改变。受损侧的皮肤未受损侧温暖或冰冷。面部毛发可变得粗糙、浓或稀薄。梳理头发可引起剧烈疼痛。颈椎小关节或颞颌关节可能变得僵硬和强直。受损侧面肌可下垂或显著萎缩。

病理生理机制

疼痛和其他肌体功能异常在 CRPS 中的发展机制还没有被完全阐明。有几种理论被提出试图把身体和生化的发现与外周和中枢神经系统用的可接受机制联系起来。创伤常常发生在这个综合征之前，导致外周和中枢神经功能紊乱和神经生物学改变。中枢敏化起源于外周阻滞的损伤，其轻微激活有髓鞘的 A_{δ} 或无髓鞘的 C 伤害性感受器，这反过来激活和敏化脊髓背角 WDR 神经元，其轴索上行到更高的中枢。这个敏化持续存在，因为 WDR 神经元现在对可被刷毛或轻激活的大直径、低阈值的 A 机械感受传入纤维发生反应。疼痛敏化的结果（痛觉超敏）与施加在感受器上的实际伤害性刺激无关或不成比例。另外，敏化的 WDR 神经元在缺乏经皮刺激的情况下对交感传出引的机械感受活动发生反应，由此产生自发性“交感介导疼痛”。在这个假说模型，唯一需要的异常神经元状态是一个持久敏化或 WDR 神经元增益增加。

另外一个理论提出，在交感介导的疼痛，可能发生了一个短路现象。在周围神经损伤部位，侧支交感传出纤维与传人感觉纤维之间形成突触联系。外周神经损伤后，感觉轴突在它们的膜上可表达 α 和 β 肾上腺素能受体。这些轴突随后可对循环中的儿茶酚胺产生敏感。同样的改变也可发生在背根神经节神经元。交感高度活动对外周传入纤维产生的影响还可继发于甲肾上腺素诱导的前列腺素合成的刺激，这种效应可被应用抗炎药物所逆转。

除疼痛之外，其他异常也见于 CRPS，其中一些异常可能与交感神经系统功能改变有关。水肿、皮肤血流的异常，以及异常的泌汗活动都可通过交感神经统阻滞而阻断。在损伤附近的血管可发展由应激和儿茶酚胺的反应敏感性增加。实验通过测试对皮肤冷热的温度调节反应显示，交感反射激活都很明显。营养改变（在面部 RSD 或 CRPS 不常见）诸如指甲生长异常、毛发生化、皮肤菲薄发亮，以及过度角化，已经被假定有一炎症的发病机制。

诊断性检查

CRPS 的诊断是一个临床诊断，基于仔细分析体征、症状，以及在鉴别诊断中排除其他因素。然而，文献描述有一些客观检查，尽管不特异，有助于自主、感觉和运动功能异常的诊断印象，客观检查如下：

定量感觉测试（QST）：这些检查测量对表面刺激的主观反应，并提供有关传入纤维对触觉、压力、温度和伤害性刺激反应的外周神经功能。QST 还能测定脊髓背柱的大有髓纤维，通过测定震动阈值活动。

激光多普勒流量测定：这个试验测量测试区域的皮肤血流量；结果应该与对侧相同区域的相比较。

红外线热敏成像法：这个方法记录皮肤温度的分布。每一区域随后与对侧相同区域的相比较。

定量泌汗轴突反射测定（QSART）：这是测量诱发的发汗反应。它能够提供发汗反射环路的功能。尽管它检查轴突反射反应，但不能用来测定交感神经阻滞的效应。

骨闪烁扫描术：用来观察骨血管供应的变化。能在亚急性阶段才能发现变化。三阶段骨扫描可以为本病提供更加明确的闪烁扫描情况。

普通的 X 线平片检查：能够显示面部骨骼的脱矿质情况，与未受损侧进行对比。

交感神经阻滞：交感神经阻滞（星状神经节阻滞）可以用来诊断和治疗患有颈面部 CRPS 的患者可以发现，疼痛的减轻伴随面部交感阻滞的体征（同侧上睑下垂、瞳孔缩小、无汗、明显的眼球内陷-Horner 综合征）和同侧于的温度升高。就基础病变，必须谨慎解释阻滞的结果，因为 Horner 综合征可由神经节前的任何部位的干扰引起，包括从 C_8-T_1 脊髓节段的中间外侧细胞柱起始点到颈上神经节的任何部位;或由在脑干被盖或脊髓的下行、未交叉下丘脑脊髓通路受干扰而致。引起 Horner 综合征的原因包括颈部淋巴结的肿瘤或炎症,颈椎结构手术或其他类型的创伤、肿瘤侵犯臂丛神经的近侧部分、颅底骨折、第 1 和第 2 胸椎节段的肿瘤、脊髓空洞症或创伤,以及脊髓外侧部分的梗死或其他创伤(Wallenberg 综合征)。还有一个可能来自于遗传的特发性变异。肺尖肿瘤也会产生慢性的 Horner 综合征。交感神经节前损伤,面部发红可发生在交感受累的一侧。

治疗

治疗的目的是缓解疼痛和改善功能。除了干预,物理治疗是必需的,有助于恢复功能和改善肌肉的力量。在 RSD 的早期阶段,可用热、按摩、按压、冷、震动和运动这些轻微的刺激都可恢复正常的感觉处理功能。适宜的咨询对解决压抑、否认、焦虑、愤怒和恐惧这些问题是必要的。一个认知一行为的方法常常有助于克服疼痛躲避、过度保护、活动恐惧,以及支具。

非药物治疗

非药物的治疗模式试图缓解疼痛已经包括应用经皮神经电刺激(TENS),周围神经刺激,或生物反馈。生物反馈已被吹捧为能够改变患者交感活动和增加受损区域血流的一种方法。

药物治疗

药物管理包括非甾体类抗炎药、皮质类固醇、阿片,以及作用在钠通道的膜稳定剂,如苯妥英、卡马平、美西律,以及局麻药,旨在降低正常和异位的神经元放电。用苯妥英和卡马西平治疗痛性糖尿病多神经病变综合征已经显示取得一些成功并已经试用在 RSD 病例。美西律、盐酸利多卡因的口服同源物在慢性持续性神经病理性疼痛状态可能有效果,而且可试用在面部 RSD,前提是患者对静脉利多卡因有好的反应。三环类抗抑郁药物,尤其是阿米替林已经应用在神经病理性疼痛并取得一定成功。这一类型的药作用在 CNS 的脑干或背角的伤害性调节系统,在这里,它们改变 5-羟色胺和去甲肾上腺素的活动。它们还可与其他受体结合,包括组胺能、胆碱能和肾上腺素能受体。其他类型的抗抑郁药物与阿米替林相比,在治疗病理性神经痛方面没有显示出这种成功,但文拉法辛,一种 5-羟色胺和去肾上腺素重摄取抑制剂,已经被建议应用在治疗病理性神经痛。应用加巴喷丁最大的优势是它高度的安全性,允许反复增加剂量而不用担心灾难性的后果。可乐定,一个具有 CNS 活性的外周 α_2 受体激动剂,有口服剂型、经皮剂型,以及鞘内用药。透皮可定已经成功应用到糖尿病性神经痛及面部 RSD。椒碱已经被局部应用,试图减少外周传入。局部应用药物比口服具有优势,包括直接作用于外周疼痛产的机械点而极少出现全身副作用的危险性,无药物间相互作用,以及不需要剂量的滴定。

星状神经节阻滞(SGB)

当颈面部 RSD 涉及交感时最常用的方法就是反复行星状神经节阻滞(SGB)。SGB 可以消除 A—纤维机械感受器的交感兴奋。交感阻滞后机械感受器张力的降低将会导致 WDR 神经元的失易化,由此降低与机械感受器介导的交感痛共存的痛觉超敏和痛觉过敏。支持口面部的交感纤维起源于上胸椎节段(主要是第 1 和第 2 胸椎)。这些纤维向上穿过星状神经节(颈下和上胸神经节融合而成)和颈中神经节,在离开交感链支配面部之前与颈上神经节形成突触联系。颈胸交感链可以采用局麻药或辅助药物注射,这些药易于沿神经节扩散。阻断这些水平的任何部位都可引起 Horner 综合征。用于 SGB 的其他药物包括神经毁损药如石炭酸或乙醇,以及阿片类药物如吗啡和芬太尼。其他作用于去甲肾上腺素受体的抗交感药物也可使用,包括胍乙啶和利血平。胍乙啶在神经部位降低去甲肾上腺素在突触前的释放。酚妥拉明通过在外周阻断 β_1 和 β_2 受体来降低去甲肾上腺素的作用。α_2 受体激动剂可乐定，一个中枢作用的药物，可降低突触前神经元释放去甲肾上腺素。对于顽固性的病例，可以采用一种更加侵袭性的干预方法，即手术切除颈交感神经。

（薛静　马丹丹）

第二章　颈部与臂丛源性疼痛

第一节　颈椎小关节综合征

临床综合征

这个术语颈椎小关节综合征(CFS)意指继发于脊柱后方因素的轴性疼痛。大量的文献证实，采用脊柱骨骼标本进行研究，可发现颈椎小关节的退行性改变，尤其以 $C_{2\sim3}$ 小关节改变发生率最高。典型的 CFS 临床表现包括颈椎小关节处疼痛，伴有头和上肢的牵涉痛。小关节是一个重要的结构，可抵制较高负荷下的压缩、前方剪切力、伸展、侧屈和扭转。通常，没有其他显著的原因可引起颈椎小关节病变。小关节的神经支配非常广泛，而且神经肽诸如 P 物质(SP)和降钙素基因相关肽(CGRP)的存在导致颈椎小关节囊成为颈部疼痛的一个关键源泉。患者可表现为头痛和与典型颈部疼痛相关的活动受限。疼痛性质被描述为颈后部钝痛，有时可向肩部和(或)后背部放射。在采集病史时，应该怀疑和注意以前有无挥鞭伤病史。临床特征包括触诊小关节或椎旁肌肉时出现触痛，颈椎伸展和转动时疼痛加重，以及没有神经学缺陷。如果这些症状存在，在鉴别诊断时应该高度考虑到 CFS 的可能。

退行性改变诸如骨赘、椎间孔狭窄和颈椎强直在有或没有颈痛的个体中发生率相当。CSF 患者对保守治疗效果不好，包括物理治疗、热疗、冷冻疗法、超声波、经皮神经电刺激、牵拉和活动范围锻炼、颈椎牵引、手法治疗、指压疗法、按摩、超声透入疗法、离子导入疗法、针灸、肌肉松弛药、非甾体类抗炎药以及其他镇痛药。一般的疼痛水平，采用 0~10 分视觉模拟评分法，通常超过 5 分。通常疼痛的严重程度可足以引起功能损害。牵涉痛与刺激和诱发健康志愿者的小关节表现出的情况非常相似。尽管患者可合并有上肢的疼痛，但 CFS 没有根性症状。

影像学检查通常没有帮助，而且显示缺乏椎间盘突出或神经根炎的证据，尽管有助于排除骨折或肿瘤。Friedenberg 和 Miller 在 1963 年发表了一篇文章指出，颈强直、椎间孔狭窄、骨赘和其他退行性改变在颈痛和无颈痛个体中的发生率相同。另外没有神经学方面的异常。患者还可表现为颈源性头痛和上背部疼痛。疼痛期限至少 3 个月。

按照国际疼痛研究会(IASP)制定的标准，CFS 的发生率通过对照诊断性颈椎小关节阻滞来确定，发现在慢性颈部疼痛患者中 CFS 的发生率为 54%~67%。Aprill 和 Bogduk 回顾了 318 例颈部疼痛超过 6 个月的患者，来估计颈椎小关节疼痛的发生率。这些研究显示，颈椎小关节疼痛的发生率为 26%~65%。由于诊断性阻滞的主观性和缺乏特异性，在试图估计 CFS 发生率的研究中存在很大的差异。

颈椎小关节疼痛通常是挥鞭伤的后果。大量的研究来估计由创伤后颈痛引起的 CFS 的发生率，范围从 63%~100%，平均值大约 70%。Bamsley 和助手通过对 38 例挥鞭伤患者采用双盲、对照小关节诊断性阻滞，结果发现，颈椎小关节疼痛的发生率为 54%，是挥鞭伤后慢性颈部疼痛中最常见的原因。Lord 和同事对 41 个机动车事故后颈部疼痛 3 个月的患者进行研究，他们采用另外一种双盲、安慰剂对照方案，发现挥鞭伤后颈椎小关节疼痛的发生率为 60%，最常见的水平是 $C_{2\sim3}$ 和 $C_{5\sim6}$。

颈椎小关节疼痛的牵涉范围存在差异，但是，每一个小关节水平对疼痛刺激的特定放射范围已经被确定。即使在不典型受试者，用造影剂扩张小关节囊，特定的小关节产生特定部位的颈椎疼痛。Dwyer 和同事在 5 个受试者身上描绘出牵涉区域。$C_{2\sim3}$ 小关节疼痛牵涉到颈后上区域和头部，而 $C_{3\sim4}$ 小关节牵涉到颈后外侧区域但不放射到头或肩。关节疼痛牵涉到后外侧中部，主要是低位颈椎、肩部上外侧部分，而且向尾侧可放射到肩胛冈。$C_{6\sim7}$ 小关节疼痛可牵涉到肩部的上外侧部分，向尾侧可放射到肩胛下缘。在颈部疼痛患者，这些疼痛牵涉图可能是最有力的诊断工具。Fukui 及其同事对 61 例颈部疼痛的患者进行研究，运用两种方法刺激患者的小关节。他们比较疼痛牵涉图谱，通过小关节注射造影剂和电刺激内侧支，发现相关性相当好。

检查

诊断 CFS 的理想方法是把所有的资料收集在一起，包括完整的病史与体格检查、影像技术和诊断性阻滞。研究者花费大量的努力试图把神经生理发现、物理检查发现、放射学发现和其他体征和症状与 CFS 的诊断相关联，但都没有成功。由于没有正规有效的诊断性研究，CFS 的疼痛频率的估计来源于对局麻药注射的主观缓解。放射拍片应该在中立位、屈曲位和过伸位进行，而且应该记录活动的范围。一个椎体在另一个椎体上的角度移位应该小于 11°，而且一个椎体在另一个椎体上的水平运动不超过 3.5mm。颈椎 MRI 可以显示与颈椎小关节病变一致的退行性改变。单独靠影像学变化来确定小关节是疼痛的真正来源是不可行的。

颈椎小关节阻滞可以验证目标关节是疼痛来源的假设。颈椎小关节阻滞可以通过两个途径来实施：一是直接将局麻药注射到小关节腔，二是用局麻药麻醉支配相关小关节的后支内侧支。在 $C_{2\sim3}$ 以下，每一个颈椎小关节由这个关节上下内侧支支配，而 $C_{2\sim3}$ 关节主要由第 3 枕神经（枕大神经的小分支和变异部分）支配。如果疼痛缓解则可认为该小关节是疼痛的来源。运动范围常常改善，尤其是旋转和伸展。对照性阻滞用来证实真正的阳性反应，即在同一小关节注射安慰剂生理盐水或局部麻醉药，在这两种情况下作用时间不同。在实践中，安慰剂注射被一系列的局麻药所代替，用来证实疼痛发源地和消除安慰剂反应。

鉴别诊断

颈椎有许多的疼痛起源，包括颈椎间盘、小关节、韧带、肌肉和神经根。在小关节痛颈内侧支试验阳性的患者中，采用椎间盘造影发现 64%的患者存在椎间盘疾病小关节退行性改变包括关节肥大，可以侵犯神经根和刺激椎间盘后外侧的传入神经。在以前的一个研究中，选择了 56 个患者来评估椎间盘导致颈部疼痛。作为诊断过程的一部分，这群患者都在同一颈椎节段进行了椎间盘造影和小关节神经阻滞。结果显示，41%的患者在同一节段有一个症状的椎间盘和一个症状的小关节，另外还有 23%的患者在同一节段只有疼痛的小关节而没有疼痛的椎间盘。在小关节非主要异常患者，多种其他结果和疼痛起源可能是疼痛的原因，或者至少可导致比单纯小关节起源疼痛更复杂的情况。内侧支阻滞不仅可以阻断它们支配的小关节神经，而且也可以阻断支配肌肉、韧带和骨膜的神经。在这些部位的疼痛源泉可以通过内侧支阻滞而得到缓解。其他的疼痛状态与CFS的症状和体征有交叉重叠，包括颈痛、颈肌筋膜疼痛综合征、颈椎间盘退变性疾病、韧带松弛、颈部扭伤、压缩性骨折、颈神经根病以及颈椎管狭窄。

治疗

一个综合的康复计划与CFS患者完全彻底的治疗计划是密切相关的。Cole等阐述了康复的三个阶段。第一阶段的目标包括降低疼痛和炎症，增加无痛的运动范围。在急性期应用冰敷来降低损伤组织内的血流量和随之而来的出血，这样可以完全降低局部水肿。这也可以缓解肌肉痉挛性疼痛。一些治疗，如超声和电刺激对疼痛和肌肉痉挛也是有益的。手法治疗、关节松动、软组织按摩和肌肉牵拉常常是有帮助的。这个阶段，在主动无痛性运动之前首先应该进行被动运动锻炼。最后，强化锻炼应该首先进行等长练习，逐渐过渡到可以忍受的等张练习。疼痛缓解后进入恢复节段。这个第二阶段的目标是改善运动的范围、疼痛完全缓解和改善力量和神经肌肉控制。第三阶段即最后阶段，在增加耐受力的同时平衡力量和柔韧性。

如果一个保守的方法不能起到充分的疗效，应该考虑和应用较为有创的治疗方法。治疗性的小关节注射被证明有显著的作用，通过小关节腔内注射、内侧支阻滞或内侧支神经切断术来实现。然而，根据一个随机化对比研究结果，颈椎关节内注射疼痛的短期和长期缓解缺乏足够的证据。Manchikanti和助手回顾了文献得出结论，除了一个阴性的关节内注射的随机对照试验，没有其他合格的非观察性试验基于证据的研究目的。

Bansley和同事研究小节内注射治疗挥鞭伤后的慢性颈椎小关节疼痛的有效性发现，与注射前比较疼痛可缓解50%。小关节内注射后疼痛缓解的时间长短在不同的研究者报道不一。一些关节内注射研究报道较少的疼痛缓解持续数天到数周，而其他的研究报道显著的疼痛缓解持续数周到数月。

内侧支阻滞也被用来进行颈椎的治疗。在一个前瞻性、未随机化和观察性研究，结果显示内侧支阻滞治疗慢性颈部疼痛具有显著的疗效。Bansley和Bogduk对16个慢性颈痛的患者进行研究，采用双盲、对照的方案，这些患者经历反复的颈内侧支阻滞，用0.5ml的局麻药，来获得内侧支阻滞诊断CFS的敏感性和特异性。单纯的未对照阻滞的敏感性95%，特异性为73%。然而，对于单纯的未对照阻带有一个很高的假阳性率(27%)。内侧支阻滞还通过应用不同的对照性的局麻药进行。在一个研究中，当他们接受一系列的布比卡因或利多卡因注射后34个患者(77%)正确地识别出作用较长的药物。

在一个相关研究中，对比性局麻药的敏感性和特异性得到评估。在一个随机和双盲试验中，这些阻滞与安慰剂阻滞相比较。一个54%低敏感性显示存在许多假阴性结果(46%)。88%的特异性显示，假阳性结果很少(12%)。当手术决定基于这些内侧支阻滞结果时，安慰剂对照的三联阻滞应该谨慎。

在另外研究中，Barnsley和Bogduk应用造影剂显示，0.5ml的局麻药注射后注射0.5ml的造影剂不会扩散很广来影响目标神经之外的结构。在目标水平上下没有造影剂的扩散，没有发生造影剂向前侧扩散到腹根，而且造影剂也没有向外侧扩散超出半棘肌。麻醉药只阻滞小关节而没有麻醉任何其他可能是慢性颈痛源的结构。传统上，治疗性的小关节注射只用于那些小关节痛的对照性诊断性阻滞。

对于可疑CFS病例，首先采用诊断性内侧支阻滞技术。如果有一个阳性的反应，那么进行超过 12~18 周的一系列三个内侧支的阻滞，用来排除安慰剂反应和记录优良反应的时间长短。患者的疼痛显著缓解持续 2~3 个月，需要一个维持治疗计划，此后每年最多 4~6 次的重复治疗。对诊断性内侧支阻滞效果不持久，则提示采用射频毁损以期长期的疼痛缓解，每年最多 4 次治疗。

内侧支神经切断术在一些对照良好的试验中有描述。尽管没有结论性的结果被报道，其有效性在系统性综述、观察性研究、随机化试验和个案报道中有描述。大多数研究者已经发现，内侧支射频热凝对治疗小关节疾病是一个安全有效的方法，而且可能具有长期的效应。射频毁损具有连续或脉冲的射频模式。射频神经切断通过凝固支配小关节的后支内侧支来毁损小关节神经的，它可以使神经内的蛋白变性。这样，传递疼痛电信号到背根神经节的神经冲动就被抑制了。然而，由于背根神经节依然保留，神经并没有被毁坏，内侧支神经细胞体仍然完整。另外，根据射频毁损的部位，神经可以在 6~9 个月重新生长到它的靶小关节，这将使小关节疼痛重新出现。在这种情况下，反复神经切断是一个可行的选择。当进行多阶段双侧神经毁损时应该警惕，因为这可以导致日常活动中颈肌疲劳的危险性增加。

Lord 及其同事进行一个包括 24 个患者的随机、双盲试验来评估射频神经切断的有效性。在采用安慰剂对照、诊断性阻滞确定疼痛小关节后，患者被随机分为治疗组和对照组。治疗组接受内侧支 80℃的热凝 90 秒，而在对照组，温度探头保持在 37℃治疗组中的 12 个患者报告在疼痛恢复到以前水平 50%之前的时间平均为 263 天，而对照组仅仅 8 天。在治疗后 27 周，对照组中 1 例患者和治疗组中 7 例患者仍然保持无痛。

射频神经切断术的长期效应在 28 例机动车事故后颈痛的患者中进行评估。首次治疗后，71%的患者报告疼痛完全缓解，平均维持时间为 422 天。第二次治疗后疼痛缓解维持 219 天，而且一些患者经过反复多次治疗后疼痛缓解可维持数年之久。

当侵袭性非手术失败后才考虑进行颈椎融合术。对于 CFS 患者，手术融合的效果远远不如根性疼痛患者。在几个医学中心，无神经缺陷的小关节退行性改变所致的颈痛具有明确的适应证选择颈椎融合术治疗。平片上显示椎关节强直不适合做颈椎融合，因为这些变化在有症状和无症状患者中都很明显，而且并不与颈痛相关。在一些情况下，颈椎小关节疼痛甚至发生在颈椎前融合之后，或者手术后疼痛更加严重。特定水平的制动使其他的小关节来承担机械性压力。颈痛还可继发于内在机制，即与运动无关，或者与这些关节的微小运动有关。非甾体类抗炎药也可以有助于减轻疼痛和炎症，尽管长期使用可能导致许多患者出现胃刺激或溃疡。

并发症与危险性

与所有侵袭性医学方法一样，小关节注射也存在潜在的危险性和并发症。一般来说，危险性很低，并发症也很少见。然而，颈椎小关节注射可发生灾难性的并发症，包括穿刺针放置技术相关的并发症和那些使用不同药物相关的并发症。患者正在服用抗凝药（如华法林）或有活动性感染，不能够进行这种操作。治疗医生应该针对这些情况进行讨论。

Okada 经过一系列小关节注射显示，80%的受试者从小关节到椎板间部、棘突间部、对侧小关节、硬膜外腔周围，以及颈椎硬膜外腔存在交通途径。Dreyfuss 及其同事报道，7%的病例被发现有关节外的渗漏，尽管容量很低。罕见但潜在的并发症包括椎动脉和腹根的损伤，以及发生栓塞的危险性，导致脊髓损伤和脑梗死从而产生严重的神经学后果。其他次要的并发症包括头痛、注射部位疼痛、晕厥、低血压、恶心、出汗、面红和头晕。射频热凝神经毁损的并发症非常罕见，包括原有疼痛的加重和可能的去传入疼痛、局部疼痛（包括肌筋膜痛、症状性血肿痛、非神经炎痛)、神经炎痛、感觉或运动缺陷、灼痛或感觉迟钝、椎旁皮肤或去神经支配的小关节感觉降低和痛觉超敏、短暂腿痛以及持久性下肢无力。脊髓损伤可导致梗死、肠和膀胱功能异常、本体感受和感觉丧失、运动功能丧失、布朗-塞卡尔综合征(脊髓半侧损害综合征),以及截瘫。

结语

CFS 可继发于小关节痛,表现为颈痛和头部、肩部和上肢的牵涉痛。内侧支支配这些小关节,通过脊髓把疼痛信号传导到更高的中枢区域。大量的研究显示,用局麻药、类固醇或二者复合阻滞颈椎小关节或内侧支可以显著缓解 CFS 的疼痛。尽管颈椎小关节内注射的证据有限,但还是有一定关于内侧支阻滞的证据和甚至更多射频热凝毁损的证据。多种有效的和治疗性的方法可以用来治疗颈椎小关节疼痛。尽管并发症非常罕见,但仍有可能发生严重并发症。正确的技术、充分的训练和经验、严格仔细地遵守安全指南,以及应用适宜的荧光透视成像设备,对颈椎结构安全有效注射都是不可或缺的。

第二节　颈神经根病

临床表现

定义

颈神经根痛是指由于颈神经根受到刺激或功能紊乱导致的疼痛。而颈神经根炎是指神经根的疼痛和炎症。因此,颈神经根痛和颈神经根炎在涵义上是相同的。而颈神经根病则超出了二者的范围,它意味着神经根的损害已经导致了该神经根分布区域出现具有临床意义的运动或感觉神经功能的障碍。因此,颈神经根病是神经根传导功能的障碍,从而导致了神经系统症状的产生,如肢体麻木或乏力;或者是神经根的血供受到累及从而导致的感觉异常。人们一致认为颈神经根痛沿受累神经根呈一个皮节分布,然而颈神经不仅仅分布于表皮,同样分布于肌肉、关节、韧带等深部组织中,因此在远离相应皮节的深部组织中也会感到神经根的疼痛。综合了所有的试验数据后,Bogduk 提出了与国际疼痛研究协会(IASP)一致的实用性的颈神经根痛的概念。他的概念中涵盖了许多不同的方面:颈神经根痛由于颈神经根受到刺激而产生;疼痛可在受累神经根所支配的部分或全部组织中被感知,包括皮肤和深部组织;上臂近端的神经根痛在性质和分布上很难与躯体牵涉痛相鉴别;但前臂和手部的疼痛多数是神经根源性的;向上臂放射的电击样痛一定是神经根源性的疼痛。

流行病学

颈神经病的年发病率接近 85/100 000, 最常见的原因为相应节段的椎间盘突出或脊椎炎症性刺激。瑞士的一项调查中显示,约 40%的人在一生的某段时间存在颈部疼痛并伴随一过性的神经根性异常。1997 年的一项神经流行病学研究显示,在土著部落,颈部疼痛和颈神经根病是最常见的神经系统异常。虽然随着年龄的增长颈椎间盘结构的退化是一个正常过程,但是毫无疑问它在颈部疼痛、神经根病变和脊髓受压中扮演着重要角色。然而,在颈椎髓核的突出比在腰部少见的多。颈部最常见的椎间盘突出的部位是 C5~6 和 C6~7,常年累及第 6 和 7 颈神经根。

病因学

颈神经根痛和颈神经根病发生的最常见原因是椎间盘突出和颈椎病。其他较少见的原因包括小关节病变、椎体病变、脊膜病变及继发于血管、髓鞘和神经的病变。椎间盘突出分为软突出和硬突出。软突出是指椎间盘突入椎管内。椎间盘突出也可分为中央型和外侧型突出。中央型突出首先压迫脊髓,通常引起脊髓病变;而外侧型突出则突向椎间孔,压迫脊神经和神经根,导致神经根痛而中央型突出的疼痛却并不常见或是不明显。与软突出相反,硬突出是颈椎病的典型特征,伴小关节的骨质增生,导致椎管或椎间孔狭窄。

现在的观点认为神经根病的临床特征是由于受累神经根受到压迫而产生的。这种压迫导致神经传导受阻、局部缺血,从而出现麻木、感觉异常、乏力及腱反射减弱。然而除此之外还有其他解释。为了解释腰神经痛,学者们对腰椎间盘和腰神经根进行了广泛研究。研究表明,腰部脊神经的独特特征以及炎症的机制可以解释除了压迫和压迫影响背根神经节的机制之外的其他一些机制。然而这些颈神经根痛的机制仍然没有得到证实。只有一项研究证明突出的颈部椎间盘会产生金属蛋白酶、一氧化氮、白介素-6 和前列腺 E2,这些物质被认为是脊神经潜在的刺激物或炎症标志物。

症状与体征

颈神经根病的症状和体征与疼痛和神经特征有关。典型的患者具有间断性颈部疼痛伴突发神经根痛病史,可继发于外伤史。颈神经根痛在咳嗽、打喷嚏、颈部活动时,尤其是作伸展和 Spurling 试验时加剧。神经根病的患者也许会抱怨颈部、肩膀、前胸壁、胳膊、前臂或手等部位的疼痛。不同的研究结果显示颈部痛和上肢痛的发病率也不尽相同。

神经系统表现

神经根病的神经系统表现是麻木、乏力、感觉异常和腱反射减弱,前臂痛伴感觉异常被认为是神经根病的首要表现。颈神经根受压时不同的症状和体征,包括损伤部位、牵涉性痛、运动功能障碍、感觉功能障碍及腱反射的改变。神经根所支配的皮节麻木和(或)感觉异常和(或)神经根所支配肌节无力在临床上都应该考虑颈神经根病的可能。而单纯的腱反射减弱并不是一项诊断体征。腱反射减弱是感觉或运动传导阻滞的临床表现,因而不是独立于麻木或无力而存在的首要指征。总之,前臂和手的疼痛尤其是同时存在感觉异常时是颈神经根痛最有力的诊断证据。虽然起自颈部穿过肩区向上臂放射的疼痛范围与标准的皮节分布范围一致,但仍需要实验室检查证据来支持颈神经根痛的诊断。单纯的颈区疼痛、肩带部疼痛或上臂近端疼痛多提示躯体的牵涉痛而不支持神经根痛的诊断。

原发性脊神经肿瘤也会出现神经根痛,但是这种疼痛通常以明显的感觉丧失为特征。因此,当出现以神经系统为主的症状时常提示神经系统原发性疾病。神经纤维瘤常与皮肤瘢痣病有关。当累及 C_7 或 T_1 脊神经时常提示肺尖部肿瘤,因为这些水平极少有椎间盘突出的发生。肺部肿物常会有 Honer 综合征的表现。

继发于颅内肿瘤的颈神经根病进展十分迅速。特征为感染性病变、发热、不适等全身症状伴血象、红细胞沉降率升高。结节病同样是以明显的感觉和运动功能丧失为主要临床表现。

体格检查

对于一个颈部疼痛的患者,不论有无上肢痛、是否怀疑椎间盘突出、神经根痛或神经根病时都应该进行颈部、躯干、上下肢的神经系统检查。下肢检查用来确认明显脊髓病变时长传导信号的存在或缺失。另外,在脊髓病变时本体觉、震动觉和两点辨距觉的测试同样重要。其他检查包括压头试验、上肢牵拉试验、外展试验或以上综合评估都同样适用于颈椎疾病。

局部颈部疼痛有90%以上的高发病率。上肢麻木理所当然是一个可靠症状,但它并不是神经根病患者的共有症状,发病率24%、48%到86%不等。C_6和C_7支配的皮区发生麻木的现象最常见,提示这些神经根最常被累及。C_6支配的皮区发生麻木的预测值是0.7,而C7的皮区是4.465。Bogduk报道有87%的C_7受累患者出现C_7支配皮区的麻木症状,而有73%的C_6受累患者出现C_6支配皮区的麻木症状。

乏力被认为是比麻木更好、更可靠的临床表现。在之前的研究报道,约有70%的患者存在乏力现象。然而,更多最近的研究显示只有1/3的患者会出现此症状。肱二头肌无力对C_6神经根病的诊断特异性高,但敏感性却很低。相反,肱三头肌无力对C_7神经根病的诊断相当敏感,但其特异性不是太高。据Bogduk报道,客观存在的运动乏力为C_6神经根病的诊断提供了77%的可信度,而C_7神经根病的可信度是67%。伸腕和屈腕乏力不具有鉴别意义,因为在C_6、C_7、C_8神经根病均可见。手部肌肉乏力仅见于C_8神经根病。

腱反射异常见于70%的患者,但这个数据仅限于肱二头肌和肱三头肌病变的患者,而不适用于肱桡肌。肱二头肌腱反射的抑制与C_6、肱三头肌反射的抑制与C_7之间存在着强关联性。

激惹试验

有许多特殊的激惹试验可用于颈部和颈椎的检查。大部分试验用于鉴别神经根病变、脊髓病变或臂丛病变,包括Spurling压颈试验、肩外展试验、引颈试验、Lhermitte征、Hoffman征和Adson试验。虽然操作方法和解释不同,上述检查方法却被许多检查者作为常规检查。现有文献表明,当进行规范操作时,Spurling压颈试验、引颈试验和肩外展试验的特异性高,敏感性低而且不同检查者之间可靠性好。而对于Hoffman征,现有的文献中没有提到不同检查者之间的可靠性问题,但却报道了其良好的敏感性和特异性。现有资料甚至包括实验性报道中也没有关于Lhermitte征和Adson试验的检查者之间的可靠性、灵敏性和特异性的研究。实际上,Wainner和Gill提出就颈神经根病而言,许多研究者认为“缺乏足够的证据,临床试验的真正价值目前还是未知数”。Malanga等人校验了历史上关于颈椎检查的多个激惹试验的数据和科学分析,其中包括多种试验操作、各项试验最初的描述、可靠性分析及真实性研究。

诊断性试验

诊断性试验在鉴定颈部和臂部疼痛的原因及定位病变水平方面可能会有帮助。在可选择的包括影像学检查、电诊断学以及椎间盘造影术在内的众多试验中,影像学检查最有帮助。

影像学

X线平片在颈神经根病的诊断中并无重要帮助。脊髓造影术是一种侵入性检查,但是可以显示颈椎管中由于硬膜内、硬膜或硬膜外的病变造成的畸形。然而当病变完全侵袭颈部脊神经的侧缘时,脊髓造影术则无法直接显示病变,而且其显像效果很差。普通计算机X线断层摄影术(CT)可以进行轴向成像,因而可以看到椎间孔的侧面部分。CT脊髓成像被认为是一种准确、可靠的检查方法,也被证明在颈椎间盘突出的诊断方面比脊髓造影术更具有优越性。但这项检查费用高而且是侵入性的检查。

磁共振成像(MRI)

MRI是现代影像学的选择——替代了脊髓造影术、CT和CT脊髓造影术。在检查颈神经根受压方面,MRI被认为与CT脊髓造影术一样准确,即便是神经根骨性侵害病变的检测方面略差一些。然而,众多无症状个体出现的颈椎MRI结果异常已然成为一种忧患。

神经生理试验

肌电图和神经传导的研究在神经根病方面并未显示任何优势，然而其在鉴别颈神经根与外因性损伤方面具有重要价值。

椎间盘造影术

椎间盘造影术是一项诊断性检查，用以确认椎间盘是否为内部疼痛。其最初设计是作为研究椎间盘突出的技术，但如今已不再使用。因此椎间盘造影术对颈神经根的诊断无任何意义，它的用途仅局限于诊断椎间盘源性疼痛。

鉴别诊断

最常见的导致颈神经根受压的原因是颈部椎关节僵硬、椎间盘退化、椎间盘突出。然而还有很多其他原因。神经根病是一种放射到手部的电击样痛，并伴有感觉丧失、运动无力或腱反射减弱等客观神经学症状的病变。

颈部脊髓受压可能导致颈部脊髓病变，导致上肢产生神经根性受损症状，在下肢产生长传导束(受损)症状。在上肢可能出现感觉异常、肌肉无力以及腱反射减弱；在下肢可能出现痉挛性瘫痪、反射减弱、阵挛、伸肌跖反射以及震动觉和位置觉减弱。肠道和膀胱的功能通常是完好的。椎间盘退化、小关节病变或肌筋膜综合征导致的疼痛在本质上属于躯体疼痛，具有其相应的特点。有躯体痛的特点、无反射异常、无向上肢远端放射的上背部、肩部和上肢的牵涉痛提示是由除了神经根病之外的其他原因导致的。脊髓病变的特点是出现由于长传导束受损导致的下肢和躯干的症状体征。然而，这些特征也许不存在于下肢，而仅表现在上肢。在这种情况下，脊髓病变与神经根病之间的区别在于症状的非神经根型分布、下运动神经元信号的消失而上运动神经元作用保留。脊髓病变时的双侧神经源性症状最不可能出现于神经根病。

脊髓损伤造成的下肢和躯干的典型病变表现与脊髓型颈椎病引发的病变表现相似。但如果临床表现仅局限在上肢，可以通过脊髓损伤时的分布特点及病变双侧性来鉴别。

Pancoast 综合征和胸廓出口综合征的临床表现包括 C_8 和 T_1 神经根病变，这在椎间盘突出时极少被累及。Pancoast 综合征和胸廓出口综合征的特征性表现并不支持颈神经根病的诊断。

外周神经病变在上肢表现为电击样痛、感觉异常和麻木。然而，这种症状的分布与颈神经根病不同的是它没有累及皮区。神经传导的研究，而不是影像学检查，可用以区别周围神经病变或颈神经根病合并周围神经病变，以及其他病变包括臂丛神经炎、多发性硬化症和疱疹后神经痛。

症状学水平的鉴别诊断

为了进行鉴别诊断，确认症状学水平也是至关重要的。症状学水平可以通过疼痛分布、感觉缺失、运动减弱和反射抑制来确定。

单纯的神经根疼是很难确定其所累及的水平的。尽管如此，臂外侧或臂后部位的疼痛多出现在 C_7 神经根病的患者，而前臂中后部位的疼痛或感觉异常可以区别 C_6 与 C_7 神经根病，却不能区别 C_7 和 C_8 神经根病。前臂外侧的疼痛或感觉异常可以区别 C_6、C_7 神经根病与 C_5、C_8 神经根病，却不能区别 C_6 与 C_7 神经根病。

在鉴别病变水平方面，感觉异常被认为比皮区分布更有价值。Bogduk 报道 C_6 神经根受累时会影响到拇指和示指，C_7 神经根受累时会影响到中指，C_8 神经根则会影响到小指。虽然也可累及其他的手指，但 C_8 神经根受累皮区主要是小指，(不)包括环指；而 C_7 神经根受累皮区主要是中指，(不)包括示指。运动障碍、感觉障碍和反射的改变。

治疗

有多种治疗方法包括药物治疗或非介入治疗、介入性疼痛治疗以及手术治疗。

保守治疗

保守治疗包括药物治疗、物理治疗、牵引、使用颈托、卧床休息、功能锻炼和经皮神经电刺激疗法(TENS)。Saal及其同事详细地描述了颈椎间盘突出的保守治疗方法。关于治疗颈部慢性疼痛的报道有很多,但极少有关于颈神经根病治疗的研究。在过去的几十年里,人们对于总结和分析颈部疼痛保守治疗的资料越来越有兴趣。Hoving及合作者批判地评价了关于颈部疼痛保守治疗有效性的综述。他们评估了25篇文章,其中的12篇是100余篇文献的系统回顾。他们建议写综述时应避免在文章选择上的偏差;应详细地描述所回顾的人群及其症状;详述治疗的次数及特征;如有可能使用公认的分类法;使用系统的方法处理。他们也得出结论,当给予读者多种回顾性方法学、描述性信息和结论时,应该仔细地、批判性地看待综述。他们认为大部分综述是低质量的。

van Tulder及其助手断定,由于方法学问题,倾向于任何一种慢性颈部疼痛的治疗方法都是不适宜的。保守治疗的方法包括应用肌肉松弛剂的药物治疗、按摩治疗、物理治疗、行为治疗、针灸、牵引、枕垫、激光疗法、电磁疗法和本体觉练习。

疼痛介入治疗

椎间隙硬膜外腔及经椎间孔硬膜外腔注射类固醇已被用来治疗颈神经根痛。然而关于颈部硬膜外类固醇注射治疗的数据很少,而且大部分由腰神经根病延伸而来。现在还没有关于颈部硬膜外类固醇注射方面的系统的或实用的综述。经文献检索的结果证实,有两项随机试验以评估颈部椎间隙硬膜外类固醇注射和一项非随机试验用以评估经椎间孔硬膜外类固醇注射。也有其他作者描述了通过颈部硬膜外注射类固醇治疗颈部疼痛的方法。然而无论短期(<3个月)还是长期治疗(>3个月),其疗效都一般。回顾性分析结果显示,神经根痛患者的疗效似乎最好,而那些影像学显示脊椎正常的患者似乎疗效最差。然而颈部椎间隙硬膜外注射类固醇应是进行外科手术前保守治疗的一部分。近几年,颈椎经椎间孔硬膜外注射类固醇出现了许多并发症,因此颈部经椎间孔硬膜外注射类固醇只有作为最后的治疗手段,由有丰富经验者操作,而且患者能接受其潜在并发症时才可采用。

手术治疗

手术通常在保守治疗失败后采用。多数回顾性文章显示80%~90%行椎间盘摘除及前路融合术的患者预后都很好,仅行椎间盘摘除而未行融合术者有类似的效果,而94%或更多的行后路椎间孔扩大的患者预后亦很好。只有Persson及其同事所做的一项随机控制试验结果表明,手术组患者的疼痛明显缓解的作用在12个月后便慢慢消失了。这项研究结果显示只有8%的患者疼痛能完全缓解,19%的患者只是改善,42%的患者没有变化,而31%的患者出现疼痛加剧。

并发症

除了长时间的功能障碍,椎间盘突出症的并发症除了长时间的功能障碍,椎间盘突出症的并发症还包括神经损伤和脊髓受压。颈部椎间盘突出可能产生Brown-Sequard综合征。保守治疗及手术治疗都存在副作用。所有种类的镇痛剂,包括麻醉性和非麻醉性药物,都有许多副作用。对乙酰氨基酚有肝毒性。NSAIDs有严重的副作用,尤其是在使用高剂量和老年患者使用时。类罂粟碱可以使人头晕,出现呼吸系统抑制、中枢神经系统功能障碍、药物依赖性和成瘾性。肌松弛药有明显的副作用,包括嗜睡以及有较强的药物依赖性和成瘾性的风险。长期卧床有去适应作用,而牵引也会增加许多制动相关的并发症,包括肌萎缩、骨密度减低、褥疮、血栓栓塞。虽然其操作的风险性低,但也可能会发生严重的并发症导致严重的或进行性的神经损害。麻醉下的操作也增加了严重神经并发症的风险。

介入治疗也有很多并发症。经椎间隙和椎间孔硬膜外注射的最常见和棘手的并发症与穿刺针的插入倒置和药物的使用有关,包括穿破硬脊膜、脊髓损伤、感染、血肿形成、脓肿形成、硬膜下注射、蛛网膜内空气注入、硬膜外脂肪过多症、气胸、神经损伤、头痛、死亡、脑损伤、颅内压升高、药物注入血管、血管损伤、脑血管肺栓子以及类固醇作用。

外科手术的并发症包括感染、神经损伤、脊髓损伤、死亡、硬膜外纤维化及腰椎椎板切除术后综合征。

第三节 臂丛神经病

分类

臂丛神经病可根据病因或损伤位置进行分类。

临床表现

高位臂丛神经病

其表现为肩部外展肌、外旋肌、肘屈肌、前臂旋后肌和腕伸肌无力,导致上肢靠近身体,并内收和内旋,肘部过伸,前臂旋前,腕部过屈。这种姿势被称为侍者手。肱二头肌、肱桡肌、肱三头肌及旋前肌牵张反射消失,对应皮区和末梢神经所支配区感觉丧失。

低位臂丛神经病

其表现为上肢远侧和手部肌肉无力,与远端神经病变类似。掌指关节过伸,近端和远端指间关节屈曲,并有拇指反旋,被称之为猿手。通常还伴有星状神经节损伤,引起霍纳综合征,主要表现为眼睑下垂、瞳孔缩小,同侧面部无汗、眼球内陷、手指屈肌肌力减弱,相应皮区和神经分布区感觉减退。

外伤性臂丛神经损伤

依据外伤的性质和解剖特点,臂丛神经损伤程度不同,轻者表现为牵拉或局部损伤,重者出现撕脱或全臂丛损伤。通常当肩部,此时内收时,颈部向对侧过度弯曲可以引起高位臂丛损伤。如摩托车车祸时,驾驶者跌落,使头与肩反向运动。头部上方重物掉落,正好砸在外展的肩部,此时上肢高举过头,使躯体和上肢反向运动,这样主要引起低位神经丛损伤。双侧上肢无力的患者应排除颈部脊髓损伤。神经根撕脱的临床特征为上肢严重疼痛、麻痹和霍纳综合征。

足月分娩过程中,Erb-Ducbenne 和 Klumpke 瘫痪的发生率约为 4%。除非神经根撕脱,否则大部分患儿可以迅速恢复。有 3%~25%的患儿症状持续无好转。患儿症状发生没有性别差异。损伤的危险因素有肩位难产、胎儿体重超过 4kg、臀先露、第二产程超过 1 小时、曾分娩产伤导致的臂丛损伤患儿及经产妇等。右侧多发,有 4%的患儿有双侧症状。必须对患儿进行仔细的检查,及时发现合并损伤,如锁骨或肱骨骨折、面神经或膈神经麻痹、头部血肿及肩难产。需要与偏瘫和中枢性肌张力减弱进行鉴别诊断。偏瘫婴儿可出现婴儿拥抱反射(Moro 反射)增强,肌电图表现正常。中枢性肌张力减退患儿的肌反射消失,但肌电图正常。

运动员，尤其是橄榄球运动员常因臂丛高位神经根受到牵拉、压迫或直接的撞击而突然出现强烈的针刺样或烧灼痛(Stinger/Burner)，会有感觉迟钝。有时还伴有整个上肢无力，通常持续时间很短，数分钟内可以缓解。患有颈椎椎管狭窄合并椎间盘退行性疾病的运动员容易出现持续无力和感觉改变。运动员何时恢复训练，主要取决于既往发作次数和症状的持续时间。合理的会诊，包括改变橄榄球运动员的装备和增加防护衣，同时进行彻底的康复，对于预防这种疾病或降低复发率有效。运动员、家属和教练需要理解的是，症状复发是无法预测的。

胸廓出口综合征指的是出入胸廓的有关神经、血管及神经与血管系统受压迫而产生的一系列症状，有确诊性神经胸廓出口综合征、可疑性神经胸廓出口综合征和损伤性胸廓出口综合征三种亚型。当神经血管束进入上肢时，在不同水平位置受压。锁骨下动脉和臂丛神经通过由前中斜角肌和第 1 肋构成的斜角肌间隙。肋颈及前斜角肌痉挛或损伤均可压迫动脉或神经丛。胸廓出口综合征又可称为入口综合征、前斜角肌综合征或斜角肌间隙综合征。锁骨下血管和神经丛受锁骨和第 1 肋压迫则称为肋锁综合征。血管和神经丛越过第 1 肋后位于胸小肌和喙突下方。肩部外展或前屈时，神经血管束受牵拉可以引起感觉异常或其他神经血管症状。这被称为胸小肌综合征或喙突胸小肌综合征。此外还可能出现背包麻痹（rucksack paralysis,back pack paralysis）。帆布背包(rucksack)是设计用来在肩上背 20 磅的重物的布背包。双肩包(back pack)是比帆布背包大，并有一个由腰带支持的金属构架。由于重量被转移到臀部，而肩带只是固定包的位置，腰带能防止背包麻痹。士兵、远足宿营者及携带书的儿童经常用到这些物件。其主要症状是逐渐出现的麻木和无力，疼痛很少见同口常累及高位臂丛。患者应使用有衬垫的宽肩带，适当地使用腰带。尽管如此，在徒步旅行时，还要注意间断休息、放松肩部。

医源性臂丛神经病

麻醉后患者肌张力消失，受到牵拉时，无保护性反应以及出现的相关疼痛。患者肩部外展 90°，进行外旋动作时会牵拉臂丛神经，若同时上肢伸展或处于头低脚高位，会加重臂丛神经损伤。头部向对侧的外展臂旋转或弯曲也可以加重臂丛神经损伤。俯卧位肩部外展 90°并内旋，也可损伤臂丛神经。腋窝或侧胸壁手术时，患者处于侧卧位，上肢位于肩外展和肘伸展位，手臂悬吊于头部上方的头架上，也可损伤臂丛神经。为了避免臂丛神经损伤，患者仰卧位时，使肩部保持内收 15°可以避免牵拉。俯卧位可以在胸下放置两个枕头防止牵拉。心血管手术需要行胸骨正中切开术，长时间的胸骨实质性回缩及颈内静脉插管引起的血肿均可压迫臂丛神经下干并引起神经细胞失能型损伤。

放射线损伤引起的臂丛神经病

放疗后可出现三种类型的综合征：

1.短暂臂丛神经损伤，应用 5000 cGy 进行放疗时，通常放疗后 4 个月有 1%患者可出现症状。

2.急性缺血性臂丛神经病，主要由放疗后锁骨下动脉阻塞引起。急性起病，主要症状是感觉障碍，无力，不伴有疼痛。

3.放射纤维化，在进行数月或数年的放疗后可出现该症状。危险因素包括以往治疗时暴露的放射线、伴随进行的化疗和进行 5700 rad 以上的放疗。

在患者被诊断之前，放射性臂丛病的症状是慢性的。放射纤维化是至今最常见的放射性臂丛病的类型。MRI 将显示软组织或骨骼放射后的变化。使用钆的 MRI 将增强显示复发的肿瘤。放射后患者在 MRI 上将显示患病部位长期的强化。

肿瘤所致的臂丛神经病

臂丛的原发性肿瘤比继发性肿瘤少见，大部分原发性肿瘤是良性的。最常见的原发性肿瘤是神经纤维瘤，是单发的，两端渐细的，位于锁骨上。女性多于男性。第二种最常见的原发性肿瘤是良性的神经鞘瘤。神经鞘的原发性恶性肿瘤如神经源性的恶性肉瘤和纤维肉瘤，比较少见。继发性肿瘤有肺上沟瘤、淋巴瘤、小细胞肺癌和乳腺癌。可选样磁共振进行特征性的诊断。

Parsonage-Turner 综合征（神经痛性肌萎缩）

发生这种疾病之前，患者常有病毒性疾病、免疫系统疾病或手术史，但并不是所有时候都这样。这种患者通常都会有夜晚被肩部严重疼痛唤醒的病史，而这种疼痛可在 1~2 周内改善。一旦疼痛减轻，肩部或上肢的萎缩无力就会变得明显。它可以累及臂丛的任何神经分支，但是胸长神经、腋神经、骨间前神经和肩胛上神经是最常受累的。有时，支配个别肌肉的神经分支也可被累及（如冈下肌、旋前圆肌）。病理上表现为多发性单神经炎。通常是单侧，但是肌电图偶尔发现无症状的对侧也有异常。应该排除一种罕见的显性遗传病（即遗传性神经痛性肌萎缩），这种患者可多次发作臂丛炎性疼痛。

诊断

电生理诊断技术

肌电图 / 神经传导研究（EMG/NCS）

诊断臂丛神经病的准确病变位置对于一个即使富有经验的医生来讲也是很有挑战性的。大部分肌电图/神经传导研究的改变在损伤后 2~4 周才出现。臂丛神经干与神经束受累的鉴别诊断。

C_5-C_6 神经根撕脱与上干损伤的不同点在于：对于神经根撕脱，感觉神经传导研究发现，支配第 1 指或第 2 指的正中神经的感觉神经动作电位（the sensorynerve action potential，SNAP）、支配第 1 指的桡神经的 SNAP 以及前臂外侧皮神经的 SNAP 是正常的（在节前损伤中细胞体是延续的，其位于背根神经节中，到达外周的轴突）。针刺肌电图显示，前锯肌、斜方肌和 $C_{5\text{-}6}$ 支配区的颈椎旁肌肉受累。从临床表现上看，除了上干损伤所累及的肌肉，还包括这些肌肉受累。

C_7 神经根撕脱与中干损伤的不同点在于：对于神经根撕脱，感觉神经传导研究发现，支配中指的正中神经的 SNAP 和前臂后侧皮神经的桡侧 SNAP 是正常的。针刺肌电图显示，C_7 椎旁肌肉受累。临床表现是相同的。

C_8-T_1 神经根撕脱与下干损伤的不同点：在神经根撕脱，感觉神经传导研究发现，支配小指的尺神经、尺侧后部皮神经和前臂内侧皮神经的 SNAP 是正常的。针刺肌电图显示，C_8-T_1 椎旁肌肉受累。临床表现是相同的。

肌电图检查显示肌纤维颤搐，与肿瘤复发性臂丛神经病相比，更支持放射性臂丛神经病的诊断。纤维肌颤和正性尖波更倾向于肿瘤所致的臂丛神经病。

如果臂丛神经病的病情比较轻微，则运动和感觉传导研究可能不会同时显示明显的异常，需要做一个全面和详细的针刺肌电图检查，以记录微妙的异常。下肢温度可以增加 SNAP 幅度，因此掩盖了节后损伤引起的波幅降低。伴发腕管综合征等损伤可以使感觉电位变得很小，从而造成根性撕脱的诊断困难。

躯体感觉诱发电位（SSEP）

正如其名字所表示的那样，该检查仅仅评估的是躯体感觉神经纤维。当臂丛神经的终末分支（正中神经、尺神经或桡神经）在肢体远端受到刺激时，可以在锁骨上凹对应的 E 而点（获得的负波被称为 N9)、C_2 棘突对应的后柱(N13)和对侧头皮对应的顶叶皮层(N19)记录出一个电位。当 N9 波幅较正常对侧降低超过 30%,并且 N13 的波幅正常,可以解释为相应脊神经的节后神经元损伤。也就是说,如果尺神经受到刺激,N9 波幅消失提示 C_8~T_1 的节后神经元损伤;如果是正中神经受到刺激,则是 $C_{5\sim6}$ 的损伤。

用 SSEP 进行损伤定位,与手术直视定位的符合率仅能达到 50%。因为 SSEPs 比感觉 NCSs 更为复杂,而且提供的关于臂丛状态的信息远比一项全面的电反应诊断学检查要少,所以其应用有限。

X 线平片

导致臂丛神经损伤的严重创伤也可以累及颈臂骨,造成颈椎、锁骨或上段肱骨的脱位或骨折。 C_5~C_7 前支与横突相毗邻;因此,颈椎横突移位骨折常造成严重的臂丛神经损伤。

脊髓 X 线造影术

根性撕脱伤时,神经根的硬脊膜覆盖层也会在椎间孔处受到牵拉。几周后这个神经根的硬脊膜覆盖层形成了一个憩室,这在颈椎脊髓造影片中很容易见到。自从 MRI 开始应用之后,就不再使用这个检查了。

CT

CT 可以用于显示在平片中难以显示的骨折。CT 脊髓造影术优于传统的 X 线脊髓造影术,但是不会像 MRI 样能够提供臂丛神经及其分支解剖细节。CT 可用于探测第 1 肋骨骨折,这往往伴发于胸骨正中切开术,后者主要导致累及 Q 神经根或下位神经干的臂丛神经损伤。

MRI

MRI 是非创伤性的检查,对软组织的分辨率远远优于前述各项检查。因此,多选用 MRI 来评价神经组织。MRI 可以显示损伤几天后的去神经支配肌肉的信号强度的改变。其表现是,去神经支配的肌肉水肿,T_2 加权像上显示高信号强度。三维 MRI 脊髓造影术的诊断准确性达到 92%,敏感性 89%,特异性 95%。MR 神经造影术目前已经用于评价外周神经,但是其准确性仍有待确定。

治疗

康复锻炼

一个全面的康复计划包括关节活动度训练(包括被动活动、辅助活动和主动活动);力量加强训练,接受各种感觉形态锻炼;保持患肢于合适的体位,制订一个家庭锻炼计划,应用经皮神经电刺激(TENS)进行疼痛治疗,应用超声引导技术牵拉收缩的肌腱。根据患者的需要,实施适当的矫形器预防挛缩、维持正常体位或改善功能。治疗上还强调,通过应用适应性设备和功能矫形器来进行各种日常活动。娱乐治疗强调应用辅助技术,帮助上肢应对各种业余活动。

对于儿童的新生儿臂丛神经病的治疗,应该从婴儿期开始。温和的关节活动度锻炼应在出生后第一个月就开始。应该向父母教授各种不同的锻炼方法,以及如何进行护理才不至于使损伤恶化。可采用腕部伸展夹板,预防挛缩。用逆行按摩、压迫性外罩或提升等方法控制水肿,对于放射治疗后神经丛病和一些复发性神经瘤神经丛病病例的治疗很重要。

外科手术

手术探查和臂丛神经损伤修复在技术上是可行的,对于经过全面评估和适当选择的患者而言,经过这种治疗后可能会获得良好的结果当保守治疗不能改善病情时,就可选择进行手术治疗。对于有神经症状的规则的撕脱伤口,应立即行外科手术探查和修复。对于创伤性神经丛病,在损伤后 3 个月进行手术治疗可获得较好的效果。如果手术失败,行肌腱移植术或截骨术可以改善功能。常用的肌腱移植术包括将三头肌或胸大肌或背阔肌移植到二头肌,对于包裹性原发神经瘤是一个较好的选择。

外科手术还包括脊髓电刺激、吗啡泵或后根入髓区(dorsal root cntry zonc,DREZ)毁损,可用于控制臂丛神经病引起的疼痛。

药物治疗

非甾体类抗炎药、抗癫痫药、三环类抗抑郁药、阿片类镇痛药、肌肉松弛药和抗痉挛药如肉毒杆菌毒素 A 或 B 可相互联合应用,有助于减轻疼痛、感觉异常、肌肉痉挛和痉挛持续状态。

并发症

与其他外周神经损伤一样,任何原因触发的臂丛神经病都能导致复杂区域疼痛综合征Ⅱ型或反射性交感神经营养不良。康复过程中,可发生肌筋膜疼痛综合征、关节和肌肉挛缩、半脱位和异位骨化。肌肉功能失衡引起的脊柱侧弯是儿童的一项可能并发症。儿童常见的后遗症是由于肌肉功能失衡或挛缩引起,包括肩和肘的骨性畸形、肩和肘脱位,以及肱骨和桡骨头脱位。对于放射治疗后臂丛神经病的患者,会有淋巴管炎和蜂窝组织炎的危险。

一般来说,低位臂丛神经干损伤的预后不好,有两个原因:(1) C_8~T_1 神经根缺乏结缔组织支撑,与其他神经根相比更容易出现撕脱损伤(节前性);(2)即便是节后损伤,运动和感觉神经也很难到达靶器官。肌肉挛缩、关节囊炎和神经管内纤维化可直接阻碍功能恢复。完全性损伤的预后不好,是因为缺乏形成侧索发芽的未受累的神经纤维。损伤部位的结缔组织崩解可导致纤维化,并阻碍轴突前行,从而导致功能恢复预后不好。高位臂丛神经干损伤的预后最好。

结语

无论从诊断还是治疗方面来讲，臂丛神经损伤都是一个复杂的临床挑战。神经每天生长 1mm,绝大多数的麻醉后和手术性臂丛神经病都能很快有所改善。锁骨上臂丛神经病比锁骨下神经丛病更常见。上位神经丛损伤比下位神经丛损伤的预后好。适当的时候,应进行多专业学科会诊,包括理疗学和康复学、疼痛医学、神经外科学、整形外科学、儿科学、肿瘤学和放射肿瘤学。

(任世超　马丹丹)

第三章　肩痛综合征

第一节　退行性肩关节炎

肩关节很容易在许多能损害关节软骨的因素作用下而发展成为关节炎。骨性关节炎是引起肩痛和功能障碍的最常见原因。它可以继发于似乎很小的创伤，也可以是反复微创伤的结果。大多数骨性肩关节炎患者表现为肩关节周围和上肢疼痛，活动时加重。睡眠困难和渐进性活动丧失也很常见。

大多数因骨性关节炎、肩袖关节病和创伤性关节炎而致肩痛的患者，主诉疼痛局限在肩关节周围和上肢运动使疼痛加重，而休息和温热使疼痛有所缓解。疼痛经常发生，性质为酸痛。疼痛可干扰睡眠。一些患者主诉在使用肩关节时出现摩擦和弹响感觉，体检可有捻发音。除了前面提到的疼痛之外，肩关节患者常常经历一个渐进性的功能下降，表现为肩部活动范围缩小，进行简单的日常活动如梳头、系乳罩或过头取物时感到非常困难。如果不进行肩关节活动，会发生肌肉萎缩和凝肩。

检查

所有肩痛的患者都需要进行普通 X 线检查。根据患者的临床表现，需要做其他检查，包括全血细胞计数、红细胞沉降率和抗核抗体。如果怀疑有肩袖撕裂，需要进行肩部 MRI 扫描。如果考虑肩部有转移性疾病或原发性肿瘤时，则需要进行放射性核素骨扫描。

鉴别诊断

肩关节骨性关节炎是导致肩关节疼痛的最常见原因。然而，风湿性关节炎、创伤后关节炎和肩袖撕裂也是关节炎性肩痛的常见原因。关节炎所致肩痛的不常见原因包括血管胶原病、感染、绒毛结节性滑膜炎和莱姆病。急性感染性关节炎通常伴有明显的全身症状，包括发热和乏力不适，很容易被经验丰富的医生识别，需要进行细菌培养和抗生素治疗，而不是采用注射疗法。血管胶原病一般表现为多关节病变而不是局限于肩关节的单关节疾病，继发于血管胶原病的肩痛对肩关节腔内注射的反应非常好。

治疗

肩关节骨性关节炎的疼痛和功能受限的首要治疗，包括联合应用非甾体类抗炎药或 COX-2 抑制剂和物理治疗。局部应用热敷和冷敷也是有益的。对于这些治疗方法效果不佳的患者，可采取关节腔内注射局麻药和类固醇激素。

实施肩关节腔注射时，患者取仰卧位，无菌消毒肩部、肩峰下和关节区皮肤。无菌注射器内含 0.25%的布比卡因 2ml 和甲泼尼龙 40mg，接上一个 3.8cm 的 25G 无菌穿刺针。在严格无菌条件下，识别肩峰中点，其下约 2.5cm 处为肩关节腔。用穿刺针小心刺入皮肤和皮下组织，穿过关节囊进入关节。如果遇到骨质，穿刺针退至皮下组织，重新稍向上和内侧定位穿刺。当进入关节腔后，缓慢注射药液。在注射时阻力应该非常小。如果遇到阻力，穿刺针很可能进入韧带或肌腱，那么应该继续稍微进针进入关节腔直至注射过程中没有明显的阻力。随后拔出穿刺针，在注射点采用无菌敷料和冰袋加压。

肩关节腔注射的最大并发症是感染。如果严格遵守无菌技术，这个并发症的发生率应该极其罕见。大约 25%的患者主诉肩关节腔注射后出现短暂的疼痛加重，应该提前告诫患者。

结语

肩关节骨性关节炎是临床上最常见的疾病。它必须与其他原因引起的肩痛鉴别开来，如肩袖撕裂。肩关节腔注射对于前述原因所致的肩关节炎的疼痛极其有效。并存的滑囊炎和肌腱炎也可导致肩痛，局部需要再注射局麻药和长效激素（depot steroid）。如果熟悉注射部位的相关解剖，以上治疗方法是非常安全的。严格进行无菌操作以避免感染，并采用预防措施避免对实施者造成危险。如果注射后立即按压注射部位将减少瘀斑和血肿的发生。在肩痛注射治疗数天后可采用一些物理治疗方法，包括局部热疗和温和运动。避免剧烈运动，以免加重患者的症状。在实施注射治疗的同时，还可再单独使用镇痛药和非甾体类抗炎药或 COX-2 抑制剂。

第二节　肩袖疾病

肩袖（回旋肌套）疾病，从肌腱炎症到断裂，都是肩前部疼痛的常见原因。其病因存在争议，有人认为是外源性损伤，也有人认为是内源性损伤。尽管许多内源性和外源性机制已有描述，但是对于每一个具体病例来讲，实际的病因可能是多因素的。无论病因是什么，肩袖疾病的病理从肌腱炎到撕裂都有特征性的临床和放射学表现，有助于诊断。手术和非手术疗法在肩袖疾病治疗上都有一定的适应证。

临床表现

肩袖疾病常常表现为前肩部疼痛。然而，症状和体征可能常常不明确，而且难于解释。因而，肩袖损伤的诊断需要一个系统的方法，包括病史询问、体格检查和诊断性试验。

病史询问

肩袖疾病的患者常主诉疼痛，而且起病隐匿，逐渐加重。这些患者常无外伤史，而且经常不能说清疼痛起于何时。如果有夜间痛，经常与肌腱撕裂有关。其他症状包括捻发音、突然制住感（catching）、弹响、无力感和运动丧失。虽然无力感和运动力丧失是肩袖撕裂的特征性表现，但仍需要与疼痛引起的乏力鉴别。

前者疼痛通常放射到肩前外侧面三角肌止点。然而，在这个区域还会有其他肩部疾病。肩关节盂唇损伤、肱二头肌炎、盂肱关节炎、关节僵硬以及肩锁关节病也能引起肩部疼痛。活动时由肘部窜向手和腕的神经根性疼痛提示可能为下部颈椎受累。然而，C_5 神经根受累可能仅仅表现为肩部疼痛。肩部疼痛时也应高度怀疑颈椎疾病。

患者的年龄、职业、左，右利手以及症状的起病、持续时间、发作频率、严重程度、性质、加重和缓解因素都是重要的鉴别点。年轻的患者应该询问他们的运动和活动情况以及症状与特殊活动的关系。年轻患者疼痛的原因为不稳定性病变的可能性大,老年患者则为机械性或退行性的可能性大。治疗史,无论是镇痛药的使用、物理治疗还是皮质激素注射,应详细询问,以确定保守疗法是否还有效。之前的手术治疗可能会对诊断和以后的治疗产生重要影响,应详细询问。

体格检查

体格检查包括视诊、触诊、活动度、特殊的激发试验。颈椎、肘、腕、手以及神经血管情况也应该全面评估,判断是否为病变的来源。

颈椎疾病特别是涉及 C_5 时，可表现为肩痛。如果颈部触压和活动引起疼痛，激发试验如 Spurling 试验能够复制或诱发患者已有的症状,那么颈源性肩痛就确实存在。与肩袖撕裂不同, C_5 神经根受累可引起肱二头肌无力,这是一个鉴别点。

每一个患者都应该进行双肩视诊。肩部检查从前到后察看有无瘢痕、皮肤颜色变化、肿胀、畸形、不对称、肌肉萎缩、肩锁关节突起、二头肌断裂。翼状肩可伴有潜在的肩胸功能紊乱,而且可能与肩不稳、肌肉疲劳、肌肉失衡、脊柱侧弯、脊柱后凸以及神经系统损伤有关。要对颈部骨性突起、肩胛骨、肩峰、肩锁关节、锁骨、胸锁关节进行触诊。肩锁关节痛常被忽视,但它是前肩部疼痛常见的原因。肱骨大结节和二头肌沟处有压痛有助于区别二头肌和肩袖炎症。肩胛上切迹或四边孔部位的疼痛可能分别与肩胛上神经、腋神经卡压有关。

应该检查患者站立位和仰卧位下所有平面上的活动度，并对疼痛肢体和非痛肢体进行比较。仰卧位时,没有肩和躯干的代偿运动,可以对活动度做更准确的测量。主动和被动的活动度测量差异可能是由于疼痛抑制、肩袖撕裂、盂肱关节炎、意志因素、肌肉疾病以及神经因素导致的。肩袖撕裂患者的活动度经常是主动小于被动,这是患者运动无力的缘故。关节炎症和僵硬引起的运动丧失与上述不同,由于关节囊挛缩或炎症,常常是主动和被动的活动度均减小。过度被动的肩外旋提示肩胛下肌断裂。然而对于投掷运动员来说,肩外旋过度和内旋过少的情况比较常见,这是由于肩前方结构伸展而后方关节囊收缩的缘故。

测量以下肌肉的肌力,包括三角肌、小圆肌、冈上肌、冈下肌、肩胛下肌和二头肌。然而,这些测定在疼痛情况下可能不可靠。有几个试验可以将肩袖的肌肉隔离开来分别测试,应单独记录。因为与冈上肌腱相比,肩胛下肌较少发生撕裂,诊断容易被忽视和延误。有两个可靠的试验可用来检测肩胛下肌的功能。离背试验(lifioff test)最初由 Gerber 和 Krushell 描述,检查方法是:上肢内旋,手放于腰部或臀部,然后嘱患者将手水平抬离水平面。这个动作专门用来检查肩胛下肌,当患者用肱三头肌抬手时,这个试验可能不准确。为了避免这一点,可以改进试验:检查者抓住患者的手抬离腰背部,然后让患者保持这个位置。如果患者不能这样做,就要怀疑肩胛下肌无力或撕裂。对于许多患者来讲,做离背试验会比较痛,因而可以改做 Tokish 及其同事描述的压腹试验(belly-press test)方法是:患者将手放于腹部,向前旋转肘部,可以有或无阻力。肩胛下肌"负责"压迫腹部并且推动肘部离开身体。不能完成这个动作就提示肌腱的断裂。

Jobe 及其同事描述了一个有用的试验,专门用来检查冈上肌力量。两上臂在肩胛骨平面外展 90°,然后充分旋前,使拇指指向地面。检查者施以向下的压力,同时比较两侧抵抗阻力的情况,可以准确提示冈上肌功能。如果患者感到疼痛或无力,就表示冈上肌后充分旋前,使拇指指向地面。检查者施以向下的压力,同时比较两侧抵抗阻力的情况,可以准确提示冈上肌功能。如果患者感到疼痛或无力,就表示冈上肌部分或者全部撕裂。

冈下肌和小圆肌负责外旋,分别承担 90%和 10%的外旋力量。测定它们的肌力最好的方法是:患者肩完全处于内收位,屈肘 90°,嘱患者对抗阻力并外旋肩,使手和前臂远离体侧。患者感到无力提示存在撕裂，这可能是检测肩袖断裂的最好的临床试验。由于在此试验中，双臂可以同时进行并且对比，所以特别有用。 Homblower 征或坠落征（drop sign）是专门用来检测小圆肌的。患者在臂外展 90°并且向前抬高 90°的情况下尽力外旋.并且保持这个姿势。如果患者不能维持这个姿势就表明小圆肌或肌腱力量不足。

独立地评价每一块肌肉使检查者可以判断肩袖撕裂的大小和位置。4 种肌腱全部撕裂的情况罕见。最常见的是撕裂起源于冈上肌，并进一步扩大到牵涉冈下肌和小圆肌的肌腱。冈上肌的小的撕裂在 Jobe 试验中会引起疼痛和无力，但是外旋通常仍然有力。涉及冈上肌和冈下肌的大的撕裂表现为 Jobe 征阳性和外旋无力，但是 Homblower 征是阴性的。巨大撕裂时表现为冈上肌和冈下肌无力，并且因为涉及小圆肌，患者上肢在 90°/90°的位置上无力保持最大外旋。巨大撕裂的患者经常使用辅助肌肉抬高上肢。体格检查常会发现，当患者上肢向前上举起时会引起斜方肌和三角肌的主动收缩。肩胛下肌的单独撕裂并不常见，患者常有手术史或外伤史，他们的冈上肌、冈下肌和小圆肌力量正常，只是肩胛下肌无力，造成过度外旋状态。

在对肩部肌肉情况评估以后，就可以进行一些激发试验以确诊特殊疾病。这些试验包含了一些动作，这些动作可以重现与撞击、不稳定、关节盂唇病变和二头肌病变相关的疼痛。对于每一个患者，并不是适合做所有的激发试验，要依据病史和体检结果来选择特定的试验方法。

撞击征没有特异性，仅仅提示疼痛的原因在肩峰下间隙（肩峰下骨刺形成、滑囊炎或者肩袖撕裂）。Neer 在描述撞击病变时，专门描述了经典的激发撞击的试验方法。首先固定肩胛骨，然后在肩胛骨平面抬起上肢。当上肢向前抬起到一定程度时，肩峰下的肱骨大结节就会受到撞击而产生疼痛。Hawkins 描述了另一个用于测试肩峰下炎症的试验。上肢向前抬起 90°，稍内收，肘屈曲 90°，肩内旋，这个试验会刺激肩峰下的肱骨大结节。肩袖病变时，这个动作会激发疼痛注射试验是一种简单的用来确定病变位置的辅助方法。将局部麻醉药注射到肩峰下间隙，然后重新进行 Neer 试验和 Hawkins 试验。肩峰下间隙的疼痛显著减轻或消除，可以证实病源在肩峰下间隙。如果疼痛缓解，就应该重新进行活动度和肌力测试。由于疼痛引起的肌无力情况减轻，活动度会增加。由此注射试验既可确定引起疼痛的病变部位，又可区分肌无力是疼痛引起的还是肩袖撕裂继发的，所以非常有效。内在撞击情况可以用 Jobe 的再复位试验（relocationtest）来评价。患者取仰卧位，上肢置于外展外旋位（与怀疑肩不稳时测试前向恐惧症的体位相同）。如果患者出现疼痛或不舒适，说明试验阳性。这个位置可以使冈上肌的下面与后上方的关节盂唇相接触，这是发生内在撞击的部位。检查者轻轻向后压患者上臂的前面以减少冈上肌和关节盂唇的接触，可以缓解疼痛。当检查者的手离开，则又会出现接触和疼痛。

临床上最常见的肩关节不稳的方向是前方。前向恐惧症的测试方法是：将患者的上肢外展 90°、外旋 90°。在这个位置患者会有肩部向前方半脱位的感觉。检查者应该知道患者通常不愿意将上肢放于这个位置，因为有半脱位的感觉，患者对这个位置有恐惧感。其他评价肩关节不稳的方法有加载移位征（load and shift sign）和沟槽征（sulcus sign）。加载移位试验的方法是：沿着肱骨轴位给予压力，一手以肱骨头为中心，另一手向前、向后平移肱骨。肩关节松弛分为 3 级：1 级：平移肱骨头到边缘；2 级：肱骨头超过边缘，但是可以复位；3 级：平移肱骨头超过边缘，撤掉外力后不能复位。向下牵拉上肢测试下方移位，可观察到肩峰外侧下方出现一个沟槽，即沟槽征（sulcus sign）。前方不稳如果是在一个平面上，称为单向松弛；多向松弛是指在两个或多个方向上平移距离超过正常侧上肢的平移距离。多发的韧带松弛并不少见，对于多向不稳的每一位患者都应该进行评估。松弛与不稳也应该进行区别。

如果涉及上盂唇和二头肌附着点的病变，最好用 O′Brien 主动压迫试验进行评估。患者上肢屈曲，肘部伸直，内收 15°。充分旋前使掌心向下，对上肢施加一向下的压力。如果上盂唇存在病变，这个位置会诱发疼痛；当充分旋后使掌心向上并施加向下的压力时，存在肩关节松弛，但是只有引起疼痛或不适时，才认为是临床意义上的不稳。因此，不稳就是有症状的松弛。

肩锁关节病变经常被忽视，这是肩袖疾病治疗失败的一个常见原因。患者肩锁关节处通常有压痛点，因而临床诊断一般不难。为了验证疼痛是否源于此处，检察者可以用一手指触压此关节，而用另一手内收肩部，同时触压有和没有病变的肩锁关节，对于比较压痛程度是有帮助的。这个动作常常可以重现肩锁关节病变的症状。

诊断

X 线平片、超声和 MRI 的结果对于确诊肩袖疾病非常有价值，有时可以排除其他病变。有时这些检查也有助于确定疾病的严重程度、撕裂的大小以及预后。

X 线平片

对于肩部疼痛的患者建议拍 5 个标准位 X 片。真正的前后位可评估盂肱关节的完整性，上肢内旋和外旋的前后位像可以分别显示 Hill-Sachs 损伤和大结节硬化症。Hill-Sachs 损伤和反 Hill-Sachs 损伤分别提示肩前不稳和后不稳。上肢外旋时，肱骨大结节正对 X 线，可以更好地观察它的骨性轮廓。如果有硬化征象，则提示有肌腱病变或撕裂造成的慢性损伤。前后位像也能显示休息状态下的盂肱关节。对于慢性肩袖大撕裂的患者，肩袖的中心固定作用消失，肱骨头向上移位，肩峰肱骨头距离（正常为 7~10mm）会缩小。“出口位”X 线影像是一个特殊的侧位像，向尾侧倾斜 10°以便于观察肩峰的形态。在 1986 年，Bigliani 描述了 3 种肩峰形态：1 型是光滑的，2 型是弯曲的，3 型是钩状的。发生撞击和撕裂的肩峰很可能表现为弯曲状和钩状。而且若观察到肩峰骨刺形成以及喙肩韧带的钙化，提示存在撞击。最后，腋窝 X 线可显示关节的一致性和关节盂骨性结构的完整性。

超声

早在 1980 年就认识到可以利用超声诊断肩袖疾病。尽管超声检查肩袖疾病比检查其他大的肌腱疾病要困难，但肩部超声检查还是得到了大力发展并逐渐精细化。这主要是因为肩部症状很常见并且临床评估比较困难。超声检查快速、经济，与健侧肩部对比情况更容易理解。在过去的 5 年里，在高分辨率探头技术和对肩部超声的理解方面都取得了巨大进步，而且肩袖撕裂的超声检查结果也得到了更广泛的认可。所有这些均使得超声检查变得简单而且易于解释。目前，超声检查在评估肩袖撕裂和二头肌炎症方面已趋成熟。Teefy 及其同事报道了 100 例患者术前使用超声检查肩部，并与关节镜检查结果进行比较。他们发现，对于全层肩袖撕裂超声检查的敏感性为 100%，特异性为 85%，总体准确率为 96%。然而，对于非全层的肩袖撕裂和二头肌腱断裂超声检查的敏感性较差。尽管超声已经变成一个敏感而准确的诊断工具，但用它诊断肩袖疾病仍不普遍，而且检查结果有赖于操作者的经验。

MRI 检查

MRI 检查可评估肩袖的完整性。MRI 是一种无创检查，不仅可对肩袖肌肉和肌腱进行多维分析，而且还可评价软骨、皮质骨和髓质骨、盂唇以及肩锁关节的病变。MRI 检查对于全层撕裂检查的敏感性为 100%，特异性为 95%，但对非全层撕裂诊断的可靠性较差。MRI 可以特征性检测肌肉挛缩和肌肉萎缩的大小、形状以及数量，还可以决定修复的可能性。高分辨率磁场的使用和脉冲序列的改进使得 MRI 已很少使用钆剂关节造影。然而为了辨别一些关节盂唇撕裂，有时还是可能用到的。

治疗

肩袖疾病的原因是多方面的,而且受年龄和活动程度的影响。因此,治疗应该个体化,并作调整以便满足每一个个体需求。医生尤其应该考虑到患者的年龄、功能丧失和期望值,仔细权衡非手术和手术治疗的风险与益处。例如,据报道60岁以上患者肩袖撕裂的发生率高达40%,但并不是所有的患者都有症状。对于无症状的撕裂患者,要审慎观察。相反,对于一个年轻而能活动的急性肩袖撕裂患者,实行急诊修复手术是有益处的,不仅可以恢复功能,而且可以防止肌肉挛缩和继发的肌肉萎缩。如发生肌肉萎缩,修复会更加困难,预后会较差。对于大多数有症状的肩袖损伤患者,首选非手术治疗。

非手术疗法

Neer首先认识到非手术治疗的效果,他发现非手术治疗对许多存在撞击症的患者都有效。非手术疗法也可以改善有症状的肩袖撕裂患者。康复治疗的原则是促进炎症组织愈合,维持运动能力和恢复功能。一般而言,康复项目开始越早,治疗效果就越好。肩袖疾病的各种康复项目已有所描述,总体来讲,都强调分阶段治疗与恢复。Wirth及其同事描述了肩袖疾病治疗的3个阶段:控制疼痛、扩大活动度和加强肌力。还应进行第4阶段,包括调整工作或运动方式以避免再次受伤害。控制疼痛和减轻炎症是第1阶段的主要目标。充分休息,同治疗师一起工作以避免一些加重病情的活动,通过这些措施可以达到上述目标。这可能涉及避免进行超过头顶的活动,对于运动员需要改变投掷技巧或技术。对于那些必须在头顶作业的工人需要改变工作环境,如果不可能的话,就要重新进行培训或者改变职业。疼痛控制技术如冷冻疗法、红外线照射、超声、经皮电刺激神经疗法以及针灸都可以使症状缓解。一些非甾体类抗炎药的应用可能会有帮助,但是对于老年人和有消化系统溃疡或高血压的患者应该谨慎使用。肩峰下注射皮质激素对于一些顽固性病例可能有效,因为激素分解代谢的副作用会影响肌腱的修复,所以激素的注射应该限制在2~3个月进行2~3次。

在进行适当的疼痛控制以后,第2阶段开始进行缓和的伸展练习和关节活动度恢复,以使其恢复到健侧水平。目标是伸展有紧缩感的所有区域,尤其是后关节囊。练习包括从摇锤、攀墙进一步到拉滑轮的项目往往可以达到伸展关节囊的目的。

当肩部被动屈曲功能恢复接近正常以后,开始第3个阶段的治疗,着重恢复肌力。加强关节囊的力量非常重要,但在肩部治疗中往往被忽视,应该尽早开始。训练内旋和外旋力量时,上肢应放在身体一侧以加强肩袖前方和后方肌力,同时要避免采用可能发生撞击的体位,例如在做屈曲和外展练习时就可能发生撞击。这些训练很方便,使用一个橡皮管拴于门把手上就可以完成。随着患者肌力的恢复,阻力应逐步加大。当患者可以轻松完成这些练习时,其三角肌和冈上肌力量就增加了。恢复肌力的部分作用是增强静息时肱骨头肌腱的张力,实际上,在运动时可以扩大肩峰下间隙。

最后,为了使患者能够进行舒适的日常活动,必要时应该分析并调整患者的工作环境或休闲方式。这些调整包括使用简单的助力设施,如患者需要攀高时使用踏脚凳。对于投掷运动员来说,改变身体用力技巧可以防止病情复发,并且促使其恢复比赛水平。当患者的职业需要肩部强有力或者需要在一个易激惹的体位下反复使用肩时,那么就需要考虑重新进行工作培训。

手术治疗

外科干预一般是针对顽固性肩袖疾病经保守治疗3~6个月无效者。确切的外科术式取决于病因。对肩峰下狭窄造成的撞击和肩袖撕裂的患者而言，实行减压术或者通过肩峰前面切除术扩大肩峰下间隙是颇有裨益的。而对于肩不稳继发的病变，则需要修复关节囊韧带的限制功能。

关节镜手术已经可以对肩部损伤做出更为精确的诊断和治疗。手术的首要目标是减轻疼痛和恢复缺失功能。传统的切开手术逐渐被改进或者被关节镜技术取代，但是手术类型的选择取决于病变的性质和严重程度，在一定程度上也取决于术者的经验和喜好。

由肩峰下骨刺形成、喙肩韧带增厚或其他损害造成的典型撞击综合征最好是采用肩峰下关节镜减压术。由 Neer 描述的减压术是一项切开手术，需切除肩峰前外侧长达 1cm 的部分。现代关节镜技术有助于准确地诊断病因和病变位置，并且可以切除病变。肩峰下关节镜减压术与开放性手术相比，不仅成功率相同，而且恢复更快。关节镜手术的另一个好处是能够观察肩袖两侧的情况。由微不稳、关节囊松弛或者盂唇损伤引起的撞击可以使用关节镜诊断和治疗。

对于非全层和全层的肩袖撕裂，要基于损伤原因和撕裂本身进行治疗。对于撞击相关的肩袖撕裂应该进行减压术，而对于微不稳相关的肩袖撕裂需要进行加同手术。对于非全层的肩袖撕裂的治疗是有争议的，没有明确的治疗指南。一般情况下，撕裂厚度不足 50%时可采用减压术和清创术进行治疗，超过 50%时就需要切除受损的肌腱，如全层撕裂一样修复缺陷。使用关节镜技术治疗肩袖全层撕裂的情况日益增多。随着向微创外科的转型，关节镜技术辅助下的小切口手术的开展也越来越广泛。与往常一样，治疗方法的选择受多因素影响，包括病变的大小、位置、时间长短以及肌肉和肌腱的质地。许多学者报道，使用小切口和关节镜技术可以成功地进行修复手术，效果与切开修复术相同或更好。手术的目标是缓解疼痛。即使对于大的撕裂，通常也能缓解疼痛。虽然提高肌力和改善功能是可以期望而且往往也是可以达到的，但是与缓解疼痛相比，还是较难预测的。这是因为撕裂大小、组织质地、愈合潜力和不可逆的肌肉萎缩是不可控。

结语

肩袖疾病是肩前部疼痛的一个常见原因。虽然肩袖疾病的基本病因还有争议，但是对于每一个具体病例来讲，病因可能是多因素的，可能包括某些内源性和外源性损伤的因素。如果病因是多因素的，那么治疗就应该围绕引起临床症状的占主导地位的病因进行。详细的病史和体格检查对于诊断病因非常关键。患者的年龄、职业、左/右利手以及症状的起始、持续时间、发作频率、严重程度、性质、加重和缓解因素都是重要的鉴别点。夜间痛和无力感与肌腱撕裂有关。年轻患者应该询问其运动和活动情况以及症状与特殊运动的关系。年轻患者很可能有潜在的不稳定因素，而老年患者很可能存在机械性或退变性疼痛。体格检查可以测试肩袖特定的肌肉无力，还可以判断疼痛的原因是在关节内还是在关节外。来自颈椎的神经根痛应总是认为是引起肩部疼痛的一个原因。辅助检查包括 X 线平片和 MRI 检查，对于诊断是不可缺少的，有助于确定病因和损伤程度。超声也成为有助于诊断肩袖疾病而且无创的方法。治疗方案要依据每一个患者的病情来制定。尽管非手术疗法如理疗、抗炎治疗、皮质激素注射已取得了成功，但是对于一些患者还是需要手术治疗。开放性手术和关节镜手术在治疗肩袖疾病方面都非常有效。关节镜技术已提高了我们诊断病变和更加精确治疗许多病变的能力，但是对于一些疑难病例而言，还需行开放性手术。

第三节　肩锁关节痛

肩锁关节是肩痛的常见部位。肩锁关节易受到急性创伤和反复微小创伤的损害。急性损伤往往是由于运动时或从自行车上摔下时外力直接作用于肩部所致。投掷损伤或者举臂工作引起的反复劳损也可以造成肩锁关节的创伤。创伤后,关节会发生急性炎症,如果转成慢性,就可能发展为肩锁关节炎和骨质溶解破坏。

症状与体征

肩锁关节功能紊乱的患者在双手胸前交叉时经常抱怨疼痛。患者往往不能向患侧卧睡觉,并可能主诉关节内有摩擦感,特别是第一次睡醒时。体格检查可以发现关节增大或肿胀,并有触压痛。向下牵拉或被动内收患肩,疼痛可能加剧。如果肩锁关节的韧带撕裂,通过这些动作可以发现关节不稳。

检查

关节的 X 线平片可能表现为关节狭窄和硬化,与骨关节炎的表现一致。如果怀疑有韧带撕裂,建议进行 MRI 检查。后面将要描述的注射技术可以起到诊断和治疗作用。如果存在多个关节炎,就应做以下筛查试验,包括血常规、红细胞沉降率和抗核抗体。

鉴别诊断

肩锁关节骨性关节炎是肩痛的常见原因,常是由创伤导致的。类风湿性关节炎和肩袖撕裂关节病也是肩痛的常见原因,而且与肩锁关节痛很相似,容易混淆诊断。关节炎引起的肩痛的不常见的原因包括胶原血管病、感染以及莱姆病。急性感染性关节炎通常伴有明显的全身症状,包括发热和不适。对于这种情况,有经验的临床医生很容易识别出来,通过细菌培养,应用相应的抗生素可以得到恰当治疗,无须使用注射疗法。胶原血管病一般表现为多关节病变,且不仅限于肩关节,尽管继发于胶原血管病的肩痛对后面叙述的关节内注射效果很好。

治疗

对于肩锁关节相关的疼痛和功能障碍，首选治疗是进行非甾体类抗炎药或者 COX-2 抑制剂和物理治疗的联合治疗。局部热敷和冷敷也可能有效。如果这些治疗无效,下一步可使用局麻药和类固醇激素关节内注射。

肩锁关节内注射的方法是:患者取仰卧位,消毒上肩部和锁骨远端的皮肤。严格无菌操作,使用无菌注射器和 3.8cm25G 针头,抽取的 1ml 0.25%布比卡因和 40mg 甲泼尼龙。严格无菌操作下,定位肩锁关节间隙,触及肩峰顶端,在其内侧大约 2.54cm 处进针。小心进针,穿过皮肤和皮下组织,通过关节囊进入肩锁关节。如果碰到骨质,将针退到皮下稍向内侧改变进针方向。进入关节腔后缓慢注入药物。注射时应有一些阻力,这是因为关节腔较小,而且关节囊较致密。如果阻力明显,针尖可能在韧带里,应该将针再进一点,直到注药阻力较小时。如果注射时没有阻力,关节腔可能不完整,建议行 MRI 检查。拔除针头,进行无菌加压包扎,并将冰袋置于穿刺部位。肩锁关节内注射的主要并发症是感染。如果严格遵守无菌术,此并发症非常少见。约 25%患者会有肩关节注射后疼痛暂时增强,应提前告知患者。

对于前面提到的引起肩锁关节炎的原因所导致的疼痛,使用注射疗法非常有效。合并滑囊炎和肌腱炎也可促使肩痛,需要用局麻药和类固醇激素进行更多部位的注射治疗。如果熟悉注射区域与临床操作相关的解剖结构,这项技术是安全的。必须注意遵守无菌原则以免感染;使用全面性防护措施,避免给操作者带来危险。如果在注射后立即局部加压,会减少瘀斑和血肿形成的发生。注射治疗肩痛几天后,应进行物理治疗,包括局部热敷和轻柔的活动度锻炼。避免剧烈运动,因为这样会加重患者症状。在注射治疗的同时,可单独使用镇痛药和非甾体类抗炎药或者COX-2 抑制剂。

结语

在临床实践中常会遇到肩锁关节痛。它可以作为肩部创伤后的独立诊断,但是更多情况下,它是较为复杂的肩部功能紊乱(包括撞击综合征和肩袖疾病)的一部分。仔细进行体格检查和放射影像检查常可以确定诊断。如果保守治疗失败,下一步就应该使用局麻药和类固醇激素进行肩锁关节注射治疗。

第四节　三角肌下滑囊炎

三角肌下滑囊炎是肩部疼痛和功能障碍的常见原因。三角肌下滑囊对急性创伤和反复的微小创伤都很敏感。在体育运动或从自行车上摔下时,常发生急性损伤,对肩部造成直接创伤。投掷损伤、打保龄球、搬重箱子、举臂工作、肩袖损伤和(或)流水线工作重复的活动均可引起反复的劳损,可导致三角肌下滑囊发生炎症。三角肌下滑囊主要位于肩峰下,并偏向外侧,在三角肌和三角肌下的关节囊之间。它可能是单腔囊,在某些患者也可能是多腔囊。如果三角肌下滑囊炎转成慢性炎症,可能出现滑囊钙化。

三角肌下滑囊炎的患者往往抱怨肩部活动时疼痛,尤其是外展时。疼痛局限于三角肌下区域,在肱骨上 1/3、三角肌粗隆的三角肌止点部位常有牵涉痛。患者常不能向患侧卧睡觉,当外展肩部时出现刺痛和紧缩感,特别是刚睡醒时。

症状与体征

体格检查可发现肩峰处有压痛点,有时三角肌下滑囊会肿胀,看起来如同患侧三角肌水肿。患肩被动上举和内旋会出现疼痛,外展和外旋则有抵抗感。外展和外旋时如果突然解除阻力,疼痛会加剧。肩袖撕裂与三角肌下滑囊炎表现相似,或者两者可能共存,因而诊断时可能会混淆(见后面的鉴别诊断)。

检查

肩部 X 线平片可见三角肌下滑囊钙化和慢性炎症的表现。如果怀疑肌腱炎、韧带部分断裂或者肩袖撕裂,建议进行MRI 检查。根据患者的临床表现,决定是否做辅助检查,包括全血细胞计数、红细胞沉降率和抗核抗体检查。如果怀疑肩袖撕裂,建议进行肩部 MRI 检查。如果怀疑转移性疾病或者肩部原发肿瘤,建议进行放射性核素骨扫描。注射技术兼有诊断和治疗的作用,稍后叙述。

鉴别诊断

三角肌下滑囊炎是引起肩关节疼痛最常见的一种关节炎。然而,骨关节炎、风湿性关节炎、创伤后关节炎和肩袖撕裂关节病也是关节炎性肩痛的常见原因。关节炎性肩痛不常见的原因包括结缔组织病、感染、绒毛结节性滑膜炎和莱姆病。急性感染性关节炎常伴有明显的全身症状，包括发热和不适。对于这种情况，有经验的临床医生很容易识别出来，通过细菌培养，应用相应的抗生素可以得到恰当治疗，而无须进行注射治疗。结缔组织病通常表现为多关节病变，而不仅仅限于单个肩关节。结缔组织病继发的肩痛对后面介绍的注射治疗反应非常好。

治疗

对于肩部骨性关节炎引起的疼痛和功能障碍，首选治疗是进行非甾体类抗炎药或者 COX-2 抑制剂和物理治疗的联合治疗。局部热敷和冷敷也可能有效。如果这些治疗无效，下一步可进行局麻药和类固醇激素关节内注射。

三角肌下滑囊注射的方法：患者取仰卧位，消毒上肩部、肩峰和锁骨远端皮肤。严格无菌操作，使用无菌注射器和 3.8cm25G 针头，抽取的 4ml 0.25%布比卡因和 40mg 甲泼尼龙。严格进行无菌操作，确定肩峰外侧缘。进针点就在其中点，略向头侧仔细进针，穿过肩峰关节囊下方的皮肤和皮下组织，进入滑膜囊。如果碰到骨质，将针退到皮下稍向下方改变进针方向。进入滑膜囊后，缓慢回抽，并轻轻注入药液。注药时阻力应很小，除非滑囊有钙化。滑囊有钙化时，进针过程中会感到阻力，并且有含砂的感觉。钙化明显时，最终需要手术切除，以获得症状的完全缓解。最后，拔除针头，进行无菌加压包扎，并将冰袋置于穿刺部位。

三角肌下滑囊注射的主要并发症是感染。如果严格遵守无菌原则，此并发症非常少见。约25%患者会出现三角肌下滑囊注射后疼痛暂时增强，应提前告知患者。

对于三角肌下滑囊炎继发的疼痛，使用注射疗法非常有效。并存的关节炎和肌腱炎也会引起肩部疼痛，需要用局部麻醉药和类固醇激素进行更多点局部注射。如果熟悉注射区域与临床操作相关的解剖结构，这项技术是安全的。必须注意遵守无菌原则以免感染；使用全面性防护措施，避免给操作者带来危险。如果在注射后立即局部加压，会减少瘀斑和血肿形成的发生。注射治疗肩痛数天后，应进行物理治疗，包括局部热敷和轻柔的活动度锻炼。应避免剧烈运动，因为这样会加重患者症状。在注射治疗的同时，可单独使用镇痛药和非甾体类抗炎药。

结语

在临床实践中常会遇到三角肌下滑囊炎。它可以作为肩部创伤后独立的诊断，但是更多的情况下，为较复杂的肩部功能紊乱（包括关节炎、撞击综合征、肩袖疾病）的一部分。仔细进行体格检查和放射影像检查常可以确定诊断。如果保守治疗失败，下一步应使用局麻药和类固醇激素进行三角肌下滑囊注射治疗。

第五节　肱二头肌腱炎

症状与体征

尽管肌腱炎是一种炎性疾病，但是通常肱二头肌腱炎主要是一种退行性病变，因为肱二头肌腱在喙肩弓下容易磨损和撕裂，其病变过程类似于肩袖病变。最常见的症状是前肩部疼痛，并向肱二头肌放射，患肢上举活动会加重疼痛。患者常抱怨夜间疼痛明显。患者往往没有明确的外伤史。尤其是投掷运动员还会有肱二头肌腱的不稳定。他们在投掷运动时会发出啪啪的响声。

体格检查时，最常见的是肱二头肌沟处有压痛点。当肩部被动内旋或外旋时压痛点会移动。

其他肱二头肌腱炎的特殊的激发试验包括 Speed 试验和 Yergason 试验。在 Speed 试验中，让患者在肘伸直和前臂后旋位，对抗阻力屈曲肩部，可出现疼痛在 Yergason 试验中，患者屈肘位，对抗阻力后旋前臂。若肱二头肌沟出现疼痛为阳性。肱二头肌腱不稳定的评估方法为将上肢置于外展和外旋位，然后慢慢放下，置于身体一侧。若有明显的弹响，试验为阳性，提示肱二头肌腱半脱位。

因为有很大比例的其他常见肩部病变伴有肱二头肌腱炎，所以应进行全面的肩部检查，包括被动和主动的活动度检查、三角肌下滑囊和肩锁关节压痛点检查以及其他针对撞击综合征和肩袖撕裂的激发试验。

检查

肩部平片是首选的检查，肱二头肌腱炎时一般无明显异常，但是可以发现盂肱关节炎、骨折或陈旧性创伤引起的关节异常。可以拍肱二头肌沟的 X 线片，评估此处是否有骨刺形成。有骨刺形成的患者易患有原发性肱二头肌腱炎。

对于有持续症状或怀疑有肌腱撕裂的患者，MRI 是最敏感最特异的检查。尽管价格昂贵，但是对于关节及其周围的肌腱来说，MRI 检查最为准确，可显示肱二头肌腱的水肿，也可以显示全层和部分的撕裂，同时还可以鉴别肩袖和盂唇病变。

对于不能进行 MRI 检查的患者，其他的选择包括 CT、超声和关节造影。CT 对于评价骨性损害是有用的，可以排除引起疼痛的其他可能原因，如肱骨骨折或肩锁关节疾病，但是不能很好评价软组织损害。因而，CT 对确诊肱二头肌腱炎的作用是有限的。关节造影术和 CT 关节造影可以查出肌腱的全层撕裂，但是对于非全层撕裂缺乏敏感性，尤其是造影剂不能充满关节腔时。而且，造影检查是有创的。超声检查不仅无创，而且价格便宜，在初步检查时有一定作用。超声能够检查肩袖和肱二头肌腱的撕裂。然而，因为对检查者的技术的高度依赖性，超声敏感性也有较大差异。另外，超声也不能检查盂唇病变。

原发性肌腱炎极少继发于全身性炎症或者自身免疫性疾病。如果患者的肩部症状伴有其他关节的滑膜炎或者关节炎，就要进行常规的实验室检查，包括红细胞沉降率、抗核抗体和类风湿因子。

鉴别诊断

不要轻易对前肩部疼痛做出肌腱炎的诊断，因为肱二头肌腱炎常常继发于其他肩部疾病，如撞击综合征和肩袖病变。下表列出了肱二头肌腱炎的鉴别诊断。神经病性和肿瘤性疾病患者也可能表现为放射性或牵涉性前肩部痛，类似于单纯的肌腱炎病例。所幸的是，这些疾病通常可以通过详细的病史询问和体格检查来鉴别。

肱二头肌腱炎的鉴别诊断
肱二头肌断裂
撞击综合征，肩袖撕裂
盂肱关节炎
粘连性关节囊炎
肩锁关节炎
颈椎神经根病

臂丛神经炎
自身免疫性，全身炎性疾病
Pancoast 肿瘤，转移性疾病

撞击综合征的典型表现是主动外展 60°~120°出现“疼痛弧”。Neer 征有助于诊断，即患者上肢在旋前位时完全屈曲，可引起肩峰下撞击，出现疼痛。粘连性关节囊炎和盂肱骨关节炎的患者表现为各个平面上被动和主动的活动度减小。一些持续时间长的肱二头肌腱炎患者可最终发展成粘连性关节囊炎。

双手上举活动时肩部会出现“咔咔”声或者“弹响”征阳性，提示可能为盂唇病变。激发试验，如 Hawkins 试验，即上肢上举 90°后内旋会引起肩部疼痛，可用来鉴别肩袖疾病。如果疼痛较靠近肩部顶端，提示可能患有肩锁关节炎，外展超过 120°时疼痛往往加剧。通过“交臂”试验证实，即患者上肢上举 90°，然后主动内收，可以出现疼痛。

疼痛向远端放射至肘部，或者有其他相关的麻木和感觉异常都是典型的神经根病变或臂丛神经炎的症状。咳嗽或打喷嚏时神经根性疼痛经常会加重，臂丛神经炎常见的表现是上肢的急性(2 周以内)疼痛，随后会有上肢的无力感。如果对诊断有怀疑，应考虑进行电生理检查或者颈椎影像学检查。

治疗

无论是原发性还是继发性肱二头肌腱炎，首选治疗都是保守治疗，包括休息、冷敷以及使用抗炎药物。有几项研究支持肩峰下和盂肱关节内注射类固醇激素，因为考虑到相关的撞击综合征发生率较高以及肱二头肌长头腱位于关节内，所以注射治疗是合理的。

对于原发性肱二头肌腱炎，腱鞘内注射治疗可能有效。这项技术并不难，但是应小心操作，避免直接注入肌腱内，那样会增加肌腱断裂的可能性。患者仰卧位，肩外旋 45°。使用无菌注射器和 3.8cm25G 针头，抽取少量药液，含 1ml 0.25%布比卡因和 40mg 甲泼尼龙。

首先确定喙突，然后触摸稍外侧的肱骨小结节，这样就可以确定肱二头肌腱的止点。缓慢进针直到触及骨质，然后退针 1~2mm。注入药物，应有少许阻力。如果没有阻力，针头可能进入关节腔；如果阻力很大，针头可能在肌腱内，应该稍退针。

一旦症状改善，对于撞击综合征的患者就要进行物理治疗和活动度锻炼以增强肩袖力量。对于有明显不稳定性或者虽经适当治疗但症状仍较顽固的患者，就有必要求助于骨科医师，可进行肩关节镜手术，必要时联合肌腱加固术。

并发症与注意事项

最可能的并发症是肱二头肌腱断裂，应小心操作避免此并发症的发生。大多数肌腱断裂发生于之前就有退变的肌腱和在肩峰弓下受到长期磨损的肌腱。这些患者大多是老年人，常有前肩部突然短暂的剧痛发作，之后疼痛有所改善，并转为慢性肩痛。这些患者可能有大量的擦伤，而且肱二头肌区域可以触及肿块。肌腱断裂单纯继发于急性创伤的极为少见。

正确使用无菌技术，注射后并发症如感染和血肿非常少见。注射后立即加压包扎，尤其是对于使用抗凝剂或者有凝血功能异常的患者，这些措施可以降低血肿的发生率。

结语

肱二头肌腱炎是前肩部疼痛的常见原因，大部分患者有一些其他类型的关节内病变或异常。患者在肌腱的止点处有压痛，肩部主动活动尤其是显著屈曲时疼痛加剧。尽管 MRI 可以显示肌腱炎症或退变，并且可以排除盂唇病变或肩袖撕裂之类的其他一些疾患，但 X 线片上往往无明显异常。保守治疗效果通常很好，包括抗炎药物的使用、适当的休息和注射治疗，并且通过物理治疗可以逐步恢复活动能力。

第六节　肩胛肋骨综合征

肩胛肋骨综合征又称为肩胛提肌综合征，是一种常见的骨骼肌疼痛综合征，主要影响肩的后方区域。然而，由于疼痛呈放射性，所以某些疾病的表现与之相似，包括颈椎根性痛和肩关节固有疾病，甚至内脏痛。临床上，可以根据详细的病史询问和体格检查做出诊断。该综合征没有相关的血液检查异常、神经生理学异常以及影像学异常，但是这些检查有助于排除其他疾病。

临床表现：症状、体征与体检发现

肩胛提肌综合征的特征是疼痛。疼痛可以局限于肩胛骨的内上缘，或者向上放射至颈部引起头痛。它也可以引起肩根部疼痛，与肩袖综合征或其他肩部疾病相似。疼痛也可以沿胸壁放射，或者沿上肢向下，常放射至尺神经支配区。该综合征的特征是急性疼痛局限于上躯干。有的患者主诉的疼痛为根性痛，伴或不伴感觉障碍。尽管有的患者可能诉说上肢和肩部无力，但这通常是自我保护的结果，肌电图检查并没有肌萎缩或去神经支配的神经生理学证据。疼痛的性质多种多样，如酸胀痛、烧灼痛或虫咬样痛，很少为锐痛或者根性痛。症状可能呈间歇性，但是持续性疼痛也不少见。患者常抱怨因为不能找到一个舒适的睡眠姿势而失眠。

Michele 及其同事在最早描述该综合征的论文中提到男女发病比例相等。但是，之后大多数的研究者发现女性患者占优势，而且好发于优势肩。抄写工作、圆型肩、悬垂大乳房和从事搬运工作的人常患有此病。

Russek 将此综合征分为三类：(1)原发性，可能与姿势不当有关；(2)继发性，为之前存在的颈或肩损伤的并发症；(3)静止性，见于严重残疾患者，因为他们失去了协调控制肩胸关系的能力。

体格检查时通常没有肌肉、反射或交感神经或感觉神经的异常。典型的表现为在肩胛冈的延长线上指压肩胛骨内侧缘会有一个扳机点。在做诊断和治疗时，这个扳机点可能常被忽略，只有在上肢内收和患侧手掌从胸前交叉平放于对侧肩部时较易发现。另一种方法是上肢伸展并内旋，也可诱发扳机点的疼痛。在斜方肌和菱形肌处可以发现第二级扳机点。胸壁常有较弥散的轻微压痛。

尚没有报道发现该综合征有生物化学、风湿病学、放射学或神经生理学（肌电图）检查的异常。有一项研究报道，超过 60%的患者热像仪检查显示患肩内上角热辐射增加。触压时疼痛复制（局麻药浸润时疼痛减轻）是此综合征的诊断要点。

临床相关解剖

深部扳机点固定的疼痛提示肩胛提肌与此综合征有关。是否有滑囊与肩胛提肌相连尚存在较大的争议,肩胛提肌分两层止于肩胛骨内缘,在两层之间的蜂窝组织内发现有滑囊。William及其合作者对4具冰冻尸体进行了解剖,而之前很少有关于肩胸部位的外科解剖的报道。他们指出,肩胸连接分为三层。浅层由斜方肌、背阔肌和一个可能存在的滑囊组成。他们发现,8个标本中有4个标本存在此囊,而且位于肩胛骨下角和背阔肌上层纤维之间。中间层由大、小菱形肌和肩胛提肌组成,并有副神经伴行,还包括一个滑囊。在全部标本中都发现此层有滑囊,而且位于肩胛骨的内上缘与斜方肌之间。深层由前锯肌、肩胛下肌和两个滑囊组成。一个滑囊位于前锯肌和胸廓之间,另一个可能存在的滑囊位于前锯肌和肩胛下肌之间。以上解剖结构可能会解释为什么头转向健侧时会复制疼痛。

鉴别诊断

肩胛骨及其周围疼痛的鉴别诊断很多。肩部疾病包括肩袖疾病、粘连性关节囊炎、盂肱关节不稳定或者炎症以及血管或神经源性胸廓出口综合征。这些患者的疼痛一般会因为肩胸的活动以及盂肱关节的活动而加剧,活动范围通常会受限。肩部平片常表现为退行性改变,可能需要MRI或CT检查确定诊断。

“弹响肩胛骨”综合征可用来描述下列的临床情况:肩胛骨内上角压痛、肩胸运动性疼痛和肩胸部捻发音。弹响肩胛骨的病因包括肩胛骨外生骨疣、肩胛骨畸形愈合或肋骨骨折以及Sprengel畸形。

颈椎神经根病可引起肩胛骨酸痛(“原发性痛”),尤其是C_7神经根病变,可伴有向上肢相应区域放射的锐痛(“感觉精细的”)。在C_7神经根受累的患者,疼痛总是沿上臂后面(三头肌)下行到中指,并且伴有肱三头肌和腕伸肌无力,肱三头肌反射减弱,C_7皮肤支配区感觉减退。肩胛上神经卡压可引起较弥散的深部疼痛。因为肩胛上神经属于运动神经,所以它受刺激产生的疼痛位置深而不局限,大致位于肩的后外部。当躯干上部有明显的牵拉刺激时,沿着桡侧神经轴也会有疼痛。如果这种神经病变存在的时间足够长,冈上肌和冈下肌就会有可见而且可触及的萎缩。当盂肱关节外展和旋转有困难时,肯定存在肌无力。大多数肩胛上神经病变的患者盂肱关节会出现较早的运动障碍。深压肩胛上切迹部位会出现疼痛。肩胛骨的运动也会引起疼痛。躯体交叉内收试验,即伸展的上肢被动内收跨过躯体中线,会引起剧烈疼痛。这是因为肩胛神经受到向上的牵拉而远离胸神经,导致肩胛上神经紧张性增加。肩胛上神经阻滞对于诊断是有必要的。所涉及的区域在肩胛骨内上缘稍偏外部位(中等身材的人至少有3~4指宽),因此与肩胛肋骨综合征的压痛区域(肩胛提肌的止点在肩胛骨内侧角)明显不同。

治疗

非手术疗法有时效果很好,包括改变活动方式、物理治疗、全身使用抗炎药和肩胛骨内上缘区域注射。目前提倡的做法是,采用2~8ml 1%盐酸利多卡因加入1ml倍他米松进行注射治疗,然后行物理治疗。Ormandy治疗了190例患者,其中43%的患者接受了一次阻滞,40%的患者接受了两次阻滞,17%的患者接受了三次阻滞。治疗结束时,大约98%的患者疼痛缓解并且回到了原来的工作岗位。Fourie使用1ml类固醇激素和1.8ml局麻药对上后锯肌进行注射治疗,上后锯肌为背部的第三层肌肉。在他报道的201个病例中,95.9%的患者保守治疗是成功的。很少有提及，进行注射治疗时，上肢需要交叉内收或内旋并且外展，这样做的目的是使肩胛骨离开原位，并且暴露肩胛骨内侧缘的肩胛提肌止点。如果能做到这一点，注射治疗的成功率是很高的。使用25G针头，在肩胛骨下面垂直进针，尽可能将肩胛骨推向外侧.然后向肩胛骨内上缘边注药边退针。

外科治疗是针对那些非手术疗法无效的患者。手术方法包括肩胸的滑囊切除术、肩胛骨内上角切除术以及这两种手术的联合应用。最近一项关于职业棒球运动员肩胸滑囊炎行手术治疗的研究报道，其中有4人进行了手术，而且全部返回原来的运动场地。最近有在肩胸部位使用内镜手术治疗的报道，而对于手术结果的报道较少而且也不一致。

并发症与注意事项

主要的注意事项是对于这种普遍而又容易忽视的综合征不要误诊。通过详细的病史询问和一些简单的物理诊断，包括用触诊法行息肢交叉内收检查，应足以诊断此病。如果注射时患者不能保持相同的姿势，治疗就有可能失败。因为注射针要经过肩胛骨到达肩胛提肌止点，或者到达此处可能存在的滑囊。只要做这个部位的注射治疗，就要时刻警惕气胸的可能性，并且告知患者这种可能性及其后果，包括牵拉所致的负压性气胸。如果患者吸气时出现疼痛，则应送入急诊室考虑胸腔闭式引流。手术本身存在一定的危险性和死亡率。然而，对于此问题目前尚无定论。

结语

肩胛肋骨综合征较常见，尤其是姿势不良的中年人，通常为女性，特别是伏案工作者或者是需要长期将上肢伸到身体前方工作的人。此病没有特殊的生物学特征。鉴别诊断主要有赖于排除颈部神经根病变、肩关节固有疾病、骨骼疾病以及其他肩胛骨疾病，包括弹响肩综合征和Sprengel畸形。诊断比较容易，注射治疗结合物理治疗和生活方式的改变，治疗的成功率比较高。顽固性病例可以考虑手术治疗，但是其成功率有很大的争议。

（任世超）

第四章　肘部疼痛综合征

第一节　鹰嘴与肘部滑囊炎

鹰嘴与肘部滑囊炎是临床上常见的肘部疼痛原因。滑囊是一种含有滑液的囊,其作用是使肌肉和肌腱进行重复运动时更容易滑动。这些滑囊衬有滑膜,含丰富的血管网,可以分泌滑液。滑囊的炎症会引起滑液分泌增加和滑囊肿胀。过度或者不当使用会引起滑囊出现炎症和扩大,极少数情况下还会发生感染。尽管滑囊的数目、大小和位置存在明显的个体差异,但是解剖学家已经能够明确某些滑囊与临床病变密切相关,包括鹰嘴滑囊和肘部滑囊。鹰嘴滑囊位于肘后面,肘部滑囊在肘前面。这两个部位的滑囊可能为单腔囊,在某些患者也可能为多腔囊。

鹰嘴滑囊炎

鹰嘴滑囊受到反复的刺激或者受到急性的创伤或感染,可逐渐形成鹰嘴滑囊炎。与鹰嘴滑囊炎相关的肿胀有时特别严重,患者可能会抱怨穿长袖衬衫困难。

由于急性创伤和反复的微小创伤,鹰嘴滑囊容易受损。急性损伤的形式往往是在运动(如打曲棍球)时或者跌落并且鹰嘴着地时直接伤及肘部。依赖肘部而起身或者长时伏案工作都会产生反复的压力刺激,导致鹰嘴滑囊发生炎症和肿胀。痛风或者细菌感染极少引起急性鹰嘴滑囊炎。如果鹰嘴滑囊炎转为慢性,滑囊可能出现钙化并残留结节(称为砂砾)。

临床相关解剖

肘关节是含有滑液的铰链关节,作用是连接肱骨、尺骨和桡骨。肘关节的主要功能是决定腕部的位置,从而使手更好地发挥功能。肘关节允许肘部屈曲和伸展,前臂旋前和旋后。肘关节内衬滑膜。整个关节覆以致密的关节囊,并在内侧增厚形成尺侧副韧带和桡侧副韧带。这些致密的韧带结合肘关节深深的骨槽使得关节极其稳定,相对而言,不易发生半脱位和脱位。关节囊的前面和后面稍薄,如果有关节渗液就会膨胀。

肘关节主要由肌皮神经和桡神经支配,尺神经和正中神经也有不同程度的支配。在上臂的中部,尺神经走行于内侧,在鹰嘴与肱骨内上髁之间经过。尺神经在肘关节容易受到卡压和创伤。在肘部,正中神经正好位于肱动脉的内侧,肱动脉置管行血气分析时可偶尔伤及正中神经。

症状与体征

鹰嘴滑囊炎患者往往抱怨肘部的任何活动都会引起疼痛和肿胀,尤其是伸展肘部时。疼痛局限于鹰嘴处,在肘关节上方常有牵涉痛患者往往更关心的是滑囊肿胀而不是疼痛。体格检查会发现鹰嘴处有压痛点和滑囊肿胀,肿胀有时可以波及较大范围。被动屈曲和对抗阻力伸展肘部会复制疼痛，就像有压力作用于滑囊。滑囊感染通常伴有发热和寒战。如果怀疑感染，建议急诊进行滑囊抽吸、革兰染色和细菌培养，并使用适当的抗生素治疗。

检查

通常单纯依靠临床表现就可以对鹰嘴滑囊炎作出诊断。如果肘部有外伤史或者怀疑有关节炎，建议拍肘部X线平片。X线平片还可显示滑囊的钙化和慢性炎症相关改变。如果怀疑关节感染或不稳定，建议行MRI检查。如果怀疑胶原血管疾病，建议检查全血细胞计数和生化全项，包括尿酸、红细胞沉降率以及抗核抗体。如果考虑感染，就要急诊进行滑囊液体的抽吸、革兰染色和细菌培养。

鉴别诊断

鹰嘴滑囊炎通常可以依据临床表现直接作出诊断。有时，肘部类风湿结节或痛风性关节炎可能会混淆诊断。肘部滑膜囊肿的表现也可能与鹰嘴滑囊炎的表现相似。切记对并存的肌腱炎（如网球肘和高尔夫球肘）进行相应的治疗。

治疗

鹰嘴滑囊炎合理治疗的第一步是进行短期的保守治疗，包括使用非阿片类镇痛药、非甾体类抗炎药或COX-2制剂，并采取护肘措施以避免进一步创伤。如果患者症状不能很快改善，下一步就要进行注射治疗。

患者取仰卧位，上臂完全内收于身体一侧，肘屈曲，手掌放置于腹部。用5ml的无菌注射器抽取总量2ml局麻药和40mg甲泼尼龙。消毒肘关节后面的皮肤，确认鹰嘴及其上面的滑囊。严格执行无菌技术，用3.8cm长的25G针穿刺进针，经过皮肤和皮下组织直接进入肘后中线的滑囊。如果遇到骨质，退针至滑囊。进入滑囊后，缓慢注入药物。注射时阻力应该很小。然后拔除针，进行无菌加压包扎，注射部位用冰袋冷敷。

肘部滑囊炎

急性创伤和反复的微小创伤都容易造成肘部滑的损害。急性损伤通常直接损害肘关节的前面。肘部的重复运动包括投掷标枪和打棒球可能引起肘部滑囊的炎症和肿胀。痛风和类风湿性关节炎很少引起急性肘部滑囊炎。如果肘部滑囊炎转为慢性，滑囊就可能发生钙化。

肘部滑囊炎患者往往抱怨肘部任何活动都会引起疼痛和肿胀。疼痛局限于肘部，前臂和手常有牵涉痛。体格检查发现在肘前面的肘部滑囊处有压痛点和滑囊肿胀。被动伸展和对抗阻力屈曲肘部会复制疼痛，就像有压力作用于滑囊。肘后X线平片可显示滑囊钙化和符合慢性炎症的相关改变。

临床相关解剖

肘关节是含有滑液的铰链关节，作用是连接肱骨、尺骨和桡骨。肘关节的主要功能是决定腕部的位置，从而使手更好地发挥功能。肘关节允许肘部屈曲和伸展，前臂旋前和旋后。肘关节内衬滑膜。整个关节覆以致密的关节囊，并在内侧增厚形成尺侧副韧带和桡侧副韧带。这些致密的韧带结合肘关节深深的骨槽使得关节极其稳定，相对而言，不易发生半脱位和脱位。关节囊的前面和后面稍薄，如果有关节渗液就会膨胀。肘窝位于肘关节的前面，外侧界为肱桡肌，内侧界为旋前圆肌，有正中神经通过。正中神经容易受到肿胀发炎的肘部滑囊的刺激和压迫。肘关节主要由肌皮神经和桡神经支配，尺神经和正中神经也有不同程度的支配。在上臂的中部，尺神经走行于内侧，在鹰嘴与肱骨内上髁之间经过。尺神经在肘关节容易受到卡压和创伤。在肘部，正中神经正好位于肱动脉的内侧，肱动脉置管行血气分析时偶尔可能伤及正中神经。在进行肘部滑囊注射治疗时正中神经也可能受到损伤。

症状与体征

肘部滑囊炎患者往往抱怨肘部任何活动都会引起疼痛和肿胀，尤其是屈曲肘部时。疼痛局限于肘窝，在肘关节上方常有牵涉痛。患者往往更关心的是滑囊肿胀而不是疼痛。体格检查发现肘部滑囊处有压痛点和滑囊肿胀，肿胀有时可以波及较大范围。被动伸展和对抗阻力屈曲肘部会复制疼痛，如同有压力作用于滑囊。滑囊感染常伴有发热和寒战。如果怀疑感染，建议急诊进行滑囊抽吸、革兰染色和细菌培养，并使用适当的抗生素治疗。

检查

通常单纯依靠临床表现就可以对肘部滑囊炎做出诊断。如果肘部有外伤史或者怀疑有关节炎，建议拍肘后 X 线平片。X 线平片可显示滑囊的钙化和慢性炎症相关改变。如果怀疑关节感染或不稳定，建议行 MRI 检查。如果怀疑为胶原血管疾病，建议检查全血细胞计数和自动生化全项，包括尿酸、红细胞沉降率以及抗核抗体。如果怀疑感染，应急诊进行滑囊液体抽吸、革兰染色和细菌培养。

鉴别诊断

肘部滑囊炎通常可以依据临床表现直接作出诊断。有时肘部类风湿结节或痛风性关节炎可能会混淆诊断。肘部滑膜囊肿的表现也可能与肘部滑囊炎的表现相似。切记对并存的肌腱炎（如网球肘和高尔夫球肘）进行相应的治疗。

治疗

肘部滑囊炎合理治疗的第一步是进行短期的保守治疗，包括使用非阿片类镇痛药、非甾体类抗炎药或 COX-2 抑制剂，并采取护肘措施以避免进一步的创伤。如果患者症状不能很快改善，下一步就要进行注射治疗。

患者取仰卧位，上臂完全内收于身体一侧，肘伸直，手背放置于折叠的毛巾上。用 5ml 的无菌注射器抽取总量 2ml 局麻药加 40mg 甲泼尼龙。在肘部折痕处触及肱动脉搏动。皮肤消毒后，在肘部折痕处肱动脉搏动正外侧，用 3.8cm 长的 25G 针穿刺，略向内侧和头侧缓慢进针，经过皮肤和皮下组织。如果碰到骨质，退针至皮下组织，缓慢注入药物。注射时阻力应该很小。如果阻力较大，针可能进入肌腱内，应退针直至没有明显阻力。然后拔除针，进行无菌加压包扎，注射部位用冰袋冷敷。

肘部滑囊的注射治疗是相对安全的，主要的并发症是不慎注入血管和正中神经针刺伤继发的持续感觉异常。在有抗凝剂的情况下使用 25G 或 27G 穿刺针。虽然发生血肿的危险性增加了，但是在临床环境要求一个满意的风险——利益比时，此项技术还是可以安全进行的。如果注射后立即用手压迫注射区，可以降低这些并发症的发生。注射后用冰袋压迫 20 分钟也会减少注射后疼痛以及出血。

结语

鹰嘴和肘部滑囊炎是临床上肘部疼痛常见的原因。并存的肌腱炎和上髁炎也经常引起肘部疼痛,需要更多的局麻药和类固醇激素进行多个部位的局部注射。如果鹰嘴和肘部滑囊炎不能得到充分治疗,就会发展成慢性疼痛,患病肘部的活动度会缩小。

第二节　肘部与前臂卡压性神经病变

肘和前臂卡压性神经病变的诊断和治疗对临床医生来说是一个很大的挑战。尽管这些病变在临床实践中相当常见,但是常会被误诊和误治。本章将对这些临床综合征做一简要综述,并且提供程序式的治疗指南。

迟发性尺神经麻痹

肘部尺神经卡压是临床上最常见的卡压性神经病变之一。原因包括带状腱膜(走行于肱骨内上髁到鹰嘴内侧缘)压迫尺神经、肘部尺神经直接受伤和肘部反复活动。肘部尺神经卡压又称为迟发性尺神经麻痹、肘管综合征和尺神经炎。这种卡压性神经病变表现为前臂外侧疼痛和感觉异常,并向腕部、环指和小指放射。有些患者也可能有患侧肩胛骨内侧牵涉痛。如果不进行治疗,肘部尺神经卡压会引起进展性运动功能缺失,最终导致患指屈曲挛缩。症状开始出现通常是在肘部反复活动后,或者是由于肘部受到反复的压迫,例如用肘部支撑起床。尺神经在进入肘管而受到直接创伤时,也可引起相似的临床表现。神经易损综合征患者(如糖尿病患者、酗酒者)是发生肘部尺神经卡压的高危人群。

症状与体征

体格检查发现肘部尺神经部位有压痛。因为尺神经在腱膜的下面经过,所以 Tinel 征通常为阳性。虽然在肘管综合征病变早期,除了尺神经走行处有压痛外,体格检查可能只会发现小指尺侧感觉丧失,但通过仔细的肌肉检查可以发现尺神经支配的前臂和手的尺侧肌无力。将手掌翻向下进行观察,可以很好地鉴别有无手部肌肉萎缩。尺神经受刺激时,肘部 Tinel 征通常为阳性。

检查

肌电图可以测试神经传导速度,这是非常敏感的检查,熟练的检查人员可以很准确地诊断肘部尺神经卡压,同时也能排除与之表现相似的其他疼痛性神经病变,包括根性神经病和神经丛病。建议所有肘部尺神经卡压患者拍 X 线平片以排除隐匿的骨质病变。如果考虑手术,患肘 MRI 检查有助于进一步明确造成神经卡压的病理过程(如骨刺形成、肿瘤或者带状腱膜增厚)。如果怀疑肺上沟瘤(Pancoast 瘤)或者臂丛其他肿瘤,拍胸部前弓位 X 线片可能有帮助。如果诊断肘部尺神经卡压有疑问,需要排除其他原因引起的疼痛,就要进行筛查性实验室检查,包括全血细胞计数、红细胞沉降率、抗核抗体和自动生化全项检查。下文要介绍的注射技术可起到诊断和治疗的双重作用。

鉴别诊断

肘部尺神经卡压常被误诊为高尔夫球肘,这是许多“高尔夫球肘”患者保守治疗无效的原因。肘管综合征和高尔夫球肘的鉴别要点是前者最明显的压痛点在肱骨内上髁下方 2.54cm 的尺神经走行处，后者最明显的压痛点就在肱骨内上髁。肘管综合征还应与 C_7 或 C_8 神经根病变相鉴别。要记住，这两种病变可能同时存在，就是所谓的“双卡”综合征，最常见的是腕部正中神经卡压或腕管综合征。

治疗

对于肘部尺神经卡压患者，建议先进行短期保守治疗，包括使用非阿片类镇痛药、非甾体类抗炎药或 COX-2 抑制剂，并用夹板固定避免肘部屈曲。如果一周内患者症状不能显著改善，下一步合理的治疗就是认真做下面描述的肘部尺神经注射。

患者取仰卧位，上臂完全内收于身体一侧，肘轻度屈曲，手背放置于折叠的毛巾上。用一个 12 ml 的无菌注射器抽取总量 5~7 ml 的局麻药，首次阻滞加入 80mg 的甲泼尼龙，以后的阻滞用 40mg。

首先确认鹰嘴及肱骨内上髁，然后确认这两个骨性标志之间的尺神经沟。皮肤消毒后，用 12.7cm 或 20.3cm 长的 25G 针在近端紧贴尺神经沟穿刺，略向头侧缓慢进针。进针约 1.27cm 时，尺神经分布区会出现强烈的感觉异常。应事先告知患者，并在出现感觉异常时告知医生。在出现感觉异常并定位尺神经分布区后，轻轻回抽确认无血。回抽无血并且无持续感觉异常时，缓慢注入 5~7ml 药液，密切监测有无局麻药的毒性反应。如果没有出现感觉异常时，则在尺神经沟处扇形注射相同量的药液，小心操作避免将药液注入血管内。如果患者对上述治疗没有反应或者神经缺损继续进展，则强烈建议行尺神经减压术。如前面提及，患肘 MRI 有助于明确尺神经压迫的原因。

并发症与注意事项

如果肘部尺神经卡压不能得到早期诊断和治疗，就会造成永久性的神经缺陷。排除与肘部尺神经卡压症状相似的其他引起疼痛和麻木的原因也是非常重要的，例如肺上沟瘤，避免延误病情。

肘部尺神经阻滞是相对安全的，主要的并发症是不慎注入尺动脉以及穿刺针对神经造成的持续性感觉异常。因为神经在穿过尺神经沟时被一个致密的纤维束包绕，所以应小心缓慢接近尺神经沟以避免对神经造成的额外伤害。

旋前圆肌综合征

正中神经在前臂的卡压有几个部位，可以在纤维腱膜处或指浅屈肌的外侧缘，也可以被旋前圆肌浅头的纤维束压迫，或者最为常见的是被旋前圆肌本身所压迫。正中神经被旋前圆肌压迫，称为旋前圆肌综合征。虽然有时起病隐袭、没有明显的外伤史，但症状通常是出现在重复的肘部运动之后，如劈柴、摇橹或者刮鱼鳞。旋前圆肌综合征临床表现为局限于前臂的慢性酸胀感，并伴有疼痛，偶尔放射至肘部。患者可能抱怨前臂稍微活动就有疲乏与沉重感，并感到患肢笨拙。这种感觉症状与腕管综合征的表现相同。然而与之截然不同的是，旋前圆肌综合征的夜间症状不常见。

症状与体征

体检发现患者前臂旋前圆肌部位有压痛，旋前圆肌可能有单侧性肥大畸形。正中神经的 Tinel 征也可能为阳性，因为该神经在旋前圆肌下面走行。仔细的肌肉检查可以发现正中神经支配的前臂和手的内侧肌肉无力。旋前圆肌综合征试验阳性，即在上肢充分旋后位，用外力使之旋前时出现疼痛，高度提示正中神经在旋前圆肌处受压。

检查

肌电图检查有助于鉴别颈神经根性病变、胸廓出口综合征、腕管综合征与旋前圆肌综合征。建议所有旋前圆肌综合征患者拍 X 线平片以排除隐匿的骨质病变。根据患者的临床表现，建议进行辅助检查，包括全血细胞计数、尿酸、红细胞沉降率以及抗核抗体检测。如果怀疑有原发性肘部病变或者占位性损害，那么建议进行前臂 MRI 检查。肘部正中神经注射可起到诊断和治疗的双重作用。

鉴别诊断

正中神经被 Struthers 韧带卡压在临床上表现为无法解释的持续性前臂疼痛，这是由于正中神经被从髁上突到内上髁异常走行的韧带压迫所引起，在临床上很难与旋前圆肌综合征相鉴别。它的诊断方法是通过肌电图和神经传导速度检查证实正中神经在肘部受压，结合 X 线检查髁上突的表现。

这两种卡压性神经病变可以与单独的骨间前神经卡压相鉴别，后者发生在肘下 6~8cm。这些综合征也应与 C_6 或 C_7 神经根性病变相鉴别，因为后者的表现有时类似于正中神经卡压症。应该记住的是颈神经根性病变与正中神经卡压可以并存，即所谓的双卡综合征，最常见于腕部正中神经卡压或腕管综合征。胸廓出口综合征也可以引起前臂疼痛，并且可以与旋前圆肌综合征相混淆。然而，胸廓出口综合征的疼痛放射至手的尺侧而不是手的正中。

治疗

旋前圆肌综合征合理治疗的第一步是使用非甾体类抗炎药或 COX-2 抑制剂。使用三环类抗抑郁药治疗有效，尤其是对有睡眠障碍的患者。例如使用去甲替林，以睡前单次口服 25mg 为滴定起始剂量，逐渐加量，以免产生副作用。对于这种神经卡压病变，避免重复创伤也非常重要。如果这些措施不能及时缓解症状，下一步合理的治疗就是使用局麻药和激素进行肘部正中神经注射。如果症状持续存在，应考虑手术探查和松解正中神经。

并发症与注意事项

肘部正中神经阻滞是相对安全的，主要的并发症是不慎注入血管和穿刺针对神经造成的持续性感觉异常。在有抗凝剂的情况下使用 25G 或 27G 穿刺针，虽然发生血肿的危险性增加了，但是在临床环境要求一个满意的风险——利益比时，这项技术还是可以安全进行的。如果注射后立即用手压迫注射区，可以降低这些并发症的发生。注射后用冰袋压迫 20 分钟也会减少注射后疼痛以及出血。

骨间前神经卡压综合征

骨间前神经卡压综合征的特点是肘下正中神经卡压引起的疼痛和肌肉无力，这种卡压是由旋前圆肌和中指指浅屈肌腱起点或者是由异常的血管所造成的。症状的出现经常是在前臂的急性创伤或前臂和肘部的重复性运动之后，例如使用碎冰锥。一种类似于 Parsonage-Turner 综合征的炎症病变也被认为是骨间前神经卡压综合征的病因之一。

临床上，骨间前神经卡压综合征表现为前臂近端的急性疼痛。随着疾病的进展，患者会抱怨轻微活动就有前臂劳累或沉重感，而且拇指与示指不能夹东西，这是因为拇长屈肌和指深屈肌麻痹造成的。

由于拇长屈肌和指深屈肌麻痹，体检可发现患者拇指的指间关节和示指的远端指间关节不能屈曲。有些患者在前臂旋前圆肌部位有压痛。肘下大约 6~8cm 处有正中神经的骨间前神经分支，这个分支的 Tinel 征也可能为阳性。

骨间前神经卡压综合征也应与 C_6 或 C_7 神经根性病变鉴别，因为后者的表现有时类似于正中神经卡压症。而且，应该记住的是，颈神经根性病变与正中神经卡压可以并存，即所谓的双卡综合征，最常见于腕部正中神经卡压或腕管综合征。

临床相关解剖

正中神经由来自于 C_5~T_1 脊神经根的神经纤维组成，位于腋动脉的前上方。出腋窝后，正中神经下降至上臂与肱动脉伴行。在肘水平，肱动脉正好位于二头肌的内侧，而正中神经正好在肱动脉的内侧。当正中神经继续下行进入前臂时，它发出一些支配前臂触肌群的运动分支，包括骨间前神经。这些神经分支易受异常韧带、肥厚肌肉和直接创伤的卡压。正中神经接近腕部时位于桡骨上面。在腕部它深藏于掌长肌腱与桡侧腕屈肌腱之间。正中神经的终末支分布于手掌和拇指、示指、中指及桡侧环指的掌面皮肤以及示指、中指及桡侧环指远端的背面皮肤，负责感觉。

治疗

骨间前神经综合征合理治疗的第一步是使用非甾体类抗炎药或 COX-2 抑制剂。使用三环类抗抑郁药治疗有效，尤其是对于有睡眠障碍的患者。例如使用去甲替林，以睡前单次口服 25mg 为滴定起始剂量，逐渐加量，以免产生副作用。对于这种神经卡压病变，避免重复创伤也非常重要。如果这些措施不能及时缓解症状，下一步合理的治疗就是使用局麻药和激素进行前臂正中神经注射，如果症状持续存在，应考虑手术探查和松解正中神经。

患者取仰卧位，上臂完全内收于身体一侧，肘轻微屈曲，手背放置于折叠的毛巾上。用一个 12 ml 的无菌注射器抽取总量 5~7 ml 局麻药加 80mg 甲泼尼龙。然后，要求患者对抗阻力屈曲前臂以确认肘纹处的肱二头肌肌腱。肌腱下方 6~8 cm 处为穿刺点，进行标记。

皮肤消毒后，用 3.8cm 长的 25G 针在先前标记的点穿刺，略向头侧缓慢进针。进针 1.27~1.9cm 时，正中神经分布区会出现强烈的感觉异常。如果没有出现感觉异常而碰到骨质，退针并略向内侧调整方向，直至有感觉异常出现。应事先告知患者，并在出现感觉异常时告知医生。在出现感觉异常并定位正中神经分布区后，轻轻回抽确认无血。回抽无血并且无持续感觉异常时，缓慢注入 5~7ml 药液，密切监测有无局麻药的毒性反应。如果没有出现感觉异常，则扇形注射相同量的药液，小心操作不要注入骨间前动脉内。

并发症与注意事项

肘下正中神经阻滞是相对安全的，主要的并发症是不慎注入血管和穿刺针对神经造成的持续性感觉异常。在有抗凝剂的情况下使用 25G 或 27G 穿刺针，虽然发生血肿的危险性增加了，但是在临床环境要求一个满意的风险一利益比时，这项技术还是可以安全进行的。如果注射后立即用手压迫注射区，可以降低这些并发症的发生。注射后用冰袋压迫 20 分钟也会减少注射后疼痛以及出血。

桡管综合征

桡管综合征是一种桡神经卡压性病变，临床上常被误诊为顽固性网球肘，在桡管综合征中，桡神经的骨间后支受到卡压，尽管发生机制不同，但临床表现往往相似。这些卡压机制包括桡骨头前方异常纤维束、异常血管压迫神经和(或)桡侧腕短伸肌腱边缘锐利。这些卡压机制可以单独存在，也可以同时存在。

不管桡神经卡压机制如何,桡管综合征的主要临床症状是肱骨外上髁下方疼痛,这种疼痛可能出现在桡神经骨间后支上方的软组织受到急性扭伤或直接创伤后,或者起病隐袭、没有明显诱因。疼痛呈持续性,腕部主动旋后加重疼痛。患者经常注意到不能握咖啡杯或锤。睡眠障碍也经常存在。体格检查可发现肱骨外上髁正下方的桡神经骨间后支部位有压痛。肘的活动度正常,患侧握力减退,前臂对抗阻力主动旋后时疼痛。

颈神经根性病变和网球肘与桡管综合征很相似。桡管综合征和网球肘鉴别要点是前者最明显的压痛点在肱骨外上髁远端的桡神经骨间后支部位,后者最明显的压痛点就在肱骨外上髁。肌电图检查有助于鉴别颈神经根性病变、桡管综合征与网球肘。建议所有桡管综合征患者拍 X 线平片以排除隐匿的骨质病变。根据患者的临床表现,建议进行辅助检查,包括全血细胞计数、尿酸、红细胞沉降率以及抗核抗体检查。如果怀疑有肘关节不稳定,那么建议做肘部 MRI 检查。下面描述的注射技术可起到诊断和治疗的双重作用。

临床相关解剖

桡神经由 C_5~T_1 脊神经根发出的神经纤维组成,位于腋动脉的后下方。出腋窝后,桡神经在三头肌的内侧头和长头之间经过。当它跨过肱骨的后面时,发出一运动支支配三头肌,并继续下行发出一些感觉支分布于上臂。在肱骨外上髁与桡神经沟之间,桡神经分为两个终末支。浅支与桡动脉相伴下行,发出感觉支分布于腕背和拇指、示指及中指背面的一部分皮肤。骨间后深支支配前臂大部分伸肌。

治疗

桡管综合征合理治疗的第一步是使用非甾体类抗炎药或 COX-2 抑制剂。使用三环类抗抑郁药治疗有效,尤其是对于有睡眠障碍的患者。例如使用去甲替林,以睡前单次口服 25mg 为滴定起始剂量,逐渐加量,以免产生副作用。对于这种神经卡压病变,避免重复创伤也非常重要。如果这些措施不能及时缓解症状,下一步合理的治疗就是使用局麻药和类固醇激素进行肘部桡神经注射。如果症状持续存在,应考虑手术探查和松解桡神经。

结语

肘部和前臂卡压性神经病变的临床表现具有多样性和重叠性,给医生的诊断提出了挑战。为作出正确诊断,必须有目的地询问病史和体格检查。肌电图和神经传导速度检查结合影像学技术的正确使用,有助于确定诊断。对于本章讨论的卡压性神经病变,如不能及时正确诊断和治疗,可能导致患者出现明显的受损和功能障碍。

(任世超)

第五章　腕部与手部疼痛综合征

第一节　腕部与手部关节炎

腕部与手部的疼痛比较常见，具有多种病因。疼痛可能源于腕部与手部的骨和关节、关节周围软组织（皮下组织、掌筋膜和腱鞘）、神经根及外周神经或血管结构，或者由颈椎的骨骼肌结构、胸廓出口、肩或肘牵涉导致。依据疼痛的起源和主要部位对腕和手疼痛性病变进行了分类。准确的诊断有赖于详细的病史采集，对关节、腱鞘及其他关节周围结构、颈椎、手的神经及血管供应的详细检查以及一些合理的诊断性检查。

许多手部的疼痛性疾病起病隐匿。采集手部不寻常的、反复的或者过度活动的病史对诊断腕、拇指或指由于过度使用综合征引起的关节炎或者腱鞘炎至关重要。无论是累积性创伤疾病还是急性损伤，采集详细的职业史对于确定手的腱鞘炎是否与工作有关非常重要。异常的拉伸应力（超过肌腱的弹性极限）可导致肌腱原纤维间的分子连接出现累积性微小创伤，这种现象称之为原纤维蠕变。随着年龄的增长，肌腱的柔韧性和弹性变小，更容易受损。由于缺乏规律地伸展锻炼，肌腱单位变短，使之更易于患累积性创伤疾病。

掌握腕关节、掌指关节、近端和远端指间关节以及腱鞘的应用解剖知识对于准确诊断非常重要。初步的诊断检查包括全血细胞计数、红细胞沉降率、手部 X 线片、滑膜液分析（如可获得）；如果有指征，还要进行血尿酸、类风湿因子以及抗核抗体检查。有时需要进行辅助检查，包括放射性核素骨显像、超声检查、神经传导速度测定、无创血管多普勒检查、动脉造影、CT、MRI、关节镜检查以及滑液活检。

腕关节炎

病因

桡腕关节是关节炎性病变的常见部位，例如类风湿性关节炎、系统性红斑狼疮、牛皮癣性关节炎、强直性脊柱炎、反应性关节炎以及肠病性关节炎。腕部的原发性骨关节炎很少见，但是可以继发于创伤、血色素沉着症、褐黄病、焦磷酸钙沉积症、痛风、骨坏死或感染。

临床特征与鉴别诊断

腕关节炎可表现为疼痛、僵硬、桡骨和尺骨远端弥漫性胀痛、功能减退，有时还有关节畸形。活动常常受限，可触及捻发音。波动感提示腕部有渗出液，用一手压迫关节一侧可以产生液体波动并传导到患侧手的对侧关节。腕部畸形常见于类风湿性关节炎和其他慢性炎性关节炎，包括腕关节的掌侧半脱位（桡腕关节出现明显的反向台阶）、腕骨塌陷（腕部高度丧失，小于第 3 掌骨长度的一半)以及腕向桡侧偏斜。远端桡尺关节的慢性炎性关节炎表现为局部肿胀,旋前和旋后因疼痛受限,常常因尺骨头背侧半脱位而变得不稳定,以及向下压时出现"钢琴键"样运动。

相比之下,腕伸肌腱鞘炎表现为一种浅表的、直线的或椭圆形的背侧胀痛,局限于患病腱鞘部位,并扩展超过腕关节边缘。主动伸手指时,肿胀由远端向近端移动并打折,就像床单在床垫下打折一样(皱褶征)。屈肌腱鞘炎常表现为腕掌耐的肿胀,正位于腕管的近端(掌面热狗征)。

掌指关节支、近端和远端指间关节支

此病变最常见于类风湿关节炎、系统性红斑狼疮和牛皮癣性关节炎。掌指关节滑膜炎产生关节弥漫性疼痛性肿胀使指关节间沟不明显。近端指间关节肿胀引起手指呈纺锤体形或为梭状指。检查近端或远端背侧近端指间关节表面。在原发性"结节性"类风湿性关节炎中,近端和远端指间关节通常均会受累,分别表现为 Bouchard 结节和 Heberden 结节。相比之下,屈指肌腱鞘炎在手指掌侧产生线状疼痛性肿胀(腊肠指),通常伴有屈肌腱鞘的增厚、结节和清晰的捻发音。

在炎性关节炎中,掌指关节、近端及远端指间关节畸形是相对常见的。掌指关节畸形包括尺侧倾斜、掌侧半脱位(常可见台阶)和固定的屈曲畸形。Bou-tonniere 畸形是指近端指间关节的屈曲和远端指间关节的过伸畸形。天鹅颈畸形是指近端指间关节的过伸和远端指间关节的屈曲畸形。拇指的 Z 形畸形包括掌指关节的屈曲和指间关节的过伸畸形。手指的嵌进缩短是由于牛皮癣性关节炎、类风湿性关节炎或其他破坏性关节炎继发的部分吸收造成的,常伴有皮肤的同心褶纹(望远镜手)。

治疗

腕关节、掌指关节、近端或远端指间关节炎的治疗主要为病因治疗。一般治疗措施包括使患病关节休息的夹板疗法、物理治疗和职业疗法,还包括使用非甾体类药物的对症治疗。
对于持续性的炎性滑膜炎,关节内注射皮质激素通常有效。桡腕关节的注射可采用手背桡侧入路。方法是腕稍微掌屈,穿刺针垂直进针,深度 1~2 cm,到达桡骨远端 Lister 结节的远侧点,正好位于拇长伸肌腱的尺侧。使用 28G 穿刺针采取背桡侧或背尺侧入路,可以很容易进入掌指关节、近端和远端指间关节。有时需要轻拉手指使关节面分离,将针尖挑进关节间隙。关节内正确的注射方法可使药液扩散至整个关节间隙。

第二节　腕管综合征

正中神经在腕管处受卡压,即腕管综合征,是一种最常见的卡压性神经病。腕管的背面和侧面为腕骨和腕骨间关节,掌面是腕横韧带(屈肌支持带)。腕管内有指浅屈肌腱、指深屈肌腱、拇长屈肌腱及正中神经通过。桡侧腕屈肌有自己的骨纤维管道,与腕管之间被腕横韧带深部所分隔开。腕横韧带桡侧部分裂开来,环绕桡侧腕屈肌的肌腱,然后与大多角骨嵴相连接。

病因

腕管综合征的主要病因是屈肌腱肿胀或淀粉样物质、尿酸盐沉积以及其他占位病变导致管腔容积缩小。通过压力传感器导管检测可以发现腕管综合征患者腕管内压力增高。正常情况下手腕保持中位时腕管内压力约为 2mmHg,最大屈腕时压力约为 42mmHg,而最大伸腕时压力约为 33mmHg)。采用手术或内镜松解,可以降低腕管内压力。

所谓的特发性腕管综合征的最常见的病因是腕部反复的职业性或娱乐性机械活动而导致的屈肌腱鞘炎。类风湿性关节炎、系统性红斑狼疮、硬皮病、原发性淀粉样变性、血液透析等疾病也可以引起腕管综合征。此外,妊娠、感染(细菌、分枝杆菌和真菌)和内分泌功能紊乱(如糖尿病、甲状腺功能减退症、肥胖症及肢端肥大症等)也是腕管综合征的致病原因。在罕见的情况下,腕管内的占位病变(如腱鞘囊肿、脂肪瘤、骨痂和痛风结节等)也可引起腕管综合征。

腕管综合征最常见于 40~60 岁的妇女。典型症状包括烧灼痛、针刺样疼痛、麻木感、麻刺感,有时会出现正中神经分布区感觉丧失(桡侧三个手指和无名指桡侧半)。患者夜间常由于异常感觉而惊醒,摇晃手腕或将手放入流动的热水中可以缓解疼痛。疼痛可以放射至前臂、肘部或肩部。持续反复地弯曲和伸展腕部可以使疼痛和感觉异常加重,如打字和操作方向盘等工作。患者常主诉息侧腕部无力和活动笨拙。

保持腕部轻度后伸位,在远侧腕横纹掌长肌腱桡侧的屈肌支持带上轻叩正中神经,可以引起拇指、示指、中指和无名指桡侧半等正中神经分布区出现感觉异常,称为正中神经叩击试验阳性,即 Tinel 征用性。腕部持续掌屈位 30~60 秒,如果出现手指感觉异常,则称为 Phalen 腕屈征阳性。腕部后伸(phalen 逆向动作)可使腕管狭窄,空间减少,内压增大,从而使腕管综合征的症状加重。关节炎患者手腕不能弯曲,压迫正中神经 30 秒以上同样可以出现感觉异常,通常称为正中神经压迫试验或 Durkan 征阳性。值得注意的是,这些激发试验对于腕管综合征患者的特异性和敏感性具有很大的个体差异。有些患者仅仅抬高患侧手部持续 1~2 分钟, 即可出现感觉异常或疼痛。患者正中神经分布区可以出现痛觉、触觉、两点辨别觉和(或)振动觉受损。慢性腕管综合征患者的鱼际肌可发生萎缩,拇短展肌受累引起拇指向掌侧抗阻力伸展无力,拇对掌肌受累则引起拇指和小指对指动作无力。

诊断

腕管综合征是一个临床诊断,可通过电生理学检查进一步证实。典型的表现是正中神经在通过腕管时感觉传导速度减慢,同时远端运动潜伏期延长。超声和 MRI 检查有助于发现屈肌腱肿胀或腕管占位病变。肘部正中神经卡压(旋前圆肌综合征)与腕管综合征可以通过肘部 Tinel 征阳性、腕管综合征的腕部激发试验阴性、掌指关节过伸时示指和中指固有肌无力(papal 征)以及电生理检查等方法进行鉴别。

治疗

保守治疗方法包括病因治疗,纠正腕部职业性和(或)娱乐性不正常活动,腕部掌面应用夹板使腕关节保持中位或轻度伸展位,同时还可以应用非甾体类抗炎药物。对于无鱼际肌无力或萎缩的急性期患者(病程少于 1 年),腕管内注射皮质激素有一定的效果。通过掌侧穿刺入路,向腕管和屈肌腱鞘内注射药物。正中神经位于腕部掌长肌腱的桡侧下方,注射药物时应避免损伤。可以使用 28G 穿刺针,向掌面方向穿刺,穿刺点位于掌长肌腱尺侧和远侧腕横纹近端。进针深度为 2~4mm,当穿刺针进入腕管后注入甲泼尼龙 10~25mg。大多数患者经注射治疗后症状立即得到改善,但 6~12 月后复发率很高,大约为 50%。潜在的并发症有出血、感染,以及损伤正中神经引起症状加重。此外,全身应用糖皮质激素、肌腱滑动锻炼(tendon-gliding exercises)、超声和针灸等治疗方法对腕管综合征也有一定的远期疗效。

腕管综合征还可以通过外科手术进行治疗，通过掌面切口切除腕横韧带而松解腕管。手术的适应证包括药物治疗无效，发生神经病理改变、远端运动潜伏期进行性延长和鱼际肌萎缩的患者。对于透析或类风湿性关节炎患者，腕管减压可以与屈肌腱鞘切除术和粘连松解术联合实施。闭合式或内镜下腕管松解术是一种同样有效而且创伤轻微的正中神经减压方法。最近研究证实，小切口腕管松解术与内镜下手术和传统开放式外科手术的疗效相似，而且并发症更少。通过手术治疗大多数患者症状可以得到改善，但是少数病程较长的患者因发生神经病理性改变和鱼际肌萎缩而疗效不佳。腕横韧带松解不完全是导致手术失败的常见原因。

第三节　De Quervain 腱鞘炎

手腕共有 22 条肌腱通过，这些韧带赋予了手独特的灵巧和力量。每条肌腱都通过一个狭窄的、内衬有管状滑膜鞘的纤维管。滑膜鞘的内层（脏层）紧贴在肌腱上，外层（壁层）则覆盖于肌腱纤维管的内面。脏层和壁层之间由腱系膜（滑膜襞）相连接，其内有血管和神经通过。一些腱鞘没有滑膜襞，仅仅存在细丝状连接物。肌腱负荷过重或在腱鞘内频繁活动都可以引起炎症、纤维变性、腱鞘增厚以及纤维肿胀、水肿和聚集成束所导致的“纤维扩增”，从而引起慢性反应性或狭窄性腱鞘炎，妨碍肌腱在腱鞘内的平稳滑动，最后在手腕支持韧带或手指滑车两侧出现“卡压”、“弹响”或“闭锁”现象。仅由外伤引起的腱鞘炎很少见。

腱鞘炎的常见临床症状是局部疼痛、肿胀和僵硬。受累的腱鞘可有条索状触痛、肿胀和捻发音，肌肉收缩或被动牵拉时疼痛加重。拇长展肌和拇短伸肌的 De Quervain 狭窄性腱鞘炎、扳机指或拇指腱鞘炎以及腕部屈肌总腱腱鞘炎通常是原发性腱鞘炎，常由某些职业工作和业余娱乐活动造成腱鞘累积性微小损伤所致。“过度使用”累及腕部其他腱鞘的原发性狭窄性腱鞘炎比较少见。继发性腱鞘炎不常见，包括类风湿性关节炎、系统性红斑狼疮、银屑病关节炎、感染（细菌、分枝杆菌、真菌及病毒等）、微晶沉淀性疾病（痛风、焦磷酸盐、羟磷灰石、钙等）、淀粉样沉积、肉状瘤病、色素绒毛结节性腱鞘炎等。

1895 年，De Quervain 对拇长展肌和拇短伸肌的纤维狭窄性腱鞘炎进行了详细阐述。该病常见于 30~50 岁的女性。手腕向桡侧或尺侧弯曲的同时做拇指夹紧动作，纤维腱鞘可通过伸肌支持带下方的桡骨远端，如果反复频繁进行上述动作，则可以引起摩擦炎症，使腱鞘增厚狭窄。其他一些疾病和生理改变也可以引起腱鞘炎，如类风湿性关节炎、银屑病关节炎、损伤、妊娠及产后等。做捏、夹紧及抓握等拇指和腕部动作时，患者腕部桡侧面和拇指基底部出现疼痛，常持续数周不缓解。在桡骨茎突近端 1~2cm 处，受累的腱鞘有触痛并肿胀，触诊时可发现捻发音。Finkelstein 试验可以协助诊断，拇指紧贴手掌，而其他四指弯曲握于拇指上，然后向尺侧被动弯曲腕部牵拉肌腱，患者桡骨远端和腕部桡侧面出现疼痛，则试验为阳性。

诊断

De Quervain 腱鞘炎常需要与第 1 腕掌关节骨关节炎和交叉综合征进行鉴别诊断。第 2 伸肌隔（桡侧腕长伸肌和桡侧腕短伸肌）与第 1 伸肌隔（拇长展肌和拇短伸肌）肌腱的交叉部位，由于经常反复的腕部活动可以导致腱鞘炎，称为交叉综合征。该病多见于运动员（如划船、划独木舟和举重的运动员）。交叉综合征患者有腕部疼痛，查体发现前臂远端的背桡侧（腕关节近端 4cm 左右）有压痛、肿胀，有时还会出现捻发音，而 De Quervain 腱鞘炎发病部位较交叉综合征部位更造近远端。

治疗

治疗方法包括局部热敷、应用非甾体类抗炎药物以及用夹板固定腕部和拇指等。用一个沟槽形夹板将腕部固定于偏向桡侧轻度伸展位，第 1 腕掌关节轻度外展，同时第 1 掌指关节轻度后伸，不限制拇指指间关节的活动。治疗措施还包括纠正手部活动姿势，避免反复拇指运动和捏、夹紧等动作。这些治疗措施对轻中度患者和妊娠或哺乳相关性腱鞘炎的女性有很好的疗效。对于持续或严重疼痛影响日常生活的患者，向病变腱鞘内注射皮质类固醇，约 70%的患者可以出现完全和持续时间较长的疼痛缓解。该注射可通过手背桡侧入路实施。用 28G 针穿刺入拇长展肌和拇短伸肌腱鞘的末端，位置距桡骨茎突近端约 1cm，穿刺成功后注入局麻药物，伸肌支持带近端可出现肿胀，然后注入甲泼尼龙 7.5~l0mg。对于持续疼痛或反复发作病程超过 6 个月的患者，可以进行第 1 伸肌腔隙（the-first extensor compartment）的手术减压，或同时进行腱鞘切除和腔隙重建。手术必须清除拇长展肌和拇短伸肌腱鞘的隔膜，否则容易复发。

第四节 Dupuytren 挛缩

临床特点

该疾病相对常见，特征是掌腱膜结节状增厚和收缩而引起一个或多个掌指关节弯曲通常累及双手尺侧部，环指常首先发病，其他手指按发病频率由高到低排列分别为小指、中指和示指，拇指很少受累。该病的早期病理变化是成纤维细胞和肌纤维母细胞增生导致掌腱膜浅层形成纤维结节。成纤维细胞侵及真皮后可以使皮肤表面出现小凹陷和皱褶，并且牵拉表面皮肤。疾病早期通常无疼痛和触痛，如果病程不继续发展，手的功能不会受到影响，不需要治疗。随着病程进展，数月和数年后腱膜增厚延伸至远端手指。掌腱膜的纤维带和条索拉紧使掌指关节屈曲，手掌不能平放于桌面上，称为桌面征阳性。Dupuytren 挛缩的病程进展个体差异很大。一些患者常常持续多年无任何症状，病程无进展；而有的患者症状迅速恶化，筋膜收缩和腱膜增厚导致手部畸形及功能严重受损。

病因

目前，关于该病的发病机制尚不明确。随着年龄增加，发病率逐渐增高，男女比例约为 7:1。这种疾病具有家族遗传性，为常染色体显性遗传，但是表现形式有变异（variable penetrance）。目前的研究还不能确定局部反复损害和职业性损伤是否为病因之一。研究者发现 Dupuytren 挛缩与特发性癫痫、酗酒、吸烟、糖尿病、慢性肺病、艾滋病、慢性肺病及反射性交感神经营养不良综合征有关。

早期病理学改变包括成纤维细胞显著增殖、血管增生以及巨噬细胞、S100 阳性的表皮树突状细胞（朗汉斯细胞）和 CD3+、CD45T 淋巴细胞聚集。随着病程进展，出现胶原纤维混乱无序密集沉着以及掌腱膜增厚和结节形成。通过研究发现，胶原纤维的总量增加，且有还原性胶原交联和羟基赖氨酸含量增多。这些胶原纤维中 25%是 II 型胶原纤维，而在正常掌腱膜组织中只有少量这种类型的纤维。超微结构分析可以发现，大量被杂乱无章的胶原纤维所包围的平滑肌纤维样可收缩的成纤维细胞和肌纤维母细胞，纤维结节和条索中的毛细血管部分或完全闭塞。虽然肌纤维母细胞对于 Dupuytren 挛缩无特异性，但是研究认为其是导致掌腱膜挛缩和手指畸形的病因之一。在远离主要的 Dupuytren 挛缩组织的真皮中可以发现平滑肌 α-肌动蛋白(肌纤维母细胞的抗体标记物)表达阳性的成纤维细胞群落,这可能是筋膜切除术后仍易复发的原因。

Dupuytren 结节中有多种细胞因子和介质表达增加,包括白介素-lα、白介素-β、肿瘤坏死因子仪(TNF-α)、有血管活性的前列腺素(PGE2 和 PGF2α 及纤维连接蛋白等。同时生长因子的表达也明显增加,包括转化生长因子 β、血小板源性生长因子、成纤维细胞生长因子和表皮生长因子,这些介质对肌纤维母细胞的收缩性和纤维增生起着重要作用,是导致筋膜病变的原因之一。在病变组织中,巨噬细胞和淋巴细胞的整联蛋白 VLA4 以及内皮细胞中的血管细胞黏附分子-1 表达增加,使炎症细胞通过内皮的移行能力增强。最近研究发现,一种与细胞黏附和成纤维细胞移动有关的主要信号蛋白——β 连接蛋白在 Dupuytren 结节中的表达明显增加。上述研究提示,Dupuytren 挛缩可能是一种树突状细胞/T 细胞介导的自身免疫性疾病。在病程晚期,病变组织内的细胞进一步减少,而纤维化增加。

治疗

目前,主要根据疾病的进展情况和病变的严重程度选择不同的治疗方法。病情轻者可采用局部热敷、牵张训练、抓握重物时使用带护垫的手套等治疗防护措施。许多患者获悉该病是良性病变,能够习惯手部病变。对于出现疼痛和手指不能伸直的严重病例,可以在病变部位内注射皮质类同醇。类固醇激素可以减慢病变组织内成纤维细胞和肌纤维母细胞的增殖速度,还可以使炎性细胞的凋亡速度增快,减少转化生长因子 β,和纤维连接蛋白的表达。目前还有两种新治疗方法有一定的应用前景,包括注射胶原酶以破坏胶原蛋白(胶原酶筋膜溶解术)和注射干扰素(T 辅助淋巴细胞生成的一种细胞因子)抑制纤维增生及胶原合成。对于手指挛缩超过 30°、桌面试验阳性及功能严重障碍的严重患者,可以进行部分或完全掌腱膜切除术,同时还可以进行皮瓣移植。年轻、有家族史、双侧活跃期病变、病变组织有多个结节及有其他异位纤维病变的患者,病变容易复发。

第五节　扳机指与扳机拇

扳机(拇)指,即手(拇)指狭窄性腱鞘炎,又称为弹响指,是一种最常见的手部疲劳性损伤,常发生于中年妇女。其解剖学病变是手(拇)指屈肌腱鞘炎导致的纤维化和狭窄,少数情况下还可以发生掌指关节上方的第一环形滑车(the first annular,A1)的纤维软骨化生。狭窄部位的肌腱常出现结节状增厚。

扳机(拇)指的常见病因是由于反复握紧动作而牵拉和摩擦屈肌腱造成疲劳损伤。通常仅累及一个手指,按发病率从高到低排列分别为拇指、环指、中指、小指和示指。继发性屈肌腱鞘炎的病因有类风湿性关节炎、银屑病关节炎、糖尿病、淀粉样变性、甲状腺功能减退、肉样瘤病、色素绒毛结节性腱鞘炎、感染(如结核和孢子丝菌病)等。

临床特点

肌腱或腱鞘结节样增厚可以阻碍肌腱的正常滑动,出现 A1 指间关节部位的疼痛、弹响或手指活动闭锁。当手指弯曲或抵抗弯曲时,腱鞘位置出现疼痛,被动拉伸肌腱也可以出现疼痛。手指弯曲时可出现间断性闭锁,尤其是在晨起时。被动伸直近端指间关节(或拇指的指间关节)时有捻发音,手指伸直时有阻塞感。综上所述,主要的阳性体征有近端指间关节触痛、屈肌腱鞘肿胀和触痛、肌腱捻发音、手指弯曲和伸展活动受限。在手指弯曲和伸展时在掌指关节近端可以触及肌腱结节样肿胀。患者应避免过度活动手指，否则会导致近侧指间关节弯曲畸形。

治疗

主要治疗方法有改变手部活动习惯、局部热敷、适度锻炼和应用非甾体类抗炎药物。也可以使用夹板固定患指掌指关节向掌侧弯曲10°~15°，但保持近端和远端指间关节的自由活动。在受累的屈肌腱鞘内注射皮质类固醇，可以使大多数患者的症状得到有效或完全缓解。用28G穿刺针在A1滑车的近侧（与掌骨头的掌侧面相对）垂直刺入屈肌腱鞘内。持续推进穿刺针，如果轻微被动活动手指出现捻发音，提示针尖触及肌腱的表面后退穿刺针0.5 ~1mm，然后注入醋酸甲泼尼龙5~7.5mg。如果药物治疗无效（病程超过6个月），可以进行手术松解，即横断A1滑车。"闭合式"经皮穿刺扳机指松解术治疗，即用皮下注射针的锐缘横断A1滑车，也可以取得很好的疗效。

第六节　手部血管球瘤

病理学变化

血管球瘤是一种罕见的良性错构瘤，占手部软组织瘤的1%~5%。其起源的神经肌动脉球是一种会收缩的平滑肌神经肌动脉感受器，对温度变化比较敏感，可以调节皮肤微血管的血流量。这种肿瘤由微动脉、微静脉和有平滑肌覆盖的吻合支（Sucquet-Hoyer管）构成，动静脉之间没有毛细血管床。通常为单发，位于指甲下，手指较足趾发病率高，由包膜覆盖，病理检查可发现内衬有血管内皮细胞的血管腔样结构，外层包绕着细胞核为圆形深染的多面体血管球细胞，肌动蛋白免疫染色阳性。

临床特点

常见于中年妇女，通常隐匿发病，伴有疼痛和压痛，对温度敏感。疼痛的性质为烧灼样、撕裂样或刀割样，有时为阵发性疼痛。疼痛常由患指向近端放射，天气寒冷或接触凉水和冷物体时加重，温度升高时疼痛减轻。最显著的特征是病变区及周围出现严重的压痛。触及紫红色小结节的情况比较罕见。指甲下的血管球瘤可引起指甲突起和颜色变黑。用钢笔尖或圆形的金属尖轻微压迫疼痛区域可以对肿瘤进行定位，这种方法称为"Love针试验"，阳性表现是触及肿瘤时出现剧烈疼痛和手部回缩。将血压计袖带置于患者上臂，加压至250mmHg，嘱患者抬高患指，紧握拳，可以使肿瘤部位疼痛减轻，袖带放气后疼痛复发，则称为Hildreth试验阳性。还可以进行冷感觉试验，将手放入冷水中，可疑病变区出现剧烈疼痛和压痛则为阳性，提示可能为血管球瘤。

诊断

血管球瘤很难诊断，常被误诊为色素痣、黑素瘤、神经瘤、皮肤结节、黏液囊肿及血管瘤等。用手电照射指甲，肿瘤所在位置透光度减弱。X线检查通常无异常发现，一些晚期患者远端指骨的骨皮质有光滑的侵蚀灶。高分辨率超声检查可发现，指尖有界限清楚的低回声圆形或椭圆形肿物超声检查的敏感性大约为75%，但不易发现直径小于3mm和指甲下扁平的肿瘤。相比而言，MRI检查更为敏感，可以发现直径为2mm的病变，在手术探查前能够对肿瘤进行准确定位。其他方法如动脉造影、闪烁显像和温度图表法也有一定的诊断价值。

治疗

手术是主要的治疗方法，必须完整切除瘤体及包膜才能避免复发。

（任世超）

第六章　常见的运动损伤

由于体育娱乐活动导致的损伤逐渐增加，近些年来，医学界开始关注身体和心血管健康。临床医师将运动损伤分为两大类：(1) 急性创伤；(2) 运动过度损伤。大部分急性创伤临床表现明显，不存在较大的诊断困难；而运动过度损伤则表现较隐蔽，增加了诊断难度。下面着重介绍一些常见的运动损伤，并为临床医师提供简要的诊断和治疗方法。另外，本章讨论的某些综合征并非由体育活动而是由日常活动所致。腕管综合征、De Quervain 腱鞘炎和肱二头肌腱炎等是一些比较重要的疼痛综合征，将另分章节进行更详细地阐述，本章主要是从运动损伤的角度对其进行讨论。

第一节　冈上肌腱炎

冈上肌腱炎表现为肩关节的急性或慢性疼痛。急性冈上肌腱炎好发于年轻人群，往往是由于肩关节过度运动或活动时姿势不当。诱发因素包括将重物扛在靠近身体的前外侧部位进行搬运、投掷伤或运动器材的过度使用。慢性冈上肌腱炎常在老年人群中多发，表现为以渐进性或隐匿性方式发病而缺乏特定的相关损伤。冈上肌腱炎的疼痛是持续的剧烈疼痛，常伴有睡眠紊乱。最初表现为三角肌区域的疼痛，疼痛程度为中到重度，并伴有受累关节活动范围减小。患者睡觉时常因患侧肩关节受压而痛醒。

症状与体征

罹患冈上肌腱炎的患者常通过抬高肩胛骨来减轻韧带张力，从而使得发炎的肌腱保持相对固定，此即“耸肩”征。常在肱骨大结节附近有压痛点。患者进行肩外展时有疼痛弧，具体表现为外展到弧度的一半时受阻或突发疼痛，这是由于肱骨头撞击冈上肌腱所致。冈上肌腱炎患者表现为 Dawbam 征阳性，即上臂下垂时在肩关节肱骨大结节处有压痛，而当上臂完全外展时压痛消失。病程早期，肩关节的被动活动正常且不伴有疼痛。随着病情进展，患者感到肩关节正常活动范围逐渐缩小，使得日常活动如梳头、系胸罩或摸高变得十分困难。如果肩关节持续废用，可出现肌肉萎缩并进一步发展为冻结肩。

实验室检查

普通 X 线平片检查适用于所有的肩痛患者。根据患者临床表现，还应进行血常规、红细胞沉降率以及抗核抗体检查。当疑有肩袖(rotator cuff tcar)撕裂时，可进行肩关节 MRI 扫描。随后介绍的局部阻滞技术可作为诊断性治疗使用。

鉴别诊断

因为冈上肌腱炎常发生在未察觉的轻微损伤之后，也可能是长期病变的结果，所以患者常未能得到及时的诊断。肩关节肌腱炎往往合并有肩关节滑囊炎，使得肩关节疼痛和活动能力受限加重。患者由于渐进性疼痛和活动能力受限而不愿活动肩关节，长此以往可致肩关节活动异常并使肩袖处于紧张状态，导致整个肩袖损伤加重。应该注意的是，肩袖撕裂的症状是被动活动正常而主动活动受限，而冻结肩的症状是主动运动和被动运动均受限。40 岁以下的患者很少发生肩袖撕裂，除非是肩部严重外伤。颈神经根疾患的疼痛很少局限于肩部，经常是伴随有颈部及上肢的疼痛和麻木。

治疗

冈上肌腱炎所致疼痛和功能障碍的早期治疗是采用非甾体类抗炎药（NSAIDs）或环氧化酶-2抑制剂（COX-2 inhibitors）和物理治疗联合疗法，局部热疗或冷疗也有作用。对于经过上述治疗无效的患者，下一步应考虑局部注射疗法。在局部注射治疗控制肩部疼痛之后的几天内，应进行一系列柔和的肩部活动。需要指出的是应该避免过度运动，因为这往往导致患者症状加重。

进行冈上肌腱注射时，患者取平卧位，前臂内旋，肘部的外上髁朝向前方。肘外上髁定位明确后，在肩峰前缘以便易于触及肱骨。在肩峰前缘的下方有一小切迹，这就是冈上肌腱附着于肱骨大结节上表面的解剖标志，在此做上标记。将肩部、肩峰下和关节间隙处的皮肤进行充分消毒。用带有 3.8cm25G 针头的无菌注射器抽取含有 0.25%的布比卡因和甲基泼尼松龙 40mg 的混合药液 1ml。戴上无菌手套后触摸先前的标记点再次确认冈上肌腱穿过的切迹位置，正对该点垂直进针分别穿过皮肤、皮下组织和关节囊，直到针尖抵住骨质。将针尖退出肱骨面 1~2mm 后缓慢注入药液，上述操作均应严格遵循无菌原则。在注药过程中应有较小的阻力，如果没有阻力，可能是针尖进入关节腔或者是冈上肌腱破裂所致；如果注药过程中遇到明显阻力，则可能是针尖在韧带或肌腱组织中，应稍向前进或稍退后直到注射没有明显阻力。拔针后在进针处用无菌敷料加压包扎并裹上冰袋。

注射治疗的常见并发症是感染，只要严格按照无菌技术操作则很少发生感染。穿刺本身造成冈上肌腱损伤有一定的发生率。在肌腱炎症较重或既往有破损的情况下，如果直接将药液注入肌腱内则易导致肌腱破裂。但只要操作者操作轻柔，一遇到明显阻力就停止操作，此并发症的发生率将明显减少。大约有 25%的患者诉注射后短时间内疼痛增加，可在操作前向患者交代清楚这种可能性。

第二节　肩袖肌腱病与撕裂

临床上，肩袖肌腱病和撕裂是肩痛和肩功能障碍的常见原因。肩袖撕裂往往发生在肩部肌腱表面小的损伤之后。但是，在大部分患者，撕裂的病理学变化显示为长期的病变过程合并有渐进性肌腱炎。肩袖是由肩胛下肌、冈上肌、冈下肌和小圆肌及其肌腱构成的。肩袖的功能是通过与其他肌肉、韧带和肌腱相配合，保持手臂旋转时的肩关节稳定性。

冈上肌腱和冈下肌腱尤其容易发展成为肌腱炎，有下列几个原因：首先，肩关节本身有着活动范围大的特性；其次，肩袖肌腱单位的活动受喙突肩峰弓的限制，关节过度运动容易互相碰撞；再者，肩袖肌腱单位的血供较差，损伤后痊愈较难。所有这些因素都可以使肩关节的一条或几条肌腱出现肌腱炎。炎症如持续存在，则钙易沉积于肌腱周围，从而增加了后续治疗难度。

肩袖撕裂通常伴有滑囊炎，在这种情况下常需特殊的治疗手段。除了前面所述的疼痛外，肩袖撕裂的患者还常有肩关节活动范围逐渐减少的体会，一些日常的动作如梳头、系胸罩或举手过头均比较困难。随着肩关节废用持续,可出现肌萎缩甚至冻结肩。

症状与体征

肩袖撕裂的患者常主诉说,如果没有另一只手的辅助不能使患侧上肢抬至肩关节水平。体格检查方面,冈下肌受累的患者常出现肩关节外旋受限,冈上肌受暴的患者则表现为外展至肩关节平面困难。肩峰下压痛点常见。不完全肩袖撕裂的患者往往表现为举手过头的动作不连贯。完全性肩袖撕裂的患者由于肱骨头前移出现患肢完全不能上抬至肩关节水平,临床可见垂臂试验阳性,即将患侧手臂用外力外展至肩关节水平,外力撤除后手臂不能保持外展状态。完全性肩袖撕裂患者 Moseley 试验也为阳性,表现为患者外展上臂 80°后在其稍加阻力则上臂出现下垂。肩关节的被动运动范围正常,主动运动范围受限。

肩袖撕裂的疼痛是持久而剧烈的,并造成肩关节外展和外旋受限,常伴有睡眠紊乱。患者通过限制肱骨内旋,达到使发炎的肩胛下肌腱制动的目的。

实验室检查

对所有的肩痛患者,均应进行普通 X 线平片检查。根据患者临床表现,还应进行血常规、红细胞沉降率以及抗核抗体检查。当疑有肩袖撕裂时,应进行肩关节 MRI 扫描。

鉴别诊断

肩袖撕裂往往发生在未被觉察的轻微损伤后,常导致诊断延误。撕裂伤包括完全损伤和部分损伤,这可以通过细致的体格检查进行鉴别,但也更加大了诊断的难度。肩部的肌腱炎常合并肩关节附近的滑囊炎,造成疼痛范围扩大和功能受限增加。渐进的疼痛和功能受限导致肩部僵硬,活动不正常,加重了肩袖的紧张状态,致使肩袖损伤更重。对肩袖撕裂伤,应当知道的是被动活动正常而主动活动受限,与此相对的冻结肩症状是主动和被动运动均受限。40 岁以下的患者除非肩部严重外伤,否则很少发生肩袖撕裂。

治疗

肩袖撕裂并发疼痛和功能受限的早期治疗包括 NSAIDs 或 COX-2 抑制剂和物理治疗,局部热疗或冷疗也有作用。对疼痛经过上述治疗无效的患者,局部注射疗法是手术前治疗的一个良好手段。

第三节　肱二头肌腱炎

肱二头肌腱炎是指单个或全部的肱二头肌长头和短头肌腱发生肌腱炎。其病因多是喙突肩峰弓的肱二头肌肌腱受损,常在肩关节过度使用或使用不当后发生。下列动作如:操作大功率的割草机、发网球时击球点过高或打高尔夫球时挥杆过猛,是产生损伤的常见因素。上述这些动作造成肱二头肌过度或使用不当,使得肱二头肌及其肌腱易损伤、易磨损。如果损伤非常严重,肱二头肌的长头腱则可发生断裂,出现"突眼"(Popeye)的肱二头肌。这一畸形在患者做 Ludington 动作时表现得尤为突出,Ludington 动作是患者将他的手放置脑后做弯曲肱二头肌的动作。

症状与体征

肱二头肌腱炎的疼痛是持续的、剧烈的,局限于肩部前侧的肱二头肌沟处。疼痛还常伴有一种被束缚住的感觉,常合并有睡眠紊乱。患者常保持肱骨内旋的姿势,使肱二头肌腱处于喙突肩峰弓下方。肱二头肌腱炎患者的 Yergason 征为阳性,即肘关节屈曲呈直角时前臂抵抗外力外旋时出现疼痛。并且常合并有滑囊炎。

除了上述疼痛，肱二头肌腱炎患者常有肩关节活动范围逐渐减少，一些日常的动作如梳头、系胸罩或举手过头都很困难。如果损伤因素持续存在，将出现肌萎缩更有甚者出现冻结肩。

实验室检查

对所有的肩痛患者均应进行普通 X 线平片检查。根据患者临床表现，还应进行血常规、红细胞沉降率以及抗核抗体检查。当疑有肩袖撕裂时，应进行肩关节 MRI 扫描。局部注射技术（稍后讲述）可作为诊断性治疗使用。

鉴别诊断

肱二头肌腱炎的诊断通常不费周折，但当合并有滑囊炎或肩部肌腱误用或滥用导致损伤时可干扰诊断。有时候不完全肩袖撕裂可误诊为肱二头肌腱炎。如果临床表现典型，还应当考虑原发或继发肿瘤侵犯肩、上肺部或肱骨近端的可能性。未出疱疹之前的急性带状疱疹疼痛和肱二头肌腱炎的疼痛也相似。

治疗

肱二头肌腱炎所致疼痛和功能受限的早期治疗包括 NSAIDs 或 COX-2 抑制剂和物理治疗，局部热疗或冷疗也有作用。对于那些经过上述治疗无效的患者，下一步的治疗应考虑局部糖皮质激素和局麻药注射疗法。

肱二头肌腱炎进行注射治疗时，患者体位为平卧位。上臂外旋约 45°，先标记好肩胛骨喙突，就在其外侧有一小结节，当上臂主动旋转时小结节易触及，这结节处做好标记。先将肩部前方的皮肤处进行充分消毒。适用冈上肌腱炎治疗方法。用带有 3.8cm25G 针头的无菌注射器抽取含有 0.25%的布比卡因和甲基泼尼松龙 40mg 的混合药液 1ml。戴上无菌手套后触摸先前的标记点确认肱二头肌肌腱穿刺的位置，正对该点前方进针分别穿过皮肤、皮下组织和下方的肌腱，直到针尖抵住骨质。将针尖退出肱骨面 1~2mm 后缓慢注入药液，上述操作均应严格遵循无菌原则。在注药过程中应有较小的阻力，如果没有阻力，可能是针尖进入关节腔或肱二头肌腱破裂；如果注药过程中遇到明显阻力，则可能是针尖在韧带或肌腱组织中，应稍向前进或稍退后直到注射没有明显阻力。拔针后在进针处加压包扎并裹上冰袋。

注射治疗的常见并发症是感染，但只要严格按照无菌技术操作将很少发生感染。穿刺本身造成肱二头肌腱损伤有一定的发生率，在肌腱的炎症较重或既往有破损的情况下，如果直接将药液注射到肌腱则易导致肌腱破裂。但只要操作者操作轻柔，一遇到明显阻力就停止操作，此并发症的发生率将明显降低。大约有 25%的患者诉肩关节内注射后短时间内疼痛增加，可在操作前向患者交待清楚这种可能性。

第四节　肱骨外上髁炎

网球肘（即肱骨外上髁炎）的病因是前臂伸肌腱反复的轻微损伤。网球肘的早期病理生理学改变是桡侧腕伸肌和尺侧腕伸肌的轻微损伤，继发炎症后可发展成为慢性病变，常是前臂伸肌持续性过度或使用不当的结果。网球肘如合并有滑囊炎、关节炎或痛风，则疼痛往往持续存在并加重功能受限。那些用手抓握（如政治人物握手的动作）或高度扭转腕关节（如用勺舀取冰激凌的动作）的职业人群中好发网球肘。网球运动员出现网球肘有两个独立的机制：首先，手握重拍使腕关节处于持续过度的高张力状态;第二,当反手击球时肩和肘关节高于球拍(一般情况肩肘关节和球拍平行)。在其他的握拍运动也易致网球肘发生。

症状与体征

网球肘的疼痛局限于肱骨外上髁的周围,为持续性,在活动腕关节时疼痛加重,甚至不能端杯咖啡或提锤子,常伴有睡眠紊乱。在体格检查方面,在肱骨外上髁下方或延伸肌腱有压痛,有一部分患者在受累肌腱处可触及条带状增厚。肘关节的活动是正常的,患侧握力减小,网球肘试验阳性。网球肘试验是平托患者前臂,嘱其握拳,主动做伸腕动作,检查者施以屈腕的力量,出现疼痛则提示是网球肘。

实验室检查

肌电图有助于网球肘与颈神经根病变、桡管综合征的鉴别。网球肘患者均要求进行 X 线摄片,以排除关节鼠和其他隐匿性骨病。根据临床表现,应进行血常规检查、尿酸、红细胞沉降率和抗核抗体实验检查。如果怀疑存在关节不稳,应对肘关节进行 MRI 扫描。局部阻滞也可作为一种治疗性诊断方法。

鉴别诊断

桡管综合征和 C_6~C_7 神经根病变与网球肘在临床症状上有相似之处。桡管综合征是在肘关节处桡神经受压引起的卡压性神经病变。与网球肘的区别在于:桡管综合征的敏感压痛点在肱骨外上髁远端的桡神经处,而网球肘的压痛点是在肱骨外上髁处。网球肘最常见的疼痛部位是桡侧腕短伸肌的伸肌腱附着的肱骨端,位于肱骨外上髁前侧面。位于桡侧腕长伸肌附着的肱骨上髁处的疼痛一般较少,而距离较远的桡侧腕短伸肌覆盖的桡骨小头处的疼痛更少。病变早期,滑囊炎即可伴随网球肘。在肘关节后方的鹰嘴滑囊可因直接外伤或过度使用而出现炎症。其他易发生滑囊炎的解剖部位是在肱二头肌进入处与桡骨小头之间和肘前部。

治疗

网球肘所致疼痛和功能受限的早期治疗包括 NSAIDs 或 COX-2 抑制剂和物理治疗,局部热疗或冷疗也有作用。任何加重患者症状的活动均需避免,在伸肌腱处用 Velcro 绷带固定可缓解疼痛。对于那些经过上述治疗无效的患者,下一步可考虑肱骨外上髁的注射治疗。

第五节　腕管综合征

腕管综合征是临床中最常见的卡压性神经病变,是在腕关节处穿过腕管的正中神经受压所致。正中神经穿过的腕管是一闭合的解剖结构,当发生屈肌腱腱鞘炎、类风湿关节炎、妊娠、淀粉样变性病和其他占位性病变时,途经此处的正中神经就会受到卡压。临床表现为疼痛、麻木、感觉异常以及手和腕屈肌力减弱,并向拇指、示指和中指以及无名指的桡侧放射,有时也向受压的前臂处放射。如不进行及时治疗,运动功能逐渐减退,最终导致受累手指屈曲性挛缩。该综合征的发生往往是由于反复的腕活动或腕部经常受压,如将手腕压在计算机的键盘边缘。外伤在腕管处直接损伤正中神经也可出现同样的症状。

症状与体征

体检发现腕部正中神经有压痛。正中神经位于屈肌支持带下方, 叩击屈肌支持带常出现 Tinel 试验阳性。Phalen 试验阳性则高度提示存在腕管综合征。Phalen 试验是让患者完全自然屈曲腕关节不少于 30 秒。如果正中神经在腕关节受压，上述动作可以激发腕管综合征的症状。虽然拇指复杂、精细动作的缺失不易察觉，但对掌肌力减弱和大鱼际萎缩却常在腕管综合征的形成期中观察到。在腕管综合征进展的早期，除神经的压痛外还可以有拇指、示指和中指以及无名指的桡侧的感觉消失。

实验室检查

肌电图有助于腕管综合征与糖尿病多发神经病变、颈神经根病变的鉴别。腕管综合征患者均要求进行 X 线摄片，以排除隐匿的骨病。根据临床表现，应进行血常规检查、尿酸、红细胞沉降率和抗核抗体实验检查。如可疑关节不稳或怀疑有占位性病变，应对腕关节进行 MRI 扫描。局部阻滞可作为一种治疗性诊断方法使用。

鉴别诊断

腕管综合征常被误诊为拇指的掌腕关节炎、颈神经根病变或糖尿病多发神经病变。拇指的掌腕关节炎一般有 Watson's 试验阳性并且在 X 线平片有关节炎的表现。颈神经根病变的患者在反射、运动和感觉均有变化，且伴有颈部疼痛，与之相比，腕管综合征患者则缺少反射改变，运动和感觉的改变也仅限于在正中神经支配的远端。糖尿病多发神经病变表现为整只手对称的感觉短缺而腕管综合征则仅限于正中神经分布的区域。应当提醒的是，颈神经根病变和正中神经受压可以同时出现，成为“双重卡压”综合征。腕管综合征在糖尿病患者中多见，故在糖尿病患者中出现糖尿病多发神经病变合并腕管综合征就不足为奇了。

治疗

症状较轻的患者通常采取保守治疗，严重患者应进行手术治疗。早期治疗有单纯镇痛药、NSAIDs 或 COX-2 抑制剂和用夹板固定腕关节。关于夹板固定，最少应该是整个晚上的时间，理想的固定则是 24 小时处于固定状态。应当避免那些引发加重腕管综合征的动作，如敲击键盘、锤打动作等，这也有助于减轻患者的症状。上述治疗没有效果，可以采取腕管内注射局麻药和糖皮质激素的治疗方法。

腕管注射时，患者仰卧位，上臂外展，肘关节轻度屈曲，手背部垫上薄垫。用 5ml 无菌注射器抽取含有局麻药和甲基泼尼松龙 40mg 的混合药液 3ml，让患者握拳后屈曲腕部触摸掌长肌腱。消毒皮肤后，用 12.7/20.3cm25G 的穿刺针于该肌腱中点处进针，进针角度与腕横纹成 30°，缓慢进针直到针尖突破掌长肌，可出现正中神经分布区的异常感觉，这种情况可在操作之前与患者交代清楚。而且，应告知患者，当一出现异感就立即告知医师。如出现异感应稍退针避开正中神经。然后轻轻回抽注射器，在确认回抽无血和无持续异感情况下，缓慢注入药液 3ml 并进行监护观察局麻药毒性反应。如果未出现异感针尖刺到骨质，应退针离开骨膜，仔细回吸后，再缓慢注入药液。如果上述治疗方法未能奏效，应采取手术方法松解正中神经。内镜技术将减少术后疼痛和功能障碍，这将是手术治疗的方向。

第六节　De Quervain 腱鞘炎

De Quervain 腱鞘炎是炎症引起出现在桡侧茎突水平的拇长展肌腱和拇短伸肌腱肿胀。这种炎症和肿胀是由反复扭动造成肌腱损伤的结果。随着炎症和肿胀发展为慢性，腱鞘逐渐增厚形成狭窄的鞘管。当肌腱被腱鞘卡住就会导致拇指闭锁或有“扳机活动”即扳机现象。De Quervain

腱鞘炎可并发第 1 掌指关节的关节炎和痛风，这均加重 De Quervain 腱鞘炎的疼痛和功能受限。

De Quervain 腱鞘炎好发于那些从事用手抓握(如政治家握手的动作)或高度扭转腕关节(如用勺舀取冰激凌的动作)的人群中。也可能在没有明显损伤因素的产妇中发生。

De Quervain 腱鞘炎的疼痛局限于桡侧茎突区域，一般持续存在，在挤压拇指或腕尺侧偏斜时疼痛加重。严重的患者不能端住一杯咖啡或转动起子。多伴有失眠。

症状与体征

查体方面，在桡骨远端的茎突有压痛并可触及肿胀的肌腱和腱鞘。多数 De Quervain 腱鞘炎患者在屈伸拇指时发出弹响。若疼痛和扳机指症状明显，则拇指的活动范围明显减少。De Quervain 腱鞘炎患者还可有 Finkelstein 试验阳性表现。Finkelstein 试验是将患者的前臂平放，嘱患者将拇指向掌心充分屈曲后，用力使腕关节向尺侧运动，此时出现疼痛则提示有 De Quervain 腱鞘炎。

实验室检查

De Quervain 腱鞘炎没有特异的诊断实验，诊断主要基于临床。肌电图检查对区别于神经性病变有帮助，如颈神经根病变和感觉异常性手痛。De Quervain 腱鞘炎患者均要求进行 X 线摄片，以排除隐匿的骨病。根据临床表现，应进行血常规检查、尿酸、红细胞沉降率和抗核抗体实验检查。如可疑关节不稳，应对腕关节进行 MRI 扫描。局部阻滞可作为一种治疗性诊断方法使用。

鉴别诊断

前臂外侧皮神经的卡压、第 1 掌关节炎、痛风、感觉异常的手痛和发生在 $C_{6\sim7}$ 的神经根病变与 De Quervain 腱鞘炎均有相似之处。感觉异常性手痛是桡神经浅支受压后的神经性病变。上述疼痛疾病均可合并有 De Quervain 腱鞘炎。

治疗

De Quervain 腱鞘炎所致疼痛和功能受限的早期治疗包括 NSAIDs 或 COX-2 抑制剂和物理治疗，局部热疗或冷疗也有作用。任何加重患者症状的活动均需避免，夜间采取夹板固定受累拇指可防止出现因“扳机指”而影响患者睡眠的情况。对于那些经过上述治疗无效的患者，下一步的治疗可考虑对发炎的肌腱进行注射治疗。

第七节　大转子滑囊炎

大转子滑囊炎是临床上常见的一种疼痛病症。大转子滑囊炎患者常诉髋外侧疼痛，并且向小腿放射，与坐骨神经痛相似。疼痛区域位于股骨转子上，入睡时不能以患侧卧位，活动髋关节时有一种卡壳的感觉伴有尖锐疼痛，在刚站立时尤为明显，抬步上楼梯也非常困难。大转子滑囊炎常合并有髋关节炎、背部和骶髂关节炎以及步态不稳。

转子囊是在大转子与臀中肌肌腱和髂胫束之间腔的液囊集合体。急性创伤和反复的轻伤均易导致转子囊损伤。急性损伤常表现为跌倒后大转子对滑囊直接产生创伤，这和在高低不平或松软的路上奔跑造成的过度运动损伤一样。转子滑囊炎发展成慢性病变时，常有滑囊的钙化。

症状与体征

转子滑囊炎的患者在股外侧即大转子上方存有压痛点。受累下肢的被动内收和外展与抗阻力外展均可引出疼痛。在上述动作中，阻力突然消失也将使疼痛加剧。转子滑囊炎在股外侧皮神经的支配区没有感觉缺失，而感觉异常性股痛则存在感觉缺失。

实验室检查

髋关节的平片可显示滑囊的钙化以及一些慢性炎症的变化。髋部或腹股沟疑有隐匿团块或肿物时应进行 MRI 扫描。肌电图有助于将转子滑囊炎从感觉异常性股痛和坐骨神经痛中区别开来。下述的局部阻滞可作为一种治疗性诊断方法使用。

鉴别诊断

转子滑囊炎常合并有髋关节炎。髋关节炎有着特有的缓解疼痛和恢复功能的治疗方法。临床上大转子滑囊炎和感觉异常性股痛均有股外侧疼痛，但感觉异常性股痛没有大转子处的压痛。肌电图有助于将一些易混淆的表现进行分类。在鉴别诊断中，临床医师必须要考虑髋部的原发或继发肿瘤的可能性。

治疗

转子滑囊炎患者合理治疗一般首先进行短期的保守治疗，包括单纯镇痛药、NSAIDs 或 COX-2 抑制剂。应当避免那些引发损伤转子滑囊炎的动作，如在沙滩上奔跑。经过上述治疗，患者病情未能得到明显改善，则应采取下一步注射治疗。

转子滑囊炎的注射治疗时，患者取侧卧位患侧向上，标记大转子的中点，对大转子及周围皮肤进行消毒。用带有 3.8cm 英寸 25G 针头的注射器抽取含有 0.25%布比卡因和甲泼尼龙 40mg 的混合药液 2ml。在进针前，向患者说明若下肢出现异感应及时说出，这可能是针触及坐骨神经。一旦出现异感，应立即退针并向侧方重新定位。在先前的标记点处，垂直于皮肤向转子中心缓慢进针，避免损伤坐骨神经，直至针尖顶住骨质，然后退针离开骨膜，进行回抽，确定没有回血和异感后，在注药阻力最小时，缓慢将药液注入滑囊。

第八节　内收肌腱炎

随着强化下肢力量的运动器材使用增多，内收肌腱炎的发病率逐渐增加。髋内收肌包括股薄肌、长收肌、短收肌和大收肌。闭孔神经支配上述内收肌，在骨盆骨折或肿瘤压迫均易导致闭孔神经损伤。髋关节内收肌群的肌腱附着在耻骨和坐骨，炎症往往好发于此处。这些肌腱和相应的肌肉在过度疲劳或牵拉伤后易发展为肌腱炎。好发因素包括有借助运动器材过度进行强化下肢力量的训练和内收肌群的性牵拉伤（如棒球比赛中的滑垒）。

内收肌腱炎的疼痛多表现为持续的锐痛，且常影响睡眠。患者因疼痛常限制内收肌活动而出现蹒跚步态，表现为行走时躯干处于摇晃状态。患者的髋关节活动范围有渐小的趋势，最后连完成一些类似进出汽车的简单动作都很困难。随着废用时间的延长，可出现肌肉萎缩甚至发展为髋关节粘连性滑囊炎。

症状与体征

内收肌腱炎患者体格检查中，在内收肌腱起点处有压痛，Waldman 夹膝试验阳性。有阻力的内收动作和被动外展均可引出疼痛。若髋关节肌腱炎合并有髋关节滑囊炎，则疼痛和运动受限进一步加重。除非闭孔神经或腰丛牵拉伤，一般情况髋和下肢的神经检查均正常。

实验室检查

对有髋痛、股痛和腹股沟疼痛的患者，均应进行 X 线平片检查。根据临床表现，应进行血常规、尿酸、红细胞沉降率和抗核抗体实验检查。如可疑无菌性坏死或怀疑占位性病变，应对髋关节进行 MRI 扫描。肌电图检查可以排除卡压性神经病变或闭孔神经损伤以及神经丛病变和神经根病变。内收肌腱的局部阻滞可作为一种治疗性诊断方法使用。

鉴别诊断

髋关节紊乱症的临床表现与内收肌腱炎相似。一些间接腹股沟疝的疼痛易和内收肌腱炎的疼痛相混淆。如发生创伤时考虑有隐匿骨盆骨折时，尤其在那些骨质疏松或骨量减少的患者.应进行放射性核素骨扫描。髋的非血管性坏死也可以出现类似于内收肌腱炎的髋关节疼痛。如内收肌腱炎患者在查体时发现有神经功能受损，则应考虑可能合并有腹股沟神经、生殖股神经和闭孔神经出现神经受压和(或)牵拉伤以及腰丛神经病变和神经根性病变等的可能性。

治疗

内收肌腱炎疼痛和功能受限的早期治疗包括 NSAIDs 或 COX-2 抑制剂和物理治疗，局部热疗或冷疗也有作用。对于那些经过上述治疗无效的患者，下一步可考虑向髋关节内收肌腱注入局麻药和糖皮质激素进行治疗。

第九节　内侧副韧带综合征

内侧副韧带综合征患者表现为膝关节内侧的疼痛，在膝关节被动外旋和足外翻时加重，膝关节活动尤其是做屈曲和外旋动作时疼痛加重，休息和热敷后疼痛可缓解。患者屈曲膝关节时可出现闭锁或弹响，疼痛常影响睡眠。当合并滑囊炎、肌腱炎、关节炎和(或)关节内紊乱时，临床表现错综复杂。

内侧副韧带综合征的膝关节内侧疼痛是具有特征性的。在小腿处于外展和外旋状态下跌倒出现内侧副韧带受损，常是在滑雪中发生或橄榄球时的剪切力所致。内侧副韧带是扁宽呈带状的韧带，起自股骨内髁，向下止于内翻胫骨干半膜肌沟处。并有一部分和内侧半月板相连。损伤常在膝关节水平处或韧带起止处。

症状与体征

在患者股骨到胫骨的沿内侧副韧带有压痛点。如韧带在附着点撕裂，压痛点局限在韧带的近端和远端，如内侧副韧带牵拉伤的压痛点则比较弥散。当韧带严重损伤，膝关节在外展力作用下活动度增加，关节松弛。患者疼痛常致肌肉产生保护作用掩盖临床真相，通过膝关节的 MRI 扫描可以证实临床医师的判断。患者可出现膝关节的渗血和肿胀，但在关节内损伤时也可有相同的临床表现。

实验室检查

内侧副韧带综合征的患者均应进行 X 线摄片。根据临床表现，进行血常规检查、尿酸、红细胞沉降率和抗核抗体实验检查。如怀疑肿瘤、隐匿性病变或关节紊乱，应对膝关节进行 MRI 扫描。在受外伤后，骨扫描对于判断有无隐匿性应力骨折是有帮助的。

治疗

内侧副韧带综合征所致疼痛和功能受限的早期治疗包括 NSADs 或 COX-2 抑制剂和物理治疗，局部热疗或冷疗也有作用。任何加重患者症状的活动均需避免。对于那些经过上述治疗无效的，创伤又未达到需要手术修复的患者，下一步的治疗可考虑内侧副韧带局部注射治疗。

第十节　髌前囊炎

急性创伤和反复轻伤均易致髌前囊组织损伤。髌前囊是介入皮下组织和髌骨之间的组织明,可以是单腔的滑囊也可以是多个小腔的集合体。髌前囊损伤可以是跌倒时膝盖着地或致髌骨骨折的创伤对髌前囊直接造成，也可以是在松软地面或高低不平的路面奔跑等过度劳损造成。而那些从事爬或跪体位的劳动如铺设地毯或擦地板也会导致髌前囊炎,所以髌前囊炎又称为家庭主妇膝盖。髌前囊炎发展成为慢性后,滑囊可发生钙化。

症状与体征

髌前囊炎患者常诉膝盖前方疼痛和肿胀,疼痛向膝盖内侧和周围放射,并且可有下楼梯或下跪困难。在刚起身站立时,可出现剧烈的疼痛,并且感觉膝关节运动突然卡壳。在髌前囊炎合并膝关节炎、肌腱炎或其他病理改变时该临床表现易被忽视。

实验室检查

膝关节普通平片可显示滑囊和股四头肌腱钙化,这些变化是慢性炎症的表现。当疑有关节内紊乱、隐匿肿物或肿瘤时应进 MRI 扫描。肌电图检查可以将髌前囊炎同股神经病变、腰神经根痛和神经丛神经痛进行鉴别。局部阻滞可作为诊断性治疗。对疑有血管胶原病患者应进行抗核抗体试验检查。如考虑有感染存在,则应抽取囊液,并对囊液进行细菌染色和培养。

鉴别诊断

由于膝关节的特殊解剖，髌前囊还与膝关节相连的肌腱和其他滑囊发生均可发生炎症,增加诊断的难度。髌前囊是由髌骨韧带固定在髌骨和皮下组织之间的滑囊。膝盖的直接创伤和过度的不适当的运动可以使股四头肌腱和髌前囊一样发生炎症反应。股四头肌是由股外侧肌、股中间肌、股内侧肌和股直肌组成的,伸膝动作主要由这些肌肉完成,这些肌肉的肌腱聚合成一个四头肌肌腱整体,成为一条强力的肌腱。股四头肌腱向下包绕髌骨构成髌骨的内侧和外侧韧带,髌骨作为一个籽骨通过上述结构强化膝关节。这些包绕纤维称为扩张韧带,易受牵拉损伤发展为炎症。股四头肌肌腱异常时,髌上囊、髌下囊和髌前囊可同时有炎症发生。应当了解的是,任何膝关节生物力学改变均可导致髌前囊的炎症发生。

治疗

髌前囊炎患者一般先进行短期的保守治疗,包括单纯镇痛药、NSAIDs 或 COX-2 抑制剂,并进行膝关节固定防止损伤加重。经过上述治疗,患者病情未能得到改善,则应采取注射治疗。急性炎症消退后,局部的热疗和温和的关节活动有助于病情恢复。

第十一节　三角韧带牵拉伤

踝关节突然过度外翻造成急性损伤或反复轻微损伤，如在松软或不平的路上长距离的奔跑,这均易导致三角韧带牵拉伤。三角韧带特别强健,较距腓前韧带更不易受牵拉伤。三角韧带有两层,均起于内踝,深层附着在距骨内侧面,浅层分别附着于距骨内侧结节、跟骨载距突和舟骨粗隆。

症状与体征

三角韧带牵拉伤的患者主诉为内踝下方疼痛，跖屈和踝关节外翻可加重疼痛。三角韧带牵拉伤患者常伴有关节明显肿胀和行走困难，活动踝关节时可发出弹响。体格检查常在内踝处有压痛点。急性损伤时，在韧带上方有瘀斑。踝关节被动外翻和跖屈时疼痛加重。踝关节和距跟关节的滑囊炎和关节炎也可以有上述临床表现，当合并出现时易使产生混淆。

实验室检查

踝关节疼痛患者均应进行X线平片检查，并且根据情况进行血常规、红细胞沉降率和抗核抗体检查。如怀疑有三角韧带撕裂、隐匿性病变或肿瘤时，应进行MRI扫描。如疑有隐匿性骨折时，应采取骨扫描检查。

鉴别诊断

跟骨、距骨、踝骨内倒和第5跖骨基底等处撕脱性骨折的临床表现和三角韧带损伤相似。滑囊炎、肌腱炎以及跗骨间的痛风可与三角韧带牵拉伤合并出现，且跗管综合征也可在踝关节受损后出现，这些均应在诊断中给予考虑。

治疗

三角韧带损伤所致疼痛和功能受限的早期治疗包括NSAIDs或COX-2抑制剂和物理治疗，局部热疗或冷疗也有作用。任何加重患者症状的活动均需避免，必要时可进行短期踝关节固定。对于那些经过上述治疗无效的患者，下一步的治疗可考虑三角韧带局部注射治疗。

第十二节 跟腱滑囊炎

随着跑步健身的普及，跟腱滑囊炎渐渐成为一种临床常见病种。跟腱在跟骨的附着处以及附着处上方约5cm处好发滑囊炎。跟腱也易受反复的运动损伤，由于跟腱缺乏血供，使跟腱受损后愈合较差。跑步是诱发急性跟腱滑囊炎的常见因素。跟腱滑囊炎常合并跟腱炎，这使得局部疼痛和运动受限加重。如果炎症未及时控制，则可出现跟腱滑囊的钙化，使后续治疗难度加大。

症状与体征

跟腱滑囊炎常发生在踝关节运动过度后急性发作。好发因素包括像跑步以及打网球时的急停和突然起动等动作。在运动前不正确的拉伸腓肠肌和跟腱动作除了发生急性跟腱炎和跟腱断裂，还可以导致跟腱滑囊炎。跟腱滑囊炎疼痛是踝关节的正后方剧烈而持续的疼痛，睡眠较差。患者为避免跖肌屈曲足采取扁平足步态，使跟腱滑囊相对固定。屈曲足对抗阻力时可引出疼痛。当合并有肌腱炎做足被动屈曲动作时，局部触摸可有辗轧或隔栏感觉。应当注意的是，长期发炎的跟腱在受牵拉时或注射治疗过程中用力过猛均可发生跟腱断裂。

实验室检查

后跟痛患者均应进行X线平片检查。根据临床表现，进行血常规、红细胞沉降率和抗核抗体检查。如疑有关节不稳时，应进行MRI扫描。骨扫描可以查出X线平片看不到的胫骨应力性骨折。局部注射可作为一种诊断性治疗方案。

鉴别诊断

根据临床表现，跟腱滑囊炎的诊断不存在太多困难。由于跟腱滑囊炎常合并有跟腱炎，做出明确的诊断则有些难度。踝关节应力性骨折的临床表现和跟腱滑囊炎相似，通过X线平片或骨扫描可以做出鉴别。

治疗

跟腱滑囊炎所致疼痛和功能受限的早期治疗包括 NSAIDs 或 COX-2 抑制剂和物理治疗的综合应用，局部热疗或冷疗也有作用。任何加重患者症状的活动均需避免（如慢跑）。对于那些经过上述治疗无效的患者，下一步的治疗可考虑局部糖皮质激素和局部麻醉药注射。

局部注射时，患者取俯卧位，患侧足伸出操作台。足轻度背屈，这样可暴露跟腱范围使注射避开跟腱。定位跟腱的跟骨附着处和（或）跟腱最窄处（附着处上方约 5cm 处），做上标记。然后对标记点皮肤进行消毒，用带有 3.8cm25G 针头的无菌注射器抽取含有 0.25%布比卡因和甲泼尼龙 40mg 的混合药液 2ml。摸到标记点，针尖紧贴着跟腱穿过皮肤和皮下组织，避免进入跟腱。然后在缓慢退针过程中，轻轻注入药液。在注药过程中如遇到明显阻力，可能是针尖进入跟腱，此时应轻微退针，直到推药过程中没有明显阻力。注射结束后，在进针处用无菌敷料粘贴并敷上冰袋。

第十三节　籽骨炎

随着慢跑和长跑热的升温，籽骨炎的发病率呈增加趋势。籽骨是邻近关节处的圆形骨质，被屈肌腱覆盖。因其邻近关节，故籽骨病变时降低屈肌腱张力和运动功能。所有患者的第 1 跖骨籽骨均发生病变，第 2 和第 5 跖骨的籽骨发生病变的数量也不在少数。

临床上第 1 跖趾关节的籽骨受累最常见，第 2 和第 5 跖骨的籽骨也是籽骨炎的好发部位。籽骨炎的特征表现是在掌趾头处疼痛并且有压痛，患者走路时经常感觉到有个石子在鞋里。久站或长距离步行和穿不合脚的鞋或高跟鞋均可加重疼痛。橄榄球运动、跑步或跳舞等反复损伤导致的籽骨炎常复合着地损伤。

症状与体征

体格检查时，按压受累籽骨可再现患者的疼痛。当患者主动屈曲脚趾时，籽骨炎患者痛点是顺着屈肌腱变动，与此相对的跖痛症患者疼痛部位是在跖骨头处。籽骨炎患者的步态为防痛姿势，从而在行走时尽量减少患足负重。籽骨急性损伤患者，在跖骨面可见瘀斑。

实验室检查

籽骨炎患者均应进行 X 线平片检查，排除骨折和确定有无籽骨炎症。根据临床表现，进行血常规、红细胞沉降率和抗核抗体检查。如疑有关节不稳、隐匿性肿物或肿瘤时，应进行跖骨 MRI 扫描。骨扫描对于 X 线平片显示不出的跖骨或籽骨应力性骨折是有帮助的。

鉴别诊断

足的痛风和隐匿性骨折的主要病状与籽骨炎相似。卡压性神经病变如跗管综合征所导致的足底筋膜炎和滑囊炎易使诊断不明，因为籽骨炎也可合并足底筋膜炎和滑囊炎。跖痛症是另一常见前足痛的疾病，鉴别要点是跖痛症疼痛是在跖骨头，且主动屈曲脚趾时疼痛位置不变，而籽骨炎的疼痛位置是沿着屈肌腱变动的。足的原发和转移肿瘤也可表现出与跗间关节炎相似的临床症状。

治疗

籽骨炎所致疼痛和功能受限的早期治疗包括 NSAIDs 或 COX-2 抑制剂和物理治疗的综合

应用，局部热疗或冷疗也有作用。任何加重患者症状的活动均需避免（如慢跑），短期的跗骨关节制动可缓解疼痛。对于那些经过上述治疗无效的患者，下一步的治疗可考虑对受累籽骨进行糖皮质激素和局部麻醉药注射。

第十四节　足底筋膜炎

足底筋膜炎的特征表现是足跟骨跖面的痛和压痛，女性发病率是男性的 2 倍，一般是跖腱膜的炎症所致。炎症可单发，也可以是全身炎症的一部分，如类风湿关节炎、瑞特综合征（Reiter syndrome）或痛风。肥胖症患者如长时间赤脚或穿拖鞋则是足底筋膜炎的好发对象。在高强度的需氧锻炼和慢跑中，过度撞击足跟也易致足底筋膜炎。

症状与体征

足底筋膜炎患者在刚开始行走时疼痛最为明显，久站和长时间步行可加重疼痛，缺乏特征性 X 线改变，但在放射性核素扫描可看到跖筋膜的内侧跟骨结节附着处吸收增强。

体格检查方面，按压脚底内侧跟骨结节出现跟骨跳跃征（calcaneal jump sign）阳性。患者向前行走时，沿跖腱膜走行处可有疼痛。脚趾背屈时跖腱膜拉紧使疼痛增加，此时可从脚后跟至足前端触及整个跖腱膜。

鉴别诊断

足底筋膜炎的疼痛经常和 Morton 神经瘤或籽骨炎的疼痛混淆，足底筋膜炎在脚趾背屈出现的特征性疼痛有助于区别上述足的疼痛。跖骨或籽骨的应力性骨折、滑囊炎和肌腱炎在鉴别诊断时也应给予考虑。

实验室检查

考虑为足底筋膜炎所致的疼痛，均应进行 X 线平片检查排除隐匿性骨病和肿瘤。根据临床表现，进行血常规、红细胞沉降率和抗核抗体检查。如疑有隐匿骨病或肿瘤，应进行 MRI 扫描。骨扫描可以查出 X 线平片看不到的应力性骨折。局部注射可作为一种诊断性治疗方案。

治疗

足底筋膜炎的早期治疗包括 NSAIDs 或 COX-2 抑制剂和物理治疗的综合应用，局部热疗或冷疗也有作用。任何加重患者症状的活动均需避免，还需注意不要赤脚或穿薄底的鞋走路，受累足短期制动可缓解疼痛。对于那些经过上述治疗无效的患者，下一步可考虑糖皮质激素和局部麻醉药注射治疗。

结语

如今随着健身运动的升温，运动损伤的疼痛已成为临床医师面临的常见问题。这些常见损伤的诊断和治疗取决于我们对急性潜在的损伤认识程度，以及对锻炼过度或错误锻炼方法带来的负面效应的重视程度。有效治疗的最大阻碍就是患者本人不愿意改变他或她的活动规律。相对休息的概念是受累解剖部位的休息，而其他的活动应保持正常，克服这些观念上的障碍需要较长过程才能获得成功。由于运动损伤的常见部位血供欠佳（如肌腱、软骨等），如果急性损伤不进行彻底治疗，则组织损伤的程度逐渐加重并将永远存在。注射抗炎的糖皮质激素对上述损伤十分有效，但应谨慎操作避免使已失去正常结构的组织损伤加重。

（刘康）

第七章　纤维肌痛

纤维肌痛是一种临床上常见的疼痛疾患，在女性中发病率为2%，而男性的发病宰为0.5%，其临床表现为影响机体局部或区域部位的慢性疼痛综合征。在体格检查中，肌筋膜扳机点是诊断颈椎纤维肌痛所必不可少的。这些扳机点表现为局部区域的压痛，同时纤维肌痛的疼痛还常牵涉到其他部位。牵涉痛往往使临床医师误认为疼痛来自于其他系统或器官，从而导致误诊误治。纤维肌痛是一个独立的临床诊断还是慢性肌肉骨骼疼痛综合征的分支，目前仍然存在着诸多争议。

尽管疼痛是纤维肌痛的主要症状，临床医师还是应该认识到纤维肌痛可从许多方面影响患者的健康。许多纤维肌痛患者存在运动耐力下降和日常活动容易疲劳。有些研究者认为，慢性疲劳综合征是纤维肌痛的一个变种。纤维肌痛患者的疲劳常表现为睡眠紊乱，其主要的睡眠模式不是失眠，而是不能促进体力恢复。另外，纤维肌痛患者也常出现注意力分散、短期记忆减退和情感抑郁，以及下丘脑一垂体一肾上腺轴功能异常和肠应激综合征。治疗纤维肌痛必须以整体观念为基础。针对这些身体、心理和行为异常所进行的治疗是整个治疗计划的一个重要构成部分。如果只是对疼痛进行控制而不考虑对其他异常症状进行治疗，则不会获得最佳的治疗效果。扳机点是纤维肌痛的特征性病变，据认为是受累肌肉的轻微创伤所致。刺激肌筋膜扳机点常诱发或加重患者的疼痛。发僵和关节疼痛往往与纤维肌痛引起的疼痛并存，这加重了患者的功能残疾程度从而使治疗复杂化。纤维肌痛可作为原发病出现也可在其他疼痛疾病中出现，如神经根病变、胶质血管疾病（collagcn vascular diseases）、过度使用综合征以及慢性区域性疼痛综合征（chronic regional pain syndromes.CRPS）。

至今为止，纤维肌痛的发病机制还不清楚，组织损伤似乎是一个常见的共性致病因素。过度牵拉所致的肌肉急性损伤常可导致纤维肌痛的发生，而反复轻微伤害作用于肌肉亦可促发纤维肌痛，这些损伤包括过热或过冷。肌肉过度使用或合并其他疾患时，如神经根病或过度使用综合征，也可导致纤维肌痛的发生。

除了组织损伤以外，纤维肌痛还有许多其他易患因素。不经常参加体育活动的周末运动员是纤维肌痛的好发人群；而操作计算机或看电视时的不良坐姿也易导致纤维肌痛；既往的外伤可导致肌肉活动异常，易于形成继发性纤维肌痛。如果患者存在营养不良的境况或合并心理或行为的异常时，如情感抑郁等，这些好发因素的致病作用就会表现出来。

症状与体征

肌筋膜扳机点是诊断纤维肌痛必不可少的特征。纤维肌痛的常见扳机点是病理损伤的颈椎棘突，典型的表现是受累肌肉处有敏感压痛点。通过牵拉或触压肌肉刺激扳机点，不仅可产生局部剧烈疼痛，还会出现牵涉痛。除了局部疼痛和牵涉痛外，还常出现受刺激肌肉的不自主收缩，这种体征称为肌跳现象。肌跳征是纤维肌痛的特征性表现，伴有病变区域的发僵，活动范围内的疼痛减轻，以及不按照皮节或外周神经支配特点而分布于其他解剖部位的牵涉痛。

虽然目前已经对牵涉痛进行了较多的研究，牵涉痛的发生也有特有的模式，但仍常被误诊，并常把它归为牵涉区域内相应器官系统的疾病。这常导致一些误诊和无效治疗。触压扳机点时，常可观察到肌纤维紧张带。纤维肌痛患者的体征表现较为一致，也已经提出了许多相关的理论，但遗憾的是，肌筋膜扳机点的病理生理仍让人琢磨不透。这些理论的一个共同特点是认为扳机点是由受累肌肉的轻微损伤引起的。轻微损伤可作为受累肌肉的一个单纯伤害出现，也可能是反复轻微损伤或收缩肌和拮抗肌功能长期失调的

实验室检查

纤维肌痛的形成过程中相应确切的病理生理变化还未明了，临床上还没有特异的检查可以确诊这种疾患。对临床发现的扳机点进行活检，未显示相应的组织学异常。肌肉扳机点所在处常被描述为“虫噬状”或包含有“淀粉样变”。有报道称一些纤维肌痛患者的血浆肌红蛋白升高，但这一研究成果未被其他研究者证实。纤维肌痛患者的电生理诊断试验显示部分患者的肌电升高，这一研究结果同样也未能被其他研究者复制出来。但是，不管纤维肌痛的病理生理如何，根据体格检查所发现的受累肌肉扳机点和伴随的肌跳现象以及一系列明确的临床症状，做出纤维肌痛的诊断是毫无疑问的。

鉴别诊断

在颈椎纤维肌痛的诊断中，相比于实验室检查、电生理诊断或放射学检查，临床体征是诊断的根本依据。正因为如此，对可疑的纤维肌痛患者必须进行有针对性的病史和体格检查，以便寻找出扳机点和有鉴别诊断意义的阳性肌跳征。如果缺乏这些客观的检查指标，临床医师还需排除其他与纤维肌痛相似的疾患，例如原发炎性肌病和胶原血管疾病。适当的电生理检查和影像学检查将有助于其他合并症的鉴别，例如髓核突出症和肩袖撕裂症。临床医师还应该认识到心理和行为异常的存在，这些表现可能掩盖或加重纤维肌痛和其他并发症的症状删。

治疗

纤维肌痛的治疗主要是有助于消除扳机点的各种技术，因为扳机点可能是导致患者疼痛的根本源。值得高兴的是，通过消除扳机点使疼痛的恶性循环中断，可以使患者疼痛在较长时间内得到缓解。上述治疗模式的作用机理仍不清楚。目前需要不断的试验和实践，以便获得规范的治疗方案。

由于纤维肌痛患者许多都有潜在的睡眠紊乱、抑郁和焦虑的存在，将抗抑郁药纳入治疗计划中就显得理所当然了。

除了这些治疗方式，还有许多辅助手段用于纤维肌痛的治疗。热疗和冷疗常与扳机点注射疗法联合使用，抗抑郁药则可减轻疼痛并使睡眠正常。还有一些患者可以借助于经皮神经刺激或电刺激疲劳的受累肌肉从而减少疼痛。虽然扳机点直接注射肉毒杆菌毒素 A 的疗法未经 FDA（美国食品和药品管理局）批准，但这种不同于传统的治疗方法在治疗顽固颈椎棘突纤维肌痛中取得了较好的疗效。

只要操作者熟悉扳机点部位的相关解剖知识并在注射过程中足够细心，扳机点注射应该是非常安全的操作。操作者必须认识到采取全面的预防措施是避免风险的良方，预防感染就更应该注重无菌技术的细节。扳机点注射最常见的不良反应是注射点及其下方组织的针刺损伤。扳机点注射之后，立即压迫注射部位可降低瘀斑和血肿的发生率。应避免使用过长的穿刺针，这将有助于降低深层组织损伤的发生率。当扳机点在胸膜邻近部位时，尤应小心避免气胸出现。

结语

纤维肌痛是一种常见疾病，通常合并一系列的躯体和心理障碍，临床工作中常被误诊。对怀疑有纤维肌痛的患者应该进行仔细的评估，以便判定疾病的进程。

治疗上主要是阻滞肌筋膜扳机点，并使受累肌肉充分的休息。在颈椎棘突的纤维肌痛治疗上，以口服抗抑郁药和扳机点局麻药或生理盐水注射为主的保守治疗是首要选择。辅助治疗还有物理治疗、热辐射和冷刺激治疗、经皮神经刺激和电刺激，这些治疗手段是根据实际情况来应用的。对于那些使用这些传统治疗手段无效的患者，扳机点注射肉毒杆菌毒素A不失为一种安全有效的选择。

（刘康　任世超）

第八章　神经病理性疼痛及神经卡压综合征

神经病理性疼痛的病因是一个很大的课题。本章仅针对临床中一些常见的神经病理性疼痛，目的是阐明一名医师可以利用一本操作手册、一小瓶激素和一个22G针头为患者成功解除疼痛的原因。疼痛是容易观察到的常见症状，但是对其进行正确的诊断则需要有广泛的医学知识以及丰富的临床经验。

麻醉科医师及其他非神经科医师对于神经病理性疼痛的实验研究、电诊断技术(electrodiagnosis)、肌电图描记(electromyograpby，EMG)、神经传导速度(nerve onduction velocity. NCV)以及神经影像学的认识是有限的。对于疼痛专科医师来说，这些应该是基本工具。合理地运用这些检查工具并认识到其内在疼痛医学作为一个独特的医学专业目前发展极为迅速，这种流行般的发展速度恰恰反映了疼痛治疗尚不完善。迄今为止，多數疼痛治疗的从业人员是受过专门训练的麻醉医师。这些医师在评估患者的疼痛时通常是直接参照首诊医师，更多的只是充当治疗师。其实在初步诊断方面，他们的作用应该与神经科医师或风湿科医师一样。如果缺乏其他医学专业知识，包括风湿病学、影像学、传染病学和临床神经学，这些极易出现一筹莫展的现象。

本章阐述了神经科临床工作中较为常见的神经病理性疼痛，并提出了疼痛治疗医师应具备的一些基本诊治理念。疼痛治疗医师应不断认真学习，培养良好的诊断思维，直到最终有信心胜任疼痛专科医师的工作。

神经病理性疼痛的临床评估

神经病理性疼痛的评估应先从询问病史开始，这是诊断过程中最重要的一步。疼痛的性质、持续时间，性状描述、激发因素及其他伴随现象，如肌肉无力和感觉丧失，构成了基本的临床信息。病史包括发病前的一系列既往史，如癌症、糖尿病、甲状腺疾病、结缔组织病、手术史，以及诸如发热或体重减轻等全身症状。询问完病史后，应进行规范的体格检查和根据病情选择实验室榆查，包括血液检查、CT、MRI、MRI血流成像、电诊断技术(NCV和EMG)。如果病史无法提示病理性质或病变位置，则根据广泛的实验室检查、电诊断技术和神经影像学检查来明确诊断的希望是非常渺茫的。

笔者在临床工作中发现.实验室检查经常被首诊医师和专家所忽略。基本检查包括血常规、红细胞沉降率、促甲状腺激素、血浆维生素B_{12}和包含血脂在内的生化全项检查。任何神经病理性疼痛的评估都应该考虑到潜在糖尿病的可能性。如今糖尿病在美国属于高发病，2型糖尿病在青少年中比较常见。实验室检查均应在空腹状态下进行。空腹血糖正常值是在l00mg/dL以下，在100~125mg/dl之间则被认为是空腹血糖升高，高于126mg/dl可临时诊断为糖尿病。确定诊断需要观察摄入75g葡萄糖2小时后的血糖，如低于140mg/dl为正常，140~199 mg/dl为葡萄糖耐量降低，高于200mg/dl则可诊断为糖尿病。不建议将血红蛋白AIC检查作为糖尿病的筛选实验。

葡萄糖耐量降低和空腹血糖升高是最终发展为糖尿病、心血管疾病和代谢综合征(腹部肥胖、血脂代谢紊乱和高血压)的高危状态。在出现明显的糖尿病症状之前，这些高危状态就可能引起本章所述的几种前期的重要性在于那样可以建议患者进行预防性减肥和体育锻炼，从而推迟一系列糖尿病并发症的发生。如果只是偶尔测量一下血糖，就可能遗漏一些糖尿病前期的患者。实验室研究表明，糖耐量异常患者的血糖可以是在正常范围，葡萄糖耐量降低和空腹血糖升高患者的血红蛋白 AIC 水平可以完全正常。总之，糖尿病是神经病理性疼痛中一种最为重要和最为常见的基础疾病，实验室检查是明确糖尿病诊断的辅助手段。

实验室检查提供的是一些客观数据，而神经病学诊断的其他重要手段，如电诊断技术（EMG 和 NCV）和神经影像学检查（CT 和 MRI）就需要医师具备良好的洞察力和合理应用的经验。EMG 和 NCV 对于腕管综合征、臂丛神经炎、腰骶丛神经病等疾病的鉴别诊断是非常有用的。这些检查均需要有着良好的专业技能、较强的临床洞察力和勤奋的肌电图描记人员来实施。有句话说得对：糟糕的检查比不做检查更坏。就像许多医学分支一样，电诊断技术在自己的领域里有明星、有普通的表演者、也有许多可有可无的演员。这些检查的结果并不是确定性的诊断，更多的时候是需要与病史和体格检查相结合。笔者在临床工作中发现，不确切的电诊断结果导致了许多临床失误，甚至使许多患者接受了不必要的手术。

CT 和 MRI 的应用是神经病学诊断的一大革命。CT 用于临床已经有 30 多年的历史，如果没有这个工具就几乎谈不上神经病学这一领域的发展。CT 和 MRI 检查是非常灵敏的，像许多没有症状的椎间盘突出、骨刺和小关节退行性改变均可检出。随着年龄的增加，这些病理改变呈增长趋势，所以神经影像学诊断的结果必须与病史和体格检查相结合才有意义。

由于不同的阅片者对 MRI 片的解读存在着差异，所以术语椎间盘突出、椎同盘脱出以及中重度椎管狭窄具有一定的主观性，其应用因阅片者不同而异。这就要求疼痛专科医师应进行影像学的学习，努力将自己培养成精通这方面的专家。除了影像学的研读外，疼痛专科医师比放射科医师还有着很大的优势就是可以对患者进行查体，这样可以为合理应用这些技术提供有价值的信息。

脑神经

熟悉下列脑神经的相关解剖知识是诊断面痛和定位神经病变所必需的 CNⅢ（动眼神经），CNIV（滑车神经），CNV（三叉神经），CNⅥ（展神经），CNⅦ（面神经）。急性和慢性脑神经病往往合并有疼痛，按照麻醉专业培训的专科医师要进行诊疗存在着一定的困难。最常受累的脑神经是面神经（CNⅦ）。在众多累及面神经的病变中，特发性面神经病（Bells palsy）是较常见的。

支配眼球运动的神经（CNsⅢ，Ⅳ和Ⅵ）的病变表现为复视和不同程度的疼痛。第Ⅲ脑神经和第Ⅵ脑神经功能障碍是临床工作中最为常见的眼球运动神经病变，而第Ⅲ颅神经和第Ⅵ颅神经同时出现病变是最常见的多颅神经病变。

动眼神经（CNⅢ）受累的典型临床表现是上睑下垂和眼球不能向上、向下以及向内侧转动。外展神经正常时，眼球外展不受影响。滑车神经（CNⅣ）受累时很少伴有疼痛，滑车神经的功能（眼球内转）在失去动眼神经支配时才比较明显。

在临床工作中发现，单纯的展神经麻痹和动眼神经麻痹是临床上常见的两种疾病。与动眼神经麻痹一样，展神经麻痹的病因也是多种多样的。较常见的是继发于糖尿病和高血压的神经干梗死（糖尿病性眼肌麻痹）。当出现眼睑下垂，以及眼球向下、向上和向内运动受限时，无论有无疼痛，我们首先应当想到的是动眼神经麻痹。此时如果对瞳孔大小和光反射正常，则提示动眼神经麻痹是由动眼神经中央核的微血管梗死所引起的，这常见于那些已经或还没有诊断为糖尿病的患者中。还有人认为，支配瞳孔的外周神经纤维免遭损害。如果是这种情况的动眼神经麻痹，则瞳孔的功能保持正常，早期出现的眶周剧烈疼痛常在 1~2 周后消失，眼外肌功能在 3~4 个月后自然恢复。如果动眼神经的外部受压是由肿瘤或后交通动脉瘤的搏动所致，则动眼神经的外周部最先受损，此时瞳孔变大对光反射消失。虽然统计学表明，瞳孔功能正常的动眼神经麻痹是良性病变的结果，但这仍然不是绝对的。现在已经发现动脉瘤所致的单纯动眼神经麻痹患者中有 8%~15%瞳孔功能正常。另外，动脉瘤所引起的动眼神经麻痹患者早期可以没有瞳孔变化，但紧接的 3~5 天内可出现瞳孔变大并最终出现对光反射消失。

大脑和眼眶高场 MRI 检查和 Willis 环磁共振血流成像术适用于这种情况。笔者看过一些保险协议，这些协议认为瞳孔正常的疼痛性动眼神经麻痹不是神经影像学检查的适应证。笔者并不认可这种观点。实际上在临床医学中，影像学检查延误都会带来巨大的风险。更何况这些患者的病情比较适合采用影像学检查，所以理所当然地需要进行检查。正常的影像学检查不仅会使患者和医师重塑信心，而且对医疗有帮助。

展神经异常比动眼神经异常更为常见。另外，展神经还是两侧受累最常见的颅神经。展神经的作用是支配眼外直肌使眼球向外侧运动。眼球运动障碍不仅限于动眼神经、滑车神经和外展神经的病变，也可以是眼外肌直接损伤导致眼球运动受损。这包括重症肌无力、甲状腺眼病和眶内假瘤，可合并有疼痛。

在多发性脑神经病变或双侧脑神经病变中，颅骨肿瘤和新生物或感染性脑膜炎是经常被误诊或延误诊断的病因。如果多发性脑神经麻痹患者的早期增强神经影像学（CT 或 MRI）检查表现正常时，应进行腰椎穿刺和脑脊液细胞学检查、蛋白分析、葡萄糖含量和细菌培养。如果无法对多发性脑神经麻痹患者下一个特定的诊断，应多次进行影像学检查和腰穿，并请耳鼻喉科和神经—眼科等相关专业科室的医师会诊。

这些病例的诊断有时相当困难。患者明明感觉不对劲，但查不出原因，会表现得很失落。医师也很沮丧，因为早期的实验室检查和影像学检查都是正常的。这种情况最终会导致医师不再继续下去，得出“我们什么都做了，所有的结果都是正常的”的错误结论。评估合并疼痛的多发性脑神经麻痹患者，医师应先重复先前结果正常的检查，继续观察患者发病的规律性，并请求相关专科医师帮助。虽然多发性脑神经麻痹的定位和病因有多种，但超过 1/4 的患者存在肿瘤病变。这就要求我们要花更多的精力在快速和准确的诊断。

三叉神经痛与三叉神经病（第 V 脑神经）

三叉神经痛的急剧性撕裂样、电击样单侧疼痛是十分有特征性的，但大约 90%的患者经历了 1 年多的疼痛发作才得到确切的诊断和治疗。在美国，每 10 万人当中有 4 人发病，许多内科和牙科医师在他们的职业生涯中很少遇到这种患者，诊断多数是由中年或老年医师给出的。由于三叉神经痛表现非常典型，有时甚至通过电话咨询就可得出诊断。除了上述的特征性表现外，大约 1/3 的三叉神经痛患者有不必要的拔牙经历或按照颞下颌关节紊乱接受多种治疗的病史。多数疼痛科医师都知道三叉神经痛是一种射击样、电击样的快痛，常持续数秒到数分钟，在发作的间歇期没有疼痛发生。但是，很少有人知道典型的三叉神经痛，尤其是未经治疗，至少 50%可转变为一种持续存在的搏动性痛或烧灼痛。这种持续的疼痛是进行性神经损伤的显著标志。评估三叉神经痛时，如果出现阵发性的撕裂样疼痛转为持续性疼痛或是持续性疼痛伴有撕裂样疼痛，应当特别注意。

三叉神经痛与三叉神经病不是同一概念。有学说认为，典型三叉神经痛的基本病理生理特点是三叉神经在神经根部位或根进入区（the root cntry zone）受到了血管的压迫。典型的三叉神经痛患者在鼻唇沟处可有感觉减退，感觉丧失少见。但是，三叉神经病患者在三叉神经的任一分支或全部分支支配区出现客观的感觉缺失比较多见。下颌神经(即三叉神经第 3 支,CNV3)病变时,感觉缺失的部位是在下面部,包括下颌牙、下颌龈黏膜、口底部和舌体前 2/3。另外,下颌支还发出运动神经支配咬肌、下颌舌骨肌和二腹肌前腹。伴有三叉神经支配区客观感觉丧失的面部疼痛,存在或不存在咬肌肌力减弱,提示是三叉神经病变而不是三叉神经痛。

对面痛患者进行评估时,医师应该了解是否存在神经周围浸润(perineural spread)。头颈部的良恶性肿瘤、鼻脑型毛霉菌病等感染性疾病或肉样瘤病等肉芽肿病变均是通过这种神经周围浸润机制而沿着神经髓鞘组织扩布。这种病变过程最常见的征象是三叉神经第 2 支和第 3 支支配区出现疼痛和感觉异常,并常累及面神经,易被误诊为 Bells 麻痹。

以神经周围浸润方式扩布的头面部恶性肿瘤最常见的有唾液腺肿瘤（尤其是腮腺的囊腺癌)、鳞状上皮细胞癌和黑素瘤。在临床工作中,这些头面部肿瘤及其他颅底肿瘤常被忽略或延误诊断。当出现面部疼痛合并有感觉丧失、咀嚼乏力或面肌无力时,应认为是恶性疾病的预兆。早期 CT 和 MRI 表现可以是正常的。对多次影像学检查成像为低阈值的患者应高度怀疑,并提醒放射专科医师注意颅底病变,这些对于诊断困难的病例是十分重要的。对多发性脑神经麻痹的碰痈患者,疼痛医师应保持警惕。这些病例可出现误诊、延误诊断、早期神经影像检查正常、患者情绪不满并最终需要承担相当大的责任。

目前不鼓励使用非典型面痛这一术语,这只是一个说法而不是确切的医学诊断。这恰恰说明医师缺乏对面痛性质的认识。非典型面痛在特定环境中还是躯体形式障碍(somatoform disorder)的一种委婉说法,不鼓励过早地把面痛归咎于心理源性机制。面痛,尤其是那些具有不典型特征的面痛,在诊断时最好采用专业的眼光而不是用个人标准。对原因不明的面癌,最佳方案是经常对患者进行随访检查和反复进行神经影像学检查，或推荐其到其他专科医师处就诊,反对把应激压力作为原发病因。且前,已经有太多技术不熟练的疼痛科医师与精神科医师争相对这些患者进行诊疗。

面神经病(第Ⅶ脑神经)

急性特发性面神经病(Bell′s 麻痹)是最常见的脑神经病变。主要症状为突然出现一侧面肌无力,之前可有同侧耳后的剧烈疼痛。每年的发病率大约是每 10 万人中有 30 人发病。面肌无力通常在发病 24 小时内达到高峰。患者可出现味觉变化和同侧耳听觉敏感。患者常诉面部麻木,但是很少发现有客观的感觉丧失。许多医学生曾经见到过 Bell′s 麻痹,但是因其症状与中风有所相似,所以在急诊时出现误诊并不少见。Bells 麻痹的复发率为 5%~10%,特别是有糖尿病或有家族史的患者。

Bell′s 麻痹是一个排除性诊断。大多数患者不会出现持续性疼痛,如果痛性面肌麻痹持续 6~8 周之后仍不消失. 则应对该患者进行头部和内耳道的增强 MRI 检查，以及腮腺的普通和增强 MRI 检查。肿瘤侵犯面神经所导致的临床症状和体征与 Bell′s 麻痹相似。当临床征象不符合 Bell′s 麻痹、先前诊断的 Bell′s 麻痹患者症状不改善或面痛、面部麻木、复视或吞咽困难逐渐加重,就需要提高警惕。Bell′s 麻痹的疼痛通常局限于同侧耳后,且疼痛在 1~2 周内消失。

头颈部的肿瘤可自原发部位沿着神经髓鞘转移,即肿瘤是以神经周围浸润的方式扩布。最常见于三叉神经的第 2 支、第 3 支和面神经的支配区。其中以鳞状上皮细胞癌最为多见,其次是囊腺癌、淋巴瘤、黑素瘤、肉瘤和恶性唾液腺瘤。

对这些患者进行影像学检查,以及定期复查影像学结果是必不可少的。CT 在显示颅底骨结构方面有优势,MRI 的优势是在软组织显影方面。在颅底恶性肿瘤患者中,诊断延误已经是司空见惯了。这些患者曾分别到几位医师处就诊的情况并不罕见。基本上每个新接诊的医师都会被先前正常的影像学报告所蒙蔽,从而对病情的严重程度做出错误的判断。笔者在临床上曾见过一个病例,一个长时间面痛和面肌瘫痪的腮腺瘤患者(误诊为 Bells 麻痹)在第 5 次 MRI 检查中才诊断为囊腺癌,而在这之前的 18 个月内 4 次 MRI 检查均显示正常(甚至在回顾病情时)。

腕管综合征

腕管综合征是最常见的局部卡压性神经病,是正中神经在手腕处受压所致。腕管综合征影响美国 3%的成年人,男女患病率比例是 1:40 有糖尿病神经病变的患者患病率可高达 40%。其他发病原因包括肢端肥大症、风湿性关节炎、肾衰竭、甲状腺功能减退症和淀粉样变。职业性反复腕关节运动与腕管综合征是否存在必然联系还存有争论,但现已认为这是腕管综合征的一种好发因素。

腕管综合征的典型症状是正中神经支配区的疼痛、麻木和感觉异常,在临床工作中整个手麻木的主诉更为常见。症状在夜间加重,如果压迫严重甚至可以使患者痛醒。患者常通过活动手腕来减轻疼痛性感觉异常,就像甩温度计的动作(甩手征“flick sign”)。笔者的临床经验是,对于夜间或 1 周出现几次“甩手征”的患者,通常需要进行腕管松解手术。Tinel 征和 Phalen 试验阳性是腕管综合征的典型体征,但是据此诊断腕臂综合征是非常不可靠的。正中神经支配区感觉消失和拇指外履无力与神经传导速度(NCV)检查异常具有更强的相关性。

神经传导速度(NCV)检查被认为是诊断腕管综合征的金标准,但仍有 25%临床病史和症状体征阳性的患者 NCV 是正常的。NCV 检查是通过测定神经传导速度、远端潜伏期和反应幅度,来评估有无脱髓鞘病变和轴突缺失。这些检查不适用于直径极粗的运动或感觉神经轴突。神经传导速度是指最快的神经纤维的传导速度。如果某些腕管综合征患者直径较细的正中神经轴突首先受到压迫,而直径较粗的轴突没有被压迫,这就可以解释临床上卡压症状严重的患者正中神经的感觉和运动传导速度结果可以正常。归根结底,腕管综合征是一个临床诊断。

目前对双重压迫综合征(double-crush syndrome,)进行了很多研究,尤其是其与腕管综合征的关系。双重压迫的概念是 Upton 和 McComas 在 1973 年提出的,其内容是在身体近蛸出现神经损伤,如 C_6 或 C_7 神经根受压,致使身体远端的正中神经对轻度压迫敏感而导致腕臂综合征。双重压迫概念的优点不在于科学理论基础方面,而在于临床的实用性。临床特征不典型的或手术治疗效果不佳的腕管综合征说明可能合并颈神经根损伤。在下肢,全膝关节成形术后出现的腓神经病可能与不为人知的骨关节炎所致的腰骶神经根病有关。

将所有共存的临床表现联系起来综合考虑而作出一个诊断, 偶尔可以解释所有的临床现象。至于是否因此而需要进一步手术治疗,取决于医师对这种两处、三处或四处受压学说的信任程度。笔者个人认为,近端神经根损害(不管是上肢还是下肢)导致远端神经对压迫之类的损伤因索易感性增加是没有科学依据的,因为这不足以引起症状,必定还存在着其他原因。

具有讽刺意义的是,Upton 和 McComas 极力推崇对卡压性神经病和颈神经根损伤采取保守治疗,但是其假说最终却成为对多种症状患者初次治疗失败后进一步手术、神经阻滞和按摩治疗的理由,并由此获得了广泛认可。在法医学领域和劳动者代偿案例中,滥用双重压迫“原理”的现敛已是屡见不鲜,其作用只是为具有如此特征的法律诉讼增加了伪科学和错误信息。 腕管综合征是一个临床诊断,常需神经电诊断技术确诊。尽管超声和 MRI 检查用于评估腕管有了一定进展,但仍不是证实临床诊断的有效辅助手段。在一些人认为是诊断腕管综合征“金标准”的电诊断技术,包括神经传导速度,也有一定的局限性。许多症状患者的 NCV 检查异常,提示腕部正中神经存在病变。同样需要指出的是,手术治疗对有临床症状而 NCV 检查正常的患者也是有效的。尽管腕管的外科手术治疗是有效的，但不宜过早采取这种治疗方法。早期一般可采取保守治疗，包括使用关节支具和手腕激素与麻醉药联合注射，经过上述治疗，许多患者的症状都可以得到改善。对经过保守治疗无效、临床症状严重的患者应采取手术治疗。对合并甩手征、持续性腕痛、疼痛夜间发作频繁和鱼际肌无力或萎缩的患者，应建议直接进行手术治疗。

臂丛神经炎

臂丛神经炎（神经痛性肌萎缩，Parsonage–Tumer 综合征）是临床上少见的肩胛带（shoulder girdlc）受累的疼痛综合征。发病率为 1.6 人/10 万人·年，而 Bell 麻痹的发病率为 30 人/10 万人·年。

首发症状为突然出现肩周、肩胛骨区域或手的尖锐性、针刺样、搏动性或酸胀痛。疼痛很剧烈，且可被任何肩部活动所加重。大概有 10%~20%的患者为双侧发病，以男性多见，男女比例为 2:1 到 4:1。

发病早期常对臂丛神经炎认识不清，患者可因奔波于医师之间而未能得到明确的诊断而感到绝望。患者的典型表现足行走时用健侧手臂托住患肢。几周后，疼痛消退，但患者开始出现肌无力和肌萎缩。肌无力常发生在肩胛带肌肉，有时也发生在前臂和手的肌肉。有时可出现患侧手臂部分区域感觉消失。

该病常见于年轻和中年男性。其病因尚未明了，但往往与多种发病前因素有关，如接种疫苗、病毒和细菌感染、手术以及未累及肩部的外伤。受累臂丛的组织活检显示有炎症发生，据认为该病还具有免疫介导源性因素。临床所见的多是低位运动神经元受损。未见肌束震颤和反射亢进，肌腱深反射可减弱。最常累及的是腋神经和肩胛上神经，可导致肌萎缩和肌无力，按发生频率依次递减的顺序是三角肌、前锯肌、肱二头肌和肱三头肌。

应对患者进行脊髓 MRI 或 CT 造影检查，以排除颈神经根病（尤其是 $C_{5\sim6}$）或肿瘤。MRI 神经显影（MRI neuronography）是采用特殊序列显示臂丛神经，这项正在发展的技术有助于排除癌肿浸润臂丛神经。神经传导速度检查可揭示感觉丧失或运动幅度减弱。针极肌电图（Needle EMG）检查可显示发病 2~3 周后受累肌肉出现纤维颤动和阳性波等去神经支配改变。这些肌电图的改变可以是双侧的，即使是临床上仅出现单侧受累的症状。治疗多是针对症状，面对如此强烈的疼痛，麻醉性镇痛药和皮质激素常是必不可少的。

诊断方面常容易延误，诊断的主要依据是肩胛带区域突发性神经痛，并随后出现肌无力和肌萎缩的病史。一般恢复期较长，总体预后较好。约 80%患者 2 年内恢复，近乎 90%患者 3 年内恢复功能。臂丛神经炎早期易误诊为颈神经根病变、肩袖疾病、卡压性神经病或觅药行为。

诊断主要是依靠详细的病史回顾和完善的体格检查。当前的临床医学趋势是，详细的病史采集和认真的神经系统检查已经越来越少见。臂丛神经炎的特征性临床表现只要见过一次就不会忘记。患者的疼痛极为严重，常诉肩部就像是着火了一样。患者多为年轻男性或中年男性，且应用阿片类镇痛药物无效。颈 MRI 可以正常或表现为与年龄相关的轻度退行性变，与目前的病情没有任何关系。

如果疼痛治疗医师能够记住臂丛神经炎的诊断，向有经验的肌电图专家征求意见，并向患者说明这是良性病变预后较好，那么他就对患者尽了应有的责任。疼痛专科医师实际上也担任着初次诊断的作用，因此不应低估与患者面对面交流的作用。这也是临床医师的工作核心。

感觉异常性股痛

感觉异常性股痛是股外侧皮神经在腹股沟韧带下方受压所引起的一种神经病理性疼痛。这种卡压性神经痛在 100 多年前就有报道。受累的股外侧皮神经是单纯的感觉神经，不会引起肌肉无力或腱反射消失。感觉异常性股痛的症状是大腿外侧不同程度的疼痛、感觉异常和麻木。站立、行走或大腿外展时疼痛加重。最常见的感觉迟钝部位常被描述为裤子口袋处,手插到裤子口袋时接触皮肤常引起不愉快的感觉。查体可见大腿上部外侧皮肤感觉消失,但是客观性感觉丧失区常明显小于主观疼痛区和感觉异常区。

诊断主要是依靠病史和查体。有报道认为,采用神经传导速度和诱发电位等电诊断技术对诊断有益,但笔者个人认为技术难度较大,并且对诊断没有帮助或不可靠。对那些临床表现不典型的患者,如感觉功能障碍区超出了股外侧皮神经支配区或合并肌无力表现,建议行脊柱和骨盆的 CT 或 MRI 检查。对有可能出现肿瘤、出血性疾病或因抗凝治疗而易并发腹膜后血肿的患者,应进行影像学检查。

临床上的主要问题是合理诊断和让患者放松心情。感觉异常性股痛通常可自行改善。尽管有报道称经股动脉造影、包扎过紧、腹腔镜下腹股沟疝修补、取髂骨、安全带损伤、体重增加和体重减轻、怀孕,以及采用不平的双杠进行体育锻炼等均可导致感觉异常性股痛,但其病因通常是特发性的。在糖尿病患者中,这种卡压性神经病的发生率较高。

治疗方面是以保守治疗为主,包括避免各种诱发因素,如减肥、穿宽松的衣服,另外要避免那些加重病情的活动。镇痛药膏(如利多卡因)和治疗神经病理性疼痛的药物(如加巴喷丁和普璃巴林)对治疗感觉异常性股痛是有效的。如果保守治疗无效,将局部麻醉药和氢化可的松注入腹股沟韧带外侧可暂时缓解症状。需要手术解除压迫的情况比较少见。一旦确立诊断,就应该缓解患者的恐惧.并采取适当方法促进患者康复。该病的诊断也是主要依靠病史和查体。

腰骶丛神经病

腰骶丛神经病最早表现为髋部和大腿的神经性疼痛。疼痛性质可为酸痛、困痛以及神经病理性疼痛所特有的痛觉过敏(allodynia)、电击样疼痛和烧灼痛。常在大腿前部和髋部疼痛之后出现下肢近端肌肉无力和肌肉萎缩。患者从蹲位站起时感到尤为困难,常伴有膝反射和大腿前部感觉消失。在患有糖尿病神经病变的患者中,踝反射减弱。在糖尿病患者,腰骶丛神经病有许多种名称,如糖尿病腰骶丛神经根丝病(diabctic lumbosacral radiculoplexus)、糖尿病性肌萎缩(diabctic amyotrophy)、近端糖尿病性神经病(proximal diabetic neuropathy)以及 Bmns-Garland 综合征。糖尿病患者和非糖尿病患者的发病是相似的。在出现症状之前,通常有体重减轻 10~40 磅(约 5~20kg)的病史。

EMG 和 NCV 等电诊断试验技术,对诊断是有帮助的。肌电图专家的水平起着决定性作用。可采用腰椎和骨盆 MRI 排除椎管内病变,采用前盆 MRI 和 CT 排除恶性肿瘤侵犯腰丛、腰大肌脓肿或抗凝治疗后出现的腹膜后血肿。腰骶丛神经病患者的平均年龄在 65~70 岁,许多患者的腰椎 MRI 可出现与临床症状缺乏相关性的改变,容易混淆病情诊断。用来检出腰骶神经丛异常信号的 MRI 神经显影还在进一步发展完善中。

临床医师需明确腰骶丛神经病的典型临床表现。常常在数个月内还未诊断清楚,随着时间的推移,多数患者出现双侧周围受累。鉴别诊断是医源性股神经病,包括腹部手术后的神经损伤、分娩时截石位损伤以及妇科和泌尿外科手术过程中髋部极度外展造成对腹股沟韧带的压迫伤。认真的体格检查、询问病史和恰当的电诊断学检查可将上述疾病与腰骶丛神经病区分开来。糖尿病与非糖尿病性腰骶丛神经病的临床表现很相似。这两种神经病患者均有体重减轻,并且在早期常出现大腿前部剧烈的神经病理性疼痛。活检显示为继发于微血管炎症的缺血性改变。尽管多数患者的症状随着时间推移会得到改善,但痊愈者很少。免疫调节治疗的有效性目前还在评估中。如果中老年患者出现大腿前部剧烈疼痛和肌无力，不管有无糖尿病，诊断时均应考虑腰骶丛神经病的可能性。腰骶丛神经病在临床中很少遇到，误诊和延迟诊断较为常见。尽管腰骶丛神经病在神经科相对比较常见，但对于以麻醉专业为基础的疼痛科医师来说仍是一个难题。

跗管综合征

跗管综合征就是腕管综合征在下肢的体现。作为下肢受累的一种普通疼痛综合征，该病比较少见，临床上意义也不太大。跗管综合征是因胫后神经及其分支一内侧支、外侧支和跟支在跗管内受压所致。跗管位于内髁的后下方，由屈肌支持带覆盖。诱发因素是创伤后纤维变性、腱鞘炎和腱鞘囊肿而累及神经或肌腱。跗管不同于腕管的是跗管的屈肌支持带较腕管韧带薄。另外，跗管被深部纤维隔分隔成几个腔隙，其间有肌腱和神经血管束穿行。与腕管综合征比较，跗管综合征较少合并有全身病变，如糖尿病、关节炎、肢端肥大症或甲状腺功能低下。

跗管综合征多为单确隐匿发病。最常见的症状是足底神经支配区的烧灼感和针刺样麻木。足底内侧两脚趾出现症状时，提示足底内侧神经受损。足底外侧神经受损时，足底外侧两脚趾出现麻木和感觉异常。胫后神经的跟支支配足跟的足底内侧皮肤。长时间站立或行走均可加重症状，休息时症状缓解。在跗管综合征患者中，像腕管综合征夜同症状加重的现象比较少见。目前，还没有报道跗管综合征可导致足内肌肌力减弱。查体中最常见的表现是跗管处 Tinel 征阳性和胫后神经终末分支支配区感觉减退。

MRI 检查有助于鉴别跗管是空间占位病变还是压迫损伤。鉴别诊断是腰骶神经根病、趾间神经瘤、足底筋膜炎和胫后肌膜炎。MRI 检查对诊断一些罕见病例是有帮助的，如神经鞘瘤、腱鞘囊肿和创伤后神经瘤。

MRI 检查可作为跗管综合征的确诊检查。EMG 通常对诊断没有帮助。就 NCV 而言，远端运动潜伏期的诊断敏感度较低，感觉神经传导检查在诊断方面发挥很大作用。实施这些检查的技术难度较大，其中肌电图专家的技术是最关键的。大多数病例的诊断是依据临床病史和表现，治疗方面则是采取保守治疗方法，如踝关节休息、使用足矫正器、服用非甾体类抗炎药或局部注射皮质激素。在笔者的印象中，临床神经内科工作中经常会考虑到跗管综合征但是却很少遇到，往往是接诊了上百例腕管综合征患者才遇到一例跗管综合征。

结语

疼痛是使患者就医的一个最常见的症状。当有经验的医师花大量时间进行体格检查和获取所需病史时，通常对疼痛的评估最为有效。大量时间和全面查体可通过缓解患者焦虑而起到一些治疗作用。这是因为患者看到了“终于有人听我诉说了”的希望，从而表现得精神很愉快。

如今，整个社会已经忽视了人与人交流的基本治疗作用。这种忽视突出表现在医疗保险体制的不公正，因为与基本的认知性咨询服务相比较，影像学检查、危险的侵入性操作以及效果未经证实的新技术被优先赔付。自我保护是人类的天性，医师也是这样。患者看病的时间很短，医师常要求患者做大量检查，随访则更少见。患者和医师的不满空前高涨。

大多数神经病理性疼痛可通过这种被忽视的病史和查体诊断出来。有些是常见病（如 Bell 麻痹和腕管综合征），有些则比较少见（如三叉神经痛和臂丛神经炎）。通常没有特定的治疗手段。基本的治疗过程是医师做出明确诊断，再对患者进行教育，进行对症治疗，并安慰患者，告知其随着时间推移病情会好转。医师还需要不断学习更新，因为我们只会看到和认识所知道的东西。

（张凌志　王鸿旻）

第九章　骨关节炎及相关疾病

临床综合征

骨关节炎的研究具有 3 种不同的方法特征：

1.流行病学家研究群体的发病率、患病率、采用放射学检查确定骨关节炎与关节破坏的相关性。

2.临床工作者主要是针对具有关节破坏或具有关节症状的少数人（即因主诉关节疼痛而看医师的人）。

3.基础研究以研究关节软骨特征的生物化学和生物力学研究为主。

不幸的是，这 3 种不同研究缺乏共同的基础。

卫生工作者可能认为他们可分解疾病通路，从而引导我们从病理和病理生理的遗传和环境因素直接到达一种疾病的症状和体征。骨关节炎不符合这种模式。在 20 世纪 60 年代，John Lawrence 做了一个具有深远意义的研究发现，骨关节炎的放射学证据与疼痛程度意义的研究发现，骨关节炎的放射学证据与疼痛程度的相关性差，严重损伤的关节常常是无症状的，近来的研究进一步证实该研究结果。病理学与疼痛（骨关节炎的主要症状）的分离可以说是一个问题或机会。对于还原论者，这是个问题。在观看关节的放射片时，我们仅仅是寻找病变特征，而还原论者将是对此提供一个明确的解释。对于临床医师，这是个机会，他可以询问什么是引起患者疼痛的原因，而没有必要评价关节破坏的程度。基础研究者可能仅仅是个旁观者，只想知道自己是否选择了正确的组织进行研究（但可能不是这样，因为根据我们的观点，骨质比软骨可能是更好的研究着眼点）。

骨关节炎可累及机体的任何关节。最常引起临床问题的关节包括脊柱的关节突关节（特别是颈中部和下腰部的关节突关节）、指间关节和第 1 腕掌关节（拇指基底）、膝关节（特别是内侧的胫股关节腔隙和外侧的髌股关节腔隙）、髋关节和第 1 跗跖关节。踝关节是可能是最少受累的关节之一。肩关节受累少见。从病理学上讲，肘关节炎相对常见，但很少有症状。膝关节骨关节炎（55 岁的成年人约 25%受累）和髋关节骨关节炎的疾病负担最大，需要进行关节置换术治疗。

骨关节炎的症状体征和相关疾病在不同受累关节表现不同。但出现症状的关节具有许多共同的特征，包括应用相关性疼痛、静息后短暂的关节胶滞（静息后活动困难）、伴有关节活动末的疼痛并常常出现摩擦音（关节活动中嘎吱声）的活动受限、关节压痛和可触摸到的骨性隆起；在一些患者还有轻微的炎症体征。

脊柱的骨关节炎是一个特别难以研究和理解的问题，因为背痛很少与明确的病理改变有关。由于该原因和背痛的描述可参阅本书第四篇部分，笔者在此将不进一步阐述脊柱的骨关节炎。下面简单描述一下最常见外周关节骨关节炎的主要特征，然后回到疼痛主题的讨论。

膝关节

膝关节骨关节炎患者有 2 类：(1)年轻患者，常常具有既往关节创伤的病史（倒如交叉韧带断裂、半月板损伤）或罹患这种疾病的工作史（例如屈膝负重）；(2)老年患者，通常具有家族史并常常在手指出现 Hcbcrden 结节。对于两类患者，肥胖均是一个重要的致病因素。女性患者远多于男性患者。内侧的胫股关节腔隙和外侧的髌股关节腔隙最常受累，但随着疾病的进展，其他的膝关节腔隙可受累。

膝关节骨关节炎表现为疼痛和僵硬。屈膝受限和股四头肌的肌力减退可导致患者残疾。内侧的胫股关节腔隙明显受累可导致膝内翻畸形。膝关节骨关节炎的自然病程呈慢性，并常常伴有日益加重的短暂疼痛发作。尽管 55 岁以上的成年人约 25%可罹患此病，但只有少数患者需要关节置换，这表明大多效患者的病情保持相对恒定。

髋关节

髋关节骨关节炎的临床症状可在 20~80 岁出现，但最常在 40 或 50 多岁出现。男女患者的发病率大体相当。根据股骨头偏移的方向（上外侧或内侧）或骨赘形成的程度（增生型或萎缩型），髋关节骨关节炎分为多个不同的解剖类型，这也许是遗传差异。致病因素包括髋关节的解剖异常如发育不良（其引起髋关节骨关节炎的意义尚存在争论）、一些职业（尤其是农民）、家族史和肥胖（但不如在膝关节骨关节炎中意义大）。

通常的临床表现为行走疼痛。疼痛部位位于臀部、腹股沟、大腿或膝部（髋关节骨关节炎表现膝关节痛是一个混淆诊断的常见原因）。关节僵硬和目的性活动困难是常见主诉。髋关节骨关节炎的自然病程差异显著，在一些患者进行性加重，在一些患者数年保持相对恒定，但突然加重，出现剧烈疼痛。少数患者自发缓解。

手部关节

主要受累的关节是指间关节（远端指间关节比近端指间关节更常受累）和第 1 腕掌关节（拇指基底），但其他手部关节亦可受累，而且常常是在一定程度上受累。手部骨关节炎在女性非常多见（很少见于男性），并明显与年龄、家族史和创伤相关。手部骨关节炎的典型表现为远端指间关节的致密隆起（Hcbcrden 结节）或近端指间关节的致密隆起（Bouchard 结节）。这些隆起包含软骨赘或骨赘，有时是充满透明质酸的囊肿。

在老年患者，指间关节骨关节炎可是隐匿性的，随着进展出现指间关节的隆起，而且常常是无痛性的。但在许多患者，症状非常明显，随着疾病进展出现受累关节的痛、热、红、肿，多见于 40 多岁的女性。这引出了绝经关节炎的概念，并与以下观点明显相关：

其是一种全身性骨关节炎，具有罹患多关节骨关节炎的明显遗传特征。这种常见疾病的确切病程尚不清楚，认识和将其与系统炎性关节疚病（例如牛皮癣性关节炎）相区分是重要的。阐述其自然病程的参数是疼痛，而不是关节隆起和关节僵硬，导致大多数受累关节成为不能活动疣状指。

拇指基底骨关节炎有点不同，与过度应用或损伤明确相关，在一些患者亦可能与稳定拇指关节的韧带破坏所致。拇指基底骨关节炎可引起应用性疼痛，引起明显不适，导致需要手指精细活动和日常活动需要紧握动作者（例如外科医师、做针线活者）的残疾。

为何骨关节炎有时可引起疼痛?

因为关节破坏的结构证据与关节疼痛存在和疼痛严重性之间的相关性差，所以要提出这个问题。Creamer 和 Hochberg 的研究资料，表明骨关节炎关节破坏是引起疼痛的因素，但疼痛严重性与关节破坏的程度之间缺乏相关性，这提示也许存在一个导致疼痛的阈值界点。

令人惊奇的是，目前几乎没有骨关节炎疼痛的研究，我们知道，在骨关节炎，应用性疼痛常见，有时有静息痛和夜间痛发生，不同患者所描述的疼痛方式不同，从钝性酸痛到针刺样锐痛；

疼痛严重性具有昼间和其他节律，其可能与活动有关。然而，试图根据对疼痛的口头描述将骨关节炎和其他的风湿性疾病如类风湿性关节炎相区分开来的尝试总是不成功，我们不能明确限定骨关节炎患者疼痛体验的差异。同样，我们对可能引起骨关节炎疼痛的原因知之甚少。19 世纪晚期笛卡尔疼痛模型的放弃、神经系统不是周定的或"硬电线做成的"认识和 20 世纪中后期生物–心理–社会模式的采用基本上改变了我们对待疼痛的方法。现在我们认识到，疼痛感知是对一系列潜在神经生理变化的反应，涉及刺激的转导、编码信息的传递和随后在外周及中枢水平对这种活动的调制。除了在急性疼痛、组织损伤与随后出现症状之间的相关性变得难以确定，更容易受患者内在和外在因素的额外影响。这种相关性在骨关节炎等慢性疾病是明显的。这种模式有助于解释为什么不同骨关节炎患者所描述的症状不同。

与其他感觉受体相比，高阈值的感觉受体不是兴奋特异性的，没有适应现象，常常随时间变得敏感。实验研究发现，损伤后关节伤害性感受器敏化导致对机械刺激的反应阈值降低，以致平时非伤害性活动例如行走、简单的负重亦可引起伤害传导通路的活动。在更高级的中枢水平亦可对正常输入信号产生放大反应。感受域扩大可引起初始损伤部位以外区域的压痛和牵涉痛（中枢敏化）。至少一些骨关节炎的临床特征（例如牵涉痛、外观正常组织区域的压痛）极有可能是由于这种中枢机制。

既然许多或可能大多数骨关节炎关节是无痛的，这样就引出一个重要问题：一个病变但无症状的关节到出现症状的潜在机制是什么。虽然有许多骨关节炎的实验模型，但均不伴有疼痛的行为反应，这与骨关节炎基本是一种无痛性疾病、由其他因素引发症状的观点相一致。我们推测，骨关节炎组织改变的本身并不直接激活伤害性感受器、引起疼痛，而是它们改变了外周和中枢水平的伤害性感受机制，以致平时的非伤害性刺激现在可引起症状。

很多证据表明了滑膜或骨质释放介质的重要性。在骨关节炎存在炎症已得到明确证实，炎性介质诱导的关节伤害性感受器敏化为引发症状提供了一个可信服的机制。与此相一致，MRI 研究发现，膝关节疼痛与中度或大量渗液和滑膜增厚有关。

骨外膜、软骨下和骨髓富含感觉神经纤维，是骨关节炎疼痛的重要源泉。与无症状的膝关节骨关节炎患者相比，MRI 检查在具有膝部疼痛的膝关节骨关节炎患者发现骨髓损害更常见。静脉回流损害所致的骨内压升高与骨关节炎有关也许可以用来解释外科治疗（例如截骨术）的即时益处。

虽然有明确的证据表明滑膜和关节囊病变及骨内压升高均与骨关节炎疼痛有关，但显然，关节周围病变、继发畸形和力学异常也是常见的，例如髋关节转子滑囊炎、膝关节鹅状（anserine）滑囊炎在这些骨关节炎是常见的。

我们数年前进行的介入治疗研究支持产生疼痛的外周和中枢伤害性机制的改变具有不同的作用。我们在双侧膝关节骨关节炎疼痛患者研究了一侧膝关节注射局部麻醉药或安慰剂的治疗效果：大多数患者的疼痛得到暂时缓解，一些患者的疼痛缓解并不是注射关节，但不是在所有患者均是这样，重要的是，疼痛常常在注射治疗的对侧关节得到更好的缓解。

对有症状的骨关节炎患者进行的感觉定量测定研究发现，对各种刺激存在疼痛感知的弥散性改变，疼痛敏感性增加伴牵涉痛和放射痛区域的明显扩大。伤害性活动的局部改变根本不可能解释这些结果和中枢伤害性机制增强的存在。

证据明确表明，心理社会因素影响疼痛感知，尤其是焦虑、抑郁和社会隔绝感（social isolation）。骨关节炎疼痛反映的可能是伤害性机制的改变，以致日常刺激现在可引起疼痛。这些改变可能是与特定关节、骨质和关节周围因素(在不同的患者不同)相互作用的结果。随后外周和中枢伤害性通路敏化的形成取决于个体的特定构成因素:性别、年龄、既往史和环境因素如文化、生活方式等。如果真是这种情形,不同治疗的疼痛治疗效果不可预测(我们在治疗骨关节炎中体验到的)也就不令人惊奇了。

诊断检查

骨关节炎的诊断可从两方面考虑。首先,一个临床诊断成立完全取决于符合前述表现并可排除与真正骨关节炎相鉴别的牵涉性或关节周围疾病。例如,美国风湿病学会分类标准对膝关节骨关节炎的限定均包括膝关节疼痛、40 岁以上伴有 30 分钟以上的关节晨僵、活动摩擦音。一个有效的骨关节炎诊断方法是 50 岁以上的膝关节痛患者并能排除骨关节炎以外的原因, 特别是应用性疼痛加重并伴有静息后关节僵硬和活动受限。骨关节炎的典型表现和一些应排除其他的髋部和膝部疾病诊断。

再者,骨关节炎可被定义为病理性改变。通常情况下,不能进行组织病理学检查,我们只能依靠放射学检查和 MRI 等其他影像学方法。除了滑液分析可用来鉴别单纯骨关节炎和晶体相关性疾病以外,其他的检查方法没有诊断价值,见后面的讨论。

常规放射学检查

普通 X 线检查对于确证骨关节炎存在和明确受累关节(或受累关节的部位)是有用的。系列 X 线检查还有助于评价关节解剖改变的进展,但必须注意在比较系列 X 线胶片时确保患者的体位恰当(这是采用 X 线片进行结果比较临床研究存在的主要问题之一)。

X 线检查对于排除其他原因的关节疼痛(例如,骨折、无血管性坏死、Paget 病)亦具有重要价值。不幸的是,X 线检查不能代表病理学, 因为关节镜检查或 MRI 可发现的早期改变在 X 线片上并不能显示出来。X 线检查正常并不能排除骨关节炎的诊断。X 线检查不能用来判断疾病对患者的影响和预后。膝关节疼痛患者需要进行 X 线检查的可能适应证如下:

1.膝关节疼痛突然加重。

2.具有提示骨关节炎以外诊断的急性炎症或其他体征。

3.可能是来源于脊柱的髋部牵涉痛或来源于髋关节的膝部牵涉痛。

4.手术前检查。

骨关节炎的普通 X 线片典型改变包括关节间隙变窄,常认为反映关节软骨的丧失、骨赘、硬化和囊性变。虽然放射学表现与症状的相关性存在很大差异(例如,远端指间关节的骨赘常常是无症状的,而在髋关节骨赘与疼痛却密切相关),但这些特征在所有受累的骨关节炎关节均可见到。

总之,令人惊奇的是,骨关节炎的临床和放射学诊断几乎不存在重叠。群体研究发现,随着骨关节炎放射学严重性的增加,膝关节疼痛的危险性增加。例如,NHANES-I 的研究发现,在 65~74 岁的成年人中, 放射学检查正常者, 骨关节炎 1 级者、2 级者、3 级或 4 级者分别有 8.8%、20.4%、36.9%和 60.4%主诉膝关节疼痛。但是, 大约 10%的膝关节疼痛患者完全无 X 线检查异常,而在 X 线检查严重改变者高达 40%无疼痛表现。如果将疼痛的严重性而不是将疼痛存在看作一个结果,那么疼痛与放射学改变更缺乏相关性。现在有多个研究证实,一旦膝关节疼痛患者成为一个寻求医学治疗的患者,事实上放射学改变的严重性与患者所述的疼痛程度就不存在相关性了。某种程度的结构改变对引起症状也许是需要的,但除此之外,其他的非结构改变性因素决定着患者疼痛的严重性。许多的其他影像学技术对骨关节炎诊断可提供信息,但在目前的常规临床实践中还没有应用。

同位素骨扫描

同位素骨扫描似乎可用来预测骨关节炎的放射学进展和膝关节及手部手术治疗的必要性。同位素骨扫描表现也许骨关节炎进展的一个重要特征。

超声检查

与常规的放射学检查相比,超声检查具有许多优点(例如可在门诊即时多关节成像、不用暴露于射线下)。对于小关节和大关节的检查,一个熟练超声检查师的帮助是用的。就手或足小关节骨关节炎的鉴别诊断而言,超声检查可发现关节间隙变窄、滑膜炎、关节周围破坏和晶体(有时)。当然,炎性关节炎和骨关节炎均可有滑膜炎存在。膝关节超声检查可发现滑膜肥厚和渗液,但应慎重,因为缺乏定性这些异常的一致性结果。近来一个大样本的研究发现,在625例疼痛性膝关节骨关节炎患者中,34%有关节渗液,17%有滑膜肥厚,14%两者皆有。虽然临床发现关节渗液与超声检查发现渗液具有一定的相关性,但是无其他的临床症状或体征可预测超声检查可发现滑膜炎或关节渗液。

如果治疗滑膜炎症是骨关节炎治疗的关键,那么超声检查可作为监测患者治疗效果一个简单且相对便宜的工具。超声检查的另外一个优点是提供了一个引导注射治疗的工具。

磁共振成像(MRI)

MRI在骨关节炎领域具有巨大的应用前景, 因为MRI可以显像整个受累器官结构的成分。X线显像钙化的骨,MRI则是一个质子图谱。MRI提供的信息量非常大,这取决于所采用的特定成像序列。例如,采用静脉注射造影剂钆允许最佳地观察到滑膜炎,而脂肪抑制序列允许观察到骨髓水肿。与常规的放射学检查不同,MRI亦具有计算机断层扫描(CT)的优点,可进行断层扫描,因此对于发现骨赘等异常更为敏感。最佳序列的设定取决于所要获取的信息,因为临床研究所需要的信息可能与临床实践所需要的信息不同。

大样本骨关节炎患者的MRI队列研究的初步工作刚刚完成。该研究工作主要涉及膝关节骨关节炎。总之,随着Killgrcn-Lawrence放射学分级的增加,存在所有组织异常的患者例数增加。迄今就量化或评分这些多发性异常特征的最佳方法还没有达成一致意见。但是MRI成像关节病理学的能力是常规X线检查所不具备的,已得到重视。对445个轻微X线检查异常的膝关节采用MRI进行初步研究发现,75%以上的存在软骨形态异常,30%~60%的存在骨髓异常、半月板异常、韧带异常和滑膜异常。过去的“因为X线检查正常就无疾病”的观点显然是错误的。

这些信息重新强调了我们目前结构—疼痛相关的概念。通常,异常特征越严重越与疼痛相关。MRI提供给我们一个想法:患者的疼痛与结构改变相关。对150个膝关节骨关节炎的MRI研究发现,滑膜增生和渗液与疼痛相关。另一个大样本的队列研究发现,骨髓水肿,一个仅可采用MRI检查描述的特征,与组织纤维化和骨小梁重塑有关,亦与膝关节疼痛有关。但这种相关性不是绝对的,可与骨髓水肿的大小有关。骨髓水肿与特定关节间隙的进行性丧失有关;这种风险甚至在关节对位校正后仍持续存在。关节对位是已知的引起关节结构改变的另一个危险因素。MRI亦突出了关节外病变(例如滑囊炎、髂胫束综合征)与膝关节疼痛的相关性。

MRI为有目的的治疗骨关节炎提供了进一步分类的可能,但尚需做大量的工作去证实这些异常改变与临床结果相关,然后提供量化这些异常改变的可靠方法。

鉴别诊断

为鉴别诊断骨关节炎需要考虑以下4个问题:(1)将关节周围疾病、牵涉痛、全身骨骼肌肉疼痛（如纤维肌痛）与骨关节炎相鉴别;(2) 晶体相关性关节病;(3) 弥散性原发性骨质增生(DISH); (4)并发症的形成。

骨关节炎与关节周围疾病、牵涉痛、全身骨骼肌肉疼痛(如纤维肌痛)相鉴别诸多内容刚刚进行了讨论,但必须强调是,骨关节炎常常伴有关节周围疼痛或全身骨骼肌肉疼痛。因此,髋关节骨关节炎可并发转子滑囊炎,膝关节骨关节炎可并发鹅足滑囊炎,任何骨关节炎患者均可出现疼痛强化、全身疼痛和纤维肌痛,从而导致骨关节炎诊断的复杂化。骨关节炎常常合并其他疾病包括抑郁(在老年患者),抑郁症状明显可导致病情复杂化,以致临床医师难以确定疼痛的主要原因)可导致不能确定治疗选择。

在骨关节炎受累的组织和关节滑液常常存在含钙的晶体,主要有二氢焦磷酸钙(CPPD)和碱性磷酸钙(BCP)两种,主要为羟基磷灰石 CPPD 结晶可能是增生型骨关节炎(广泛的骨赘形成和软骨下骨硬化)的一种标志物。BCP 可能是萎缩型骨关节炎(骨质破坏)的一种标志物。这些形式的骨关节炎应作为不同的类型(例如焦磷酸性关节病、磷灰石相关性破坏性关节病),还是仅仅是骨关节炎改变的两个阶段点,仍存在争论,但是我们支持是骨关节炎不同阶段的观点,反对是两种不同类型的观点。另外, 这些晶体如果足量释放到滑液间隙可引起急性关节炎发作(CPPD 晶体引起的假性痛风)。假性痛风是在老年人最常见的急性关节炎,尤其可能在其他疾病外科治疗后或其他疾病治疗过程中发生。滑液可是血性的,X 线检查通常可见软骨钙质沉着;偏振光显微镜检查滑液通常可见 CPPD。在骨关节炎和慢性痛风合并存在时(常见于第 1 跖趾关节),有时难以区分这两种疾病。受累关节存在展僵或有其他急性炎症关节支持痛风的诊断,但有时为排除发作性痛风也许需要采用有效药物治疗减少尿酸。

弥散性原发性骨质增生(DISH)是一种以脊柱广泛性附着点疣状骨化形成椎体桥接并伴有外周附着点疣状骨化为特征的疾病,是一种与年龄相关的常见疾病,男女的罹患比为 2:1.并与肥胖、糖尿病、痛风、高血压和高胰岛素血症有关。它可导致脊柱、外周中枢关节(例如肩关节、髋关节)和周围关节(在一些患者)的僵硬。外周骨附着点病的发展在一些患者可引起疼痛,但不像骨关节炎疼痛那样明显。

骨关节炎的严重并发症罕见,但疼痛恶化是常见的,但医师必须当心恶性并发症的可能,特别是在疼痛的性质发生改变或疼痛持续加重时。最常见的并发症是急性晶体性关节炎（见前述)。疼痛的急性加剧与温性渗液有关,在滑液中可见晶体。主要的鉴别诊断是感染性关节炎,其可合并急性晶体性滑膜炎。创伤可导致肌腱和韧带断裂,增加关节的不稳定性。骨坏死亦可发生,尤其是在髋关节和膝关节,从而导致急剧关节破坏后疼痛严重恶化。

骨关节炎的治疗

目前尚无证据治疗可逆转骨关节炎的损害:治疗的目的主要是减少骨关节炎的后果,其中最重要的就是疼痛。治疗重要原则包括:(1)避免医源性并发症(骨关节炎很少危及生命,在老年人的副作用风险增加,老年骨关节炎患者的风险最大);(2)鼓励患者自我改善疼痛控制和疼痛认知,使患者认识到骨关节炎疼痛与大多数慢性疼痛相似是结构改变、患者特征和环境因素相互作用的结果。这种治疗模式内涵是治疗的个体化:每位患者治疗方案的制定应根据患者的具体需要和期望并有循证依据。骨关节炎的治疗需要组队方式,经卫生保健专家和患者精心制定一组适应患者个体的治疗方案。

外周骨关节炎治疗的多数资料主要与膝关节有关,但一般的治疗原则也许通用于其他常见关节(髋关节、手部关节)。主要涉及膝关节有一个很好的理由,因为膝关节是最常受累的关节。

在100 000人中,约7500人将会出现骨关节炎所致的膝关节疼痛和残疾,其中2000人将会严重残疾嘣。显然,降低这种流行疾病的负担主要取决于初级卫生保健医师,治疗主要在社区而不是医院。

不是所有的膝关节疼痛患者均寻求医疗保健,甚至是疼痛剧烈并具有残疾症状的患者。一些患者寻求医疗保健而另一些患者的原因尚不清楚,而且反映的可能不仅仅是疾病的严重性。临床医师不能见到社区骨关节炎患者的代表性患者。

骨关节炎的治疗,最近有多个下肢骨关节炎治疗指南的报道,通常为专家委员会的一致意见。它们是非手术治疗循证依据的良好总结,但它们在日常实践中的应用受到许多因素的限制:

1.这些指南被设计来针对不同类型的患者,而个体化的治疗方法可能更有效。显然,例如减肥在一些患者比在另一些患者更重要。

2.根据限定,这些指南仅仅是对可得研究资料的评价,而且一些治疗(尤其是理疗)的研究治疗很少。大多数发表的研究与药物治疗(59%)或手术治疗(27%)有关。大多数研究报道了阳性结果(94%),与所报道的阴性结果相比提示存在偏倚。欧盟风湿病(EUIAR)指南对674篇论文进行了回顾,其中564篇与药物或手术治疗有关(其中365篇与NSAID有关)。

3.这些指南中的建议可能由于当地的限制或缺乏资源而不能实施。

4.这些指南未对首选治疗和次选治疗进行区分。

5.事实上,治疗很少按顺序应用,而是同时联合应用。

这种“打包样”治疗的效果还不清楚。

尽管有证据表明许多骨关节炎的非手术疗法是有效的,但是大多数患者仍未得到治疗,通过更好的应用当前可得的治疗方法就可简单地使这种状况得到明显的改善。

制定治疗方案应考虑的问题。患者的年龄可能是最不重要的因素,但可影响是否进行外科治疗的决定。年龄影响这种决定的确切机制尚不清楚。外科医师喜欢对老年患者进行手术治疗,以减少患者将来进行困难修正手术的可能性;患者本身认为年轻、较富有活力的患者才具有全髋关节置换(TJR)的可能。并发症应予考虑。患者具有应用NSAIDs的禁忌证吗?患者患有比骨关节炎更限制患者活动的心血管疾病吗?如果考虑TJR患者具有高手术危险吗?骨关节炎的危险因素应进行评价:患者肥胖吗?

在从事过度应用的职业吗?有导致更坏预后的心理社会因素吗?骨关节炎的影响应采用国际功能模式分类(ICF)进行评价,包括疼痛程度、功能损害和对患者的影响。

应寻找患者所喜欢的治疗方式,应设法发现对于患者是重要的问题。治疗计划的制定应采用患者与医师互动的伙伴方式治疗必然受当地服务水平的影响。

由于前述因素所致的差异,根据指南按照标准的序贯的方法治疗患者是不现实的。对于所有寻求医疗保健的骨关节炎患者,最少应提供的治疗包括教育、锻炼、减肥建议、有害力学的纠正和应用普通镇痛药的建议。

教育与许可

教育对于骨关节炎特别重要。很大程度上取决于患者对自己的关爱。应消除患者的不良观念(例如无法不患骨关节炎、对于骨关节炎没有什么办法),提供患者疾病病程、可能后果、可获得治疗方法(和如何治疗)的信息,帮助患者建立正确的生活方式。如果可能,应避免采用“医学的方法”。具有各种可能结果的渐进性关节功能丧失的概念有很强的“疾病”意义。教育本身对疾病的重要结果如疼痛的效果似乎相当差,有研究发现仅有38%的患者通过教育获得中等或良好的效果。尽管尚需知道如何、何时教育患者,但教育也许有助于减少患者的无助感、残疾和影响,而不是疼痛。

锻炼

具体肌肉的强化锻炼(例如膝关节股四头肌强化锻炼)可明显减轻患者的疼痛和残疾,而且在家即可进行。研究发现,对于大多数膝关节骨关节炎患者,分级的有氧锻炼也是安全有效的,而且比等长锻炼的效果稍好一些。重要的是,通过恰当的鼓励和支持,60%~ 70%的患者具有较好的依从性。可通过以下方法鼓励患者进行有规律的锻炼:(1)给予患者建议并提供书面指导及文字资料支持所提建议;(2)使锻炼具有可行性和娱乐性;(3)定期强化保持自主活动的好处。有氧锻炼缓解膝关节疼痛的机制尚不清楚。局部肌肉(例如股四头肌)强化锻炼还可减肥,并有研究证实亦具有以下心理作用:促进独立、自信和自尊。骨关节炎的锻炼是一个良好的允许患者自己更好地对自己进行治疗的例子。

减肥

肥胖是膝关节骨关节炎的一个重要危险因素:减肥者的放射学检查发生进展或出现症状具有更小的可能性。证明减肥可减轻疼痛是困难的,主要在于需要获得明显的体重减轻。减肥常常结合锻炼,而锻炼本身即对骨关节炎的症状有作用。尚需知道促进减肥的最佳方法:在不同的个体,有效的方法可能不同。减肥是一种非常有效、可修正疾病的治疗方法,对于所有患有下肢骨关节炎的肥胖患者均值得加强实行。

生物力学疗法

骨关节炎主要是一种生物力学疾病。旨在恢复对位、纠正畸形和改善步态的治疗均是安全有效的。舒适的鞋子并垫有可缓冲振荡的鞋垫可减轻骨关节炎疼痛。楔形鞋跟是纠正膝关节骨关节炎异常生物力学的一种方法。采用外侧高的鞋垫可减轻外侧的撞击,从而减轻内侧关节间隙骨关节炎患者的疼痛。膝关节支架和氯丁橡胶护膝结合肌肉强化锻炼可缓解疼痛,更可能是通过本体感受和髌骨滑动,而不是通过胫股关节的力学纠正。采用手杖或拐杖通过减轻关节的负重可减轻疼痛, 改善功能。向内、向上倾斜条带捆扎髌骨以减轻髌下脂肪垫或鹅足(pes anserinus)压力是一种有效的治疗方法,研究证实可减轻疼痛达 40%。这种捆扎治疗比对照捆扎更有效,而且在停止治疗后其疗效可达 3 周。

药物治疗

尽管许多患者可不采用药物治疗,但应告诉患者药物治疗的选择。应让患者明白,药物纯粹是为了缓解症状,如果患者乐意忍受疼痛而不愿意服用药物,那完全是合理的。骨关节炎药物治疗的主要适应证是疼痛。药物治疗应为前述非药物治疗方法的补充。药物治疗与药物不良反应高危险的老年患者更为相关,因为随着年龄的增长药物代谢功能发生改变、合并疾病和多种用药的可能性增加(包括非处方药的应用)、服用恰当药物剂量出错的危险增加。

镇痛药

非阿片类镇痛药可能应仍是有症状骨关节炎药物治疗的首选。对乙酰氨基酚应给予全量,最大剂量 1g,每日 4 次,在应用后应间隔一段合理的时间再应用其他的药物。对于膝关节骨关节炎患者, 对乙酰氨基酚的疗效优于安慰剂, 与布洛芬和萘普生相当。含有 co-proxamol 和 codydramol 的复合镇痛药更有效。一些严重的髋关节或膝关节骨关节炎终末期患者由于合并疾病不适合采用全关节成形术治疗,也许需要采用阿片类药物长期治疗。对于这些患者,可采用羟考酮、吗啡等长效制剂。

由于成瘾性和易于引起法律诉讼问题导致医师不愿意开具这些药物。事实上，在心理状态稳定个人的成瘾率是非常低的。例如，不愿采用强效阿片类药物是由于患者与医师对治疗风险—利益比权衡分析的差异：医师预计的患者痛苦比患者实际的痛苦小；结果患者为了获得疼痛缓解乐意接受更大的风险。

表面乳剂

辣椒素或NSAIDs表面乳剂的单独应用或与其他口服镇痛药联合应用均是有益的，尤其是对于手部或膝部一个或多个关节受累的骨关节炎患者。另外，这些药物还可提供患者一个自我治疗的方法，自我治疗本身就是有益的。辣椒素乳剂需要每天应用3~4次，由于可引起严重烧伤必须避免该乳剂接触眼睛和黏膜。大多数患者对辣椒素乳剂耐受良好，但出现烧伤和皮疹的患者需终止应用。

非甾体类抗炎药(NSAIDs)

相当多的患者对单独采用对乙酰氨基酚或联合一种表面制剂无反应，这需要口服NSAIDs来获得更多的好处。在老年患者，如果非药物治疗和对乙酰氨基酚不能充分缓解症状，尝试NSAIDs治疗是合理的。尽管尚无证据表明一种NSAID优于另一种NSAID，但近来一项Meta分析表明吡罗昔康、酮洛芬、托美丁和阿扎丙宗与其他的NSAIDs(尤其是小剂量的布洛芬)相比具有引起严重消化道并发症的风险更大。

NSAID在骨关节炎患者应用的一般原则包括：(1)应用最小有效剂量；(2)避免一种以上NSAID同时应用；(3)在应用1个月左右评价效果（如果没有治疗益处，停止具体NSAID的应用；(4)鼓励“理性的不依从”（也就是说，如果患者感到不疼痛了，不应让患者感到在被迫服用这种NSAID)。在应用1个月时应重新评价患者，除了评价NSAID的镇痛益处外，还应评价应用NSAID的其他益处。

传统的NSAIDs具有相对高的不良事件的危险性，特别是在老年患者，尤其是消化道。一类新的NSAIDs“昔布类”出现于20世纪90年代，由于其独一无二的作用方式提供了避免消化道毒性的希望。最先引入的两种药物是塞来昔布和罗非昔布，由生产商促进了它们在骨关节炎中的应用。这些药物确实在一些骨关节炎患者可有效地缓解症状，与传统的NSAIDs相比具有引起消化道问题的更小可能，但它们有引起心血管系统问题的新风险。罗非昔布已退出市场，其他昔布类药物在骨关节炎治疗中的地位尚不清楚。许多骨关节炎患者合并心血管疾病，从而限制了昔布类药物的应用。

营养药

许多患者寻求替代或补充治疗。这个流行的治疗方法应给予讨论。患者求助这些补充治疗是因为确实存在有效的证据(例如软骨素、不饱和油脂)。氨基葡萄糖被广泛应用，而且似乎相对安全。有关其改善疾病的作用还存在争论，但其具有缓解疼痛和关节僵硬的一定作用，不过其机制目前尚不清楚。

关节腔内类固醇激素注射

在骨关节炎患者，尤其是膝关节或拇指基底骨关节炎患者，关节腔内类同醇激素注射广泛应用。髋关节骨关节炎亦可采用类固醇激素注射治疗，但推荐在超声等引导下在确认位置正确后注射。有明确的证据表明甾体激素的有效性，但其作用仅能持续4周。

这也许与临床实践有冲突：一些患者对关节腔内类固醇激素注射有长期反应。对于膝关节，六丙酮曲安西龙(triamcinolone hcxacetonide) 40mg是合适的，可含有或不含有局部麻醉药。注射后让所注射关节休息有助于改善反应。尝试确定患者反应临床预测指标的努力基本上失败。

关节腔内透明质烷注射

关节腔内透明质烷(以前称透明质酸)注射对经 X 线证实轻中度的膝关节骨关节炎患者的疼痛具有缓解作用亦得到证实;这种治疗需要每周注射,连续 3~5 周,至少有一个研究表明这种治疗比单次的关节腔内类固醇激素注射具有更好的疗效。但是这种治疗的疗效不明显,必须权衡这种治疗的费用和有创性。有多种制剂可以利用,它们主要在于分子量的不同。对于采用常规治疗症状仍然持续存在的患者和外科治疗禁忌的患者,它们也许有应用价值。

外科治疗

对于轻微疾病患者,关节镜清创和灌洗术是一种创伤性较小的治疗方法,但是近来的一个随机对照研究对这种治疗的有效性提出了质疑。如果一个关节的部分受累,例如膝关节内侧胫股间隙受累,那么可采用半关节成形术。截骨术(股骨或胫骨的截断和重建)对于缓解疼痛和纠正生物力学是有效的,但不能排除以后需要更复杂外科治疗。但一般而言,骨关节炎的外科治疗是指全关节置换(TJR)。

骨关节炎是导致全髋关节置换(THR)或全膝关节置换(TKR)的主要疾病,约占这种手术的 80%,目前在不同的国家,关节置换率的明显不同,甚至在英国,不同地区的 THR 率显著不同(相差 3 倍)。TJR 率迅速增加,尤其是作为矫形外科。

TJR 是一种有效但昂贵的治疗方法。虽然骨关节炎 TJR 的结果一般非常好,但结果差异很大,伴有相当高的围手术期死亡及致残率,少数患者在关节置换后遭受持续疼痛及残疾。

目前尚无骨关节炎 TJR 有证据支持的适应证。已有协商一致为基础的 TJR 纳入标准,例如在新西兰。总之,TJR 推荐用于长期非外科(医学)治疗无明显缓解的中重度持续性疼痛和(或)残疾患者。

在接受 TJR 治疗患者的手术前疼痛和残疾严重性的差异很大。虽然所有的分组患者在 3 个月时均获得了功能改善,但在基础残疾程度较低的患者获得了最大益处。因此,应权衡对残疾严重程度较低而获得最大好处的多数患者开展手术治疗,而对残疾严重程度较大的少数患者限制手术治疗,并接受即使采用 TJR 他们的一些残疾也许永不能获得改善。不同国家的结果差异已表明这种因素的作用。在外科治疗时,与美国的 TJR 患者相比,澳大利亚的 TJR 患者具有较低的残疾程度,英国的 TJR 患者具有最严重的残疾程度。

骨关节炎的预防

大关节骨关节炎的危险因素日益清晰。虽然一些因素(种族、性别、年龄、遗传易感性)不可能发生改变,但其他的一些因素可发生改变,这提示有对骨关节炎畸形初级预防是有可能的。具有患有膝关节骨关节炎高危险的个人包括肥胖者、具有“在手部有结节突起表现的全身骨关节炎”家族史者、具有损伤史者和从事高危险职业者。

肥胖是引起膝关节骨关节炎和导致其进展的一个主要因素,但在手部和髋关节骨关节炎的形成和发展中不如在膝关节骨关节炎中那样重要。已证实减肥具有改善疾病的作用。虽然减肥是所有下肢骨关节炎治疗指南的一部分,但是降低群体肥胖流行性的措施亦有助于减少骨关节炎的发病率;相反,在大多数西方国家,肥胖的迅速增加对未来群体骨关节炎的负担有重要意义。处理普通人群的肥胖问题需要公共卫生重大努力,仅通过改变摄入(改变我们所吃的,尤其是我们的孩子所吃的)和经有氧锻炼增加能量消耗联合即可达到这种目的。锻炼对于已存在的骨关节炎是有益的,而且还具有初级预防的作用:股四头肌肌力减退是形成骨关节炎的一个危险因素。

膝关节反复遭受不良负荷(在工作中或超强的竞技运动)是另外一个可避免的因素。涉及重体力劳动的职业,尤其是需要长时间屈膝屈髋的职业,约有患膝关节骨关节炎的 2 倍风险。这种风险可与肥胖相互作用,以致体重指数(BMI) 30 以上并具有职业危险因素的个人形成膝关节骨关节炎的风险比更大,大约是 14。不仅患有骨关节炎的危险增加,而且一旦患有骨关节炎,工作中的强大体力劳动和高 BMI 可显著增加患者需要进行 TKR 的危险性。在这种高危险患者,强力支持减肥或鼓励肥胖者避免从事这种工作一般是可行的。通过避免高危险姿势下的长时间工作或采用支持性膝垫改变工作实践情况从理论上讲亦可减少骨关节炎的发生或进展。

损伤(例如膝半月板)对于晚期骨关节炎是一个显然可预防的危险因素。对于关节对位、关节松弛和营养状态等问题的进行治疗的作用尚不清晰。

骨关节炎预防与治疗的难题

在尝试弄清骨关节炎所致巨大健康负担意义的过程中,遇到以下主要问题:

1.骨关节炎是衰老的必然结果,几乎没有办法处理的观点。对于大多敢骨关节炎患者,可以做一些事情,而且在骨关节炎的预防方面,可做的更多。

2.锻炼可导致病情恶化的观点:虽然在疼痛的急性发作期休息有一定的治疗作用,但休息有导致废用、肌肉萎缩、肌力减退和疼痛加重等循环发作的危险。因此,恰当的锻炼是重要的。

3.非药物治疗的重要性常常被低估,至少减肥和股四头肌加强锻炼可能具有改善疾病和预防作用。

4.治疗不是独一无二的:例如,关节腔内类固醇激素注射尽管只能提供短时间的缓解,但可用来减轻急性疼痛,从而在无痛期立即进行锻炼治疗。

5.包括许多行为治疗和其他非药物治疗的整体治疗可能是预防和治疗的有效方法。但难以验证这种看法,因为难以获得复杂治疗实验或非药物治疗效果的结果。

6.需要治疗的个体化。

结语

尽管骨关节炎被认为是老年患者慢性疼痛的主要原因之一，但对骨关节炎仍了解甚少,仍难以进行有效的治疗。急切需要采用生物–心理–社会模式进行骨关节炎疼痛原因和治疗的更多研究,以补充对骨关节炎发病学所进行的归纳研究。

(刘康)

第十章　腰　痛

腰痛的定义是局限于后方肋骨以下与臀部下缘以上之间区域的急性、亚急性或慢性不适。腰痛是一种仅次于普通感冒的人类最常见病痛。在大多数发达国家,一生中会发生腰痛患者的比例超过 70%。美国国家统计数据显示,腰痛的年发病率为 15%~20%。据美国国家门诊健康调查显示,腰痛已成为人们就医的第 5 大原因。

许多临床疾病都可以引起腰痛。大多数腰痛患者的症状是在机械力学异常的基础上引发的。Nachemson 认为,90%的腰痛患者都是机械原因造成的。机械性腰痛是指疼痛源于正常解剖结构的过度使用(如肌肉劳损)或继发于肿瘤和解剖结构异常(如椎间盘突出)。机械性腰痛疾病的特点是有些体育锻炼(如举重)会使之加重,而有些活动(如保持仰卧位)则能使之缓解。在其余 10%的患者中,腰痛是全身性疾病的一种表现。对于某些全身性疾病(如非机械性疾病),如强直性脊柱炎,几乎每个患者都会有腰痛的表现。而对于其他一些疾病(如感染性心内膜炎),腰痛并不常见。

腰痛多能自行缓解。50%以上的患者 1 周后症状开始缓解,90%患者 8 周时症状好转。然而,有 75%的患者脊柱痛可在 1 年后复发。10%脊柱疼痛患者的背痛可持续 1 年或更长时间。

临床医师面临的挑战是将机械性疾病和全身性疾病区分开来。患者的症状和体征有助于鉴别引发患者脊柱痛的病因是机械性还是全身性。根据患者的这些临床表现,再结合影像学和实验室检查结果,可以判断出具体病因是这两大类疾病中的哪一种特定疾病。本章将着重阐述如何鉴别引发患者腰痛症状的最常见原因。

腰痛的另一种常见伴随症状是坐骨神经痛或神经根性痛。下肢神经根性痛患者常患有神经卡压疾病(椎间盘突出或椎管狭窄)或牵涉痛(如关节突关节综合征)。这些疼痛性疾病累及的范围超出了腰骶部脊椎,将在本书的其他章节中阐述。

初步评估

腰痛的初步诊断性评估包括病史和体格检查。病史主要是疼痛的发生情况。疼痛是否发生于特定创伤或剧烈体力活动之后？疼痛发生的频率和持续时间？全身性疾病导致的慢性疼痛通常会持续存在,而非短暂发作。疼痛的部位和放射区域能够帮助我们确定疼痛起源的部位。促使疼痛加重和缓解的因素具有机械性特征。机械性和全身性疾病可以因活动的变化而加重或缓解。制动能使疼痛缓解,有助于确诊一些特定疾病(如肌肉损伤、脊椎压缩性骨折)。一天当中最剧烈疼痛与时间的关系也是一些疾病的表现特征。腰椎关节炎导致的疼痛通常在清晨最为剧烈,而机械性疾病导致的疼痛通常在晚间最明显。疼痛的性质有助于区分肌肉骨骼性疼痛(酸痛)和神经损伤相关性疼痛(烧灼痛)。疼痛的强度对于判断患者病情的好转非常重要,但其并不能用来区分病因是机械性还是全身性。

体检时应对骨骼肌肉系统进行全面评估,包括脊柱骨骼的触诊以及对脊柱运动范围和脊椎排列是否对齐的评估。神经系统检查对于确诊脊髓、神经根和外周神经功能障碍非常必要。对于大多数患者，不用进行影像学和实验室检查。对于50岁以上的患者，特别是有癌症病史或症状持续存在的患者，红细胞沉降率和X线平片检查能够提供极为有用的信息。

初步评估能够排除马尾综合征，这是一种需要急诊处理的罕见疾病。马尾受压可引起腰痛、双下肢运动无力、双侧坐骨神经痛、鞍区麻木和大小便失禁。导致马尾受压的最常见原因是中央型椎间盘突出、硬膜外脓肿或血肿、肿瘤。如果怀疑发生马尾综合征，须立即进行影像学检查。MRI是观察脊髓最敏感的影像学手段。外科手术减压须在48小时完成，这是保证神经功能恢复的最佳时机。

非机械性疾病

大多数有脊柱痛的非机械性疾病患者都有下述一种或多种临床表现可供鉴别：发热、体重下降、静卧痛、长期的晨僵、局部骨痛或内脏痛。

发热或体重下降

患者若有发热或体重下降的病史，提示腰痛可能源于感染。患有脊椎骨髓炎的患者，疼痛可能已持续很长时间。在一项对142名脊椎骨髓炎患者的回顾分析中发现，66%的患者在确诊前3个月或更长时间就出现疼痛症状。这种疼痛慢慢成为持续性，静息状态下也可发生，活动时加重。临床阳性体征主要包括脊柱活动范围减小、肌肉痉挛以及脊柱叩击痛。58%的患者出现发热。大约40%的脊椎骨髓炎患者伴有明确的脊柱外原发感染灶，如皮肤、肺和泌尿系感染等。

对于局部区域骨量减少的X线平片，应认真研究（复习）。化脓性脊椎骨髓炎在1~2个月后的早期异常表现有软骨下骨萎缩、椎间隙变窄和椎体轮廓丧失。如果X线平片结果正常，可行骨闪烁扫描检查，因为这样通常可在疾病早期发现异常。骨闪烁扫描对于诊断骨损伤的敏感性高，但特异性低。CT能够比常规X线检查更早地显示出骨骼的改变；但骨髓炎的骨骼结构改变并没有特异性，从而容易与严重椎间盘退行性疾病和椎骨恶性肿瘤病变相混淆。MRI是诊断骨髓炎最有用的影像学手段。MRI能够明确是否有椎体受累、椎间盘改变以及骨骼外软组织感染的程度。

要确诊骨髓炎，必须要在局部抽取物、病变骨骼活检或血培养中发现和分离出病原微生物。50%骨髓炎患者的血培养呈阳性，这些患者不必进行骨骼活检。 60%脊椎骨髓炎患者的致病菌为葡萄球菌；在注射吸毒者和老年泌尿道感染的骨髓炎患者中，往往培养出革兰阴性菌（大肠杆菌、变形杆菌和假单胞菌）。对于那些怀疑有脊椎感染的患者，应当进行外周感染灶的培养。

脊椎骨髓炎的治疗包括抗生素治疗、卧床休息和制动。抗生素的选择决定于致病微生物的种类和药敏实验的结果。治疗时，一般需要肠外途径使用抗生素4~6周，然后口服抗生素6个月。卧床休息可通过减少活动而有效缓解疼痛。对于脊柱稳定性差的患者，需要采用腰围固定。

静卧痛

脊柱肿瘤是导致夜间痛或静卧痛的主要原因。良、恶性肿瘤导致患者夜间疼痛加剧的机制还不明确。夜间患者血流量增加所致的压力升高可能是引起夜间痛的原因之。例如，属于良性病的骨样骨瘤就会诱发夜间疼痛加重。骨样骨瘤导致的夜间痛可在数月内缓慢进展，这种疼痛对非甾体类抗炎药反应敏感，但停药后易复发。巨大的肿块组织牵拉脊神经可能是静卧时疼痛加剧的一个机制。

在骨肿瘤中，转移性肿瘤最常见，与原发性骨肿瘤的比例为25:1。骨转移多发生在中轴骨，在四肢骨少见。腰椎、胸椎受侵犯的比例分别为46%和49%，其余为颈椎受累。 50岁以上与创伤无关的腰痛患者应怀疑骨转移的存在。这种患者的疼痛往往随时间的延长而加剧，夜间卧位时脊柱伸长可导致神经根性痛加重。静卧痛是一种与脊柱肿瘤相关的症状。

如果脊髓被良、恶性肿瘤压迫，则体格检查可以发现脊柱局部压痛和神经功能障碍。对于发现肿瘤病变所致的脊柱骨骼和软组织区域的特征性变化，腰骶部脊椎的影像学检查大有裨益。如果影像学检查发现一个直径约 1.5cm 左右的透明灶，周围是一个边界清晰的硬化骨质影，这实际上是骨样骨瘤的一个特征性表现。骨样骨瘤多起源于椎骨后方。它的这种大小和位置特征使得用 X 线平片检查很难发现病变。骨闪烁扫描对于 X 线平片阴性的疾病非常有用。CT 对于病变的精确定位和与其他骨病相鉴别时非常有用。MRI 的骨骼显像不理想，因此不作为原发性骨肿瘤检查的常规项目。

转移病灶的影像学改变包括骨溶解、骨增生或两者混合存在。骨溶解改变常与肺、肾、乳腺和甲状腺癌有关。多发性骨增生改变与前列腺、乳腺和结肠的恶性肿瘤和支气管类癌有关。含有骨溶解和骨增生改变的椎骨转移癌与乳腺、肺、前列腺和膀胱的恶性肿瘤有关。椎体结构的破坏不是由椎间盘改变引起的。椎体和椎间盘破坏与感染的关系更为紧密。发生骨转移的早期，X 线平片检查没有意义，因为只有骨破坏达 30%~50%时，X 线平片上才会出现明显改变。骨闪烁扫描较 X 线平片更为敏感，且 85%的转移癌患者能够检测到骨骼受累区域。骨闪烁扫描用于鉴别疼痛是由转移性病变还是由良性病变所致时更有诊断价值。对于 X 线平片阴性而骨闪烁扫描阳性的患者应行 CT 检查。CT 可以鉴别出骨转移病灶、良性病灶和正常组织。CT 对于发现面积较小的骨破坏和椎管内的肿瘤侵犯更有优势。但 CT 不能作为筛查手段，因为患者会接触到高放射剂量的射线。MRI 能很好地显示肿瘤在椎管内的侵犯程度、骨外扩散范围和骨髓受侵犯的情况，而 CT 对于显示骨皮质破坏更优。一项研究曾发现，40 名患有乳腺癌、肾癌、前列腺癌和多发性骨髓瘤的骨转移患者，MRI 显示有异常，而 CT 和骨闪烁扫描却正常。运用造影剂二乙烯三胺五乙酸钆的增强技术能够提高 MRI 的诊断能力，可区分脊柱肿瘤的大小、部位、结构和特征以及正常组织。

腰骶椎原发性肿瘤的诊断需要进行活检。经过对活检材料的组织学检查可确立诊断。对于原发性肿瘤不明的转移瘤患者，需要进行病灶活检以明确组织诊断。腰椎闭合式针刺活检能够安全地提供确切的病因信息。良性疾病的治疗是完全切除进行组织活检的病灶。若不能完全切除，良性病灶会继续生长，导致疼痛复发。脊柱转移性疾病的治疗意在减轻疼痛。治愈是不可能的，因为独立的转移性病变通常伴有无症状的沉积物，且日益显著。外科手术能阻止骨骼结构不稳定的进一步发展，术后平均存活时间为 26 个月。

局部脊柱疼痛

脊柱痛患者通常有椎体骨折或骨髓腔膨胀。有些全身性疾病能够加重骨的矿物质流失（如骨质疏松症、甲状旁腺功能亢进症、Paget 病），或者促使骨髓细胞肥大或被炎性、肿瘤细胞替代（如多发性骨髓瘤、血红蛋白病），从而使脊椎骨承受力减弱，可自发或在轻微外力下发生骨折。尽管许多这类疾病忠者都有急性骨痛发作，但骨质疏松患者常发生细小骨折而出现慢性疼痛。重度疼痛通常在持续 3~4 个月后缓解，但有些患者会出现持续的脊柱钝痛，且没有任何证据可表明发生了椎骨骨折。疼痛可能是由微小骨折造成的，这些骨折非常微小以至于用影像学方法检测不到；疼痛也可能是下部腰椎变形产生的生物力学效应所致。

疼痛复发、椎骨变形加重和身高下降，提示有新的骨折发生。对于血红蛋白病患者，骨髓增生会导致中轴骨的骨小梁减少。骨梗死导致的急性危象会诱发急性疼痛。在危象间期，因骨骼结构的改变，背部疼痛可持续存在。体格检查时发现受累腰椎部位触诊有明显的疼痛。骨骼压痛区域的周围常有肌肉痉挛发生。这种现象在骶骨骨折中特别显著。

影像学检查的重点是触诊时有压痛的脊椎区域。X线平片可能发现骨骼异常,但也可能显示正常,因为只有骨钙丢失30%以上,骨内容物的减少才能被发现。 X线平片不能发现细小的骨折。骨闪烁扫描对于检查骨折后很快发生的骨活动增强是有益的。CT扫描也能确定骨折的位置,以及被肥大细胞和炎性组织侵犯的骨骼的范围。MRI检查有助于鉴别血红蛋白病患者的并发症,例如感染。

实验室检查对于鉴别导致局部椎骨痛的多种全身性疾病是有帮助的。一些筛查试验能够提示医师应考虑全身性疾病的存在,如红细胞沉降率升高或血细胞容积下降。全血细胞计数异常,提示原发性血红蛋白病或骨髓成分被肿瘤细胞替代。血清生化检查可以探测到钙代谢异常,这与甲状旁腺激素水平的增高有关(甲状旁腺功能亢进)。实验室检查正常,但骨矿物质含量下降时,应该考虑到骨质疏松。许多影像学检查都能够定量测定椎骨的矿物质含量。

局部脊柱疼痛的治疗应该具体化,应针对导致骨钙和椎骨骨髓异常的原发病进行治疗。大多数患者都需要长期使用止痛药,以减轻脊柱疼痛的程度。

长期晨僵

腰骶椎晨僵是机械性和非机械性腰痛的常见症状。对于机械性腰痛患者,晨僵持续的时间短(不到1小时),脊椎关节病患者晨僵持续的时间超过1小时。脊椎关节病包括强直性脊柱炎、反应性关节炎、牛皮癣性关节炎和肠病性关节炎。脊柱关节病患者通常有双侧骶髂关节痛的病史,伴有长期晨僵,可持续数年都得不到特异的诊断。反应性关节炎和牛皮癣性脊椎炎患者可以出现单侧骶髂关节病,腰痛多居患侧,这些患者也可仅表现为脊椎炎(腰椎的炎症),而不伴有骶髂关节炎。

体格检查发现,脊椎关节病患者有不同程度的腰骶部脊柱活动减少,其减少程度与原发病的范围和严重程度一致。腰骶部脊柱的X线平片检查有助于发现脊椎关节病的早期改变。影像学异常包括腰椎前凸丧失、骶髂关节下1/3受侵蚀和椎体拉平变长。对于发现骶髂关节炎,骶髂关节CT检查较其他常规影像学检查更为敏感。当患者怀疑为脊椎关节病,但常规影像学检查正常或大致正常时,应行CT检查。MRI检查也能用于检查骶髂关节病的改变,但较常规影像学检查没有更多优势,反而花费增多。

脊椎关节病的治疗包括非甾体类抗炎药与物理治疗联合,以增加脊柱运动的幅度。治疗强直性脊柱炎有许多方法,包括使用肿瘤坏死因子抑制剂。这些药物治疗方法已成为强直性脊柱炎治疗的主要进展。

内脏痛

血管系统、泌尿生殖系统和胃肠道系统的疾病可以刺激感觉神经,导致病变区域疼痛和相应脊髓节段支配的体表组织疼痛。内脏痛的持续时间和发生顺序取决于受累器官的周期性。像蠕动波一样发生的绞痛,与空腔脏器有关,如结肠、膀胱、子宫和输尿管;搏动性疼痛与血管系统相关;躯体痛通常在活动时加剧,休息后缓解;内脏源性疼痛的患者在卧床休息时很少缓解。许多患者更喜欢活动来试图寻找一个舒服的体位。腰痛一般不是内脏痛的唯一症状。肾痛的位置在肋脊角。肾石病导致的输尿管痛往往是腰窝部钝痛,伴有输尿管扩张,如果发生输尿管盆腔段梗阻,则出现绞痛。膀胱感染的患者可能出现以骶骨为中心的弥漫性腰痛。生殖器官来源的疼痛可以表现为局部痛和牵涉痛。子宫内膜异位症可导致与月经周期相关的反复发作性腰痛。疼痛的严重程度与体位的改变无关。疼痛还可能由胰腺炎、消化性溃疡、结肠和直肠疾病引起。如果老年人发生慢性不典型背痛,休息后无改善,活动后亦无加剧,则应该怀疑主动脉瘤的诊断。血管性疾病可导致钝性稳定性腹痛，且这种疼痛与活动无关。搏动性疼痛或撕裂样腰痛也可能与血管性疾病有关，如膨大的腹主动脉瘤。疼痛频率、强度或位置的变化都提示动脉瘤大小的改变。腹主动脉瘤患者通常是老年人，且通常有下肢跛行的病史。腹膜后组织受刺激可导致背痛，常伴有上腹部不适，还可以向臀部和大腿部放射。动脉瘤破裂或急性膨胀可以导致撕裂样痛和循环衰竭。

腹部体检可以发现大多数患者的疼痛原因。触诊的压痛点可能位于上腹部（动脉瘤）或下腹部（子宫）。对于大到需要择期介入治疗的腹主动脉瘤，体检有足够的敏感性。触诊也可以发现卵巢增大和压痛。腰椎的活动范围不受影响，也不伴有腰椎压痛。

腹部超声和 CT 易于诊断动脉瘤，腹部超声诊断动脉瘤的敏感率为 100%。无需放射设备和造影剂就能测出动脉瘤的直径和横径。如果肠过度胀气使肾下腹主动脉成像模糊，而胰腺遮盖住肾上主动脉成像，则超声的效能下降。仅根据超声检查结果还不足以确定血管手术方案。CT 对诊断动脉瘤的敏感性和特异性更高。与超声相比，CT 能显示腹主动脉异常、马蹄肾以及髂动脉和髂内动脉。CT 检查能为手术计划的制定提供充分的资料。

MRI 是诊断子宫内膜异位症最好的影像学手段，其对子宫内膜异位症诊断的敏感率达到 98%。通过 MRI 检查，可以发现道格拉斯陷凹内的沉积物、子宫骶骨韧带、卵巢、子宫表面、直肠阴道隔、输卵管、直肠和阑尾。

治疗导致腰痛的内脏疾病时，主要是针对脏器的原发病进行。腹主动脉瘤主要依靠手术治疗。资料显示，对完整未破的动脉瘤进行择期手术，可以明显提高患者的生存率。如果动脉瘤的直径小于 5.5cm，择期行手术修补后，患者 30 天的死亡率为 5.4%。接受手术治疗患者的 3 年存活率并不高于接受长年监护治疗的患者，而接受手术治疗患者的 8 年生存率要高于那些定期（6 个月）接受超声检查的患者。

机械性腰痛

大多数机械性腰痛患者的症状都局限于第 12 肋到臀褶之间的区域内。一般情况下，某些特定的运动会使患者疼痛减轻，而相反的动作则会使之加重。

腰骶劳损

很多腰椎痛的患者都伴有背部劳损。背部劳损的机制还不清楚，病因可能包括肌肉或韧带损伤，长期保持不正确的姿势，或纤维环细小撕裂等。

如果患者所承受的负荷过大，超过了脊柱关节的承重范围就会造成腰椎损伤。如果用力过猛，椎旁肌肉就会有受伤的风险，从而引起肌肉收缩和疼痛。腰痛患者往往有过度疲劳或椎旁肌肉薄弱。由于害怕疼痛或反射性活动受抑，患者随着活动的减少而很快出现肌肉萎缩和无力。

肌肉劳损患者的疼痛往往比较固定。另外，属于同一间充质细胞起源的肌肉也会出现疼痛。这些患者可以发生肌筋膜痛。绝大多数患者受伤后立即发生疼痛。此后，随着出现组织水肿和周围相关肌肉的反射性收缩，患者疼痛会加剧，活动受限。某些运动不诱发疼痛，而其他一些运动则诱发疼痛而难以完成。

体检发现，受累肌肉在做抵抗阻力的任何一种主动活动时都会诱发疼痛。受伤的肌肉可以有压痛。与正常压力下的周围肌肉相比较，受累肌肉的收缩力和硬度较高，神经系统检查正常。

背部劳损的治疗包括适当运动、非甾体类抗炎药和肌肉松弛剂。建议患者在能承受的情况下维持正常运动是治疗肌肉劳损的主要方法。仅需治疗 2 天，就可以使患者疼痛明显缓解。Cherkin 等人对 219 例患有急性腰痛的患者进行了纵向观察研究，并在药物治疗后第 7 天比较了不同治疗措施的效果。他们发现，接受肌松剂和非甾体类抗炎药治疗的患者恢复最好。即使不使用镇静剂，肌松剂用于缓解肌肉痉挛性疼痛也会发挥有益的作用。

腰椎关节强直（骨性关节炎）

骨性关节炎可累及腰椎关节突关节。这种病理改变不仅可影响四肢关节（如膝关节），同样也会影响脊柱关节。在30~50岁之间，腰椎可发生很大的变化。最先发生老化的部位为椎间盘，髓核不再充盈，纤维环破裂、退变。椎间盘退变本身不会引起疼痛。只有在腰椎关节突关节排列发生改变不能对齐而引发小关节疼痛之后，椎间盘退变患者才会出现症状。由于椎间盘退变，患者的关节突关节狭窄，最终形成骨性关节炎。其所引起的生物力学功能障碍导致应力向后作用于关节突关节。患者出现关节囊劳损、关节运动过度退行性变，在影像学上表现为牵张性骨刺形成和黄韧带肥厚，继续发展就会形成椎管狭窄。

罹患关节突关节的骨性关节炎的患者可发生低位腰椎疼痛。任何能够挤压或伸展关节的躯体运动均能够加重患者的钝痛和酸痛。腰椎强直是另一个常见症状。

腰椎平片可以看到椎间盘高度下降、牵张性骨赘生成、椎弓根间距变小以及关节突关节关节退变。CT扫描可以确定关节面的不规则性以及关节突关节位置朝向的变化。

无论是膝关节还是腰椎的骨性关节炎，其治疗的方法都是一样的。主要包括镇痛药物、非甾体类抗炎药物以及功能锻炼。这些治疗方法的选择是一个逐步反复尝试的过程。理想的治疗方法可能患者还无法耐受。大剂量的药物有可能是无效的。如果在治疗之前医师和患者之间能够进行一次交流，会对选择最佳的治疗方案很有帮助。

结语

对腰痛患者的评估是一项艰巨的任务。这种病痛的原因有很多，对其具体原因的诊断不仅复杂而且花费巨大。如果选择了正确的治疗方案，患者的症状会有很大程度的改善，如果选择方法不对，则可能无效或有副作用发生。患者的预后各不相同，可以完全康复，也可发展到危及生命的病情。这一章分析了背腰痛患者的评估和治疗。腰椎疾病有其独特的体征和症状，它们有助于对疾病的分类。一旦确定了疾病分类，我们就能选择出适宜的治疗方法。如果我们能够遵循这一原则，就能够获得满意的治疗效果。

（刘康）

第十一章　腰部神经根病

临床综合征

病因学

神经根性痛是一种单一的、主观性的临床表现。它是神经根病的一种特征表现，可以单独发生，也可以伴有相应躯体的麻木和(或)肌力减退。神经根病不同于神经根性痛，受神经根内受累神经纤维的种类和方式的影响，它可同时引发出麻木、运动丧失和疼痛。任何伤及腰骶神经根的疾病都可能导致神经根病和(或)神经根性痛。导致神经根病、根性痛的最常见原因是腰椎间盘突出，约占98%；其他因素占2%，主要包括脊椎疾病(椎管狭窄、椎体滑脱、骨质增生等)、神经鞘膜病(囊肿、神经根袖骨化等)和占位性疾病(良、恶性肿瘤等)，另外还有感染、血管、囊肿等。

临床实践证实，椎间盘髓核突出到硬膜外间隙可导致邻近神经根结构及功能的改变，使其致敏而引起疼痛。业已证实，椎间盘及后纵韧带含有游离神经末梢。椎间盘纤维环的外周分布有丰富的神经纤维，它们可能深入到纤维环的中1/3。但对于那些慢性腰痛或椎间盘异常的患者，神经纤维可分布到深部的纤维环及髓核。

椎间盘突出可以压迫神经根，刺激纤维环和后纵韧带上的伤害性感受器，引发疼痛。单纯的压迫或出现突出物都不足以代表疼痛发生的机制，但可以源于椎间盘疾病。一些有关进行性椎间盘突出的研究表明，尽管患者症状的消失通常与突出间盘的缩小有关，但情况并不总是如此，有时压迫可持续存在，而患者的症状却出现缓解。1935年，也就是Mixter和Barr的经典学说发表后的第2年，Mixter和Ayers又提出，神经根性痛可以在没有椎间盘突出的情况下发生。腰部根性痛的病理生理学特征不仅一直是人们研究的对象，而且其中更是充满了重重矛盾。

椎间盘突出症的病因主要包括：神经受压引起神经损伤，血管受到危害，发生炎症以及生化因素的影响等。脊神经根独有的特性决定了其相应症状的产生。与外周神经相比，脊神经根缺乏完善的神经内血—神经屏障，从而更容易发生能诱发患者症状的压迫损伤，也更容易发生神经内水肿。神经根受机械挤压可以使血管通透性增加，促使神经根内水肿形成。神经内水肿可以导致神经内液压升高，从而妨碍其毛细血管血流，造成神经内纤维化；这可能是腰神经根病的主要发生机制，因为58%的神经根营养成分由其周围脑脊液供应。研究证实，干扰脑脊液的营养供给可以引起神经周膜纤维化，使神经根对机械压力过度敏感。另外，据报道，因充血而出现静脉和毛细血管血流淤滞也可引发神经根综合征相关症状的发生。因此根缺血和(或)静脉淤积引发的神经根局部病理生化反应是引发神经根性痛的重要机制。

另外，人们还发现，实验中用机械压迫神经根诱发缺血时，神经根小动脉的闭合压明显增高，然而在发生硬膜外纤维化或炎症反应时，神经根受低压力作用时从脑脊液中弥散来的营养物质不足以代偿。研究表明，迅速破坏血管、神经较渐次性机械压迫更容易诱发神经根病。自McCarron等在狗身上发现髓核可以引起硬膜外炎症反应以来，炎症反应越来越受到人们的重视。很多学者都讨论过髓核的炎性特征及其在脊柱痛中的作用。研究发现，自体髓核暴露可使神经根髓鞘和轴突受损，神经传导速度减慢。然而文献报道的结论并不一致。新近的文献提示，实验诱发髓核变性时，正常冷冻的和用透明质酸酶处理过的髓核不会引起相似的神经根功能改变。1977年，出现了腰椎神经根性痛的自身免疫学说或化学学说。发表的大量文献重点观察了很多物质，例如磷酸醇酶A2、金属蛋白酶、白介素-6、前列腺素E以及肿瘤坏死因子等。

症状与体征

Bogduk和Govind指出，文献尚难以全面描述神经根性痛的临床特征。在经典的记述中，神经根性痛都发生在受累神经支配的区域。然而研究证实，无论是源于椎间盘突出，还是椎管狭窄，疼痛的发生都可能并不在受累神经支配的区域。典型的神经根性痛往往可扩散至整个下肢，尤其是膝盖以下；呈窄带状，似节段样分布，但又不受脊神经分布区域的限制，也不能靠分布节段加以辨别；多为放射性、撕裂样疼痛，类似电击休克：可呈现为深部痛或表浅痛。腰神经根性痛的典型特征以及肌肉牵涉痛的特征。Haldeman及其同事发现，膝盖以下的疼痛既不能表示神经根病的发生，也不能表示肌电图检查可发现异常，以及CT可显示脊神经根受压。

L_4、L_5、S_1和S_2神经根受累时，可发生腰骶神经根受累时，可发生腰骶神经根痛，疼痛沿大腿后侧下行，一直延伸到小腿及足。反之，L_1、L_2及L_3受累引起的神经根性痛集中在下腹壁、腹股沟以及大腿前侧。但是疼痛可以不分布在相应神经支配区，而且根据分布区域还很难对其加以区分。有人描述腰神经根性痛呈窄带状（5~8cm）向下肢放射。这种窄带状分布是其与牵涉痛相区别的显著特征。与神经根性痛不同，躯体牵涉痛的分布范围较广，分布呈片状，或呈区域分布而不是呈带状分布。研究表明，神经根性痛的特点是放射痛或撕裂样痛，而不是钝痛或酸痛。躯体痛位置较深，神经根性痛较表浅。尽管神经根性痛多会扩散到膝盖以下，躯体牵涉痛多集中在膝盖以上，但神经根性痛也可局限在大腿或髋的后部，躯体痛也可放射到膝盖以下。有时候，神经根性痛与牵涉痛同时存在，症状判断就会比较困难。

Dyeo及其同事曾分析过病史用于诊断骨肿瘤、椎管狭窄、脊椎骨髓炎、椎间盘突出以及椎体压缩骨折的敏感性和特异性。结果发现，肿瘤病史是提示发生骨肿瘤最特异的指标（0.98），但其敏感性相对较低，而卧床静息痛病史用于诊断的敏感性高（0.90），特异性低。就像高龄用于诊断椎管狭窄和椎体压缩骨折一样，坐骨神经痛对诊断椎间盘突出的敏感性很高。

麻木感是一种主观感受，作为神经根性痛的一种体征，用于诊断敏感性较高（0.76），但特异性很差（0.33）。但是如果根性痛还伴有感觉丧失，那么主观感觉丧失能更准确地指示受累神经节段。尽管麻木感并不是神经根病特异的体征，但麻木感的客观体征却具有很好的敏感性。

直腿抬高试验对诊断继发于椎间盘突出的神经根性痛具有很高的敏感性。对侧直腿抬高试验优于同侧直腿抬高试验。直腿抬高试验阳性、主观感觉丧失患者的肌电图检测及CT检查的结果往往也是阳性。Deyo及其同事发现，随着年龄的加大，椎管狭窄的发病率也越来越高。神经损伤的判定无论对诊断还是治疗都非常重要。同侧直腿抬高受限常有发生，但它用作诊断的特异性并不高。然而对侧腿直腿抬高试验的敏感性不高，但是特异性却很高。患者还有其他的神经症状，例如：踝背屈无力（敏感性0.9，特异性0.54）、踇趾伸肌无力（敏感性0.2 ~0.57，特异性0.71~0.82）、踝反射受损（敏感性0.52，特异性0.62）、膝反射受损（敏感性0.04，特异性0.93~0.97）、股四头肌无力（敏感性0.5，特异性0.99）、踝跖屈肌无力（敏感性0.06，特异性0.95）。

体格检查

对神经根病和根性痛的患者常常要进行神经及骨骼肌的检查。检查时发现神经根病的客观体征，伴随有神经支配区的异常、肌无力、反射减弱、直腿抬高试验阳性，提示神经根病的发生。

尽管根据所有这些试验方法可及早判断出一些病因，但依靠临床检查并不能区分诱发腰椎间盘突出症的病因；直腿抬高试验用于诊断的敏感性很高，而特异性却很低。其他临床试验则有中到低度的诊断特异性和敏感性。各种方法联合应用也不能提高诊断率。在病史和体格检查中，以下3个方向是诊断腰椎间盘突出症的重要依据：

1.主要为小腿的异常，或者出现膝盖以下的神经根性痛，沿神经支配区分布。

2.神经根紧张体征，直腿抬高30°~70°引出疼痛，对侧直腿抬高试验阳性。

3.肌力减弱、感觉减退和反射活动减弱。

体格检查结果可通过影像学或肌电图检查确证。

影像学检查

影像学检查的目的是确定疼痛的原因和发病部位。X线平片检查是最常用的影像学手段，但它并不能实现确定疼痛病因的目标。平片主要用来排除系统疾病，它的应用价值只限于显示椎间孔狭窄、肿瘤以及感染。

与X线平片相比，CT及MRI用于腰根性痛的诊断效果更好、更可靠。这两种检查方法都相当可靠和有效。但是由于对软组织和髓内组织具有更佳的分辨率，所以MRI对显示神经肿瘤、囊肿、感染以及其他疾病史具优势。反之，CT在骨骼成像方向较MRI有优势，是诊断复杂骨折或畸形的首选方法。然而研究显示，就诊断的敏感性和特异性而言，平扫CT、CT脊髓造影和MRI相差无几，分别维持在0.9和0.7左右。这3种检查方法的阳性和阴性预测率也都为0.82左右。与手术确定的诊断相比较，CT诊断的准确率为77%~92%，MRI为76%~90%。检查发现，在没有症状的志愿者中，椎间盘突出症的发病率非常高。

CT检查显示，髓核突出在小于40岁人群中的发生率是20%，在大于40岁人群中为27%。MRI检查发现，随着年龄的增加，腰椎间盘膨出和突出的发生率增高，其中无症状患者占有很高的比例。一些情况下，椎间盘突出越明显，患者症状越重，但并不是所有患者都如此。治疗后，巨大椎间盘突出引发的患者症状较小的椎间盘突出易于好转，而且患者症状的消失与巨大突出物体积的缩小有关。巨大突出物体积缩小的程度大于小块突出物。

强化MRI清晰地显示出受累神经根周围出现炎性改变。但显影增强并不与患者临床症状、体征的出现和严重程度相一致。CT及MRI在这方面没有明显差别，然而尽管目前尚无充足的文献能够计算出其诊断的特异性及敏感性，但CT脊髓造影还是备受青睐，用于诊断椎管狭窄。

神经生理学研究

肌电图检查可确定去神经反应的体征和受累神经根支配的肌肉。进行电生理学检查是基于它能客观地反映神经根病引起的神经传导速度异常，辨别出受累的神经节段。Andersson及其同事们在总结腰椎间盘突出症的诊断和治疗时，一致认为尽管神经生理学检查常用于诊断伴有椎间盘突出的腰神经根病，但在临床上其对于确诊神经根病却无必要。他们还提出，神经生理学检查可确定脊神经根病变的慢性化和严重程度，辨别受累神经系统的部位（例如：脊髓、周围神经和肌肉）。神经生理学检查适合于临床特征还不是十分明朗的患者，也可以用于椎间盘突出与其他神经病变（如神经病或外周神经卡压）的鉴别。

鉴别诊断

神经根病的鉴别诊断主要有由椎间盘突出之外原因造成的神经根压迫和激惹、椎管狭窄、伴有椎间盘突出的椎间盘源性痛。尽管这些疾病的发生率很低，但是疾病的种类很多，造成鉴别工作令人生厌。

Kirkaldy 及 Hill 列出了下面 5 处神经根易卡压部位：

1.神经根袖及硬膜囊的前侧——来自间盘的窦椎神经和脊神经。

2.神经管内侧——脊神经。

3.椎管的后外侧——来自扩大后关节突关节的马尾。

4.神经管外侧——来自半脱位或扩大后关节突关节的窦椎神经和脊神经。

5.后关节突关节——脊神经后支的内侧支。

五种常见的综合征为：

1.髓核突出。

2.中央型椎管狭窄。

3.侧隐窝神经卡压。

4.骶髂关节和梨状肌综合征。

5.小平面关节痛。

尽管基于躯体神经根性痛以及诊断性阻滞的结果，小平面关节痛可以最先得到诊断，但骶髂关节和梨状肌综合征、椎间盘突出、椎管狭窄及侧隐窝神经卡压却表现相似，需要进一步鉴别诊断。

骶髂关节和梨状肌综合征可表现下肢痛，无腰痛发生。患者常出现臀部、转子及大腿后侧痛，很少放射到踝部。感觉变化少见。

中央型椎管狭窄会导致腰部神经根病，鉴别的特点是行走时疼痛，休息后缓解，小腿有冷或麻木感，有时感觉腿好像不在自己身上，呈橡胶样质感，夜间疼痛，行走后可缓解。影像学检查往往可以将其与椎间盘突出鉴别出来。

侧隐窝狭窄伴神经卡压与小平面关节痛或骶髂关节综合征十分相似。通常不出现腰痛，肌肉无力少见。疼痛可放射到踝部，偶尔还可放射到脚趾。影像学检查常可将其与继发于间盘突出的腰神经根病鉴别开来。前面已对椎间盘突出的典型表现做过描述。不典型的表现为间盘中央型突出，不对 L_5 及 S_1 神经造成卡压；$L_{3\text{-}4}$ 椎间盘突出引起大腿前面疼痛，股四头肌无力，小腿感觉丧失；更高位置的病变可引起下腹部和阴囊疼痛，偶尔与肾和输尿管疾病相混淆，可伴有间盘侧突。

治疗

腰部放射痛以及腰部神经根病的治疗手段主要有 3 种，保守治疗、介入治疗以及手术治疗。

保守治疗

保守治疗主要包括：背部锻炼、脊柱稳定性锻炼、力量锻炼、柔韧性锻炼和药物治疗。在治疗急性和亚急性神经根性痛时，零星证据表明非甾体类抗炎药并不能有效治疗神经根性痛。大量证据表明不同种类的非甾体类抗炎药的疗效相当。非甾体类抗炎药可诱发严重的不良反应，尤以大剂量用药和老年人用药为然。

肌肉放松疗法用于神经根性痛的研究还不多。但是大量证据表明，肌肉松弛药能有效缓解急性腰痛，而且各种肌肉放松疗法的疗效相当。很多肌肉松弛药都可以引起包括困倦在内的许多不良反应，而且即使短期用药也有发生药物依赖和成瘾的风险。在治疗神经根性痛时，类固醇的全身用药和使用安慰剂的疗效没有明显差别。

仅有有限的资料显示，卧床休息能有效治疗急性椎间盘脱垂和神经根性痛。也有少量证据表明卧床休息合并牵引治疗无效。牵引本质上会增加制动的并发症，产生有害的影响，如关节僵直、肌肉萎缩、骨质丢失、褥疮以及血栓栓塞等。充分的证据表明，很多形式的背部训练(如屈曲运动、伸展运动、有氧运动以及柔韧性锻炼等)治疗急性腰痛的效果都不及其他治疗方法(非介入疗法等)。但是也有不一致的报道，称 McKenzic 锻炼法可短期改善急性腰痛患者的症状。背部锻炼治疗急性腰痛的效果有待于进一步探讨。

有一定的证据支持手法治疗能较安慰剂治疗更有效地缓解急性腰痛患者的症状。经皮神经电刺激(TENS)对急性腰痛的疗效尚有争论。其他方法，包括冷敷、热敷、短波透热、按摩和超声等方法，用于治疗急性腰痛均无效。

用于治疗慢性腰痛的方法主要有以下几种：

1.锻炼疗法：充分的证据表明，锻炼疗法有效，适度的证据也表明，不同锻炼方法疗效相当。

2.背部锻炼：来自斯堪纳维亚半岛的一项职业研究报告指出，背部强化锻炼疗效明显，远胜于没有实际意义的治疗。但在一些非职业机构和斯堪纳维亚半岛以外的区域，发表了不同的证据，认为背部锻炼无效。

3.行为疗法：从许多关键的效果指标上看，包括认知行为疗法在内的多维治疗手段在临床上明显优于对照组。但与活动疗法相比，认知行为疗法的疗效轻微或中等。认知行为疗法对心理学功能、疼痛、生理功能以及用药的影响最为显著。

4.多学科综合疼痛治疗法：资料显示，旨在恢复患者功能的多学科综合治疗方法对治疗严重的长期慢性腰痛十分有效。

5.手法治疗：相对日常护理(包括卧床休息、镇痛药物、按摩等)而言，手法治疗的短期有效率较高。但对长期疗效来讲却并不明确。

6.牵引：充分证据表明牵引治疗慢性腰痛无效。

7.关节病：少量证据表明，使用腰围可以改善患者的主观症状。

8.TENS:关于 TENS 的疗效，意见尚不统一。

9.针灸：关于针灸的疗效，意见尚不统一。

介入治疗

经椎间孔、骶管和椎板间等入路可完成腰椎硬膜外注射皮质激素。Manchi kanti 和 Boswell 等对硬膜外注射糖皮质激素治疗方法进行了最为全面的回顾。然而其他综述的结果却并不一致。Manchikanti 和 Boswell 等按短期(<3 个月)镇痛和长期(>3 个月)镇痛的分类进行证据的评估。结果如下：

1.骶管注射类固醇短期疗效强，长期疗效中等。

2.经椎板间硬膜外注射类固醇短期疗效中等，长期疗效有限。

3.经椎间孔硬膜外注射类固醇短期和长期疗效都很强。

手术治疗

手术治疗主要包括微创手术(如经皮椎间盘减压术、激光椎间盘切除术以及内镜椎间盘切除术等)和切开手术(如椎间盘切除、椎板切除等)。

腰椎间盘脱垂的手术治疗

手术治疗腰椎间盘脱垂的研究结果显示：

1.关于手术切除椎间盘治疗腰椎间盘脱垂效果的直接研究很少。

2.来自化学髓核溶解术的随机对照试验的间接证据，强烈支持椎间盘切除术的疗效显著优予化学髓核溶解术，而化学髓核溶解术的疗效优于安慰剂治疗。急性发作时，椎间盘切除起效较迅速，但其对患者的终生疗效尚不清楚。

3.有充分的证据，支持木瓜凝乳蛋白酶髓核溶解术的疗效明显优于安慰剂治疗。

4.大量证据表明，微创椎间盘切除（microdiskectomy）和传统椎间盘切除的临床转归大体相似。

5.尚无能够接受的证据支持激光椎间盘切除术的使用。

6.仅很少有证据显示，椎体融合辅助减压手术治疗退行性椎管狭窄可产生更好的临床结局。

副作用与并发症

除了长期丧失劳动能力以外，椎间盘突出的并发症还包括神经损伤和马尾综合征。其他的并发症都与治疗有关，保守治疗和手术治疗一样，都会引起很多不良反应。各种类型的麻醉性镇痛药和非麻醉性镇痛药也会引起很多不良反应。对乙酰氨基酚有肝毒性。非甾体类抗炎药有很强的毒性，尤以大剂最应用和在老年人中为然。阿片类镇痛药可以引起眩晕、呼吸抑制、中枢神经系统功能紊乱，还可以引起药物依赖性和成瘾性。肌松剂的不良反应包括嗜睡、高风险的依赖性和成瘾性。卧床休息可引起生活的不便，牵引的不良反应包括肌肉萎缩、骨密度降低、褥疮和血栓形成。尽管手法治疗的危险性较小，但也可能引起严重的并发症，从而导致严重的进行性神经功能障碍。麻醉下的手法治疗也造成严重神经损害的风险增加。

介入治疗也会引起很多并发症。骶管注射、椎间孔注射以及椎板间隙穿刺硬膜外给药最常见的并发症与针的位置和给药有关。这些并发症包括刺破硬脊膜、损伤脊髓创伤、感染、血肿形成、脓肿形成、硬膜下注射、鞘内气体注射、脂肪栓塞、气胸、神经损伤、头痛、死亡、脑组织破坏、颅内压升高、血管内注射、血管损伤、肺栓子性脑血管栓塞和激素的相关副作用等。手术的并发症主要包括感染、神经损伤、脊髓损伤、死亡、硬膜外纤维化及腰椎板切除后综合征等。

结语

对腰部神经根疾病的描述最早见于希波克拉底的著作，它被描述为坐骨神经痛。自坐骨神经痛在很早以前被描述以来，很多试验研究都指出，坐骨神经痛或腰神经根病的发病机制复杂。放射痛是一种主观的临床表现；但它可以成为神经根病的一种表现，同时还伴有其他神经症状和体征。

病史检查中的 3 项内容可以确切地诊断腰椎间盘突出症，其中包括病症主要集中在小腿，或表现为膝盖以下的神经根性痛，分布在受累神经支配的皮区，出现神经根紧张体征，有确切的神经症状。CT 和 MRI 对诊断椎间盘突出同样有益。神经生理学检查旨在辨别椎间盘突出与其他神经疾病，如神经病变或外周神经卡压等。

在腰神经根病的多种治疗方法中，物理疗法、手法治疗以及牵引疗法对椎间盘突出症的治疗效果还不是十分确切，有待于进一步研究。同样，不同类型的锻炼治疗对椎间盘突出的疗效也不确切。有证据表明，骶管注射糖皮质激素治疗椎间盘突出症和神经根病有效，更有充分的证据支持经椎间孔硬膜外注射激素的疗效。微创椎间盘切除术（microdiskectomuy）和开放椎间盘切除术（opendiskec-tomy）都是治疗继发于椎间盘突出的腰神经根病的有效方法。

（刘康）

第十二章　腰椎关节突综合征

其实根本不存在腰椎关节突综合征。综合征是一种由一系列特异的临床表现所定义和加以识别的临床疾病。Reiter 综合征由尿道炎、葡萄膜炎和脊椎关节病构成。Tolosa-Hunt 综合征指头痛,且伴有第Ⅲ、Ⅳ、Ⅵ脑神经中一支或多支神经的麻痹。

腰椎关节突综合征不是一组临床表现。尽管一些学者支持背部运动导致疼痛加剧提示关节突综合征的发生,但这与一些用诊断性阻滞作为对比的研究结果相悖。即使最新的由 Revel 及其同事所做的研究也没有定义关节突综合征。然而,这些学者使用的临床检查方法可以确定患者没有发生关节突疼痛。

腰椎关节突综合征其实并不是综合征,患者表现为腰部脊椎关节突疼痛。这一疾病并不是靠临床特征来定义,而是根据发生疼痛的特殊部位进行定义。在很多领域中,这一诊断都遭到排斥和蔑视,但别具讽刺意味的是,在疼痛医学领域中它是研究最多、最受推崇的一种疾病。排斥这一概念的人既不想知道,也确实不了解这方面的文献和它们的影响。

在疼痛医学领域,几乎已没有其他疾病能符合下面的理论和实践标准:

1.疼痛的发生具有解剖学基础;

2.在健康志愿者中,疼痛能够通过试验诱发;

3.疼痛能够通过有效的试验得以诊断;

4.这些用于诊断的试验能够保护受试者不会因为接受试验而发病;

5.在试验过程中,患者的疼痛可以完全缓解;

6.一旦诊断确立,患者能够得到治疗;

7.在治疗过程中,患者的疼痛可以完全缓解;

8.疼痛复发时,它还能再次得到完全缓解。

解剖

腰椎骨关节突关节由腰部脊椎骨上下关节突连接而成。每个关节的名称由形成它们的椎骨而定。位于 L_5 和骶椎之间的关节称为腰骶或 L_5-S_1 关节突关节。每个关节都具有滑膜关节的典型特点。

腰椎骨关节突关节由腰背侧神经支的内侧支支配。每个关节接受同节段和上节段内侧支的关节支支配。因此,这些关节存在发生疼痛所必需的神经组织。

对支配关节神经的命名容易出现混淆。支配神经节段的数目低于关节节段。因此,$L_{4\text{-}5}$ 关节由 L_3–$_4$ 内侧支支配,L_5-S_1 关节由 $L_{4,5}$ 神经支配。由于存在这一规律,所以为了交流的方便,临床医师在标注节段时,无论是针对关节,还是针对支配的神经,都要加以小心。有一种解决的办法是用连字符($L_{4\text{-}5}$)命名关节,用逗号($L_{4,5}$)命名神经。连字符表示连接,因此代表关节;逗号表示连贯,因此代表一对神经。

在健康志愿者中用实验方法激发疼痛实验中用伤害刺激作用于腰椎骨关节突关节时,健康受试者会感到疼痛，其描述的疼痛特征与背部疼痛相似。实验刺激方法包括关节腔内注射高渗盐水，关节腔内注射造影剂以扩张关节囊，电刺激支配关节的神经。

在所有研究中，作用于脊椎关节突关节的伤害性刺激都会引起背部疼痛和一定程度的牵涉痛。关于牵涉痛的分布，研究的结论并不一致。牵涉痛的分布规律，疼痛从刺激部位向下外侧放射。上腰椎关节突关节发出的疼痛牵涉到腰部，也可以从上方向髂后上棘延伸。下腰椎关节突关节发出的疼痛通过髂棘向臀部延伸。

疼痛的牵涉方式本质上呈节段性，因此与发自较低位置的疼痛相比，发自较高位置的疼痛被觉察的位置更近头侧，但这种情况并不特异。在不同的研究中，特定节段病变引发疼痛的分布与邻近的和下方节段病变引发疼痛的分布相重叠。因此，不能用牵涉痛位置确切地推测原发病灶的位置。尽管不能量化，但人们已定性地观察到牵涉痛的距离与刺激的强度成正比。使用的伤害性刺激强度越大，牵涉痛传播的距离越远。

虽然没有进行严格的研究，但有研究曾发现，试验刺激腰椎骨关节突关节诱发的牵涉痛可引起腘绳肌肌电活动的增强。与之相一致的是，人们都普遍观察到由腰神经背支支配结构产生的疼痛通常伴有下肢肌肉的不自主活动。

诊断性阻滞

来自腰椎骨关节突关节的疼痛能够通过麻醉关节而得到暂时缓解。通过向关节腔内注射局麻药或阻滞支配关节神经的内侧支可实现对关节的麻醉。

关节内阻滞已成为一种诊断脊椎关节突关节疼痛的直接测试方法，这种方法最初应用于骨科和放射科。关节内阻滞是由于局麻药直接、精确地作用于关节血而发挥效能，这可以通过向关节内注射造影剂来证实。然而，尽管这种方法一直被沿用，但关节内阻滞并没有进一步被证实有效。特别是关节内阻滞没有通过对比试验的证实，也不能产生预期的有效性或治疗作用。关节内注射激发疼痛并不代表疼痛发生在关节。当关节被麻醉时，疼痛受到激发后不会出现疼痛缓解。相比之下，已经广泛应用神经内侧支阻滞。在透视监控下，向支配目标关节内侧支的每一分支注射小剂量的局麻药（0.3ml）。在实施阻滞之前应预先注入试验剂量的造影剂，因为在约 8%的病例中，药物被直接注入神经内侧支的伴行静脉。因为注入的局麻药剂量很少，所以药物被静脉吸收不会成为并发症，但会影响试验结果，出现假阴性反应。

腰神经内侧支阻滞的表面效度已经被证实。假如确定了正确的目标点，局麻药就会覆盖相应的目标神经，且不向其他可能导致疼痛的结构播散。正确的靶点位于两点之间的中间位置：一个点是上关节突和横突中间的切迹，神经内侧支由此进入脊髓背脚；另一个点是乳突切迹，神经从乳突韧带下方内侧穿过。如果局麻药到达这里，则会有效地作用于神经。局麻药还会向背侧播散到位于多裂肌和腰大肌之间或腰部多裂肌之间的分裂面，但其并不麻醉背部肌肉。如果横突上的靶点偏向头侧，局麻药则有向椎间孔扩散的危险，理论上可以影响到脊神经，破坏阻滞的特异性。将针头尾侧的斜面弄尖可以防止局部麻醉药向这个方向的传播。

不能选择性麻醉 k 神经内侧支。因为在这一水平，目标神经是 L_5 神经背支，它从骶骨翼上方跨过。虽然如此，其注射靶点基本与典型的腰部注射位置相似。其与 S_1 上关节突中央基底部相对。如果刺入针头偏向头侧，药物有流入 L_5~S_1 椎间孔的危险。如果针头偏向尾侧，则药物有流入 S_1 后孔的危险。

有一项研究证实了神经内侧支阻滞的表面效度，即在健康志愿者中，在实施神经阻滞的前后分别向关节腔内注射高渗盐水刺激腰关节突关节。结果发现，神经内侧支阻滞能够防止受试者受实验激发后发生关节突关节痛。简单、不加对照地阻滞腰神经内侧支无效。其假阳性率高为25%~41%。这意味着如果腰关节突关节疼痛的患病牢为15%(见后述),每实施3次阳性阻滞,就会有2次属于假阳性。如果患病率为40%,每5次阳性阻滞中会有3次属于假阳性。如此的假阳性率无法令人接受,因此也需要强调每次阻滞都必须设置对照。有两种对比方法:安慰剂对照和相似剂阻滞。

安慰剂对照最为有效,但实际实施过程比较困难。需要在3个不同情况下进行阻滞。第一次阻滞要求确立目标关节确实存在症状。随后,第二次阻滞不能自动使用安慰剂,因为恶作剧的患者可能会知道第二次用的药物为空白药。因此,第二次阻滞患者需随机地接受药物和安慰剂注射。第三次阻滞患者使用另外的药液。相比之下,用类似局麻药进行阻滞更切实可行。在两次阻滞中,患者均接受有活性的药物,只是两种药物有所不同。当运用短效药物时患者体会到疼痛短期缓解;当运用长效药物时,疼痛会长期缓解。与安慰剂相比,这种方法的敏感度为54%,特异度为88%。这就意味着用这种方法,结果为阳性的患者很可能患有关节突关节痛,但是这种方法不能检测出所有的真正患者。如果放低标准,将疼痛完全缓解的患者都计为阳性,而不考虑疼痛缓解的持续时间的话,则这种方法的敏感度上升至80%,而特异度下降至55%。这就意味着更多关节突关节痛患者被筛选出来,但并不是所有阳性结果都是真阳性。

一些医师反对使用对比阻滞。由于产生误解或受到误导,他们相信能够通过一次阻滞来诊断关节突关节疼痛,而且对比阻滞会增加费用。这种观点忽视了假阳性带来的不必要的花费。如果只进行一次阻滞,60%的病例将被误诊,从而将在一个错误结果的基础上作出对这些患者的最后决定。错误的诊断和失败的治疗都会带来一些不必要的花费。同时,一项经济学研究显示即使适度赔偿,对比阻滞也属经济。

临床表现

腰椎骨关节突关节疼痛没有诊断性的临床特征。患者表现为腰椎疼痛和下肢牵涉痛。通常情况下,牵涉痛仅涉及臀部和大腿近端,但也可以延伸到膝和足。膝以下部位的疼痛并不一定都是由坐骨神经引起的。一些膝远端疼痛的患者成功地通过麻醉腰椎骨关节突关节而得到缓解。

没有哪些伴随特征属腰椎关节突关节痛所特有。因运动或临床操作导致疼痛加剧并不能区分关节突关节痛和源自其他部位的疼痛。

这些现象并不奇怪。因为腰脊椎骨的各个部分都受相似节段的神经支配。因此它们所产生的症状也类似。没有一种运动能选择性地只作用于关节突关节,使其受力。运动时,椎间盘、韧带和肌肉也会受力。因此,各个部位起源的疼痛在运动后都会出现相似程度的加重。但是我们不能迁怒疾病没有特异的临床表现。要求找到一种特异的临床表现完全是基于一种带有讽刺意味的期望,即在疼痛医学领域,所有的疾病都应有其特异的临床表现,如果没有,那这种疾病就不存在。而在别的医学专科领域,疾病谱并不都是由特异的临床综合征构成。大多数导致胸痛的原因在做影像学检查前是不能被诊断的。大多数腹痛的原因也是要通过影像学、实验室检查、超声和内镜检查才能得以明确。腰椎骨关节突关节痛的确诊性试验是运用对比的诊断性阻滞。

Revel及其同事们提出了5种与脊椎关节突关节痛显著相关的特征:(1)身体从前曲的姿势改为直立后,疼痛没有加剧;(2)卧位时疼痛有所缓解;(3)咳嗽不会使疼痛加重;(4)伸展和旋转后疼痛不会恶化;(5)伸展过度也不会加重疼痛。自然状态下,5项特征中的4项都是阴性,指疼痛不会加重。在实际工作中,这些特征更多的是用来鉴别那些没有关节突关节痛的患者,而不是诊断发生这种疾病的患者。

患关节突关节痛的患者均具有 Revel 及其同事们所描述的 5 项特征，但也有 34%的患者虽具有这些特征,但却不属于脊椎关节突关节痛。只要未患关节突关节痛患者的数目超过患病患者人数,Revel 试验的诊断价值就非常有限。如果脊椎关节突关节疼的预期患病率为 10%,试验后诊断的可靠性仅上升 25%。如果预期患病率为 40%,诊断可靠性上升至 66%。因此,Revel 发现的特征并不能提供明确的诊断。通过减少那些不可能有脊椎小关节突关节痛的患者的数量,可增加从剩余人群中检出确实患有脊椎关节突关节痛患者的机会,但由于脊椎关节突关节疼痛的患病率较低,这就意味着大多数,甚至绝大多数试验阳性的患者其实并没有患脊椎关节突关节痛。

患病率

通过进行比对的诊断性阻滞方法,许多研究都发现,腰椎骨关节突关节痛的发生较为普遍。实际上,患病率是随着研究人群的不同而发生变化的,而研究人群这一因素不容忽视。

在一项研究中,受伤工人的平均年龄为 38 岁,患病率为 15% [95%可信区间(CI)为 10%~20%]。在年龄较大且没有外伤史的人群中,患病率为 40%(CI: 27%~53%)。对到疼痛门诊就诊的各类患者进行调查,发现其患病率类似(45%,CI:39%~54%)。

然而,这些数据也许过高地估计了患病率,因为这些研究采用的标准比较粗略,认为诊断性阻滞结果为阳性的就是患者;而且只要疼痛缓解 50%以上,即属于阳性结果。如果将 100%缓解作为阳性标准,则患病率将大为减少,而这才是判定疼痛源自脊椎关节突关节更有力的证据。有一项研究已考虑到这个问题,当以疼痛缓解 50%作为标准时,患病率为 40%,而以 90%缓解作为标准时,患病率为 32%。尽管诊断标准更加严格时,患病率有所下降,但患病率不会变为零。它还是一种很重要的临床疾病。

病理

导致腰椎骨关节突关节痛的病理机别尚未明确。腰椎骨关节突关节痛是一种实际的疾病,我们能够确定疼痛的起源,但其病理学特征却难以确定。

尽管有证据表明,腰椎骨关节突关节存在病变,但不能将其归因于骨关节病变。通过 X 线摄影和 CT 发现,骨关节病变的放射学特征与受累关节是否于诱发脊椎关节突关节痛的基础。

腰椎骨关节突关节存在细小骨折,而这在 X 线摄影上却没有发现。理论上,这一病变可以解释疼痛的原因。通过立体 X 线摄影术在活体发现了这种病变,但在 CT 或其他影像学检查却没有发现,而且尚未将这种病变与脊椎关节突关节痛联系起来。

类风湿关节炎、感染和色素性结节状滑膜炎是少见的可影响腰椎骨关节突关节的病变。然而,这些病变的存在不能解释大量患者在实施关节麻醉后疼痛缓解的原因。

治疗

腰椎骨关节突关节痛虽然容易诊断,但却不容易治疗。还没有哪种疗法就其用于治疗确诊的关节突关节痛进行过明确的测试,更不要说被证实有效了。没有证据表明,任何保守疗法能够缓解疼痛。也没有证据表明,椎体融合能缓解关节突关节痛。经过测试的治疗方法仅限于那些微创疗法。

关节内皮质类固醇治疗

关节腔内注射皮质类固醇也许是最为有效的治疗方法。这种方法在历史上曾存在争议,而且未来的发展也不确定。

关节内用皮质类固醇似乎没有道理,因为没有证据表明腰椎骨关节突关节痛是由炎症引起的。用皮质类固醇治疗腰椎骨关节突关节痛是由于其用于治疗四肢骨关节病有效。

一系列描述性观察研究都以关节内应用皮质类固醇治疗腰椎骨关节突关节痛为基础。然而其中没有一项是在已经证实的关节突关节痛患者中测试注射皮质类固醇的疗效。它们只是推测皮质类固醇注入了关节腔内，而且没有设置对照。因此，这些研究所报告的治疗成功率毫无意义。

如果诊断还没有明确，关节内注射皮质类固醇就显得盲目。如果皮质类固醇确有特殊的疗效，那么只有当患者恰好患有关节突关节痛，或者恰好在正确的关节内实施了注射时，它才会发挥这种疗效。因此，在抽样研究中，治疗的成功率可以通过患病率来衡量。如果患病率低，成功率就低。相反，如果患病率低而成功率高达 80%，这显然是不合理的。因为这意味着患者对其本身并不存在的疾病有治疗效果。由于缺少对照，这些争论都很难解决。没有对照，人们就无法知道这种方法是真正有效，还是仅有安慰剂效应。

腰椎关节内注射皮质类固醇还没有合适的对比方法。迄今为止，所采用的对比方法都有严重的缺陷。值得称赞的是 Lilius 及其同事们，他们对比了皮质类固醇和盐水的效果。然而，他们的治疗对象没有经过诊断性阻滞加以筛选。没有采取措施以确保患者确实患有脊椎关节突关节痛。因此，这项研究并不是针对使用皮质类固醇治疗脊椎关节突关节痛。然而，它们能够证明，对于背痛患者，不加区分地使用皮质类固醇进行治疗没有益处。

迄今为止，最严格的研究是 Carette 及其同事们所做的。他们发现，皮质类固醇并不比生理盐水能更多地发挥作用。他们在试验前预选了患者，但却运用了自定义的诊断标准。入选标准为在单次诊断性阻滞后疼痛缓解至少 50%。在这种情况下，很可能出现入选的患者并未发生脊椎关节突关节痛或疼痛不仅来源于脊椎关节突关节。

支持关节内注射皮质类固醇的学者已经发现了这一缺陷，对 Carette 的研究中否定皮质类固醇治疗作用的结果提出了异议；在真正的脊椎关节突关节痛患者中，皮质类固醇的治疗效果应优于 Carette 等人报道的结果。实际上，这项研究并没有消除人们的争议，但持反对态度的学者也没有证实自己的主张较 Carette 及其同事们更有道理。目前，关节内注射皮质类固醇的倡导者还没有证据向公众表明，他们是通过对比诊断性阻滞方法筛选出受试对象，并在此后经皮质类固醇注射治疗取得满意疗效。他们只是支持皮质类固醇可以发挥疗效。如果没有进行诊断性阻滞筛查，应接受 Lilius 等的研究结论。当只是为了治疗背痛而进行药物注射时，向关节腔内注射皮质类固醇难以奏效。

射频神经切断术

射频神经切断术是一种通过经皮凝固支配关节神经以缓解患者疼痛的治疗方法。它也是一种引起颇多争议的治疗手段。

最初，这种方法被描述为关节面去神经化，并取得了难以置信的效果。但解剖学研究显示，电极所在的位置并没有神经。然而，这并没有阻止一些支持者继续采用这种不足以为信的技术，甚至还进行过对比试验。解剖学研究显示，支配脊椎关节突关节的神经难以被选择性地凝固，但其母体神经——脊神经背支内侧束可以被凝固。因为这一神经支总是穿行通过脊椎横突的根部，放置在这个骨性标志处的电极可以准确地作用于目标神经。这些发现促使人们不再进行关节面去神经化治疗，转而实施腰神经内侧束切断术。

运用改良的外科学解剖方法，一些研究获得了成功。即使这样，这种技术也有缺陷。一项实验室研究发现，电极不能凝固位于其尖端远侧的神经，因此，电极若垂直置于神经经过的地方，则不能有效地凝固该神经。电极向旁边呈环状产生凝固作用，因此，用于凝固神经时，电极需平行于神经放置。

这种观点并没有得到重视，操作者仍然坚持将电极垂直或半垂直于目标神经放置，即实施神经阻滞时插入针头的方式。这样操作导致神经被完全凝固的机会十分有限。如果神经不能够被完全凝固，也许就达不到缓解疼痛的作用。如果只凝固一小段神经，则疼痛缓解的时间就会很短暂。因此，采用正确的技术至关重要。

一项对比研究采用了一种无效的治疗技术，结果发现主动治疗并不比假治疗更为有效。实际上，主动治疗的后果还不及假治疗。然而，更值得注意的是，没有患者获得明显的疼痛缓解。即使采用手术方法也不会产生令人惊奇的结果。实际上，这项研究对比了两种无效的治疗方法，其中并不包含腰神经内侧束切断术这种有效的治疗方法。

另一项对比研究采用了欠佳的技术，但却意外地获得了短期疗效。这项研究并不能很好地解释脊神经内侧束支切断术是如何起到治疗作用的，但确实说明了其疗效不是安慰剂的作用。只有一项已经发表的研究采用了解剖学上正确的方法，且正确地筛选了患者。这项研究指出了如何实现有效的腰神经内侧束切断的基准点。所有患者在两次诊断性阻滞后，疼痛都近乎完全缓解。所有患者在接受治疗时，电极都平行置于目标神经。术后肌电图证明神经已经被凝固。在术后 12 个月进行随访时，80%的患者仍保持疼痛至少缓解 60%，60%的患者疼痛缓解 80%。

若要实施腰神经内侧束支切断术，患者必须确诊发生脊椎关节突关节痛。一些没有确诊的背痛不是这种治疗方法的适应证。在支配目标关节的内侧束被麻醉后，患者的疼痛完全或近乎完全缓解。此外，进行诊断性阻滞时必须设置对照。

实施腰神经内侧支切断术时需采取正确的方法。电极垂直于目标神经放置并不能凝固或仅凝固一部分神经。如果没有作用到神经，则疼痛不会缓解；如果神经被部分凝固，疼痛缓解的持续时间往往有限。为达到长期有效的治疗效果，电极必须平行于神经放置。

脊神经内侧支切断术并不是一种疗效永久的治疗方法。被凝固的神经还会再生，疼痛还会复发。如果出现这种情况，还可以再次实施以缓解疼痛。2004 年，Schoffrman 和 Kine 研究报告显示，一些成功接受神经切断术后疼痛复发的患者接受再次治疗后疼痛缓解，有的接受 2 次、3 次，甚至 4 次重复治疗后仍能达到疼痛缓解的目的。每次重复治疗后，疼痛缓解的平均持续时间略少于 1 年。

结语

在疼痛医学领域，腰椎骨关节突关节疼痛是研究最为透彻、疗效最好的一种疾病。同时，它也是被最为滥用的一个概念。很少有疾病能有明确的解剖学基础、有效的诊断试验方法和消除疼痛的治疗方法。但只有极少数的临床医师坚持循证行医。他们有的不采用诊断性阻滞；有的不采用对照以确保其诊断的正确；有的采用无效的治疗方法，而忽视其他有效的治疗方法。他们声称自己采用的治疗手段已被证实有效，但他们的操作方法却是错误的。在医学领域，很难再找到另一种理论和实践差距如此大的疾病。

（刘康）

第十三章　职业性背痛

概述

因为有外界因素的参与，所以职业性背痛不同于一般的背痛。在工作过程中，急性背痛能否进展为慢性背痛（或阻止病情发展）主要取决于医学处理的方式，但它通常还会受到患者身份、病因和赔偿的影响。现实中存在这样一种偏见，认为追求经济赔偿是促使急性背痛迁延持续趋于慢性化的关键驱动因素。通过文献分析发现其实事实并非如此。

在许多因素中，最能影响急性背部疼痛转归的是医学处理和鉴定的方式。当疼痛转为慢性，治疗仍是一个主要问题，但病因和赔偿问题凸现，使问题复杂化。

另外一种理论认为职业性背痛是一个不断发展的问题。慢性疼痛患者的数量在持续增加。这可以归因于对急性背部疼痛治疗的不充分或不正确。患者表现出害怕，并有很多误解，但这些并没有受到人们足够的重视。因为没有有效的治疗方法或没有采用有效的治疗方法，所以一旦转为慢性，背痛将持续存在。与此同时，当局也在努力抑制慢性疼痛患者数量的增长，其手段已不是医学方法，而是依靠立法打击或在法律界出现争议时用造假搪塞。

医学治疗

对职业性背痛的治疗无异于一般的背部疼痛。从生物学角度讲，工作中发生的背部疼痛大体上与社区中出现的背部疼痛没有差别。因此，文献中提到的一般性背痛的治疗方法都适用于职业性背痛。然而，需要仔细区分急性和慢性背痛，因为两者生物学特性不同，表现也明显不同，两者的治疗方法也截然不同。

急性腰痛

对于治疗急性腰痛学界已制定出了很多体现循证精神的医疗指南，其中一些就是专门针对职业性背痛的治疗。这些指南推荐的治疗方法十分一致，都强调在对患者进行评估时首先要确定他们是否可能属于那种少见的所谓“红旗病情”（red flag condition）的严重背痛患者。为此，我们设计了一种简洁的表格，列出了所有提示出现红旗病情的指标。如果患者对所有问题的回答都是“不”，那么调查者就可以断定他没有患腰痛的理由，从而不用再继续完成问卷调查。如果患者的回答是肯定的，也不意味着患者一定发生了严重的背痛，但会敦促调查者进一步探究这些肯定答案暗示的问题。该调查表已经受过测试，应用于临床也显示出满意的效能和效率。

这类患者并不适合接受常规的影像学检查，尤其是 X 线平片检查。他们具有特异和明确的医学影像学检查指征。X 线平片检查只适用于有骨折风险的患者，其中包括重度创伤、因肿瘤骨转移、老年人或长期应用糖皮质激素导致骨质疏松而可能发生病理性骨折。其他情况都不适合进行 X 线平片检查。为区分肿瘤和感染，可选择 MRI 检查，因为它对于诊断这些疾病具有高度的敏感性和特异性。但只有“红旗病情”评估提示患者可能发生了严重的临床疾病时，才适合进行 MRI 检查。发生急性腰痛时，并不一定都适合进行 MRI 检查。

一旦可以除外严重病情,治疗指南都要求对患者进行全面的检查,其中包括对患者信仰及对疼痛惧怕的评价。对患者这些信仰恐惧心理的描述要像记录普通医疗问题那样尽可能的详细,甚或更加详尽。不幸的是,这些问题往往被忽略。在一次审核工人赔恤金时,发现只有28%的当事人得到了有关精神因素的赔偿;心理评估工作不尽人意,只有不到50%的当事人接受过这方面的评估。

在发生职业性背痛时,患者的那些恐惧和信仰都与工作有关。那些因工受伤的患者一般都抱怨是工作,而不是事故本身造成他们所受到的伤害。他们也许会担心类似的事件还会发生,也会担心继续工作会使他们的身体状况更加糟糕。由于他们的这些恐惧和信念有阻碍其完全康复的倾向,所以要让他们说出这些问题。

治疗时,指南推荐治疗的关键是解释、保证和激发。不主张采用被动干预,也不主张采用卧床休息,要向患者解释卧床休息的疗效不及继续劳动,而且与坚持活动的人相比,那些不工作而躺在家里休息的患者疼痛持续的时间更长,康复的可能性更小。可以用一些简单的镇痛药物来缓解症状。但并不提倡用非甾体类抗炎药物。因为这类药物对疼痛的缓解并不比安慰剂优越。鼓励患者进行简单的锻炼以维持一定量的运动,但他们并不需要进行正规的体育锻炼。

有研究表明这种方法是有效的。Indahl及其研究者发现,针对患者恐惧和激发其活动的简单的长期咨询治疗可以使患者的复工率提高一倍。另外的研究也证实了这一点。在我们的研究中,超过70%的患者通过解释、保证和支持治疗得到了痊愈。

关于这类疾病全面的治疗方案和患者选择的指导原则,单靠本书的这一章节很难讲解清楚。读者如果对这类循证方案的描述、解释和辨视以及执行治疗方案的指导原则感兴趣,可以查阅作出相关记录的原始资料。

保证患者能快速重返工作岗位是紧迫的要求。有资料表明,那些返回到工作中或没有脱离工作的患者不但康复的更为迅速,而且复发率也较低。患者脱离工作的时间越长,他们康复的概率就越低。作为综合治疗方案的一部分,应将这些资料告知患者。大多数患者都能够重返工作岗位,他们愿意接受建议重新工作,并且一直坚持下去。

让患者重新工作并不是靠简单的命令就能实现的。只有让他们认清困难,并帮他们克服这些困难,才能使患者重返工作岗位。

工作场所干预法在这方面就切中要害。研究发现,增加对患者工作场所的访视可以改善疗效。从而减少患者的误工时间,加快其重新工作的速度,更少发生残疾,减少疾病的影响,减轻患者的疼痛。较之临床治疗和职业治疗的单独作用,这两种治疗手段联合应用时,可产生更为显著的疗效,统计学差异明显。显然,对工作环境的干预并不等同于对人类环境的改变。总之,研究并不支持正规的对人类环境的改变。对工作环境的干预属于一种精神社会性治疗方法。

并不是所有急性腰痛患者都面临着工作问题。只要做出正确的评估,对其病情给予详细的解释,并制定出详尽的治疗计划,有些患者就可以重新回到工作岗位。其余的患者可以慢慢地去尝试,最终会惊奇且甚感欣慰地发现他们也可以重新工作。

对于另外一些患者,与工作相关的事情成了延缓和阻挠他们康复的重要因素。存在的问题可能包罗万象,从部分患者产生不正确的信念和恐惧,到患者被迫从事不安全的和令人生厌的工作,应有尽有。是否是在一个适宜的工作场所工作,医师和患者都可以做出判定,但通过用协商的方式向患者咨询只能帮助患者确定他的工作是否得到了检验。

在评价工作因素时,如果医师不能全面了解一项特殊工作涉及的内容,将处于非常不利的地位。如果对工作场所一无所知，医师在患者看来就显得愚蠢可笑，因此给出的建议（如“你知道什么？”）也显得不足以令人信服。只是认真但很无知的建议可能会引起患者恐惧、逃避，甚至久病缠身。特殊的人类环境改造性指令可能既不必要，也不可行。医师应询问患者职业的内容，并要学会向患者学习。他们要和患者一起重建工作站，模拟工人的活动。如果医师没有经历过这种劳动实践，那么通过对工作场所的访问通常会熟悉这种劳动实践。只有这样，情况才会变好。随着对劳动内容了解的深入，医师可通过向患者解释劳动者怎样才能聪明地完成好这些任务，还能给治疗提供帮助。

乡村医师能更好地完成工作场所干预治疗。如果接诊平日数量或大量的背痛患者，由于他们对其患者不同劳动环境的熟悉而会受益匪浅。他们不仅熟悉患者的工作地点和劳动内容，而且能建立治疗的社会关系，这些都有益于医师对患者的治疗。如果患者需要建议，而医师在咨询过程中表现出了解工作的细节内容以及关键人员，这可能会给患者留下深刻的印象，并给他们带来极大的安慰。

对于城市医师，这也许并不实用。他们的患者也许远在郊外工作，而他们却不能走访和经历其患者所有的工作场所。如果需要进行协定的工作场所干预治疗，城市医师除在向患者了解工作内容之外，还需要和受过职业医学训练的同事或医学专家合作，共同进行治疗。

工作场所干预疗法不应被误传和误解为一种医师对患者职业健康和安全的访查。它包括一些公开的和敏锐的治疗策略。

首先，患者的主治医师或作用相当的治疗师（如康复师、职业治疗师等）必须熟悉患者的工作和工作环境，以便他或她能以明智而有内涵的方式、方法帮助患者重返工作岗位。

其次，医师可以代表患者与他们的老板协商以下问题：

1.改造工作场所以预防可造成患者伤害的意外事件的发生。

2.改造工作场所以预防和避免患者背痛复发。

3.修改好双方相互都能接受的工作职责，从而使老板答应患者重返工作岗位，患者能感到自己受到欢迎。

背痛的治疗指南强调，劳动者、监护人、老板和主要医护人员之间的相互合作和交流是治疗成功的基础。

再次，医师倡导患者的参与。在这方面，医师无须太过努力以求实际环境的改变，但要让患者看到他们做出了努力。即使这方面治疗完整的意义还未曾受到评估，但其作用不容低估，患者对工作的惧怕和对工作环境的不满达到一定程度后，将会导致很差的结局。

一篇很实用的综述曾强调优化职责（不同于所谓的轻松职责）的价值和重要性。这些职责包括：根据受伤劳动者的体能安排适宜的工作，与患者进行情感交流，处理好对患者的补偿问题。在这方面关键是要求患者在条件受限的情况下尽可能回到其伤前的工作岗位，而不是给他们分配不同的，常常更为卑微的工作。另外，建议一开始就选择造成患者损伤，让其感到疼痛的工作地点，然后很快根据个人的条件，创造方便的条件让患者重新工作这些措施可以使患者丧失劳动能力的概率和时间减少 50%。

患者重新返回工作岗位显然可以维护他们的尊严，综述低估了这个问题。如果不能返回工作岗位，他们就会感觉自己越来越没有用，个人尊严逐渐丧失，自己在社会上的地位也会逐渐丧失。脱离了工作，他们变得孤僻，并最终为这种性格所控制，成为它的牺牲品。作为被研究的对象，患者不断地接受各种评估，并接受各种治疗，他们对此毫无办法。在有些患者看来，自己就像是需要证明自己是无辜的罪犯。所有的这些因素都会在患者心中播下压抑和憎恨的种子。

另外一个很重要的方面是为其提供工作的类型。当患者无法回到他们受伤以前所从事的工作岗位时，要让他们觉得自己仍然是有用的人，这一点至关重要。给他们提供的工作机会应视其劳动能力而定，不能让他们觉得这些工作机会是为他们专门设定的（如数纸夹的个数）。这样做肯定会导致他们放弃这个工作机会。

指南和回顾性资料都推荐，如果急性疼痛转为亚急性（如疼痛时间持续超过 7 周），就应到康复中心接受工作地点干预疗法。实际上，急性背痛患者不适合进行这种治疗，但是对于亚急性疼痛患者其效果确切。当然这并不是唯一的方法，只要治疗方法得当，也能够取得很好的预后。问题的关键在于干预措施要与工作地点紧密联系，或者直接将重新工作设定为特殊的目标。

委婉性背痛

患有职业性背痛的患者往往被误解，怀疑他们是诈病。当然诈病的情况也有但非常少见，有人统计不到 5%。有一部分患者表面上看是背痛，但其中却另有原因。他们不是诈病，他们也不是不诚实。

这类疾病可称作“委婉性背痛”，这是一个新的名词，不带有任何偏见。这类患者确实存在背痛，但背痛不是他们的主要问题。在一般情况下，这种背痛还不至于去看医师。但这些患者还有别的原因，背痛往往是他们引起别人注意的理由。他们可能对老板、监工甚或对自己的工作有所不满，也有可能是他们遇到了难以解决的问题。对背痛的抱怨会成为他们逃避困难和不满的借口。从另外一个角度考虑，他们正需要外力的介入来帮助他们面对困难。

对于这类患者没必要去进行一系列的提问来证实你的判断，你只要坐下来聆听就足够了。患者为什么来看医师？他或她的期望是什么？他们急于知道背痛的原因是什么？是否很严重？有没有好的方法来解决？由于因特网的出现，患者在看医师以前可能已经对自己的情况有了大致的了解，并有自己的看法。

然而不幸的是，事实上这需要花费时间。在非常放松、愉快的环境中，患者有可能把自己的心理问题讲出来，但是这种情况非常少见，谁都不愿意把自己当成心理社会问题的志愿者。他们能感觉到这是一个个人问题，但是往往看不到深层的含义。当全科医师心烦的时候，他们不能或不愿意花时间听患者倾诉，也很少和患者讨论这些事情，因而在疾病的早期就播下了慢性化的种子。

并不是所有的心理问题都会被忽略。警惕性比较高的医师可能会注意到患者主动说出的一些关键词语或关键点。患者就诊期间，这方面的内容往往被视为与他们的“Waddle 征”（见下文）同等重要。他们需要考虑和处理这些同样重要或被掩盖起来的问题。例如：压抑的工作环境（如我来看医师是因为每次告诉老板我背痛的时候他都不相信，也不会考虑让我做一些活动量小的工作）。

人们往往有这样的想法，工作对身体有害，必须等疼痛完全消失之后才能回到工作岗位（如我需要休息，背痛好了以后才能继续工作，如果我现在就去工作，事情会越来越糟）。

灾难往往与恐惧性躲避或其他行为有关（如我在单位已经告诉他们了，这些任务对我来说太重了，但他们从来没有重视过。现在我无法工作了，我的背痛很厉害，一活动就会加重，镇痛药物效果不好。我只能躺在床上，但这对我来说作用不大。每天晚上都要喝些啤酒才能入睡）。

个人问题（如：医师，我的病情怎样？严重吗？我妈妈当初就是背痛，结果诊断为癌症，三个月后就去世了)。

过度依靠爱人,逃避正常活动(如:我让我爱人跟我一起来了,他她可以帮助我。如果没有他她,我不知道自己能做些什么。所有的活都是他帮我做的,这样我才能有足够的时间去休息)。

上面提到的这些情况不可能完全存在,但是它提示我们如果患者在就诊的时候有机会把这些焦虑都说出来的话,有的问题是可以得到解决的。

值得注意的是有的患者不爱说话,对医师直接的提问只是用一个字回答,而且他们都衣着凌乱,不修边幅。毫无例外,这些患者都会出现了严重的抑郁,属于一种无关(往往是没有诊断出来)的精神疾病,因为背痛而雪上加霜。

如果遇到这类患者,应采取治疗以解决他们的这些心理社会问题,并希望能及早发现。这样就能发现问题的根源,而不是单纯地去治疗背痛,从而彻底地解决患者的问题。患者的心理问题能否得到解决取决于患者周围的环境。但是如果忽视这些问题,就会失去解决他们的办法,而这些问题往往是能够解决的。如果不能发现患者存在的这些问题,并给以相应的治疗,他们就会很难康复。

证明

开具证明是最早进行区别职业性背痛和公众中其他原因背痛的程序。尽管各个国家、州县和省市都有各自特殊的要求,但职业性背痛患者必须得到某种形式的证明。

最好的证明文书要对患者的病情进行详细描述,主要为方便归档和管理之用。其中记录的事件不应干扰对患者的治疗和诊断。医师在对此类患者进行诊治时,可以不考虑证明的存在,而只进行正常的医疗处理。

然而这份看似无害的证明也可能引起危险。医师需要小心给出患者诊断。有些诊断不但是不正确的,而且还会给患者带来麻烦。"椎间盘退变"在接诊医师看起来是一种很平常的疾病,但却被一些患者视为一种无情的恶性疾病,并不像医师保证的那样,可以很快康复。"不稳定"言外之意是脊椎关节容易发生病变,可能发生灾难性后果,因而不应鼓励患者恢复正常活动。"关节炎"是一种很难治愈的慢性病,不可能在短时间内好起来。尽管在医学界,使用这些词汇并不违规,但它们却能使患者担忧,从而破坏他们的康复计划。另外,因为不属于有法律效力的诊断,它们也不应再被使用。如果使用这些错误的名词可能引起或加重患者的恐惧,那么它们就毫无益处。

可以使用另外的名词诊断非特异性背痛,但这种做法并不普遍。即使如此,那一名词也可能给人留下印象,医师不知道病因,因此不能胜任对该病的治疗,或者对该病没有足够的兴趣。作为这一问题的解决之道,我们提出了一套特有的、具有挑战性的名词。我们把出现"红旗"病情的疾病称为"红色背痛";出现明确心理社会问题的疾病称为"黄色背痛";如果患者对背痛漠不关心,确信可自行处理时,那么称之为"绿色背痛"。我们在别处解释过这些词汇,证明过它们的正确性,并显示如何向患者解释清楚。有些时候,证明就意味着治疗方案。完成这一文书可能会令人心烦,但不应干扰良好的医学治疗。

报告应只是陈述要采用的治疗方案。讲究效率的医师可能会用计算机准备一份标准格式的计划书,从而节省准备计划的时间,而且不必为每个新患者都重新报告。所有涉及患者隐私的问题都受法律保护。

最令人头痛的证明是其意在请假或减免自己的责任。如果诊断不当,会影响患者的预后和治疗的效果。

如果很随意地或例行公事地让患者请假或者按照患者的要求给假,对患者的预后不利。医师不能期望让患者独自待一段时间就能治愈他们的背痛,或使患者的问题彻底解决。实际上,这种被动的治疗方法与现有的关于治疗背痛的事实相左,完全可能引起伤害。因此,证明可能对患者产生毒害。

我们应当鼓励并帮助所有患者重返岗位。绝大多数患者都不用专门请假休息,个别需要休息的也是因为别的原因。容许患者请假被视为与督促患者就医一样,应意在治疗。在患者住院期间,医师应当对患者的情况进行仔细观察并记录。如果毫无根据地给患者假条让他们休息,那是不负责任的做法,而且对患者没有帮助,相反还害了他们。

开具所谓“轻微”的证明荒谬至极。从以下三个方面来看,这个概念是比较荒谬的。第一,在医疗上我们并没有现成的公式来计算患者哪些事情能做,哪些事情不能做。它并不是一个学术用语。医师如果给患者开具轻微的证明只能说明他是个外行。第二,这是一种对患者的轻视,而不是进行治疗。他们不是帮助患者新工作,而是错误地冒犯了患者的尊严。有些时候,工人回到工作岗位只是为确定补偿金额提供更多的性能资料。但在厂房或车间,如果工人不工作则会招致憎恨。第三点也是最关键的一点,是绝大多数的雇员和老板之间无法在“轻微”这一点上达成一致。在雇主的眼里没有这一概念。强迫雇主接受这样的工人只能产生憎恨,实际上,常出现的结果是雇主将这类患者解雇。

调整工作不应与轻微混淆。如果工作可以调整,受伤员工可通过与雇主协商重新得到有益的工作。这样既可以让患者留在其所熟悉的环境中工作,又能让他们以另外一种形式来履行自己的职责。暂时给患者安排其他的工作,可消除其背痛。容易忽视的一点是,坚持让患者在受伤前的工作环境中工作,在工作中不断地与同事们打交道。但是重新安排工作是暂时之计。密切监测患者的病情进展和疾病康复情况,一旦情况允许,应尽早让他们回到原来的工作岗位中去。放弃监测就意味着对患者的遗弃,遗弃后患者不可能回到原来的工作岗位。指导和监测对他们工作的调整是其全部治疗方案的一个重要组成部分。不能放任不管而让患者自己来完成。患者得不到严密监测时,这种治疗不会奏效。医师忘记了他们指导患者调整了工作,而未能帮助他们最终重操旧业时,它也不会奏效。医师忽略了在循序渐进地推进他们的治疗并对之进行监测,它也不会奏效。

诊断证明易受各种因素的混淆、竞争和妨碍。当其他不负责任的医师有不同的意见,并为患者开具了病休的证明时,为患者制定合理、完整的治疗方案会受到干扰。患者朋友的提议,不正确的、有害的外行建议也会把事情搞糟。保险公司委派的医师认识不到正确康复计划的好处,而要求立即停止处理时,也会把事情搞糟。在那些情况下,坚持一个医师负责或主管患者的处理和诊断十分重要。一些权威部门已经认识到这一点的重要性,并且通过法律的形式将这一要求给予确定。

尽管如此,这种方法并不总能成为现实。每个医师的治疗计划都受到法律因素过分的干扰,法律要求他人(如康复治疗师)为制定重返工作的计划承担相应的法律责任。在这方面,医师唯一可以依赖的资源就是别人的范例。只要坚持不懈,一定会取得成功,其他人也会支持医师的处置方法。他们可以向雇主解释清楚这种治疗计划的优点,以争取他们的合作。不幸的是,在实现这一梦想之前,医师和患者面临着不断遭受挫折的风险,因为其他一些医师、健康专家、保险公司和一些执行部门对其横加干扰,他们不了解有关背痛治疗的事实依据,却把他们自己过时的想法强加到对该疾病的处理之中。

慢性背痛

如果患者一直接受良好的医学治疗，而疼痛却持续存在时，就不应再坚持同样的治疗方法。当这些方法都已不再奏效时，再继续使用镇痛药物和进行锻炼也不会突然消除疼痛。即使在治疗的同时不断地去努力改变患者的恐惧感和增强患者的信念也是这样。

另一方面，如果患者接受的治疗方案不够完善，那么即使为时已晚，调整实施良好的治疗方案也会给患者带来极大的益处。不幸的是，很多患者刚开始接受的治疗方案都不是十分完善。因此，大多针对慢性背痛患者的医疗行为都是在对其他的努力进行不断的补救。不过，即使是接受非常好的治疗方案也不是所有的人都能完全康复。大概有 30%的患者仍有持续的疼痛其中的一部分患者的疼痛评分很小（只有原来疼痛的 15%），而且没有功能障碍。他们就不需要进一步的干预治疗。还有一部分患者疼痛没有改善而且导致了功能障碍。

最重要的问题是这种持续存在的疼痛是由于意外伤害所致还是心理因素所致的。目前的趋势是把所有的慢性背痛归咎为心理因素，同时还有治疗的不及时。

对心理因素的依赖是通过流行病学的调查结果得出的，流行病学提示伴有心理障碍的患者其预后最差。对慢性背痛患者进行行为学治疗曾经风靡一时，然而数据显示慢性背痛的患者与完全康复的患者之间的差异不到 30%，70%的差异无法解释。心理因素并不是慢性疼痛最重要的因素，但它是目前大家都公认的因素。

心理社会治疗

尽管都认为心理因素是慢性背痛的主要原因，但心理治疗的效果还没有得到证实。作为唯一的干预方法，行为治疗的疗效也没有得到证实。行为治疗在多学科疼痛综合治疗中占有一席之地，但着手于教育、认知治疗以及功能锻炼的多学科疼痛综合治疗也未能很好地解决慢性背痛的问题。尽管这种方法目前倍受推崇，但是它的效果却并不确切。

新近的系统回顾性文章中指出：

1.大量证据表明，与门诊或住院的非多学科综合康复治疗相比，意在功能恢复的加强多学科生物—心理—社会综合康复治疗能更好地改善患者的功能。

2.已有证据表明，与门诊常规康复治疗和非多学科综合康复治疗相比，意在功能恢复的加强多学科生物—心理-社会综合康复治疗能有效地缓解患者的疼痛。

3. 关于加强多学科生物-心理-社会综合康复治疗对患者职业能力的影响，研究证据相左。Bendix 等认为它能改善患者的工作能力，而 Alaranta 等和 Mitchell 等则认为它无益于患者的疾病离岗；

4.关于次级的加强多学科生物-心理-社会综合治疗，有 5 项临床试验显示，与非多学科门诊康复治疗和常规康复治疗相比，它并不能改善患者的疼痛、功能和职业能力。

关于其中的两种主要结论，对已发表文献资料的审核使我们对其效应有了深刻的理解。在 Bendix 等进行的第一项研究中发现，加强功能康复治疗方案能将患者的残疾评分从 15.5 减到 8.5（采用 30 分评分法），4 个月后，背部疼痛评分从 5.3 降至 2.7（采用 10 分评分法）。尽管鲜有患者疼痛彻底消除或完全康复，但该研究还是显示出这种治疗能显著地改善患者的预后。

在第二项研究中，Bendix 等报告了更佳的收益。患者的功能恢复评分从 16.9 降至 12.1，疼痛评分从 6.1 降至 5.70 Alaranta 等的研究显示，患者的疼痛评分平均下降了 17 分（采用 100 分评分法）。关于患者的功能状态，该研究显示，在轻微活动或休息时体验背痛问题的患者比例减小，但与对照组患者相比，疼痛彻底消除或中度活动时出现背痛问题的患者比例无明显变化。

Bendix 等的研究发现，治疗后因疾病离岗以及联系医疗系统的患者显著减少。Alaranta 等和 Mitchell 等的研究并未得出同样的结果。

在这些系统回顾未包含的研究中，一项研究显示，与不经处理的对照组相比，多学科综合治疗并不能显著缓解患者的疼痛；其主要的收益在于减少了药物的使用，而且有 48%的患者重返工作岗位。另一项研究发现，与常规治疗相比，多学科综合治疗组患者的疼痛没有明显缓解，但是这些患者对工作的满意程度得到改善，心理上的痛苦感受也轻微减轻。但他们重返工作岗位的比例没有改善。

医师、保险公司和雇主应当理解以下数据说明的问题：

1.与常规治疗相比，多学科综合行为学治疗并不能彻底根除患者的背痛，也不能使更多的患者返回工作岗位。

2.以心理为主的治疗方法疗效并不确切。这些方法可以缓解患者的精神压力，并阻止病情的进一步恶化。但是在恢复患者正常活动方面(包括工作能力)却没有优势。从这一方面来考虑，当保证患者完全康复和重返工作岗位不是我们的治疗目标或已确知不可实现时，才适宜采用这类治疗方法。

3. 以功能锻炼为主的强化治疗方案的治疗效果优于次级强化治疗和针对行为的治疗方案。但即使如此，其对患者预后的改善十分有限。患者可以指望治疗后，疼痛会减轻，功能也会有一定的改善，但问题并不会彻底解决。总的说来，多学科综合治疗属于一种姑息治疗。

医学治疗与物理治疗

医学治疗主要为药物治疗，物理治疗以体格治疗、锻炼和手法治疗为主，它们都难以成功地解决慢性背痛问题。即使它们不能解决患者的问题，但出于知性和职业方面的考虑，医师往往还要患者坚持这种治疗。坚持这种治疗仅有一种理由，即它们形成了一种形式的姑息治疗，但并没有成为合适的治疗方法。

检查

像 X 线、CT 这样传统的检查方法并不适用于慢性背痛。它们并不能揭示引起背痛的原因。MRI 是有益的检查方法。

MRI 最重要的作用在于发挥筛查作用，以排除发生严重的病症。在所有检查中，MRI 是最佳的检查方法，它可以发现和排除一些疾病，如隐匿性肿瘤或无痛性感染等，这些疾病都没有明确的临床特征以引起人们对其的怀疑。

在某种程度上，MRI 能发挥积极的作用。它能显示出腰椎间盘纤维环后部高强度病变区。这种征象并不常见。30%慢性背痛患者可出现这种征象，但是它具有高度的特异性。它表明受累椎间盘在内部发生断裂，而引起患者疼痛。在这方面它的可能性比率为 6:1。这一可能性比率可使医师平均有 80%的把握确定是受累的椎间盘引起了患者的疼痛。

有创性检查

尽管使用传统的检查方法很难发现引起慢性腰痛的原发灶或原因，但是一些其他办法却可以办到。几乎所有这些方法都需要通过注射完成。椎骨关节突关节痛可以通过有对比的诊断性阻滞方法得以确诊。椎间盘源性痛可以通过椎间盘刺激和造影方法得以确诊。骶髂关节痛可以通过关节内阻滞方法得以确诊。

既然有这些可行的检查方法，我们可以给患者进行详细的检查以确定引起其慢性背痛的根源。得出确切的诊断,从而用最小的力量证明他们的疼痛确有其因,并驳斥了患者在说谎或发作心因性疼痛时的指责。明确的疼痛根源也能使我们可以直接开展针对性的治疗。

尽管未经证实,但广为盛行的说法是80%的慢性腰痛诊断不明,可情况却恰好相反。资料显示:在慢性腰痛患者中,椎骨关节突关节痛占10%~40%,骶髂关节痛占20%,椎间盘内破裂至少占39%。这些病因的鉴别诊断只有靠有创性检查才能解决。不用这些方法给患者进行检查就不能给出明确的诊断,而只能寄希望于它们不存在于另一检查体系。

精确治疗

腰椎关节突关节痛可以通过经皮腰神经内侧支切断术进行治疗。椎间盘源性痛可以通过椎间盘切除和关节固定进行治疗,或者采用各种经皮治疗技术,如椎间盘内电热治疗等。在所有可引起慢性背痛的病因中,骶髂关节痛最难治疗。目前还没有行之有效的可缓解骶髂关节痛的治疗方法。但人们试验过很多祛除该关节神经痛的方法。

归因

在一些地区,当患者因背痛而无法工作时,可以按工作折算获取补偿或其他经济收益。在另外一些地区,则不提供这样的条件,患者一直饱受疼痛折磨,不能重回工作岗位。

申领补偿金的核心问题在于找到引起疼痛的病因。不同国家、州和市的法律规定都不一样。有的地方只要求患者是在工作中出现这一问题,而有的地方则要求患者有足够的证据来说明自己的疼痛与工作有关。确立因果关系要经过复杂的司法程序。但从医学角度考虑,只是要表明两件事:从医学上证明疼痛是由工作造成或与工作无关。

在某一具体的病例中,没有绝对的把握证明工作是造成损伤的原因,进而引起疼痛。在发生所谓伤害的时候,没有医务人员亲身见证,并在当时就进行荧光试验检查。患者都没有进行MRI检查,而它可以证明患者在疼痛发生以前没有发生病变,但受伤后却很快出现。

实证主义者认为,专家可以证实患者的临床特征是与受伤有因果关系的。如果疼痛的原因经MRI可以得到证实,或者经有创性检查确诊,医师就可以证明疼痛确实是由伤害所致。流行病学的数据可以支持这种证据,但是不能确诊。流行病学研究可以发现疼痛的发生率和某种工作或伤害的发生率有相关性。美国劳动部职业安全和健康管理部门已经做过这方面的调查研究,他们发现:背痛的发生率与很多职业和职业相关性劳动有关,发生率明显升高。

遗憾的是这些流行病学的数据并不能应用到个体。实际上,即使已经证实某种职业与背痛的发生有关,我们也不能说从事该职业的人患有的背痛一定是由他所从事的职业造成的。相反,如果流行病学不支持该职业与背痛的相关性,那么对我们的补偿制度就会带来更大的麻烦。这一问题还有待于进一步的研究。已经证实搬运重物和编织是背痛的发病因素,如果患者长期从事这类工作,那么我们可以判断患者的疼痛很可能是由工作的原因造成的。这样说来,重体力劳动就是背痛的发病因素之一。

流行病学资料可以被某些人用来恶意地疑惑患者,因此法律文件强调科学依据。但有时候律师和法官不愿意去寻找这些证据,而是采用他们所熟悉的处理方式来解决。下面是两个例子。在一定范围内都认为椎关节强直和脊椎前移是引起背痛的原因。实际上,在AMA指南中,如果影像学资料能证实患者患有椎关节强直和脊椎前移,伤害性赔偿的金额就会增加。而系统回顾性资料却显示,在成年人中,这些疾病与疼痛无关。

椎关节强直也存在同样的争论。保险公司提供的证据,认为椎关节强直的患者的疼痛不是由于工作造成的,在参加工作以前就存在关节的退行性改变。他们提供的证据是错误的,有可能是他们伪造的。多中心研究表明，椎关节强直和背痛的发生有关。个体研究以及总的数据表明，二者有相关性的概率可能大于1，但是小于20他们既没有临床差异，也没有统计学意义。通俗一些讲，就是一个人的背痛是由于关节退变所致的概率只有5%。关节退变是一种老化的过程，也是人的正常发育过程，并不能诊断为背痛的原因。

基于以上情况，我们知道工人的背痛并不是由于关节退变所致，尽管在医学界已不是什么秘密，但是还是有人拿它来作为拒绝患者的理由。

赔偿

在不同的国家，适用于受伤工人的法律条款不尽相同。能以不同的方式做出这方面的判决，如法庭、法官和陪审团都可以完成裁决。因此，制定国际统一的赔偿大纲是不可能的，也不适宜。但是所有这些法律体系都遵循一些共同的原则，面对一些共同的现象。

起初，赔偿金只发放给真正受伤而丧失劳动能力的工人。发放赔偿金旨在弥补他们因丧失劳动能力而损失的收入，以保证他们能维持生计。它基本上属于一种慈善性有怜悯意味的施舍，而不是对其受伤的回报。

对于那些真正受伤而永远残疾的人来说，发放赔偿金合情合理。如果社会不能解决他们的疾病问题，但至少应该保证患者不会穷困潦倒，因为他们已没法工作。然而赔偿金发放往往过滥。个人可以因为各种理由而不是为了预想的目标而为之。

索赔者可能产生一种错觉，认为索赔是轻易获得一笔资产的方法之一，就像彩票中奖一样，而且他们无法预知如果不发生这种事，他们的生活会怎样。得到这笔钱可以使他们不再属于工人阶级(在乡村，由于失业率相对较高，这种情况会更严重)。受到想法相同的人们的鼓舞，他们的这种误解会加深。

索赔者因为觉得自己无辜而感到委屈，而且要求赔偿就是在伸张正义。他们也会因为自己的问题得不到解决而感到委屈。在这种情况下，赔偿金就是对造成工人残疾的这种工作体系的惩罚。

律师负有责任。他们被寄于最大的期望，要告知其雇主所拥有的权利，并鼓励他们索要最高的赔偿金额(这方面尤以老年人群最为突出，他们的酬金有限，他们可以利用这样的机会多要一份养老金，并且可以“提前退休”)。律师受委托开展工作，鼓励其委托人索要最大份额赔偿金的动机受到质疑。

所有的因素都对康复不利。患者只想着通过索要赔偿金而发一笔横财，失去了康复的动力；没有疼痛他们就无法去提出要求获得赔偿。在觉得获得正义之前，情绪低落的患者很难痊愈，或者说他们对其十分抵触。律师会公开地或间接地指示他们的委托人坚持索要最大限额的赔偿。

不幸的是，没有人来判断这些因素所产生的影响，它们要么延长了赔偿金的发放时间，要么阻碍了患者的康复。同样不幸的是，这些无理索要赔偿金的理由剥夺了那些受到伤害的诚实公民的合法权益，他们真的发生了残疾。他们发现自己陷入了一个荒诞的系统，在这个系统中他们的每个要求好像都带有欺诈性。这些确实受到伤害的工人就像罪犯一样被质询，承担了举证的重担。

要求在这方面进行研究以确定患者的表现诚实或受到误导的额度以及这些复杂因素阻碍患者康复的程度几乎不切实际。问题显而易见，但并没有现成的解决这些问题的方法。我们无法测试诚实。法庭也无济于事，因为对于法庭对案件的审判，成功的辩护和客观证据同等重要。

但有一种方法立即可行。如果法律文件或个人情绪(如憎恨)阻碍患者的恢复，那么这些问题就成为患者医疗问题的一部分。因此,可行和适宜的方法是让医师与患者一起面对这些问题。正如医师对疼痛的生理机制认识不清一样,他们同样对赔偿的问题也可能认识不清。需要指出的是,我们并不是说医师应该劝阻患者不要赔偿。相反,应该帮助患者知道他们应该怎样索取和向谁索取赔偿。在通过法律途径索要赔偿金的同时,有可能会使患者的恢复过程受阻,而医师的建议在一定程度上可以减轻这种事情的影响。从这个角度来看,执行治疗的医师对患者还是有帮助的。尽管无法保证做好这些事情能改善患者的病情,但如果不这样做,患者的病情改善就没有希望。

不幸的是,很多医师对这些都不了解,甚至还不及他们的患者,从而反映出我们要在这方面进行进一步的培训。另外,有些医师把自己当成了律师,基于自己的政治观点和社会见解帮助患者维护他们的权利。他们本身没有认识到的或者不愿意承认的是他们的行动本身就是矛盾的。在大多数地区,即使法院接受了受害者的诉讼赔偿请求,患者也不会像以前那样获得“一桶金”。一旦诉讼得到解决,所有的账目(包括律师费用)结清以后,患者可能会长期陷入一种非常可怕的状态之中:没有钱,没有工作,也没有尊严。

十大困惑

职业性背痛的治疗并不比普通背痛困难。预后也比较好。但是由于多方面原因,这个问题仍然得不到解决。

背痛的诊断和治疗并不是5分钟或25分钟就能解决的问题。完成最初完善的评估需要50分钟的时间。然而全科医师一般不提供这方面的咨询,也不习惯于对患者进行详尽的评估。早期治疗的不充分、不完善是第一大困惑。

早期的评估和治疗要充分关注心理社会因素的影响。全科医师对此并不熟悉,或者并没有在这方面做好准备。在他们看来,花费时间与患者交谈以了解他们干了些什么、有什么疑问以及惧怕什么有点不值得。他们没有时间去告知患者他们的背部到底出了什么问题,为什么不必害怕。他们也没有时间去探讨职业问题。我们需要改变传统的做法,去工厂实地考察,并给患者提供可以信赖的建议。医师们或许都认为背痛只是“小菜一盘”。但具有讽刺意义的是事实并不如此。急性背痛的治疗需要很长时间。如果给予充足的时间,会取得很大的成功。如果没有足够的时间,则很难达到理想的治疗效果。这就是第二大困惑。

职业性背痛需要得到证明。如果被视为强人所难则会使人心生厌烦;但是如果有一套有事实依据的、有规则的和高明的治疗计划以供参考,事情很快就会完成。但是证明有可能会被滥用,为了能快速开具证明,权宜之计是建议“休假”和“减轻责任”,而这些都很难证明。事实上,证明应该是治疗计划的一部分。开具证明应该与开处方药一样,需要承担相关责任。证明的滥用是第三大困惑。

重返工作岗位和工作干预对职业性背痛的治疗同样重要。开展这两方面的治疗意在获取更佳的疗效。这需要患者有正确的态度、积极的意愿和足够的时间。失去工作是第四大困惑。

只要治疗得当,绝大多数背痛患者都可以康复,但对于一些真的严重受伤的患者,康复就非常困难。如果不采用有效的治疗方法,他们不会康复。医师应该知道哪些治疗有效,哪些治疗无效。坚持开具注定不会成功的治疗处方,并在没有效果时一味责备患者是第五大困惑。

传统的检查不能为慢性背痛的诊断提供依据。如果要明确诊断,必须行有创性检查。拒绝给患者做这些检查,使他们得不到明确的诊断是第六大困惑。

即使诊断明确,也不一定能找到有效的治疗方法。受人推崇和为社会所接受的干预方案不能医好这些患者。一些改良的方法的治疗效果还无法预测。缺乏对慢性背痛的有效治疗是第七大困惑。

在受法律保护的国家里，当疼痛持续存在而无法医治时，职业性背痛患者可以申请赔偿。其中肯定会有一些人以不实的理由提出索赔。欺诈性的和不诚实的申诉给赔偿体系带来很多负面影响，以致人们不得不对所有的赔偿要求都表示怀疑。而正当的申诉成了这种怀疑的受害者。这是第八大困惑。

提出申诉可能比追求康复还要迫切。医师和律师之间的关系变得紧张起来，他们的每一个决定都关系到工人的利益。律师必须为患者争取最大的赔偿。这需要夸大患者的残疾程度。而医师必须消除或降低患者的残疾程度。这种矛盾就是第九大困惑。

即使不被否决，患者的申诉也会受到重重阻力。尽管没有事实的支持，裁决的意见也会认定患者的不适和申诉要求不符实情。专家证人的不正直和不诚实性是第十大困惑。

相关的制度体系不希望这样的患者存在。它责怪患者从开始就认定疼痛会持续存在。而考虑到以上的这十大困惑，我们责怪的就不应该是患者，而应该是相关的制度体系。

（刘康）

第十四章　脊柱滑脱与脊柱前移

腰椎的稳定性主要取决于椎体后方的结构。椎体的下关节突斜伸向下，向钩子一样与下位椎体的上关节突结合在一起。这样的结构使腰椎稳定并防止椎体前移。如果椎体向前移动的话，它的下关节突碰撞下位椎体的上关节突，从而阻止椎体的移动。

椎体的下关节突附着于同侧的椎板。经相邻上下关节突可以观察到椎板的上外侧部分，这部分又称为椎弓峡部，即关节之间的部分。椎弓峡部缺损常位于下关节突部分，并造成椎板与椎体的分离。通常，椎弓峡部的缺损导致脊柱滑脱。

椎弓峡部的缺陷限制了下关节突的作用，不能防止椎体前移，明显地影响了椎体的稳定性。脱位的结果是椎体前移：椎体滑动。

这种缺陷与儿童脊柱不稳和畸形有关，但是与临床成人腰痛的相关性很小。腰椎X线检查发现异常，可以协助诊断不明原因的下腰痛。然而脊柱滑脱和脊柱前移因素使下腰痛进一步加重。这些因素也是法医学中加重疼痛的因素。事实上，根据美同医药协会指南对损伤的评估，如果患者具有脊柱滑脱，其损伤评分相对较高。科学依据是最有价值和说服力的。

脊柱滑脱

关于脊柱滑脱的早期认识是：脊柱滑脱是由于椎板和椎体融合时骨化中心的缺乏所致的先天性畸形。但是这是与脊柱的胚胎学相违背的。脊柱的发育过程中是没有独立的骨化中心的。所以，骨化中心的消失不会引起椎体和椎板发育的缺陷。椎弓峡部、椎板、椎体以及双侧的关节突都是由一个骨化中心发育而来。其最可能的原因是南于椎体和椎板之间两侧的骨化中心和髓椎体结点发育时在中线没有相遇融合所致。但是，出于婴儿和具有先天性麻痹的成人由于椎体承重小，没有出现椎弓峡部的缺陷。

一些研究认为椎弓峡部的缺陷可能与基因相关，特别是爱斯基摩人具有高发性。但是，后来的研究认为此病与种族无相关性。并不是所有的爱斯基摩人都易发病。然而，不同的生活方式对其发病率具有一定影响。所有的种族、年龄、椎体的过度伸展、过度旋转和弯曲都是高危因素。

解剖研究发现，椎弓峡部是脊椎最薄弱的区域。然而，具有讽刺意义的是其却是日常活动中受力最大的部位。大部分人椎弓峡部的厚度足以承受较大的力量，另外一些人，椎弓峡部相对薄弱，容易受伤。

生物力学研究发现，椎弓峡部容易出现损伤，特别是椎体反复的扭转和伸展时。因为反复的机转和伸展时下关节突向后弯曲使椎弓峡部受力增大。反复受力增加易引起骨折。

生物力学研究与流行病学的数据具有相关性。运动员（特别是腰椎反复扭转和被迫伸展）容易发生椎弓峡部骨折。爱斯基摩人长期生活在冰上经常使用皮艇。然而，椎弓峡部骨折并不完全发生在高危人群中。具有腰椎滑脱的成人，7%不伴有症状。研究显示男性（7.7%）比女性（4.6%）易发生椎弓峡部骨折，但是没有剔除地理区域、从事的工作和分娩的次数等因素。

病理学

所以，流行病学和生物力学的研究表明椎弓峡部的缺陷是压力骨折的一种类型，并与其形态学具有一致性。如果骨折没有愈合，可以出现假关节的形成。骨的边缘骨质致密化并且变平滑。病变处被纤维组织填塞，形成韧带联合。纤维组织内含有骨的碎片，其可以使骨折部位稳固。骨折线可以经过一侧或两侧的小关节关节囊。这种情况下，通过关节造影可以发现，这些关节腔互相连通。

如果椎弓峡部骨折发生在双侧，椎板及其下方的关节突可以和椎体发生分离。由于椎板形成连枷状，所以其也被称为“响尾蛇”。多裂肌依然附着在关节突上，牵引其向后伸展。然而，此时只有填充的纤维组织被牵拉，所以随着椎体的运动，连枷的椎板发生过度运动。

诊断

诊断椎弓峡部骨折常用的方法是脊柱平片。但是在脊柱正位和侧位 X 线片上很难发现椎弓峡部骨折，所以引入了斜位照射的概念。在斜位片上椎体后方的结构像一只“苏格兰狗”。椎弓峡部对应狗的颈部。如果出现椎弓峡部骨折，则骨折线好像是“狗”颈部的项链。

然而，射线检查仅能发现原有的骨折。如果早期发现椎弓峡部骨折，可以防止骨折的进展。这样可能需要骨扫描检查。

如果骨扫描检查发现充血，则可能出现局部受压的反应、新近的骨折或骨折已经愈合。但是，因为陈旧性骨折处充血已经消失，所以骨扫描不能有效地发现陈旧性骨折。

一旦发生椎弓峡部骨折，骨扫描检查的应用还存在疑问，因为临床症状和骨扫描检查之间存在一定差异。一些患者用骨扫描检查没有发现椎弓峡部的缺损。但是一些慢性腰背部疼痛或具有反复轻微外伤史的患者，骨扫描检查可出现阳性，但是并非所有具有外伤史的患者检查都出现阳性结果。

患有背部疼痛的运动员，当怀疑其具有椎弓峡部骨折时，进行骨扫描和放射检查时，研究结果也不尽相同。相当一部分患者检查都是阴性。只有一小部分检查结果呈现阳性。如果患处具有持续性压力反应而不具有骨折，则骨扫描结果阳性，放射结果阴性。如果具有陈旧性骨折，则放射结果阳性，骨扫描结果呈阴性。

骨扫描的优点是在骨折前能发现椎弓峡部的压力反应。特别是可以应用于对已经恢复训练的运动员（其放射线结果阴性和骨扫描结果阳性）进行随访。如果骨扫描和放射线检查同时为阳性，骨扫描可以用于确立诊断，而放射线可以发现椎弓根的缺损。

MRI 检查也适宜并可以替换骨扫描来诊断椎弓峡部骨折。在 MRI 检查中椎弓峡部骨折可以分为 5 个阶段，即完全正常、无骨折时的压力变化、初期或部分骨折、完全骨折和没有水肿的骨折。所以，某种程度上 MRI 检查在了解骨折时骨髓的反应上优于骨扫描。虽然 MRI 检查费用较昂贵，但是还是低于骨扫描和放射检查的总体费用。

研究发现一些患者具有压缩性骨折的危险，骨扫描或者 MRI 检查在骨折前能发现椎弓峡部的压力反应。然而，椎弓峡部压力发生变化的患者中只有一小部分发展为骨折。初期行放射线的检查没有作用。早期行骨扫描检查很关键，如果骨扫描有阳性发现，可以行放射线的检查。如果进行 MRI 检查，则没有必要行放射线的检查。

然而，以上诊断指南适用于有椎弓峡部骨折危险的患者。并不适用于所有背部疼痛的患者，因为在这些患者中椎弓峡部骨折并不是最常见、最有可能诱发背部疼痛的因素。

与疼痛的关系

绝大部分脊柱滑脱引起的疼痛机制较为复杂。尽管早期发现椎弓峡部应力的改变可以预防骨折发生和保护脊柱的完整,但是,仍然无法确诊引起疼痛的原因。

发现椎弓峡部骨折并不能确立诊断,因为很多具有椎弓峡部骨折的患者不出现疼痛。Overton 回顾分析了 32 600 位具有腰部疼痛病史的患者,发现只 7.2%具有椎弓峡部骨折。进一步的研究发现,背部疼痛的患者只有 7%具有椎弓峡部骨折。椎弓峡部的缺损并不是导致这些患者疼痛的主要原因。其他一些研究表明,具有疼痛症状和无症状的患者在存在椎弓峡部的缺损上不具有相关性。

发现椎弓峡部骨折在诊断疼痛的问题上不具有价值。由于其阳性诊断率为 1.0,所以发现椎弓峡部骨折不能帮助确证诊断。Magora 和 Schwartz 的研究表明在无症状患者中更容易发现椎弓峡部骨折。其阳性率为 0.14(低于 1.0),这意味着发现椎弓峡部骨折可以影响疼痛的诊断。

以上结论可以被系统的回顾分析所证实。大量的研究表明,在有疼痛症状和无症状患者中脊柱滑脱的患病率是相等的。而且脊柱滑脱并不是引起疼痛的一个危险因素。

尽管如此,椎弓峡部骨折还是会有疼痛的症状。椎弓峡部的缺损处填充的纤维组织内包含脊神经后支的细小分支,这些神经分支可能才是引起疼痛的主要原因。由于以上原因加上放射线检查发现椎弓峡部骨折,才会误认为引起疼痛的原因是椎弓峡部骨折。

主要的研究是对缺陷部位进行分析。有疼痛症状和无症状患者行放射检查发现椎弓根骨块是确定其是否具有椎弓峡部缺陷的唯一手段。同时其可以证实无症状患者发生椎弓峡部缺陷的概率较高。疼痛的缓解提示椎弓峡部缺陷是引起疼痛的原因并可经外科治疗好转。如果患者术前没有实施阻滞治疗,而进行椎弓峡部缺陷修复手术,即使手术很成功,但是其术后效果也不是很好。

不幸的是,目前为止没有关于腰背部疼痛、运动员和大量患者发生椎弓峡部骨折患病率的系统性研究。大部分学者只满足于依靠放射线检查发现椎弓峡部骨折从而确立诊断。
有些研究显示疼痛不是来源于骨折的部位而是来源于连枷椎体的小关节部位。这一点可以通过小关节注射治疗来验证,但是目前没有研究证实具有椎弓峡部骨折患者出现的疼痛与其病变部位的小关节具有相关性。

治疗

理想的治疗时机是椎弓峡部骨折发生之前。发现椎弓峡部应力的变化应使患者休息。运动员及时调整训练计划。如果及时采取措施,骨折是可以避免的。骨扫描可以作为早期检查的唯一手段。

原则上,一旦发生椎弓峡部骨折,必须采取相应的治疗使骨折愈合。联合放射线检查可以发现 37%的患者,尤其是单侧椎弓峡部骨折的患者。

实际上,大多数早期椎弓峡部骨折被忽略或者不被重视。之所以未引起重视是由于患者没有任何症状,只是行放射线检查时偶然发现椎弓峡部骨折。然而一旦出现症状最佳治疗时机已经错过了。支具疗法辅助腘绳肌锻炼、骨盆倾斜和腹部肌肉力量加强可以使患者在日常活动中免除疼痛。然而这种锻炼方法不使用于具有先天性椎弓峡部缺陷病史的患者。

椎弓峡部骨折的局部麻醉具有诊断意义,但不能代替诊断。原则上,射频切断脊神经后支内侧分支治疗椎弓峡部骨折引起的疼痛效果确切,但是,目前没有被列入常规治疗。

对于持续性疼痛,目前主要的治疗方法是椎弓根固定术。有的研究显示治疗成功率可以达到 80%。然而,通常外科手术的成功率是不确切的,因为椎弓峡部骨折的治疗有时候同椎体前移的治疗相混淆。

脊柱前移

脊柱前移是指椎体结构发生明显的变化,特别好发于第 4 或第 5 腰椎。其是以相对下位椎体发生前移的椎体命名的。移动是指椎体相对向前滑动。

通常,椎体滑动是按病因学分类的。在众多类型中,峡部退行性脊柱前移是最常见和最基本的类型。

虽然有很多判断椎体前移程度的方法,但是最长用的是 Taillard 法。其是根据前移椎体超出下位椎体表面的距离进行分级的。将下位椎体分为 4 等份，接受累椎体后角前移的距离分为 4 级(I–Ⅳ)。

椎体前移引起的脊柱不稳和进展性滑脱可以导致阶段性的感觉障碍。纵向的研究否定了这种学说。随访了 27 例儿童期具有椎体前移病史患者,所有女性患者滑脱进展都没有超过 10%,只有 4 例男性患者滑脱进展 10%~28%。研究还显示椎体滑脱程度较大的情况一般发生在一侧椎弓根骨折的患者。所有患者 18 岁以后滑脱均无进展。另一项研究显示 311 例患者只有 3%,进展超过 20%,两者结果相符。

但是,另外的研究却对上述一些结果产生异议。通过随访 272 例患者,平均 3.5%的患者有发生椎体前移的进展,这表明椎体前移没有观察到进展。但是有 23%的患者椎体滑脱进展 10%或更多(这项研究显示 20%的患者椎体滑脱都发生了进展),结果远远超出目前的结论。然而,有 90%的患者在研究前已经发生滑脱。平均有 10%的患者发生完全性滑脱。这项结果进一步证明椎弓蛱部骨折的患者大部分会引起椎体滑脱。

与疼痛的关系

通过系统回顾性研究可以得出椎体前移不会导致腰背部疼痛的结论。50%的研究显示椎体前移与腰背部疼痛关系的优势比为 1~2,其余的研究优势比小于 1。这些研究中包括具有明显椎体前移的患者。一项研究显示具有椎体前移病史的女性患者早期更容易发生疼痛,而且疼痛与病史的长短无明显关系。男性患者没有出现这种现象。疼痛的程度与椎体前移的程度也没有相关性。

治疗

但是具有讽刺意义的是明知道腰背部疼痛与滑脱没有联系，却有很多针对椎体滑脱的治疗。一部分医师提倡保守疗法,如屈曲练习等一些练习方法、牵引、支具、管型固定、腰封、手法按摩。一些研究显示关节固定术可以长期治疗疼痛,有效率可以到 70%~80%。一项随机研究表明手术治疗效果优于保守治疗。

当这样研究表明手术治疗取得成功时,其实没有认清其治疗的疾病。研究者治疗的只是下腰痛的患者,但是没有分清具有神经根疾病的腰痛或背部疼痛;下腰痛具有或不具有神经根疾病;下腰痛和坐骨神经痛、腰腿痛;下腰痛和腿痛;下腰痛具有或不具有神经根激惹或单纯的神经痛。一些研究者没有将患者分类,只是治疗表面症状。

疼痛机制

这些研究没有阐明椎体前移引起疼痛的机制。事实上,研究者似乎对患者出现的不同症状和引起疼痛的原因并不关心。实际上损伤大于表面症状。

一方面,由于滑脱牵拉、椎间孔变窄或椎板撞击神经根可以引起神经根性疼痛。一项研究表明,椎板松解术可以有效地缓解由于椎板撞击神经根引起的疼痛。

另外一方面,椎体前移引起疼痛的机制只是一种假设,患者的背部疼痛可能来源于受累间隙的椎间盘、椎弓峡部骨折或连枷椎体的小关节部位。所有假设都未经证实,有待进一步研究。

一项小样本的回顾性分析研究显示，椎体前移的进展与相应部位椎间盘的退变有密切关系。患者疼痛加剧是由于椎间盘所致。

另外一种具有流行病学证据的解释表明,椎体前移与症状没有相关性。具有腰痛病史的患者不用考虑其椎体前移。循证医学证据表明,具有椎体前移但是没有疼痛症状的患者与临床典型病例和功能障碍患者具有相似性。进一步研究证实,如果治疗方法相同,具有脊柱前移的患者和不具有腰背部疼痛的患者治疗效果是一样的。

目前仍在研究椎体前移的诊断及其影响。外科手术治疗椎体前移无特异性并且具有偶然性。但是外科手术不但可以清除受累区域而且可以进行广泛的清创,去除小关节周围的神经末梢、椎弓根骨折或者椎间盘。这类手术优于单纯的关节融合术,在外科治疗中起到了积极作用。

（刘康）

第十五章　骶髂关节疼痛与功能障碍

对于下腰痛和否认骶髂关节疼痛的患者来说，骶髂关节（Sacroiliae，SI）往往是引起疼痛的原因。对于许多疼痛但检查结果呈阴性的患者来说，骶髂关节这一滑膜关节和未明原因的疾病常是致病因素。本章将探讨骶髂关节和相关下腰痛的相关解剖、运动、疼痛机制、评估和治疗。

解剖

躯体的中轴由椎骨相连接形成，而且脊柱向前或向后突出形成生理弯曲并终止于上臀部的尾骨。髂骨翼（无名骨）位于尾骨的两侧，并行成背侧高前侧浅的碗状。这种连接形成 3 个关节，即前方中线的耻骨联合和两侧后方的骶髂关节。许多韧带、筋膜横跨这几个关节，起到限制运动和提供躯体稳定性的作用。髋关节由股骨头深入髋臼而形成。髋部将下肢与脊柱直接连接在一起同时传递地面的作用力及承受身体的重量。腰椎前凸和骶骨弯曲之间的生理平衡在休息和运动时都持续存在。前后位观，骨盆的倾斜和腰椎侧弯的维持依靠肌肉和筋膜的附着，但是由于自我平衡的作用，这种作用力对于骶髂关节无明显影响。髂骨翼是骨盆弓形结构的基础，使中轴骨只能产生向头尾方向的运动和骶髂关节的运动。由于骶髂关节较宽大，所以神经分布具有多样性和广泛性，包括 L_3~S_1 脊神经的前后支。

骶髂关节是滑膜关节，年轻时活动灵活。关节的上 2/3 在成长过程中逐渐纤维化。女性的骨盆十分灵活能较好地适应妊娠和分娩。韧带和肌肉的连接能帮助维持骨盆环最大限度的稳定性。关节囊可以限制过度的活动，骨骼的脊和沟可以增加摩擦力并增加弓形结构的稳定性。长时间承受重力和骶骨支撑点的变化与关节过度活动有关并可引起下腰痛。

覆盖在骶髂关节上的肌肉保证了骨盆的稳定性和受力的传导。胸腰筋膜包括 12 根肋骨的附件、腰椎棘突和横突。筋膜和肌肉的连接包括竖脊肌、斜方肌、前锯肌、骶结节韧带、骶髂关节后韧带、后髂骨棘和骶骨。这些结构不能使躯体发生运动，但是可以提供躯体稳定性并承受和卸除行走和跑动时产生的作用力。

运动

韧带也限制骶髂关节的活动性并参与构成关节远端 2/3 的功能。可从三维空间来描述骶髂关节的运动：矢状轴、纵轴和水平轴。主要韧带和活动。

1.骨间韧带防止关节分离及关节向头侧和前后方向运动。

2.骶体后韧带覆盖并辅助骨间韧带。

3.骶髂前韧带是由前下关节囊增厚形成并阻止关节延纵轴和左右移动。

4.骶棘韧带阻止骨盆延中轴旋转。

5.髂腰韧带阻止远腰部和髂骨的活动并起到稳定骶骨的作用。

6.骶结节韧带防止髂骨的弯曲。

7.耻骨联合防止无名骨的前后运动。

下面回顾一下骨盆的运动以及骶髂关节的功能。我们已经知道由于重力造成的地面反作用力经腿部向骨盆和脊柱传导。为了平衡这种作用力，躯体承重的中点位于脐下 2cm 处。重力是延身体力线作用，并使骨盆带相对于髋臼中心发生前后位移动。体位和姿势、肌肉牵拉和体重的分布决定身体力线的变化。前方的力线使骨盆发生前下运动以降低骶结节韧带的张力和骨间韧带的张力。由于重力的作用线向后移向髋臼，这样使骨盆向后运动同时勒紧骶结节韧带和骨间韧带。如果我们假设骨盆旋转和股骨头之间存在一条力线时，这种现象就很容易被描述。在 L_3 椎体处，每个方向运动的垂直距离大约为 2.5cm。行走时骨盆的转动还和脊柱有关。由于腿部交替向前移动，骨盆和无名骨向前转动并越过身体中线，但是脊柱和髂骨旋转中心的变化却很小。骶髂关节位于垂直、水平和旋转移动以及作用力之间，所以呼啦圈舞和肚皮舞演员必须展现有节律的骨盆运动来愉悦观众。

由于骶结节韧带和骨间韧带张力减弱，非直接创伤导致的关节功能障碍通常引起站立位前后不稳。提升和探身弯曲使骨盆向前倾斜并使骨盆和无名骨分离以及一侧骶髂关节分离，特别是没有适当的平衡能力时。这种工作侧单侧向前移动的净效应可以提升骨盆边缘和髂后上棘，同时仰卧位时一侧下肢延长而久坐后缩短(由于仰卧位时向前和向尾侧旋转时，髋臼的附件使受累侧腿不必要的延长)。两侧骶髂关节向前运动使两侧下肢长度不等，但是会引起髂腰肌伸展代偿髋部紧张和松弛。向后旋转时使同侧髂后上棘和骨盆边缘降低如同仰卧位腿部缩短及久坐后下肢延长。

疼痛的产生

持续单侧受力的净效应导致肌肉筋膜附着处失去平衡。由于短缩侧和延长侧张力变化使骨膜激惹或局部充血从而导致疼痛发作。由于肌肉和韧带的张力变化关节力线缩短，同时身体姿势和正常体位发生改变。骶髂关节受 L_4-S_1 的神经支配，损伤时可以表现腰椎间盘受刺激的症状。肌肉附着区域例如臀大肌和胭绳肌腱产生的疼痛可以放射至髋部和坐骨区域。 Fortin 等研究大量的患者并详细描述了骶髂关节疼痛的症状。通常的症状为一侧关节线至同侧髋部和转子酸痛或超敏。

其他少见疼痛可发生于脐部和髂前上嵴连线外侧 4.1cm 处，同时疼痛可放射至腹股沟和睾丸。由于坐位导致骨盆向前旋转使髋臼和股骨头位置变化可引起疼痛的发作。患者坐位是由于坐骨结节无法移动，为了身体保持平衡骨盆的“碗状”结构消失，身体偏向一侧时疼痛加重。前后和左右方向综合力共同作用于骶髂关节。由于股骨头复位和骨盆的支撑，站立位时疼痛减轻。由于骨盆旋转后坐骨神经松弛和对侧肢体承重增加从而使疼痛减轻。

评估

通过详细的病史寻找可能的致病因素和损伤，并询问患者有无新创伤同时对患者整体健康情况进行评估。膀胱、肠或性功能障碍以及有无麻木感都可以提示需要紧急处理的急症。疼痛的病史应包括疼痛的时间、治疗(药物、注射、用药方法、支具和使用方法)以及治疗的结果。了解诱发和缓解因素有助于治疗。骶髂关节病变引起功能缺失比较明显，功能损伤同时又是患病的直接证据以及评价治疗效果的重要依据。

放射检查可提示骨折或腰骶骨损伤。类风湿性脊椎炎的患者骶髂关节可出现感染的变化(MaricStrumpell 脊椎炎)，其可通过检查血液 HLA-B27 确诊。20~30 岁男性通常会发生无损伤性下腰痛和关节僵直。这种进行性疾病影像学初期检查结果为阴性并且骶髂关节区域显示不清晰，同时患侧体征表现阳性。定量放射性核素骨扫描有助于早期诊断。

通过观察患者采取防痛步态、重心转移和行走时双侧骨盆或肩部不对称来帮助诊断。通过检查脊柱的活动度、侧弯的情况、肌痉挛和韧带激惹等以确定疼痛的起始部位。熟悉骶髂关节区域的解剖(例如肌肉的起止和功能)对于理解骨盆带的运动机制和治疗的目的十分重要,治疗的目的不是缓解骶髂关节的症状而是要恢复正常的功能。许多运动实验可发现骶髂关节的功能异常。这些实验实施较简单通常检查时都可诱发出疼痛。

1.强指试验:嘱患者使用一根手指指出疼痛的位置。如果疼痛位于髂后上嵴 lcm 以内为阳性(通常位于其中下方)。

2.外展试验(髋部屈曲、内收、外旋和伸展,通常称为帕特里克试验):患者取仰卧位,一侧脚跟置于对侧膝部并抬高腿部,同时检查者面向检查床。如果引出一侧骶髂关节疼痛则结果为阳性(如果按压髋关节可导致转子疼痛)。

3.Gaenslen 试验:患者取仰卧位,髋部和膝部相对躯干最大范围屈曲,同时对侧腿伸展。一些检查者使健侧腿过度伸展从而加大骶髂关节的活动范围。如果疼痛经过骶髂关节则检查结果为阳性。如果按压髋关节可导致转子疼痛。

4.推挤试验:患者侧卧,检查者从骨盆缘一侧压向对侧,出现疼痛为阳性。

5.骶髂关节挤压试验:患者俯卧位,检查者手掌置于骶髂关节或骶骨之上,垂直压迫,延关节出现不适为阳性。

6.耻骨联合试验:患者仰卧,检查者手指压迫耻骨联合,如果出现疼痛结果为阳性(大部分患者检查前未发现此处有触痛,检查时应先征得患者同意同时有第三者在场,以避免异性接触引起的误会)。

7.牵拉试验:患者仰卧。检查者交替向后外侧按压髂前上嵴,如果其运动不对称或引起疼痛则结果为阳性。

8.Fade 试验:患者仰卧,髋部屈曲,向中线内收。检查者在股骨长轴上用力推髋骺部出现疼痛结果为阳性。

9.被动直腿抬高试验:患者仰卧,检查着手握患者足跟,使膝关节伸直同时垂直抬高腿部,然后缓慢降低。同侧出现疼痛为阳性(提示髋部向前旋转)。

10.单腿独立试验:患者站位,检查者位于其身后,置拇指于患者髂后上嵴和髂骨 S_2 水平之上同时嘱患者曲髋 90°,此时检查者的手指上移而非下移则结果为阳性。

11.Van Durson 站立屈曲试验:患者站立,检查者位于其身后同时置拇指于患者双侧髂后上嵴。此时患者膝关节伸直并躯体前屈。如果双侧运动不对称则结果为阳性(例如患侧向上运动)。

12.Piedallu 或坐位屈曲试验: 患者坐位, 检查者位于其身后同时置拇指于患者双侧髂后上嵴。此时患者躯体前屈,如果双侧运动不对称则结果为阳性(例如患侧向上运动)。

13.直肠检查:尽管直肠检查对于诊断低髂关节疾病无指导意义,但是详细的直肠检查对于来源于前列腺、子宫或盆腔底部肌肉痉挛十分重要。梨状肌痉挛定位于检查者手指末端 2 点钟或 10 点钟位置。由于与坐骨神经卡压相关,压迫梨状肌时可以引起疼痛发作。

治疗

首先必须针对疼痛产生的原因进行治疗。一旦明确诊断后,可以纠正关节移位,同时进行宣教、药物治疗和功能锻炼。

宣教

向患者讲解骨盆的解剖结构以及骨盆的运动以便帮助患者理解持续压迫骶髂关节的作用力和疼痛产生的原因。适当进行弯腰、抬举、伸展运动可以避免反复伤害关节,并增加患者兴趣,使患者积极参与治疗。

药物治疗

深部加热比冷敷能更好地作用于受累部位。伸展和按摩加热治疗让患者感觉舒适、放松，并使肌肉松弛。延骶髂关节进行超声检查显示病变缓解，用10%类固醇类凝胶替代行超声检查时所需的电极凝胶可以起到减轻炎症的作用。

电疗可以有效缓解肌肉痛痉挛（直流电刺激、功能电刺激、电针针灸）或阻断疼痛信号传导偿啵电刺激）。疼痛医师可以选择几种基本的治疗方法，例如 Matrix 法（可以提供 88 种不同的电刺激模式）或便携式经皮电刺激仪例如 PGS-3000 或 RM-4（采用单输出直接治疗）。

骨盆牵引对于治疗骶髂关节功能障碍无帮助但是其对一些脊柱损伤有益。支具是牵引的一种形式，其可以对活动部位直接加压和固定，有助于骶髂关节功能障碍的治疗。骶髂关节带应存在一个骶骨垫，其位于骶骨上和双侧骶髂关节处，同时跨过骨盆缘并松紧适度，这样可以有效地限制骨盆的前后运动。地面对人体的反作用很强，然而其大部分可以被支具克服。一些学者认为支具的真正价值在于提醒患者采用正确的人体力学和限制旋转作用力。无论如何，这种治疗对于早期病变效果较理想，特别是存在过度活动的情况时。

运动疗法有助于恢复骶髂关节序列和骶骨位置。有许多整骨疗法、按摩疗法和物理治疗可以恢复骶髂关节的序列。这些疗法在其他章节均有详细叙述。单纯的手法治疗安全、有效，可以迅速缓解骶髂关节功能紊乱但是其对骨盆底部肌肉痉挛和脊柱附件病变无效。在办公室或在家中患者由助手协助完成小腿向前旋转从而纠正下肢短缩。患者仰卧位检查者位于患者尾侧，置拇指于内踝处同时评估下肢的差异。患者坐位时腿部长度变化明显。如果一条腿明显短缩。此时检查者使用握住踝部的手轻轻地向尾部牵拉患肢。操作后再次检查患者腿部的长度。

自我运动治疗对于应用器具治疗患者恢复功能防止再错位十分重要，其次可以使韧带松弛。应用自我支具疗法治疗骶髂关节疾病时采取正确的坐姿十分重要。在坐骨直接受力处置软垫，同时取另一软垫衬于脊柱侧弯处使脊柱变直都可以分散身体遭受的作用力。

注射法可能是快速缓解关节炎症的最佳选择。经典的注射药物包括镇痛和皮质类固醇等，并注入关节的下 1/3 处（滑液的部分）。注射时采用盲穿法或计算机数字剪影及荧光透视引导法。将相同药物注射到关节线上 2/3 处，可以有效地缓解韧带刺激引起的疼痛。我们应用皮质激素代替痛力克反复注射治疗收到良好效果。

下面介绍成功进行骶髂关节注射的方法。患者取仰卧位，首先向患者解释注射的目的。受累处骶髂关节皮肤常规消毒，应用 7.6cm25G 穿刺针，使用 0.25%布比卡因以及 40mg 甲泼尼龙的混合物。定位骶髂后棘，与骶髂关节呈 45°角进针缓慢经过皮肤及皮下组织。穿刺时遇到骨质后退针至皮下，调整进针位置，进入骶髂关节后缓慢注入药物同时保持最小阻力注射。如阻力较大，此时针尖可能位于韧带中，轻轻推进穿刺针直至阻力消失，注射后用无菌敷料加压包扎或冷敷。

关节线增生剂注射（通常使用葡萄糖）可以使附着骶髂关节处的韧带或肌肉变厚，从而加强关节的稳定性。穿刺时操作者必须熟悉穿刺过程和穿刺导致的并发症。

只有当顽固性疼痛和保守治疗失败时才考虑采取外科治疗。可行髂骨和骶骨螺丝钉内固定术。

运动练习

运动练习的目的是使连接的肌肉舒展和力量增强，同时采用自我治疗方法以改善姿势。这些动作可自我练习或在帮助下完成。

加强力量训练

建议应用一系列"6"的组合方法进行下肢等长训练:一共6组,每组6次,每次6秒,每天6组。

腹部摩擦

患者仰卧,屈髋屈膝足底着地。不完全坐起并采用上述的6组锻炼法。

髋部外展、内收和伸展

患者可取站、坐或卧位,利用器具或手进行抗阻性等长运动。

骨盆前后倾斜运动

患者将手置于髋部站立。采用6组法使骨盆向前、后提起。

髋部等长伸展

患者可取站、坐或卧位。使足抬起并被固定于垂直位。尽量将髋和膝部屈向躯干。应用上肢进行抗阻性6组法练习。男性喜欢在门框内站立,一只脚顶在门框的对侧,通过阻力脚阻止髋部和膝部伸展也可以达到治疗效果。

加强姿势

躯干正确的姿势通过保持恰当的脊柱序列来分散躯体的作用力。保持腹部内收(收缩腹部和直肠肌肉)可以对抗下腰部的作用力并维持骨盆适度前倾和腰椎前凸。保持肩部和头部的正确姿势也可以增强脊柱的位置并分散受到的作用力。

(任世超)

第十六章 梨状肌综合征

梨状肌综合征最早于1928年被报道，并认为6%的坐骨神经痛是由其引起的。梨状肌综合征较为常见，由于其经常继发于其他疾病所以属于次级诊断和治疗。梨状肌综合征与腰椎神经根疾病、骶髂关节功能异常和股骨大转子滑囊炎症状相似。其主要原因是由于梨状肌压迫和或刺激坐骨神经。

临床相关解剖

梨状肌呈扁平、锥形。起始于S_2~S_4椎体前方，紧邻骶腔和坐骨大孔上缘。其向下经过坐骨大切迹，止于股骨大转子上面。其在坐骨大切迹处紧邻坐骨神经。梨状肌是臀部外展的主要动力。但是当臀部屈曲时，其使臀部外展。梨状肌受L_5、S_1和S_2神经根支配。下位腰椎神经根疾病可以继发刺激梨状肌坐骨神经和梨状肌的位置关系存在很多变异。人群中大约有20%的人坐骨神经穿过梨状肌向下走行；10%的人坐骨神经胫侧和腓侧没有鞘膜包绕。通常胫侧被梨状肌肌腹分隔，而腓侧则较少被分隔。

病因

具有梨状肌综合征的患者，50%有臀部、髋部或腰部外伤病史。钝性损伤使坐骨神经和梨状肌之间形成血肿和瘢痕。坐骨神经压力持续增高引起神经损伤。其他引起梨状肌综合征的病因如下所述：

(1)邻近梨状肌的臂下动脉假性动脉瘤；

(2)神经外科手术过程中久坐可以引起双侧梨状肌综合征；

(3)脑性麻痹；

(4)全髋关节成形术；

(5)骨化性肌炎；

(6)过度体育运动。

鉴别诊断

梨状肌综合征应与以下疾病相鉴别：

(1)腰骶神经根病；

(2)腰椎间盘退行性疾病；

(3)腰椎小关节疾病；

(4)腰椎滑脱和前移；

(5)肌筋膜痛；

(6)转子滑囊炎；

(7)坐骨结节滑囊炎。

临床表现

如果梨状肌出现为痉挛和感染，其症状与骶髂关节疾病、大转子滑囊炎和/或腰椎神经根病类似。通常情况下,患者主述下腰部、臀部和髋部疼痛伴同侧小腿放射痛。体格检查发现骶髂关节和股骨大转子上面广泛触痛。由于臀肌的覆盖,很难触诊梨状肌肌腹。行直肠检查是可靠触诊梨状肌肌腹的方法。在一侧可触诊到腊肠形的梨状肌肌腹,并可引起患者疼痛。

体格检查的其他发现有:

步伐测试可引起疼痛发作并伴有屈曲外展力量减弱。

Freiberg 试验外展大腿被迫内旋时可诱发疼痛。

患侧下肢缩短。

治疗

可以给予非甾体类抗炎药物和抗肌肉强直药物,以便减轻感染和减轻梨状肌痉挛。消除引起梨状肌综合征的诱因防止梨状肌进一步损伤。避免剧烈的运动直至放射样烧灼痛消失。热敷、按摩和痉挛肌肉伸展可减轻患者症状。

物理治疗

梨状肌综合征患者经常要接受一系列的物理治疗。牵张锻炼可以伸展收缩的梨状肌。最常用的牵张锻炼是取仰卧位息肢屈膝向胸部和身体中线运动。每天数次,每次持续 30 秒。站立位时也可行牵张锻炼。特别注意患侧膝部不要向对侧胸部运动,这样会引起骶髂关节过度伸展。超声波、电刺激和清凉喷雾剂辅助牵张锻炼可起到较好的治疗效果。

针灸

针灸应用于减少肌肉痉挛和促进愈合有悠久的历史。许多技术,例如针刺、拔火罐和电针灸等可以应用于治疗梨状肌综合征。促进治疗区域的血液循环是其主要目的。

注射

各种注射技术和药物可应用于治疗梨状肌综合征。传统上采用盲穿法。患者采用患侧在上的侧卧位。患者肢体屈曲,膝部置于治疗台上。经股骨大转子和髂后上棘划线。注射点为此线中点下方 5cm 处。使用 22G 穿刺针缓慢进针直至出现异感。仔细回吸,注入 40mg 甲泼尼龙和 0.25%布比卡因的混合液 10ml。注射时防止注入坐骨神经内。

肌电图辅助 X 线检查或者 MRI 引导穿刺可以应用于治疗梨状肌综合征。这样可以提高穿刺的准确性以及确定诊断和治疗。肉毒菌(A 型肉毒毒素)制剂是一种可选择性的治疗性局部麻醉药和皮质类固醇药物。肉毒素可以松弛梨状肌并且减轻神经根综合征旧。

干针(类似于针灸)可以应用于治疗梨状肌综合征。但是,与扳机点治疗不同的是,其有效性没有被充分研究。

外科治疗

如果保守治疗无效,可以采用外科手术治疗梨状肌综合征。患者出现明显的病理性变化和机能障碍应接受外科手术治疗。手术分离梨状肌和坐骨神经。覆盖坐骨神经之上的梨状肌被移除。患者术后 1 天可下床活动,1 周内即可负重。虽然术后几周内坐骨神经分布区会出现麻木,但是大部分患者坐骨神经痛症状很快会消失。

结语

梨状肌综合征经常与腰椎神经根病、骶髂关节功能障碍、大转子滑囊炎相混淆。仔细询问病史和详细查体对于鉴别诊断十分重要。并且可以提高患者的治愈概率。

(任世超)

第十七章 尾骨痛

尾骨痛是一种常见的疼痛综合征，其特点是局限于尾骨的疼痛伴低位骶骨和会阴部放射痛。尾骨痛常见于女性患者。尾骨痛常发生于尾骨遭受直接外力引起外伤或阴道分娩困难之后。尾骨痛是由于骶尾部韧带紧张或尾骨骨折所致。但是少数情况下是由于骶尾关节关节炎以及肿瘤侵犯骶骨和相邻软组织所致。

临床症状

体格检查时,患者表现为尾骨广泛触痛,移动尾骨时疼痛加重。移动尾骨可以导致患者直肠感觉异常,使患者疼痛难以忍受。直肠检查时,肛提肌、梨状肌和尾骨肌可以触及硬结,并且触诊时可以诱发严重的肌肉痉挛。坐位可以加重尾骨的疼痛并且患者常使用一侧臀部以避免尾骨受压。

诊断

临床上怀疑疼痛来源于尾骨的患者,应行X线平片检查以排除骨质病理改变和肿瘤。综合患者的临床表现以及附加试验如全血细胞计数、前列腺特异性抗原、红细胞沉降率和抗核抗体试验可以确诊。如果怀疑肿物和肿瘤,可行骨盆MRI检查。放射性核素扫描检查有助于排除X线检查未发现的应力性骨折。下文将介绍用于诊断和治疗的注射技术。

鉴别诊断

尾骨痛经常与直肠和肛门的原发性病理改变相混淆。骶骨和尾骨的原发性肿瘤或转移病灶通常也表现为骶骨痛。痉挛性肛部疼痛也会出现尾骨痛的症状,但是移动尾骨并不加重疼痛。骨盆和骶骨的不完全性骨折以及骶髂关节病变有时也会出现尾骨疼痛的症状。

治疗

初期尾骨痛的患者其初期的治疗方法包括应用单一的镇痛药物、非甾体类抗炎药、COX-2抑制剂或使用真空垫圈防止骶尾韧带受激惹。如果患者症状没有明显改善,可以行注射治疗。

治疗尾骨痛时,患者采取俯卧位。腿部和足部外展,以防止臀部肌肉紧张和无法确认骶尾关节。注射部位以及相关解剖部位都常规消毒。铺带孔无菌巾,防止触诊时污染。一只手将无菌手术巾压入臀沟,并用指尖于骶骨底部触诊骶尾关节。确定骶尾关节后用3.8cm25G穿刺针与皮肤呈45°角刺入骶尾关节和韧带。

穿刺针如进入骶尾韧带会出现落空感,此时应将针退出韧带。如穿刺到骶骨骨壁,应少许推针,使穿刺针退离骨膜。定位穿刺针满意,轻微回吸无血液和脑脊液,缓慢注入5ml浓度为1.0%的利多卡因和40mg甲泼尼龙的混合液。注射时可能有轻微的阻力。注射时出现明显的疼痛或疼痛加重提示穿刺针位置不正确,此时应停止注射并调整穿刺针位置。注射结束后无菌敷料加压包扎并放置冰袋。

结语

如果没有尾骨和韧带的损伤,不应考虑尾骨痛的诊断。如果误诊骶尾部肿瘤,后果很严重。同其他的疼痛综合征一样,关于患者疼痛和功能异常的仔细评估十分重要。

（任世超）

第十八章　产科疼痛

第一节　妊娠期生理、药理及评估

妊娠期生理变化

正常情况下，妊娠期各器官系统发生显著的生理改变以满足不断生长的子宫、胎儿和胎盘的代谢需要。由于这些改变对于产妇的病理生理会有显著影响。本章首先讨论妊娠期的生理变化，探讨这些变化对孕妇疼痛及相关疾病的影响。

中枢神经系统

吸入麻醉剂和肺泡气最低有效浓度

以肺泡气最低有效浓度（MAC）作为测量指标，孕妇对常用的吸入麻醉剂的需要量比非妊娠状态降低 30%。这种降低的可能机制包括：血浆内啡肽水平增加，以及孕酮水平增加（妊娠晚期升高达到 10~20 倍），孕酮对中枢神经系统有抑制作用。这一点非常重要，因为适于非妊娠孕妇的吸入麻醉药浓度用于孕妇时可能造成效能过强。例如，剖宫产手术实施椎管内麻醉时，辅助吸入氧化亚氮的浓度达 50 %即可使孕妇的意识消失。孕妇对静脉诱导药物（如硫喷妥钠）和镇静剂（如地西泮）也有类似的敏感性增加象。

椎管内麻醉

足月妊娠时局部麻醉药的需要量减少约 40%，这一变化与两种机制有关。（1）机械变化：增大的子宫压迫下腔静脉导致硬膜外静脉丛扩张这使硬膜外腔容量和每节段的脑脊液容积减少。因此，同样剂量的局部麻醉药硬膜外或者鞘内给药麻醉节段扩散更为广泛；（2）生化变化：在早孕末期孕妇对局部麻醉药需要量就会减少，这远在硬膜外静脉发生显著扩张之前。这一现象提示可能存在某种生化或激素机制。将雄性兔长期暴露于孕酮后，在体外实验中阻滞其迷走神经传导所需局部麻醉药的浓度降低。短期暴露于孕酮的雄性兔的迷走神经会出现这一效应。这提示长期暴露于孕酮引起神经膜蛋白通道的改变导致对局部麻醉药的敏感性增强。循环内 β-内啡肽增加和脊髓内激活的 κ-阿片受体增加使妊娠期和分娩期疼痛的耐受性增强。

呼吸系统

耗氧量

增大的子宫及胎盘和胎儿的高代谢需求使整个妊娠期耗氧量增加，到妊娠足月时，耗氧量比妊娠前增加 40%~60%。呼吸暂停时，如麻醉诱导或子痫发作，氧饱和度下降速度更快。肺容积的改变可以增强这一效应。最近的一项研究中，作者使用模拟的快速序贯诱导后的生理变化对孕妇的呼吸暂停耐受性降低进行了研究。作者发现，去氮达 99%后，孕妇氧饱和度下降至 90%的时间为 4 分钟，而非孕妇需 7 分 25 秒。另外，氧饱和度从 90%下降至 40 %的时间，孕妇为 35 秒，非孕妇为 45 秒。

动脉血气

孕酮使呼吸中枢敏感化，从而对二氧化碳的呼吸反应增强。潮气量和呼吸频率增加导致妊娠期过度通气。最近的研究表明，孕妇的过度通气是妊娠导致的觉醒和呼吸的中枢化学驱动、酸碱平衡、代谢率和脑血流改变的结果。这可以解释为什么孕妇 $PaCO_2$ 通常为 30~32mmHg。然而由于尿内碳酸氢盐排泄增加（妊娠期通常为 20mmHg），pH 得以部分校正，通常为 7.41~7.44。过度通气使肺泡二氧化碳降低，由于肺泡气体平衡，导致 PaO_2 增加（通常为 103~107mmHg）。

肺容积、肺容量和呼吸力学

肺容积变化为，补吸气量（IRV）增加了 5%，潮气量（TV）增加了 45%补呼气量（ERV）减少 25%残气量（RV）减少 15%；肺容量变化是，深吸气量（IC）增加 15%，功能残气量（FRC）减少 20%，肺容量（VC）不变，而肺总量（TLC）减少了 5%；肺通气量变化是，分钟通气量（MV）增加 45%，肺泡通气量（AV）增加 45%，吸频率（RR）无变化，无效腔（DS）增加 45%；呼吸力学变化有，肺阻力减少 50%，1 秒用力呼气量（FEV1）/1 秒率（FEV1/FVC）、闭合容量（CC）和流量容积环无变化。

妊娠期低氧血症的机制

耗氧量增加使得妊娠期易于发生低氧血症。子宫增大使膈肌上移导致功能残气量（FRC）减少。本质上，FRC 代表呼吸暂停期间可供利用的氧储备；因此 FRC 降低使发生低氧血症的潜伏期缩短。仰卧位时，FRC 进一步减少，低于闭合容量。这导致小气道关闭，通气血流比值（V/Q）失调，氧饱和度下降。仰卧位时心输出量减少导致混合静脉血氧饱和度下降，因此动脉血氧饱和度降低。

上呼吸道变化

上呼吸道的黏膜脆性增加和血管增生对气道管理有重要意义。喉镜窥视时容易引起黏膜损伤，同时损伤后大量出血的风险增加。孕妇通常需用较小的气管导管，通常为 6.0~6. 5mm。先兆子痫孕妇的血管增生和伴随的黏膜充血会更严重。除非绝对需要，应避免经鼻气管插管或放置鼻胃管，因为可能引起严重的鼻出血。妊娠期 Mallampati 气道分级增加，而分娩期"和严重先兆子痫的孕妇更为严重。这些改变会加重产妇气管插管的难度。

镇痛不足对孕妇呼吸的影响

宫缩时镇痛不足使孕妇过度通气，导致低碳酸血症。对于未给镇痛剂的孕妇，分钟通气量在第一产程时较孕前增加 140%，在第二产程时增加 200%。$PaCO_2$ 可降低至 10~20mmHg，这种极端的低碳酸血症导致孕妇通气不足。同时，耗氧量增加（也就是说，孕妇通气量增加一倍时耗氧量增加 50 %）。因此，在宫缩间歇期可能发生严重的低氧血症。血乳酸值增加表明孕妇在分娩过程实际氧需求大于耗氧量。

氧的运输

过度通气结果是孕妇血内溶解的氧增加。单单这一点并不会增加胎儿氧的输送。然而，母体氧离曲线右移增加了胎儿氧的输送。妊娠足月时孕妇的 P_{50} 由 26mmHg 增加至 30mmHg。，胎儿血红蛋白的特性使胎儿由母体血红蛋白获取氧的能力增强，胎儿血红蛋白 P_{50} 为 18mmHg，因此对氧的亲和力比母体血红蛋白高。

心血管系统

中心血流动力学变化

妊娠伴随着母体复杂的血流动力学的适应性改变。妊娠期的血容量增加是其中的部分原因。血容量在妊娠早期开始增加,在妊娠中期增加迅速,到妊娠晚期增加较为缓慢。血浆容量的增加多于红细胞的增加,导致"妊娠期生理性贫血",足月孕妇血红蛋白正常水平为 11. 6g/dl。23 如果发生缺铁性贫血则会更低。心输出量从孕 10 周开始增加,到孕 32 周达到顶峰,比基础状态增加 30%~50%。妊娠前半期心输出量增加是搏出量增加的结果,而在妊娠后半期是搏出量和心率同时增加的结果。几种机制导致体循环血管阻力(SVR)降低:妊娠期血浆前列腺环素(一种强效的血管扩张剂)水平增加;孕酮作用于血管平滑肌使血管扩张;低阻力的胎盘循环与体循环阻力必然呈并行关系,由于两种并行关系的阻力之和低于其中任何一个,因此胎盘床起着降低后负荷的作用;血液黏滞度是后负荷的决定性因素,妊娠期稀释性贫血改善了血液流变学,使后负荷降低。娠期左室舒张末期容积增加而收缩末期容积不变,因此射血分数增加。左室周径纤维缩短速率增大提示心肌收缩能力增强,这可用心率增快和体循环阻力下降来解释。但以左室每搏功指数为测量指标的内在收缩能力保持不变。妊娠期心率逐步增快,至足月时达到峰值,比基础状态快 10~20 次/分钟。疼痛和分娩应激可使其进一步增快。

心电图变化和心律失常

孕足月时由于妊娠子宫使膈肌上移,从而导致心脏向左移位使心电图发生改变。以下几种心电图表现在妊娠期均属正常:QRS 轴向任何方向的偏移; 妊娠早期 QRS 轴平均值轻微右移;在末期由于左侧膈肌进行性抬高导致的 QRS 轴平均值轻微左移;Ⅲ导联轻微的 Q-T 波倒置;短暂的 ST-T 波改变非常常见。由于孕妇处于高动力状态,常见功能性杂音,并可能有快速性心律失常的倾向(尤其是室上性的)。妊娠期最常见的心律失常类型是房性期前收缩、心室除极和窦性心动过速。孕妇会更注意自己心跳及心率的变化、逸搏等。妊娠引起心律失常的机制包括:心脏离子通道传导的改变;心脏体积的增大(心房牵张、舒张末期容量增大);自主神经张力改变;内分泌的改变。

主动脉腔静脉压迫

仰卧位时增大的子宫将下腔静脉压向脊柱(孕 20 周以后表现明显)将导致静脉回流减少。尽管侧支循环部分代偿这种减少(如奇静脉系),但总的静脉回心血量下降。增大的子宫压迫主动脉并通过类似于主动脉阻断的机制使手臂的测量血压升高。由于髂内动脉由压迫点的远端发出,而子宫动脉属于髂内动脉的分支,因此尽管表面上血压升高而实际上子宫胎盘的灌注减少。妊娠期有 15%到 20 %的孕妇发生明显的髂动脉受压。因此,所有的足月临产妇应避免仰卧位,特别是接受椎管内麻醉时。

血液系统

正常的妊娠过程伴随着血液系统的多种改变。

稀释性贫血

妊娠时红细胞总量增加,而血浆容量增加更多,因此产生妊娠期稀释性贫血。饮食中铁补充不足时,典型的血红蛋白水平为 9~10g/dl。血红蛋白水平大于 13g/dl 提示血液浓缩,可能是先兆子痫的征兆。

血小板计数和功能

少数临产妇会发生妊娠期血小板减少(血小板计数为 $90\sim100\times10^9/L$),这是一种生理现象,产后自然恢复,不会并发血小板功能异常或者临床的出血。血小板计数在大多数临产妇会保持不变或出现中等程度的下降。已有研究提示,妊娠期血小板消耗增加。

凝血因子

正常的妊娠过程伴随着凝血和纤维蛋白溶解系统的复杂变化。尽管生理性的促凝血改变有助于减少产时血液丢失,但也使妊娠期和产后血栓栓塞的风险增加了 6 倍。这些变化的净效应是凝血效能增加而纤维蛋白溶解作用受损。传统的实验室检查如凝血酶原时间和活化部分凝血活酶时间并不能检测高凝状态,而校正自动凝血酶描记法(calibrated automated thrombography,CAT)能够显示妊娠期内源性促凝物的增加。CAT 检测蛋白 S 的水平和活性,妊娠期 S 蛋白的水平显著降低,CAT 也能显示妊娠期纤溶酶原激活物抑制剂—1,凝血酶抗凝血酶复合物和组织因子途径抑制物的增加。妊娠期抗凝血酶和蛋白 C 的水平保持不变。尚不清楚血栓栓塞性疾病是否与这些改变有关。

白细胞和免疫功能

妊娠期血白细胞计数逐渐升高,从 6000/mm^3 增加至 9000~11 000/mm^3。主要是由于多形核白细胞增加,而淋巴细胞、嗜酸性粒细胞和嗜碱性粒细胞计数下降,单核细胞计数不变。分娩时白细胞进一步增加,产后第一天可达到 15 000/mm^3。妊娠期多形核白细胞功能受损,这可以解释为什么妊娠期发生感染的概率增加以及一些妇女怀孕后自身免疫性疾病的症状减轻。然而,妊娠期自身抗体的产生不变。妊娠期血浆免疫球蛋白 A、G 和 M 的水平保持不变而一些病毒的体液抗体滴度下降,如麻疹、A 型流感和单纯性疱疹。

胃肠道系统

胃的排空

人们经常提到整个妊娠期胃的排空减慢。实际上,超声显像研究表明妊娠期胃的排空保持不变。然而,疼痛性宫缩开始后,胃排空减慢。胃肠外给阿片类药有类似的效果。分娩期椎管内镇痛不影响胃的排空,除非辅助使用芬太尼或其他阿片类药物。硬膜外芬太尼剂量大于 100ug 时会明显影响胃的排空。鞘内 25ug 的芬太尼也会使胃的排空受损。服用清亮液体似乎有助于胃的排空,目前,美国麻醉医师学会(ASA)建议不存在其他危险因素(如病态肥胖症、糖尿病、困难气道)的产妇术前可以服用清亮液体。产后 18 小时,胃的排空恢复至孕前水平。

胃酸的分泌

胎盘产生异位胃泌素。这可能增加胃液的容量和酸度。然而,大量的研究表明,妊娠期血浆胃泌素的水平下降或保持不变。这导致胃酸分泌减少,在孕 20~30 周时达到最低水平。关于胃液体积和 pH 的研究表明,行择期手术的非妊娠妇女和行剖宫产的孕妇中 pH 小于 2.5 的比例(80%)和胃液体积大于 25ml 的(50%)比例均没有差别。两组病人中,低 pH 而且高胃液体积的病人数目相同(40%~50%)。对孕 15 周的妇女进行同样的调查也得到类似的结果。

下段食管括约肌功能

孕酮和雌激素能松弛下段食管括约肌的平滑肌,使正常状态下阻止胃食管反流的屏障压降低。增大的子宫使胃抬高旋转,消除了食管通过膈肌进入胃时的“钳夹瓣”样作用,使抗反流屏障进一步降低。所有这些改变增加了胃内容物反流误吸的风险,也使误吸后肺损伤的程度加重。

肝功能

血浆雌激素和孕酮水平增加

妊娠期血浆雌激素和孕酮水平增高,使肝脏解剖、生理和功能发生可逆性改变。如果存在肝脏疾病，这些变化会带来问题，举例来说，蜘蛛痣和肝掌是肝脏疾病的表现，但是一些孕妇雌激素水平增高时也会出现这些症状。实际上，正常妊娠中出现毛细血管扩张的比例可高达 60%。

肝血流

正常妊娠中肝脏体积保持不变，尽管存在生理性的血容量和心输出量增加，肝血流量不变。实际上，妊娠期肝血流量占心输出量的比值下降 35%。由于分布容积增大，因此依赖肝血流量的药物清除率下降。

内脏、肝门和食管静脉压力增加 ，足月孕妇内脏、肝门和食管静脉压力增加，其中 60%的健康孕妇出现食管静脉曲张并在产后消退。

血浆白蛋白浓度

由于血浆容量增加，血浆白蛋白浓度可下降 60 %，导致妊娠中期血浆总蛋白水平下降 20%。

肾脏

解剖/肾血流的改变

妊娠时肾脏增大，主要是肾血流增加 75%。产后 6 个月，肾脏体积恢复正常。肾脏血流增加是由于肾脏人球和出球动脉阻力下降。妊娠期卵巢分泌的耻骨松弛激素介导肾脏的血管舒张。在早孕末期肾盂和输尿管的扩张是激素水平变化的结果，主要是孕酮的作用。在妊娠末期由于增大的子宫压迫造成输尿管进一步扩张。

肾小球滤过率的改变/肾功能检测

妊娠中期，肾小球滤过率（GFR）从 100ml/min 增加到 150ml/min，引起血尿素氮和肌酐下降。因此，妊娠期间，尿素氮和肌酐正常或轻微升高（肌酐>80umol/l, ）就提示肾功能受损。由于 GFR 增加，近端肾小管重吸收减少，可能还包括肾小球滤过膜静电电荷的改变，使尿蛋白轻微增加。肾小管对糖的重吸收也下降，会导致一些孕妇发生妊娠期糖尿病。同样，肾小管对碳酸氢盐的重吸收下降，对妊娠期的呼吸性碱中毒产生代偿性的代谢性酸中毒。妊娠期肾脏对维生素 D，促红细胞生成素和肾素的分泌增加，但这些效应被其他变化掩盖。

内分泌

甲状腺功能

妊娠期由于滤泡增生和血管增生因而甲状腺增大。从妊娠早期开始直至分娩，由于雌激素诱导的甲状腺结合球蛋白增加使总的 T_3 和 T_4 水平增加 50%。妊娠期游离 T_3 和 T_4 水平保持不变。妊娠早期促甲状腺素（TSH）水平下降，但随后恢复至非妊娠状态水平并持续至整个妊娠过程。有研究提示，甲状腺功能的某些检测呈现妊娠分期特异性的变化，如果怀疑甲状腺疾病，应咨询内分泌专家的意见。孕妇的筛查中有 1. 7%存在亚临床的甲状腺功能亢进。这些孕妇的 TSH 下降而 T_4 水平正常。未见不良妊娠后果。

胰腺功能和糖代谢

妊娠期机体对胰岛素的敏感性减低，这种诱发糖尿病的效应主要源于胎盘催乳素，这意味着尽管妊娠期存在高胰岛素反应，孕妇食用碳水化合物后的血糖水平将高于非妊娠妇女。妊娠末期，孕妇的空腹血糖水平低于非妊娠妇女。这种改变是由于胎儿胎盘共同消耗了大量葡萄糖。这种相对的低血糖状态导致空腹低胰岛素血症和饥饿后酮血症加重。

垂体功能

正常妊娠会刺激腺垂体催乳素细胞增生，妊娠时控制催乳素分泌的神经内分泌发生改变，出现高催乳素血症。胎盘催乳素和多巴胺均对此发挥作用。

肌肉骨骼系统

腰椎前凸

妊娠时子宫增大导致腰椎前凸，以稳定重心。过分的腰椎前凸会牵拉大腿的股外侧皮神经，导致异常性股痛（大腿前外侧区域轻度的感觉丧失）。腰椎前凸还可能伴随颈部前曲和双肩下沉，严重时引起臂丛神经病变。

关节活动度

妊娠时期的关节活动度有一定的增加，尤其在骶髂关节、骶尾部、耻骨联合部等处，以利于胎儿的娩出。孕 30 周时耻骨联合增宽。这些改变均是耻骨松弛素及妊娠期机械性压力的继发效应。

胎盘药物转运、血流及致畸性

理解药物经胎盘的转运和妊娠期药物使用的安全性极为首要。一些研究表明，高达 59%的孕妇除维生素以外还服用其他处方药。多种因素决定一个药物是否对胎儿有害。药物从孕妇到胎儿的转运，取决于母体的血药浓度、胎盘的灌注和结构、药物本身的溶解度以及胎儿体内的血药浓度。

解剖和生理变化

妊娠期母体解剖和生理发生的变化，就是为了保证子宫有足够的血供。子宫的血供有两条路径。子宫动脉是妊娠子宫血供的主要来源，为髂内动脉的分支。高流低阻是子宫血流的特点。在整个妊娠期子宫血流是增加的，在妊娠末期，子宫血流量可占孕妇心输出量的 20%，每条子宫动脉的血流可达到 225~375ml/min。卵巢动脉也为子宫提供额外供血。卵巢动脉起源于主动脉，穿过骨盆韧带后，经子宫卵巢韧带进入子宫。来自子宫和卵巢的血管，在子宫的底部附近形成吻合，为胎盘提供了高流低阻的血液循环。子宫动脉和卵巢动脉最后形成供应绒毛间隙的螺旋动脉，这些动脉包绕胎盘胎儿面的终末绒毛。

胎盘

胎盘除了连接母体和胎儿，还具有多种的功能。发育中的胎儿依靠胎盘完成呼吸、内分泌、肾脏代谢功能以及营养物和废物的转运。特别值得注意的是，胎盘完成这些功能时，不需要将母体和胎儿的血液进行混合。

胎儿循环

胎儿循环由两条脐动脉开始，其为胎儿髂内动脉分支。脐动脉携带乏氧血从胎儿到胎盘。脐动脉分支为脐部毛细血管以营养胎盘绒毛。胎儿血液流经末端绒毛，经单条脐静脉流出胎盘。脐静脉进入胎儿并流经胎儿肝脏与肝静脉汇合。脐静脉和肝静脉流人静脉导管，并进入右心房。含氧血在右心房通过卵圆孔进入左心房再进入胎儿体循环。

妊娠期的生理变化

母体的生理变化可以改变许多药物的药代动力学。在多数情况下，这些药代动力学改变的临床意义并不重要。

妊娠期相关的变化可以影响口服药物的吸收。胃肠动力下降。胃酸 pH 下降。

血容量的分布有很大的变化。母体血浆量增加 50%。足月时白蛋白浓度较妊娠前下降 70%。血浆中总的药物浓度的下降程度将高于非结合型(或游离的)药物浓度的下降程度。

妊娠期间药物的代谢发生明显变化，药物稳态浓度也随之改变，最后导致孕妇的稳态浓度水平与正常人群不同。许多药物都通过肝脏代谢,其中涉及许多药物代谢酶,以下介绍几种最常见的代谢酶类。

细胞色素 P450(CYP)是一类主要在肝脏发现的酶,一般认为,妊娠可诱导 CYP 的产生,从而导致许多药物的游离型浓度下降。

尿苷二磷酸葡萄糖醛酸基转移酶(UGT)存在于肝细胞内质网,早在妊娠早期就被妊娠诱导产生。拉莫三嗪、吗啡和齐多夫定均由酶类代谢。

N-乙酰基转移酶(NAT) 有限的数据提示此种酶的活性从妊娠早期就开始下降,直至足月,约下降 12%。NAT 负责磺胺类、普鲁卡因胺、异烟肼的代谢。

许多药物,包括 β—内酰胺酶类抗生素,肾脏排泄速度决定于肾小球滤过率(GFR)。妊娠早期肾小球滤过率增加 50 %,而且在整个妊娠期阶段会继续增加。这会影响许多通过肾脏排泄的药物,不过 GFR 的增加与药物排泄的增加并不呈直线关系。肾小管对某些转运蛋白的分泌及重吸收作用也可以改变药物在肾的排泄。这些机制在妊娠期间如何改变和其对药物转运的意义仍不明确。

母体与胎儿之间营养物质、代谢废物及药物的交换存在 4 种机制:

整体流动 即水及溶质顺着静水压和渗透压力梯度移动。

扩散 当在细胞膜等屏障两边存在一个浓度梯度,物质可顺着浓度梯度通过屏障进行交换。

介导转运 这种方式主要依靠膜结合蛋白将溶质进行跨膜转运,这比仅依靠扩散的速度要快,而且可以逆浓度梯度进行。

胞饮作用 细胞膜将需要转运的分子包裹,形成囊泡,然后将内容物释放至胎儿循环。

影响因素

以下因素将决定药物由母体到胎儿的转运能力及胎儿最终的血药浓度。

分子量大的不容易通过绒毛膜进入胎儿循环。分子量<500D 的可轻易通过胎盘。

高脂溶性药物可以自由通过胎盘。低脂溶性药物不容易通过胎盘。

药物的解离度取决于亨德森—哈塞尔巴尔赫方程(Henderson-Hasselbalch equation):pH=pKa+log[basel/[acid]

解离度高的药物如肌松药、肌松药的拮抗剂和肝素等均不易通过胎盘。

直线型结构的分子比起球形结构物质更难穿过胎盘屏障。.

母体药物的吸收,血流的分布,子宫血流。

胎盘循环中,循环母体子宫螺旋动脉注入绒毛间隙,血液充分浸润绒毛。脂质膜将母体循环、基底膜和胎儿的绒毛膜板、胎儿循环分隔开。患糖尿病及慢性高血压时脂质膜增厚,气体及营养物质的交换受损。

胎儿 40%的脐静脉血绕过肝脏,避开了肝脏对药物代谢。

致畸作用

在日常工作中,临床医师经常需要提供有关药物使用及对胎儿发育影响方面的信息。可以从畸形学的 6 个基本原则来理解某种药物如何造成结构或功能上的缺陷。根据疾病控制中心和美国妇产科学会的数据,活产婴儿中,有 3%存在严重的先天畸形,5 岁儿童中,有 4.5%存在出生缺陷。出生缺陷包括畸形、变形和歧化。

出生缺陷分类

畸形是发育过程中由于内在异常导致的发育改变。

变形是由于异常的机械力作用于原本正常的胎儿的结果。

歧化是原本发育正常胎儿的某一部分构造被破坏。

先天畸形的病因

未知：65%~75%，遗传：15%~25%，环境因素：10%。环境因素包括药物、化学物质和物理因素如电离辐射等等。处方药物引起的先天缺陷只占一小部分。

畸形学的原则

以下是畸形学的 6 项原则，是判定某种致畸因子的生物学可能性的基础。

遗传易感性是生物体对特定的致畸因子固有的抵抗力或易感性，取决于胎儿的基因型及胎儿与有害环境因素的相互作用方式。胎儿和母体因素也可能有一定作用。影响敏感性的因素包括：

A.暴露剂量。

B.阈值剂量。

C.药物/化学品的药代学和代谢。

D.妊娠相关的生理学改变。

E.胎盘物质转运。

暴露时期是判定是否可能对胎儿带来影响的关键因素。

A.一般认为妊娠期 2~5 周时，存在“全或无”现象。此时期暴露可能引起自然流产或完全未受损两种结果。妊娠早期所有细胞均是全能细胞，如果一个细胞受损，未受损的细胞可以代偿，但是如果受损细胞数目超过临界值便会发生流产。

B.妊娠期 5~10 周是器官发生的关键时期。此时大多数器官正在发育，是致畸的敏感窗。

C.10 周以后胎儿的大部分器官已经形成分化，此时期暴露会造成生长或分化减缓。

致畸作用的机制　致畸因子通过特异性途径作用于发育中的细胞和组织，来启动异常的生长发育序列。当怀疑某物质为致畸因子时，必须了解此物质是否具有导致某种特异性畸形的生物学可能性。

表现　致畸因子与前面描述的确定的、特异性的畸形相关。发育异常的表现包括死亡、畸形、发育迟缓和功能缺陷。

致畸因子的效应通常取决于暴露时期、剂量和相互作用。

A.药物。

B.化学品　许多违禁药物及酒精是已知的致畸因子。

C.感染　已知许多感染会引起先天缺陷。最常见人们最熟知的是 TORCH 感染。TORCH 包括弓形虫、风疹、巨细胞病毒、单纯疱疹病毒和其他病毒如水痘等。

D.母体疾病也可以引起先天缺陷，最常见的是糖尿病。血糖控制不良增加多种胎儿畸形的风险，包括先天性心脏病和骶骨发育不全。

剂量效应　发育异常的频率和程度随剂量的增加而增加。低于某一剂量水平时不会出现畸形。在动物模型中常常可以推断出这一结论。如果某种药物对动物的致畸剂量低于人类最大治疗剂量的 10 倍，就可以怀疑此药有很高的致畸风险。动物的致畸剂量大于人类最大治疗剂量 100 倍的药物的致畸风险较低。

药物的分类

从 1975 年起，美国食品和药品管理局（FDA）要求所有的药物必须根据其致畸性进行分类。

A 类　数量充足、设置对照的妊娠妇女研究，没有显示能增加胎儿异常

B 类　动物研究，没有伤害胎儿的证据，但还没有数量充足、设置对照的妊娠妇女研究，或者动物研究中有副作用，但在数量充足、设对照的妊娠妇女研究中，没有显示有胎儿的风险。

C 类　动物研究证明对胎儿有副作用，但没有数量充足、设置对照的妊娠妇女研究，或者还没有进行动物研究，没有数量充足、设置对照的妊娠妇女研究。

D 类　妊娠妇女研究已显示有胎儿危害，但治疗的益处超过潜在的风险。

X 类　动物和妊娠妇女的研究，显示有胎儿异常的阳性证据，禁用于妊娠和可能怀孕的妇女。

局部麻醉药及毒性

局部麻醉药是一类局部应用后能可逆性阻滞神经传导的药物。

化学结构

临床常用局部麻醉药

有相似的化学结构：亲脂性的芳香环—中间烃链—亲水性的季胺或叔胺分子。

酯类、酰胺类局部麻醉药

酯类局部麻醉药的中间链为酯链，常用的酯类局部麻醉药包括普鲁卡因、2—氯普鲁卡因、丁卡因和可卡因。酰胺类局部麻醉药的中间链为酰胺链，常用的酰胺类局部麻醉药包括利多卡因、布比卡因、罗哌卡因和甲哌卡因。

作用机制

局部麻醉药能抑制电压门控钠通道，因此神经细胞在轻度去极化后不能产生动作电位。

局部麻醉药进入细胞

只有无电荷的局部麻醉药分子能进入细胞和(或)跨过细胞膜。用的局部麻醉药呈弱碱性，离解常数(pKa)大于生理 pH(碱是指能接受质子的分子；pKa 即 50 %分子质子化时的 pH。)。在生理 pH 时，50%以上局部麻醉药分子的氨基末端质子化，以离子的形式存在，并因为其带电荷而不能进入细胞或跨过细胞膜。为了增加可溶性，市售的局部麻醉药是水溶性的盐酸盐。因此，其制作的酸化过程使更多局部麻醉药分子以阳离子的形式存在。局部麻醉药的 pKa 决定其起效时间，也就是说，pKa 越接近生理 pH，该局部麻醉药分子的离子化越少，因此比 pKa 大的相似分子起效快。局部麻醉药的亲脂性有助于其跨过细胞膜。因此亲脂性增加时，局部麻醉药的强度随之增强。

局部麻醉药与钠离子通道结合

局部麻醉药分子进入细胞膜后，其质子化形式从细胞内侧进入电压门控钠通道，并与其内孔的特异性结合部位结合。处于激活或失活(去极化)状态的钠通道比静息状态下更容易被结合。导致出现时相阻滞 [有时也称为使用依赖性（ use-dependent）或频率依赖性（ frequency-dependent)阻滞]：阻滞随反复去极化而增强，表现为局部麻醉药结合随反复去极化而增多。.该结合干扰了钠通道激活所必需的构象改变，从而阻止动作电位传播所需的钠离子通过。

局部麻醉药从结合部位解离

局部麻醉药从结合部位解离与分子大小、电荷和亲脂性有着密切的关系。与大分子局部麻醉药相比，小分子局部麻醉药从钠通道结合位点解离更快。而且，中度亲脂性有助于局部麻醉药从结合位点解离，而高亲脂性局部麻醉药(如布比卡因)的结合时间长，因此作用时间更长。

膜结合蛋白

除了钠离子通道，局部麻醉药还作用于多种膜结合蛋白，这种结合在硬膜外麻醉或腰麻时

尤为明显，而且与局部麻醉药的效应有关。这些蛋白包括环磷酸腺苷、环磷酸鸟苷、钠/钾三磷酸腺苷酶（ATPase）、钙/镁 ATPase 以及钾离子通道。

分离阻滞

不同类型神经的敏感性

分离阻滞是指已观察到的不同类型神经对局部麻醉药所致的传导阻滞表现出不同的敏感性。局部麻醉药的敏感性随神经纤维的轴径、有无髓鞘、神经功能以及基础放电频率的不同而变化，这种特性称为分离阻滞。

纤维类型	功能	轴径	髓鞘	传导速度	对局麻药的敏感性
A α	运动、本体感觉	最大	有	最快	+
A β	触觉、压力、本体感觉	↓	有	↓	++
A γ	肌梭	↓	有	↓	++
A δ	疼痛、触觉、温度觉	↓	有	↓	+++
B	自主神经节前纤维	↓	有	↓	++++
C	疼痛、温度觉、交感神经节后纤维	↓ 最小	无	↓ 最小	+++

有髓鞘纤维对局部麻醉药阻滞的敏感性高于无髓鞘纤维。无髓鞘纤维，一个区域的活化导致与其紧邻的轴索膜达到阈电位，进而产生动作电位。相反，在有髓鞘纤维，一个结内的活化区域必须足够大，使下一结（一定距离以外）的轴索膜达到阈电位，否则不能产生动作电位。因此，为了达到程度相似的传导阻滞，无髓鞘纤维所需的局部麻醉药更多。

通常细纤维对局部麻醉药的作用比粗纤维敏感。这不是因为轴索大小本身的作用，而是反映了粗纤维郎飞（Ranvier）结之间的距离比细纤维更远。而为了阻止动作电位传播，至少需阻滞 3 个郎飞结。因此，由于粗纤维结间距离大，在被阻滞前需要暴露于局部麻醉药的长度就大一些。

轴径与神经细胞的不同功能有关。阻滞随轴径变化实际上反映了不同功能神经的解剖和生理变化，如离子通道密度和门控的差别、有/无髓鞘的差别、钠/钾 ATPase 及其他离子泵密度的差别等。

随着神经纤维在神经干中所处位置不同，其传导阻滞特性也可能有差异。

时相阻滞提示基线放电频率高的神经纤维对阻滞更敏感。交感神经节前血管运动纤维有收缩血管的功能，其基线放电频率高，因此可能对时相阻滞更为敏感。同样的，和运动神经相比，感觉神经的放电频率常较高，因此感觉神经的时相阻滞表现可能更明显。

分离阻滞的临床意义

腰麻和硬膜外麻醉时，尽管交感阻滞往往不全，但其阻滞平面高于感觉阻滞平面几个皮节。腰麻和硬膜外麻醉时，感觉阻滞平面高于运动阻滞平面。低浓度局部麻醉药硬膜外分娩镇痛，能有效缓解疼痛却较少影响分娩。A_δ 纤维与锐痛或快痛有关，对局部麻醉药比 C 纤维敏感。C 纤维与灼痛或慢痛相关。低温感觉神经比痛觉神经更容易阻滞。因此，为了保证腰麻或硬膜外麻醉能完全满足手术需要，重要的一点就是用痛觉消失而不是冷感消失确定阻滞平面。

局部麻醉药与辅助药物合用

为获得不同的临床效果，局部麻醉药可与辅助药物联合使用。

局部麻醉药的离子化 如前所述，由于临床常用的局部麻醉药多是弱碱，其 pKa 大于生理 pH，所以它们多以离子形式存在。在局部麻醉药溶液中加入碳酸氢盐能调节 pH，使之接近其

pKa,从而减少离子化,缩短起效时间。

肾上腺素

可加强局部麻醉药的麻醉镇痛作用。椎管内给予局部麻醉药时加入肾上腺素,能延长腰骶阻滞时间。硬膜外加人肾上腺素能加快分娩镇痛起效并延长镇痛时间。肾上腺素作为硬膜外分娩镇痛的辅助药物,具有减少布比卡因剂量的效应。这种效应主要存在两方面机制:肾上腺素与可乐定相似,通过激动脊髓 α_2 肾上腺受体产生脊髓麻醉和镇痛作用。此外,肾上腺素还可引起血管收缩,从而减少药物从鞘内和硬膜外腔进入血液循环。肾上腺素降低硬膜外使用利多卡因和布比卡因时的血清平均峰浓度,而平均峰浓度对局部麻醉药中毒的危险有着重要的意义。蛛网膜下腔肾上腺素的常用剂量是 50~200ug/ml 局部麻醉药, 而硬膜外腔是 1~5ug/ml 局部麻醉药。

去氧肾上腺素

由于使用后,短暂神经综合征(transient neurologic syndrome,TNS)的发生率增加,去氧肾上腺素不是血管收缩剂的首选。

妊娠对局部麻醉药作用的影响

妊娠使局部麻醉药的作用增强。妊娠中晚期椎管内使用局部麻醉药时阻滞的上平面明显上移。增大的子宫压迫下腔静脉,导致硬膜外静脉扩张,椎管容积减小。因此,等剂量的局部麻醉药使孕妇的阻滞平面高于非妊娠病人。动物的体外实验发现妊娠动物对布比卡因和利多卡因传导阻滞的敏感性增加。解剖差异不能解释观察到的这种现象,可能与孕激素和其他激素有关。妊娠时 pH 增大而二氧化碳分压($PaC0_2$)降低,这有利于非离子形式的局部麻醉药分子弥散通过神经细胞膜。但还不清楚是否与镇痛平面上移有关。麻醉药用量恢复至正常水平的时间还不清楚。但是产后行输卵管结扎手术时,每一阻滞节段所需蛛网膜下腔布比卡因的用量比剖宫产手术时多。

药代动力学

要了解局部麻醉药的药代动力学,需了解从注射部位吸收、分布以及清除的规律。

吸收

与吸收相关的动力学参数包括神经周围注射后达到的最大血药浓度(Cmax)以及, 达到 Cmax 所需的时间。从注射部位吸收受局部血流灌注和组织结合情况的影响。在硬膜外隙这类血管丰富的部位药物吸收要快于外周神经和皮下等部位。而硬膜外隙的穿刺点水平不影响药物的吸收。血管收缩剂能降低最大血药浓度,延长平均吸收时间,这种效应在血管丰富的硬膜外腔更明显。局部麻醉药与局部脂肪组织(这与药物的亲脂性有关)或蛋白(与药物蛋白结合有关)结合将减慢其吸收。吸收呈双相,即吸收相对较快的水相和吸收较慢的脂肪相。

分布容积

分布容积受药物与血浆和血细胞结合能力及与组织结合能力比值的影响,如布比卡因这类蛋白结合多的药物其分布容积就小。对映体由于其蛋白结合的差异具有不同的分布容积,左旋布比卡因的蛋白结合率高,其分布容积较小。

清除

酯类局部麻醉药被血浆酯酶水解,包括假性胆碱酯酶,还有红细胞和肝细胞酯酶。水解过程在母体和胎儿中均只需几分钟。(可卡因例外,考虑到胎儿的因素可卡因很少用于产科麻醉,而且可卡因在肝脏内的代谢很慢。)酰胺类局部麻醉药几乎仅在肝脏清除。利多卡因肝脏清除率较高,因此刮多卡因的清除有赖于肝脏的血流灌注和蛋白结合,而硬膜外麻醉能减少肝脏的血流灌注。布比卡因和罗哌卡因的肝脏清除率中等,其清除更多依赖于内在的酶活性。

药物消除

药物消除被持续的吸收抵消。因此,硬膜外给药比静脉注射所测得的半衰期长。因为硬膜外给药后,消除比吸收更快,所以平均滞留时间(即药物分子在体内存在的时间)可能比消除半衰期更有意义。

蛋白结合

布比卡因、罗哌卡因和左旋布比卡因与 α1 酸性糖蛋白的结合较多。

布比卡因、罗哌卡因的硬膜外输注。

布比卡因或罗哌卡因连续硬膜外输注时,输注期间血清药物浓度轻度增加。而这种血清药物浓度增加被手术后病人 α1 酸性糖蛋白浓度增加抵消,因为蛋白结合增加,游离药物分子浓度保持不变。

血清药物浓度

妊娠期间,布比卡因和罗哌卡因的分布容积降低;然而,清除也降低,因此血清消除半衰期和平均停留时间保持不变。因此,局部麻醉药意外注入孕妇血管后,血清药物峰浓度增加,而消除保持正常。

胎儿药物代谢

局部麻醉药迅速通过胎盘。尽管胎儿总的药物浓度低于母体,但因为胎儿的 α1 酸性糖蛋白浓度较低,因此,胎儿和母体具有几乎相同的游离药物浓度。胎儿酸中毒时,胎儿体内局部麻醉药离子化相对增多而不能透过胎盘,最终引起胎儿药物蓄积。

全身毒性反应

神经阻滞时局部麻醉药意外注入血管或者局部吸收过多,导致血浆中局部麻醉药浓度升高而引起全身毒性反应。妊娠期间行硬膜外麻醉,由于硬膜外血管扩张,容易发生局部麻醉药意外注入血管,并可能迅速出现惊厥。相反,局部吸收过多所致的局部麻醉药毒性反应常在 20~30 分钟后延迟发生,但其血药浓度升高较直接注入血管的持续时间长。

发生率

近几年临产妇局部麻醉药中毒的发生率及死亡率降低。这与美国食品和药品管理局建议孕妇使用布比卡因的浓度不得超过 0.5%,以及提高了对硬膜外麻醉时局部麻醉药中毒及其安全处理措施的临床认识有关。据估计,目前与硬膜外麻醉相关的局部麻醉药中毒的发生率为 0.010%~0.013%。

症状和体征

局部麻醉药中毒的症状和体征是中枢神经系统和心血管系统电压门控钠通道被阻断的表现。其典型症状随着血药浓度的升高而进展,首先表现为困倦、口周麻木以及视听觉症状,继而进展为肌肉抽搐和全身惊厥,甚至昏迷、呼吸停止,最终表现为循环衰竭而死亡。

中枢神经系统毒性是由于大脑神经被局部麻醉药阻滞。抑制型神经元对局部麻醉药的阻滞更加敏感,因此,中枢神经系统毒性最初是兴奋性反应,表现为肌肉抽搐,甚至全身强直阵挛发作。如果继续进展,则表现为昏迷,同时伴有呼吸循环衰竭。总的来说,局部麻醉药所致惊厥的倾向与其阻滞神经传导的强度成正比, 因此等效剂量的不同局部麻醉药可导致相似程度的惊厥。然而,左旋布比卡因导致惊厥的可能性较小。

心血管系统毒性是局部麻醉药对心肌直接作用和中枢神经系统间接作用的结果。局部麻醉药亚惊厥剂量导致心肌轻度抑制，表现为心肌收缩力减弱、心率增快；心脏传导功能轻度抑制。交感神经系统兴奋所致的心率增快、心肌收缩力增强、心输出量增加、平均动脉压升高是惊厥的前兆。随着中枢神经系统进一步被抑制，交感神经系统的兴奋性减低，对心脏的间接作用转为抑制。随着剂量增加，局部麻醉药直接引起剂量依赖的心肌抑制，几乎与神经阻滞强度成正比。由于亲脂性比布比卡因弱，罗哌卡因产生的负性肌力作用也较小。局部麻醉药影响心脏传导功能，导致 QRS 延长和心律失常，如心室颤动。局部麻醉药致心律失常的危险与其强度无比例关系，而是与其光学构象有关。利多卡因引起的室性心律失常比罗哌卡因和消旋布比卡因少见。利多卡因与心肌钠离子通道结合快，解离也快，属“快进快出”型结合，因此很少在心肌细胞内蓄积。而布比卡因是“决进慢出”型结合，因此容易在心肌细胞内蓄积。消旋布比卡因比罗哌卡因更容易引起室性心律失常，而其强度强于罗哌卡因，这就引出了问题。测量 20ml 局部麻醉药溶液用于硬膜外分娩镇痛的中位有效浓度（局部麻醉药中位浓度，median local anesthetic concentration，MLAC，反映其 ED_{50}）的研究显示罗哌卡因和布比卡因的强度比为 0.6。相似的研究检测椎管内分娩镇痛所需局部麻醉药的中位剂量（median local anesthetic dose，MLAD）显示罗哌卡因和布比卡因的强度比为 0.65。其他作者质疑测量 ED_{50} 意义不大，因为 ED_{50} 不同的药物其量效曲线的 ED_{95} 范围可能重叠，而 ED_{95} 的范围具有更重要的临床意义。Van de Velde 等最近测定了椎管内布比卡因和罗哌卡因复合苏芬太尼用于分娩镇痛的量效关系，发现罗哌卡因的 ED_{95} 为 4.8mg，而消旋布比卡因的 ED_{95} 为 3.3mg（$P<0.05$），两者的强度比为 0.69。虽然目前对于布比卡因和罗哌卡因的强度比仍有争议，但最近一些综述的作者仍然认为：罗哌卡因的心脏毒性小于消旋布比卡因。关于等效剂量两种药物的研究显示罗哌卡因对 QRS 的影响较小，导致的心律失常较少。罗哌卡因致狗中毒后抢救的失败率仅 10%，而布比卡因的抢救失败率高达 50%。但这个结果在统计学上无显著差异，可能与该研究的样本较少有关。左旋布比卡因的中枢毒性和心脏毒性比消旋布比卡因小。

妊娠可能增加对中毒的易感性。早期的研究显示妊娠绵羊比非妊娠绵羊更容易发生布比卡因中毒，但该研究是非盲法而且样本量较小。最近的研究又发现在妊娠绵羊和非妊娠绵羊中发生的布比卡因或罗哌卡因中毒没有区别。同一组的调查者还发现布比卡因、罗哌卡因、左旋布比卡因导致妊娠绵羊惊厥的剂量低于使非妊娠绵羊惊厥的剂量；然而，局部麻醉药引起低血压、呼吸暂停和循环衰竭的剂量不受妊娠与否的影响。

安全措施

最近几十年，临床实践中多种安全措施的应用降低了局部麻醉药中毒的发生率。这些措施包括注射前频繁回抽、小剂量缓慢追加、总量限制以及硬膜外试验剂量的应用。

追加剂量降低了血药峰浓度，从而降低了毒性反应的强度。麻醉医师也有机会尽早发现毒性反应。

目前有推荐的局部麻醉药最大用量，但这些推荐剂量可能并没有循证学依据，而且安全剂量还受注射部位、年龄、并存疾病以及妊娠等因素的影响。局部麻醉药单次最大推荐剂量：普鲁卡因为单独使用剂量为 1000mg，不与肾上腺素伍用；2-氯普鲁卡因单独使用剂量为 800mg，加肾上腺素后剂量为 1000mg；利多卡因单独使用剂量为 300mg，加肾上腺素后剂量为 500mg；布比卡因单独使用剂量为 175mg，加肾上腺素后剂量为 225mg；罗哌卡因单独使用剂量为 200mg，不与肾上腺素伍用；甲哌卡因单独使用剂量为 400mg，加肾上腺素后剂量为 500mg。

试验剂量用来检测有无血管内注射。常用的试验剂量包括 15ug 肾上腺素，血管内注射后

40~60 秒内心率增快≥10 次/分钟。尽管其在产科病人中的敏感性和特异性受到质疑，但专家仍然推荐使用。另外，小剂量局部麻醉药本身（布比卡因 25mg、利多卡因 100mg、氯普鲁卡因 100mg）也能产生轻微的神经症状如眩晕、口周麻木和耳鸣。也有人描述注射 1ml 空气进入血管，用胎儿心脏多普勒在母体心前区能听到水车轮样杂音。

治疗

迅速处理惊厥及心血管毒性能减少局部麻醉药过量所致的死亡。因此，麻醉医师必须为局部麻醉药中毒的快速处理作好准备。

由于低氧和（或）酸中毒均加重布比卡因的中枢神经毒性和心脏毒性，因此抢救初期必须注意气道管理、给氧和维持通气。通气的目的是维持正常的 $PaCO_2$，而不是过低的 $PaCO_2$。

小剂量苯二氮类和（或）巴比妥类药物合用或不合用肌肉松弛药物治疗惊厥均有助于气道管理，同时能够减轻惊厥所致的酸中毒。

强烈建议使用拟交感药物尤其是肾上腺素和去甲肾上腺素维持血流动力学稳定。尽管肾上腺素可能诱发室性心律失常，但肾上腺素和去甲肾上腺素抢救布比卡因所致心搏骤停大鼠的效果比氨力农、多巴胺、异丙肾上腺素好。目前的资料支持使用胺碘酮治疗布比卡因所致的严重室性心律失常。布比卡因所致严重心律失常的 10 头猪，用胺碘酮抢救后存活 9 头，用溴苄铵抢救后只存活 4 头，对照组则存活 6 头。可能由于样本量太小，这些结果的差异在统计学上并没有显著性意义。

脂肪乳剂已经成功用于预防和治疗布比卡因所致的动物循环衰竭，其可能的机制是亲脂性的布比卡因溶入脂肪乳剂。脂肪乳剂治疗局部麻醉药中毒的用法建议如下：初始剂量为 20%脂肪乳剂 1ml/kg 静脉推注，推注时间大于 1 分钟；每 3~5 分钟重复一次，直到病人稳定或最多进行 3 次注射；持续输注（无论是否稳定）：0.25ml/(kg·Min)直到恢复；总剂量>8ml/kg，不再增加治疗效果。

在一些特殊病例中，需要使用体外循环治疗布比卡因中毒。

其他不良反应

神经毒性

如果长期高浓度使用，所有局部麻醉药都可能表现出神经毒性。20 世纪 90 年代，多篇病例报道描述了微管技术连续鞘内使用 5%重比重利多卡因后出现马尾综合征。其原因可能是从微管输入局部麻醉药致马尾周围局部麻醉药浓度升高，进而导致神经损伤。区域麻醉后严重的神经损伤少见，而且神经损伤的主要原因不是局部麻醉药的神经毒性，而是与创伤或其他原因有关。Auroy 等的两项大规模调查发现：总的来说神经损伤很少发生，但腰麻比硬膜外麻醉发生率高，利多卡因比其他局部麻醉药的发生率高。

短暂性神经综合征

该综合征是指腰麻消退后出现的臀部疼痛，同时放射至双下肢，几天后可以恢复，报道的发生率在 0~37%。最近的一项荟萃分析显示，利多卡因所致的短暂性神经综合征比布比卡因、丙胺卡因或普鲁卡因多 4 倍；而且其发生不随利多卡因的剂量、浓度以及渗透压改变，在使用脑脊液稀释后其发生率不减少，同时也不受葡萄糖的影响。丁卡因中加入去氧肾上腺素后短暂性神经综合征的发生率增加。尽管该综合征称为短暂性神经综合征，但该综合征似乎与神经功能异常无关，似乎并不能代表局部麻醉药的神经毒性。该综合征在孕妇中较少发生。

背痛

背痛多发生于硬膜外注射氯普鲁卡因后，尤其是其防腐剂含有乙二胺四乙酸(ethylenediamlne tetraacetic acid, EDTA)和(或)大容量使用时更容易发生。这种背痛表现为隐痛或烧灼感,与穿刺部位无关,难于定位。然而,在2-氯普鲁卡因新剂型上市前,大剂量2-氯普鲁卡因意外注入蛛网膜下腔可引起粘连性蛛网膜炎。1985年,在氯普鲁卡因的合成过程中降低了硫酸氢盐的浓度,1987年不含硫酸氢盐的新产品上市，这种新产品用乙二胺四乙酸二钠代替了偏亚硫酸氢盐。尽管作了这些改进,仍有与EDTA制品相关的背痛报道。这种背痛表现为大剂量2-氯普鲁卡因(>25ml)注射后上背部的剧烈痉挛。其可能原因是钙螯合剂EDTA所致的局部肌肉钙浓度降低。因此,1996年重新合成了不含防腐剂的2-氯普鲁卡因。

肌肉毒性

局部麻醉药包括新药罗哌卡因在内均有肌肉毒性。局部麻醉药意外肌肉注射可引起骨骼肌损伤。

过敏反应

过敏症专科医师认为,局部麻醉药过敏反应的报道中不足1%是由免疫系统介导的,事实上绝大多数是肾上腺素反应、迷走血管反应、全身毒性反应等等。 Gall等对177例曾有局部麻醉药不良反应的病人进行了研究。病人接受过敏试验[皮肤点刺试验、皮内和皮下激发试验、放射免发法检测免疫球蛋白E(immunoglobulin E, IgE)],其中只有3人激发试验阳性,且均不是由IgE介导的。

酯类局部麻醉药水解产生苯氨基苯甲酸(para-aminobenzoic acid, PABA)，为常见的过敏源,因此,酯类局部麻醉药过敏比酰胺类常见。酯类局部麻醉药存在交叉过敏现象,所以只要病人对任何一种酯类局部麻醉药过敏,其他酯类局部麻醉药都应该避免使用。酰胺类局部麻醉药之间以及与酯类局部麻醉药之间均不存在交叉过敏。防腐剂中的对羟基苯甲酸酯和亚硫酸盐也可引起过敏。

有局部麻醉药过敏史的产科病人应尽早到过敏症专科医师处咨询并测试过敏药物。

孕妇产前评估

尽管许多妇女及看护者认为分娩是一种“自然过程”,但需要手术和麻醉的医疗干预者也很常见。在美国,大约50%的产妇接受椎管内无痛分娩,剖宫产(CS)率约为30%。尽管绝大部分医学干预的结果良好,产妇死亡仍有发生。虽然医疗干预的一些不良后果难以避免,但英国最近一项研究数据表明大约64%的产妇死亡与治疗不规范有关,该报道还提及,麻醉占主要原因的死亡病例中,不规范操作的比例占100%。显然一些产妇死亡是可以避免的。

美国麻醉医师学会产妇评估指南

这些指南涉及围产期(分娩、阴道分娩、胎盘娩出和产后输卵管结扎)麻醉和镇痛诊疗前必须进行的评估。

病史和体格检查

在麻醉前会诊时,麻醉医师应注重病史采集和体格检查。包括以下内容:

产妇既往健康状况;涉及麻醉的产科病史;气道、心肺检查和基础血压的测量;如果要实施椎管麻醉,应检查病人的背部情况;识别需要与产科医师会诊的重要麻醉危险因素。

实验室检查

血小板计数,血液制品的准备。

胎心率

在椎管麻醉前后应该通过正确的方法监测胎心率。

产妇评估的一般方法

健康产妇的无痛分娩

知情同意 绝大多数产妇会选择无痛分娩。理想情况下，麻醉医师在实施麻醉前应该有时间从容地对病人进行评估。实施椎管内麻醉分娩镇痛前必须获得产妇的知情同意，但是产妇在重度疼痛时，似乎不愿被告知风险。尽管绝大多数妇女在签字同意前希望了解椎管内麻醉的风险，但是了解麻醉风险后拒绝接受麻醉的情况并不常见。另外，绝大多数妇女认为分娩疼痛和(或)给予阿片药物不会削弱其理解风险的能力。尽管书面资料告知风险可以增加产妇对麻醉潜在并发症内容的记忆，但是实际记忆量很少。但是产妇术后回忆不起术前告知的麻醉并发症并不能说明术前知情同意的失败。无痛分娩实施前的知情同意文件资料是非常重要的。

直接病史

病史回顾应确保无椎管麻醉的禁忌证如凝血功能障碍。产科病史应该包括：妊娠次数、分娩次数、孕龄、胎儿数量和胎位。产程、催产素的使用和胎儿对产程的反应情况应有记录。手术分娩的危险因素也应该注意，如：巨大儿、剖宫产史或引产病史。除了标准的麻醉史外，还应该询问病人的任何椎管内麻醉史。

直接的体格检查

体格检查应该包括全面的气道评估，检查有无困难气管插管或困难面罩通气的危险因素。也应该检查背部以了解硬膜外或脊髓麻醉穿刺的难易程度。脊柱侧凸、肥胖和其他背部异常需特别注意。

剖宫产

麻醉方案应该建立在以下评估基础上：

1.紧急程度 紧急的程度分为四类：A.紧急手术 立刻危及产妇或胎儿的生命。B.急症手术 产妇和胎儿受累但不立即危及生命。C.限期手术 需要提前分娩，但胎儿和产妇没有受累。D.择期手术 可选择适合产妇和医师的某个时间实施手术。

2.适应证 评估导致手术的特殊因素：A.出血危险因素(如羊水过多、前置胎盘、植入性胎盘、子宫肌瘤)。B.特殊的产妇疾病(如先兆子痫、困难气道、脊柱侧凸、内科疾病)。C.特殊的胎儿疾病(如多胎妊娠、需要分娩后立即治疗的先天性疾病)。

3.禁食情况 因为孕妇有吸入性肺炎的高危因素，所以在制订麻醉方案时需要考虑病人最后一次进食时间。A.根据择期手术标准指南，择期和限期手术病人应该禁食。B.应该在推迟手术和急症剖宫产手术的风险之间找到平衡点。在许多情况下，即将分娩和(或)使用阿片类药物的病人不适用于常规禁食指南。C.推迟手术的危险超过紧急手术所带来的危险，常规禁食指南同样不适用。

4.麻醉方案 应综合多种因素。大部分情况下可选用椎管内麻醉，具体如何实施麻醉还应考虑以下因素：A.剖宫产的指征 如果病人有充足的时间并适合椎管麻醉，最好采用持续硬膜外阻滞行剖宫产术。如果病人有大量失血，最好选用全身麻醉。B.椎管麻醉禁忌证 包括凝血功能障碍、近期使用抗凝药物、中枢神经系统异常。C.特殊因素 既往腹部手术史、多次剖宫产史或复合手术操作均需要延长麻醉时间，这些病人最好放置硬膜外导管来延长区域阻滞时间。D.产妇的要求大多数情况下是可以和病人对麻醉选择进行充分讨论的。

胎儿评估 增加手术分娩率的危险因素包括:巨大儿、多胎妊娠、异常胎位和(或)胎先露异常。不可靠或异常胎心率可能会增加急症或紧急手术分娩的可能。胎儿畸形比如脊柱裂和腹裂也需要剖宫产,并对新生儿行手术治疗。分娩时子宫外治疗(ex utero in-trapartum treatment,EXIT)手术适于胎儿发育畸形并伴有上呼吸道阻塞等情况。

胎儿评估与监测

根据美国产科与妇科医师学会(American College of Obstetricians and Gynecologlsts,ACOG)指出,胎儿监测的目标是预防胎死宫内。其他目标包括预防胎儿受到伤害、减轻受伤程度、指导后期妊娠和分娩。多数情况下,常规胎儿监测能得到高度可靠的阴性预测结果。但是,检查结果异常的阳性预测值却十分有限,约为10%~40%。此外,目前尚缺乏确切的随机临床试验作为依据,胎儿监测结果的判定还主要基于临床医师的经验。

分娩前胎儿评估

多数情况下,产科医师根据分娩前胎儿监测结果作出临床决策,许多监测技术也可用于分娩时。分娩前胎儿监测技术包括评估胎儿心率(fetal heart rate, FHR,胎儿生物物理评分(BPP)和新近的实时超声及多普勒测速。胎儿监测主要用于高危产妇,包括合并高血压疾病及糖尿病者,当出现妊娠并发症时也必须使用胎儿监测,如过期妊娠、胎儿宫内发育迟缓(IUGR)。

分娩期胎儿评估

胎儿电子监测

20世纪60年代后期,连续胎儿电子监测(electronic fetal monitorlng,EFM)被引入产科。从那时起,EFM就成为产科最常用的监测手段,2002年,美国约有3 400 000名胎儿(成活率为85%)使用了EFM监测。尽管其被广泛应用,但关于EFM的有效性、如何解释胎心率类型、解释的可重复性和对异常类型的处理是否恰当的争论仍然存在。

FHR监测可采用外监护或内监护。外监护采用多普勒超声信号描记FHR迹线,它通过探测每次心跳引起多普勒频率的变化进行监测。内监护是在胎儿头皮上连接一个双螺旋电极,电子信号传送到心率计数仪上,可以计算瞬时FHR。

异常胎心率迹线的处理

1.显著FHR改变的处理 FHR显著变化包括反复性晚期减速、反复性变异减速、延长型减速以及基线变异性减少。可以试用下述方法增加子宫血液灌注来处理胎儿损伤:①移动母体使之处于左侧卧位以减少腔静脉受压和改善子宫胎盘血流量;②停止对子官的一切刺激;③静脉或皮下给予特布他林硫酸盐0.25mg,使子宫松弛(确保母体血流动力学稳定且无胎盘早剥)。进行阴道检查除外脐带脱垂、突发的宫颈改变以及胎头下降,以上征象提示分娩即将来临。若无内监测设备,则可插入一个胎儿头皮电极和子宫内压力探针实施监测。通过静脉补液纠正任何原因引起的母体低血压(例如椎管内镇痛引起的),如果需要的话,给予麻黄碱(5~15mgIV)或去氧肾上腺素(50~100ugIV)。美国醉医师学会(The American Society o{Anesthesiologists,ASA)关于产科麻醉的实践指导中指出:去氧肾上腺素或麻黄碱治疗椎管内麻醉中的低血压是可行的。当母体未出现心动过缓时,使用去氧肾上腺素更适合,因为它可以轻微改善无并发症孕妇腹内胎儿的酸碱状态。应给孕妇吸氧,虽然没有明确的数据显示其有临床意义。但是,已有研究表明孕妇吸氧可增加胎儿氧分压。以上措施常常被迅速应用。

2.子宫内复苏法 当持续出现异常FHR类型时,可以运用儿种子宫内复苏的方法。反复中至重度的变异减速与脐带受压相关,宫腔内灌注生理盐水(即羊膜腔内灌注)可能会有帮助。在一项包括 12 个随机试验的荟萃分析中，研究者把病人分成羊膜腔内灌注组和无治疗组，观察到前者 FHR 减速的发生率显著减少[相对危险度(RR)0.5，95%CI，0.43~0.68]，而且剖宫产率明显下降(RR 0.35，95%CI 0.24~0.52)。

3.尽快与医疗组交流　通常，当 FHR 异常不能用上述方法恢复时，麻醉和护理人员应当注意可能需要剖宫产或辅助孕妇阴道分娩。当出现不能恢复的严重延长型减速时常常预示着需要急诊剖宫产。虽然目前尚无人体数据证实何时进行急诊外科分娩，但是正如前面提到的，动物研究表明，分娩应在严重减速出现后立即实施，以避免胎儿酸中毒和脑损害。依靠现有的临床方案，以下情况有助于提示何时进行急诊剖宫产：①异常 FHR 情况出现前的 FHR 特征；②异常情况是否有恢复的迹象；③胎龄。通常为了降低胎儿风险，在重度延迟型 FHR 减速出现约 5 分钟后由产科医护人员决定是否施行急诊剖宫产。

药物对胎儿监测的影响

分娩时 FHR 模式受各种各样的药物和麻醉剂的影响。通常，这些变化是短暂的，但有时它们会变得相当严重，需要产科介入。美国麻醉医师学会关于产科麻醉的实践指导指出：FHR 应在实施椎管内分娩镇痛的前后，由取得资格的医师监测。但是，并无必要在开始椎管内镇痛时就进行持续的监测。

静脉内给药

1.CNS 抑制剂　分娩过程中用药常引起心跳间变异性减少。所有全身性的镇痛药都能迅速通过胎盘。各种 CNS 抑制剂(包括：阿片类、巴比妥类、吩噻嗪类)都能引起暂时性 FHR 变异性减小。例如，FHR 变异性减小可在给予哌替啶后 5~10 分钟内出现，可能持续 60 分钟或更长，依赖给予的剂量大小。Schucker 等也证明静脉注射布托啡诺能引起 FHR 反应性消失，且可能和正弦式的 FHR 类型相关。

2.硫酸镁　硫酸镁也与 FHR 变异性消失相关。在美国，硫酸镁常常用于抑制子宫收缩，也可用于预防高血压产妇的子痫发作。Hallack 等将 84 名正常、非分娩孕妇随机分组，接受标准的硫酸镁输注方案。与等渗盐水相比，前者与 FHR 加速频率下降、变异性减小相关，但仅在输注后的第三个小时出现。与基线水平 2.8 次/分钟相比，输注硫酸镁第 3 个小时后平均变异度为 2.7 次/分钟，无明显临床意义。多重回归分析显示，变异性减少与孕妇早期使用硫酸镁相关，而不是血清中硫酸镁浓度。

3.皮质类固醇　也曾报道皮质类固醇类药物(促进早产儿肺成熟)与变异性消失相关。两个随机研究显示使用倍他米松暂时性引起 FHR 变异性减小，经过 4~7 天的治疗后回到基线。这种现象的生物学机制尚不清楚。Senat 等使用计算机分析胎心产力图得出地塞米松和 FHR 变异性减小无关。

区域麻醉

1.宫颈旁阻滞　有时用宫颈旁阻滞来缓解分娩时疼痛，但如果胎儿已有 FHR 异常类型时，宫颈旁阻滞往往是禁用的。宫颈旁阻滞能在第一产程中显著缓解疼痛，但约 15%的孕妇出现胎心过缓。胎心过缓常常在给药后的 10 分钟内出现，可能会持续 30 分钟。这种影响可能是局部麻醉药或其代谢产物透过胎盘，随后对胎儿心脏产生抑制作用。另一种假说认为，药物诱发子宫动脉痉挛，引起胎盘灌注减少，从而导致胎心过缓。预防措施包括：①注射前回抽预防注入血管内；②黏膜下注射避免注入胎儿体内；③用最小量的局部麻醉药以减少心动过缓的发生。如果出现显著 FHR 减速，可以采用前面提到的支持疗法。一般不需要尽早分娩，因为胎盘的清除率很快。事实上，尽早分娩可能会加重药物毒性，因为新生儿的药物清除率十分缓慢。如果 FHR 异常再次发生，宫颈旁阻滞应属禁忌。

2.硬膜外镇痛　椎管内镇痛时使用的局部麻醉药，例如利多卡因和布比卡因，能导致因交感神经阻滞引起的血管舒张，从而导致母体低血压、子宫胎盘血流量减少和随后的 FHR 改变。FHR 的改变可因使用非口服阿片类药引起，也可因椎管内镇痛本身所致，但使用非口服阿片类镇痛药发生率更高。Hill 等实施了一个随机的跟踪对照实验，一组用 0.25%布比卡出进行椎管内镇痛，一组静脉注射哌替啶，结果显示：静注哌替啶引起的 HR 变异和 FHR 加速显著减少明显多于椎管内镇痛。Reynolds 等也发现与全身使用阿片类镇痛药相比，椎管内镇痛能改善新生儿的酸碱状态。椎管内镇痛最常见的并发症是低血压，当发生显著的低血压时，可能会伴发 FHR 延长型减速。预防和治疗包括静脉输液，防止主动脉压迫，如果需要可使用升压药。以往的经验提示：仅使用局部麻醉药的硬膜外镇痛时，晚期减速较常见。随着联合使用阿片类药和椎管内镇痛使用低剂量局部麻醉药，这些变化目前临床中比较少见。

3.腰硬联合阻滞　在过去的 10 年中，腰硬联合阻滞（CSEA）作为分娩镇痛的方式之一被广泛认可。虽然腰麻、硬膜外或 CSEA 可能会使子宫张力增高，出现 FHR 迹线异常和胎儿心动过缓，但研究指出这些并发症与常规的硬膜外镇痛相比，更多见于 CSEA 单独使用阿片类药物或辅用阿片类药物。鞘内注射脂溶性的阿片类药（芬太尼、苏芬太尼）可引起胎儿突然发生心动过缓，某些病例，快速镇痛会使母体儿茶酚胺水平突然下降。因为肾上腺素激活子宫平滑肌 B2 受体，引起子宫张力下降，故儿茶酚胺水平的降低能增强子宫肌张力。子宫张力过高可引起胎盘灌注减少，进而胎儿组织缺氧，出现心动过缓。为评估鞘内使用阿片类药可能出现的副作用，Gambling 等将无妊娠期并发症的 1223 名孕妇随机分组接受 CSEA 或静注哌替啶。结果显示，CSEA 组中合并异常 FHR 迹线的胎儿心动过缓和急诊剖宫产率显著增高。典型胎儿心动过缓发生在非口服使用 10ug 苏芬太尼后 30 分钟内。自该研究后，Mardirosoff 等对一系列前瞻性研究进行了荟萃分析，结果显示：非口服使用阿片类药与口服使用阿片类药相比，前者与显著异常的 FHR 更为相关。最近，其他学者得出结论：异常 FHR 的风险大小依赖于阿片类药的剂量，小剂量（例如，苏芬太尼 2. 5ug）使用时较少发生异常 FHR。当胎儿出现严重 FHR 异常时，可能自行缓解但也可通过子宫内复苏法进行抢救（例如：改变子宫位置、吸氧）。为减少宫缩频率，可通过降低催产素输注速率同时静脉给予特布他林和硝酸甘油。若胎儿心动过缓持续不缓解，则需急诊剖宫产。

全身麻醉

所有抑制母体中枢神经系统的麻醉药均可通过胎盘并抑胎儿中枢神经系统。美国妇产科医师学会推荐：施行全身麻醉时，诱导—分娩时间应尽量短，Datta 等指出胎儿暴露于麻醉药下超过 8 分钟会加重新生儿抑制。有趣的是，Kavak 等随机对 84 名接受择期剖宫产的孕妇进行分组，一组实施腰麻，另一组实施全身麻醉。新生儿期评估没有显著性差异，评估项目包括 Apgar 评分、脐动脉血气分析以及住院时间。美国麻醉医师学会产科麻醉实践指导小组认为：根据以下几项因素决定实施剖宫产：手术时采用何种麻醉方法：麻醉、产科、胎儿的危险因素（例如：择期手术 VS 急诊手术）、孕产妇的选择麻醉师的判断。大多数剖宫产手术时椎管内麻醉优于全身麻醉。但是，在一些情形下全麻醉更为合适，包括：严重的胎心过缓、子宫破裂、大量失血和严重子宫胎盘早剥。

特殊情况

有时，某些特殊临床情况与产科麻醉医师密切相关。这些情况与合理的临床建议如下：

①惊厥发作中出现胎心过缓，临床建议为耐心等待、开始子宫内复苏法、避免剖宫产；②胎儿宫内发育迟缓/先兆子痫，临床建议为硬膜外麻醉，避免母体低血压，防止继发异常 FHR；③非产科手术，临床建议为如果可能（孕龄>18 周）术中胎儿监测；母体向左倾斜避免子宫下静脉受压；供氧；静脉输液；变异消失常见，常常与术中母体用药有关；迅速治疗术中失血；避免分娩，因为子宫内复苏比子宫外复苏更有效；④心脏外科手术，临床建议为如果可能避免体外循环；如不能避免，设置为高压、高流量泵；心动过缓常发生在体温过低时；保持左侧倾斜、血压正常和足够的供氧。

现代产科运用了诸多技术方法来评估分娩前和分娩中的胎儿状态以进行产科管理。这些技术从外部监测到多晋勒超声，深深地影响着产科工作者对妊娠的管理。对于产科麻醉医护人员来说，深入理解这些技术方法及其合理解释有着重要意义，而且，这也使我们在保证孕妇及胎儿安全分娩的前提下对其实施有效的镇痛和麻醉成为可能。

第二节 分娩镇痛

分娩镇痛的历史

分娩过程对于大多数母亲来说是痛苦的，而且产程的进展通常与分娩时母亲经历疼痛的程度相关。多年以来，人们所关注的是新生儿的健康出生和母亲的安危，而对分娩疼痛并不在意。1846 年，Simpson 使用乙醚给一名胎死宫内的妇女进行产程中镇痛，经阴道顺利娩出死胎，全麻的显著优点立即引起了人们的注意，并使之在外科的其他领域深受欢迎，但同时有一些保守意见反对乙醚在产科应用。1853 年，John Snow 医生使用氯仿为维多利亚女王成功实施分娩镇痛。1899 年，Bier 首先介绍了蛛网膜下隙神经阻滞，随后由 Tuffier 推广，到 1907 年，被广泛应用在包括产科在内的几乎所有的外科领域。1901 年，吗啡、东莨菪碱开始用于分娩镇痛，后因有抑制胎儿呼吸缺点而停用。笑气/氧气或空气的优点和安全性早为人们所熟知，但因其设备笨重，直到 1933 年，Minnitt 发明了一种可携带的笑气/空气装置，使之在产科广泛应用。但笑气的镇痛不全和可引起低氧血症韵缺点限制了它的使用。1941 年，硬膜外神经阻滞开始试用于分娩镇痛，直到 1964 年，连续硬膜外阻滞才开始用于分娩镇痛。1981 年，Brownridge 首先将蛛网膜下隙--硬膜外联合麻醉（combined spinal- epiduralanesthesia, CSEA）用于产科。目前在美国、加拿大和很多西方国家，产科麻醉和分娩镇痛已成为麻醉的亚科。

分娩与分娩痛

分娩的机制

总产程分为三个产程：第一产程，自规律宫缩开始到宫颈口开全，初产妇需 11~12 小时，经产妇需 6~8 小时；第二产程，从宫颈口开全至胎儿观出，初产妇需 1~2 小时，经产妇通常数分钟即可完成；第三产程，胎儿娩出至胎盘娩出，需 5~15 分钟，不超过 30 分钟。分娩过程由产力、产道及胎儿三个因素决定。只有这三个因素正常并相互适应，才能正常分娩。产力包括子宫收缩力、腹肌及膈肌收缩力和肛提肌收缩力，它们在各个产程的作用不同。其中，子宫收缩力是临产后的主要产力，贯穿整个产程；腹肌及膈肌收缩力与肛提肌收缩力是辅力，在第二、三产程中协助子宫收缩娩出胎儿及胎盘。

分娩痛的机制及其影响因素

分娩痛可来自于宫颈扩张、子宫收缩和牵张、腹膜牵拉和压迫盆腔器官(如膀胱、尿道、直肠)及腰骶神经丛。产程各阶段疼痛的来源及神经支配不同:第一产程,疼痛主要来自子宫收缩和宫颈扩张,痛觉刺激通过与交感神经相伴的内脏传入神经传导,在 T_{10}、T_{11}、T_{12} 和 L_1 节段进入脊髓。第一产程后期和第二产程,疼痛除上述来源之外,又增加了腹膜牵拉痛和会阴痛,尤以后者为主。这些疼痛贫通过会阴神经传导在 S_{2-4} 节段进入脊髓。

分娩痛是多来源、多因素的,受母体恐惧、期望、焦虑、激动等情绪变化及社会文化背景的影响。

分娩痛的不良影响

分娩痛所产生的应激反应可引起母体的呼吸、循环、代谢和其他生理功能的显著改变,从而对胎儿和新生儿产生有害影响。而充分有效的分娩镇痛,可减弱或消除这些影响。

呼吸系统的影响

分娩痛的强烈刺激使产妇的潮气量和分钟通气量增加(由正常均值 10 L/min 增加到 23 L/min,甚至 35 L/min 或更多),PaO_2 下降,pH 值上升,引起呼吸性碱中毒占宫缩间歇期,疼痛缓解,不再刺激呼吸,而低碳酸血症引起短暂的低通气状态,产妇的 PaO_2 可下降 10%~50%(平均 25%)。当 PaO_2 小于 9. 3 kPa (70 mmHg)时会引起胎儿的 PaO_2 下降并产生有害影响。使用阿片类药物可增强呼吸性碱中毒对呼吸系统产生抑制。

对内分泌和代谢的影响

动物实验提示伤害性刺激所致的急性疼痛会引起体内的儿茶酚胺,尤其是去甲肾上腺素增高,子宫血流量下降 35%~70%。研究显示,产程中剧痛和焦虑导致产妇皮质类固醇和促肾上腺皮质激素(ACTH)明显增高,在活跃期,产妇体内肾上腺素、去甲肾上腺素、可的松分别增加 300%~600%、200%~400%和 200%~300%。亦有研究显示产程中血浆中的 β-内啡肽进行性增高。产程中交感—肾上腺系统活动增强,儿茶酚胺释放,使代谢率和氧耗增加,脂肪分解代谢增强,体内的自由脂肪酸和乳酸浓度增高,呼吸性碱中毒可引起肾丢失碳酸氢盐和产程中碳氢化合物的摄入减少,产生代谢性酸中毒而影响胎儿。

对循环系统的影响

分娩时交感神经系统活动增强,加上宫缩时挤出的血液和盆腔、下肢静脉血回流增多,使产妇的回心血量和心输出量进行性增加,较产前增加 40%~50%,心率增快、收缩压和舒张压增高,左室后负荷增加。当产妇患有心脏病、妊娠高血压症、高血压、肺动脉高压或严重贫血时会产生危险后果。

对消化系统的影响

产程中的剧痛和焦虑可影响胃肠道功能,引起胃酸分泌增加,胃肠道活动减弱,胃排空时间延长,胃内酸性内容物滞留从而增加呕吐和误吸的危险。

对产程和宫缩的影响

疼痛、情绪反应和儿茶酚胺、可的松的分泌增加,可增强或减弱子宫收缩力而影响产程。去甲肾上腺素可增强宫缩,而肾上腺素和可的松可减弱宫缩。一些产妇由于剧烈的疼痛和焦虑引起后两者分泌增加而使宫缩减弱、产程延长,少数产妇可引起不协调宫缩从而影响产程进展。

对胎儿的影响

产程中子宫收缩时,绒毛间歇性的血流中断,导致短暂的胎盘气体交换减少。同时因为分娩痛所引起的呼吸性碱中毒可使母体的氧离曲线左移、宫缩间歇期低氧血症、脐带血管收缩和子宫血流量减少从而使胎盘气体交换进一步减少。正常产妇分娩时胎儿循环和绒毛间隙储存的氧气足够维持短暂的通气不足时的胎儿氧耗，而对于高危妊娠，疼痛所致的气体交换量减少是决定胎儿安危的关键因素。

此外，分娩痛可导致产妇长期情绪紊乱而损害产妇精神健康，甚至需要心理治疗。

分娩镇痛的方法

非椎管内镇痛技术

尽管椎管内镇痛仍然是分娩镇痛的“金标准”，但是许多孕妇仍愿意使用无创镇痛技术。影响孕妇选择镇痛方式的因素包括自然分娩训练的影响、对椎管内镇痛副作用的顾虑以及对不用药物干预的分娩的渴求。此外，在特殊的医疗条件下椎管内镇痛技术可能是禁忌的。

需要向孕妇解释并强调的是：在分娩期间大多数非椎管内镇痛方法都不能完全缓解疼痛，只是暂时性的，充其量只是使孕妇能够忍受产痛的技术。不过，对于孕妇来说，完全无痛并不意味着是一次更满意的分娩经历。

在一项系统性回顾分析中，Hodnett 提到了一个问题：即在分娩镇痛方面孕妇的观点。研究中入选的孕妇无内科或产科并发症，对 137 份分娩时疼痛和满意度的报道结果进行分析。分析包括来自 9 个国家 16 项研究的 13391 位孕妇。研究中多以单次测定产后即刻 VAS 评分作为评价满意度的方法。

通过分析所有的回顾性报道得出结论：以下四个因素对于孕妇的分娩经历至关重要：(1)个人期望；(2)来自护理人员的鼓励程度；(3)护理人员与病人的关系；(4)病人参与决策的程度。

鉴于以上因素的重要性，使得孕妇们在评价她们的分娩经历时，忽略了年龄、社会经济地位、种族、分娩准备、医疗干预和疼痛的影响。就分娩镇痛而论，当孕妇对疼痛及疼痛缓解的预期得到满足时，她们会更满意。不当镇痛技术可能导致对产程和分娩的不满意。

简易镇痛技术

A. 分娩期间的支持疗法　一项回顾性研究已经特别提出孕妇分娩期间连续支持疗法的效果。该研究回顾了 15 项试验来自 11 个国家的 12791 位孕妇，对分娩期间实施持续的一对一的支持疗法的孕妇得出以下结论：1.更倾向于经阴道自然分娩。2.很少需要镇痛。3.很少对分娩经历不满意。

这项回顾性研究也指出持续的支持疗法在产程早期和当支持者不是医务人员时更加有效。原因可能是护士和助产士可能不能完全达到专业产程护理人员的标准。原因是在产房各种技术的使用在增加，然而专业人员的缺乏，这可能就意味着助产士和护士不得不同时照顾几位分娩的孕妇。由于这些和其他一些因素就要求发达国家在医院内增加专业产程护理人员。因此现代产科护理必须包括分娩期间对孕妇有效的支持，并且最好不是由医务人员提供此项支持。

B.呼吸和放松疗法　一项有关分娩期间补充治疗的回顾性研究，描述了一项有关呼吸和放松疗法的对照试验。该试验将孕妇随机分为两组：试验组（接受呼吸自我训练法——循序渐进的肌肉放松和注意力集中的缓慢的呼吸）和对照组（接受传统的心理卫生课程）。结果显示，试验组孕妇产时疼痛是显著减低的，但是仅限于对妊娠期间存在异常焦虑的孕妇进行调节之后。两组在分娩后报道的分娩痛及分娩经历没有显著差异。因此，缺乏证据表明呼吸和放松疗法可以减轻分娩疼痛。尽管需要大量的研究证明其有效性，但是仍然应该鼓励孕妇在分娩期间进行呼吸和放松疗法。

C.抚慰和按摩 两项系统的回顾性研究已经评价了有关抚慰和按摩在缓解分娩疼痛中的应用。每项回顾性研究包括两项随机对照试验(RCTs)和一项前瞻性队列研究。在两项RCTs中,都向产妇的丈夫展示了如何实施按摩,然后在第一产程全程实施按摩(20~30min/h)。一项试验中,在同样的时间段,对照组仅与研究者进行简短的接触,而另一对照组接受包括呼吸和放松技术等方面的常规护理。根据护士观察者和孕妇的报告,这两项试验均可显著缓解产痛。在美国进行的一项前瞻性研究探讨了在产程中进行抚摸治疗的作用(n=90)。在试验组,助产士在孕妇每次口述感到焦虑时进行5~10s的抚摸(例如,拉住病人的手)。该研究是在第一产程末期(宫口开至8~10cm)进行的为期30min的干预,对照组给予“常规护理”。与对照组相比,尽管干预的时间不长,但试验组孕妇的焦虑情绪(血压、口述描述的焦虑程度及产后早期产妇报告的焦虑评分)显著缓解。能够获得的有限证据表明按摩可缓解孕妇产程中疼痛和焦虑。

D.音乐 一项包括110位孕妇的随机对照试验研究了音乐缓解剧烈产痛的效果。实验组孕妇聆听3h没有歌词的轻柔音乐,而对照组不给予听音乐。研究结果表明,音乐可以显著缓解痛觉感受和疼痛引起的抑郁情绪。尽管对于麻醉医师来说,音乐并不能构成镇痛的所有组成成分,但是安静平和的环境能够改善产妇分娩时的感觉,因此应该鼓励孕妇在分娩期间听其选择的音乐。

E.水疗法 已经有一项有关调查产程中水疗效果的系统性回顾研究,这项系统性研究包括8项试验。

有关母体的结果 研究的荟萃分析表明,在第一产程使用水疗可以减少椎管内镇痛技术的使用。无论是自然分娩时第一、二产程持续时间还是剖宫产率都没有显著差异。

有关新生儿的结果 5项试验报道了有关新生儿出生后5min时Apgar评分,结果表明出生后5min的Apgar评分<7分的新生儿数量无显著差异。2项研究发现转入新生儿病房的发生率没有差异。

水疗法可缓解产痛,因此低危孕妇应该考虑在产程中使用水疗法。医院和生育中心应该为产妇提供相应设施,使孕妇在舒适的浴盆或水池中度过部分甚至是整个产程。应该提供水疗过程中有关水温、相关镇痛、胎儿监测等的方面的指南,例如:水疗期间应避免使用硬膜外镇痛。

补充和备选疗法

A.针灸 中国哲学认为身体健康依赖于身体运动的能量——气,气以平稳、平衡的方式在皮肤下的经络中流动。气组成了相等、相对抗的两种力量——阴、阳。当阴、阳失衡时产生疾病。气的流动受焦虑、应激和恐惧等因素影响。针灸的目的就是把人作为一个整体进行治疗,使人的生理、情感和个人精神方面重新达到平衡。针灸在中国未能作为一种分娩镇痛方法广泛使用,可能是因为在传统中医理论中没有确切描述能够缓解产痛的穴位。几项RCTs试图评价针灸在分娩镇痛中的用途。韩国的一项试验比较了接受SP6针灸组与对照组(在同一穴位接受抚摸)的不同。挪威的一项试验中,比较了接受针灸镇痛的孕妇(n=106)和未给予干预的对照组(n=92)的不同。另一项Norwegian研究比较了针灸组(n=106)和假针灸(n=102)孕妇的区别。瑞士的一项研究比较了90名孕妇,其中46例接受了针灸镇痛,另外44例接受安慰剂治疗。这些RCTs表明针灸可以改善镇痛评分,降低胃肠外阿片类药用量和硬膜外镇痛的使用。然而,以上有些试验也存在一些严重的缺陷,例如:在一些研究中,助产士作为针灸的实施者,同时对孕妇负责,而孕妇只接受助产士认为合适的其他镇痛技术。Norwegian大学医院的一项回顾性观察:研究了在1999年12月1日至2003年12月31日期间,除剖宫产外的17741例孕妇。其中收回的15 109例资料中仅有653例(4.3%)接受了针灸镇痛。同时接受针灸和硬膜外镇痛的孕妇人数与接受针灸镇痛但未使用硬膜外镇痛的孕妇人数没有显著差异(分别为4%及5%)。尽管结果差异不大,但是作者认为,针灸仍不失为分娩镇痛的一种方式。

目前的证据表明,在大多数妇女,针灸未能在整个产程中提供足够的镇痛。但在得出最终结论前,尚需进行包括假针灸在内的进一步的RCTs研究。

B.催眠疗法 催眠术用于分娩已经有近一个世纪的历史了,尽管没有太大变化,在一些生殖中心分娩催眠仍被广泛应用。催眠是诱发一种深度放松状态,并伴随着机体易感性增加和重要功能暂停。一日进入该状态,就是有时所说的"催眠性迷睡",治疗暗示将激发病人出现行为上的变化或症状上的缓解,催眠的实施需要病人注视实施者30~60分钟。某些实施者进行团体催眠,其中一项就是分娩准备的训练。2004年曾发表一项有关催眠可以缓解产痛的系统性综述,该综述包括5项RCTs和14项非随机对照试验,对8395名孕妇进行了评价。荟萃分析表明,在3项试验中,催眠可以显著减少镇痛药物的使用[相对危险度(RR)0.51, 95%CI 0.28~0.98],在另2项试验中催眠可以降低产程加强时对镇痛药物的需要[RR 0.31,95%CI,0.18~0. 52]。但作者同时认为,由于病例数较小,缺乏效能分析,并且试验的不均一性存在有统计学意义,以上原因都可能使荟萃分析的结果发生偏倚。因此在进一步的研究证实之前,不能推荐广泛使用催眠术作为减轻产痛的方法。从理论上讲,进一步的研究应考虑以下四组病人:接受标准暗示的催眠组及未催眠组、未接受暗示的催眠组和接受常规护理组即对照组。

C.芳香疗法 一项系统性有关产程中疼痛治疗的补充和替代疗法的综述回顾了有关芳香疗法的一项随机对照试验。22名多次分娩的孕妇纳入该研究。干预组产妇在浴盆中加入姜或芳香草油,浸泡至少1h,结果表明,镇痛效果与给予口服镇痛药组无差异。

我们不应劝阻孕妇选择针灸、催眠或芳香疗法进行分娩镇痛,而是应该建议她们以上技术不能为分娩提供足够镇痛,但对于胎儿是没有害处的。

非药物镇痛技术

A.经皮神经电刺激 经皮神经电刺激(TENS)是由电极产生低电压的脉冲,用来缓解产痛,通常将其置于下腰部。1997年发表了一篇有关TENS效果的综述。综述中的文章要求必须是杂志上公开发表的,有疼痛结果的资料,其中治疗组至少包括10名孕妇。该综述包括10项随机对照试验,其中3项比较了实施TENS与未实施TENS的区别,7项比较了实施TENS与实施安慰剂对照的区别。1项包括上述两方面的比较。10项研究共纳入877名孕妇,其中436人实施TENS,441名孕妇作为对照组(假TNS组或未治疗组)。尽管在镇痛效果评价方法上不一致,但所有研究结果均未表明TENS组与对照组在疼痛强度或疼痛缓解评分存在差异。8项研究中使用了其他辅助镇痛措施,但没有证据表明两组有差异。10项研究中均没有不良事件发生。虽然目前没有证据表明TENS对缓解分娩疼痛有益处,但其使用至少没有副作用。有关鼓励孕妇使用并无益处的镇痛方式的伦理问题仍有疑问,并且有证据表明对于处于产程活跃期的孕妇不应该使用这种镇痛方式。

B.无菌水阻滞 这项技术是在腰骶部皮内注射(例如在真皮内浅注射)无菌水其作用机制不清,可能是反常刺激的一种形式,诱发疼痛的门控理论。大部分有关此项技术的研究都集中于缓解分娩时下背部疼痛。有2项关于该项技术的回顾性分析,两者都回顾分析了4项同样的随机对照试验,分娩时诉有背部疼痛的产妇纳入试验。在其中的2项分析中,1项比较了真皮内无菌水阻滞和真皮内注射生理盐水,另一项则选择皮下注射无菌水作为对照组。在4个试验中,比较了注射疗法与替代疗法(背部按摩、洗浴、运动)的不同。在这 4 项试验中,在皮内注射无菌水大约 45~90min 后,VAS 评分显著降低。一项试验表明了皮下和真皮内注水可产生同样的效果。尽管 3 项试验均报道产痛可以缓解,但试验组和对照组在随后应用镇痛方面没有差异。实际上,在一项试验中发现试验组随后镇痛药的使用要多于对照组。皮内水阻滞并不能减少产程中镇痛药的使用,原因可能是该方法不能显著缓解腹部因素对产痛的影响。此外,这种方法的主要缺点是:存在严重的注射痛,许多孕妇在接受皮内注射时都有过此类经历。因此,无菌水阻滞不被推荐用于产程活跃的孕妇。

吸入性镇痛

吸入性镇痛是给产妇吸人亚麻醉浓度的挥发性药物,目的是能够使产妇有意识并保持喉反射。此项技术最早成功应用于分娩镇痛并得到推广,是在 1853 年和 1857 年 John Snow 应用氯仿镇痛成功为维多利亚女王娩下第 8、9 个孩子之后。多年来大量吸入麻醉药物被用于分娩镇痛,例如三氯乙烯、甲氧氟烷、异氟醚,但目前都已经被弃用了。近年来还有研究评价了七氟醚用于分娩镇痛的效果。然而,目前禁得起时间考验,仍被使用的只有 N_2O,通常我们使用的是 O_2:N_2O 为 1:1 的混合气。此法在英的使用要广于美国。由于其具有给药方便、无刺激气味、对孕妇意识影响小、对产程无影响的优点而被广泛使用。

1.N_2O 1881 年 N_2O 首次在俄国使用,在 O_2 中预先混入 80%的 N_2O 用于分娩的孕妇。当前使用的标准混合气体是 O_2:N_2O (50:50)。通常是通过一个与面罩或经口吸气装置连接的阀门给药的。阀门只有在使用者吸气时通过经口吸气装置或合适的面罩产生负压时打开。这个阀门可以使该装置在停止使用时没有气流从系统中流出。在 2002 年发表的一篇系统性回顾分析 18 评价了 N_2O 的效果。11 项随机对照试验评价了 N_2O 的镇痛效果,同时 8 项 RCTs 和 8 项观察性研究评价了其副作用。7 项研究表明 N_2O 有显著的镇痛效果,有趣的是,在 2 项研究中,甚至是在研究结束后孕妇仍在继续使用 N_2O。报道称恶心、呕吐的发生率是 5%~36%。在 4 项研究中新生儿 Apgar 评分无差异。因此有中等程度的证据支持分娩期间吸入 N_2O,因为 N_2O 对一些孕妇有镇痛效果并且不会对母体或胎儿产生明显不良后果。然而,如果欲发挥 N_2O 的最大效益,则有必要在使用 N_2O 时进行训练和实践。下面是间断吸入 O_2:N_2O 混合气体的建议:

向孕妇介绍这种技术和此技术所能达到的合理预期,例如,N_2O 不能消除产痛,只是能够一定程度地缓解疼痛;建立输液通路,监测脉搏血氧饱和度及充分的呼出气清除装置;只有具有专业知识及经验的工作人员才能给病人吸入 N_2O 及阿片类药物,同时必须格外谨慎,因为阿片类药物与 N_2O 合用可能更容易影响孕妇的意识,降低气道的保护性反射;应该在下次宫缩前 30 秒或感到宫缩时(如果宫缩规律)开始吸入,当感觉宫缩减弱时停止吸入;应该采取深、慢呼吸并且集中注意力进行呼吸;护理人员应该始终与病人保持语言上的沟通;孕妇在宫缩之间应摘去面罩或口罩进行正常呼吸;第二产程期间,每次用力之前做 2 或 3 次深呼吸;产科医师可以考虑使用局部麻醉药进行阴部阻滞或会阴部浸润作为辅助镇痛。

2.七氟醚 七氟醚的血气分配系数(0.65)相对较低,因此确保了在脑内的快速摄取和洗出。Yeo 等研究了在分娩期间自控给药的最适浓度。他们使用一个 Oxford 小型挥发器(OMV)在吸入端回路管道内以 4L/min 的流量吸入 O_2。富含 O_2 的空气/七氟醚的混合气体通过单向活瓣被输送至孕妇。他们研究得出,七氟醚的最适浓度是 0.8%,此浓度可以在满意的镇痛和镇静程度上达到平衡。在随后的第二项研究中,Yeo 等比较了 32 名产妇以自控给药的方式吸入 0.8%七氟醚和 N_2O+O_2 混合气体的区别。每位临产孕妇都随机分为开放标记的两组, 分 3 阶段顺序吸入 N_2O+

O_2–七氟醚–N_2O+O_2 和七氟醚–N_2O+O_2 –七氟醚。尽管七氟醚的使用量与镇静程度的增加有关系，然而 31 名孕妇中有 29 人更愿意吸入七氟醚而不是 N_2O+O_2 混合气。在吸入混合气组中恶心、呕吐的发生更为常见。

卤化吸入麻醉药用于分娩镇痛存在的不足包括：抑制分娩、对母体意识的影响、需要复杂的设备及为降低职业暴暴露所需的废气排放装置。

全身使用阿片类药物镇痛

目前世界上，全身使用阿片类药物是分娩镇痛的主要方式，这是因为阿片类药物容易获得、价格便宜、给药方便。甚至在美国，即便硬膜外镇痛得到广泛使用，但阿片类药物仍然是常用的镇痛药物。

20 世纪 40 年代，在缺乏试验支持的情况下，哌替啶被用于产科，并且成为分娩镇痛的主要阿片类药物。哌替啶的镇痛效应与其镇静和镇痛作用均有关。最初认为哌替啶引呼吸抑制轻并且对胎儿影响最小。但后来的研究证明，它对胎儿有显著影响。

A. 哌替啶和安慰剂　香港进行的一项双盲随机对照试验比较了肌肉注射哌替啶和安慰剂的效果。伦理方面要求初始研究时间（即到可以应用补救药物的时间）应该限制在 30 分钟以内，以最大限度地缩短病人进行安慰剂治疗的时间。我们观察到给予哌替啶的孕妇（n=25），其疼痛评分比安慰剂组孕妇（n=25）显著减低。哌替啶组的孕妇中有存在显著差异（$P<0.01$）。在给药 30 分钟后，采用 5 分法测定孕妇对镇痛的满意度（1=完全不满意；5=完全满意），尽管两组得分均不是很高（哌替啶组满意度中位数是 2，安慰剂组满意度中位数是 1），但结果表明，哌替啶组得分较安慰剂组显著升高。对缓解疼痛完全不满意（1 分）的比例在哌替啶组是 8%，而对照组则为 60%。

B.吗啡和哌替啶　Olofsson 等研究了产程活跃期的产妇给予静脉注射吗啡和哌替啶的效果。所有孕妇都静脉注射吗啡（0.05mg/kg），或哌替啶（0. 15mg/kg）3 次，分别于给药前、每次静注吗啡或哌替啶后出现首次宫缩的即刻，测定 VAS（0~10）评分来评价疼痛的程度和镇静程度。吗啡和哌替啶允许给予的总量分别是 0.15mg/kg 和 1.5mg/kg。研究发现两组疼痛评分均很高，20 名孕妇中有 15 例需要硬膜外镇痛。这些临产孕妇均表现为明显的镇静。

C. 哌替啶和布托啡诺　在美国进行的一项 RCT 测定了联合使用哌替啶和 K 受体激动剂的镇痛效果是否比两者单独使用更加有效。该研究比较了 1mg 布托啡诺、50mg 哌替啶及联合给予两种药物（0.5mg 布托啡诺+25mg 哌替啶）的效果。研究观察到，疼痛程度有 30%的下降，此下降程度是认为疼痛缓解有效的最低程度。15 例孕妇被随机分为两组。在给药前、给药后、第 6、7 次宫缩之间，通过 0~10 语言评分评价疼痛程度、镇静水平和恶心情况。同时也要求孕妇通过在有效镇痛标尺中选择词汇来描述之前 2 次宫缩的疼痛程度。三组病人疼痛程度平均下降了 25%~35%，其中仅有 29%的孕妇疼痛得到缓解。因此，全身应用阿片类药物在分娩中镇痛效果较差以及其对新生儿的影响表明，分娩中不应该鼓励孕妇去使用这些药物。

D.瑞芬太尼　椎管内镇痛对于某些孕妇来说是禁忌的或者是不被接受的。瑞芬太尼，一种短效的 μ–阿片激动剂，可以成为此类孕妇阿片类药物的一种选择。其起效迅速，经过非特异性组织血浆酯酶水解成完全无活性的代谢产物，然后经尿液排出体外。经过非特异性组织血浆酯酶水解成完全无活性的代谢产物，然后经尿液排出体外。其持续输注半衰期仅为 3min，对其药代动力学研究已经证实，瑞芬太尼的半衰期在不到 2 个月的婴儿和成人相似。

1.静脉使用瑞芬太尼病人自控镇痛（PCA）与肌注哌替啶　一项非盲 RCT（n=36）比较了静脉

瑞芬太尼PCA(每次单次注射20mg,注射时间大于20s,锁定时间为3min,无背景输注)和肌肉注射哌替啶100mg的镇痛效果。在给予镇痛药之前及给药后每30min,采用10cmVAS评分评估病人疼痛、镇静和焦虑程度。所有孕妇均给予持续监测脉搏血氧饱和度。瑞芬太尼PCA组在给药后的60分钟时的疼痛评分及在给药后第一个2h内最高的疼痛评分均明显降低(1小时疼痛评分的中位数为:72 vs 48,P=0.0004)。然而,瑞芬太尼组中有7例孕妇要求硬膜外镇痛而哌替啶组只有3例。在记录过程中,哌替啶组中有2例孕妇,瑞芬太尼组有7例孕妇的脉搏血氧饱和度≤94%。

2.瑞芬太尼PCA和哌替啶PCA 一项RCT试验中,孕妇接受每次瑞芬太尼PCA40ug、锁定时间2min(n=20)或每次哌替啶15mg、锁定时间10min(n=20)。评价的内容包括疼痛程度(10cmVAS)、镇测定以上项目作为镇痛满意的一种评估,须监测孕妇的脉搏血氧饱和度和胎儿心率的变化。在分娩期间直到分娩结束,瑞芬太尼组中有18例持续使用PCA,哌替啶组中有14例孕妇持续使用PCA。两组中几乎所有孕妇在静脉使用PCA的同时也使用了$N_2O:O_2$混合气。两组平均疼痛强度评分无显著差异。同样两组恶心、镇静程度及脉搏血氧饱和度也无显著差异。瑞芬太尼在60min时的满意度评分高于哌替啶组。两组在胎儿心率、Apgar评分及脐血pH均无显著差异。

评价瑞芬太尼用于分娩镇痛的研究表明:其可能引起严重的呼吸抑制,因此目前,要求我们需在有一对一护理的情况下使用瑞芬太尼,并且要监测母体脉搏血氧饱和度和胎儿心率。在瑞芬太尼常规用于产科分娩镇痛之前还需要行进一步大规模的RCTs。

E.芬太尼 在美国,对于有硬膜外镇痛禁忌证的孕妇(例如,严重的凝血功能障碍),芬太尼常被用于静脉PCA。已发表的关于比较芬太尼和阿芬太尼的试验表明在第一产程后期使用芬太尼比阿芬太尼更为有效。

有效镇痛的延迟

那些产痛较轻或痛阈较高的孕妇是不需要椎管内镇痛的。她们仅仅需要一些帮助去应对产痛,以上介绍的技术对于此类孕妇可能已经足够了。然而,我们有时会观察到,经常有热情的助产士和产程护理人员为了延迟或拒绝使用椎管内镇痛而为孕妇提供这些技术。我们应该制止这样的行为,为孕妇清楚地提供所有用于分娩镇痛的措施和效果的有关信息。

椎管内镇痛技术

分娩疼痛的通路

A.分娩的严重性 大多数孕妇分娩时都会有严重的不适。尽管存在显著的个体差异,美国每年有超过60 %或接近240万的妇女接受椎管内分娩镇痛。特别是初产妇,分娩的疼痛要比产妇过去所经历的任何疼痛都严重得多。McGill疼痛调查表显示,它比骨折导致的疼痛严重,事实上,接近于手指截肢的疼痛程度。

产程是指进行性的宫颈扩张与消失伴随着胎儿在骨盆中下降的过程,减轻此过程中产生的疼痛是产科麻醉在临床应用上最令人满意的经验之一。最近几十年,随着椎管内阻滞技术的发展,已经引起在硬膜外是使用加或不加阿片类药(即止痛)的低浓度的局部麻醉药,还是使用较高浓度的局部麻醉药(即麻醉)之间的争论。虽然较高浓度的局部麻醉药能够减轻分娩疼痛,但是它是以阻滞运动神经而影响产程(如先露异常)为代价的。较新的技术要求产妇有效的参与,并且尽可能的不影响产程与分娩。要获得有效的分娩镇痛,就需要彻底地了解涉及分娩生产所引起的疼痛通路。

B.第一产程 第一产程是指规律的子宫收缩开始到宫颈的完全扩张阶段。它经常再细分为潜伏期和活跃期,活跃期的开始伴随有子宫颈的快速扩张。此产程的疼痛实质上是内脏痛,是由于子宫的收缩和子宫颈内口的扩张两个原因综合引起的。子宫收缩可能导致子宫缺血引起缓激肽、5-羟色胺、组胺和其他介质的释放,另外子宫下段和宫颈的伸展延长也可以刺激机械性刺激感受器,这些有害刺激由伴随交感神经的感觉神经纤维传入,经子宫颈旁及骨盆的下腹部神经从进入腰部交感神经链。内脏伤害性感神经纤维把这些冲动通过 T_{10}-L_1 的神经后根传递到脊髓。

根据第一产程产生疼痛的解剖学基础,意味着可以通过阻滞外周神经纤维的传入(如行 T_{10}~L_1 硬膜外阻滞、子宫颈旁阻滞及腰交感神经阻滞)或者向鞘膜内注射局部麻醉药或阿片类药物以阻滞脊神经的传导来减轻疼痛。

C.第二产程 分娩的第二产程是指从宫口开全至胎儿娩出的过程。此阶段疼痛来自于内脏和躯体。随着胎儿开始下降,导致阴道、会阴的扩张、延伸及暂时的缺血。这些躯体刺激经阴部神经(S_{2-4})的传入纤维传递到脊髓。

在分娩的第二产程中,根据疼痛产生的解剖学基础,意味着疼痛可通过以下几个技术获得减轻,包括在第一产程使用的硬膜外阻滞,除此之外还有阴部神经阻滞和(或)使硬膜外阻滞从 T_{10} 水平延伸到 S_4。

D. 两个产程中的有效阻滞 来自两个产程中的痛觉信号依赖脊髓中枢在脊髓内进一步传递,经脊髓上中枢中转,最后投递到感觉皮层中枢。在两个产程中,要有效地阻滞传入神经纤维,需要完全覆盖 T_{10}~S_4 神经节段。

妊娠期的神经解剖学

众所周知,怀孕可引起脊椎许多解剖学的改变。

A.椎间隙狭窄 由于孕妇需尽力稳定其重心,脊柱腰部前凸加大,导致腰椎解剖的变化而引起椎间隙变窄,这使得蛛网膜下腔或硬膜外穿刺更加困难。

B.盆腔的增宽和旋转 怀孕的激素效应和因胎儿引起的机械张力可导致盆腔的扩张。这有两层含义:1.当孕妇处于侧卧时就形成头低倾斜位,此体位可导致向鞘内注入局部麻醉药时引起局部麻醉药向头侧广泛扩散。2.同未怀孕的病人相比,孕妇盆腔向前转动使两髂骨上棘最高点之间连线与脊柱的交叉点处于一个较高水平(由 L_{4-5} 间隙或 L_4 椎体上升至 L_{3-4} 间隙)。这可能导致穿刺部位的错误估计(如:是 L_{2-3} 而不是 L_{3-4})。

C.胸部脊柱后凸顶点位置的提高 在怀孕时,胸部脊柱后凸的顶点从 T_8 提高到 T_6 的位置,从而增加仰卧位时高比重的局部麻醉药向头侧扩散过宽的可能。

D.硬膜外静脉充血 腔静脉的压迫和血管内血容量的增加导致硬膜外静脉充血。同未怀孕病人相比,增加了硬膜外穿刺时进入血管的可能。

E.黄韧带鉴别困难 因孕妇激素的改变(如水肿)可能使黄韧带难以鉴别,从而增加意外刺破硬膜的危险。

产程中的椎管内镇痛技术

A.适应证

1.产妇的请求 在过去二十几年,美国麻醉医师学会(ASA)和美国妇产科医师学会(ACOG)反复签署了一项共同的声明,该声明强调产妇请求镇痛本身有效的适应证。“对许多妇女而言,分娩可导致严重的疼痛。在医师的看护下,进行安全的疼痛理是可以接受的。因对任何一个人来说,遭受未经处理的疼痛都是难以接受的。在不存在医疗禁忌的情况下,产妇要求减轻分娩疼痛就是有效的治疗适应证。最近,美国妇产科医师学会(ACOG)支持直接给予椎管内镇痛意等到分娩产程中的某个时点(例如:宫颈口开到4~5cm),是基于以下情况考虑:美国妇产科医师学会以前推崇医师对初产妇延迟硬膜外镇痛直到宫口开到4~5cm。然而,最近更多研究表明,硬膜外镇痛不会增加剖宫产分娩的危险性,因此“对非必要的剖宫产的担心不应该影响妇女在分娩中选择减轻疼痛的方法。”

2.对手术分娩的估计,包括先露异常和多胎。

3.产科疾病　产妇有突然的、危险的或需急诊分娩的不安全产科情况时(如先兆子痫、不安全的胎心监护图)。

4.产妇的状况　对使用全身麻醉相对较复杂的或者禁忌的(如:病态肥胖症、困难气道、恶性高热)。

5.产妇存在并发症(如:严重的心脏病或呼吸系统疾病),为避免疼痛引起的生理干扰。

B.禁忌证

1.绝对禁忌证　病人拒绝、不合作、凝血疾病未纠正、出血未控制、未纠正的低血容量、硬膜外穿刺部位感染、败血症及麻醉医师不会该技术或没有经验。

2.相对禁忌证　颅高压[因担心刺破硬膜引起意外的潜在危险性(亦即脑疝)]有局部麻醉药过敏史(考虑更换药物)、未处理的全身感染、没有翻译的说外语者、存在严重的神经功能缺损(严重胎儿抑制及产妇有严重的心脏病(如:艾森曼格综合征)。

C.技术的合理选择　麻醉医师应综合评价产妇的并发症、产科情况和(或)麻醉考虑,从三种主要的椎管内置管技术中(硬膜外、腰硬联合及连续脊髓)作出选择。

1.产妇的并发症　很少有哪种产妇情况明确地要求用某种椎管内镇痛技术而不能用其他两种。然而,下列情况可以优先选择传统的硬膜外技术:严重的瓣膜性心脏病、未控制的高血压或者其他心血管疾病,因其对中心血容量的快速变化耐受力较低(如:肺动脉高压),硬膜外麻醉缓慢诱导的交感神经阻滞在这种病人身上可能具有生理上的优势;颅内占位性病变和其他中枢神经系统疾病(如多发性硬化症)导致一些麻醉医师更加谨慎地避免穿破硬膜(腰麻),但是这种策略在结果上的影响并未得到证实;当存在有可能出现凝血性疾病时[如:严重的先兆子痫、溶血导致肝酶升高和血小板计数降低(HELLP综合征)],宁可选用传统的硬膜外技术而不用腰硬联合麻醉,因为腰硬联合麻醉不能确切地检验硬膜外麻醉效果,这是令人不满意的。

2.产科因素

当存在有手术干预可能时(如胎儿的情况不太满意),一些麻醉医师对于分娩喜欢选择传统的硬膜外麻醉方法,目的是能够确保一个有效的硬膜外导管而避免全身麻醉。然而,既往的大量的回顾性研究证实,硬膜外置管作为腰硬联合麻醉中一部分使用时比单独运用更可靠。

在分娩早期,对镇痛技术的选择是有争议的。但是,最近的证据更加支持腰硬联合法,而非全身应用阿片类药物或传统的硬膜外镇痛,因其具有起效快的优点。

活跃期时,腰硬联合提供的镇痛的起效速度比传统的硬膜外稍快。然而,现在向硬膜外注入大容量、低浓度的局部麻醉药时,这种影响是非常小的。全部节余的时间不超过5~10min。

在早产,尤其是多胎产妇,腰硬联合技术能使骶骨止痛起效迅速。

腰硬联合法便于下床活动。然而,传统硬膜外技术中注入低剂量的局部麻醉药也能产生类似效果。因此,这种优势是非常小的。

存在胎儿心率异常时可能导致麻醉医师选择传统硬膜外技术。这是由于考虑鞘内(和腰硬联合技术)注入阿片类药物与胎儿心率异常有关(如胎儿心动过缓)。

3.麻醉相关因素

预料的困难气道可能促使置入传统的硬膜外管而不是腰硬联合法，以确保硬膜外置管有效。然而,正如前面所提到的,现在的证据表明,腰硬联合中的硬膜外置管可提高其置管的可靠性。尽管如此,一些麻醉医师还是比较喜欢尽可能早地知道硬膜外导管的效果和其是否双侧有效。

尽早(如:在产程启动或产妇要求之前)置入脊髓或硬膜外管有利于在紧急情况下减少全身麻醉的需要,例如,产科情况(如双胎或先兆子痫)或麻醉的因素(如困难气道或肥胖症)。另外，预计有凝血方面疾病和血小板数减少如 HELLP 综合征)的病例更需要早期置管。

腰硬联合技术用现代笔尖样穿刺针,硬膜穿刺后头痛(PDPH)发生率较低≤1%。腰硬联合技术也能够减少硬膜外针穿破硬膜的所有危险性。然而,一些麻醉医师仍然不太喜欢人为的刺破硬膜,尤其在一些 PDPH 发生的高危人群(如,有 PDPH 史)。

由于考虑会增加 PDPH 发生的危险性,很少使用连续腰麻技术。然而,在特别肥胖和要求麻醉起效较慢的情况下(如严重的心脏疾病),这个方法是有利的,而且可能是十分适合的。

D.准备　充分的准备是决定椎管内技术是否成功的唯一最重要因素,总结如下。

预先程序检查:麻醉前评估是为了获得病人既往的医疗/麻醉史,相关的身体检查(包括脊柱)和胎儿的健康状况;告知硬膜外法或 CSE 法的风险和优点后签同意书;对穿刺体位的要求和对抗酸药的潜在需要及禁食要求作出解释；同产科的护理者针对产科问题进行确认和解释;确认静脉通道和电源情况、氧气、监测设备和抢救设备/药物的有效性;签署知情同意书。

1.评估和同意　认真了解所有相关的产科情况及麻醉问题,相关的身体检查(即由呼吸道、心脏和肺组成的美国麻醉医师学会"麻醉前评估实践操作建议")及确定最后进食固体食物的时间都是必需的。最近一项研究表明,妇女在产程和分娩期间有着明显的呼吸道改变,因此在产时或产后的早期进行麻醉之前,需要重新谨慎地检查呼吸道。"在获得产妇签字同意前,应特别交代硬膜外穿刺的优点、潜在的副作用和并发症(如感染、PDPH、神经损伤)。及早和产科医师商讨决定最后的疼痛治疗方案是十分重要的。美国麻醉医师学会指南强调产科医师和麻醉医师之间交流的重要性,特别是"对重要的麻醉和产科危险因素的认识将促进产科医师和麻醉医师之间进行会诊交流。"在这期间,麻醉医师也有机会与分娩或助产护士建立和谐的关系,这些护士是产科系统中的一个重要组成部分。

2.分娩期血小板计数和血型及筛选　是否需要测定血小板计数需要麻醉医师根据病人的病史、体格检查和临床指征进行个体化分析。对健康的临产妇而言,并不是必须进行常规的血小板计数。对无并发症的临产妇来说,经阴道分娩或手术分娩的常规血型交配型并不是必需的。是否需要测定血型及筛选或交叉配型都应该以产妇的病史、预期可能导致出血的并发症和当地的制度政策为基础。

3.预防误吸　应该在硬膜外穿刺,尤其是在外科手术之前给予一般性的抗酸药物如枸橼酸钠 30ml。在分娩期,禁食是一直有争议的,在椎管内镇痛时需严格禁食或不需严格禁食都没有证据支持。2006 年美国麻醉医师学会产科麻醉指南指出,对分娩期的孕妇,适当的进食清流质是可行的。然而,有其他误吸危险因素的病人(如病态肥胖、糖尿病、困难气道)或有手术分娩可能的病人(如不规则的胎儿心率模式)需要根据当时的情况进行更严格的禁食。但强烈推荐在产程活跃期不要摄入固体食物。

4.静脉通道的建立 在硬膜外穿刺之前需要一个确切的静脉通道。可以根据麻醉医师指南预先或同时给予负荷静脉输液。然而,给予一个特定的容量是没有必要的,而且并不能有效地防止低血压。

5.监测 在硬膜外穿刺之前、期间或之后,确保产妇和胎儿的健康是对临产妇成功管理中最主要的。

(1)无创血压(BP)监护 根据入院时的血压和硬膜外穿刺之前的血压作为参考基础值。在给予局部麻醉约之后，血压在20min内应该至少每5min测量一次，或者直到血流动力学稳定后。尽管最佳的血压测量频率还未确定,但是在椎管内镇痛时,还是应该定时测量血压的。

(2)胎儿的电子监测 美国麻醉医师学会特别委员会关于产科麻醉部分,推荐在椎管内阻滞开始之前(为了建立一个胎儿心率的基础值和鉴别可能的胎儿心率异常变化)和在椎管内阻滞开始之后,通过一个有资格的医师对胎儿进行监测。但是同时认识到,在每一个临床病例中连续监测记录也许并不是必需的,并且其本身也是不可行的。

(3)其他的监测 心电图(ECG)和脉搏血氧饱和度的监测是不需要的。然而,在硬膜外镇痛开始和给予试验剂量期间,监测脉搏血氧饱和度能够对产妇的心率提供有价值的信息。

6.体位 虽然坐位或侧卧位都适合硬膜外穿刺,但是最终的决定取决于麻醉医师的偏爱。坐位的优点包括对中线有更好的感受和让产妇感到更舒适。然而,侧卧位似乎对子宫胎盘的灌注影响很小,而且更加适合连续监测胎儿心率。一些证据表明在侧卧位时无瓣膜的硬膜外静脉压力较低,故很少被误置入血管内。

7.复苏药物和设备 准备好复苏药物、血管加压药如麻黄碱和肾上腺素、气道管理设备和耗材是给予安全的硬膜外麻醉和处理并发症(如低血压、全身中毒、脊髓麻醉平面过高及呼吸抑制)所必需的。麻醉医师必须时刻准备处理这些并发症。

8.美国联合委员会的“通用协议” 根据美国联合委员会的推荐,为了病人的安全,在操作之前需要确定产妇的姓名、出生时间和拟采用的硬膜外技术。

E,操作技术的描述

1.有关硬膜外技术的建议:

(1)注意产妇的体位——坐位或侧卧位,有赖于麻醉医师/病人的偏爱;(2)建立监测——袖带测量无创血压、脉搏血氧饱和度监测产妇心率的变化,和持续胎儿心率监测;(3)同时输注一瓶500ml的乳酸格林液;(4)用聚维酮碘或氯己定脱脂棉纱布恰当地消毒皮肤;(5)触摸脊柱以确定合适的腰椎间隙,然后用1%的利多卡因3~5ml作皮肤局部浸润麻醉;(6)用盐水或空气的阻力消失法鉴别是否到达硬膜外腔,再将带刻度的导管置入腔内3~5cm后,将穿刺针小心拔出;(7)将导管位置降低观察是否有脑脊液流出并用注射器回抽以确定导管不在脑脊液内。在子宫收缩后、保持语言交流和持续血流动力学监测的条件下,将3ml含上1:200 000的肾上腺素2%利多卡因试验剂量注入硬膜外腔;(8)在试验剂量的反应为阴性之后,分次注入0.08%~0.125%布比卡因和2ug/ml的芬太尼共10~20ml,每次5ml或者选择其他适合剂量的麻醉药以达到T10的麻醉平面;(9)在给予试验剂量之后或者是给予大剂量的药物之后将导管安全地固定;(10)给药后15分钟内每2~3分钟测量一次血压,随后每15分钟测量一次血压,但胎儿心率则持续监护;(11)将病人置于适当体位以减轻对下腔静脉的压迫;(12)在20分钟后测试感觉阻滞平面,然后每90分钟继续监测痛觉消失平面和运动神经阻滞的强度。如果有怀疑,则重新放置导管。

2.硬膜外技术

(1)硬膜外包　一个商品化的或自己准备的包装都应该包括所有硬膜外穿刺所需的材料。大多数可用的商品化的硬膜外包包括配制好的皮肤消毒剂[即聚维酮碘或氯己定(洗必泰)]、无菌铺单、纱布擦、有包装的透明注射器、局部麻醉用的针头、一根 17G 或 18G 的硬膜外针(Tuohy 或 Weiss)、无阻力(LOR)注射器、一根 19G 或 20G 的硬膜外导管和装有盐水和局部麻醉药的安瓿(通常为 1%利多卡因和 1. 5%利多卡因加 1:200 000 的肾上腺素,分别用作局部浸润和实验剂量)。

(2)无菌的预防措施　理想的区域麻醉的无菌技术是有争议的。洗手;摘掉珠宝首饰;使用无菌手套(为了弥补洗手的不足,而且不是作为替代);新的口罩和帽子已经证明能够减少微生物污染的机会。虽然美国区域麻醉协会的意见一致,并且美国麻醉医师学会产科麻醉特别委员会承认这些操作的重要性,但是同中心静脉穿刺一样,如何最大限度地实施无菌预防措施还是存在问题。

手术衣:没有数据支持当进行椎管时应该使用所有的无菌预防措施(包括手术衣),因为中心静脉置管发生的相关感染要比椎管内麻醉操作的相关感染更为常见。

手术口罩:尽管最近有数据说明,微生物和污染物的播散往往来自于医师进行硬膜穿刺操作的时候;但是一些医师仍然对在进行椎管内麻醉时手术口罩的使用存在疑问。当使用培养皿测量头部和腰部位置高度的细菌数量时,即使在层流手术房间,如果没有戴帽子和口罩,其细菌的数量都是很高的。没有戴帽子时细菌数的增加是较多的,而帽子和口罩都不戴时,其细菌数的增加是呈指数上升的。因此无论什么时候进行椎管内麻醉,操作者都应该谨慎地戴帽子和口罩。

消毒液的使用和时间:另外,无菌技术的其他基本操作经常是违规的。聚维酮碘杀菌效能的高峰时间是在 2~3 分钟,而洗必泰酒精溶液最佳杀菌效能时间小于 1 分钟。然而,在皮肤渗透起效之前立即进行皮肤清洗是很普遍的现象。这种做法并没有让消毒剂有足够的时间起效。虽然洗必泰比聚维酮碘有较快较强的杀菌能力,但洗必泰却由于在动物模型上有关神经毒性的争论而没有被美国食品和药品管理局(FDA)批准作为椎管内麻醉的消毒剂。尽管如此,这种消毒剂却被广泛用于椎管内麻醉前的皮肤准备。除此之外,无菌手套的使用并不能替代用消毒液仔细洗手的需要。

(3)腰椎间隙的确认　分娩镇痛的理想腰椎间隙通常是 $L_{3\text{-}4}$ 或 $L_{2\text{-}3}$。传统认为,髂骨最高点之间的连线是 L_4 椎体或 $L_{4\text{-}5}$ 间隙。然而,没有放射指导下的间隙确认充其量只是“猜测”,隐藏着错误的可能。对于确认解剖标志困难的病人,例如病态肥胖,最好取能够定位的最低间隙,因为有间隙水平被低估的危险。尽管未经随机试验证实,一般认为 $L_{4\text{-}5}$ 间隙的穿刺比较高间隙困难。在无菌准备和铺巾后,给予所选间隙通常剂量(1%利多卡因 3~5ml)的局部麻醉药进行局部浸润麻醉。之后用硬膜外穿刺针刺破皮肤,接着一直往里进针直到针在棘间韧带固定。然后拔出针芯并将无阻力注射器与硬膜外针针孔相接或将盐水放在硬膜外针孔上观察水滴的进入情况。

(4)方法

a.悬滴法:这个方法依赖于硬膜外针进针期间对硬膜外腔阻力消失的发现。关于产妇的许多研究显示,腰段硬膜外腔压力并不低于大气压,而这个负压只有在抵到硬膜时才出现。由于这个方法可能增加硬脑膜穿破的危险,故悬滴法几乎不用于产科的硬膜外穿刺。

b.阻力消失法:这个方法是已知用来鉴别到达腰部硬膜外腔最常用的方法。它是基于克服黄韧带引起的软组织阻力和当针尖进入硬膜外腔时产生的一种突然“落空”的感觉。可用特殊设计的减少注射器和活塞之间的摩擦力与阻力的无阻力塑料或玻璃注射器接在硬膜外针孔上，检测此“落空”感。

空气与盐水作对比：虽然麻醉医师的偏好是主要的，但是逐渐增多的证据指出，确认是否在硬膜外腔用盐水为基础的方法（即单独使用盐水、盐水混合空气泡）要优于使用空气法。其优点包括：较好的触觉感受，降低“斑片状阻滞”的发生率，减少硬膜外静脉空气栓塞的风险及意外穿破硬膜引起的颅腔积气导致头痛的危险性。不管争论如何，意外穿破硬膜后，进行重复硬膜外操作必须注射盐水是大家的直觉。

间断与持续加压的对比：给注射器活塞“间断的”或“持续的”压力，是阻力消失法中的一个组成部分。持续压力法的优点包括能更快鉴别硬膜外腔和减少硬脑膜刺破事件的发生率。而被推荐的间断压力法优点包括能够更好地控制穿刺针的前进（即两只手都在针上），而且也能减少硬脑膜刺破的发生率。Episure 是一种使用盐水的弹簧压力注射器新产品，它被设计成在进入硬膜外腔时能够自动落空，它的优点是两只手都能够作用在穿刺针上，同时在活塞上伴随有持续的压力。

c.穿刺针斜面的朝向：将硬膜外针的斜面朝向头端是很普遍的应用。它能够直接帮助把导管置到所想要的位置（如在 T_{10}~L_2 节段附近）。不推荐将穿刺针的斜面与背部长轴平行穿刺（是为了硬脑膜穿破时降低 PDPH 发生的危险）并且在硬膜外腔旋转穿刺针。这种操作有可能增加穿破硬膜的危险性。

（5）硬膜外导管

材料：大多数导管是由聚酰胺（尼龙）制成的。大多数导管在远端的 20cm 每增加 1cm 就做一个标记。金属丝强化后的硬膜外导管更具有柔韧性，与质地硬的导管相比，可减少产科病人感觉异常和导管置人血管的发生率。

多孔与单孔的比较：有关多孔导管是否优于单孔导管的证据有限。理论上讲，由于使用多孔导管后局部麻醉药的分布更均匀，特别是在单次给药后，镇痛效果应该更好。然而，由于目前产科镇痛中使用大剂量、低浓度的局部麻醉药混合液，这个优势可能会被忽略。另外，局部麻醉药混合液中加用阿片类药物可能会进一步限制其理论上的优势，因为它提供了更完善的节段性镇痛效果。使用多孔导管导致多种腔隙阻滞（如硬膜下、鞘内和血管内）的报道很少。

导管插入的深度：增加硬膜外腔置管深度（≥6cm）会增加导管卷曲、误入血管和镇痛不满意（如单侧）的发生率。减少导管深度（≤4cm）会增加导管脱出的可能性。总的来说，导管深度为 4~5cm 显得较为合理。在一些病例中，在置入导管时发现导管内有血液或者病人有持续的感觉异常。当持续感觉异常发生时，必须取出导管再重新置入。然而，必须将导管和硬膜外针一同拔出。否则，只拔出导管硬膜外针有割断导管的危险。如果发生这种事情，割断的导管又一直保留在病人的背部，应该告知病人并请神经外科医师会诊。然而一般不需要通过手术取出管，除非有持续的神经症状。如果回抽时发现导管进入血管，可将导管移出 0.5~11cm 直到回抽无血。如果导管的尖端还保留有足够的深度而且不在静脉里，应再次检查导管安全固定。这个方法可以使 50%进入血管的类似导管得到挽救。然而，在一些病例中，导管插入深度可能不够，应该重新置管。

（6）如果要给予一次试验剂量，它应该是在固定导管之前。试验剂量讨论见后。

2.腰硬联合技术　腰硬联合技术（CSE）和传统的硬膜外技术是相似的，但也有一些不同。腰硬联合技术综合了鞘内镇痛的优点（如快速起效、较好的镇痛效果和增加骶部镇痛）和使用硬膜外导管的灵活性两个方面。

（1）“针内针”技术　定位硬膜外腔的步骤如前所述。一旦硬膜外针进入硬膜外腔，一根25~27G的铅笔尖式的腰麻针通过硬膜外针插入，一直前进到有一种“砰”的明显突破感并观察到腰麻针孔有脑脊液（CSF）流出。在确定有脑脊液流出后，稳定腰麻针，注入鞘内剂量的局部麻醉药（如布比卡因1.5~2.5mg）和（或）阿片类药物（如芬太尼15~25ug）。

（2）“不同间隙”法　当临产妇因分娩疼痛而十分苦恼时很难让她们安静，就应该首先进行腰麻穿刺建立鞘内镇痛。随后在比腰麻位置高一个间隙的地方行硬膜外置管。这个方法有助于避免对“活动”的目标进行硬膜外穿刺。然而，在感觉改变的病人身上进行硬膜外操作也有一定的危险。

（3）腰硬联合镇痛时对脑脊液的回抽也许并不必要，因为尚有硬膜外管可用（作为CSE技术的一部分）。然而，脑脊液回抽失败最常见的原因是偏离中线。另外一个原因用一根27G的腰麻针回抽CSF本身可能就存在困难。回抽的尝试可能将导致腰麻针。尽管轻轻地回抽到脑脊液能证实腰麻针的确是在合适的中线位置，但是在某些情况下要特别小心其通过了硬膜外腔而并没有向脑脊液内注入药物。

（4）鞘内药物　通常鞘内使用的药物是由等比重的布比卡因1.25~2.5mg和（或）芬太尼15~25ug组成。镇痛起效快，一般在注药后几分钟内起效，能够持续60~90分钟。布比卡因中额外加入阿片类药物可延长有效的镇痛时间。尽管使用的是等比重的布比卡因，芬太尼—布比卡因合剂也是相对的低比重药物。如果镇痛不对称，调高疼痛侧，即麻醉不完善侧，体位可改善镇痛效果。

（5）导管放置　在向鞘内注药后立即将腰穿针拔出，并置入硬膜外导管，导管保留在硬膜外腔的深度一般为4~5cm。

（6）并发症与CSE技术相关的并发症类似于传统的硬膜外技术。然而，还要增加并发症的可能，如增加PDPH的危险性、胎儿心搏徐缓、神经损伤、脑膜炎、高位脊髓麻醉、金属碎片带入蛛网膜下腔。此技术的大多数拥护者认为这些危险尚未在大量的研究中得到证实。

3.连续鞘内镇痛方法

（1）在此技术中，指硬膜外针前进穿破硬膜进入蛛网膜下腔并置入一根硬膜外导管。它通常是在硬膜外穿刺针意外刺破硬膜后而向鞘内置管的，由于存在导管污染、永久性神经损伤和高位脊髓麻醉等风险，故很少作为基本的技术选择。导管在鞘内插入的深度为5cm。

（2）必须小心标记“鞘内”导管。所有的“添加”（如单次药物）都必须密切注无菌技术。麻醉医师应该将“鞘内”导管的相关事项告知病人和助产士。可以在病人的房间门上作一个标记以便告知同事，该病人进行了鞘内置管。

（3）使用的镇痛药和CSE镇痛中使用的类似（即布比卡因1.25~2. 5mg和芬太尼15~25ug）。给予的药物是典型的硬膜外给药方法，例如布比卡因0.06%~0.125%和芬太尼1~2ug/ml。注入速度为每小时1~2ml。

（4）在注入任何药物前均应小心回抽看导管内有无脑脊液，并排出注射器内的气泡，以减少颅腔积气发生头痛的风险。同时也要记住，药物在到达蛛网膜下腔之前导管内有近1ml的无效腔。

（5）报道称刻意给病态肥胖产妇置入连续的鞘内导管。在已知有困难气的病人身上也应该考虑此法。这个方法能够提供一个连续的高质量的镇痛效果，相对也较容易转化为外科手术所需的麻醉及PDPH的发生率相对较低。尽管这种方法对这些病人也许是最合理的选择，但是对特殊的病例应该除外,因为给予大剂量局部麻醉药能导致灾难性的气道丧失。

(6)早在1990年非常流行将一根24~28G的微型导管经细的腰穿针置入,持续给予鞘内镇痛,虽然这种导管减少了PDPH发生的危险性,但是有文献报道,由于通过此类导管注入药物可引起局部麻醉药分布不均导致马尾综合征,因此迫使其从美国市场退出。最近,一个前瞻性的、随机的、多中心试验检查了28G鞘内导管在分娩镇痛中的安全性与有效性,经导管注入苏芬太尼和布比卡因,其神经系统并发症的发生率是<1%,并且具有较好的初始镇痛效果和较高的产妇满意度。然而,跟硬膜外镇痛相比,这种导管技术更困难,更容易放置失败。将来是否接受这种导管还不是很清楚,因为这个研究的发起人还没有计划完成FDA的申请程序,以确保将来能使这种导管进入美国市场。

F.硬膜外试验剂量 一些专家已经在争论当给予适当容积的稀释局部麻醉药溶液时(如进行分娩镇痛),试验剂量是否必要。然而,给予"试验剂量"的原理背后是为了鉴别硬膜外导管是在硬膜外腔还是在静脉血管内,以防止给予大剂量局部麻醉药(如剖宫产)后导致全脊髓麻醉或全身局部麻醉药中毒反应。导管误人血管的发生率占硬膜外穿刺的5%~10%。

1.理想的试验剂量必须对产妇和胎儿是安全可靠的,而且所给的药物对于鉴别置入血管还是硬膜外腔具有高度的灵敏性和很好的阳性预测价值。

2.如果要应用大剂量高浓度的局部麻醉药,那么试验剂量是很重要的(例如为了手术分娩,择期剖宫产的硬膜外麻醉以及产后输卵管结扎需再使用硬膜外导管时)。

3.传统试验剂量通常由一种低剂量的局部麻醉药[即3~5ml 0.25%布比卡因(7. 5~12. 5mg)或1.5%利多卡因(45~60mg)或2%的2-氯普鲁卡因(60mg)]加15ug的肾上腺素组成。如注药5分钟内运动逐渐被阻滞或者注药20~40秒内心率较基础值增加了25~30次分钟,则认为试验剂量反应阳性。

4.也可以使用一种"双试验剂量"的方法以避免含有肾上腺素的试验剂量的缺陷。两次试验剂量均使用单纯的2%利多卡因:给予40mg(2ml)鞘内试验剂量之后接着在5分钟给予100mg(5ml)的静脉试验剂量。这个测试方法适用于因病人危急,需行紧急手术分娩而迫切需要一个有效的硬膜外置管情况。在每次给药后必须观察病人情况以减少产妇和胎儿的危险。

5.然而,在分娩镇痛时使用试验剂量尚存在争议

(1)用于分娩镇痛的稀释局部麻醉药溶液其全身中毒的危险性很低。然而,如果必须行剖宫产,则可能使用大剂量高浓度的局部麻醉药。

(2)理论上说,肾上腺素能引起子宫胎盘血流的减少,然而在动物模型中,这种作用短暂的且不会影响胎儿的健康。

(3)由于很难鉴别心动过速是由肾上腺素引起的还是由产妇宫缩疼痛引起的,故它的分析灵敏度很低。如果要给予试验剂量,则应该在两次宫缩期之间进行。

(4)由于临产妇使用肾上腺素可引起不可预测的心率增快而使试验剂量的灵敏度下降。一些人提倡观察给药后2分钟内最高心率并与注药前的基础心率相比较,其心率是增加10次/分钟,而不是25~30次/分钟。

(5)在CSE后,许多麻醉医师选择立即开始硬膜外给药。在这种情况下试验剂量的价值还不能确定。

6.很多麻醉医师推崇给任何局部麻醉药都应常规分次给药(即≤5ml),并频繁询问病人以判断局部麻醉药中毒的主观症状(如耳鸣、口周麻木)。然而,当给予稀释的局部麻醉药时,这些症

状也许并没有显现。每次局部麻醉药的应用都应该视为一次“试验剂量”。

7.建议改变试验剂量

(1)当5ug的异丙肾上腺素做试验剂量呈阳性时,能够产生一个更为可靠的心动过速,并且对胎盘血流量几乎没有影响。然而目前还缺乏人类神经毒性方面的研究。

(2)将FHR多普勒探头放在产妇的心脏区域,经硬膜外导管注入一定量的空气(如1~2ml)时,可用来检测硬膜外导管是否误入血管。然而,当空气应用在硬膜外时有可能增加“斑块”或“斑点”阻滞不全的危险。

(3)用芬太尼引起头晕的主观症状作为判断硬膜外管在血管内还是在硬膜外腔的依据。

(4)高比重的局部麻醉药能够更好地鉴别是否为硬膜外置管,但是会增加运动神经阻的危险。

8.特殊情况(例如产妇接受β阻滞剂药物治疗、合并高血压或心脏瓣膜狭窄疾病)可能会增加使用试验剂量时的复杂性。

G.局部麻醉药的选择

1.浓度和剂量的考虑　对分娩来说,理想的局部麻醉药应该镇痛起效快,持续时间长,且有极好的感觉—运动分离阻滞,并且对产妇和胎儿的生理影响小。尽管目前可用的局部麻醉药中没有一个具有上述全部特性,但是低浓度的布比卡因的应用最为普遍。

(1)布比卡因

优点:布比卡因是一种酰胺类局部麻醉药,近年来一直作为硬膜外分娩镇痛最常用的麻醉药,其原因如下:低浓度布比卡因被证实具有较好的运动和感觉分离阻滞效果。这可能与在分娩镇痛时使用这种浓度时,A-α运动神经元不被阻滞有关。因为运动功能得到了保障,在很大程度上提高了产妇的满意度,布比卡因是一种可运动的、无痛分娩的理想选择。在众多常用的局部麻醉药中,布比卡因的作用时间最长。单次硬膜外给予0.25%的布比卡因(8~10ml)可提供大约90~120分钟的镇痛时间。布比卡因无快速耐药性,使得病人在硬膜外自控镇痛(PCEA)中持续反复给药变成可能。布比卡因在脐静脉与母体静脉血中(UV/MV)的比值大约是0.3,是局部麻醉药中最低的一种。尽管血浆中游离药物UV/MV比值都接近1:1的平衡,但是产妇中药物大量地与蛋白结合使布比卡因在产妇血浆中的游离浓度非常低,因而限制了药物经胎盘的转运。

缺点:起效慢,镇痛完善时间需要20分钟,但是亲脂的阿片类药物复合大剂量的布比卡因溶液可达到一个让人能够接受的起效时间。有心血管毒性和神经毒性,尽管很少发生死亡,但是已有报道称注入大量高浓度的布比卡因时出现癫痫发作、心血管不稳定,甚至心搏骤停。由于布比卡因导致心血管毒性反应的浓度与导致中枢神经系统毒性反应的浓度比值比其他局部麻醉药低,这使得其具有潜在的危险性。

浓度和剂量:分娩镇痛一般是以浓度逐渐增大的0.0625%~0.125%的布比卡因（总量=12~20ml）开始。在第一产程，与芬太尼和肾上腺素联合使用时布比卡因浓度低到0.04%也是有效的。虽然推荐使用大容量、低浓度的药物,但是有时使用的浓度也可达到0.25%(总量=12ml)。布比卡因20ml的ED50值[局部麻醉药的半数有效浓度(MLAC)]其浓度大约是0.08%,但是合用芬太尼时可降低此值。然而,对一些病人[例如早产、引产和(或)产程进展不良]可能有必要增加布比卡因的浓度(如0.125%~0.25%)。

(2)利多卡因

尽管利多卡因常用于手术和作为试验剂量，但它并不常规用于分娩镇痛的开始或维持,因为其感觉—运动阻滞分离较差(如增加运动神经阻滞),还发生快速耐药性,以及胎盘转运和离子化的增加。

除了常作为硬膜外试验剂量使用外，还有几个情况可以利用其快速起效的优点：有助于鉴别无功能的硬膜外导管，硬膜外使用不加肾上腺素的2%利多卡因(5~10ml)，有助于帮助镇痛不足的病人快速确定皮肤的感觉平面，这有助于帮助决定是否要重新进行硬膜外穿刺置管。可以满足骶部快速止痛的需要，利多卡因有时候被用来快速控制第二产程期间的剧烈疼痛。给予小剂量(如5~10ml)不加肾上腺素的1%~2%利多卡因并不产生明显的运动神阻滞，否则可能将干扰产妇的产程进展。可以作为器械分娩和会阴修补时的补充镇痛，此时可用加或不加肾上腺素的1.5%或2%的利多卡因(5~10ml)。加入肾上腺素的利多卡因跟单纯的利多卡因相比，能够产生更强且持续时间更长的镇痛效果。

(3)2-氯普鲁卡因

必须进行紧急的器械分娩或手术分娩时，2-氯普鲁卡因是最好的常规使用的局部麻醉药。其为酯类局部麻醉药，其血浆半衰期约为30秒，能快速代谢。2-氯普鲁卡因是所有局部麻醉药中毒性最小的。

加或不加碳酸氢盐的2-氯普鲁卡因（1ml碳酸氢盐/9ml 2-氯普鲁卡因）(代表性的总剂量=20ml)利用分娩镇痛时的硬膜外导管可快速起效，被广泛用于紧急的CS。2-氯普鲁卡因不用于分娩镇痛是因为它作用时间短以及感觉—运动神经分离效果差(即增加运动神经阻滞)。2%~3%的2-氯普鲁卡因在广泛的会阴修补时能提供有效的止痛。2-氯普鲁卡因对随后或同时给予的布比卡因和阿片药物的作用有潜在的干扰，尽管这种影响在硬膜外使用时比会阴神经阻滞时小。用2-氯普鲁卡因可导致背部痉挛，这主要在非产科文献中有报道。2-氯普鲁卡因有关的神经毒性报道，促使最近的对其进行药物配制时没有添加防腐剂。

(4)罗哌卡因和左旋布比卡因

布比卡因是以右旋(d)和左旋(1)异构体存在的一个外消旋体混合物。右旋异构与心脏钠通道结合得更紧密，因此增加心脏毒性的危险性。这些担心促使新的局部麻药产生，那就是纯的左旋异构体制剂，众所周知的有罗哌卡因和左旋布比卡因。在相同和等效的浓度时，两种药物在动物和人类模型上的实际毒性更小。布比卡因相比，注入0.1%~0.2%的罗哌卡因能产生更为完善的镇痛效果。与布比卡因相比，注入0.1%~0. 2%的罗哌卡因能产生更为完善的镇痛效果。反映了罗哌卡因的功效较布比卡因的低约40%。需要大剂量、高浓度的药物时(如，为了剖宫产)，罗哌卡因可能比布比卡因具有加安全的优势。然而，利多卡因有同样效果，而且价格便宜，同时还有一个长期的安全历史记录。哌卡因和左旋布比卡因都比布比卡因昂贵。

2.分娩镇痛中辅助药的应用

(1)阿片类药物　大量的动物和人类研究证实，阿片类药物与局部麻醉药之间有协同作用。阿片类药物直接作用于脊髓和脊髓上的阿片类受体，并协同局部麻醉药产生的效果，使阿片类药物成为分娩镇痛中的一个有用的辅助药。其可以使局部麻醉药总剂量下降20%~30%，从而降低局部麻醉药中毒的危险性，同时也减少运动神经阻滞的发生率。亲酯类阿片类药物(如芬太尼、苏芬太尼)的使用要优于吗啡，是因为其起效快、副作用发生率低(如瘙痒、恶心、呕吐)及具有节段性的镇痛效应。芬太尼一直是使用最广的局部麻醉辅助药，且研究得最多的药物。苏芬太尼也被使用，但是它的效能是芬太尼的4~5倍。两种药物在等效剂量下所产生的副作用是相似的；然而，芬太尼在临床应用中一直占主导地位。哌替啶和布托啡诺的使用也有报道。

(2)肾上腺素　肾上腺素引起血管收缩可减少硬膜外局部麻醉药和阿片类药物的吸收，因此可延长其作用时间和提高药物的效果。它也可以通过直接激动 α_2 受体增强镇痛效果。肾上腺素在分娩时应用的主要缺点是增加运动神经阻滞的强度和激动 β_2 受体减慢分娩的进程(在全身吸收后)。还有,因产妇硬膜外导管置入血管或移位的发生率高,可能也减少肾上腺素在分娩镇痛中的常规使用。

(3)可乐定　单独应用可乐定只能通过激动 α_2 受体产生适中的镇痛作用。然而,当其与局部麻醉药/阿片类药物联合使用时可延长镇痛的作用时间。它不像肾上腺素那样增加运动神经阻滞的强度。可乐定用于椎管内的主要缺点是镇静和导致血流动力学的不稳定。在美国,它被 FDA“黑盒子警报”禁止在产科中使用。

(4)新斯的明　新斯的明是一种抗胆碱酯酶药,能通过增加脊髓内的乙酰胆碱水平而增强镇痛效果。尽管以前在动物和非孕妇的研究报道振奋人心,但是最新研究证明,脊髓内 10ug 的新斯的明不能增强分娩止痛效果,还会产生严重的呕吐。

H.镇痛的维持

在产程期间和阴道分娩时,维持硬膜外镇痛的方法很多,其中包括间断给药、持续硬膜外输注(CEI)和 PCEA,同时可设定或不设定背景输注。

1.间断给药

(1)在整个产程和阴道分娩期间根据产妇是否有不适或规律地定时给予局部麻醉药(即“床旁追加药”)提供镇痛。

(2)过去,经硬膜外分娩镇痛是通过间断“床旁追加药”的方式维持,大约使用初始负荷剂量0.25%~0.5%布比卡因的一半。它需要反复给予试验剂量,以排除导管是否移位到鞘内或静脉内,这个方法的主要不足是缺乏即时疼痛控制和让人不能接受的运动阻滞,每一次给药后可能会导致血流动力学的不稳定及增加麻醉医师的工作负担。

(3)低剂量“床旁追加药”由于总量较少,本质上是安全的。经常使用 0.0625%~0.125%布比卡因(5~10m/)加上 2ug/ml 的芬太尼。虽然这个方法可以提供有效的止痛,但是每一次“床旁追加药”持续的时间不如前面所述的方法长,而且在用器械分娩时可能需更高浓度的药物来增强镇痛效果。

(4)一些证据支持使用一个程序化的输注泵,来按照预定时间间断给予局部麻醉药的方式(反对以持续输注方式平均给药)。优点可能包括较好的镇痛范围和局部麻醉药总量需要较少。

2.持续硬膜外输注

(1)持续硬膜外输注(CEI)是通过一个输注泵持续输注低剂量的局部麻醉药(有或无阿片类药物)。与间断给药相比,其潜在优势是能维持更稳定的镇痛平面,降低反复使用硬膜外导管引起污染的危险性,较好的血流动力学稳定性以及减少麻醉医师的工作负担。

(2)具有适当输注程序设置的泵必须专用于硬膜外的输注。输注管道必须贴标签且人为地用不同颜色标记,而且没有旁路的注射通道,以避免医源性的事故,如将打算用于静脉内的药物注入在硬膜外内。

(3)合理的用药方法,包括注入 0.04%~0. 125%布比卡因加上脂溶性的阿片类药物(1~2ug/ml芬太尼或 0.5ug/ml 苏芬太尼),以每小时 10~15ml 的速度泵入。

(4)应该在规定的时间间隔里对病人进行评估(例如每 1~1.5 小时),以判断导管是否移位以及镇痛是否充分。

(5)在第二产程,当使用器械分娩或行阴道修补时,特别是给予极低剂量的局部麻醉药时,可能需要管理医师的额外“床旁追加药”。

3.硬膜外自控镇痛

(1)使用有特殊程序设置的输注泵装置按病人的需要给予局部麻醉药,类似于病人自控静脉输注阿片类药物(病人自控镇痛(PCIA),其输注背景剂量是可选择的。

(2)硬膜外自控镇痛(PCEA),产妇可以根据自己的需要来确定给药剂量,排除了病人之的个体差异性问题,当病人感到能很好地控制分娩这一过程时,也提供了心理上的安慰。

(3)与CEI相比,即使在有背景输注的情况下,PCEA可明显减少(约20 %)要求麻醉医师加药的需求。而且,它可减少药物使用的总量并随之减少运动神经阻滞的发生率。

(4)PCEA是否需要额外的背景输注是有争议的。背景输注的可能优点包括在整体上很少再需要医师的干预和床旁加药。潜在的缺点包括药物使用的总量偏大和可能发生运动经阻滞。文献关于背景输注的相关价值的报道是模棱两可的,其中包括产妇的满意度。

(5)PCEA的不足包括泵的使用程序可能出错、费用以及使用在不适合的病人群体中(如病人有认知功能障碍),还有可能发生不是病人本人给药的情况。

(6)适宜的方案包括与CE应用相似浓度的布比卡因/阿片类药物。单次剂量为3~10ml锁定时间为10~20分钟,选择每小时5~10ml的持续输注方式是适宜的。关于最佳的给药程序在文献中并没有统一认识。可以使用0.125%的布比卡因加2ug/ml的芬太尼,以6ml/h的速度持续输注,以此相同溶液设定单次给药每次5ml,锁定时间为15分钟。

4.连续鞘内镇痛法 无论是有意置管还是无意穿破硬膜,可以向鞘内持续输注药物而有效地维持整个产程和经阴道分娩时的镇痛。临床中使用CSE的麻醉经验能延伸到分娩镇痛中。

(1)对于连续鞘内镇痛法(CSA),必须时刻保持与CEI相同的警惕,尤其是要警惕防止不经意地注入大剂量本应该用于硬膜外的局部麻醉药或准备静脉应用的药物。

(2)开始使用的剂量为标准的CSE剂量[如:布比卡因1~2. 5mg和(或)芬太尼15~25ug]。

(3)为了维持镇痛但又要避免过度的感觉和运动神经阻滞,一般经常将亲脂类的阿片类药物作为CSA的一部分给予持续输注。作者喜欢开始使用0.125%的布比卡因加2ug/ml的芬太尼,以1~1. 5ml/h的速度泵入。

(4)“床旁追加量”一般包括在CSE镇痛开始所给予的芬太尼或苏芬太尼剂量的一半,再加上1~2mg布比卡因。使用不加阿片类药物的布比卡因溶液,则更容易产生过度的感觉和运动神经阻滞。

I.阴道分娩的镇痛 分娩第二产程的疼痛通过躯体神经纤维传递到S_2~S_4的脊髓。由于骶部节段较大,其麻醉是最困难的。虽然大多数椎管内麻醉方法最终能够覆盖骶部节段,但是偶尔可能会需要增加骶部镇痛以利于阴道分娩。

1.自然阴道分娩

(1)如果硬膜外已经置管数小时,那么通过它持续输注稀释的局部麻醉药和阿片类药物常常能够满足分娩镇痛。然而,才刚刚开始给药的和那些已经存在相关“骶部节段镇痛不足”的产妇,可能需要从会阴部给予“床旁追加药”,并从中获得好处。虽然研究没有给出结论性的证据,在坐位/半卧位时给予药物,可使会阴部麻醉快速起效,而向头端蔓延的感觉神经阻滞很少。持续输注5~10ml的混合液、0.25%的布比卡因5ml或1%~2%的利多卡因5ml,通常可增强阻滞效果。

(2)可通过在坐位下,经PCEA给予一个需求剂量来将镇痛延伸到骶部。否则,这根导管使用则与前面描述的CEI样。

(3)与传统的硬膜外技术相比,CSE在分娩早期就对骶尾部有良好的镇痛效果。已经证明,其在多胞胎早产的病人即使没有加用硬膜外药物也是有效的。如CEI中所描的“床旁追加药”在CSE也是适用的。

2.器械辅助下阴道分娩

(1)真空吸引辅助分娩所采用的管理一般类似于在自然阴道分娩中所使用的流程。

(2)产钳助产分娩通常需要更好的骶部镇痛。坐位时给予2%的利多卡因(如果需要最大阻滞可加入肾上腺素),0.25%的布比卡因或者是2%~3%的2-氯普鲁卡因5~10ml一般能够满足镇痛,而不会减弱产妇的产力。

J. 分娩时的步行活动　一些产科医师和病人相信，在第一产程阶段的步行活动可以缩短产程。虽然详细的研究并不支持这种观念,但是在使用椎管内镇痛的同时保证产妇在分娩产程中能够行走一直是一些机构所追寻的目标。

1.优点

(1)产妇感到满意和自在。即使不能步行,甚至根本没有步行的意愿。步行能力的保留都可能会改善产程和分娩的经验。

(2)能通过重力作用促进胎儿娩出,潜在地减少了难产的发生率。虽然此观念得到大家的认可,尤其是助产士和支持卧位分娩的组织(如导乐式分娩),但是随机的研究并没有证实这种假设。

(3)能降低产妇深静脉血栓的发生。

2.缺点

(1)运动神经的轻微阻滞和本体感觉的减弱可能会影响产妇的感觉平衡。产妇跌倒的事件已有报道。

(2)试图步行可能使体位性低血压变得更加糟糕。

(3)必须有另外一个成年人陪伴产妇。这个陪伴对管理产程和分娩的医务人员来说是一个强体力劳动。

(4)可能需要更多的麻醉干预。

(5)可能增加医疗法律方面的风险。

3.椎管内镇痛同时进行对步行活动的指南

(1)产科病房必须有指南和基本训练来指导步行活动。

(2)在胎儿健康并且产妇处于低风险时,步行活动仅仅是被推荐使用。

(3)产妇步行必须由成人陪伴。

(4)在CSE或PCEA使用低剂量药物后(例如:布比卡因0.04%~0.0625%和芬太尼1~2ug/ml),可以尝试进行步行活动。但是需要频繁追加药物的病人则不应该允许进行步行活动。

(5)使用标准测试来对运动阻滞的程度进行定量,包括过度弯膝和其他的本体感受器功能测试。

(6)在步行前要测量血压和胎儿心率。在步行时可用远距离遥控持续监测胎儿心率。

(7)使用便携式PCEA或CEI输注泵来维持步行期间的镇痛。

(8)应该对产妇的步行活动范围作一个详细的指导(例如:步行到浴室处、步行到椅子处、步行到产房的走廊处)。

副作用与并发症

分娩镇痛一般是非常安全的，严重并发症（如：局部麻醉药中毒、感染、神经损伤、高位或全脊髓麻醉）十分罕见。轻微的副作用则较为常见（如：低血压、瘙痒），而其他并发症（如镇痛失败或阻滞不完全、PDPH）可能会使产科镇痛错综复杂。

A.低血压

1.低血压是指体循环收缩压<100mmHg 或比基础值下降了 20%。它是硬膜外镇痛中最常见的副作用。它的发生率在产妇中高达 80%。

2.低血压经常发生在 CSE 和硬膜外给予负荷剂量之后不久。

3.椎管内阻滞引起的交感神经阻滞可导致外周血管舒张，静脉血液淤滞和回心血量减少，使产妇心输出量减少及血压下降。因为子宫胎盘的灌注量是与血压是成比例的，没有纠正的低血压可减少子宫胎盘灌注，导致胎儿的情况不佳。其他的症状还包括产妇感觉眩晕、胸闷和恶心。

4.低血压的严重程度可通过预先地或同时给予扩容，改变子宫位置和预防性的使用缩血管药物来获得一定程度减轻。然而，这些措施中没有一种可以完全纠正低血压，甚至包括补液量多达 30ml/kg 和麻黄碱的剂量达到 30mg。大剂量的麻黄碱还会引起反应性的高血压。

5.低血压通常具有自限性，但是需要积极处理，尤其是当产妇出现低血压症状或胎儿因低血压出现情况不好时。可积极扩容，改变子宫位置以及静脉给予 5~10mg 的麻黄碱。静脉使用 50~100ug 的去氧肾上腺素对于胎儿没有危险的健康产妇也是合适的选择之一。

B.瘙痒症的治疗　皮肤瘙痒是鞘内应用阿片类药物后一种常见的副作用，但硬膜外用（阿片类药物）则很少发生瘙痒。虽然鞘内使用小剂量的亲脂性阿片类药物都会引起大多数病人瘙痒，但是其发生率还是有一定的剂量相关性。而且这种副作用是自限性的，通常<90 分钟，一般不需要药物治疗。如果需要治疗，作者建议避免使用苯海拉明，因为其有镇静作用。内科医师认为静脉给予 5~10mg 纳布啡或 8mg 昂丹司琼一般可有效地缓解其症状的严重程度。昂丹司琼可能是通过占据被注入鞘内的阿片类药物激动的 5-HT_3 受体而发挥作用的。

C.镇痛失败

1.分娩镇痛不完善是由于硬膜外导管的位置不正确、正常置管后发生了导管的移位或者是硬膜外的解剖发生了改变（如脊柱侧凸、脊柱手术后），这些都可以妨碍局部麻醉药在硬膜外腔的扩散。

2."失败的硬膜外"包括单侧或不对称的阻滞、"片状阻滞"、部分节段无效或者完全无效。大约有 5%~8%的硬膜外镇痛会出现阻滞不全情况。有一些证据表明 CSE 几乎不会导致阻滞失败。

3.对于不对称阻滞，可通过调整体位将阻滞不全侧置于较低位置之后注入硬膜外药物来进行处理。如果导管插入过深，深度>6cm，可小心将导管拔出 1~2cm。较大容量（5~10ml）稀释的局部麻醉药溶液（例如：布比卡因 0.0625%~0.125%），常用来确保有足够的扩散范围。

4.分节段无效的处理方法可以和处理不对称阻滞相同或加入芬太尼 50~100ug。芬太尼通常用生理盐水或较稀的局部麻醉药稀释。然而，重要的是，使用芬太尼不要掩盖一个无效的硬膜外麻醉。因为芬太尼虽能镇痛，但却不能为剖宫产手术提供麻醉。

5.是否为完全无效阻滞可以通过加入 5~10mL,2%利多卡因与碳酸氢盐合剂（加或不加肾上腺素）来评估。5~10 分钟后没有感觉麻醉平面则需重新置入硬膜外导管。如无其他证据，则应该认为这支硬膜外导管被置入血管内。

6.硬膜外穿刺表面上看来成功后，重现疼痛可能有以下几个原因：由于病人移动而导致导管的移位；由于病人移动而导致导管的移位；硬膜外持续给药中断；导管移位到硬膜外的静脉内；

疼痛刺激模式的改变(如:膀胱充盈、胎儿下降对骶部的刺激、子宫破裂、胎盘剥脱);骶部镇痛不足。

D.未预料到的硬脑膜穿破("湿的针孔")　硬脑膜穿破的发生率约为8%,它与麻醉医师的经验呈负相关。用17G或18G硬膜外穿刺针刺破硬脑膜可导致50%~80%的产妇出现严重的PDPH,有两个基本的措施可用来处理硬脑膜穿破情况—行鞘内置管或者重新选择一间隙(多选择高一个间隙)置管。

1.鞘内置管

(1)优点:镇痛可靠性高和镇痛效果好;没有再穿破硬脑膜的危险;可以减少PDPH的发生率。

(2)缺点:有发生脑膜炎的危险;增加了其他药物误入鞘内而引起医源性事故的可能。

2.重新选择一间隙置硬膜外管

(1)优点:没有特别的预防措施要求;进行预防性的硬膜外腔血液填塞,虽然预防性的血液填塞对减少PDPH的发生率并不比用安慰剂更加有效。

(2)缺点:存在再次发生硬脑膜穿破的风险;硬膜外给药可增加局部麻醉药经硬膜破裂口进入脑脊液的可能,应该分次给药或减少药物用量;有将硬膜外导管置入鞘内的潜在危险;潜在地减少了重新置入的硬膜外管的有效性。

E.背部疼痛　至少40%的妇女将在产后出现轻微的腰部疼痛,疼痛与椎管内或其他止痛方法的选择无关。以前的研究认为硬膜外镇痛是与背部疼痛有关的,现回想起来具有偏见性,因为其仅依赖于产后的邮件问卷调查信息。而前瞻性的研究已一致发现,硬膜外镇痛与长期的产后背部疼痛之间并没有因果关系。产后出现背部疼痛的最好治疗方法就是口服镇痛剂和进行步行活动。

F.过度运动阻滞、硬膜下阻滞和高位/全脊髓阻滞

1.目前硬膜外使用稀释的局部麻醉药溶液引起的运动阻滞较过去少见,但是多次给药时它还是有可能变成复杂的运动阻滞。运动阻滞可通过减少或中断给药30分钟来处理。当使用PCEA时,一个方便的做法就是中断背景输注保留按需给药。这能防止阻滞强度的过度衰退。

2.硬膜下阻滞是由于导管被置入在硬膜与蛛网膜之间的间隙,虽然少见但也可能发生。它常常起效缓慢,阻滞不对称,可出现包括颈部皮肤在内的"片状样阻滞",并伴有霍纳综合征症状。其躯体较低部位的运动神经未被阻滞有助于鉴别硬膜下阻滞和全脊髓阻滞。

除了无效的麻醉外,硬膜下阻滞可由于蛛网膜的破裂在给予麻醉药物时而变成高位/全脊髓阻滞。出现这个并发症需要进行紧急心肺复苏,同时移除导管。

3. 高位/全脊髓阻滞的发生可能是因为不能鉴别是在蛛网膜下腔置管还是硬膜外导管被移位到鞘内。回抽导管和逐渐增加药物用量(即≤5ml)可使高位或全脊髓阻滞的危险性降低到最小。高位或全脊髓阻滞的治疗包括呼吸和循环的支持。

G.尿潴留　尿潴留是硬膜外镇痛期间发生很普遍的现象,在许多产房都常规对产妇进行导尿。但是,使用极低浓度的局部麻醉药溶液可减少导尿的需要。产后硬膜外阻滞效果消退之后出现的尿潴留,可能与产科的因素有关而并不是麻醉原因。

H.产妇高热　通过观察和随机的研究证明,使用硬膜外镇痛的妇女其引起的体温过高比没有使用硬膜外镇痛的妇女常见。引起这种现象的确切机制还不是十分清楚。

I.胎儿心率异常　大约有6%~8%的病例其胎心监护图发生改变(如:胎心基线减慢,胎心基线变异下降)与硬膜外和CSE有关。与传统的硬膜外法相比,CSE更容易导致严重的心动过缓,但是并不需要行急症剖宫产。造成这种胎儿心率改变的机制还不是十分清楚,可能与产妇体内

儿茶酚胺发生变化，而导致的子宫张力增加和短暂的子宫血管收缩有关。

J.静脉内意外注射

1.如果导管移位到硬膜外静脉内或者是非常接近穿破的硬膜外静脉时，可能会发生意外的静脉内注射。使用金属丝加固且易弯曲的硬膜外导管，可降低血管内置管的发生率，并且理论上可减少导管向血管内的移位。

2.早期出现的症状与局部麻醉药刺激中枢神经系统有关，包括头晕、耳鸣、口周麻木、烦躁不安或突然的全身不适。在注入局部麻醉药时，麻醉医师应该警惕这些症状。突然癫痫样抽搐和意识丧失是中枢神经系统中毒的晚期表现。

3.如果忽视这些症状而持续给予局部麻醉药将导致心血管方面的毒性反应，三诼铲表现为心律失常和低血压，最后引起心脏骤停。布比卡因在产科常规使用的局麻醉药中心脏毒性最强。

4.治疗包括对呼吸和循环系统的支持。有时可能需要复苏[心肺复苏(CPR)和高级心脏生命支持(ACLS)]。最近有报道：静脉使用20%的脂类溶液(脂肪乳)，以1ml/kg的剂量可以在动物模型和人体上纠正(逆转)，局部麻醉药心血管毒性反应。

K.脑膜炎 脑膜炎是与椎管内麻醉有关的最严重的神经并发症之一。虽然总的危险性显得比较低，但是，有文献已经报道了这种具有破坏性的潜在并发症。细菌性脑膜炎可能最为常见。可能的感染源包括：

1.来自于硬膜外穿刺的血液。

2.麻醉医师的口腔病菌。

3.阴道分娩。

4.人工取出胎盘。

5.菌血症。

发热、头痛、畏光、恶心、呕吐以及颈强直是其典型的症状。诊断有时候可能被误诊为PDPH，但是当这些症状同时伴随有精神错乱和(或)嗜睡时，必须考虑到脑膜炎。对脑膜炎早期诊断和早期治疗有望能够使病人完全恢复。

L.硬膜外血肿和脓肿这些严重的(具有毁坏性的)并发症发生率是非常低的，分别为1:150 000~1:100 000。其共同症状包括快速进展的神经功能障碍，脓肿还出现严重的后背疼痛、白细胞计数升高和发烧。导致血肿的危险因素包括凝血功能障碍和可能反复进行硬膜外穿刺。而导致脓肿的危险因素一般跟无菌操作不严有关。当诊断有怀疑时，两者都可通过磁共振成像(MRI)和神经外科的会诊作出快速诊断。

M.神经功能障碍 分娩后出现的神经功能障碍有很多原因，并且所有的这些功能障碍都可以是与分娩同时发生或者是因为分娩引起的。最近的一项研究表明：短暂的神经损伤是很普遍的现象，它们通常在一年内能够恢复。这项研究发现神经损伤很少与硬膜外穿刺有直接的联系，其在产妇中的发生率是1/4300。

镇痛对分娩的影响

“硬膜外镇痛最大的贡献是给产房带来了宁静和人性，也使每一位女性经历人生中这一最重要时刻的时候能够充满快乐和尊严。”

分娩是女性一生中最疼痛的经历之一，而硬膜外镇痛是唯一持续有效缓解分娩疼痛的方法。硬膜外镇痛对产程和分娩结果的影响是产科麻醉最有争议的领域之一。本章节重点叙述了硬膜外分娩镇痛的优点，接下来又系统回顾了硬膜外镇痛对分娩可能产生的不良影响。

美国妇产科医师学会

A.美国妇产科医师学会意见第295条，关于“分娩期疼痛的缓解”，阐明下述几点：

1.分娩使许多产妇感到严重的疼痛；

2.除此之外没有哪种严重的疼痛是在医师的照顾下却因为安全的原因被认为是正常可接受的；

3.产妇在分娩期要求缓解疼痛是非常合理的要求；

4.硬膜外陈阻滞是最有效和抑制作用最小(药物选择)的方法，可以让产妇在分娩期间保持清醒合作；

5.对产科医疗服务提供报销的第三方付费机构不应由于没有其他“医疗指征”而拒绝报销相应医疗费用；

6.美国麻醉医师学会和美国妇产科医师学会认为产科护士不应该被限制参与分娩期镇痛的管理。

B.美国妇产科医师学会意见第339条，关于“镇痛和剖宫产率”，阐明以下几点：

1.椎管内镇痛技术是缓解分娩疼痛最有效和抑制作用最小的治疗手段；

2. 美国妇产科医师学会先前建议医师在初产妇推迟应用硬膜外镇痛直至宫颈扩张到4~5cm；

3.许多最近的研究表明硬膜外镇痛不增加剖宫产的风险；

4.麻醉技术、药物和剂量的选择依据许多因素，包括病人的喜好、身体情况和禁忌证。对剖宫产不必要的恐惧不应该影响分娩期产妇选择镇痛的方法。

麻醉相关的产妇死亡率

A.母婴保健中的秘密调查(CEMACH) 英国发表了从1952年以来每三年一次在英格兰和威尔士地区进行的关于产妇死亡的秘密调查报告。这些报告提供了每三年一个周期的所有产妇死亡的详细信息，并做出医疗上的改进建议。

为什么产妇会死亡？

1.1955—1985年 全身麻醉是产妇外科分娩的主要痳醉方式。

2.1955—1985年 由于缺乏对产妇生理变化献麻醉是引起产妇死亡的主要原因之一。产妇的这些生理变化会导致全身麻醉期间出现气管内插管失败、缺氧以及胃内容物的误吸。

3.1985年至今 由于麻醉受到重视直接导致与麻醉相关的产妇死亡率出现了明显下降。然而，2003—2005年期间，有6例产妇死于与麻醉直接相关的问题。其中4例死亡与肥胖相关。因此预期困难气道及气管插管困难的重要性应当得以充分重视。

4.1985年至今 麻醉医师已普遍理解产妇生理变化的影响，这导致剖宫产从常规使用全身麻醉到常规使用椎管内麻醉的转变。

B.美国产妇死亡率

1.过去20年中，在美国也出现了同样的转变，与麻醉相关的产妇死亡率总体下降。

2.然而，尽管剖宫产新生儿死亡率总体上同全身麻醉一样呈持续性下降，但最近十年，区域麻醉新生儿的死亡率却逐渐增加。

自1979年开始硬膜外分娩镇痛质量得到提高

硬膜外分娩镇痛诱导和维持的技术进步直接导致产妇死亡率，特别是麻醉相关性死亡率总体下降的主要因素。

A.布比卡因的使用 过去，产妇死亡与大剂量高浓度局部麻醉药的使用有关，如通过硬膜外穿刺针单次注射 0.75%布比卡因。美国食品和药品管理局（FDA）明文规定孕期硬膜外麻醉禁止使用 0.75%布比卡因。更多的人意识到产妇死亡是单次硬膜外注射大剂量药物的结果而不是参郵的使用。

B.硬膜外导管 常规用于分娩镇痛。

C.分次剂量 大剂量单次给药的方式已经淘汰，取而代之的是通过硬膜外导管给予分次剂量。

D.试验剂量 常规应用小剂量的“试验剂量”，从而发现了先前无法发现静脉或鞘内置管。试验剂量之后分次给予较高浓度的局部麻醉药（如 2%利多卡因肾上腺素）。

E.给药 每次剂量都是试验剂量。通过硬膜外导管每次给予局部麻醉药都应当将其看做是试验剂量，这一看法已成为共识。

F.硬膜外麻醉下行外科手术的转换 为了避免紧急剖宫产手术气道的管理，大家已经认识到从有效的硬膜外镇痛到硬膜外下行外科手术麻醉转换的重要性。

硬膜外分娩镇痛可能的不良反应

尽管随着硬膜外镇痛的应用，产科麻醉质量有了明显的进步，产妇总体死亡率出现明确下降，而且其疗效也非常明确，但是在某些地方，这种技术的应用还是受到了高度质疑，他们公开指责硬膜外镇痛技术可能带来的相关并发症（如可能增加剖宫产的风险）。但有趣的是，大多数指责者只关注于产妇可能的并发症的发病率，而无视硬膜外镇痛降低产妇死亡率并提供了有效镇痛的优点，如：与其他方法相比为分娩期疼痛缓解提供更优越的镇痛；能够提供长时间的不同程度的镇痛效果；提高子宫胎盘的灌注；阻断“高通气-低通气”循环；为器械助产或手术分娩提供麻醉；不良反应发生率较低；在需紧急剖宫产的情况下减少应用全身麻醉的可能。

A.对新生儿的影响 硬膜外镇痛可能对新生儿产生的不良反应包括：局部麻醉药的毒性；神经行为改变中枢神经系统并发症；增加新生儿败血症的可能；母乳喂养的顾虑。

新生儿败血症和中枢神经系统并发症发病率 硬膜外镇痛可能与产妇临产时母体核心体温逐渐升高相关。产妇发热导致围产期死亡率增加、增加新生儿败血症发生率和中枢神经系统并发症发病率。不管产妇发热的原因是什么，可以明确的是产妇较高的体温会对新生儿预后产生不良影响。

B.母乳喂养的影响 在已发表的文献中有很多关于椎管内镇痛会影响新生儿充分喂养的关注和兴趣点。虽然这些研究是回顾性而且是非随机的，但有两项前瞻性队列研究表明即使在分娩期接受了椎管内镇痛，能在产后 1 周、4 周和 6 周成功母乳喂养的产妇数是没有区别的。然而，Beilin 等进行了首次随机双盲研究，评估了硬膜外芬太尼对新生儿母乳喂养的影响。研究设计基于以前预实验的结果。189 例以前至少母乳喂养 6 周的产妇被分为三组：不用芬太尼组、中等剂量芬太尼组（ 1~150ug）或高剂量组（>150ug）。分析研究结果发现，24 小时出现母乳喂养问题的发生率三组间没有差别。然而，在产后第 6 周，高剂量芬太尼组的母亲更可能会停止母乳喂养（P=0.005）。再次分析数据发现，高剂量芬太尼组的新生儿在产后 24 小时及产后 6 周都可能会出现母乳喂养困难。产后 24 小时出现的问题包括新生儿嗜睡（55%）、吸吮乳头能力减弱（23%）以及易怒拒绝进食（19%）。尽管得出这样的结果，但研究结果仍受到产后 6 周 11%产妇电话回访无应答和不能测定喂养乳汁中芬太尼浓度的限制。

显然，母乳喂养是一个复杂的过程。尽管有很多关注都放在椎管内镇痛可能带来的影响上，但事实上成功的母乳喂养包括许多社会的、经济的、人口统计学以及逻辑学问题。虽然文献检索显示,在母乳喂养和椎管内镇痛之间相关性有限或没有因果关系,但是一些病人和医护人员仍然担心椎管内镇痛对成功的母乳喂养可能产生一些负面效应。尽管有这些顾虑,但是关于母乳喂养是否是新生儿最理想的营养方式以及硬膜外镇痛是否是分娩期最有效的镇痛方式已不再是问题。适当的产后哺乳支持服务以及产科医师和儿科医师的支持是成功母乳喂养的关键。

C.对产妇的影响 硬膜外镇痛可能对产妇产生的不良反应有:发热、背部疼痛、分娩过程受影响、增加器械助产阴道分娩率、增加剖宫产的风险。

椎管内镇痛对分娩过程及方式的影响

关于椎管内镇痛技术是否影响分娩过程、增加催产技术的应用、增加胎儿胎位不正的发生率以及增加器械助产率和剖宫产率,对这些问题仍存有很大争议。虽然椎管内镇痛对分娩过程有直接和间接的影响,但是许多其他因素也可以影响分娩的结果。

A.研究设计 大量研究试图检测硬膜外分娩镇痛和分娩结果的关系。由于以下因素的存在,使研究设计变得相当困难,包括知情同意、充分镇痛的要求、硬膜外镇痛的实施及其有效性、交叉率、小样品量及病人满意度方面的考虑。研究通常采用三种方法进行,包括观察性回顾、标记事件分析或影响分析和随机对照临床试验。

1.观察性回顾是一项基本的图表回顾,无治疗方式的对照组、未实施盲法,也没有建标准的研究方案。这种研究存在一定的局限性,问题在于作者可能私下操作回顾性数据,而这一缺陷使一项研究得出了男性胎儿可能是难产的危险因素这样的结论!虽然这研究提供了一些有趣的观察数据,但对于潜在混杂因素的分析非常关键。例如,选择硬膜外镇痛的病人与选择其他方法镇痛的病人有明显的区别。

许多设计完善的研究表明,分娩早期疼痛程度更强的产妇与已经经历过自然分娩疼痛的产妇相比,更有可能接受剖宫产术。此外,分娩早期严重的疼痛可能提示存在难产,也可能提示存在胎儿心率异常的风险增加,因此随后手术分娩的概率增加。难产与分娩期严重疼痛相关。要求接受硬膜外镇痛的产妇更常是初产妇、胎儿巨大、骨盆出口狭窄或宫颈开口扩张缓慢(即产程进展不良)。

2.对先前没有硬膜外分娩镇痛的医院,应用标记事件或影响分析评估其硬膜外镇痛服务的实施对剖宫产率的影响。

3.前瞻随机对照临床试验被认为是临床研究的金标准。许多的研究在初产妇和不同病人群体应用静脉或者硬膜外镇痛的差别。静脉给药的问题之一是镇痛效果差。

许多研究都存在的问题是对照组病人(接受静脉阿片药物者)和硬膜外镇痛组病人之间交叉率较高。虽然低交叉率的研究达到了他们的研究目的,但这些研究由于使用了相当剂量的全身阿片药出现了新生儿复苏率高于预期而使得研究变得更为复杂。由于对照组没有提供与硬膜外镇痛技术效果相似的其他镇痛方式可供选择的事实,因此让调查者对研究实施盲法几乎是不可能的;因此必须严格按照研究方案实施产科和麻醉管理,否则将使任何研究结果变得毫无意义。此外,随机研究经常在大学医学院中心进行,而大学医学院中心的手术分娩率明显低于社区医院。产科处理方式的区别可显著影响剖宫产率,不同产科医师之间剖宫产率在19%~47%。目前椎管内镇痛技术应用低浓度的局部麻醉药和阿片药物,并逐渐增加剂量的方能够提供足够镇痛和产妇满意度的最低局部麻醉药浓度为应用浓度。这一方案的另一个目的是使运动阻滞程度降到最低。

尽管有研究设计上的缺陷,但是大量已发表的文献还是表明椎管内镇痛在分娩过程中的作用值得关注。

B.产程 产科管理在评估椎管内镇痛对产程的影响时是个重要的因素。分娩时引产率和积极的处理方式都会影响研究结果。虽然许多随机试验表明椎管内镇痛技术会中度延长第一和第二产程,特别是对初产妇,但仍有很多技术可以加速分娩。

1.椎管内镇痛是怎样影响产程的?

一些观察认为鞘内阿片药镇痛可加快分娩,它们可能受到几个因素的影响。虽然这些影响产程的机制经常是多因素的,而且尚未被完全了解,但是研究证明局部麻醉药对子宫活动有直接影响。离体实验研究证明当子宫平滑肌暴露在局部麻醉药中,局部麻醉药可增加其张力但会降低子宫平滑肌收缩的频率和强度。此外,在体实验研究表明硬膜外布比卡因可直接延缓子宫活动。椎管内给予阿片药与常规硬膜外技术相比可减少局部麻醉药用量,因此可以加快分娩。

影响分娩过程的其他因素包括自主神经失衡和椎管内镇痛所产生的产妇儿茶酚胺水平的改变。硬膜外给予局部麻醉药与自主神经失衡相关,因为局部麻醉药可阻滞副交感传出神经,而鞘内阿片药则无此作用。鞘内阿片药无自主神经作用可以解释可在这类产妇观察到宫颈扩张较快。另有研究认为鞘内镇痛快速缓解疼痛的作用可以改变产妇儿茶酚胺水平并对产程产生影响。在分娩期肾上腺素和去甲肾上腺素水平增加。实验室和临床研究均支持这样的观察结果,即产妇增加的肾上腺素水平有抑制宫缩作用,而产妇肾上腺素水平的下降可以刺激子宫收缩。有效缓解疼痛可以降低肾上腺素水平而非去甲肾上腺素水平。研究证实接受鞘内阿片药镇痛的产妇母体肾上腺素水平下降。然而,全身应用阿片药并不能使产妇儿茶酚胺水平降低到相似的程度。这些研究支持这一结果,即全身阿片药镇痛通过在产程活跃期降低人类和狒狒(baboons)的子宫活动从而对产程产生负面影响。

2.硬膜外镇痛服务的应用对产科病人转归的影响 有一项研究对硬膜外镇痛服务应用于产科之前一年的223例和应用之后的278例初产妇的分娩曲线图进行了分析。"结果表明初产妇(宫颈扩张≤4cm时应用)硬膜外镇痛率从2%增加到92%,硬膜外镇痛的产妇第一产程持续时间延长了48分钟。当根据年龄和体重指数进行调整后,重新分析结果,发现产程延迟主要是因为在宫颈扩张到4~5cm期间宫颈变化迟缓。同样,其他研究也报道在随机分配接受硬膜外分娩镇痛的临产妇在同样的时期也出现宫颈变化延迟。不过,在活跃期的其他阶段尚未发现显著差别。因此作者得出结论,"我们的数据支持最新的美国妇产科医师学会指南,即在宫颈扩张<4cm的产妇限制应用硬膜外镇痛是没有必要的。"

3.应用催产素增加产力的需要 虽然在硬膜外镇痛开始后是否应用催产素输注取决于产科处理方式(如引产率和积极的分娩管理),但是硬膜外镇痛的应用确实与分娩期间催产素使用率增加有关。甚至在积极应用催产素的人,一些观点也认为硬膜外镇痛对分娩活跃期延长有持续的影响。

这些研究结果也进一步得到一项荟萃分析的证实,53该项荟萃分析针对随机接受硬膜外镇痛和全身应用阿片类药物镇痛的2703名产妇进行,对1993—2000年在同一家医机构进行的五项试验进行了荟萃分析,在研究期间,接受硬膜外镇痛的产妇有22%的交叉率。这种偏倚使最初的检验假设结果出现了偏差,导致硬膜外镇痛作用的广泛应用被人为降低。然而,应该注意的是,在这7年的观察期间布比卡因输注的浓度从0.125%下降到0.0625%。尽管降低了布比卡因浓度,在硬膜外镇痛组催产素的使用率却明显的增加。此外,在硬膜外组从镇痛开始到完全的宫颈扩张其平均分娩时间延长了36分钟。接受硬膜外镇痛的初产妇第二产程平均持续时间也明显延长了 13 分钟。但是就诊研究中到第二产程都停止应用硬膜外镇痛或者降低了硬膜外输注速率。在所有的病例中，经分析发现经阴道分娩器械助产率明显增加，这可能进一步缩短第二产程的持续时间。

4.镇痛技术

(1)硬膜外与全身阿片药镇痛的对比

1993 年 Thorp 等发表了一项广为人知并经常被引用的文章，该研究表明硬膜外镇痛和产程延长以及剖宫产率增加的因果关系。这项研究比较了静脉注射哌替啶(meperidine)镇痛或硬膜外镇痛对分娩转归的影响，其研究结果对之后的分娩镇痛研究产生了深远的影响，导致之后 10 年的研究一直集中于对这些争议的解决。这些争议引起对该文章详细的审视，并发现了其有明显的方法学缺陷。最后，这项研究提前终止，因为作者在完成 45 例硬膜外镇痛和 48 例哌替啶镇痛的比较后，过早地得出硬膜外组和哌替啶组分别有 25%和 2.2%的剖宫产率。值得一提的是，如果在哌替啶组增加 1 例剖宫产病人，那么两组结果的差别就不具显著性了。

虽然 Thorp 的研究 54 表明硬膜外镇痛能明显延长第一产程达 3 小时，但是通过对 1 5 个研究的荟萃分析(包括每组 1 800 例以上的产妇接受硬膜外和阿片药镇痛)结果分析表明 Thorp 的研究方法学具有明显的缺陷。荟萃分析结果表明分娩时第一产程平均时间为 10 小时，而硬膜外镇痛仅使产程延长了 26 分钟。另外，荟萃分析还显示第二产程仅仅延长了 15 分钟。虽然在未接受硬膜外镇痛组由于没有足够镇痛，宫颈评估次数比较少，但接受硬膜外镇痛组的产妇和胎儿的转归结果表明，硬膜外镇痛组产妇疼痛评分较低，产妇满意度增加；新生儿应用纳洛酮较少，而 5 分钟的 Apgar 评分较高。

(2)常规硬膜外技术 最近 Ohel 等 55 设计了一项前瞻随机实验，评估产程早期和晚期接受硬膜外镇痛对初产妇的影响。随机分配到早期组的 221 例产妇在要求硬膜外镇痛即刻给予镇痛治疗，而 228 例产妇随机分到晚期给药组，即给予产妇肠外阿片药镇痛直到产妇宫口扩张到 4~5cm 才开始硬膜外镇痛（宫颈平均扩张 4.6cm）。硬膜外技术包括 2%利多卡因 3ml 作为试验剂量，接下来 5 分钟后单次给予 0.2%罗哌卡因 10ml 和 50ug 芬太尼。之后以 10ml/h 的速率持续输注 0.1%罗哌卡因和 0.0002%(2ug/ml）芬太尼维持镇痛。根据要求给予单次推注 0.2%罗哌卡因 5~10ml 进行强化。研究结果表明，接受早期硬膜外镇痛产妇从研究开始到宫颈完全扩张的时间明显缩短，同时第二产程时程也没有显著差别。

（3）鞘内阿片药镇痛 Wong 等将 750 例初产妇随机分为接受全身给予氢吗啡酮(hydromorphone)或 25ug 鞘内芬太尼两组。这些初产妇是自然分娩或者在宫颈扩张<4cm 时胎膜自然破裂。她们随后接受病人自控硬膜外镇痛(PCEA)，给予 0.0625%布比卡因和 12ug/ml 芬太尼镇痛。虽然鞘内阿片药镇痛后分娩第一产程较氢吗啡酮镇痛组缩短 90 分钟，但一些人指出研究缺陷，因为有较高比例的产妇在宫颈扩张≤1.5cm 随机接受了肠外阿片药镇痛。

(4)腰硬联合(CSE)镇痛 lsen 等同时也观察到接受腰硬联合镇痛比常规硬膜外镇痛的产妇其产程是加快的。该研究中共有 100 例孕有足月单胎的初产妇在自然临产宫颈扩张≤5cm 时被纳入研究。在腰硬联合(CSE)组(50 例)病人鞘内给予 0.25%布比卡因(1ml)和苏芬太尼 10ug(0.2ml)，直到再次出现不适感时再给予硬膜外药物 0.25%布比卡因 6ml 使双侧感觉平面达到 T_{10}，然后开始以 10ml/h 速度输注 0.125%布比卡因和 2ug/ml 芬太尼。在硬膜外组(50 例)，为使实验采用技术达到盲法，只放置腰麻针而不穿破硬脑膜。分次给予 0.25%布比卡因 12ml，之后持续泵注 0.125%布比卡因和 2ug/ml 芬太尼。作者得出结论，认为他们的研究没有局部麻醉药对子宫活动的直接作用并且可[和(或)]降低产妇儿茶酚胺水平。

(5)病人自控硬膜外镇痛(PCEA) 近来PCEA已成为硬膜外镇痛越来越流行的方法,它容许产妇自己决定给予硬膜外药物的剂量和时机。但在此技术中是否应该设置持续背景输注尚存在争议。已有证据表明没有背景输注情况下应用PCEA使产妇局部麻醉药用量减少,因而减少了局部麻醉药的潜在作用和运动阻滞并随之出现剖宫产率的下降。

Campbell等58评估了应用布比卡因与罗哌卡因进行可行走的硬膜外分娩镇痛的效果。在此双盲实验中40例初产妇在分娩早期(宫颈扩张≤5cm)被随机分配到两组:BF组和RF组;BF组给予0.08%布比卡因20ml+2ug/ml芬太尼;RF组给予0.08%罗哌卡因20ml+2ug/ml芬太尼进行可行走的硬膜外分娩镇痛。在给予研究溶液20分钟后连接硬膜外导管与PCEA输注泵。PCEA输注设备程序设置使用标准参数(即单次给药剂量为研究溶液5ml,锁定时间为10分钟),无背景输注。作者观察到宫颈的扩张速度及第一或第二产程时程两组之间无差别(BF组宫颈扩张速度为1.12cm/h, RF组宫颈扩张速度为1.18cm/h)。

在一项最近完成但尚未发表的随机对照实验中,300例初产妇接受分娩诱导后比较了可行走的PCEA与PCEA加持续输注硬膜外镇痛(CIEA)(10ml/h)的效果。研究结果表明,单独应用PCEA组其局部麻醉药用量减少。在此研究中没有观察到第一或第二产程持续时间的差异。

最近出版的美国麻醉医师学会(ASA)产科麻醉实践指南引指出,PCEA可以提供有效和灵活的维持分娩镇痛的方法。PCEA较固定速率持续硬膜外输注更好,其所需的麻醉处理较少并且可减少局部麻醉药的用量。应用PCEA时可以给予或不给予背景输注。上述指南已经被多数经常应用PCEA的临床医师所接受。

总之,硬膜外镇痛在临床条件下不会延长第一或第二产程,而且某些鞘内给予阿片药的技术可能还可以加速分娩。

C.分娩时胎位不正 接受硬膜外镇痛的病人第二产程时间延长的一个原因是胎位不正的发生率增加(如枕后位或枕横位)。有证据表明硬膜外镇痛后产生了盆底肌肉的运动阻滞,使正常情况下协助胎头旋转的骨盆底肌肉系统受到抑制,从而导致出现这种胎先露。然而,也有可能是由于枕后位所产生的极度疼痛而使要求接受硬膜外分娩镇痛的产妇增加。虽然很多随机研究,都关注了初产妇在分娩期接受硬膜外或全身阿片药镇痛后出现胎位不正的发生率,接受全身阿片药物者与接受硬膜外镇痛者有20%~30%的交叉率。晚近Lieberman等进行了一项前瞻研究,对1562例初产妇进行一系列超声检查以评估胎儿位置。分别在入组时,要求接受硬膜外镇痛时或入院后4小时,宫颈扩张>8cm时以及分娩时评估胎儿位置。在入组时,要求硬膜外镇痛的产妇胎儿枕后位发生率无差别。但是在分娩时硬膜外组枕后位的可能性增加胎位不正与经阴道器械助产率增加的风险无关。尽管作者指出了其研究的局限性(如在许多实验者都没有进行骨盆测量),但是他们仍旧得出了这样的结论,即"胎位异常发生率的增加可能也是接受硬膜外镇痛的妇女手术产率较高,经阴道自然分娩率较低的原因之一。

D.经阴道分娩的器械助产率 虽然一直有报道认为硬膜外镇痛时器械助产分娩率,特别是产钳使用率高于全身应用阿片药镇痛,但是对器械助产分娩率和椎管内镇痛关系的分析比较复杂。原因在于这种差异还取决于产科处理方式和产科医师关于器械助产分娩态度的不同。但是,如果对这些关于两者关联的研究进行细致分析后可以发现,在使用产钳的指征仅局限于难产时,产钳的使用率在两组之间没有差别。因此,尚不能说硬膜外镇痛和器械助产阴道分娩两者之间存在因果关系。

1.教授合理安全地使用产钳的重要性是每个产科教学小组的责任。目前大家已经充分认识到有效的硬膜外分娩镇痛有助于这些产科技术的教学。考虑到放置产钳的不适，无论是否需要带教住院医师，产科医师更可能在接受硬膜外镇痛的临产妇中使用产钳，而不在全身阿片药镇痛者中使用。因此，在未接受硬膜外镇痛的产妇避免使用产钳是人性化的举措，但会对研究结果带来偏倚。

2.一项荟萃分析评估了 15 项研究，汇总后每个治疗组包括 1800 例以上产妇（硬膜外镇痛与静脉阿片药镇痛比较，结果表明总体器械助产阴道分娩率在硬膜外镇痛组较高。然而，在回顾三项研究其应用产钳的指征时，其中每组均有 500 例以上产妇，发现以难产为指征时，产钳的应用指征在三组间无差别。

3.在同一家研究中心进行的另一项包括 5 项临床试验的独立荟萃分析，只分析了初产妇，结果作者发现总体产钳使用率在硬膜外组较高（13% vs 7%），但此研究没有提到难产率。

4.一项研究比较了在初产妇自然分娩时应用 PCEA 与静脉芬太尼病自控镇痛（PCA）的影响，表明两组总体阴道分娩的器械助产率相似。先前描述研究比较了接受催产的初产妇只接受 PCEA 与接受 PCEA 同时加用 CI 的差异，结果表明经阴道分娩的器械助产率总体上无差别，具体到应用胎头吸引器或是应用产钳的概率上均无差异。

E.对剖宫产率的影响　在低风险病人中，产科的处理方式直接影响剖宫产率，其比例在 19%~47%。对任何一个接受剖宫产的病人，剖宫产的风险取决于病人、产科处理方式、使用催产素的方案、对分娩管理的积极态度、椎管内镇痛技术、对剖宫产和（或）器械助产分娩的态度以及其他的危险因素。

1.硬膜外技术开始应用后的剖宫产率

Zhang 等比较了在硬膜外技术应用之前 1000 例以上初产妇病人的剖宫产率。尽管硬膜外使用率增加了 83%，但剖宫产率却没有增加（分别是 14.4% vs 12.2%）。针对七项研究的荟萃分析评估了硬膜外技术应用后剖宫产的风险。分析中包括了九个不同医疗中心 37 000 例以上的产妇。在硬膜外技术应用之前这九个医疗中心剖宫产率在 5%~30%。有趣的是，硬膜外技术开始应用后有几个医疗中心剖宫产率出现下降，表明有效的硬膜外镇痛消除了由于“产妇紧张”而行剖宫产的指征。

2.椎管内镇痛的时机　椎管内镇痛技术本身和应用的时机都会潜在影响分娩的结果。椎管内镇痛的应用时机受到广泛关注，因为许多研究者报道了接受硬膜外镇痛的初产妇剖宫产的风险明显增加，特别是在分娩早期接受硬膜外镇痛的产妇。直到最近，仍常规鼓励产妇推迟接受椎管内镇痛直到分娩过程已经很好地建立，而且宫颈已经扩张到 4~5cm。美国妇产科医师学会先前推荐在初产妇推迟进行硬膜外镇痛直到宫颈扩张到 4~5cm，但是最近的研究证明硬膜外镇痛并不增加剖宫产的风险。

Chestnut 等完成了一些最早期评估硬膜外镇痛时机的研究（产程早期或晚期）。这些研究评估了自然分娩和接受催产素诱导分娩的初产妇。作者发现在产程早期或晚期接受硬膜外镇痛并没有增加剖宫产的风险。然而，当用意向处理分析结果时，显示在随机化时两组的宫颈扩张程度仅有轻微差别（4cm 和 5cm）。因此降低了此研究检测出差异的效力。

在一项先前提到过的研究中，Wong 等也评估了椎管内镇痛的时机。产妇被随机分为产程早期鞘内阿片镇痛联合晚期硬膜外镇痛和早期静脉给药镇痛联合晚期硬膜外镇痛两组。结果显示两组间剖宫产率以及产科其他预后结果无差别。

Ohel 等进行了 221 例初产妇在产程早期和 228 例在产程晚期接受常规硬膜外镇痛的初产妇(研究技术的细节见前述)的前瞻性随机研究。结果表明两组间剖宫产率和剖宫产指征间无显著差异。

3.椎管内镇痛技术

腰硬联合(CSE)与常规的硬膜外镇痛 关于椎管内镇痛时机与剖宫产风险的关系已经有很多的讨论,但关于椎管内镇痛技术的类型对剖宫产率的影响也有很多研究。这些研究内容的考虑与在分娩早期通过硬膜外给予局部麻醉药镇痛可能导致潜在的分娩过程延迟有关。然而,这个章节先前已提到的有些研究证明常规硬膜外镇痛不增加剖宫产的风险,即使是初产妇在分娩早期接受硬膜外镇痛亦如此。最近,CSE 已成为一种非常流行的技术。美国麻醉医师学会产科麻醉指南指出“CSE 技术可以提供有效的、快速起效的分娩镇痛。”Wong 和 Tsen(两人的研究之前已经详细描述)的研究已充分证明在分娩早期接受鞘内阿片药或 CSE 不会增加剖宫产的风险。

PCEA(病人自控硬膜外镇痛) 最近,PCEA 已成为维持硬膜外镇痛越来越流行的方法。但是在是否应该给予局部麻醉药持续背景输注(CI)上仍然存有争议。有人建议无背景输注的 PCEA 可减少产妇硬膜外局部麻醉药物用量,进而减少运动阻滞以及降低随后行剖宫产的可能。到目前为止已有许多研究比较了无背景输注的 PCEA 和有背景输注的 PCEA。只有一项研究显示无背景输注的 PCEA 其药物用量减少。遗憾的是,没有一项研究设计检验了其对剖宫产率的影响,而且也没有任何一项研究具有足够的检验效力。在本章先前介绍的一项研究中,300 例接受催产的初产妇被随机分为可行走的 PCEA 和 PCEA+CIEA(10ml/h)。作者报道在 PCEA 组局部麻醉药用量减少而剖宫产率在两组无差别。这项大样本的研究值得一提的是特别设计了评估在宫颈扩张<5cm 时接受可行走 PCEA 和催产的(非自然分娩)初产妇剖宫产率的影响。虽然持续背景输注组产妇硬膜外局部麻醉药用量更多,但是增加的持续背景输注(10ml/h)对产妇的活动和下肢运动功能没有影响(80%以上的产妇在 8 小时后仍然可以走动,只有不到 5%的产妇在开始用力分娩时有运动阻滞的表现)。更为重要的是两组间剖宫产率没有差别(总体发生率和难产率均无差异)。

4.其他证据

(1)多对随机对照临床试验进行的荟萃分析比较均显示硬膜外镇痛不增加剖宫产率。在一项荟萃分析中,Leighton 和 Halpern 评估了研究比较硬膜外或静脉阿片药镇痛产妇的 14 项随机对照试验。这个研究共纳入 4324 例符合纳入标准的产妇。虽然所有 14 个试验均报道了以意向治疗分组的总体剖宫产率,但其中 3 项试验也报道了符合研究方案病人的剖宫产率。但只有意向性治疗数据集用于分析剖宫产的预后。意向性治疗数据集在可获得相应信息的情况下还对其他转归进行了分析。否则应用符合方案数据集用于分析,这一分析数据包括每个治疗组(硬膜外或者阿片药物镇痛)2100 余名产妇。研究结果显示两组间剖宫产率或因难产而器械助产阴道分娩率无差异。但是应用催产素促产率和第二产程持续时间均增加。

(2)Sharma 等用荟萃分析方法评估了分娩期间应用硬膜外镇痛对剖宫产率的影响。共有 5 项研究 2703 例产妇纳入研究，这些足月自然分娩的初产妇随机接受硬膜外镇痛或静注阿片药以缓解疼痛。硬膜外镇痛以硬膜外布比卡因或鞘内注芬太尼开始，以低剂量（0.0625%或 0.125%,）布比卡因和芬太尼混合液维持镇痛。静注阿片药镇痛开始以 50mg 哌替啶和 25mg 异丙嗪静注,以单次静注哌替啶维持镇痛。共有 1339 例初产妇被随机分为接受硬膜外镇痛,1364 例初产妇被随机分为接受静注哌替啶镇痛。两组间剖宫产率无差别[调整的比值比(OR)1.04, 95%CI 0.81~1.34,P=0.920)。接受硬膜外镇痛的产妇与哌替啶镇痛者相比有更多的产妇需器械助产阴道分娩(调整的 OR1.86,95%CI 1.43~2.40, P<0.001)。接受硬膜外镇痛产妇组第一和第二产程延长。

(3)Liu 和 Sia 也进行了一项荟萃分析,比较了低浓度布比卡因硬膜外输注和静脉给予阿片药镇痛对剖宫产率的影响。有 7 项随机对照试验符合纳入标准,共有 2962 例产妇。作者得出结论,“低浓度布比卡因硬膜外镇痛输注与剖宫产风险增加无关(OR1.03, 95%CI 0.71~1.48),但可能与器械助产阴道分娩风险增加有关系(OR 2.1195%CI 0.95~4.65)。虽然接受硬膜外镇痛的产妇第二产程延长,但疼痛缓解非常显著。”

一项对瑞典出生登记处(Swedish Birth Registry)数据进行的大样本研究包括了 94217 例初产妇,结果显示硬膜外镇痛的应用与剖宫产或器械助产无明确关系。作者认为没有理由限制硬膜外镇痛率来改善产科病人的转归。

小结

关于椎管内镇痛对产程、胎位不正的发生率、器械助产阴道分娩率以及剖宫产风险的影响存在很多争议。过去美国妇产科医师学会建议临床医师推迟在初产妇开始硬膜外镇痛的时间直至宫颈扩张达到 4~5cm。然而,因为许多最近的研究充分证明硬膜外镇痛不会增加剖宫产风险,美国妇产科医师学会得出结论认为椎管内镇痛技术对分娩疼痛是最有效和抑制最小的治疗手段,在分娩期产妇有足够的理由要求缓解疼痛。关于产科麻醉进行的持续努力的研究为这些结论提供了证据。最终,这些努力通过提高产妇满意度和病人安全使更多的病人获益。

第三节 剖宫产术后镇痛

剖宫产术后镇痛有着与其他开腹手术后镇痛相同的临床思路。剖宫产病人的镇痛需要额外考虑的问题包括:减少产妇的镇静程度,便于其与新生儿、家人以及朋友的交流;药物是否经乳汁分泌;及手术后数日内尽量让病人出院回家。剖宫产后的急性术后疼痛或伤害性疼痛,是子宫官内脏痛和腹壁切口躯体痛的复合性疼痛。依照多个国际专业组织的推荐,有效的术后镇痛是一项可以实现的目标。一项前瞻性的产前孕妇疼痛调查研究显示,剖宫产术中和术后疼痛是她们最为关注的麻醉问题。一项针对健康产妇的前瞻性研究显示:结合手术前病人的疼痛阈值及心理学测试的结果,我们能够预测手术后病人对镇痛的需求程度。然而,术前常规实行这些检查的可操作性还不明确。

联合镇痛

目标

使用几种能够相辅相成的药物和(或)几种给药途径,目的是:1.提高镇痛效果;2.减少个别药物的剂量来减少药物的副作用。

联合镇痛的组成

剖宫产手术后联合镇痛的方法可由以下几种方法组合而得:1.全身使用阿片类药物;2.全身使用 NSAIDs;3.硬膜外给药:阿片类药物、辅助药物、局部麻醉药物;4.鞘内给药:阿片类药物、辅助药物;5.伤口部位直接给药:局部麻醉药;NSAIDs。

药物

阿片类药物

阿片类药物在剖宫产的术后镇痛中一直占有主导地位,已报道的给药途径包括肌注、静脉、硬膜外、鞘内、口服,甚至经鼻给药。

全身使用阿片类药物

经过研究的特定药物包括吗啡、杜冷丁、氢吗啡酮、芬太尼、苏芬太尼、羟吗啡酮、布托啡诺、海洛因。杜冷丁很少应用于术后镇痛,原因在于其活性代谢产物去甲哌替啶对新生儿有镇静作用。海洛因(二乙酰吗啡)是DEAS(违禁药物监管局列表)中的I类药物,在美国不能在临床中应用。静脉使用阿片类药物,尤其是PCA用于剖宫产的术后镇痛优于肌肉注射。在剖宫产手术后的病人中对持续背景输注PCA方式和按需静脉PCA方式进行直接比较存在一定的限制。考虑到背景输注静脉PCA尚缺乏明确的优势,且其在其他外科手术后病人中的应用安全性也令人担忧,推荐剖宫产手术后的病人采用按需给药的静脉PCA模式。以静脉PCA作为镇痛方式需给予足够的负荷剂量才能达到有效的镇痛效果。

按需静脉PCA有数种安全措施,可将病人过量使用不安全的阿片类药物的可能性降至最低。首先,PCA泵可以设置病人每次所使用的剂量及每小时阿片类药物的使用总量。其次,如果病人处于较深的镇静状态,她将不能启动PCA按钮,而体内阿片类药物作用可以逐渐消退,不幸的是,即使有这样的保护措施,剖宫产术后使用静脉PCA的病人仍可能发生不良的后果。这种案例包括:访视者为病人启动PCA按钮(比如委托看护人员)以及药物和程序错误等。

硬膜外阿片类用药

经过研究的特定药物包括吗啡、杜冷丁、氢吗啡酮、芬太尼、苏芬太尼、羟吗啡酮、美沙酮、纳布啡、布托啡诺、丁丙诺啡和海洛因。同样有关杜冷丁和海洛因的问题,在前文中讨论过的,在这里也适用。鞘内(蛛网膜下腔或硬膜外腔)使用阿片类药物的原理是减少阿片类药物的全身性副作用。这些副作用包括镇静、呼吸抑制、恶心、呕吐、瘙痒及尿潴留。然而所有这些副作用在全身和鞘内用药时均可发生。

硬膜外单次注射吗啡,剖宫产术后镇痛效果优于盐水安慰剂或肌肉注射阿片类药物。镇痛效果和病人满意度与静脉吗啡PCA类似。瘙痒的发生率高于静脉PCA和肌注吗啡。

在剖宫产术后镇痛中,PCEA的研究包括芬太尼、苏芬太尼、氢码啡酮。与阿片类药物静脉PCA相比,镇痛效果更好,用药量更少,但瘙痒发生率更高。持续背景输注的PCEA和按需PCEA相比没有明显优势。

硬膜外注射单次芬太尼时,应将药物至少稀释到10ml,以达到最佳的镇痛效果。然而,硬膜外注射单次吗啡时的容积变化对镇痛效果并无显著影响。

硬膜外缓释吗啡,由多泡脂质体包裹无防腐剂的吗啡制作而成,仅限于腰部硬膜外腔使用。

硬膜外单次注射芬太尼或吗啡时,加用可乐定(75~150ug)可提高术后镇痛效果。但FDA却对可乐定设置了黑框警示,“Duraclon”(硬膜外可乐定)不推荐使用于产科、产后及围术期的疼痛治疗。对于硬膜外单次注射阿片类药物时加用肾上腺素,不同的研究结果并不相同。

鞘内使用阿片类药物

包括吗啡、杜冷丁、芬太尼、苏芬太尼、纳布啡、布托啡诺和丁丙诺啡。与全身和硬膜外给药途径不同,鞘内给予阿片类药物不会导致母体血浆药物浓度的明显升高。例如,鞘内使用杜冷丁不会导致母亲和胎儿体内的去甲杜冷丁水平升高，因此不必禁用。

大多数情况下，鞘内给药通常是在腰麻或腰硬联合麻醉时单次注射阿片类药物。相当多的鞘内药物已经成功地与阿类药物复合应用。包括利多卡因、布比卡因、丁卡因、甲哌卡因和罗哌卡因。

一项在孕妇中应用脊髓微导管法的前瞻性随机对照研究提高了 FDA 在美国推广脊髓微导管法的可能性。这将降低剖宫产术后持续鞘内给予阿片类药物头痛风险的发生率。

鞘内和硬膜外途径注射单次吗啡的直接比较显示两者的镇痛效果相似。然而鞘内给药的推荐剂量减少了将近 20 倍。多数情况下，鞘内给药与硬膜外或全身用药相比，瘙痒更常见，也更严重。

可乐定(60~150ug)，加入单次鞘内吗啡给药中，可提高镇痛效果。新斯的明(12. 5ug)加入亚治疗剂量的吗啡中可提高其镇痛效果。然而其在美国目前仍未进入商业性的应用。

阿片类药物的副作用

呼吸抑制，呼吸暂停、低氧和死亡的风险是阿片类药物最严重的副作用。这类问题在各种术后镇痛给药方法中都会遇到。

瘙痒是鞘内使用阿片类药物的常见副作用。多数情况下，似乎随着给药剂量的增加而加重，而且鞘内给药较硬膜外给药者更严重。推荐的治疗方法有很多种。最无争议的治疗方法是使用拮抗剂，完全拮抗剂(如纳洛酮)和混合型激动—拮抗剂(如纳布啡)均可；苯海拉明 25mg 有助于治疗瘙痒，尽管它的作用机制还不清楚，因为瘙痒似乎并非由组胺释放所介导，苯海拉明的抗组胺作用并没得以体现；为吗啡能够不依赖阿片受体而激活 5-HT_3 受体，所以吗啡可能是直接刺激 5-HT_3 受体而导致鞘内给药所引起的瘙痒。因此 5-HT_3 受体拮抗剂占据受体时能够预防瘙痒的发生。昂丹司琼和格拉司琼都可以用于预防性的治疗，并且效果显著。

恶心和呕吐发生于腹部手术后，病因往往是多因素的。阿片类药物也能够明确地导致恶心呕吐。和治疗瘙痒一样，其中一个方法就是通过联合镇痛的方法尽量减少阿片类药物使用剂量。关于特异性预防或治疗剖宫产术后的恶心、呕吐，目前有许多方法和临床研究，包括：经皮东莨宕碱 1.5mg/72h、昂丹司琼 4mg IL、甲氧氯普胺 10mg IL、氟哌利多 0.625mg IL、地塞米松 4~8mg IL，但公认的结论较少。

局部麻醉药物

硬膜外

局部麻醉药，单独或复合阿片类药物，可通过腰段硬膜外输注进行剖宫产后的术后镇痛。输注方式包括持续给药或 PCEA，类似的术后镇痛方式亦可用于其他下腹部手术。硬膜外阿片类药物中添加一种局部麻醉药，可减少阿片类药物的用量，但局部麻醉药可能会导致下肢运动阻滞，从而延迟术后下床活动的时间。

髂腹下神经及髂腹股沟神经的外周神经阻滞

这两根神经来源于 L_1 神经丛，并支配着下腹部剖宫产横切口所在的腹壁区域，局部阻滞可以获得满意的术后早期镇痛。

局部浸润

低位剖宫产手术缝皮时采用 0.5%的布比卡因 20ml 在切口部位进行单次注射，不能显著改变术后镇痛药物的追加用量。在手术过程中植入导管，采用病人自控给药系统进行伤口浸润镇痛是一种行之有效的术后镇痛技术。

NSAIDs

多种 NSAIDs 药物已成功应用于剖宫产的术后镇痛。它们是阿片类药物联合用药中最常用的复合药物。NSAIDs 在剖宫产术后镇痛中应用的注意事项包括：肾病史、NSAIDs 的过敏史、凝血功能异常、外科止血问题。

一项新的令人振奋的方法是在手术过程中植入导管，采用持续输注的方式向手术切口周围浸润 NSAIDs。一项研究中，切口浸润双氯芬酸和布比卡因一样有效，而且优于全身用药。

经乳汁分泌的药物

药物的药代动力学和乳汁的成分都是很复杂的，许多药物的资料都不完善。乳汁是溶液和悬浮液的混合物，从产后第一周的初乳过渡到成熟乳汁的成分也发生了变化。这些因素使得医务工作者很难预测某种药物是否能在乳汁中达到足够的浓度从而对新生儿产生显著的临床影响。

第四节 妊娠分娩后神经病变

硬膜穿破后头痛

概述

当前，尽管局部麻醉技术取得了长足的进步，但硬膜穿破后头痛（PDPH）仍是一个顽固性的难题。即便是经验丰富的麻醉医师进行硬膜外穿刺时，意外穿破硬膜的概率也高达 1/200，很多教学医院的硬膜误穿率为 1%~4%。硬膜外针误穿破硬膜后，PDPH 常轻微，且持续时间较短（如 3~7 天），但 PDPH 偶尔也会痛到令病人不敢下床的程度，并延长住院时间。也有 PDPH 的症状会持续数月至数年的罕见病例报道，未经治疗的 PDPH 可以导致颅神经持续性麻痹和颅内出血。尽管医师们大多承认 PDPH 没什么大不了的，但它经常或不时地会引发诉讼。

尽管文献报道了众多保守性和有创性的方法用于治疗 PDPH，但少有证据支持这些方法。本文将回顾 PDPH 可能存在的病理机制及其危险因子（包括可控性和非可控性危险因子），同时还将介绍 PDPH 的诊断方法，以及产后常见的其他类型的头痛。并根据目前对 PDPH 机制的理解，对预防和治疗 PDPH 的常用方法的基本原理加以探讨，以及对现有的支持这些方法的资料进行讲述。在 PDPH 的治疗方面，缺乏混杂因素控制良好并具有说服力的研究，因此多数治疗指南都来源于病例报道、观察性研究和著者的经验。尽管距 August Bier 首次报道 PDPH 已有 100 余年的历史，但 PDPH 的最佳治疗方案仍然没有答案。

病理机制

牵拉脑脊膜

理解 PDPH 的病理机制对于治疗 PDPH 就显得非常关键。目前有两种竞争—互补的理论。其一是脑脊液（CSF）由硬膜穿破孔持续渗漏，导致颅腔内的液体丢失。由于颅腔内失去 CSF 的缓冲作用，引起大脑下垂并牵拉疼觉敏感的脑脊膜，此现象在直立位表现显著。上述理论提示治疗 PDPH 的根本在于减少 CSF 渗漏、增加 CSF 生成或将椎管内的 CSF 向颅内间隙转移。

脑血管扩张

第二种理论推测穿破硬脑膜脑脊液损失后将导致颅内压降低，而后引发脑血管代偿性扩张。此种理论提示 PDPH 类似于偏头痛，女性病人偏头痛和 PDPH 发生率较高这一现象支持此理论，此外磁共振成像（MRI）检查也显示 PDPH 病人的脑血流增加。此理论提示，恢复颅内 CSF 容量能够缓解 PDPH，并且使用脑血管收缩剂可能会减轻疼痛。

硬膜穿破后头痛的危险因子

非可控性危险因子

1.年龄 老年病人很少头痛，头痛率最高的是小于 40 岁的年龄组，即育龄人群。

2.性别 近期一项荟萃分析指出，尽管研究中女性观察组的年龄显著高于男性观察组，这种年龄的差异可使女性组 PDPH 的发生率降低，但是非妊娠的女性发生 PDPH 的概率仍然高于男性组。

3.. 妊娠 妊娠妇女较同龄非妊娠妇女更容易出现 PDPH，但已证实这种差异并非来源于妊娠本身，经阴道分娩（尤其是产程第二期加压用力分娩时）才是导致 PDPH 发生率增高的元凶，这可能是由于 CSF 丢失过多。此方面的证据尚缺乏说服力。

4.硬膜穿破后头痛史 PDPH 史是脊麻后头痛的危险因子之一。

可控性危险因子

1. 穿刺针的孔径大小 众多研究显示，穿刺针孔径越小 PDPH 发生率越低。当穿刺针小于 27G 时，由于穿刺技术难度增加而限制了更小型号穿刺针的用途。

2.穿刺针尖端的形状 使用任何型号的圆锥形或“笔尖”状穿刺针（ Whitacre.Sprotte，Gertie Marx）时，PDPH 的发生率都低于使用斜切面（Quincke）的穿刺针。

3.穿刺针斜面的朝向 使用斜切面的穿刺针时，将穿刺针的斜面置于与身体纵轴平行的状态进行穿刺，头痛的发生率将显著降低。

4.旁正中入路 尽管产科很少用到旁正中入路，但采用旁正中入路进行蛛网膜下腔麻醉的方法能显著降低 PDPH 的发生率。

5.病态肥胖 病态肥胖的产妇 PDPH 的发生率明显偏低。

硬膜穿破后头痛的诊断

硬膜穿破后头痛的出现时间

PDPH 可能出现在硬膜穿破后的即刻，也可能在穿刺 5~7 天后才出现，但大部分在穿刺后的 48 小时内出现。

临床特征

1.体位 头高位将加重 PDPH 的症状，而卧床会缓解头痛。当体位对头痛无任何影响时，则需要对 PDPH 的诊断提出质疑。

2.头痛的部位 头痛部位一般位于额枕部，向颈肩部放散，肩胛间区也可出现疼痛。

3.听力障碍 脑脊液压力降低传导至耳蜗经常会导致听觉异常，如听力下降、耳鸣和“空洞”音。

4.视觉障碍 复视常见，主要由于中颅窝内的脑组织下陷，并沿神经走行压迫第Ⅵ对颅神经，导致展神经麻痹。

硬膜穿破后头痛与产后头痛的鉴别诊断

有必要排除产后导致头痛的其他因素，这不仅可以防止对良性、自限性头痛采用硬膜外血补丁等不必要的有创性治疗措施，更重要的是还可以避免掩盖潜在致命性的颅内病变。

偏头痛

偏头痛有两种亚型，即伴有异感的偏头痛和不伴有异感的偏头痛。前者表现为一过性的神经系统症状，常出现视觉异常，伴有面部麻木和手脚运动障碍，持续 5~20 分钟不等，并在 1 小时内消退。两种亚型均表现为单侧触痛，活动后加重，常伴有恶心和畏光。常在青春期起病，女性多见，妊娠期常常缓解，但多在产后早期发作。妊娠期和产后期初发的偏头痛罕见，必须进行深入的检查。

紧张性头痛

紧张性头痛是最常见的头痛类型，女性多见。与偏头痛不同的是，紧张性头痛很少始期，多始发于中年期。头痛强度为轻中度，多为双侧，无搏动性，不受活动的影响，不伴有恶心与畏光。妊娠可增加紧张性头痛的发生率。

颅内出血

颅内出血导致的头痛表现为起病急、疼痛剧烈，并伴有局灶性神经症状或意识水平的改变。

1.蛛网膜下腔出血　妊娠妇女蛛网膜下腔出血(SAH)的发生率并未增高，约有75%的SAH都来源于动脉瘤破裂，其余来源于动静脉畸形。高血压和蛋白尿多见，因此常把SAH与先兆子痫相混淆。

2.脑出血　脑出血常见于重度先兆子痫或其他高血压状态(如可卡因中毒)。

3.硬膜下血肿　如前所述，发生PDPH的病例也有出现硬膜下血肿的情况。颅内压降低可能导致原本受牵拉的交通静脉发生破裂。出现PDPH时，并不能排除硬膜下血肿导致的头痛，两者可以同时存在。当PDPH持续几天后出现头痛性质的改变，或硬膜外血补丁不能奏效时应当考虑到可能出现了硬膜下血肿。

脑静脉和静脉窦栓塞

1.据估计，每100 000次分娩中就有10~20次发生脑静脉栓塞。妊娠导致的高凝状态是栓塞的促发因素，同时还应当评估这些病人是否存在遗传性易栓症。大约80%的病例发生在产后的前2周，但也有报道脑静脉栓塞可以迟发于产后3个月。

2.继发于颅内静脉栓塞的头痛性质差异很大，取决于栓塞部位是大的静脉窦还是单支皮层静脉。

A.硬脑膜静脉窦栓塞后常见头痛、惊厥、颅内压增高(由于CSF重吸收障碍)和意识水平改变。

B.皮层静脉栓塞后常见局部运动更功能受损和惊厥。

3.曾有病例报道，多例颅内栓塞的病人最初曾按照PDPH接受治疗。如果出现颅内高压的症状与体征，应当在硬膜外血补丁治疗前进行更全面的评估(如MRI或磁共振血管显像)。

4.静脉血栓栓塞会使毛细血管压增高，常导致出血性梗死。血管再通后毛细血管压力下降，将阻止继续出血。肝素可以预防继续生成血栓，因此即便在有出血史的病人中也推荐使用肝素。

肿瘤

1.颅内肿瘤造成的头痛常为弥散性、非搏动性，常合并恶心、呕吐，并在活动后、Valsalva动作、咳嗽和打喷嚏后加剧。

2.可能存在局灶性神经体征，与肿瘤位置、大小和颅内压增高有关。

3.颅内肿瘤的发病率与妊娠无关，但妊娠期间出现首发症状的情况并不少见，原因在于细胞外液体潴留。妊娠期间激素水平变化对某些肿瘤具有显著影响，会导致垂体腺瘤和脑膜瘤等肿瘤在妊娠期间生长加速。

药物或其他减轻头痛的因素

1.硫酸镁　硫酸镁常导致头痛，尤其常见于使用负荷剂量后。

2.咖啡因　长期服用咖啡因>200mg/d的病人停用咖啡因后会出现头痛，并且在服用咖啡因后头痛迅速缓解。

3.突然停用长期服用的阿片类药物、皮质类固醇、三环类抗抑郁药和非甾体类抗炎药可能会出现头痛。

先兆子痫

1.头痛是重度先兆子痫的诊断标准之一。头痛合并先兆子痫表现为双侧、搏动性疼痛,活动后加剧,伴有高血压和蛋白尿,也可能出现视觉障碍,包括视物不清和出现盲点。产科医师常常要求我们对诊断为 PDPH 并且产后持续头痛 4~5 天的产妇进行会诊，通过仔细的病史回顾,我们发现病人不需要做硬膜外血补丁治疗,而是需要立即使用镁剂和其他重度先兆子痫治疗方法的情况并不少见。

2.如前所述,先兆子痫病人出现重度高血压可能会导致颅内出血。

脑脊髓膜炎

脑脊髓膜炎是椎管内麻醉非常罕见的并发症,但漏诊和治疗不及时会导致灾难性的后果。

1.脑脊髓膜炎导致的头痛表现为弥散性、进行性加重的头痛、发热、颈强直、恶心、呕吐和畏光。

2.PDPH 和脑脊髓膜炎的头痛有诸多相同之处,如果 PDPH 病人出现发热、白细胞增多和假性脑膜炎,应当考虑进行诊断性的腰穿。

硬膜意外穿破后硬膜穿破后头痛的预防与治疗

卧床休息

卧床休息能缓解 PDPH 的症状,但新近一篇综述报道,硬膜穿破后卧床休息并不能减少头痛的发生率,实际上,此篇综述提示卧床病人头痛有增加的趋势。并无证据显示延长硬膜穿破后病人的卧床时间能减少头痛的发生率。硬膜穿破后应当鼓励病人及早下床活动,出现头痛的病人应当尽可能地多活动。

补液

尽管大家普遍认为硬膜穿破后要积极补液，但仅有的一篇有关硬膜穿破后补液的研究提示,并无证据支持补液能降低 PDPH 的发生率。

俯卧位

俯卧位能缓解某些 PDPH 病人的头痛,但并无报道支持这点。据推测,腹内压增加可以促使腰椎的脑脊液向颅内腔隙转移。对于手术切口并不妨碍摆俯卧体位的病人,这倒不失为一种好办法。

绑腹带

只有一项研究证实绑腹带可以预防硬膜穿破后的头痛。绑腹带通过与卧位相同的作用机制,可以缓解头痛症状。同样,此方法对于腹部切口的病人并不可行。

咖啡因(口服或胃肠道外途径给药)

一项对 41 例保守治疗无效的头痛病人的研显示，静脉注射咖啡因 500mg 能持续缓解 70%病人的头痛。由于该研究样本量偏小并且缺乏对照组,因此该治疗方法的有效性受到质疑。由于很多医院没有咖啡因的静脉注射剂型,因此可以使用口服咖啡因作为替代用药。尽管咖啡因用于预防和治疗 PDPH 受到广泛的认可,但目前却缺乏足够的临床资料对此加以证实。

舒马普坦

舒马普坦(色氨酸激动剂)是一种脑血管收缩剂,用于治疗偏头痛。一项研究显示,给 6 例 PDPH 病人皮下注射舒马普坦 6mg,4 例病人的头痛得到缓解。但并无后续研究重复上述结果,因此，此种治疗方法尚未得到证实。

皮质类固醇类或促肾上腺皮质激素

若干病例报道研究提示皮质类固醇类或促肾上腺皮质激素（ACTH）具有治疗作用。一项单一的随机研究显示，与安慰剂相比，大剂量氢化可的松能减轻 PDPH 的严重程度。但另一项随机研究并未能证实 ACTH 具有任何益处。

蛛网膜下腔注射盐水

意外穿破硬膜后，通过 Tuohy 针向蛛网膜下腔注射不含防腐剂的生理盐水 10ml 能将头痛发生率由 62%降低到 32%。通过误穿硬膜后放置的蛛网膜下腔导管注射生理盐水，似乎也能减少头痛的发生率，但置管组的病例数太少不足以获得统计学差异。

蛛网膜下腔置管

硬膜外穿刺时误穿硬膜后，可以进行蛛网膜下腔置管做连续腰麻。有些研究显示这种方法能减少继发 PDPH 的发生率，但其他研究并未得到与此一致的结果，这可能是由于各个研究中蛛网膜下腔置管的保留时间不同的缘故。事实上，一项研究显示，在产后 24 小时内保留蛛网膜下腔导管有助于减少 PDPH 的发生率。如果放置了蛛网膜下腔导管，关键是要保证导管的无菌状态。所有麻醉医师都必须切记将蛛网膜下腔导管标示清楚，以防止注入大量局部麻醉药（硬膜外剂量）导致高位腰麻或全脊麻。

硬膜外输注盐水

有报道显示，硬膜外穿刺时误穿硬膜后，硬膜外腔持续输注生理盐水可以预防或缓解 PDPH 的症状。遗憾的是，停止输注后头痛常常复发。此技术适用于拒绝采用硬膜外血补丁的病人，可以缓解头痛症状直至硬膜破损自动愈合。

硬膜外血补丁

PDPH 治疗的金标准是硬膜外血补丁，早期研究报道有效率（永久性、完全性的头痛缓解）高达 95%。但近期一项荟萃分析显示，能证实硬膜外血补丁有效性的资料不足。此外，最近的研究显示，硬膜外血补丁的有效率可能只有 65%。硬膜破损较大的病人使用硬膜外血补丁的成功率最低，并且这些病人的头痛更剧烈且持续时间更长。用硬膜外血补丁治疗后头痛复发的病人，再次使用硬膜外血补丁常可奏效。对于再次使用硬膜外血补丁失败的病人，应当查找导致头痛的其他原因。

预防性注射硬膜外血补丁

据报道，误穿硬膜后通过硬膜外导管注射血补丁能使 PDPH 的发生率降低一半，确切地说是将发生率由 70%降至 30%。但最近的研究显示，硬膜外预防性注射血补丁的有效性明显言过其实。尽管有资料显示，硬膜外预防性注射血补丁不能预防头痛，但能缩短头痛的持续时间。既然并非所有病人在误穿硬膜后都发生头痛，硬膜外预防性注射血补丁会使一些病人面临不必要的风险。因此，需要充分告知病人注射硬膜外血补丁的潜在并发症，并竭尽全力预防这些并发症，尤其是感染。

硬膜外注射右旋糖酐

于由于发热不能使用和由于宗教信仰拒绝使用硬膜外血补丁的病人，硬膜外注射右旋糖酐也有成功案例。但目前，尚缺乏前瞻性的研究对该方法加以探讨，并且目前对右旋糖酐的潜在神经毒性和过敏反应仍存有顾虑。目前，不应将硬膜外注射右旋糖酐作为常规治疗方法使用。

总结

穿破硬膜只是产后头痛的众多原因之一。

体位对 PDPH 病人的头痛影响很大，平卧位与头痛的缓解或改善有关，坐位或站立位与头痛加重有关。

经典的 PDPH 头痛是位于额枕部并向颈肩部放散的疼痛，重度 PDPH 可出现头痛耳鸣。

首先应考虑保守治疗，卧床、维持充足的补液量、口服或静脉注射镇痛药、口服或静脉注射咖啡因。大部分病人的头痛将在 2~3 天内消退。

对于大多数妇女的持续性重度头痛，硬膜外血补丁是一种确切的治疗方法。。但硬膜外血补丁也有失败的案例并可能需要反复注射。

神经损伤

发生率

椎管内麻醉被广泛应用于分娩镇痛，且并发症发生率低，约为 1:13 000~1:2500。Jenkins 回顾了英国 12 家医院 17 年间 145 550 例硬膜外麻醉病例，严重并发症的发生率为 0.006%~0.02%。然而，采取预防措施可避免并发症的发生。分娩过程中胎儿通过产道所致的产伤同样也可造成持续性神经损伤。

尽管神经损伤的发生率很低，却是医疗事故诉讼的主要原因。Sl%的产科诉讼和 41%非产科诉讼都与椎管内麻醉相关。产科病人椎管内麻醉相关的短期轻度损伤发生率（71%）明显高于非产科病人（38%），但死亡、脑损伤或永久神经损伤发生率显著低于非产科病人。产科和非产科病人椎管内麻醉相关心搏骤停所致死亡或脑死亡发生率分别为 32%和 38%。产科麻醉诉讼主要与一些小损伤有关。局部麻醉相关的心搏骤停以及凝血功能异常所致的椎管内血肿是严重并发症的主要原因。

Wong 等研究了 6057 例分娩活婴的产妇，共有 6048 例产妇接受了随访，其中 56 例明确出现了新发的下肢周围神经损伤，发生率为 0.92%。Logistic 回归分析发现初产妇以及第二产程延长与神经损伤相关。神经损伤的产妇较其他产妇半坐卧位—截石位的挤推用力时间明显延长。本研究中神经损伤发生率较以往文献报道的高。然而，本研究中所报道的神经损伤主要与胎儿娩出相关，而非麻醉技术本身所致。

Brull 等近期的一篇对过去 10 年间 32 项研究的综述发现，中枢神经阻滞后神经并发症的发生率<4∶10 000 或 0.04%。所有关于中枢神经阻滞的研究中，脊麻后神经根病变或周围神经病变发生率较硬膜外麻醉高，两者分别为 3.78:1 000 和 2.19 :1 000，然而局部麻醉后永久性神经损伤发生率很低。

病史与术前评估

评估产后神经病变时，需要注意：病人的神经损伤可能与麻醉无关，而是继发于阴道分娩或剖宫产。

评估相关问题 评估产后神经病变病人时，最有意义的问题有：

1.分娩持续时间？

2.病人挤推时间？

3.病人挤推过程中是否处于过度截石位？

4.是否使用了产钳？

5.胎儿体重?

6.胎先露(如枕后位)?

7.病人既往是否有背部疾病史或神经疾病病[如多发性硬化(MS)、人免疫缺陷病毒(HIV)感染)]?

8.局部麻醉药的类型与用量?

9.病人症状出现前,感觉与运动神经功能是否曾完全恢复?

产后神经损伤的病因

硬膜外麻醉是导致神经损伤的原因之一。这些损伤往往是由于胎头或产钳对支配下肢的神经干直接创伤所致。胎头对髂内动脉脊髓升支的压迫导致下段脊髓缺血性损伤,同样还需考虑硬膜外血肿的可能。当病人出现广泛的神经系表现时,应及时神经内科与神经外科医师会诊,尽快完善脊髓的磁共振成像(MRI)或计算机断层成像(CT)扫描。

损伤范围

分娩相关的神经损伤会涉及多个不同的部位,包括腰骶丛、胫前神经、股神经、闭孔神经和股外侧皮神经等,少数可能会出现马尾综合征。显然,主要神经丛的受累将导致广泛的神经损伤,恢复时间将长达数周或数月。少数情况下会出现影响坐神经的梨状肌综合征。首先需要回顾盆腔神经与血管的解剖学基础,因为这些解剖结构的损伤会造成严重的神经并发症。

解剖学基础

腰丛

1.腰丛及其分支会受到胎头的压迫。腰丛由 $L_{1\text{-}4}$ 汇合而成。腰丛通过腰骶干与骶丛汇合。腰丛在腰大肌内汇合,走行于腰椎横突前方。

2.腰丛的分支包括髂腹下神经、髂腹股沟神经、生殖股神经、外侧皮神经、股神经、闭孔神经以及支配腰大肌、腰小肌、髂肌和腰方肌的神经。

骶丛

骶丛由 L_4、L_5、$S_{1\text{-}3}$ 以及 S_4 的一部分组成。尾丛由部分 S_4 神经根、S_5 和尾神经组成。骶丛的各神经根汇聚后形成两大分支,分别为坐骨神经与阴部神经。骶丛走行于盆腔后壁、盆筋膜后方、梨状肌前。

胎头所致的损伤

胎头通过骶骨翼(骨盆后缘)时可压迫腰骶丛。这种损伤可为单侧(75%)或双侧(25%),常见于扁平骨盆的初产妇、巨大儿、头盆不称、顶先露以及产钳助产等。压迫性神经损伤可累及多个神经根节段,表现为股神经或闭孔神经损伤伴 $L_{4\text{-}5}$ 皮节区感觉受损。

产科常见神经病变

股外侧皮神经

该神经($L_{1\text{-}2}$)自腹股沟韧带外侧缘下方发出,支配大腿前侧面的感觉。MS 复发常累及该神经。此神经受压后大腿前侧感觉减退,称为感觉异常性股痛。病例中有<2%的人的外侧皮神经起源于股神经,穿过腹股沟韧带后出骨盆,此类病人更易在妊娠过程中出现感觉异常性股痛。过度截石位时,该神经更易发生持续性损伤。胎头压迫或剖宫产中疲劳的助手将牵引器柄压迫于该神经而导致神经受损。临床表现为大腿前外侧痛觉减退。

股神经

股神经(L_2、L_3 和 L_4)支配大腿前侧肌肉的运动和皮肤感觉。此神经支配腰肌和髂肌,走行于腹股沟韧带下方,股动脉外侧一指宽位置。它发于大腿中间与内侧皮支,并支配股四头肌。该神经受累时,病人屈髋伸膝困难。第二产程中髋关节主动屈曲,腹股沟韧带将压迫该神经。挤推过程中应当避免过度屈髋,双腿应在宫缩/挤推间歇期休息。使用蹲坐把手会使髋关节在第二产程中过度屈曲,从而造成股神经损伤。病人一旦出现屈髋无力,则提示股神经在腹股沟韧带位置发生了损伤。这也可能是由胎头对腰骶丛的压迫所致。

闭孔神经

闭孔神经($L_{2\text{-}4}$)走行于腰肌内侧缘与骨盆缘的交点处。自骨盆侧壁的闭孔管穿出后与坐骨神经一起支配大腿内收肌群。大收肌接受来自闭孔神经和坐骨神经的双重支配。闭孔神经一旦受累,大腿内收肌力减弱伴大腿内侧感觉缺失。

坐骨神经

坐骨神经(L_4、L_5、$S_{1\text{-}3}$)是体内最粗的周围神经经坐骨大孔穿出骨盆。坐骨神经支配大肌和股二头肌,并在胭窝三角处分为胭窝内侧(胫前)神经与胭窝外侧(腓总)神经。胴窝内侧神经包括皮支(腓神经)和支配腓肠肌与比目鱼肌的肌支。腓总神经(L_4、L_5、S_1、S_2)绕行于腓骨颈,是下肢唯一可被触及的神经,此神经支配小腿的感觉与运动。由于其位置表浅,因此最易受损。受损后,病人出现垂足和足内翻,并伴有足前侧感觉缺失。有时梨状肌炎症会导致坐骨神经激惹征,出现臀与髋的疼痛并放射至膝关节。外展的大腿内旋时会诱发疼痛(Friedberg 试验)。妊娠期间长期坐位以及体重过度增加会导致梨状肌激惹和痉挛。MRI 扫描示梨状肌区域超强信号,电生理检查有助于诊断。

脊髓缺血性损伤

脊髓的血液供应

脊髓的血液供应的解剖学变异较大。1 条脊髓前动脉与 2 条脊髓后动脉保证脊髓的血供。脊髓前动脉起源于椎动脉,自脑干下端一直延伸至脊髓圆锥。它主要负责延髓腹侧面以及脊髓前 2/3 的血供。脊髓后动脉也起源于椎动脉,主要负责脊髓后 1/3 的血供。

Adamkiewicz 动脉

在脊髓的某些特定部位,有其他来源的额外血供,如甲状颈干、肋间动脉与 Adamkiewicz 动脉[大前根动脉(ARM)]等。ARM 常起源于 1 或 2 条左侧胸腰段动脉,供应下段脊髓。多数人该动脉源于 T_9-L_2 水平。它走行于脊髓腹侧,与脊髓前动脉汇合后经一个发夹样反折后向下走行。此动脉常常与下段脊髓缺血性损伤相关。髂内动脉在 L_5 或 S_1 水平发出一支腰动脉供应脊髓圆锥。然而,多数情况下脊髓圆锥的血液供应来自 ARM。

腰动脉

约 15%的病例中,ARM 起自 T_5 水平(高位发出),下段脊髓的血液供应主要来源于腰动脉分支,它位于骶骨翼前方,经 L_5-S_1 椎间孔进入脊髓。这一分支会受胎头的压迫,导致脊髓圆锥的缺血。

脊髓缺血的诊断

传统 MRI 常无法发现急性脊髓缺血。平面回波弥散加权 MRI(DWI)已经被用于诊断急性脊髓缺血。早期 DWI 现象示超强信号,提示弥散降低,并通过测量“表观弥散系数”证实。MRI 随诊 T_2 加权像示高信号且达预计水平增强。平面回波 DWI 有助于脊髓缺血急性期的诊断,但 MRI 随

诊 T_2 加权像具有更好的空间分辨率及临床相关性。MRI 对占位性病变的诊断也很有价值，如硬膜外血肿、硬膜外脓肿或椎间盘疝。CT 扫描也可发现占位性病变和椎间盘疝。

损伤类型

化学损伤

化学损伤通常由硬膜外或蛛网膜下腔意外注射刺激性药物所致。防腐剂和抗氧化剂，例如亚硫酸氢钠，可导致粘连性蛛网膜炎和马尾综合征。神经性损伤也可由局部麻醉药的神经毒性所致。此类损伤可导致蛛网膜下腔闭塞。有报道指出，使用脊麻微导管（28~32G）进行持续脊麻后病人出现马尾综合征。这种情况下，神经毒性主要是因为局部麻醉药和脑脊液（CSF）混合不均，高浓度局部麻醉药直接作用于神经根所致。美国食品和药品管理局（FDA）已禁止临床使用脊麻微导管。同时还需注意，马尾综合征也可由急性椎间盘疝出导致，此时需急诊手术治疗。

直接神经损伤

1.感觉异常　椎管内麻醉造成的神经损伤是神经损伤的原因中较为少见的。如果穿刺过程中病人出现腿部不自主运动伴感觉异常，必须立即将穿刺针或者导管撤出。与较硬的尼龙导管相比，带有柔软尖端的硬膜外导管（如 Arrow　Flextip　Plus）感觉异常的风险较低。脊麻导致神经损伤的风险高于硬膜外麻醉。麻醉医师必须记录感觉异常的严重程度和位置。直接神经损伤的完全恢复需要 48 小时到 3 个月。

2.脊麻和硬膜外麻醉对神经组织的直接损伤可发生在脊髓、神经根或者周围神经水平。硬膜外置管最易导致神经根损伤。脊麻针可在蛛网膜下腔内或外接触神经根，或者直接损伤脊髓。脊髓通常终止于第 1 腰椎间盘水平，偶可延伸至 $L_{2\sim3}$ 椎间盘水平。虽然 79%病人的髂前上嵴与 L_4 棘突或 $L_{4\sim5}$ 椎间隙齐平，但也有报道指出 4%的病人该骨性标志和 $L_{3\sim4}$ 椎间隙相平。一项在法国进行的超过 103 000 例椎管内麻醉病人的调查中，2/3 病人神经后遗症与穿刺过程中感觉异常或疼痛相关，提示病人出现直接神经损害；34 例神经并发症病人中有 29 例出现短暂的后遗症，48 小时到 3 个月恢复。局部麻醉药的神经内注射往往会出现持续性神经损伤。

3.脊麻针对脊髓的损伤　相同的研究指出脊麻后神经损伤（5.9 vs 2/10 000）和神经根病变（4.7 vs 1.7/10 000）的发生率高于硬膜外麻醉。所有局部麻醉相关的神经根损伤中，仅有 1 例未恢复。腰硬联合麻醉（CSE）通常会发生轻度感觉异常，但也会导致严重的感觉异常。笔尖脊麻针较少损伤神经根。Rcynolds 总结了 7 例在脊麻过程中出现脊髓圆锥损害或 CSE 过程中出现持续神经损伤病人的相关信息。这些病人经 MRI 证实发生了脊髓损伤，神经症状包括疼痛、感觉异常、足下垂和膀胱症状。Reynolds 最后得出如下结论：操作者将脊麻针穿入 L_2 以上椎间隙是脊髓损伤的原因。

神经病变的诊断与治疗

肌电图

肌电图（EMG）检查有助于诊断外周神经病变的程度。但是检查的时机非常关键。静息肌肉异常的自主活动（肌纤颤电位）以及记录针插入测试肌肉后兴奋性增加（插入活动），提示损伤持续时间的不同。损伤数天后，EMG 检查示插入活动显著，而纤颤电位需要 2~4 周才能出现。如果纤颤电位在神经损伤确诊后立即出现，则表明该损伤为早期未诊断的神经病变，而并非近期损伤。EMG 第三种征象为肌肉受刺激时，募集的运动单元逐渐增多。引完全去神经支配的肌肉不会出现募集现象，而神经轻度损伤时出现部分募集现象，从而导致传导速度降低。EMG 有助于判断临床损害是否发生了神经损伤以及损伤的范围和神经束或神经根的损伤。

神经传导研究

1.神经的运动和感觉功能都可通过诱发电位来评估。刺激神经的两点，记录该神经支配的某块肌肉的混合动作电位，据此判断运动神经功能。刺激假定神经受损处的近端和远端，可以获得传导速度以及诱发动作电位。上述参数的异常提示损伤的发生。与之相似的是，通过刺激神经某一点，然后记录另一点的动作电位获得感觉传导速度。椎旁肌肉 EMG 检查可鉴别外周神经损伤和脊神经根水平的损伤，因为脊神经根的短后支支配椎旁肌肉。任何下肢肌肉和椎旁肌肉 EMG 检查结果异常都提示神经根水平的损伤。如果只有周围神经 EMG 异常，往往提示周围神经损伤。仅有椎旁肌肉 EMG 结果，而缺乏外周神经支配肌肉的 EMG 结果，往往缺乏特异性和敏感性。

2.神经传导研究的应用

A.神经传导检查可评估神经功能的完整性。

B.有助于神经损伤的定位。当出现严重临床症状时，临床医师常难以确定受损的部位。如坐骨神经、腓总神经或腰丛分支受损均可引起足下垂，只有电生理检查(EP)才可鉴别。该类型的研究可根据神经传导速度和肌肉动作电位来确定受损的范围。

C.诱发电位和 EMG 检查结合，可以描述损伤的程度，并据此判断预后。

D.该研究有助于确定临床表现是由单一或多个神经损伤所致。

E.去神经支配的临床体征往往提示轴突的损害。神经传导速度检查示感觉和肌肉复合动作电位幅度降低，但传导速度接近正常。去髓鞘往往伴随传导速度的显著下降，而传导阻滞为轻度至中度。

电生理检查的时机

在损伤 2 天内进行电生理检查可提供有用的信息。任何肌肉的动作电位均可提示神经部分受损。如果出现纤颤电位，提示为长期病变，在麻醉和分娩前即已经发生。4 周后行电生理检查可评估损害的严重性以及神经再生程度。如 1 个月后单一肌肉仅有纤颤电位而无动作电位，提示预后不良，且需要对受损神经进行手术探查。

周围神经损伤病人的处理

诱因

处理产后神经功能障碍病人时，需要考虑其他导致神经病变的原因，如糖尿病、HIV 感染和 MS 等。尽管多数医师了解糖尿病神经病变，却往往忽视了 HIV 相关的神经病变。周围神经病变是 HIV 感染后主要的神经并发症。抗反转录病毒药物的神经毒性可导致多神经病变。麻醉医师术前评估时应记录系统性疾病病人已有神经功能异常，以避免将来的医疗纠纷。产后多发性硬化常复发，且常常累及股外皮神经。

神经科医师会诊与影像学检查

围术期期评估中，麻醉医师应记录所有的感觉和运动缺失，并请熟悉产科神经损伤的神经科医师进行会诊。立即行 MRI、CT 扫描及电生理检查。根据损伤的严重程度与类型，神经损伤的完全恢复可能需要 8 周。复查电生理租笪有助于评估损伤的进展程度。理疗师会诊有助于制订最佳的康复方案，预防肌肉萎缩。明显垂足病人应行夹板固定以防止永久畸形。若怀疑硬膜外血肿，MRI 或 CT 扫描后立即行椎板切开减压术是神经功能完全恢复的唯一方法。

神经丛损伤与脊髓损伤

部分情况下，腰骶丛的广泛损伤很难与脊髓损伤鉴别。脊髓损伤病人，电生理检查示损伤位置在神经根或更高水平。MRI 扫描中脊髓缺血信号出现较晚。缺血发作可能是由腰脊髓动脉(供应圆锥)在骼骨水平受压所致。

椎管内阻滞相关的感染并发症

硬膜穿破后脑膜炎

脑膜炎是椎管内阻滞后最致命的并发症之一。Baer 报道了 1 例致死性草绿色链球菌感染脑膜炎并对硬膜穿破后脑膜炎的病例进行了总结。在已报道的 179 例病人中,49%的致病菌为不同株系的草绿色链球菌(口腔内寄生菌)。这种病原体可以迅速产生抗生素耐药性,因此受到重视。其他病原菌均包括金黄色葡萄球菌、铜绿假单胞菌与粪肠球菌。64 例病人未分离出病原体,因此被诊断为无菌性脑膜炎。尽管无菌性脑膜炎的病因尚不明确,但高度怀疑为肠病毒。CSF 蛋白含量(<0.5g/L)与血清原降钙素(PCT,<0.5ng/ml)有助于鉴别 28 天~16 岁儿童的细菌性脑膜炎与无菌性脑炎,但灵敏度和特异度相对较低。核酸扩增试验(NATs)与聚合酶链反应(PCR)也有助于诊断。不是所有的医院均可进行上述实验室检查,因此临床医师只能经验性抗生素治疗。感染后 PCT 的生成及其作用尚不清楚。PCT 由肝脏与外周血单核细胞生成,受脂多糖与败血症相关的细胞因子调控。脑膜炎可发生于单次脊麻、无意硬膜穿破、脊髓造影术、CSE、连续脊麻以及无并发症的硬膜外镇痛后。共有 3 例医源性脑膜炎并导致病人死亡的报道,病人均为年轻产妇,且穿刺过程困难。

细菌性脑膜炎的诊断

通过 CSF 检查确诊。需要进行 CSF 生化、革兰染色、培养及药敏等检查。多数病例 CSF 外观浑浊,提示存在感染。细菌性脑膜炎诊断指南如下:CSF/血中糖比值≤0.4;CSF 白细胞计数≥500/μl。CSF 乳酸水平≤31.5 mg/dl。

细菌性脑膜炎的预防

上呼吸道病毒感染会提高口腔内寄生菌的载量,并增加其脱落的可能。可用多元化的方法来预防飞沫感染。标准的预防方法为佩戴帽子、口罩及使用大无菌单。洗手是简单、有效的方法。常规使用的聚维酮碘剂应待其自动晾干后才能达到完全消毒的效果。酒精配制的氯己定(干燥速度快)是皮肤消毒的首选。消毒隔离衣并不适用,它可有效预防中心静脉导管相关感染但对椎管内操作后感染的预防作用并未证实。

脑膜炎的症状和体征

包括颈痛、颈项强直、高热、呕吐、严重畏光、神志改变、惊厥和昏迷。早期抗生素治疗对预后非常重要。等待病原体鉴定与药敏试验结果期间,推荐使用万古霉素(覆盖 β 内酰胺酶耐药菌)联合三代头孢菌素治疗,同时对 50 岁以上病人加用氨苄西林以覆盖李斯特菌属。

硬膜外脓肿

病因

硬膜外脓肿这一严重的并发症比想象中更常发生。不同的研究其发生率在 1:505 000~1:2000。其诱因包括免疫功能低下、已存在的感染源(如尿道感染)、糖尿病、脊柱退行性变、药物滥用者以及椎管内阻滞等。尚未发现与产科病人相关的危险因素。若病人存在上述危险因素,硬膜外脓肿发生可能性增加。细菌可能通过硬膜外置管、污染的局部麻醉药或血行播散进入硬膜外间隙。然而,Reihsaus 等报道仅有 5.5%的硬膜外脓肿与硬膜外麻醉相关。

硬膜外麻醉相关脓肿的病原菌与自发性脓肿的病原菌相似。26 例与硬膜外导管相关感染中,病原体包括金黄色葡萄球菌、表皮葡萄球菌、铜绿假单胞菌、、凝固酶阴性葡萄球菌以及绿脓杆菌。9 例接受单次注射硬膜外或脊麻病人的致病菌为金黄色葡萄球菌和假单胞菌。

临床体征与症状

包括发热、假性脑膜炎、背痛、神经根疼痛、神经功能障碍、便失禁以及截瘫等。部分病人无典型临床症状,仅诉不适。神经功能障碍包括肌无力、感觉缺失以及反射进行性减退或消失。神经功能障碍伴背痛和发热高度提示硬膜外脓肿。MRI 是目前推荐的诊断方法,与脊髓造影对硬膜外脓肿的诊断具有相同的价值。椎间盘、椎体以及椎板可能受累。与硬膜外血肿病人一样,早期诊断对治疗的成功十分关键。

治疗

硬膜外脓肿大多需行椎板切开引流。也有文献报道采取经皮穿刺脓肿吸引方法治疗。其死亡率正在逐渐下降,约为 13%~16%。抗生素应能穿透骨组织以根治椎间盘炎,而且治疗需持续数周。抗生素的选择因各医疗机构喜好的不同而异,但必须结合培养及药敏试验的结果。

预防

脑膜炎部分提到的注意事项在此同样适用。有证据表明酒精配制的消毒剂较聚维酮碘剂能更有效地透过毛囊与角质层的脂质屏障。使用聚维酮碘剂消毒时,应等待足够的时间待其干燥。

硬膜外血肿

诱因

硬膜外血肿很少见,发生率约为 1:200 000。硬膜外麻醉后发生率高于脊麻。Vandermeulen 等的系列报道中,61 例硬膜外血肿病人中有 5 例为产妇。新型抗凝药物,如低分子量肝素(LMWH)和抗血小板药物的应用增加了这一严重并发症的风险。硬膜外血肿与凝血功能异常或抗凝治疗相关。危险因素包括抗凝的效果、高龄、女性、消化道出血史、服用阿司匹林及疗程。

产科病人,常使用 LMWH 预防遗传疾病相关的凝血异常(如 V 因子 Leiden 突变)。然而无任何诱因的病人也可发生硬膜外血肿。对于能产生占位效应的硬膜外间隙出血量尚未达成共识。

对孕妇而言,比较特殊的问题是先兆子痫相关的血小板减少。尽管椎管内麻醉可接受的最低血小板绝对计数值尚不确定,先兆子痫病人必须检查血小板计数;而麻醉方式的选择应个体而异。

硬膜外血管无损伤时,也可发生自发性硬膜外血肿,并可累及所有节段。这些病人往往没有凝血功能异常或接受抗凝治疗。

症状

急性硬膜外血肿的症状包括肌力减弱、背痛、神经根疼痛、感觉缺失及尿潴留等。截瘫在 24~48 小时内出现。分娩后在预计时间内感觉或运动阻滞尚未恢复者应引起重视。

诊断

通过 MRI 与 CT 扫描等影像学检查明确硬膜外血肿的诊断。8 小时内行减压术可保证功能的完全恢复。椎板切开减压术也具有一定的手术风险。

治疗

截瘫出现 8 小时内行手术治疗的病人神经功能恢复良好。而血肿诊断和手术延误病人(如截瘫发生 24 小时后才行椎板切开减压术),神经功能恢复差甚至最终死亡。

导管撤除所致的硬膜外血肿

约50%的硬膜外血肿与导管撤除相关。因此，导管撤除的时机与置入的时机同样重要。如果术后每日2次应用LMWH治疗，应先将其改为每日1次并在LMWH药物浓度低谷时撤除硬膜外导管（最好是在前次LMWH给药后22小时）。这一原则同样适用于大剂量LMWH（1mg/kg）治疗的病人，且无需考虑治疗频率。接受0.5mg/kg LMWH治疗的病人，导管撤除前停药12小时即可。先兆子痫病人，产后血小板减少可能会进一步加重。导管撤除前应复查血小板计数以确保凝血功能正常。

椎管内阻滞指南

大剂量LMWH（1mg/kg每日1次或0.5mg/kg每日2次）治疗的病人，椎管内阻滞前需停药24小时。0.5mg/kg每日1次治疗的病人，停药12小时即可。

华法林抗凝治疗是椎管内麻醉的绝对禁忌证。考虑到血凝块形成及栓塞（如人工心脏瓣膜、深静脉血栓、心房纤颤）的风险，部分病人不能中断抗凝治疗，因此此类病人最好不采用椎管内麻醉。

总结

本章的目的是强调潜在的并发症。若谨慎操作，椎管内麻醉相关并发症的严重者实施产科镇痛与麻醉。全面了解母体和胎儿的生理、注意操作细节和无菌操作规范以及谨慎操作均可降低并发症的发生。一旦发生并发症，应密切随访并请相应科室医师会诊。麻醉后恢复室的监护治疗非常重要。病人返回病房前，麻醉医师或其他医护人员一定要确认麻醉阻滞效果已完全消退。椎管内压迫性损伤病人，应及时干预以确保恢复后无残余神经功能障碍。

（王鸿旻　张凌志）

第十九章　部分非疼痛性疾病

第一节　特发性面神经麻痹

特发性面神经麻痹(idiopathic facial palsy)是位于茎乳孔内的面神经发生非化脓性炎症所导致的面部肌肉无力或面肌瘫痪,临床上又称周围性面瘫。由于Bell最先对本病加以描述,故又称为Bell麻痹。此病系常见病,发病率约425. 7/10万。

病因

病因尚未完全清楚。一般认为骨性面神经管仅能容纳面神经,局部的炎症、缺血、水肿等压迫面神经,造成面神经麻痹。常见的诱发因素有寒冷刺激、病毒感染、自主神经功能紊乱使神经营养血管收缩致组织水肿及风湿性神经炎、茎乳孔的骨膜炎等。面神经的早期病变为水肿和脱髓鞘,严重者可有轴索变性。

临床表现

任何年龄均可发病,以20~40岁多见,男性略多。可以有受寒、感染或情绪波动的诱因,也可无任何诱因。通常急性起病,于数小时或1~3天内达高峰。常为单侧,双侧少见,可有麻痹侧乳突区、下颌角及耳内疼痛。其主要表现是患侧表情肌瘫痪:额纹消失,不能皱额蹙眉,眼裂变大,眼睑不能闭合或闭合不全,Bell征(闭眼时,瘫痪侧眼球向上外方转动,露出白色巩膜)唇沟变浅,口角下垂,示齿时口角偏向健侧,鼓气或吹口哨时漏气;颊肌瘫痪使食物常滞留于病侧的齿颊之间;角膜反射、眼及口轮匝肌反射均减退。如果出现舌前2/3的味觉丧失,病变位于面神经干鼓索神经传出之前;如果听觉过敏,病变部位在支配镫骨肌神经发出之前;如果表情肌瘫痪,舌前2/3味觉丧失,并伴有外耳道疱疹及疼痛,则病变在面神经的膝状神经节。

整个病程可分为三期:第1~2周为急性期,第2周末至2年为恢复期,2年以上面瘫仍不能恢复则成为后遗症期。

诊断

根据急性起病,周围性面瘫的临床表现,除外继发性面神经麻痹,可以诊断。实验室检查常无特殊发现。本病应与以下疾病相鉴别。

1.中枢性面瘫　表现为不全性面瘫,常只限于病变对侧下面部表情肌的运动障碍,上面部正常。

2.Hunt综合征　有眩晕、重听等前庭功能障碍的表现,同时伴有耳郭、三叉神经及$C_{2\sim3}$脊神经支配区域疱疹和疼痛。

3.格林-巴利综合征 多为双侧性，同时伴有对称性肢体瘫痪。脑脊液检查呈“蛋白—细胞分离”现象。

4.其他 颅内外肿瘤、中耳炎、腮腺炎及脑膜炎等亦可引起面神经麻痹，应加以鉴别。

治疗

本病因容貌改变影响患者身心健康，故应及时正确地采取心理治疗和其他相应的治疗措施，其治疗原则因病程的不同时期而各异。急性期主要是控制制炎症水肿，改善局部血液循环，减轻或消除神经压迫；恢复期主要是尽快恢复神经的传导功能和加强肌肉收缩；后遗症期可施行神经移植或整容手术及神经切断等。

急性期治疗

1.一般治疗：注意休息，生活规律，避免劳累，可给予局部热敷、肌肉按摩、短波透热、红外线照射等，不宜采用强刺激疗法。同时，应注意保护眼睛，以防止引起眼内感染。

2.药物治疗：①皮质激素：应在发病后立即给予，可用泼尼松 30 mg/d，顿服或分 2 次口服，连续 5 天，随后在 7~10 天内逐渐减量。②阿司匹林：0.5~1.0g/次，3 次 7 天，口服。③维生素类：维生素 B_1 100 mg、维生素 B_{12} 0.5 mg，1 次 7 天，肌内注射。④其他：疑有病毒感染者可用抗病毒药。

3.星状神经节阻滞：可解除颈动脉、椎动脉及其分支痉挛，增加其分布区的血流，改善其分布区血液循环，消除神经鞘水肿，改善神经营养状态及缺氧，防止继发性神经损害。常用 1 %利多卡因或 5%布比卡因 10 ml 行患侧星状神经节阻滞，1~2 次/天，直至痊愈。本法疗效显著，如早期（发病 1 周内）应用，治愈率可高达 100%，且无后遗症发生。

4.中医中药治疗：治宜祛风通络，药用牵正散（僵蚕、全蝎、白附子各 3 g），每日 1 剂，还可加入适量川芎、红花以活血化瘀。

5.针刺及经皮神经、穴位电刺激疗法（ TENS）：发病第 1 周内慎用，1 周后可选用颊车、四白、听会、耳门、下关等穴位，进行弱刺激。

恢复期治疗

1.表情肌锻炼：嘱患者继续护眼睛，并对着镜子进行。

2.药物治疗：包括肌内注射维生素 B_1、维生素 B_{12}，口服烟酸、地巴唑等；亦可肌内注射加兰他敏，每日 1 次。中药以活血化瘀、调气补血为主，可选用当归、党参、川芎、红花、桃仁、熟地等。

3.针刺、TENS 及理疗：给予面部肌肉电刺激、电按摩或碘离子透入疗法，亦可采用针刺或 TENS，取穴为地仓、太阳、风池、合谷、足三里等，采用强刺激疗法。

4.星状神经节阻滞：仍可积极采用，效果良好。

后遗症期治疗

大多数患者经治疗于 1~3 个月内完全恢复，有 10%~16%的患者 2 年后仍遗留有不同程度的面瘫、面肌痉挛。此期仍可采用星状神经节阻滞疗法，确无效果者可考虑施行面神经与副神经或面神经与膈神经吻合术。另外，为改善面容，也可行整容或美容手术。

预后

不完全性面瘫起病后 1~3 周开始恢复，1~2 个月内可望明显恢复或痊愈，年轻患者预后好。轻度面瘫无论治疗与否，痊愈率可达 92%。受凉起病者、面瘫 4 天后镫骨肌反射仍存在者预后好。老年患者发病时伴乳突疼痛，合并糖尿病、高血压、动脉硬化、心绞痛或心肌梗死者预后较差。

第二节　面肌痉挛

面肌痉挛(facial spasm)以阵发性、不规则的一侧面部肌肉不自主抽搐为特点,无神经系统其他阳性体征。

病因

病因不明,可能系面神经的异位兴奋或伪突触传导引起。可发生在面神经通路的任何部位,尤其是膝状神经节受到病理性刺激易诱发;部分患者可发生于面神经麻痹恢复期或不完全恢复后。来有报道面神经进入脑干处被微血管襻压迫是主要病因,减压术后可痊愈。

临床表现

好发于中年以后,尤以 40~50 岁者女性多见。左侧发病略多于右侧,双侧同时发病者极为罕见,约占 0.7%。病程发展缓慢,有时为亚急性发病,常呈进行性进展,开始患者感觉眼眶周围(尤其是下眼睑)肌肉跳动,范围很小,以后跳动范围逐渐增大,频率逐渐加快,2 年内逐渐累及颊肌和眼轮匝肌,甚至颈阔肌。面肌痉挛导致眼裂变小,嘴脸歪斜,患者感到眼部活动和说话极为不方便。尤其于疲劳、情绪波动、注意力集中时更加明显,睡眠中消失。部分患者因累及镫骨肌而出现耳鸣,少数患者可伴有同侧舌前味觉改变,听觉过敏。

诊断

根据典型的临床表现,大多数病例诊断并不困难,但需与以下疾病鉴别。

1.继发性面肌痉挛　桥小脑角肿瘤或炎症、脑桥肿瘤、脑干脑炎、延髓空洞、颅脑损伤均可出现面肌痉挛,但是多伴有其他脑神经受损的表现及神经定位体征,面肌痉挛仅是临床表现之一。

2. 功能性眼睑痉挛　常见于老年妇女,多系双侧性眼睑痉挛,而无下部面肌抽搐。

3.习惯性面肌抽动症　主要见于儿童及青年,为短暂的强迫性肌肉抽搐,多为双侧,与精神因素有关。

4.抗精神药物引起面肌运动障碍　患者最近服用奋乃静、三氟拉嗪、氟哌啶醇或胃复安等,表现口强迫性张大或闭合,不随意伸舌或卷缩等。

治疗

大多数病例经治疗后症状可稍改善或经历一段时间的缓解后亦可有复发的倾向。

药物疗法

1.A 型肉毒素(botulinum toxin typc A,BTX –A):注射 BTX –A 是目前首选治疗方法,安全有效,简便易行。在痉挛肌肉处注射极小量 BTX 可产生麻痹效应,使肌痉挛减弱或消除,疗效持续 3~6 个月,复发后重复注射有效;病程短、症状轻微者可望治愈。注射后可出现短暂麻痹症状如睑下垂,数日后消退。此药已用于多种局限性肌张力障碍的治疗,是近年来神经疾病治疗领域的重要进展。

2.癫痫药:苯妥英钠 100 mg/次,3 次/天,无效时可更换为卡马西平 100~200 mg/次,3 次/d,仅对早期或轻症者有效。其中镇静安定类可与抗癫痫药配合使用。

神经阻滞疗法

1.星状神经节阻滞:可暂时缓解患者的不适感,不能缓解面肌痉挛,也有人报道能有效地解除面肌痉挛。

2.神经分支破坏性阻滞:根据面肌痉挛的范围,选择性地阻滞面神经的额支、颊支和下颌支。确定穿刺成功的方法为:①通过穿刺针注入 1%~ 2%利多卡因 0.5 ml,如肌抽搐停止,即可注入纯乙醇 0.5 ml,否则再行穿刺。②使用电极针穿刺,然后给予适当的电刺激,如引起受累肌抽搐,即可注入纯乙醇 0.5 ml。

(1)面神经穿刺压迫法:用 22 G、50 mm 长的穿刺针从乳突前方 0.5 cm 处刺入皮肤,然后调整针干使其前方位与额中央至人中连线平行,侧方位与正中线呈 30°角,深 2. 5~4.5 cm 即达茎乳孔,面神经麻痹后注入 1%~ 2%利多卡因 0.3~1 ml,以防止疼痛,留针 20~40 分钟。并发症有外耳道出血、听力障碍等,无须特殊处理。

(2)面神经破坏性阻滞:经穿刺压迫法治疗效果不佳或无效者,可行面神经破坏性阻滞,证实面神经穿刺成功后,注入无水乙醇或 7%~15%酚甘油 0.3 ml,疗效维持 9~12 个月。该方法具有操作时间短、穿刺精确度高、患者痛苦小及效果满意的优点。并发症同面神经穿刺压迫法。

(3)眶上神经阻滞:早期或轻症患者(仅有眼轮匝肌痉挛),用 0.5%利多卡因或 0.25%布比卡因及维生素 B_1、地塞米松混合液共 1 ml 注射于眶上神经周围,行眶上神经阻滞,可暂时缓解眼轮匝肌痉挛,消除患者眼周疲劳和异感。

针刺、TENS 及理疗

可选用太阳、地仓、迎香、颊车等穴位,用强刺激手法针刺;也可对上述位进行 TENS 治疗;少数患者经导入利多卡因和钙离子,亦可获得长时间的病情缓解。

手术治疗

适用于非手术治疗效果不持久的严重面肌痉挛患者。手术方式有面神经管开放术、面神经干结扎术、面神神经主干及分支切断术、面神经与副神经(或膈神经)吻合术、开颅显微技术解除血管压迫术。虽然各种手术方法均可不同程度地缓解面肌痉挛,但仍存在复发的可能和伴有一定的并发症。

第三节 肢端感觉异常症

肢端感觉异常症是一组神经系统的非器质性病变,但患者自觉症状明显,非常痛苦,感觉异常的独特临床症候群。由于无明确的原因,所以治疗起来亦无从下手,用改善微循环及营养神经的药物有一定效果,但缓慢且复发率高;采用神经阻滞治疗,效果确切。

病因

肢端感觉异常症的原因不明,可能与自主神经—血管功能失调及内分泌因素有关。多为功能性,属主观感觉障碍。

临床表现

本病好发于女性，多为上肢，下肢者少见。为夜间在睡眠中突然发作的肢端麻木，可时有刺痛、发凉、蚁走感等感觉异常。因麻木、疼痛等而影响休息及睡眠，患者常痛苦不堪，查体无显体征。症状多为双手麻木，也可为单上肢及下肢，但很少。

诊断

夜间睡眠中突然发作的肢端麻木、刺痛、发凉、蚁走感等感觉异常。查体无阳性体征。各种辅助检查如甲皱循环检查、阻抗血流图检查和激发试验，结果均为阴性。

鉴别诊断

雷诺(Raynaid)病　是血管神经功能紊乱所致的肢端小动脉痉挛性疾病。起病缓慢，发作与受寒有关，情绪激动可引起发作。，典型的发病过程是当肢端受到冷刺激后，肤色出现苍白一发绀一潮红。后再恢复到正常颜色，此过程中同时伴有局部发凉、麻木、针刺样疼痛等不适。受累肢端主要见于手指，且呈双侧对称，甚至手掌，局部加温、揉搓及挥动上肢可使发作停止。长时间患病可致指端皮肤营养不良。甲皱微循环检查、阻抗血流图检查、激发试验结果为阳性。而肢端感觉异常症多在夜间睡眠中发作，持续几小时，查体无阳性特征，长期发作皮肤无改变。

血栓闭塞性脉管炎　是一种血管闭塞性病变，主要侵犯末梢动脉、静脉，多见于青壮年男性(男女之比为75:1)，多有重度吸烟或受寒史，下肢最常受累，往往有间歇性跛行，疼痛异常剧烈。

闭塞性动脉硬化　是由周围动脉发生粥样硬化病变，以致慢性变窄或闭塞的一种疾病。多见于50岁以上的男性。查体足背和股后动脉搏动减弱或消失，听诊腹主动脉和周围血管有连续性杂音。

颈椎病　是指由颈椎增生等原因引起的综合征，主要是颈肩痛，放射到枕部及上肢。多见于老年人，行神经系统检查可有相应神经支配区感觉异常，X射线和CT检查可确定病变部位。

胸廓出口综合征　是指臂丛神经和锁骨下静脉与胸廓出口、胸小肌喙突附着部受压引起的综合征。症状为单侧上肢痛，常在尺神经分布区，做Addison试验和挺胸试验呈阳性。

腕管综合征　是行走于腕管中的正中神经受到卡压引起的其分布区感觉异常综合征，压迫正中神经1~2分钟疼痛加重，有助于诊断。

治疗

一般治疗

患者应注意休息，避免劳累和精神过度紧张。口服烟酸50~200 mg/次和维生素$B_1$100 mg/次，3次/天。对于睡眠功能紊乱的患者，睡前可应用镇静药。

神经阻滞

交感神经节阻滞：可用1%利多卡因施双侧星状神经节交替阻滞，适用于上肢受累者，开始1次/天，病情稳定再改为1~3天阻滞1次。对于上肢感觉异常患者，用星状神经节阻滞后绝大部分患者状消失，治愈。对于下肢受累患者，可行腰交感神经阻滞，通常需同时阻滞腰椎3个神经节，即$L_{2\sim4}$，其中以L_2交感神经节最为重要，多可取得满意治疗效果。

硬膜外阻滞：常用2%利多卡因5ml+维生素B_{12}500ug+山莨菪碱10mg+0.9%氯化钠20 ml施

硬膜外阻滞，每3天一次，每5次为一疗程。阻滞的穿刺部位根据病变区域和范围而定。下肢可行单次，也可采用连续多次，每晚睡前给药1次，但留管时间一般不超过1周。

第四节 膈肌痉挛

膈肌痉挛是由各种原因引起的膈肌不自主的收缩运动所致的一种病症，既可是某一疾病的一个症，也可是一个病。膈肌痉挛可是阵发的、规律的，也可以是周期性的、无规律的、一过性的，少数几乎伴随终身。因膈肌痉挛发作时可发出“咯咯”样声，故俗称“打嗝”、呃逆。

病因

大脑、膈神经、膈肌任何一个部位受到一定程度的刺激后均可引起膈肌痉挛。

一般因素

吸入冷空气、吞咽过猛，各种原因引起的胃扩张，饮酒、吸烟过多，术中刺激敬强烈，精神刺激等。

中枢神经系统的因素

1.中枢神经系统的病变、炎症、肿瘤压迫、结核、出血、癫痫等。

2.各种原因的中毒（如乙醇、农药、药物等）、尿毒症、糖尿病性昏迷、严重感染等。

对膈反射传入、传出神经及感受器产生刺激的因素

1.颈、胸部疾病或手术对膈神经及与迷走神经相伴的内脏传入神经的直接刺激，如甲状腺、纵隔、肺门手术，胸膜炎、肺炎、心肌梗死等。

2.腹部手术或疾病对膈肌腹面、膈神经的感觉传入神经及迷走神经的刺激，见于腹膜炎、膈下脓肿、肝肿瘤、胃肠梗阻、胆囊炎、胃癌等。

3.膈神经的脱髓鞘病变，常见于感冒等病毒性感染引起。

临床表现及分类

膈肌痉挛可有或无诱因而突然发病，表现为被动的（不自主的）发出“咯咯”声，伴有吸气时腹壁下陷，耸肩；呼气时腹部凸起等动作。频率可达20~30次/分钟，程度不一，轻者不影工作，重者不能进食、影响呼吸、甚至不能入睡，出现心脑血管并发症者也有报道。故对膈肌痉挛不能掉以轻心。

按病因分类

1.症状性膈肌痉挛

2.原发性膈肌痉挛：排除脑、颈部、胸部等可查到的全身因素。

病变部位分类

1.中枢性膈肌痉挛：如脑血管病、癫痫引起的膈肌痉挛。

2.周围性膈肌痉挛：胸腹部疾患引起的膈肌痉挛。

按发病时间分类

1.一过性膈肌痉挛：发作时间小于1小时，多见于正常人。

2.短暂性膈肌痉挛：发作时间大于1小时而小于24小时。

3.短期性膈肌痉挛：发作时间大于24小时，小于1月。

4.长期性膈肌痉挛：发作时间大于 1 个月，甚至伴随终身。

按发作方式分类

1.持续性膈肌痉挛：膈肌痉挛连续不停地发作，如有间歇也小于 1 小时。

2.间歇性膈肌痉挛：膈肌痉挛发作呈间歇性，间歇时间大于 1 小时，甚至 3~5 天，一般不超过 1 个月。

按发作的严重程度分类　可根据对讲话、进食、呼吸的影响分为三度。

1.轻度：除对讲话有影响外对其他无影响。

2.中度：影响讲话、进食、休息，对呼吸影响轻微。

3.重度：除上述影响外，对呼吸有明显影响，甚至引起血流动力学的改变。

顽固性膈肌痉挛

膈肌痉挛的症状经多种方法治疗 24 小时不能缓解，或缓解后反复发作者称为顽固性膈肌痉挛。中、重度顽固性膈肌痉挛是诊断和治疗上的难点和重点，麻醉科疼痛门诊大多收治的为该类患者。

诊断

本病症有典型的临床特征，诊断容易。但病因诊断则重要而困难。严格来说膈肌痉挛是一个症状，尽管现代医学还不能找到所有病因，但询问病史（了解发作的主要原要原因、时间、频度、既往发作史、手术史、治疗史、伴随症状等）、全面检查（包括 X 射线、B 超、CT、MRI 和实验室检查等）尽早出病因诊断仍很关键。从诊断思路路讲，可依据病因分为中枢、膈神经、膈肌本身的疾病，刺激膈神经、膈肌的疾病、腹腔脏器刺激膈神经传入冲动增加的疾病，逐步查找。对顽固性者可做颈部硬膜外低浓度（0.15%~0.2%）布比卡因传入神经阻滞，如有效一般可排除中枢病变。

治疗

一过型常可行缓解，无须特殊治疗，暂时型的可在 24 小时内停止，也可为长期型的首次发病者，一般认为长期型多伴发于器质性病变、并可继发一系列病理改变，重者可引起腹肌疼痛、消耗体力、影响饮食及睡眠，甚至危及生命，有报道曾致心肌梗死、脑血管意外等，故应尽早治疗。最好是病因治疗，而对一时找不到病因的可边查病因、边治疗膈肌痉挛，尤其对一些癌症患者提高生活质量尤为重要。其治疗措施如下。

一般治疗

1.非药物疗法：

（1）简易法：如分散注意力的交谈、深吸气后屏气、用纸袋罩于口鼻外做重复呼吸、快速饮冰水、颈部置冰袋等方法。可转移患者的注意力或阻断呃逆的反射环，有时可能收效。

（2）导管法：将一根软导管从鼻腔插到咽部。来回移动导管反复刺激咽部，至少 20 秒，咽中部有咽神经丛分布，此神经丛主要来自迷走神经与舌咽神经,刺激可抑制迷走神经传的兴奋性，因而呃逆常可停止。

（3）指压膈神经法：患者取平卧、半卧或坐位，操作者双手大拇指放于患者双侧胸锁乳突肌中点外缘 1 cm 处（颈前斜角肌前方）向内后方压迫至颈椎横突，以患者感局部胀痛为宜。余 4 指放于患者颈后，辅助大拇指。一般压迫 30~60 秒，呃逆即可停止。

（4）压眶上神经法：患者取坐位或平卧位，医者双手拇指按压在患者双侧眼眶上相当于眶上神经处,以患者能耐受度,双拇指交替旋转 2~4 分钟,并嘱患者节奏屏气。

(5)掐耳郭膈穴法:膈穴位于耳轮肢,即从耳屏内缘延长线开始至耳轮消失处。选准穴位后,操作者将两手拇指指尖分开置于患者两耳膈穴法,其余 4 指固定头部。先在短时间内用强刺激手法掐膈穴后轻柔按摩。时间为 5~10 秒,若效果不佳可间隔半小时再次按掐 10~20 秒。并增加按掐强度。其机制是通过经络调节膈神经的紧张度,达到解除膈肌痉挛而止呃逆的目的。

(6)舌牵引法:患者取半卧位或端坐位向外伸舌,医生用舌钳挟住舌的前 1/3 向外牵拉,以患者能够忍受为宜,避免暴力。同时嘱患者深呼吸、屏气,分散其注意力。牵拉时间为 2~4 分钟。20 分钟以后可重复进行。

(7)揉压眼球法:令患者闭双眼,医生将双手大拇指置于患者双侧眼眶上。按顺时针方向适度用力(切忌不能用力过大)揉压眼球大部,直到呃逆停止。如心率突然降低到 60 次/分钟以下时,应迅速停操作。青光眼及高度近视者禁用此法。心脏病患者慎用。

(8)吞食烟雾法:取一较长的圆形硬纸空盒,一端开口,一端封闭,点燃之纸屑放入盒中,使其熄灭产生烟雾,立即将纸盒开口一端紧压口周,留出鼻孔,嘱患者张口把烟雾吞咽下去。吞咽时间为 1~2 分钟。

2.穴位注药疗法:

(1)维生素 B_1 鸠尾穴位注射:常规消毒该穴周围皮肤,用 5 ml 注射器及 6 或 5 号针头抽吸维生素 B_1 注射液 2 ml (100mg),针尖向剑突下方呈 45°角注入,等患者有酸、麻、胀感,回抽无血后迅速推药。

(2)维生素 B_1、B_6 内关穴位注射:取双侧内关穴,常规消毒,用 5 ml 注射器及较细的针头抽吸维生素 B_1、B_6 注射液各 2 ml(剂量分别为 100mg、50 mg),垂直刺入内关穴内,出现酸胀感后,回抽无血快速推药,每穴各注射 2 ml。无效者 2 小时后重复治疗 1 次。

(3)阿托品足三里或内关穴位注射:取双侧足三里或内关穴,皮肤常规消毒,用 2 ml 注射器及 6 号针头抽吸阿托品注射液 0. 5 mg,直刺穴位 1.5~2. 0cm 深,用强刺激法,使患者感酸胀后,缓慢注射阿托品 0. 25 mg,余 0.25 mg 注射另一侧。若效果差,6 小时后在另一侧内关穴重复注射。

3.药物治疗:

(1)中枢神经兴奋药物:

利他林:每次肌内注射 20mg, 2 小时后可重复注射,呃逆反复发作可重复应用。该药终止呃逆发作的制可能是通过中枢-内脏神经利他林的调节作用,使膈神经兴奋转成抑制状态。

尼可刹米:每次肌内注射 0. 375 g,2~4 小时后若效果不佳可重复应用其作用机制可能是由于该药对呼吸中枢的兴奋作用,使呼吸加深加快,膈肌活动度增大,以达缓解膈肌痉挛终止呃逆的作用。

盐酸麻黄素:每次口服 10~30 mg, 6~8 小时后可重复应用。对腹部手术后的顽固性呃逆效果满意。对高血压病患者及 18 岁以下的儿童慎用。

(2)中枢神经抑制药物:

利多卡因:首次时将 100 mg 利多卡因稀释至 200 ml,然后加入静脉点滴瓶内,继以 1:1 (10%葡萄糖 500 ml 加利多卡因 500 mg)液体每分钟 30~40 滴维持,半小时后呃逆控制不佳者,可再次用 100 mg 加入,必要进可重复 3 次。呃逆控制后根据情况,再维持用药 1~2 天,日注射量不得大于 800 mg。其机制可能是通过调节自主神经功能,反馈性地影响中枢神经系统,使膈神经由兴奋状态转为抑制状态,或直接作用于膈神经使之受到抑制,解除膈肌痉挛,终止呃逆发作。

氟哌啶醇:5 mg/次,3 次/天,口服,呃逆消退后再用 2~3 天。该药对脑血管病、精神因素所致的呃逆疗效满意。

可待因:先口服 30 mg,半小时内呃逆不消失者再服 30 mg。观察 6 小时,如呃逆消失或偶发,不再服药;若仅减轻,则给予 30 mg/次,3 次/天,口服,维持 2~3 天。其机制可能是该药抑抑制中枢,减弱膈神经的过度反应,同时对痉挛的膈肌有直接抑制及松弛作用。

(3)精神药物:

氯丙嗪:25 mg/次,3 次/天,口服。1 天后减为 2 次/天,5 天为一疗程,其机制可能是由于该药具有阻断网状结构上行激活系统的作用,而使功能紊乱兴奋性增高的膈神经得到抑制和调整。

多虑平:呃逆发作频繁者,25 mg/次,3 次/天,口服;在发作前半小时口服 25 mg,其机制可能是该具有抗抽搐、中枢镇静、抗胆碱能作用及降低迷走神经张力,使膈肌痉挛被抑制,并使其兴奋性降低。

盐酸丙咪嗪:有人报道 2 例顽固性呃逆,严重时日达数百次,体检无器质性病变,给予口服盐酸丙咪嗪,开始 25 mg/次,3 次/天,后逐渐加量,当剂量增至 150 mg/天时,呃逆明显减少,增至 250mg/天时呃逆消失,持续治疗 27~45 天后逐渐减量停药,随访 2 年无复发。

(4)心血管药物:

硝苯吡啶:10 mg/次咬碎舌下含服,2~3 小时后可重复应用,每日总量不超过 60 mg。其作用机制可能是通过阻止 Ca^{2+}细胞内流（可能使异常骨骼肌兴奋—收缩耦联延时），从而解除膈肌痉挛。

消心痛:先舌下含服 5 mg,半小时内呃逆不止者再次含服 5 mg,同时口服 5 mg,呃逆重复发作可重复用药。24 小时最大用量不超过 60 mg。

尼莫地平:60 mg/次,3 次/天,口服,呃逆消失 2 天后停药。

(5)其他药物:

华蟾素:本为一种抗肿瘤中药针剂,后用于顽固性呃逆治疗。用法:肌内注射,10~30 ml/次,2~3 次/天,除癌肿患者可用药 1~4 个月外,其他病例见效后 3 天停药。有人用该药治疗顽固性呃逆 25 例,疗效满意,未见不良反应。

巴氯芬:有人报道 2 例患者在腹膜透析时出现顽固性呃逆。应用多种药物治疗无效,改用口服巴氯芬,5~10 mg/次,2~3 次/天，均取得良好效果。由于巴氯芬系解痉药（该药可通过激动 GABA 受体而兴奋性氨基酸谷氨酸、门冬氨酸释放受到抑制,从而可减轻脊髓损伤所致的四肢肌张力增高),故用于顽固性呃逆可产生良好效果。

抗痫灵:有人报道 1 例呃逆样癫痫,应用抗痫灵,0. 18g/次,3 次/天,口服,合用安定(5 mg/次,3 次/天口服)和刺五加冲剂(1 包/次,2 次天,口服),服药 10 天后发作次数减少,2 周后基本控制发作。

甲氧氯普胺:肌内注射,10 mg/次,6h 后可重复应用,日用量小于 40 mg。

苯妥英钠:缓慢静脉注射 200 mg,以后口服,100 mg/次,2–3 次/天。

安定:肌内注射或静脉注射 10mg,以后口服,100mg/次,4 次/天。

莨菪类:东莨菪碱,0. 3~0. 6 mg/次肌内注射,6~12 小时一次,直至呃逆停止。山莨菪碱:肌内注射或静脉注射,10 mg/次,2~3 次/天。

乙酰唑胺:0.25~0.5g/次,3 次/天,口服,呃逆终止后停药。其机制可能与该药抑制神经系统的碳酸酐酶有关。

体外膈肌起搏法

患者取坐位。将体外膈肌起搏器治疗电极与无关电极置于同侧颈胸部，中等量电刺激，时间为5分钟。其机制是起搏器产生的电脉冲经胸锁乳突肌的神经纤维传至膈神经，干扰膈肌异常兴奋性收缩的反射弧，从而恢复其正常的收缩节律，达到治疗目的。

疼痛科常用的治疗方法

疼痛科所收治的患者多是长期、顽固性、重症的膈肌痉挛，其常用的治疗方法如下。

1.膈神经阻滞

2.颈部硬膜外阻滞：一般选 C_{6-7}、C_7~T_1 穿刺；硬膜外注入0.15%布比卡因5~10 ml，间隔2~3小时可重复注入，间断给药3~5天。对末梢性原因引起的膈肌痉挛疗效满意。疗效不佳者酌情增加布比卡因的浓度，直到疗效满意为止。一般在症状消失后停药3天疗效肯定时拔出导管，停止治疗。

3.全麻插管控制呼吸：用咪唑安定、异丙酚、肌肉松弛剂等全麻方法，使患者意识丧失，人工控制呼吸，经过24~48小时的治疗，大多数患者的症状可以得到有效的控制。对中枢性、周围性的均有效，对长期发作的周围性膈肌痉挛的中枢兴奋灶也有较好的疗效。

4.提高吸入气中 CO_2 浓度：主要用于全麻患者术中出现膈肌痉挛的病例。方法为：在循环密闭麻醉机中去掉钠石灰罐，使吸入气中的 CO_2 逐渐增高，一般当 CO_2 浓度达到3%时膈肌痉挛即可停止。CO_2 应在4.5%以下，并在呼气末 CO_2 监测下进行，以策安全。其机制可能是 CO_2 对呼吸中枢及颈动脉体的强烈兴奋作用反射性导致呃逆的抑制。

外科治疗

1.膈神经钳夹、压榨：对以上疗法不能奏效的患者，可在X射线透视下确定单侧别后，实行颈部单侧膈神经钳夹、压榨术。旨在阻断神经的传导。

2.单侧膈神经切断法：对顽固性长期发作的单侧膈肌痉挛，在长期各种方法治疗无效时可施行开胸单侧膈神经切断术。此法在切断膈神经的同时，可探查该侧胸腔的其他疾患。使用本方法必须经患者及家属同意。

第五节 格林－巴利综合征

格林-巴利综合征（Guillain － Barr syndrome, GBS）又称急性炎症性脱髓鞘性多神经根病（acute infammatory demyelinating polyradiculoneuropathies，AIDP），是一种急性起病，以神经根、外周神经损害为主，伴有脑脊液中蛋白—细胞分离为特征的综合征。任何年龄均可发病，男性略多于女性，儿童和男青壮年发病较多。

病因与发病机制

目前尚未完全阐明，一般认为是与发病前非特异性感染史和疫苗接种史有关的迟发性过敏反应性免疫疾病，其主要病变是周围神经广泛的炎症性节段性脱髓鞘，包括运动和感觉神经、后根神经节、周围神经和脑神经。其临床症状为起病前1~4周有上呼吸道或消化道感染病史，或有疫苗预防接种史。四季均可发病，以夏秋季为多。与GBS相关的感染因子最常见的有巨细胞病毒、EB病毒、、肺炎支原原体、空肠弯曲菌。

病理

本病最主要的病理为周围神经中单核细胞浸润和节段性脱髓鞘，脱髓鞘的部位和炎症部位一致。早、中期的变化是郎飞结的凹缩，其附近髓鞘开始破坏。其次发生在Schmidt－Lantermann切迹部位。严重病例，除节段性脱髓鞘外，可伴有轴索变性。脊髓可有点状出血，前角细胞及脑神经运动核有退行性变，肌肉呈失神经性萎缩。

临床表现

本病临床特点以感染性疾病后1~4周，突然出现以神经根疼痛（以颈、肩、腰和下肢为多），急性进行性对称性肢体软瘫，主观感觉障碍，腱反射减弱或消失为主的症候群。

运动障碍　四肢和躯干肌肉瘫痪是本病的最主要症状。一般从下肢开始，逐渐波及躯干肌、双上肢和脑神经，可从一侧到另一侧，表现为双侧对称的弛缓性瘫痪。通常在1~2周内病情发展至高峰。瘫痪一般近端较远端重，肌张力低下。如呼吸、吞咽和发音受累时，可引起自主呼吸麻痹、吞咽和发音困难而危及生命。

感觉障碍　一般较轻，多从四肢末端的麻木、针刺感开始始。也可有袜套样感觉减退、消失或过敏，以及自发性疼痛，压痛以腓肠肌和前壁肌较明显。偶可见节段性或传导束性感觉障碍。

反射障碍　四肢腱反射多是对称性减弱或消失，腹壁、提睾反射多正常。少数患者可因锥体束受累而出现病理反射征。

自主神经功能障碍　比较常见，交感和副交感神经功能不全的症状均可见到。初期或恢复期常多汗、汗臭味较浓，可能是交感神经受刺激的结果。肢体的血管舒缩功能障碍常见，常伴有手足少汗或多汗，肢端皮肤干燥。少数患者初期可有短期尿潴留，可由于支配膀胱的自主神经功能暂时失调或支配外括约肌的脊神经受损所致致；大便常秘结；部分患者可出现血压不稳、心动过速和心电图异常等。另外，还可能出现Horner征、体温调节障碍、胃扩张等。

脑神经症状　半数患者有脑神经损害，以舌咽神经、迷走神经和一侧或两侧面神经的外周瘫痪多见。其次为动眼、滑车、外展神经。偶见视盘水肿，可能为视神经本身炎症改变或脑水肿所致，也可能和脑脊液蛋白的显著增高，阻塞了蛛网膜绒毛、影响脑脊液吸收有关。

诊断与鉴别诊断

诊断

根据临床表现、脑脊液的化验结果及肌电图和神经电图可做出诊断。

脑脊液：在发病的初期，蛋白含量多正常，数天后开始上升，尤其第10天，以后即使临床症状稳定，蛋匿白含量仍会继续续上升，高峰在发病后的4~6周。脑脊液内蛋白含量不一，通常为1~5 g/L。因脑脊液中细胞含正常范围（一般少于10×10^6/L），形成所谓的“蛋白—细胞分离”现象。

肌电图和神经电图：①F波潜伏时明显延长；②运动动神经传导速度下降；③远端运动潜伏时延长；④复合肌肉运动电位波幅下下降；⑤肌电图运动单位减少，募集形式呈单纯相或无运动单位电位；在部分以神经轴索损害为主的病例，病后2~3周可见纤颤电位。

鉴别诊断

周围性麻痹：其四肢瘫痪特点为近端重、远端轻，下肢重、上肢轻，无感觉障碍，一般不影响脑神经和呼吸肌，血清钾降低，心电图呈低钾改变。脑脊液检查无蛋白—细胞分离现象；运动神经传导正常。补钾治疗有效。

急性脊髓灰质炎：以单肢体麻痹为主，急性期有脑膜刺激症、发热、脑脊液中早期出现白细胞升高，运动神经传导速度正常或轻度下降。

急性脊髓炎：上升性急性脊髓炎也表现为急性或亚急性起病的四肢瘫痪，但有传导束性感觉障碍和尿潴留。肌电图一般正常，但下肢感觉诱发电位异常。

艾滋病性急性脱髓鞘性多发性神经病：也表现为四肢对称性瘫痪，运动神经传导速度下降，但从这些患者的神经和脑脊液中可发现 HIV 病毒。

治疗

综合治疗和护理

保持呼吸道通畅和防止继发性感染是治疗的关键，防止呼吸肌麻痹所致的呼吸功能不全和严重缺氧至关重要，重症患者须行气管插管或气管切开术，辅以机械呼吸机维持，并给以抗生素。定时吸痰、翻身、拍背、咳痰，防止肺炎、肺不张和肺脓疡和褥疮等并发症；对面瘫者要保护角膜，防止角膜溃疡；对合并心肌炎者，应密切观察心脏的情况。

支持疗法

可大量使用维生素 B_1、B_6、B_{12} 肌内注射，也可选用 ATP、辅酶 A、细胞色素 C 等静脉滴注。另外，应加强营养，不能进食者要及早插鼻饲管，灌以牛奶、菜汤及高营养物质。

激素治疗

目前对糖皮质激素治疗 GBS 的效果自有争议，多数学者认为有效，且临床应用。现在认为大剂量冲击效果好。认为大剂量糖皮质激素可抑制 B 细胞产生抗体，同时减轻神经组织水肿。甲基泼尼松龙，开始剂量为 500~1000 mg/天，1次或分 2 次静脉滴注，3~5 天后剂量倍减，约 1 个月后减至 10~15 mg/天，总疗程 6~7 周。如用氢化可的松，100~400 mg/天静脉滴注，7~14 天为一疗程；重症者可用 600~800 mg/天，做短期冲击治疗。如用地塞米松，20 mg/天静脉滴注，7~14 天为一疗程。

血浆置换疗法(PE)

此法被认为是目前治疗 GBS 最好的治疗方法。机制为 PE 可清除血浆中的髓鞘毒性抗体、抗原—免疫球蛋白的免疫复合物、炎性化学介质补体、纤维蛋白原和抗原，从而减少和避免神经髓鞘的中毒损害，促进脱髓鞘修复和再生，改善和缓解临床症状，缩短病程，降低死亡率，对年轻患者疗效最佳。血浆置换进行的越早，疗效越好。若同时给予大剂量甲基泼尼松龙或免疫球蛋白辅助治疗疗效更好。但需特殊装置，价格昂贵，一般医院不能开展。PE 的禁忌证：严重感染、心律失常、心功能不全、凝血系统疾病。

硬膜外间隙注药治疗

王春亭教授等，从 1986 年开始进行“硬膜外间隙注药治疗格林—巴利综合征及硬膜通透性的实验研究”，采用硬膜外间隙持续置管，将激素、维生素 B 族、加兰他敏等药物直接注入神经根部位，在病损的鞘内、外神经根处发挥作用，阻止病变发展及神经细胞变性坏死，并促进修复和再生。

免疫增强剂的应用

对体液免疫功能低下者，可用以促进体液免疫应答；对细胞免疫功能低下，可试用转移因子、免疫核糖核酸治疗，能激活细胞免疫应答。

预后

通常在发病的 1~2 周内症状最重，多数在病情稳定后 2~4 周开始恢复。80%的患者可完全恢复，死亡率约 5%，最常见的死亡原因是吸入性肺炎、肺栓塞、败血症及自主神经功能障碍所致的心律失常。病变恢复的程度和快慢差异很大，通常儿童比成人恢复得快且完全；约 1/3 可留有后遗症，如腱反射低下、足下垂、手肌萎缩及无力、自主神经功能障碍。约 10%的 GBS 患者好转后又加重，约 2%的患者治愈后又复发。

第六节 围绝经期综合征

绝经是每一妇女生命进程中必然发生的生理过程。绝经提示卵巢功能衰退，生殖能力终止。长期以人们一直用“更年期”来形容这一渐进的变更时期，1994 年 WHO 提出废弃“更年期”而推荐采用“围绝经期”一词。围绝经期（perimenopausal period）指从接近绝经出现与绝经有关的内分泌、生物学和临床特征起至绝经 1 年内的期间。绝经过渡期多逐渐发生，历时约 4 年，偶可突然发生，表现不同程度的内分泌、躯体和心理方面的变化。围绝经期妇女约 1 年能通过神经内分泌的自我调节达到新的平衡而无自觉症状，2/3 妇女可出现一系列性激素减少所致的症状，称为围绝经期综合征。

病理生理

围绝经期的最早变化是卵巢功能衰退，然后才表现为下丘脑和垂体功能退化。此期卵巢渐趋停止排卵，雌激素分泌减少，而促性腺激素分泌增多，卵泡刺激素（FSH）与促黄体素（LH）的比值仍小于 1。绝经后卵巢已不分泌雌激素，仍分泌雄激素；促性腺激素水平逐渐升高，由于 FSH 升高较 LH 显著，FSH/LH > 1。老年期三者水平均下降。

卵巢变化 体积、重量均变小，血管减少，卵泡成熟发生障碍，不再排卵。

性激素 卵卵巢功钓能衰退，雌激素、孕激素分泌减少或停止。

促性腺激素 由于雌激激素水平下降，促性腺激素也发生变化，FSH 和 LH 先是升高，而 FSH 升高较 LH 显著，到老年期均下降。

泌乳激素 初潮是泌乳激素浓度升高，而绝经后浓度降低。

促性腺素释放素（GnRH） 绝经后 GnRH 的分泌增加与 LH 相平行。

抑制素 绝经期抑制素浓度下降，抑制素有反馈抑制垂体合成分泌 FSH 作用，并抑制 GnRH 对自身受体的升调节，从而抑制素浓度与 FSH 水平呈负相关。绝经后抑制素极低，而 FSH 升高。

临床表现

月经紊乱

绝经前 1/2 以上妇女有月经紊乱，周期不规则，持续时间长，月经量增多。围绝经期及绝经后期出现异常子宫出血，如果有此症状要警惕子宫肿瘤及癌的发生。

全身症状

潮热：围绝经期最常见症状。典型表现为面部和颈部皮肤阵阵发红，伴有烘热，继之出汗。]持续时间短者 30 秒，长则几分钟，每日可发生数次或更多。此症状可历时 1 年或数年。

精神、神经症状：围绝经期妇女往往易激动、易发愁，焦虑不安或情绪低落、抑郁寡欢、不能自我控制，睡眠欠佳、记忆力及认知功能减退，使生活质量及工作效率降低。近年研究发现，雌激素缺乏时，有发生痴呆症的潜在危险。

泌尿、生殖系症状

盆底肌松弛，乳房萎缩下垂。尿道缩短、括约肌松弛，可有尿失禁，膀胱黏膜变薄，易发生膀胱炎。

心血管疾病

围绝经期易发生动脉硬化心肌肌缺血、心肌梗死、高血压等。

骨质疏松

围绝经期后绝经妇女骨质吸收速度快于骨质生成，促使骨质丢失变成疏松。此情况与雌激素水平下降有关。

皮肤和毛发的变化

雌激素不足使皮肤胶原纤维丧失，皮肤皱纹增多加深，皮肤变薄、干燥，皮肤色素沉着、斑点，易出现皮炎、瘙痒、多汗、浮肿等等。毛发分布改变、减少，偶有脱发。

诊断

围绝经期综合征多发生在 40~50 岁的妇女。在此年龄段的女性，临床又有月经紊乱及全身症状等表现，就可诊断为围绝经期综合征。

治疗

一般治疗

心理治疗：因围绝经期精神症状可因神经类型不稳定或精神状态不健全而加剧，所以很有必要做此治疗。

调整自主神经功能：谷维素 20 mg/次，3 次/天，口服。

应用镇静药：多数围绝经期综合征患者失眠，故必要时可选用艾司唑仑 2 mg，睡前口服，以助睡眠。

用 α 受体阻滞剂：为治疗潮热症状可给可乐定 0. 15 mg/次，2~3 次/天，口服。

应用钙剂　为预防骨质疏松，除坚持锻炼身体、增加日晒时间及摄入足量蛋白质和含钙丰富食物外，可用氨基酸螯合钙胶囊（乐力），1 粒/天，口服。

激素替代治疗（hormone replacement the:herapy，HRT）

性激素治疗中以补充雌激素最为为关键。因此，合理应用雌激素可控制围绝经期症状及疾病。但是，一定要掌握应用激素替代治疗的适应证及禁忌证，如肝病、胆管系统疾病、血栓栓塞性疾病、子宫出血、子宫内膜增殖及雌激素依赖性肿瘤等应慎用，而且不可长期使用。

药物及剂量选择：原则上尽量选择天然雌激素，以雌三醇和雌二醇间日给药最为安全有效。剂量应个体化，以取最小有效量。

尼尔雌醇：国内应用最多，本品为长效雌三醇衍生物。口服给药，每 15 天服用 1~2 mg 或每月服用 2~5 mg，可有效控制潮热、多汗、阴道干燥和尿路感染。一般不引起子宫出血。

孕激素制剂中最常用甲羟孕酮

给药途径和用药时间：除口服给药外也可胃肠道外给药，包括阴道塞药、皮肤贴片、皮下埋藏，各种用药法各有优缺点。用药时间有短期和长期两种，短期即待症状消失后即可停药，长期5~10年或终身用药。

治疗方案则主张雌、孕激素联合治疗，如周期联合治疗、序贯联合治疗、连续联合治疗等。

激素替代治疗的不良反应及危险性：①子宫出血。②性激素的不良反应，如乳房胀痛、白带多及头痛、水肿、色素沉着；抑郁、易怒；高血脂、动脉硬化、多毛、痤疮。③子宫内膜癌。④乳腺癌。

其他药物治疗

维生素D：促进肠钙吸收。口服给药，400~800 IU/d。

降钙素应用：可缓解骨痛，预定和增加骨量。鲑鱼降钙素，100 IU/次肌内或皮下注射，每日或隔日1次，2周后改为50 IU/次，皮下注射，每周2~3次。

双磷酸盐类：可抑制破骨细胞，故有较强的抗骨吸收作用，从而提高骨密度。临床常用氢甲双酸盐，400~800 mg/d，口服。间断或连续服用。

第七节　眩晕

眩晕（vertigo）是机体对空间关系的定向感觉障碍或平衡障碍而产生的一种自身或外景运动错觉或幻觉。其表现为患者感觉四周景物或自身在旋转、摇晃，同时可伴有恶心、呕吐、出汗、面色苍白等自主神经症状；体征为平衡障碍、眼球震颤、指物偏向等。临床上根据病变部位的不同及眩晕的性质，可将眩晕分为系统性（真性）眩晕和非系统性（一般性）眩晕。系统性眩晕由前庭系统（前庭末梢器、前庭神绅经及其中枢）病变引起，特征性表现为旋转性眩晕并伴有自主神经症状；非系统性眩晕多由全身性疾病（如高血压、贫血、低血压、神经症等）引起，眩晕为非旋转性，患者只感觉头晕、眼花、眼胀、头重脚轻、站立不稳等。通常又将系统性眩晕分为周围性和中枢性眩晕，前者由内耳前庭至前庭神经颅外段之间病变引起；后者由前庭神经颅内段、前庭神经核及其联络纤维、小脑、大脑等病变引起。非系统性眩晕的处理重点是全身性疾病的诊断和治疗，本节不加赘述。常见的系统性眩晕有以下几种。

内耳眩晕症

内耳眩晕症又称梅尼埃病（Meniere disease），占所有眩晕症的10%~15%。

病因

引发本病的真正原因尚不清楚。目前认为主要有血管运动-神经功能紊乱引起。由于代谢障碍、内分泌失调、变态反应及精神障碍等因素，引起自主神经功能失调，因而导致迷路动脉痉挛、内淋巴分泌过多或吸收障碍，引发内耳淋巴系统显著扩张，膜迷路积水、水肿，内淋巴系压力显著增高，内耳末梢器（科蒂器）缺氧、变性等病理改变。

临床表现

典型临床特征发作性眩晕-听力减退-耳鸣三联征。眩晕发作时，患者自觉周围景物或自身在剧烈地旋转，睁眼、转动头部和身体时加剧，并伴有恶心、呕吐、面色苍白、出汗、眼颤、声调持续性耳鸣等。患者常闭目静卧，每次发作时间数小时至数天不等，频度不一。病程长者可伴有单侧听力减退，每次发作均可使听力不同程度损害。发作间期有感音性听力减退。

诊断

依据本症典型的临床表现及各项辅助检查无阳性即可明确诊断，必要时可做甘油试验协诊。本病应与内耳疾患（炎症、迷路血液循环障碍、耳硬化症、中毒性迷路损害）、颅内疾患及其他原因引起的眩晕相鉴别。发作期难做全面检查，间歇期可做听力评估、前庭功能检查和影像学检查等。

治疗

一般治疗

急性发作期患者应卧床休息，半流质低盐饮食，做好心理护理，解除患者紧张焦虑。恶心、呕吐影响进食者酌情静脉输液，以维持营养和水电解质平衡。并且选择应用脱水剂、抗组胺药及镇静药。发作间歇期患者应注意生活规律，避免过度劳累及情绪波动，低盐饮食，以防止发作或病情进一步加重。

药物治疗

抗胆碱能药物：东莨菪碱 0. 3 mg/次，3 次/天，口服或肌内注射耐。抗眩晕作用最强，应作为首选药。普鲁本辛 15 mg/次，3 次/天，口服。50%葡萄糖注射液 40 ml+维生素 B_6 注射液 100 mg 静脉注射。谷维素片 30 mg/次，3 次/天。

镇静安定药物：①安定 2.5~5 mg/次，3 次/天，口服，必要时肌内注射或静脉注射；②苯巴比妥 0.1~0.3g/次，3 次/天，口服，必要时肌内注射或静脉注射；③英诺氟 2~8 ml，静脉注射，可明显减轻呕吐。此外，亦可选用三氟拉嗪、奋乃静、氟哌利多。钙拮抗剂西比灵胶囊 15 mg/次，3 次/天。

抗组胺药物：①苯海拉明 25~50 mg/次，口服或肌内注射；②安其敏（氯苯丁嗪盐酸盐）25~50 mg/次，3 次 7 天，口服；③茶苯海明（乘晕宁片）1–2 片/次，3 次/天，口服，小儿酌减；④苯甲嗪 50 mg/次，3 次 7 天，口服。

血管扩张药：①地巴唑 20mg/次：3 次/天，口服；②培他啶（抗眩啶），4~8 mg/次，3 次/天，口服或肌内注射；③烟碱 50 ~100 mg/次，3 次/天，口服。

其他药物：可选用肾上腺皮质激素、右旋苯丙胺和维生素 B_1、B_6、C、E 及胃复安等。

星状神经节阻滞

用 1%利多卡因或 0.25%布比卡因 7~10 ml 行星状神经节阻滞，双侧交替进行，开始 1~2 次/天，一般 1~3 次即可控制症状，以后根据病情变化可隔 1d 或隔 2d 阻滞 1 次以巩固疗效，直至痊愈。其治疗机制可能是通过解除内耳血管痉挛、改善神经营养、减轻迷路水肿及调节自主神功能实现。一般认为，早期应用星状神经节阻滞效果较好，如果阻滞 5 次无效即应放弃本法。

手术疗法

仅适用于病情严重、发作频繁且其他方法治疗 2 年以上无效的患者。手术的目的是破坏患侧的前庭神经、阻断前庭神经性冲动信息传入中枢，从而持久地缓解眩晕症状。手术方式为各种途径的第Ⅷ脑神经切断或前庭神经切断术，前者适用于单侧病变且听力已严重持久地受损者，禁用于双侧病变；后者适用于双侧病变或单侧病变希望保留剩下的听力者。亦有报道用超声波或冷冻破坏内耳迷路达到治疗目的者。

颈性眩晕

颈部突然活动时,特别是向一侧转动或头后仰时发生的眩晕称为颈性眩晕。其是颈部病变引起的椎基底动脉供血不足的一种综合征,即椎基底动脉压迫综合征。

病因

颈椎(尤其是 $C_{4\text{~}5}$ 和 $C_{5\text{~}6}$ 水平)的钩椎关节向侧方增生形成骨刺或椎体半脱位或上关节突向前方滑脱,压迫通过颈椎横突孔的椎动脉或刺激椎动脉周围的交感神经丛,使椎动脉痉挛、管腔狭窄,导致椎基底动脉供血不足,尤其是在颈部转动或过伸时压迫更为明显,二者均使脑部血流减少,从而引起眩晕、耳鸣、听力减退等一系列临床症状。

临床表现

本病多生于老年人,表现为旋转性、发作性眩晕,发作时患者感觉"天旋地转"或"站立不稳"或猝倒。常因变换体位、头部过度旋转或屈伸诱发或加剧症状,发作时间长短不等,短时瞬间即逝,.长则达数小时或更久。发作时可伴有头痛、意识障碍(短暂性)及自主神经功能紊乱症状(恶心、呕吐、出汗、流涎、心悸、闷气等)。

诊断

诊断主要依据老年人在转颈或仰头时突然出现的眩晕,以及经颅多普勒(TCD)检查。引颈试验可使眩晕、耳鸣消失,旋颈试验阳性,X 射线平片有颈椎钩椎关节或上关节突骨刺形成、上关节突向前滑脱,即可确诊。脑血流图检查可助诊,椎动脉造影亦有助于了解椎动脉狭窄的程度和部位以及排除血管畸形性病变等。应注意将本症与梅尼埃病相鉴别。

治疗

病因治疗

因本症由颈椎骨质增生或椎体半脱位而引起,所以首先应针对病因进行治疗。急性期以颈椎牵引为主,并配合理疗、高频热疗等以减轻对椎动脉及颈神经根的压迫。亦可使用颈托固定颈部,限制活动范围,减轻椎动脉弯曲和扭转。还可使用针灸、电针刺激等措施。

对症治疗

急性期可使用镇静药安定、抗胆碱药、血管扩张药以及抗组胺药等进行对症治疗,以减轻或控制眩晕症状。

神经阻滞

星状神经节阻滞:对本症治疗效果显著,阻滞后可消除交感神经过度兴奋,使颈总动脉血流速度和血流量均增加,改善头颈部血液供应。以 1%利多卡因或 0.25%布比卡因 7~10 ml,行同侧星状神经节阻滞,1 次/天,5 次为一疗程,平均 4~6 个疗程后收效明显。

颈部硬膜外间隙阻滞:选 $C_{6\text{~}7}$ 椎间隙行硬膜外间隙穿刺置管,分次注入 0.5%利多卡因或 0.125%布比卡因 5~10 ml,加入地塞米松 5~10 mg 或氢化泼尼松 25~50mg,每周 1 次,5 次为一疗程。

颈椎间孔和枕大(小)神经阻滞:本病也可选用。

手术治疗

经过各种保守治疗无效的重症患者，可行椎板切除、关节突切除，以解除对椎动脉和脊神经的压迫，达到治疗目的。

良性发作性位置性眩晕

该病是最常见的眩晕疾病，约占眩晕患者的 20%，临床分三种类型，即后半规管性、水平半规管性和前半规管性以及水平半规管中的囊石病。后半规管性的位置性眩晕占良性发作性眩晕的 80%以上，下面只介绍该种类型。本病好发于女性，患者常在头部位置改变，如在起床、卧床或仰头时出现瞬间发作性眩晕。持续数秒钟（一般在 10 秒内），当头从动态恢复到某一固定位置时眩晕迅速消失。故多数患者对头位改变有一种恐惧心理。起卧床时可呈电影慢镜头似的分段缓慢进行，借以减轻头晕。令患者采取诱发眩晕的体位，3~6 秒常可出现眼球震颤，为潜伏期特征。神经系统检查无阳性体征。本病为内耳耳石器病变，耳病、老年、噪音性损伤或用链霉素等可使耳石变性，变性和破碎的耳石碎屑在半规管内因头位变动和在重力作用下而移位，引起内淋巴流动而激活后半规管的毛细胞受体，从而诱发眩晕和，眼球震颤。该病经治疗预后良好，病程一般持续数周或数月，可自限性痊愈。但易复发。发作期可选用梅尼埃病的治疗方法及药物。注意避免头位的急剧变动，防止发作。

迷路炎

迷路炎是急、慢性中耳炎常见并发症。其多因中耳化脓性炎症直接破坏迷路的骨壁引起，少数是炎症经血或淋巴扩散所致。临床患者出现阵发性眩晕伴恶心、呕吐时，重症者可出现眼球震颤、听力障碍、平衡失调等。全身症状也很明显。外耳道检查发现鼓膜穿孔，有助于诊断，并可与梅尼埃病鉴别。迷路炎所致阵发性眩晕以治疗原发病为主，必要时可采取对症治疗。

第八节　亚健康状态

亚健康是处于健康（第一状态）和疾病（第二状态）之间的一种过渡状态，是从健康到疾病的一个量变到质变的准备阶段，世界卫生组织（ WHO）称其为第三状态，又可理解为健康透支状态。我国常称之为亚健康状态。据中国国际亚健康学术研讨会公布的数据，目前中国人 15%是健康人，15%是患者，而 70%属于亚健康者（也有资料显示，我国约有 45%的人群处亚健康状态）。亚健康一词，英文词典查不到，它与发达国家所指的“慢性疲劳综合征”近似。

临床表现

亚健康状态的临床表现有：①活动后或上楼梯感到心悸、气喘、腿弱无力、胸憋闷；②经常感到头沉且易疲倦、精力匮乏，颈肩部及腰背酸痛；③食欲不振、消化不良、恶心或腹部疼痛等；④常失眠多梦，睡不踏实易惊醒；⑤免疫力低，易感冒且长时间不愈；虚弱、姿势改变（站立）较猛时眼前发黑，易出虚汗、头昏；⑦易便秘或腹泻；⑧无原因地感到心烦意乱、身体发热；⑨月经不调，性功能减退；⑩皮肤干燥、苍白、无光泽等。

以上表现归纳起来，即为免疫力降低、.胃肠道功能失调、失眠等自主神经功能紊乱。以上症状，许多人都容易忽视，以为是小毛病，其实，这些正是疾病的前兆，若不及时摆脱这种状态，各种疾病就可能乘虚而入。所以，提醒从事医务工作的人员应重视亚健康状态，从各方面加强教育、保健、心理及药物干预。

诊断

诊断注意事项

1.亚健康状态可能隐藏疾病：近年来不少医生在临床工作中发现，一些所谓的亚健康者，实际患有疾病，当初的亚健康状态，其实是某些疾病的早期阶段，也就是亚临床阶段，所以当患者出现一系列因不明的不适时，不要轻易下“亚健康”的结论。如一年轻人，经常感到疲乏，精神紧张，有时腹胀，大便次数多，睡眠差，曾做多次体检，结果均在正常范围，而医生诊断为亚健康状态，并告诉这一年轻人注意劳逸结合、加强营养、增加锻炼等，但是，半年后该人却患了结肠癌。以上说明一个问题，即当初诊断为亚健康状态，其实是某些疾病的早期阶段，所以，当遇到患者诉说一系列原因不明的身体不适时，不要轻易下亚健康的结论。

2.亚健康不是不明诊断的“废纸篓”：“亚健康”当前尚无准确定义和诊断标准，我国更未做系统、正规的人群普查，所以前面讲的占70%的结论可能是在特定人群中抽样调查的结果或是不科学的估计。将不够健康标准的人和没有被认真排除重要疾病的人，轻率地归到亚健康人群中是不对的。

3.亚健康不是功能性疾病的新病种：有人认为亚健康属于功能性疾病，这种认识也是错误的。功能性疾病，是指经过检查未发现器质性疾病的一类疾病，如心神经症、肠易激惹综合征、功能性消化不良等。这一类患者应得到关注和治疗。

4.诊断为亚健康状态的前提是必须排除疾病：人体患恶性肿瘤的发病过程都有隐性阶段。患病早期可能无任何症状，并不引起注意，或慢慢地出现类似慢性疲劳综合征的非特异性症状。美国疾病控制中心特别指出，诊断“慢性疲劳综合征”前必须严格除外其他已知常见疾病，病程至少超过6个月；还要排除可能出现类似“慢性疲劳综合征”的其他许多疾病，如甲状腺功能低下、发作性睡病、抑郁症和药物不良反应等。

诊断条件

凡经过多次体检未发现身体有器质性病变，又有亚健康状态的临床表现者；患者不适的时间超过数月：可初诊为亚健康状态。一旦诊断成立，医生仍应跟踪访视患者，以免漏诊重要脏器的疾病。总之，必须慎重对待，不能随便下“亚健康状态”的诊断。

治疗

治疗原则是要重视对广大人群的健康教育；从各个方面关心、爱护患者；避免环境污染，做好社区和单位的医疗保健，并对特定人群（易患人群）进行心理和药物干预。

（包晓玲）

第五篇　疼痛的治疗

第一章　疼痛的药物治疗

第一节　概述

对于大多数的疼痛来说，药物治疗是必不可少的治疗手段。然而药物治疗有多面性，甚至是非处方药物也可能引发不希望有的副作用。因此，轻度、单纯的疼痛，治疗的最好方法就是物理疗法（如冰敷、热疗及按摩），前提是患者接受这种治疗。然而，许多疼痛状况不选择药物治疗是不现实的。如果临床医师已确定患者的疼痛经物理疗法治疗无效，则就应行药物治疗。为了确定最好的药物治疗，必须考虑及评估疼痛的性质和严重程度。如果疼痛并不复杂及无心理方面的问题，疼痛程度为轻度或中度，那么简单的止痛药，包括非处方药，就是治疗的一线用药。

即使是轻度或中度的疼痛，也得以症状的特点为基础制定治疗计划。例如，中度头痛的治疗方法不同于踝关节扭伤造成的中度疼痛的治疗方法。在某些情况下，炎症可造成疼痛而有时炎症可能不是疼痛的根源。不同于其他经常遇到的问题的基础治疗方法（例如高血压、水肿），即药物治疗通常从相对较小的剂量开始并逐渐增量直至达到治疗的界限量或达到期望的结果。治疗疼痛的方法是先判断出可缓解疼痛的合适的药物，然后选择一个合适的剂量。

在许多情况下，在尝试更有效的药物治疗前，没有必要先用药力稍差的非处方止痛药治疗疼痛。阿司匹林或对乙酰氨基酚对治疗严重的丛集性头痛无效。因此，即使尝试用这些药治疗，收效也甚微。治疗原则就是需要对疼痛的性质进行准确的分类。当有临床医师进行评估时，就可准确地确定疼痛的性质（例如，相对简单的疼痛）及程度（例如，轻度或中度疼痛），然后就可开始用一线药物，例如简单的非处方止痛药医师进行评估时，就可准确地确定疼痛的性质。这些情况包括单纯头痛、面痛、肌肉痛、牙痛、关节痛、足痛及单纯后背痛和一些更常遇见的疼痛问题。治疗轻度到中度伤害性疼痛，简单的非处方止痛药是使用最广泛的药物。

第二节　药物治疗

简单的非处方止痛药

轻度急性痛的持续时间受到限制，因此疼痛如果没有影响患者的生活质量及患者没有表现出明显的不适，就不需要进行侵袭性的治疗，某些情况下，根本就无需治疗。轻度慢性疼痛对患者的生活质量、家庭关系及工作能力造成了负面影响。通常需要积极治疗。如果决定治疗轻度急性或慢性疼痛，首先考虑到的是口服简单的止痛药。这些药有效且不用开处方。简单的非处方止痛药包括两大主要的成员——非甾体类抗炎药(the nonsteroidal antiinflammatory drugs, NSAIDs)及对乙酰氨基酚。非处方类非甾体类抗炎药包括两大类——水杨酸制剂和非水杨酸制剂。水杨酸制剂可进一步的分为两类,乙酰化物及非乙酰化物。

当决定治疗轻度、中度伤害性疼痛时,应当考虑疼痛及患者的特点。如果患者对阿司匹林不过敏且可耐受,那么阿司匹林就是很好的一线用药,也是开的最多的止痛药。如果患者对阿司匹林敏感,不能耐受或过敏,就可考虑使用对乙酰氨基酚。然而,药物治疗的原则并不十分简单。在选择使用简单的止痛药之前需要考虑许多其他的事项。本章将详细介绍需考虑的事项。

非处方类非甾体类抗炎药

非处方类非甾体类抗炎药(OTC NSAIDs)是最常用的简单的止痛药。这类药物包括水杨酸制剂和丙酸制剂。水杨酸制剂可进一步分为乙酰化物和非乙酰化物。

水杨酸制剂

在非处方药物中有两种形式的水杨酸制剂。最常使用的是乙酰化水杨酸制剂即阿司匹林、阿司匹林肠衣片剂及阿司匹林缓释剂。非乙酰化的水杨酸制剂包括水杨酸钠。

阿司匹林

乙酰化水杨酸,通常称为阿司匹林,是最常使用的简单止痛药并且已经使用多年。根据阿司匹林基金会的统计,每年大约生产1000亿片阿司匹林。如果是伤害性疼痛,阿司匹林是治疗常见的轻度、中度疼痛的首选药物。阿司匹林的前体——水杨酸钠,从18世纪就作为解热止痛药而广泛使用。水杨酸钠的衍生物——乙酰化水杨酸或阿司匹林于1899年在美国上市。经过确定,它属于非甾体类抗炎药(NSAID),早于其他任何一种现代的非甾体类抗炎药。阿司匹林是水杨酸制剂的原型,有效及可安全使用的历史比较长。然而,像所有的药物(不管是非处方还是处方药)一样,阿司匹林也有它的风险。

阿司匹林治疗的好处众所周知。它便宜、起效迅速、有很长的药物使用记载,尤其是大剂量时可有效缓解轻到中度伤害性疼痛,改善功能,减轻炎症。另外还有解热及抗血小板聚集的特性。每4小时口服650mg(两片常规剂型)是常用服用方法,阿司匹林是治疗各种轻、中度疼痛的一线用药,包括慢性关节痛、轻度的关节炎、普通紧张性头痛、痛经、轻度的术后疼痛和炎症及慢性轻度腰痛。

作用

阿司匹林及乙酰化水杨酸有止痛、抗炎、抗血小板聚集及解热作用。它对全身疼痛、普通的头痛及肌肉骨骼源性疼痛(包括关节炎和肌肉痛)最有效。

当外伤导致外周组织损伤时或触发疼痛发作时,前列腺素使疼痛冲动传导增强,疼痛受体的敏感性增加,随后发生炎症反应。阿司匹林的主要作用机制是抑制前列腺素(类花生酸)在外周组织的合成。因此,疼痛缓解并不是瞬间发生的,当前列腺素水平降低时疼痛才有所缓解。阿司匹林使环氧化酶(cy-clooxygenase COX)的活性部位乙酰化,COX也称为PGH合酶,它是使花生四烯酸转变成类花生酸类物质所必需的特异酶。这种乙酰化作用可使环氧化酶永久性地(不可逆地)失活,因此有效地抑制了前列腺素的生成。这一不可逆性的反应是阿司匹林与其他非甾体类抗炎药的显著区别。阿司匹林也有可能通过中枢机制缓解疼痛。人们推测阿司匹林的醋酸盐进入大脑及脊髓,在中枢神经系统(与疼痛的传导和感知有关)内对前列腺素产生作用。

剂量

阿司匹林有325mg及500mg的片剂、胶囊及泡腾片。也有81mg的咀嚼片及肠溶片。有口服型的800mg的控释剂型，埋入口香糖内的228mg剂型。有经直肠使用的125mg及300mg的栓剂。

成年患者使用阿司匹林，缓解全身肌肉骨骼痛及普通的头痛时，通常每3~4小时口服325~650mg，24小时用量不超过4g。如果条件允许可用效力更强的剂型(例如额外增加500mg)，建议每3~4小时口服500mg或每6~8小时口服1000mg。如果炎症反应明显，如关节炎，可每天给3.2~6.0g，每3~4小时口服一次等分的剂量。研究显示当阿司匹林的剂量增至1000mg时，治疗严重头痛的止痛效果会增加1.1。当治疗烟酸诱发的脸红所引起的疼痛及不适时，口服烟酸之前先口服325mg阿司匹林。因为潜在的胃肠刺激与药物作用及局部作用有关，所以口服阿司匹林时通常要喝一杯水。研究表明肥胖患者应逐渐增加剂量，因为他们的药物峰浓度与非肥胖患者的不同。

年龄在2岁以上的小儿患者使用阿司匹林治疗全身疼痛、不适及发热时，可按10~15 mg/kg的剂量每4小时口服一次，每天的剂量可达到60~80mg/kg。如果婴儿及青少年伴有病毒感染时，包括感冒及水痘，禁用阿司匹林，因为这提示是莱耶综合征(Reye syndrome)。如果婴儿及儿童患有幼年型类风湿性关节炎，阿司匹林的起始剂量为每天口服90~130 mg/ kg，等分剂量后每4~6小时服一次。根据需要可增加剂最达到150~300 mg/ml。

小儿患者以年龄和体重为基础确定用药剂量。年龄在2~11岁的儿童，合适的剂量为每天64 mg/kg，分4~6次服用。体重在正常范围内的儿童适用另一治疗原则，如下所示：

- 儿童年龄>11岁(体重>43.2 kg)，每4小时口服650 mg，一天不超过4g。
- 儿童年龄= 11岁(体重32.4~43.2 kg)，每4小时口服480 mg。
- 儿童年龄9~10岁(体重26.9~32.3 kg)，每4小时口服400 mg。
- 儿童年龄6~8岁(体重21.5~26.8 kg)，每4小时口服325 mg。
- 儿童年龄4~5岁(体重16.0~21.4 kg)，每4小时口服240 mg。
- 儿童年龄2~3岁(体重10.6~15.9 kg)，每4小时口服160 mg。
- 小于2岁的儿童(年龄达到23个月，体重达到10.5 kg)，不推荐使用。

药代动力学

口服阿司匹林可通过被动扩散经胃和小肠上段迅速吸收。缓释剂型和非缓释剂型在吸收方面有些不同；缓释剂型在30~45分钟内被吸收，而非缓释剂型在60分钟内被吸收然而，服用阿司匹林一次剂量后30分钟内就可在血浆中检测到很高的浓度。在阿司匹林的缓释剂型中，加入小量的抗酸药有助于药物的溶解。理论上，这样可使吸收增多，但研究显示在总吸收量上没有明显区别。尽管肠溶剂型使阿司匹林的吸收延迟，但未影响总的吸收量或水杨酸产物的浓度。口服阿司匹林1小时后血药浓度达到高峰。不像水杨酸，阿司匹林经皮肤吸收无效。经皮吸收量不到口服吸收量的10%。使用阿司匹林的栓剂，经直肠吸收不完全且变化很大；因此，除非不能通过其他的途径给药，才考虑此途径。

水杨酸可分布到大部分的身体组织并与患者和药物浓度相关。当未换药时，大约68%(±3%)的阿司匹林剂量是有效的(在用药的开始阶段)，但在老年人及肝功能异常的患者中有明显的区别。当然，阿司匹林水解为水杨酸，而水杨酸不在68%之内。水杨酸盐在通常或更高浓度时，白蛋白的结合率发生改变有可能达到80%。在较低浓度时，与白蛋白的结合率达到90%平均起来，在治疗浓度下大约80%的阿司匹林与白蛋白结合变成无活性的物质。由于与白蛋白的结合率较高，当正在口服抗凝药(oral anticoagulant，OAC)的患者服用阿司匹林后，抗凝药的白蛋白结合率大约为 97%。阿司匹林将代替抗凝药与白蛋白结合，从而导致有活性的抗凝药增加使出血时间明显延长。如果不到 3%的抗凝药被阿司匹林替代则口服抗凝药的有效剂量将会增倍。与白蛋白结合失活的过程也会饱和，因此，大剂量的阿司匹林(如单次剂量超过 650 mg)将使白蛋白结合系统饱和，从而可达到很高的血药浓度。也就是说，阿司匹林的剂量超过 650 mg 时，会不成比例地增加阿司匹林的血药浓度并使药物的半衰期延长。阿司匹林的分布容积为 0.15L/kg(±0.03 L/kg)。阿司匹林可透过胎盘屏障，不建议在妊娠前三个月妊娠分类为 C/D)使用。

阿司匹林在循环及肝中被水解成水杨酸和乙酸。口服 30 分钟内，仅剩下给予量的 27%，剩余的活性部分是水杨酸盐。像所有的水杨酸盐一样，阿司匹林经肝脏的酶代谢。水杨酸盐的主要代谢产物是水杨尿酸。

水杨酸盐经尿液排泄，碱化尿液可增加排泄率。阿司匹林属两室半衰期。阿司匹林的半衰期是 15 分钟，而其水杨酸盐代谢产物的半衰期是 3~5 小时。因此，尽管纯阿司匹林的正常半衰期是 15 分钟，水杨酸的是 3~5 小时，但当无活性的白蛋白结合系统饱和时，阿司匹林的半衰期是正常值的 3 倍(例如，每天每 3~5 小时口服 600 mg 改为每天每 12~16 小时 3.6g 才有明显的抗炎作用。仅有 10%的阿司匹林以自由水杨酸的形式排泄；75%的以水杨尿酸的形式排泄。阿司匹林可经母乳排泄，因而不建议哺乳期妇女服用。

治疗疼痛的适应证

作为非选择性的 COX-1 和 COX-2 抑制剂。阿司匹林可用于治疗与炎症性过程相关的全身性疼痛、痛经、牙痛、头痛、关节痛、肌肉痛及包皮痛。治疗内脏痛效果差一些。阿司匹林在滑膜液中的浓度大约是血浆浓度的 78%，因此可用于治疗关节炎性痛，加大剂量可抗炎。

注意事项

患有流行性感冒或水痘的儿童或青少年决不能使用阿司匹林，在这种情况下，使用阿司匹林可诱发莱耶综合征(Reye syndrome)，尽管罕见，但死亡率可达 30%，幸存者可出现严重的脑损害。

耳鸣常提示出现了中毒反应，如果患者出现耳鸣，应停用阿司匹林。头晕也常提示开始出现中毒反应。因为阿司匹林能不可逆的抑制血小板聚集，所以术前最少 7 天就应当停药以排除阿司匹林诱发术后出血的可能。

有哮喘的患者应谨慎使用阿司匹林，因为它可使 19%的哮喘患者发生支气管痉挛。像所有经肝代谢的药物一样，肝功能异常的患者应谨慎使用此药。妊娠末三月的孕妇及哺乳期的妇女禁用此药。

由于阿司匹林的局部和药理作用可诱发胃肠兴奋，因此那些感胃肠烧灼样不适及胃肠溃疡患者应慎用此药。应当监测有无直肠出血及便血。当有条件监测血浆浓度时，有效药浓度范围不应超过 300 mg/ml(30 mg/dl)。酸化尿液可增加血浆浓度，而碱化尿液可降低血浆浓度。阿司匹林可导致血液相关的问题包括降低白细胞、血小板数，造成溶血性贫血。

医师应警告患者当阿司匹林散发出醋味时，应将其丢弃，这表明阿司匹林已进行了化学降解。如果患者有以下情况，那么应额外谨慎地使用此药(1)正在服用抗凝药；(2)正在服用降血糖药；(3)有消化性溃疡病史；(4)患有全身性红斑狼疮；(5)已怀孕或准备怀孕；(6)准备手术；(7)开发了一种新药；(8)新出现一种严重的副作用。当血浆浓度达到 10mg/dl 时出现止痛作用，当血浆浓度在 10~40mg/dl 时出现抗炎作用。当达到 50mgt/dl 时出现耳鸣。当超过此浓度时可出现中毒反应，当超过 160mg/dl 时可致死。

阿司匹林可与许多其他的药物及化学药品相互作用。与乙醇合用可增加胃肠刺激的风险，维生素 C 可酸化尿液，减少阿司匹林的排泄。抗酸药及尿液碱化剂可增加阿司匹林的排泄，因此降低了阿司匹林的作用。与抗凝药合用时，可使其浓度增加，因为阿司匹林代替抗凝药与无活性的白蛋白结合。与其他 NSAIDs 合用可增强胃肠刺激。阿司匹林可降低血管紧张素转换酶抑制剂和 β-受体阻断剂的降压作用。阿司匹林及水杨酸盐可对抗排尿酸药的作用，故水杨酸盐不应与甲氨蝶呤合用。

水杨酸钠

水杨酸钠是另一种非处方水杨酸盐。它的特性与阿司匹林相似，但有重要一点除外：水杨酸钠不能被乙酰化。因此，与阿司匹林不同，它没有两室半衰期。也就是说，尽管阿司匹林的第一个半衰期大约是 15 分钟，它的活性代谢产物，水杨酸盐的半衰期是 3~5 小时，水杨酸钠仅有一个半衰期是 3~5 小时，但可延长到 19 小时。第二点不同是，阿司匹林乙酰化物能不可逆地抑制环氧化酶，因此，在血小板的生存期阿司匹林可有效地抑制血小板聚集，而非乙酰化水杨酸盐的抗血小板黏附是暂时的。

与阿司匹林相比，水杨酸钠的止痛作用稍弱一些。然而，那些对阿司匹林敏感的患者可能能耐受水杨酸钠。服用剂量同阿司匹林相同，根据需要每 4 小时口服 325~650mg。

阿片类镇痛药物

吗啡是最经典的阿片类药物，因此可作为与其他阿片类药物相对比的标准药物。吗啡及其相关化合物是通过模拟自然物质——内源性阿片肽来发挥效应。临床医师要了解这种内源性阿片系统和阿片类药物的基本生物学特性，有大量的文献可供参阅，每日新的信息层出不穷。阿片类药物是治疗大多数疼痛综合征的良好选择，但是伴随而来的是出现药物耐受和滥用。人们正在致力于研究有效而不会出现滥用和成瘾的新型阿片类药物。

目前，用来描述这些化合物的术语仍然存在着一些混乱。一方面，阿片制剂指的是从阿片（生物碱）中提取出来的物质。另一方面，阿片制剂是指具有吗啡样特性的所有内源性和外源性物质。阿片一词是来源于希腊语 opos，意思是汁液。麻醉药一词来源于希腊语 stuporo。本章主要介绍了内源性阿片系统的解剖分布和多样性，阿片类药物的镇痛机制，以及各种阿片激动剂和拮抗剂之间药代动力学和药效动力学的差异。另外，对各种给药途径进行了简要的回顾。本章的目的是为更好地理解各种阿片类药物的临床应用建立基础。

历史回顾

阿片和吗啡用于医疗在各种文化和古代文明中都有明确的记载。原始人类在用各种植物进行试验以确定哪一种可以食用时，就已经发现其中有些是可以缓解疼痛的。阿片的药理学效应早在 5000 年前就有所记载，当时闪族人在他们的药典中提到了罂粟，并将其称为“HUGIL”，即能够给人带来欣快感的植物。公元前 1552 年，Ebers Papyrus 描述了早期的埃及人药方，有些就包含阿片。第一篇关于阿片的权威资料要追溯到公元前 3 世纪 Theophrastus 的著作。公元 40 年 Scribonius Largus 在他的著作；《药物构成》中描述了获取阿片的方法，并指出可以从罂粟未成熟的种壳中提取阿片。阿拉伯医师广泛地使用阿片，甚至撰写了关于某些阿片制剂的专题论文（Avicenna 980-1037 年）。阿拉伯人将阿片传入中国，在中国用于治疗痢疾。1805 年 Sertuncr 分离出了阿片的活性成分，并在动物、自己和朋友们身上做试验。他将他的新发现命名为 Principium

Somnifennn,并于1817年根据希腊睡梦之神摩尔苘神的名字将其重新命名为吗啡。此后不久,人们又发现了其他生物碱,比如1832年发现了可待因,1848年发现了罂粟碱,在20世纪70年代又发现了内源性阿片类物质。

内源性阿片肽

对大鼠脑部特定区域行电刺激发现可以产生明显的镇痛效果,而且这种镇痛效果易于被阿片受体拮抗剂纳洛酮所逆转,这一现象提示脑部存在内源性阿片系统。1975年,人们发现了一种内源性阿片样因子,将其命名为脑啡肽(来自脑内)。不久之后,又分离出两类内源性阿片肽——强啡肽和内啡肽。每一种肽类都是从不同的多肽前体中分离出来,具有各自的分子结构特点。这些前体是前脑啡肽原、前强啡肽原和前阿黑皮素原。这些前体都经过复杂的裂解和修饰过程才形成多种活性多肽。所有的阿片活性肽都有一个共同的氨基端序列酪氨酸——甘氨酸——甘氨酸——苯丙氨酸——(甲硫氨酸或亮氨酸),被称为阿片基序。β-内啡肽是从阿黑皮素原分离出来的,甲硫氨酸——脑啡肽和亮氨酸——脑啡肽是由脑啡肽原分离出来的,强啡肽是由强啡肽原裂解形成的。Pre-POMC还可形成其他非阿片肽,如促肾上腺皮质激素(ACTH),促黑色素细胞素(MSH)和β-脂蛋白。1995年,两组研究者同时克隆成功一种新肽,一组命名为FQ孤啡肽(OFQ),另一组命名为痛敏肽(N)。N/OFQ的活性和疼痛调解性质与经典的阿片肽不同。内源性阿片类物质是由肽酶降解而且其活性非常小。通过生物化学和组织化学研究方法确定了这些内源性阿片类物质的相对分布。β-内啡肽的产生相对局限于中枢神经系统,存在于脑垂体、弓状核、下丘脑内基底部、孤束核和连合核。第二条主要的神经元通路(前脑啡肽)分布非常广泛,而且包括内分泌腺和中枢神经系统(CNS)。前脑啡肽在神经系统分布的区域包括疼痛的感知(脊髓I和II板层、脊髓三叉神经核和中脑导水管周围灰质)、情感行为的调节(大脑皮层、杏仁核、海马和蓝斑)、运动控制的调节(尾状核和苍白球),自主神经系统(延髓)和神经内分泌功能的调节(正中隆起)。前脑啡肽还出现在胃肠道和肾上腺髓质内。虽然强啡肽原和前脑啡肽在解剖学分布上相似,但强啡肽是一种弱镇痛剂。N/OFQ前体分布在海马、皮层和其他感觉部位。N/OFQ具有复杂的药理学特性,可以由于剂量和给予方式不同而引起相反的作用。它可以产生纳洛酮敏感的镇痛作用,还可以显示出抗阿片作用。阿片肽通过结合于膜G蛋白偶联受体发挥药理学效应。

阿片受体

1954年第一次提出了存在阿片受体的假设。1976年,Martin等根据连续向狗椎管内给药后出现的成瘾性、交叉耐药性和戒断综合征,最先提出存在多种阿片受体的有力证据。采用受体结合实验和后来的克隆技术,他揭示了三种主要的受体类型,并根据研究时使用的药物将其命名为:μ或吗啡受体、σ或SKF-10047受体、κ或酮基环唑新受体。δ受体的存在由Lord等提出。N/OFQ受体,即类阿片受体-l(ORL-I)在1994年被克隆出来。其他亚型包括λ和£。而且各种受体亚型亦被描述:μ受体μ1、μ2,δ受体(δ1、δ2和κ受体(κ1、κ2、κ3)。这些受体还有一些其他名称。分子生物学家将δ、κ、μ、N/OFQ受体分别命名为DOR、KOR、MOR和NOR。国际药理学联合会规定受体命名应该在其内源性配体后采用数字下标显示该受体被发现的顺序,以作为这些受体存在的实证,如OP1(δ受体)、OP2(κ受体)、OP3(μ受体)。

阿片受体由含有保守的脯氨酸和芳香族氨基酸残基组成的7个跨膜区域构成,属于G蛋白偶联受体。在三个阿片受体cDNA克隆中具有显著的结构同源性。μ受体与δ受体的一致性达

66%，与 K 受体的一致性为 68%，而 δ 和 K 受体有 58%的相同氨基酸序列。跨膜区内含有带电荷残基，提示与阿片配体的高亲和性有关。μ 受体与内啡肽结合多于脑啡肽，δ 受体与脑啡肽结合，K 受体与强啡肽高度亲和。N/OFQ 结合于 ORL-l 受体（一种具有典型的 G 蛋白偶联受体结构的蛋白）。

阿片受体分布于中枢神经系统和外周。μ 受体以高密度分布于尾状核的轴突，还存在于新皮质、丘脑、伏核（NAcc）、海马、杏仁核和脊髓背角浅层。μ 受体配体在脊髓内的结合位点多位于初级传入伤害性感受器末端的突触前间隙。μ 受体是目前最确切证实的阿片类药物镇痛和成瘾性的受体。吗啡对 μ 受体的亲和力比 δ 受体强 50 倍。μ 受体参与各种生理功能的调控，包括伤害性感受、呼吸、心血管功能、肠蠕动、摄食、学习记忆、运动行为、体温调解、激素分泌和免疫功能。

δ 受体在中枢神经系统的分布更加局限。主要位于嗅球、尾状核、壳核、新皮质、NAcc、丘脑、下丘脑和脑干。δ 受体参与镇痛、运动整合、认知功能、情感驱动行为、胃肠蠕动、嗅觉和呼吸。激活后的 δ 受体可产生脊髓水平的镇痛而无呼吸抑制。

κ 受体参与伤害性感受的调节、利尿、摄食、免疫功能、神经内分泌功能，并可能与体温调节有关。利尿作用是因为抑制抗利尿激素的释放。脊髓的 κ 受体激动后可产生促进和抑制 C 纤维传导的伤害感受反应的作用。κ 受体激活后引起脊髓水平的镇痛作用、烦躁和镇静，但不伴有呼吸抑制。强啡肽可能在中枢可塑性的形成和痛觉过敏的发展中起调节作用。

μ 受体的 mRNA 出现在中等和大直径的 DRG 细胞中，δ 受体的 mRNA 出现在大直径的细胞中，而 κ 阿片受体 mRNA 在小和中等直径的细胞中发现。这些受体分布的不同可能是其在疼痛调节过程中发挥不同作用的原因。

N/OFQ 受体会刺激摄食，产生抗焦虑作用，并在记忆和信息处理过程中发挥作用。作用于 ORL-1 受体的药物似乎没有成瘾的危险。

阿片药物的分类

可以根据三种不同因素为阿片类药物分类。根据受体位点的内在活性可以将阿片类药物分为部分激动剂（丁丙诺啡）、激动剂（吗啡、可待因、美沙酮、芬太尼等）、激动/拮抗剂（布托诺啡、纳布啡、喷他佐辛及地佐辛）、拮抗剂（纳络酮、纳曲酮、胆囊收缩素）。根据对阿片受体的亲和力分为弱（可待因、丙氧吩）和强阿片类药物。还有一种分类根据阿片类药物的来源，将其分为自然萃取（吗啡和可待因）、半合成或人工合成物。阿片含有两种不同的生物碱类型：菲类（phenanthrenes）和苄基异喹啉类（benzylisoquinolones）。菲类衍生物是吗啡、可待因和二甲基吗啡。苄基异喹啉类生物碱是罂粟碱（血管扩张剂，没有镇痛活性）和那可丁。

阿片依然是生产吗啡的主要来源，因为实验室合成是不可能的。吗啡含有五个缩合环系。吗啡分子含有六个手性中心，表现在氮原子和第 5、6、8、9 及 13 位碳原子。五环排列的结构呈“T”型，以吡啶环为横轴，羟基化苯环为纵轴。

化学结构中功能团的改变衍生出了半合成的阿片类药物：二乙酰吗啡、氧吗啡酮、羟吗啡酮、氢可酮和羟考酮。在菲结构中进一步减少缩合环的数量则产生了人工合成阿片类药物。可待因是甲基化的吗啡，酚式羟基取代了原有的甲基。蒂巴因（二甲基吗啡）具有很小的镇痛作用，却是强镇痛剂羟考酮和拮抗剂纳络酮的前体。埃托啡为二甲基吗啡的衍生物，作用是吗啡的 1000 倍。

作用机制

如上所述，阿片受体广泛分布于中枢神经系统和外周。这些受体为二价体，一部分（跨膜区）介导信号转导，另一部分（细胞外环）决定受体的选择性。受体的识别位点是特异的，而且只有左旋异构体才显示镇痛活性。生物碱类足够小可以完全与受体内部结构结合或者接近受体核心区，而肽类与细胞外环结合并同时延伸到受体核心以激活共同的结合位点。阿片类药物与受体的亲和力各不相同。阿片制剂的镇痛效能取决于其与受体的亲和力。目前，采用各种生物鉴定方法已确定了阿片类药物与受体亲和力的强弱顺序，舒芬太尼的亲和力最强。跨膜区和细胞外环各种氨基酸的空间结构决定受体的蛋白结合域的构成。阿片受体自身带负电荷，阿片类药物呈离子状态方可与受体结合。阿片受体激活后主要产生抑制作用。阿片类药物的直接抑制作用是通过阿片受体偶联至百日咳敏感的 G_I/G_0 蛋白介导，直接兴奋作用是通过霍乱毒素敏感的 Gs 蛋白介导。阿片激动剂抑制腺苷酸环化酶，从而减少环磷酸腺苷（cAMP）的产生。使 N-型电压依赖性钙离子通道关闭，受体门控的钾离子通道开放，导致细胞超极化并降低神经元的兴奋性。纳摩尔浓度的阿片类药物可通过激活兴奋性 Gs 蛋白产生兴奋作用。这种对兴奋活动的拮抗作用可解释以往观察到的联合使用极小剂量的拮抗剂可以加强阿片激动剂的镇痛效果。阿片类药物作用的另一种方式是抑制，氨基丁酸（GABA）能递质在局部环路的传递（如在脑干，GABA 的作用是抑制疼痛抑制性神经元）。这种去抑制作用最终使下行抑制性通路兴奋。阿片类药物还可减少疼痛诱发的初级传入伤害性感受器释放速激肽。阿片激动剂具有外周镇痛效应。背根神经节（DRG）合成的阿片受体可以被转运到外周组织。炎性痛时，局部内源性阿片物质的释放增加。外周阿片镇痛可能是通过 G 蛋白偶联的对周围神经末梢 GAMP 的抑制作用介导。

药效动力学

药效动力学就是研究药物在作用部位的浓度与机体的生物学和生理学反应（即药物对身体的作用）之间的关系。

中枢神经系统

镇痛作用

阿片类药物通过模拟内源性阿片物质的作用产生镇痛效果。阿片类药物在中枢神经系统的多个水平发挥镇痛作用。大多数临床上使用的阿片类药物是通过与 μ 受体结合产生镇痛作用，并具有共同的药效学范围。δ 受体激动剂在实验动物和个别病例中是强效的镇痛剂，但 δ 受体激动剂的临床使用有限，因为其不能通过血——脑屏障。κ 受体激动荆主要在脊髓水平发挥镇痛作用。一些阿片类药物（哌替啶、美沙酮、凯托米酮和右丙氧芬）还可通过其 N-甲基-D-天冬氨酸（NMDA）拮抗特性，发挥抗痛觉过敏和抗痛觉超敏的作用。动物试验显示 NMDA 受体拮抗剂可逆转或防止吗啡耐受性的产生。阿片类药物的镇痛作用是因为它们能够抑制脊髓背角伤害性感受信息的上行传导并激活下行疼痛抑制通路。阿片类药物在边缘系统的作用改变了对疼痛的情绪反应，使疼痛变得可以忍受。除中枢作用外，阿片激动剂还具有外周镇痛效果。阿片类药物可以一种纳络酮可逆转的模式减少炎症皮肤伤害性感受器的自发放电。等效镇痛剂量是指获得同等程度的疼痛缓解所用不同药物的特定剂量，是用来比较药物镇痛效能的方法。

心境改变和奖赏特性

阿片类药物可产生欣快感、镇静和奖赏行为。欣快感由 μ 受体介导。κ 受体激活可产生烦躁不安。多巴胺通路，尤其是涉及 NAcc 的多巴胺通路，与药物诱导的奖赏行为有关。阿片类药物与 μ 受体和 δ 受体结合可产生奖赏作用，与 κ 受体结合则产生厌恶作用。蓝斑中高浓度的阿片受体和去甲肾上腺素能神经元被认为在警觉、惊恐、畏惧和焦虑等情感中起主要作用。外源性和内源性阿片肽可抑制蓝斑的神经活动。高剂量的阿片类药物可以产生睡眠；在脑电图（EEG）中表现为慢 δ 波替代了快 α 波。

镇咳作用

阿片类药物可抑制延髓的咳嗽中枢而产生镇咳作用。其镇咳作用与呼吸抑制作用无关。阿片类药物抑制咳嗽反射的能力互不相同。阿片类药物的镇咳作用不易被纳络酮拮抗。

恶心

所有的阿片类药物均可引起一定程度的恶心。某些阿片类药物较易引起恶心,是由于直接刺激了延髓呕吐中枢化学感受器的触发区。而且,阿片类药物还可以影响前庭而引起恶心,因为接受阿片类药物治疗的非卧床患者更容易出现恶心和呕吐。阿片类药物的胃排空延迟效应亦可能参与了恶心的产生。

瞳孔缩小

瞳孔缩小是因为刺激了动眼神经副核引起。大多数应用 μ 和 κ 受体激动剂的患者均会表现出瞳孔缩小的延迟耐受性。如果患者不出现呼吸抑制相关的重度高碳酸血症,那么针尖样瞳孔亦可作为阿片类药物中毒的特征。

抽搐

吗啡及相关化合物大剂量使用时可由于刺激神经元尤其是海马锥体细胞而引起抽搐。M3G 代谢产物可能在 EEG 尖峰波和癫痫样放电中起一定作用。Smith 等发现人类的癫痫样活动可以不伴随 EEG 改变,并认为这是肌强直的表现。去甲哌替啶(哌替啶的代谢产物)和去甲丙氧芬(丙氧芬的代谢产物)可以引起中枢神经系统兴奋。

肌强直

肌强直的确切机制尚不明确,但是有假说认为其中枢在纹状体,因为纹状体含有丰富的阿片结合位点。大剂量和快速静脉注射阿片类药物时可以引起肌强直,尤其是老年人(>60 岁)更易出现。纹状体肌强直的特征为肌张力增加并可发展为严重的僵硬。尤其是胸部和腹部的肌肉也受累,这就导致了所谓的“木僵胸”从而影响通气。

呼吸系统

所有的 μ 受体激动剂均可产生剂量依赖性的呼吸抑制。激动—拮抗剂亦可抑制呼吸但具有封顶效应。阿片类药物主要通过降低脑干呼吸中枢对二氧化碳的反应性引起呼吸抑制,亦可抑制调节呼吸节律的脑桥和延髓呼吸中枢,导致剩余 CO_2 增加以及 CO_2 反应曲线右移。等效镇痛剂量的 μ 受体激动剂产生相同程度的呼吸抑制。μ 受体激动剂诱发的呼吸抑制以呼吸频率降低为特征。每分钟通气量可代偿性增加,但这种代偿是不完全的,因为 $PaCO_2$ 仍有增高。患者必须依赖低氧来刺激通气。疼痛可以有效对抗阿片类药物引起的呼吸抑制。κ 受体激动剂较少引起呼吸抑制,即使是大剂量使用。阿片受体拮抗剂和部分激动剂均可以用来拮抗纯阿片激动剂引起的呼吸抑制。毒扁豆碱也可以用来逆转阿片的呼吸抑制作用而保留其镇痛效果。

心血管系统

阿片类药物对心血管的作用不仅依赖于剂量;而且与产品和患者体内占主导的植物神经的基本节律有关。阿片类药物通过增加中枢对迷走神经的刺激产生剂量依赖性的心动过缓。哌替啶的心动过速作用是由于其结构与阿托品相近。吗啡和其他阿片类药物(哌替啶和可待因)刺激组织胺的释放,在低血压的过程中起重要作用。纳洛酮不能抑制阿片产生的组胺释放作用。吗啡还可直接作用于血管平滑肌。吗啡可通过降低心脏前负荷、心肌收缩力和收缩频率,从而降低心肌耗氧量来发挥其众所周知的治疗心绞痛的作用。喷他佐辛和布托啡诺可引起全身和肺动脉血压、左室充盈压、全身血管阻力增加和左室射血分数降低。阿片类药物应慎用于血容量减少的患者，因为其可加重低血容量性休克。

胃肠道系统

μ受体激动剂可减少胃、胆道、胰腺和小肠分泌。即使小剂量亦可降低胃蠕动并延长胃排空时间。大、小肠的静息张力增加，推进性蠕动波减少。阿片类药物作用于黏膜下神经丛，减少肠上皮细胞的分泌，抑制乙酰胆碱、前列腺素E2和血管活性肠肽的刺激作用。这些作用大部分是通过肠上皮细胞去甲肾上腺素的释放和α2受体兴奋来发挥的阿片类药物的胃肠道作用主要是通过肠道内μ和δ受体介导。然而，只要肠道的神经支配完整，则用于神经轴索的阿片类药物即可引起这些对胃肠道的作用。患者通常对阿片引起的便秘仅产生轻微的耐受。阿片类药物可使Oddi括约肌收缩并升高总胆管压力。胆道疾病的患者应用阿片后可引起严重的括约肌收缩和疼痛。有人推测阿片类药物相关的迟发性呼吸抑制是因为阿片类药物在肠一全身循环引起。药代动力学研究显示，脂溶性较高的阿片类药物的血浆浓度一时间曲线常出现第二峰，这种现象被认为是由于阿片类药物首先在酸性胃液中吸收而后在小肠吸收的原因。

泌尿生殖系统

应用阿片类镇痛药常出现尿潴留，因为增加了尿道括约肌压力并降低了中枢对逼尿肌紧张性的抑制。据推测，阿片类药物的作用部位在胸髓，有些神经节前细胞体被包含脑啡肽和P物质的末梢包绕。

神经内分泌系统

μ激动剂抑制促性腺激素释放激素和促肾上腺皮质激素释放激素的释放，因此减少了循环血中促黄体生成素、卵泡刺激素、促肾上腺皮质激素和β-内啡肽的浓度。因为脑下垂体促激素的分泌减少，亦可引起血浆睾酮和皮质醇降低。长期用药后，患者则对这些作用产生耐受。κ受体激动剂抑制血管加压素的释放并引起利尿作用，μ受体激动剂则产生抗利尿的作用。

子宫

治疗剂量的阿片类药物可以抑制子宫收缩而延长产程。分娩前2~4小时经胃肠道外给予阿片类药物能够透过胎盘引起新生儿呼吸抑制。

皮肤

治疗剂量的吗啡能够引起皮肤血管扩张。部分原因是组胺释放而降低了外周血管阻力。面部、颈部和上胸部的皮肤可出现潮红。吗啡和哌替啶诱发的组胺释放可能是注射部位出现荨麻疹的原因；这一现象不能被纳洛酮拮抗。羟吗啡酮、美沙酮、芬太尼和舒芬太尼不引起组胺释放。瘙痒也是应用阿片类药物的重要副作用。鞘内给予阿片类药物产生的瘙痒更为严重，这种作用大部分是由背角神经元介导并可被纳洛酮拮抗。

免疫系统

阿片类药物通过复杂方式影响机体防御机制。急性中枢免疫调制效应似乎由交感神经系统的激活介导，而慢性效应可能包括下丘脑一垂体一肾上腺轴的功能调节。吗啡可改变很多成熟的免疫活性细胞，这些细胞参与细胞免疫和体液免疫反应。因为疼痛接受阿片类药物治疗或者使用美沙酮维持给药的患者不显示此反应或免疫抑制作用。海洛因成瘾者表现出免疫系统的改变和受损，与非成瘾者相比，更容易患感染性疾病。

耐受性

耐受是指接受药物治疗后出现药物作用下降或维持相同作用需要更高剂量的现象。耐受可以为先天性(遗传决定的)或获得性。获得性耐受有三种类型：药代动力学、药效学和认知性耐受。药代动力学耐受是反复给药后药物的代谢和分布(如酶诱导作用)发生改变。药效学耐受是机体对药物的适应性改变(如药物诱导的受体密度的改变)。认知耐受是通过学习获得的代偿机制的结果。短期耐受可能是 m 和 δ 受体被蛋白激酶 C 磷酸化的结果,而长期耐受与腺苷酸环化酶活性的增加有关,这是一种对急性应用阿片类药物出现的 cAMP 降低的反向调节。阿片类药物的耐受性除了由于内源性阿片类物质和(或)阿片受体的下调和活性改变之外,亦是阿片受体自 G 蛋白调节细胞机制的功能性解偶联的表现。

阿片类药物各种副作用的耐受速度是不同的,这被称为选择性耐受。恶心、呕吐、镇静、欣快和呼吸抑制的耐受较快,而便秘和瞳孔缩小的耐受非常轻微。反复给予一定种类药物产生的耐受,不仅发生于所给予的药物,而且亦发生于具有相同结构和作用机制的其他药物,这种效应称为交叉耐受。交叉耐受在动物研究中为不完全性,且在人体试验中也有报道。不完全交叉耐受多见于阿片类药物,因为其对阿片受体亚型的亲和力不同。NMDA 拮抗剂已显示出可以阻断吗啡的抗伤害反应的耐受。

成瘾与躯体依赖性

成瘾由世界卫生组织(WHO)定义为“一种精神的并常伴有躯体的状态,是活体器官和药物相互作用的结果,特点是为了体验药物的精神性感受,有时是为了避免戒断药物带来的不适而连续或周期性强迫获取药物的一种行为和其他反应,伴随或不伴随耐受的出现”。越来越多的证据表明,边缘叶多巴胺系统参与药物奖赏效应在阿片类药物等的滥用中有重要作用,而且,内源性阿片类物质也在潜在的适应性机制中起关键的作用。对 μ 和 δ 受体具有亲和力的阿片激动剂产生奖赏效应,而 K 受体激动剂表现出相反的效果。阿片受体拮抗剂的试验证实了奖赏系统中内源性阿片紧张性的存在。多巴胺中脑边缘系统来自中脑腹侧被盖区(VTA),参与阿片类药物使用后出现的奖赏效应。多巴胺(DA) D1 受体亚型介导这一通路的紧张性激活。NAcc 内多巴胺的基础性释放受到两种相反的阿片系统的紧张性控制:μ 受体(可能还有 δ 受体)(来自 VTA)的活化使中脑边缘叶奖赏系统基础活性增加,K 受体(来自 NAcc)的活化使中脑边缘叶奖赏系统的基础活性降低。假成瘾是用来描述不恰当的疼痛治疗导致的近似于成瘾的行为学改变的医源性综合征。阿片恐惧症是由于惧怕药物产生成瘾而不能合理应用阿片类镇痛药的现象。

躯体依赖性定义为突然减量、停药或应用拮抗剂或激动—拮抗剂后出现戒断或撤药综合征的可能性。这是一种生理现象,可引起失能性症状。目前仍未明了能够引起明显戒断综合征的最小剂量和最短用药时间。临床上,药物剂量隔日减少 10%~20%,直至最终停药,则不会出现撤药的症状和体征。

药代动力学

药代动力学是研究药物随时间在体内的分布(即机体对药物的作用),包括吸收、分配、生物转化和清除。阿片类药物具有相似的药效学性质,但相互之间的动力学特性有明显差异。

给药途径与吸收

药物的吸收是指药物从给药部位进入体内的速率和程度。这一过程由药物的分子形状和大小、电离常数、脂溶性及其必须穿透的膜的理化性质决定。

口服途径

由于方便和价格低廉,口服途径是长期应用阿片类药物较受欢迎的给药方式。大多数阿片类药物口服后吸收较好。水溶液吸收最好，随后依次是脂溶液、混悬液和口服固体。药物通过肠道吸收需经肝首过代谢和小肠壁酶类一定程度的代谢作用。与肠道外给药相比，药物起效缓慢而多变。有些阿片类药物（如可待因、羟考酮）具有较高的口服一胃肠外效能比，因为其C3的芳香羟基被取代，从而无法与酶类结合。

口服的阿片类药物可以是片剂、溶液，有即释和控释等剂型。目前，市售的吗啡和羟考酮有控释剂型。控释型的氢吗啡酮尚未出现在美国市场。

皮下给药

与口服途径相比，皮下给药吸收更迅速而且不依赖胃肠道功能。药物的吸收亦是可变和不稳定的。皮下给药途径可以用于连续输注、患者自控镇痛和间断单次注射。缺点是只能注入小容量药物，而且注射部位可能会疼痛和坏死。

肌内注射

肌内注射途径疼痛且用药不方便，药物的吸收亦不稳定。与皮下给药方式相比，肌内注射可以采用较大容量和脂溶性溶液。

静脉内输注

静脉内给药镇痛作用起效最快速，但是单次注射的镇痛作用持续时间较其他方式短。这一途径提供了较为可靠的吸收和血浆药物浓度。静脉内应用的药物必须是水溶剂或脂溶剂，需要稀释并以较大容量输入。

直肠给药

不能经上消化道给药，以及无法或不能接受胃肠道外给药时可选择应用直肠给药。直肠给药途径在肛门或直肠有破损时不适用。药物吸收与口服途径相似。药物的生物利用度是多变的；吗啡的生物利用度是55%~60%，说明这一途径可以部分避免首过代谢效应。

经鼻给药

鼻内给药是娱乐性阿片滥用者尤为熟悉的用药方式。鼻黏膜吸收的可靠性取决于药物的脂溶性。这一途径避免了首过效应。采用这种给药方式的阿片类药物既可以是干粉也可以是水溶剂。布托啡诺是目前唯一可获得的额定喷雾剂量的喷雾剂。很多溶于水或生理盐水的阿片类药物已得到研究。阿片类药物经鼻内给药用于急性疼痛并不优于胃肠道外给药。经鼻用药可能对静脉内用药困难的患者有用。

吸入途径

这是应用阿片类药物的一种新途径。这一技术值得推广，因为有研究表明此种方法可以直接作用于肺部的阿片受体。吸入吗啡和二乙酰吗啡（海洛因）1分钟后血浆中即检测到吗啡，达到血药浓度峰值的时间分别为10分钟和6分钟。芬太尼吸入后在2分钟即达到血药浓度峰值。有研究表明，吸入阿片类药物的几个适应证为：静息呼吸困难、术后疼痛、一般人群缓解疼痛的预防用药。

经皮肤给药

经皮给药途径有两种形式：被动系统和主动（电离子导入治疗）系统。芬太尼是目前唯一能用于经皮给药的阿片类药物。芬太尼可以用于经皮给药是因为其独特的理化性质：低分子量、足够的水脂溶性和高效能。经皮芬太尼采用的是被动系统。它的两个主要组分是芬太尼储存器和速率控制膜。目前市场上有4种型号的贴剂，可以经皮给予芬太尼。经皮给药系统不是快速剂量滴定的理想方式。当患者的疼痛相对持续并极少出现爆发性痛时可考虑使用经皮芬太尼贴剂。透皮治疗系统（TTS）给予芬太尼是通过系统指令控制药物在72小时缓释释放而不是简单的经皮肤吸收。芬太尼溶于乙醇和羟基纤维素凝胶并储存在背面为清洁咬合聚酯，乙烯和黏着面为速率控制膜（乙烯一乙酸乙烯酯共聚物薄膜）之间的储存器中。芬太尼的每小时给药量与贴剂的表面积成正比。如果需要较大剂量可以使用多个贴剂。药物透皮扩散的主要障碍是角质层，在这里药物主要经细胞内脂质层开始扩散。如果药物潴留于真皮层，即使移除贴剂药物仍然继续吸收。据报道，使用第一贴芬太尼后，会在最初的1~2小时内在血液中检测到药物。在随后的12~18小时，血浆中芬太尼浓度逐渐升高，直到达到平台期。在正常的生理状态下，皮肤温度和局部血流量不会明显影响芬太尼吸收。如果体温升高到40℃，吸收大约可提高1/3。只要每72小时更换芬太尼贴剂，其血浆浓度就会保持恒定。移除透皮贴剂后，血浆芬太尼浓度将缓慢下降，其表观半衰期为15~21小时。

电离子导入治疗是使用电流将药物离子化后经皮给药的方法。吗啡已通过这种给药方法用于术后镇痛。采用电离子导入方法给予芬太尼的研究较其他阿片类药物更为广泛。这种方法的优点是可以快速达到稳定状态，并可以改变给药速率。

神经轴索给药

蛛网膜下腔、硬膜外和脑室内给予阿片类药物的优点是采用较小剂量就能产生深度镇痛。硬膜外应用吗啡的镇痛机制呈双峰性和协同作用。在最初的20分钟，吗啡吸收入血可以激活下行抑制系统。然后，随着脑脊液（CSF）中吗啡浓度的增加，脊髓受体被激活。此种方法短期给药最常用于术后镇痛。当其他途径用药不能控制疼痛和（或）有明显副作用时则适于长期硬膜外腔给药。神经轴索内注射的阿片类制剂应不含防腐剂。硫酸吗啡注射液（无防腐剂的吗啡制剂）目前在市场上可以购买到。其他阿片类药物，如芬太尼、舒芬太尼、哌替啶、美沙酮和氢吗啡酮均可用于蛛网膜下腔和硬膜外腔。雷米芬太尼不能用于椎管内，因为其制剂中含有甘氨酸防腐剂，可以引起一过性运动麻痹。最常见的副作用是瘙痒、恶心、呕吐、嗜睡、尿潴留和呼吸抑制。最令人担忧的副作用是延迟性呼吸抑制，可发生在椎管内应用吗啡12小时之后。亲脂性药物（如芬太尼）蛛网膜下腔应用后不易扩散，但是亲水性药物（如吗啡）易向头侧扩散并引起延迟性呼吸抑制。延迟性呼吸抑制亦可偶发于硬膜外腔用药后。

脑室内应用阿片类药物是一种满意的镇痛方法，但仅用于生命晚期顽固性疼痛患者以及其他镇痛方法均无效的患者。脑室内给予小剂量吗啡即可为终末期癌症患者的顽固性疼痛提供满意的镇痛。

分布

在注射或吸收入血后，阿片类药物在体内的分布可分为两个阶段：第一阶段，药物分布于高灌注组织（如心、肝、肾和脑），这是心输出量和局部血流的作用。第二阶段是较慢地扩散于低灌注区（如肌肉、脂肪、内脏和皮肤）。分布容积是指药物在体内分布的范围（根据药物的血浆浓度计算药物的总量）。分布的差异决定了起效的速度。扩散性高的药物在高扩散性组织中则迅速发挥作用。药物的非离子型和未结合部分是可扩散的，这些药物随循环血液均匀分布。高蛋白结合的药物扩散性较差，分布容积较小。同样，非脂溶性药物的扩散性差，分布容积亦小，而高脂溶性药物分布容积较大。药物的酸强度，又称解离常数（pKa），是在特定pH条件下测定的解离型和非解离型药物的比值。阿片类药物的表观效能取决于血中游离型药物的含量，即脂溶性阿片药物非结合、非离子型成分通过膜扩散至受体的数量。这就解释了芬太尼和舒芬太尼的效能高于吗啡的原因。

在临床上，可通过调整药物的最大剂量来对其效能和镇痛作用进行校正。高亲脂性阿片类药物的临床效果取决于表观分布容积(组织:血液分配系数)。对于某一种阿片类药物来说,分布容积越大,血浆浓度越低。阿芬太尼分布容积较小,因此其作用起效迅速、持续时间短。

代谢

阿片类药物的羟基与肝葡萄糖醛酸结合形成阿片葡萄糖苷酸并由肾排出。5-尿嘧啶-葡萄糖醛酸内酯转移酶(UGT)在结合反应中起重要作用。UGTs参与许多阿片类镇痛药的代谢。一些天然阿片类药物和半合成阿片类药物通过细胞色素 P_{450} 亚型代谢。苯基哌啶衍生物则经过氧化代谢。N-脱甲基是阿片类药物代谢的辅助途径。

排泄

肾排泄大部分极性代谢物和小部分原型药物。葡萄糖苷酸结合物亦可经胆汁排泄,并可能经过肠肝循环。

菲类生物碱

吗啡

吗啡是经典的 μ 激动剂,仍是新型镇痛药的比较标准。它是从鸦片中分离的自然生物碱,迄今为止,仍难以化学合成。从罂粟的未成熟种壳中获得的白色乳汁经干燥并制成阿片干粉,其中包含一定数量的生物碱:主要的菲类物质是吗啡(鸦片的10%)、可待因(0.5%)和二甲基吗啡(0.2%)。吗啡分子由五个稠环系统组成。碳原子编号为1和16。

其中不对称碳原子5个(5,6.8.9,13),造成明显的左旋现象,左旋异构体具有药理学活性而右旋异构体则无活性。吗啡碱的pKa是7.9,在生理学pH情况下,76%是非离子型。吗啡较易溶于水而难溶于脂,因为存在亲水的 OH^-。弱脂溶性限制了吗啡的跨膜运动,也是其进入中枢神经系统的障碍。

药代动力学

从某种意义上说,吗啡可以通过所有黏膜和硬脊膜被吸收,所以有多种给药途径。吗啡的血浆蛋白结合率为45%,平均清除半衰期是1.4~3.4小时。静脉内应用后,吗啡快速分布于组织和器官。给药10分钟内,96%~98%的药物从血浆中清除。吗啡的平均分布容积较大,为2.1~4.0 L/kg。肌内注射吸收迅速,10~20分钟达峰浓度。皮下注射后约15分钟达血浆浓度峰值,血浆浓度与静脉途径给药相同。吗啡静脉注射后可迅速分布于血浆外。肌内或皮下注射后,吗啡可自注射部位持续释放至血浆。

吗啡口服后30~90分钟达血浆浓度峰值。吗啡主要通过小肠吸收,在胃内吸收不充分。因为肝的首过代谢作用,口服生物利用度较低,而且存在较大的个体差异:不同研究显示为20%~30%)。口服吗啡的低生物利用度是口服/胃肠外给药比值的决定因素,在慢性疼痛患者该比值为1:3。控释吗啡达血浆浓度峰值的时间(150分钟)较即释吗啡延长2~3倍。

控释吗啡的生物利用度是即释吗啡的85%~90%。直肠吸收似乎相当或优于口服途径。吗啡可经蛛网膜下腔、硬膜外腔或脑室内应用。硬膜外给予吗啡可以迅速吸收人体循环,血浆浓度明显升高。蛛网膜下腔应用吗啡后血浆浓度极低,无全身作用。椎管内应用吗啡产生的脑脊液药物浓度是全身用药的数倍。吗啡在脑脊液内向头侧分布可以引起延迟性呼吸抑制(12~18小时)。吗啡不宜经皮或经鼻途径给药,因其脂溶性低。吗啡可以采用电离子导入的方法用于全髋和膝关节置换术的术后镇痛。含服和舌下给药的血药浓度峰值和达峰值时间、低生物利用度、个体差异较大等均与口服给药相似。吸收后吗啡迅速分布于全身高灌注组织,如肺、肾、肝和脾。

吗啡及其高极性代谢物吗啡-3 -葡萄糖醛酸苷(M3G)和 M6G 很少通过血脑屏障。全身给药后脑脊液吗啡浓度仅为 4%~60%。平均分布容积较大,为 2.1~4.0L/kg,受患者的血流动力学状态、血浆蛋白含量和组织血流的改变等影响。吗啡可结合白蛋白和 Y 球蛋白,蛋白结合率为 20%~40%。由于正常情况下与蛋白结合程度低,因此蛋白结合数最有较大改变时,才可影响血中吗啡的浓度。

吗啡在人体的主要代谢途径是葡萄糖苷酸化,肝是这一生物转化的主要场所。注射吗啡后约 90%进入代谢,主要转化为 M3G (45%~55%)和 M6G (l0%~15%)。其他的代谢产物包括吗啡-3,6-二葡萄糖甘酸、吗啡-3 -硫酸乙酯、去甲吗啡、去甲吗啡-6-葡萄糖苷酸、去甲吗啡-3-葡萄糖苷酸和可待因。

M3G 是主要的代谢产物。其与 μ 受体亲和力极弱, 因此无镇痛作用。在大鼠实验中发现,M3G 可拮抗吗啡和 M6G 引起的镇痛和呼吸抑制,因此推测 M3G 可能影响吗啡耐受的形成。在大鼠蛛网膜下腔给药的实验中显示 M3G 可以引起非阿片介导的痛觉过敏和痛觉超敏。

M6G 对 μ 受体的亲和力高于 δ 和 K 受体。M6G 的脂溶性低,难以通过血脑屏障。M6G 易在肾功能不全的患者体内蓄积,用药后可延长吗啡的作用。肾衰竭患者体内 M6G 水平升高可增高脑脊液浓度,是由于蓄积 M6G 的质量效应。在脑脊液中,M6G 的镇痛效能是吗啡的 45~100 倍,抑制呼吸的作用是吗啡的 10 倍。吗啡代谢亦可产生少量的去甲吗啡, 并具有一定的药理学活性。去甲吗啡类似于去甲哌替啶,可能具有神经毒性。吗啡主要通过肾排泄,水溶性轭合物经肾小球滤过。单次给药后,高达 85%的吗啡以原型和代谢物形式自尿排出。少量吗啡(10%~20%)采用肾排泄不能解释,推测其以一些不明代谢产物经尿排出或者通过其他途径排泄。吗啡的肠肝循环及其葡萄糖醛酸苷可解释停止用药后仍可在粪和尿中检测出少量吗啡。

药效动力学

吗啡仍然是其他阿片类药物的参照标准。其临床作用和副作用可见于所有的 μ 受体激动剂。这些在前述阿片类药物的药效学部分已经详细说明。

临床应用与制剂

目前市场上可得到吗啡的硫酸盐制剂和盐酸盐制剂。最常用于缓解急、慢性中重度疼痛。口服吗啡可以是即释或缓释的片剂和混悬液。即释吗啡的缺点是需要频繁用药。目前有多种缓释吗啡剂型, 可每 8~12 小时口服一次(美施康定, 硫酸吗啡缓释片)或每 24 小时口服一次(Kapalon,MXL),大多数缓释制剂将吗啡吸附于亲水聚合物上,外面包埋蜡质或疏水基团,形成颗粒并最终压制成片剂。口服后,胃液溶解药片表面,使亲水聚合物水化,形成凝胶,凝胶的形成受高级脂肪醇控制。改变亲水聚合物、疏水基团的类型或二者的比例,可以控制释放的速率。混悬液制剂中,吗啡被附着于离子交换树脂颗粒上。直肠栓剂是一种特殊的缓释剂型,将吗啡、海藻酸钠和钙盐混合于可在直肠内溶解的媒介中。胃肠外给药制剂可用于静脉、肌内和皮下注射。另外还有可用于蛛网膜下腔和硬膜外腔的无防腐剂的吗啡。吗啡亦曾用于关节腔内。

可待因

同吗啡一样,可待因是一种天然生物碱。可待因是甲基吗啡,甲基取代了酚羟基。除阿司匹林之外,可待因是目前应用最多的口服镇痛药,通常被认为可替代阿司匹林作为非甾类药物的比较标准(如60mg可待因相当于600mg阿司匹林)。口服可待因的镇痛作用和呼吸抑制作用为胃肠外给药的60%。与吗啡相比,其肝的首过效应较低,因此口服一胃肠外效能比率高。可待因被肝代谢成无活性形式(90%),由尿排出。应用可待因后在尿中可以发现游离和结合形式的吗啡:10%的可待因O-脱甲基成吗啡。细胞色素P_{450}酶CYP2D6作用使可待因转变成吗啡。10%的白种人具有特征性的CYP2D6酶的遗传多态性,不能将可待冈转化成吗啡,因此给予可待因后无法获得镇痛作用。

可待因的主要缺点是对重度疼痛疗效差。可待因对阿片受体亲和力低,因此属于弱镇痛药;其镇痛作用主要源于可以转化成吗啡。较少产生镇静、恶心、呕吐、便秘和呼吸抑制。与大多数其他阿片类药物相比,其躯体依赖性的发生率和程度较低。可待因可用于轻中度疼痛。可待因的成瘾性较低。剂量为15mg时可待因就有很好的镇咳作用,更高剂量时镇咳作用更强。其镇咳作用是通过活性代谢产物抑制延髓咳嗽反射介导。可能存在结合于可待因的特殊受体。目前在美国市场可获得可待因的口服、皮下、肌内和静脉注射制剂。口服可待因是与对乙酰氨基酚组成的复方制剂。亦可获得可待因的胃肠外给药制剂,130mg可待因的镇痛效果等。同于肌注10mg吗啡。可待因不宜静脉内使用,因为某组胺释放作用甚至超过吗啡。

蒂巴因(二甲基吗啡)

二甲基吗啡是从阿片中分离出来的天然生物碱。二甲基吗啡的镇痛效应很弱,却是很多重要的14-OH化合物如羟考酮和纳洛酮的前体。有些二甲基吗啡的衍生物的效能是吗啡的1000倍(如埃托啡)。

半合成阿片类药物

海洛因

二乙酰吗啡(海洛因)是吗啡在3和6位碳原子乙酰化的产物。海洛因脱乙酰基后依次转化为6-乙酰吗啡(6-MAM)和吗啡。肝可以最大化地将6-MAM转化成吗啡。在血清中,二乙酰吗啡转化成6-MAM由血清胆碱酯酶介导,此酶存在于肾、肝和脑组织中,并负责在这些器官中的转化。仅不到1%的海洛因直接经肾清除。海洛因和6-MAM较吗啡脂溶强,因此更容易通过血脑屏障。

海洛因宜口服使用,控制慢性疼痛的效能大约是吗啡的1.5倍。如果经胃肠道外给药,则效能比吗啡强2~4倍,而且起效更快。海洛因的半衰期短,但其活性代谢产物的作用时间较长。海洛因具有高成瘾性,与吗啡相比没有真正的优势。在美国禁止生产和用于医疗。

(包正毅)

第二章 疼痛的心理学行为特征和对症治疗

慢性疼痛的心理因素

疼痛与抑郁

疼痛和抑郁症是医师面对的最普遍的疾病之一。据估计,任何时候,在初级保健机构中均有17%的患者抱怨持续性疼痛。此外,大约13%的成年美国人因疼痛困扰丧失了有效的工作时间,仅其给生产力带来的经济影响就达610亿美元。抑郁症通常难以诊断或有大量患者未得到充分治疗,均可阻碍对疼痛的有效治疗。经验丰富的疼痛临床医师证实了慢性疼痛患者伴有抑郁症状的频率。研究显示,慢性疼痛患者抑郁症状的发生率为10%~100%,但在大多数研究中疼痛伴随抑郁症状的概率接近100%, 是慢性疼痛所伴随的最常见精神病学诊断。在阿片依赖的患者中,抑郁较焦虑或人格障碍更为常见,而且抑郁会对慢性疼痛的发展和劳动力丧失有影响。《精神疾病诊断及统计手册第4版(修订版)》,关于抑郁症的诊断标准包括:明显的情绪改变、兴趣缺失、失眠或嗜睡、体重减轻或增加、易疲劳、精神运动性迟钝或兴奋、注意力难集中或优柔寡断、无价值感和自责,以及有死亡和自杀的想法。兴趣缺失指对以前热衷的事情或活动失去了兴趣或热情。疼痛患者常常抱怨兴趣缺失,描述说疼痛使原先愉快的活动不那么快乐了,因此就不愿再从事。Lewinsohn 和 Gotjibly 提出抑郁症状可能与愉悦活动的正性强化作用减弱有关。活动减少、兴趣降低以及社会活动减少,均可引起疼痛患者出现抑郁。有研究证实了这种关系;对老年人进行路径分析(注:路径分析是一种研究多个变量之间多层因果关系及其相关强度的方法)表明,疼痛使活动受限,进而发展为抑郁症状。

失眠是慢性疼痛患者的常见症状,研究表明,50%~88%的各种疼痛患者都伴有失眠,慢性疼痛患者常抱怨疼痛影响了睡眠质量,临床医生很自然地只把睡眠失调归因于疼痛,忽视了睡眠问题可能是抑郁症的表现。同时存在抑郁和失眠的患者感受到更大的痛苦,控制感下降,疼痛加剧。人们发现,不伴随抑郁的失眠与疼痛程度的增加有关,而且有证据表明,失眠可产生痛觉过敏,并可影响阿片类药物和抗抑郁药5-羟色胺再摄取抑制剂的止痛效果。

证据表明,虽然患者最主要的抱怨是疼痛,但较少强调的抑郁问题往往是引起患者最大痛苦的原因。一项对面部疼痛患者的研究发现,抑郁症状比疼痛更能对心理社会和躯体功能产生影响。该研究强调了临床医生可能把注意力集中于治疗疼痛上,而忽略了抑郁问题这一现实。随着患者抑郁症状的持续,临床医生则可能增加镇痛药物的使用,但对改善抑郁症状却无明显效果。

至于疼痛和抑郁的关系,存在何者为先的问题:是抑郁促进了慢性疼痛综合征的发展,还是慢性疼痛增加了患抑郁症的可能性? Gamsa 在一篇文献综述和对慢性疼痛患者的研究中,为以下观点提供了证据,即疼痛更可能是引起情绪抑郁的原因,而非情绪抑郁的结果。与此相同,一篇系统性的文献综述也证实,抑郁更可能是慢性疼痛的后果,而不是慢性疼痛的原因。

疼痛与焦虑

广泛研究表明,慢性疼痛患者焦虑症的发生率较高。一项研究采用组织临床会诊的方法,证明在抽样调查的各种疼痛患者中,焦虑症的整体发生率为16%~28%。Dersh等对有关研究进行总结,发现慢性疼痛患者焦虑症的终生患病率与无疼痛症状的人群相似。然而,焦虑症的现患率在慢性疼痛患者明显升高。在焦虑性疾病中,以惊恐障碍和一般性焦虑症最为常见。

Lcthcm等提出疼痛中焦虑的情境特异性理论,即恐惧—逃避模式,目前已日益成为研究的热点课题。该模式提出,有两个因素介导了疼痛和功能障碍的形成。随着患者将灾难性想法和疼痛感受联系在一起时,就形成了对疼痛的恐惧和对疼痛刺激的过度警惕。随后就会由于惧怕参加活动而加重疼痛或引起身体伤害而减少活动。这种逃避活动的做法又强化了患者的恐惧。目前已表明,恐惧—逃避思想、恐惧运动的和运动的可用来预测疼痛导致的躯体行为表现和劳动力丧失。

疼痛与人格障碍

临床医生常常发现自己的疼痛患者群包括不同比例的难治性患者,而且这些患者较多出现人格障碍,而非其他并发症。研究者调查了慢性疼痛患者的人格障碍的发生率。在一项对200例慢性腰痛患者的研究中,51%的患者符合一项或多项人格障碍标准。其中类偏执性人格患者占33%,边缘性人格占15%,逃避性人格占14%,以及12%的消极—攻击人格特性。Gatchel等报道,24%患者符合人格障碍的诊断标准。一项对存在各种疼痛问题的初级保健患者的研究发现,25%的调查对象(n =17)符合边缘性人格障碍的标准。这些研究表明,与整体人群相比,Axis Ⅱ人格障碍更常出现于慢性疼痛患者。对合并人格障碍的患者是可以进行有效的镇痛治疗的,但尚缺少对必需的治疗适应证的研究。

心理治疗方法

循证医学心理治疗方法已显示可有效改善功能,缓解疼痛和精神抑郁症状。这些方法包括20世纪60年代末发展起来的操作性条件反射(行为疗法)和20世纪80年代早期出现的认知行为疗法(CBT),以及把这些治疗方法组合在一起的跨学科的多模式综合疗法。

操作性条件反射

操作性条件反射治疗模式是在Fordyce等的理论基础上产生的。这些研究者注意到,疼痛患者会表现出多种疼痛行为,例如保护、疼痛抱怨和痛苦表情。他们亦发现,慢性疼痛患者会有消极、适应不良行为,例如过度休息、不愿活动、对家庭和工作的责任感降低,以及过分依赖疼痛药物。操作性条件反射治疗假设个体行为是根据某种强化方式形成。因此,对慢性疼痛患者来说,不良适应性疼痛行为被正面或负面强化,而适应性良好的行为被忽视或消失。正面强化的例子来自于一对夫妇或一对工作伙伴;负面强化的例子是逃避家务或工作责任及通过对镇痛药物的依赖来缓解疼痛。所以,治疗类似的不良适应性行为就要确认环境的偶然性,并重构这些不良适应,以便强调强化积极的适应性应对技能,同时忽视不良适应行为直至其消失或减少。以操作性条件反射模式为基础的治疗方法采用活动分级、社会强化、时间——条件的药物治疗和自我控制能力训练(包括自我监控、自我强化和放松训练)。

研究证实,操作性条件反射治疗可有效提高活动能力、增强练习和忍耐力,并可减少镇痛药物的摄入。然而,对疼痛的直接作用并不明显。

一些研究者注意到,操作性条件反射的治疗作用可以有另外一种解释——认知在变化过程中可能是一种积极因素。尤其是,环境偶然性本身的改变不一定会改善病情,而是患者对变化过程的感受和理解使病情得以改善。操作性条件反射模式的重新提出在很大程度上取决于临床心理学上更宽广的模式变换——向认知行为疗法的转换。

认知行为治疗(CBT)与行为治疗相似,CBT采用大量方案来调整行为,例如分级训练、放松训练、家庭作业和自我强化。与行为治疗不同,CBT承认行为、思想与感觉之间存在的关系,并强调改正不当的思想和理念,以减轻精神抑郁和强化行为改变。虽然行为治疗和CBT均针对环境偶然性进行调节,但调节的目的和途径不同。CBT调节的目标是为患者提供一个识别、怀疑、再评价的机会,并重新调整思维、感觉、行为以及构成其信念体系的躯体感觉。

采用CBT治疗慢性疼痛很大程度上来源于对抑郁症和焦虑症的治疗和文献研究。因为慢性疼痛的情感后遗症通常包括与功能丧失相关的抑郁症状、睡眠障碍,以及愉悦活动的减少。所以,对这些疼痛伴随症状需要采用已有显著疗效的经典CBT相似的技术来进行治疗。这些技术包括采用快乐计划和识别负向思维方式,以及调整认知。另外,还包括躯体注意力、恐惧—逃避模式,以及对焦虑和慢性疼痛相关疾病发生和维持至关重要的危险信号的关注。因此,已显示对焦虑性疾病有效的行为治疗(如逐级暴露法和放松训练法)和认知行为治疗(如行为实验、调整认知和自我陈述)亦可有效地用于慢性疼痛的治疗。

多模式综合治疗

将CBT中采用的特殊方案和治疗方法与认知行为治疗的基础理论区分开是十分重要的。其理论基础提倡一种积极、完整、有重点、有时限、以教育为基础,包括患者与治疗者之间合作的科学方法论。在Turk和Stacey列出的疼痛治疗方法中,具体的CBT多学科模式包括一个重要的团队康复疗法。虽然本章仅回顾其心理治疗部分,但是在多模式方法中,CBT的治疗目标被强调和强化。对再损伤的恐惧亦同时被CBT、物理治疗、职业疗法和治疗医师所强调。CBT的重点在于识别恐惧思想,理解患者思想、行为、情感以及形成一系列对逐级暴露的恐惧之间的关系。在物理治疗和职业疗法中,患者有机会实施逐级暴露。最后,在医患关系中,医生可能(1)促使患者接受积极的疼痛治疗方法;(2)不再强调麻醉剂和其他镇痛药物的作用:(3)去除按需用药;(4)致力于改善睡眠;(5)提供信息,帮助形成对再损伤更为循证的思维和期望。该模型中,各种方法治疗目的的一致性解释了多模式治疗效能可相加,并超过单一模式的治疗。由于有这样的理念,本章将具体讲述与疼痛相关的CBT的过程。

疼痛治疗的主要目的不仅仅是减轻疼痛,更重要的是帮助患者学习更健康、更满意的生活,而忽略疼痛和不适的存在。某种程度的疼痛缓解是治疗的自然结果,源于自我调节能力的增加和对疼痛的降低。因此,次要目标应包括增设对患者的卫生保健,减少镇痛药物的依赖,以及增强职业、家庭和社会环境的功能。Turk和Okifuji列出的疼痛治疗中CBT的主要目标包括:(1)促使患者将疼痛和痛苦从难以忍受或“无法控制”向可治疗和“可忍受”的方向转变;(2)教授患者应对疼痛和由疼痛引发的问题的技能;(3)由被动无助向积极机智的角色转换;(4)帮助患者理解思维、感觉、行为之间的关系,并能够识别和调整不良适应行为;(5)增强自信心和因取得的成功而受称赞;(6)帮助识别和积极地解决问题,来维持疗效。

多学科强调CBT的主要目的是从患者对疾病采取被动角色,导致负面的情感、行为和躯体感受,转变为积极寻找方法来面对自己的疼痛,从而“获得新生”。其重点是:(1)开发患者自身的内部控制力而不依靠外部,因为与外部环境(外在或“自我修复”的方法)相反,个体感觉(内在的或自我护理)决定着患者行为的结果;(2)增强自我效验或个体对疼痛治疗相关行为、思维、感觉的自身影响力的信心。这两方面尽管相关,但并不完全等同。要想获得成功,患者必须坚信自己对疼痛的转归负有责任（内在控制力),并相信自己能够完成达到治疗目标所需要的各种过程(自我效验)。

虽然,两个 CBT 方案看起来并不相同,但在整体的疼痛概念和适当治疗方案上的确有一致性。Turk 和 Okifujirxi 列出了 CBT 治疗的 6 个阶段:(1)评估;（2)再概念化:(3)技能的获得和巩固;(4)预演和应用训练;(5)推广和保持;(6)治疗随访。同样,Bradley 和 Johanson 等确认了 CBT 治疗中 4 个基本部分:(1)教育;(2)获得技能:(3)行为预演;(4)推广。如果评估、概念化和技能发展是慢性疼痛治疗过程中的一部分,那么本章将论述其 4 个基本组成部分:(1)评估和形成初始概念;(2)向新概念转化;(3)教育和技能发展;(4)推广和预防复发。

成分 1:评估和形成初始概念

最初的评估是汇集来自问诊、病史、家庭调查和有效的评估方法等的信息。评估的内容包括:(1)完整的疼痛史,包括疼痛部位、严重程度、持续时间,对缓解疼痛有效或无效的方法,疼痛的规律,以及包括活动能力和服用药物等相关行为;(2)精神苦恼的程度和类型,包括抑郁、焦虑,以及疼痛与精神苦恼的关系;(3)在家庭、工作和社会娱乐活动中的行为方式;(4)疼痛相关的信念、对康复和躯体功能所要达到目标的期望等的具体信息;(5)详细的工作史;(6)社会支持的程度和特征,包括患者的至亲在维持不良适应行为模式中的作用,以及如何将这些至亲整合入患者的心理治疗中;(7)成瘾的方式和危险性;(8)对工作、疼痛、治疗的经济鼓励和阻碍,包括长期疼痛的经济影响、与工作相关的损伤对经济的影响、在诉讼期间、觅药行为以及责任的合理解脱。根据评估阶段搜集的信息,患者一治疗者团队可以形成个体疼痛角色的概念化;研究疼痛对患者的思维、感觉、行为的影响方式,并弄清哪些因素可维持这一系统。

成分 2:向新概念的转化

与 Turk 和 Okifujil 共同提出的疼痛的重新概念化相比，评估期所搜集的证据直接衍生出此阶段。此阶段的重点是逐渐把患者从被动、无助地寻找疼痛缓解方法的角色,转化为积极、有力地增加功能和满足感的角色。这种角色转换在治疗过程中得到强化。疼痛概念以与有经验者讨论开始,然后导致有关疼痛和患者在疼痛治疗中作用的基本信念改变。一旦被整个治疗团队(包括心理学家、临床医师和康复工作者)接受、强化时,疼痛的重新概念化则更可能形成患者自身的理念。如果临床医生和康复工作者已按常规采用药物和物理方法治疗疼痛,那么此观点将会是一个特殊的挑战。为了完成这个有挑战性的工作,CBT 模式首先要获得团队的认可,并且需要医疗保健人员之间进行交流。这种交流是必不可少的,因为患者会很自然地想起形成已久的理念,认为疼痛是源于单纯的医学原因,其治疗也必须主要以医学方法为主。如果患者躯体遭受疼痛折磨,得出上述结论是很自然的,但是必须通过患者对治疗早期采用的自我管理策略获得的疗效和控制感来反驳这一结论。

成分 3:教育和技能发展

疼痛治疗的新概念形成之后,就将患者放在了主导地位,因此向患者提供成功治疗疼痛的技能则显得尤为重要。教育和技能发展注重信息提供的持续性,以及为患者提供学习和练习疼痛治疗新技能的平台。强调治疗疼痛的技能,而非减轻疼痛。这些技能分为行为治疗和认知治疗。行为治疗包括积极应对的技能、放松训练、步态,恐惧情境的逐级暴露、注意力分散技巧和愉快活动计划。认知治疗包括认知重构或识别、挑战使消极情绪及自我挫败行为存在的负面思维模式,应对技能(例如积极的应对自我陈述)和以搜集能够否定那些无稽认知的证据为目的的行为实验。其他较重要技能包括表达训练、培养交流和社会技能，以及解决问题的能力。这些技能应根据每个患者的优势和弱点进行个体化。有些技能最好能够引入小组训练，因为角色扮演和小组反馈可以增加学习经验。

成分 4:推广和预防复发

推广阶段的重点是练习已经获得并通过分组和交叉训练在家庭和工作环境中得以强化的技能。这种练习对于维持疗效至关重要。此外，这一阶段还包括防止症状复发。此阶段的基本要素包括回顾并整合治疗期间的材料；评估和强化治疗效果；确认需要加强的领域；讨论把这些技能融入患者日常生活的方法，以及如何将其应用到意外的情况、压力和暴怒中去；重视可能的诱惑和如何处理可能面对的诱惑。随访性的补充治疗间隔时间越来越长，其目的是让患者在两次随访治疗之间自行练习新技能和自我强化的能力，从而继续锻炼其技能，并接受外部反馈和强化疗效。这一阶段通常是预防复发的主要因素。通常来讲，患者进步越快，面对的障碍就越多。和加强家庭劳作能力相比，重返工作岗位需要掌握更高级的技能。只有经过一段治疗暂停期后，患者才能真正验证其所掌握的新技能在现实世界的运行状况。技能在结构有限的现实生活情况中的应用与高度结构化的康复环境中明显不同。

治疗效果

这些治疗的效果如何，又是针对谁的？笔者将对有关其疗效的研究进行简单概述。如果读者需要更全面地回顾治疗效果，可以参阅 McCracken 和 Tudc 的著作。在综述这些资料时，应该考虑到文献的局限性，包括疼痛综合征研究的异质性、人选标准的不固定性、治疗组成成分的特异性水平，以及判断预后的方法。各研究亦存在对治疗的复杂性和多变性控制的差异。

大量对背痛患者的早期疗效研究报道，行为治疗可成功地提高患者的活动水平和减少药物应用。为了梳理出哪些方面的行为治疗是有效的，Lindstorm 等报道，与传统治疗相比，逐级活动可以更迅速地使患者重返工作岗位。同样，Tumcr 等发现，逐级活动是一种有效的治疗成分，是行为治疗具有积极效果的重要因素。在 McCracken 和 Turk 的文献综述中，有 5 个不同的研究认为放松训练有降低疼痛水平的功能。最近，Vlaeyen 等研究逐级暴露于恐惧刺激的疗效，将患者暴露于先前因为惧怕疼痛所回避的特定躯体运动中，与积极的药物治疗相对比。结果表明，逐级暴露在降低疼痛相关的恐惧感、能力缺失和提高活动水平方面效果更佳。Keefc 等用证据显示，配偶协助治疗对缓解疼痛、改善自我效用、心理失能和物质满足感方面具有疗效。

CBT 缓解慢性疼痛的临床效能被大量研究所支持，研究人群包括头痛、关节炎、颞下颌关节疼痛、纤维肌痛、肠易激综合征、腰痛、复杂性局部疼痛综合征和其他不同种类的慢性疼痛。在一项较早的 Meta 分析中，Malone 和 Strube 对非医学治疗进行了综述，其中包括 4 项对不同慢性疼痛疾病采用认知治疗的研究，报道其疗效区间为 0.55~2.74。在对 25 项符合人选标准的研究进行 Meta 分析后，Morely 等发现与对照组相比，所有指标的疗效区间均有显著升高。与其他治疗相比，CBT 在疼痛体验、应对和疼痛行为表达上均可产生更显著的改善。总之，CBT 在减少疼痛的行为和应对方面的效果得到了肯定。然而，至于工作状态、用药或卫生保健等的结果尚未明了，因为尚缺乏研究评价这些变量。一篇对 65 项慢性疼痛多学科治疗的 Meta 分析表明，这种治疗比不治疗更有效；每个独立学科(如药物治疗、物理治疗、心理治疗或职业治疗)分为对照组和成分治疗组。在最近关于这一领域的综述中，认为多模式康复方案在缓解疼痛方面与其他疼痛治疗方法相当。然而，这些方案在减少药物用量和保健护理、增强功能和活动水平、重返工作岗位、结束失能状态确实具有更佳的效果，而且副作用明显降低。Turktni 表明，这种疗法较某些更具创伤性的治疗方法，如脊髓电刺激和手术更经济实惠。尽管有这些乐观的预后资料，但目前尚不存在对所有患者均有效的治疗。仍待解决的问题是，导致患者治疗无效的原因是什么？以及，最终如何提高这些患者的治疗方案？

慢性疼痛的治疗障碍

尽管已显示上述心理学和行为治疗对慢性疼痛有效，但可能影响到治疗的行为问题亦需得到关注。仔细的临床评估可以确定以下对成功治疗的挑战，并使临床医生在实施治疗之前做出准确判断。

原发性药物依赖

慢性疼痛的主诉会掩盖原发性药物依赖。成瘾在人群中的发生率大约为10%，而在慢性疼痛患者可能更高。虽然药物滥用不在本章的讨论范围，但临床医生应认识到疼痛与成瘾有很多相同的症状。抑郁、睡眠障碍、焦虑、劳动能力丧失、与他人外界关系以及活动障碍都分别是疼痛和成瘾的典型症状。因此，对成瘾进行仔细评估应该是疼痛治疗的一个组成部分，尤其是有个人或家族成瘾史的患者。虽然证据表明，成瘾并不会妨碍疼痛治疗的有效性，但是对于任何可能使用处方管制药物的患者，医生都应该考虑在进行全面评估之前，暂停治疗。一项研究调查了在严密管理的疼痛诊所中使用处方管制药物的患者，通过随机尿液检测，16%的患者被确认服用了违禁药物。

原发性精神异常

慢性疼痛常伴有明显的心理和精神问题。精神疾病、明显痴呆、严重情感异常，尤其是有主观自杀企图的患者，均不适合侵入性的疼痛治疗方法。诚然，“即使是精神分裂症患者也会有背部疼痛问题”，不应该武断地禁止疼痛治疗，但是在重新考虑疼痛治疗之前，严重的精神病应接受精神病学的治疗。同样，经受巨大的生活压力而非疼痛折磨的患者，有可能在情感上或实际过程中不能对治疗起积极作用。

存在的法律问题

执业医生需延迟对正在进行诉讼的患者治疗，直至法律问题得以解决，这是公认的准则。虽然，专项研究计划和临床医生有推迟治疗的特权，但大多数初级保健医生不会那么做。令人担忧的是，如果患者意识到（或被告知）疼痛或躯体功能的改善可能会减少或取消诉讼或经济索赔。即便不是绝大多数患者，也会有很多寻求法律救助的患者具有诚实、负责的动机，一旦功能恢复，就会停止法律诉讼。执业医生面对的困难是确定任何具体患者的动机。研究建议要谨慎行事。Blyth 等研究了疼痛相关功能障碍诉讼的结果.发现过去及现在与疼痛相关的诉讼明显与更严重的功能障碍有关。对接受射频治疗患者的长期随访显示，疗效和诉讼状况之间呈负相关。介导疼痛和诉讼或功能障碍之间关系的因素应受到研究的重点关注。

（包正毅）

第三章　疼痛的物理治疗

第一节　疼痛治疗中的热疗与冷疗

从希波格拉底时代开始，热疗和冷疗就已用于疼痛治疗。尽管它们已经广泛使用了很多个世纪，但是直到第二次世界大战后，随着物理医学和康复学的问世，才开始对这些已广为接受的方法进行科学研究。许多源于这些研究的认识，构成疼痛治疗中热疗和冷疗的应用原理。本章将对常用的热疗和冷疗方法进行综述，为临床医生提供安全应用参考。

热疗的生理作用

热疗产生镇痛效应的机制远不止局部靶组织的热效应那样简单。从局部作用来说，热疗可引起下列生理作用：(1)增加血流；(2)减少肌肉痉挛；(3)增加结缔组织伸展性；(4)减少关节坚硬；(5)减轻水肿；(6)最重要的作用是镇痛。因为温度觉和痛觉由相同的神经通路传导至高级中枢，所以认为热疗可以在脊髓和脊髓上水平产生调制效应，并不是不合理的。此外，与热疗有关的良好感觉的出现很可能是因为热疗引起内啡肽和其他神经递质释放，从而进一步调节疼痛反应。应该注意到，虽然我们不能否认热疗的好处，但是这种治疗方法并不是没有副作用。虽然这些禁忌不是绝对的，但是如果决定在临床使用热疗，就应该特别小心。

热疗方式的选择

如果医师将热疗作为患者疼痛的辅助治疗手段，那么他有多种方式可以选择。虽然热疗的适应证均适于本章讨论的所有热疗方式，但是每种方式都有各自的优缺点，如果方式选择错误或者使用不当，不仅影响热疗的结果，也会引起副作用和并发症。实际上，如果方式选择不当，治疗就可能达不到最佳效果。

为患者选择热疗方式时，必须了解每种热疗方式的物理学原理。每种热疗方式都是通过某种特定的传热机制将热传递至靶组织。由于方式不同，传热机制可分为传导、对流和转化。传导和对流主要提供浅表部位加热，转化则可用于深部组织加热。因此，当选择热疗方式时，首先要考虑的问题是，加热目标是浅表部位还是较深部位。为患者选择热疗方式的第二步是要了解每种热疗方式的原理。热疗袋是临床实践中最常用的加热方式，它通过传导的方式在浅表部位传热，与加热垫、循环水加热垫、化学加热垫、可重复使用的微波加热垫和石蜡浴的原理相同。水疗和射流治疗通过对流方式在浅表部位传热。深部加热方式包括超声波、辐射热、短波透热疗法和微波透热疗法，通过转化方式在传热。通过了解每种热疗方式的传热原理，医生则可以利用每种方式的特性，最大限度地满足患者的需要。下面讨论各种特殊的热疗方式。

浅表热疗方式

传导式传热

湿热疗敷袋

如前所述，各种热疗袋通过传导方式传热。传热量与下列变量成正比：(1)传热面积；(2)传热时间长短；(3)热疗袋和靶组织之间的温度差：(4)表面的传热性。传热量与介质的厚度成反比。根据病情和患者的舒适度，改变上述变量，可以增加或减少传热量。

湿热疗敷袋是含有硅酸盐凝胶的柔韧袋子，可以水浴加热至 17℃左右。这种袋子的表面积大，有柔韧性，使这种热疗方式特别适合治疗腰痛和脊背痛。较小的湿热疗敷袋适合治疗颈痛。这种袋子没有明显的吸水性，但是其表面是湿的，可增加传热。治疗时可在患者和敷袋之间放一条毛巾，这是控制热量释放最简便的方法，而且使患者感觉更舒服。对于较大面积的表面加热，这种袋子可以维持治疗温度 20~30 分钟。为了避免烫伤患者，一定要注意在使用前排出袋中多余的水。如果患者抱怨袋子过热，那么为了方便移开，袋子总是应放在患者治疗部位的上面而不是下面。

循环水加热垫(K 垫)

和湿热疗敷袋一样，循环水加热垫特别适合治疗腰痛和背痛。由于柔韧性比湿热疗敷袋更好，循环水加热垫也可用于肩和四肢。循环水加热垫为恒温控制，所以对于较大面积的浅表加热，水温可保持不变。这个特点使这种传热装置具备两个优势：(1)不像湿热疗敷袋、热水瓶和微波加热垫会慢慢变冷，随着时间的流逝，循环水加热垫使靶组织保持恒温；(2)传统电热垫可引起热损伤，而这种恒温循环水系统大大降低了这种危险。尽管与电热垫相比，循环水加热垫增加了安全性，但是由于它不会自然冷却，所以在使用时应密切监测，小心计时。

化学加热袋

化学加热袋在大多数药房都容易买到。它们外层包装柔韧，内含分层放置的化学物质，通过挤压或者揉搓包装袋使药品混合后，会引起放热反应，释放出热量，能够加热身体病灶的浅表部位。还有一些化学加热袋暴露在空气中时可以通过氧化反应产生热量。大部分依靠氧化反应放热的化学加热袋包含铁粉、活性炭、氯化钠和水。虽然化学加热袋很便宜，使用也很方便，但它们产热程度不一致，即使适当使用，也可能引起严重烧伤。如果外层包装破损，内含的化学物质外溢，可对皮肤产生化学刺激。化学加热袋易于携带，不需要用电或外部加热。

可重复使用的微波加热垫

微波炉的广泛使用，促使厂家生产出各种可重复使用的新式加热垫，它们可以在微波炉中快速加热。这些产品外部是用布料或塑料做成的包装层，里面的袋子是密封的，装有凝胶或谷粒(包括大米、玉米或小麦)，通过传导可加热病灶的浅表部位。一些产品中加入芳香物质，在理论上可提供额外的芳香疗法。虽然这些产品方便易用，但还是有一些严重的缺点。首先，就像用微波炉爆米花一样，由于微波炉的加热能力不同，可以导致加热过度或不足。另外，没有简单的方法可以确定这些产品的真实温度，而且由于微波炉的特点，这些产品的表面温度和“热点”存在明显的不一致性，故可能引起患者严重烫伤。就像湿热疗敷袋和其他无恒定热源的传热方式那样，这些产品的散热不一致。

石蜡浴

石蜡浴主要用于治疗与类风湿性关节炎、退行性关节炎和其他胶原血管病如硬皮病有关的手部异常。石蜡浴是一种有用的传导型热疗方式，能够加热病灶的浅表部位。只要在肢体浸入液体石蜡之前检查它的温度，石蜡浴是相当安全的。石蜡通常和矿物油（7份石蜡1份矿物油）混合，放入一个恒温控制加热器内。将身体病变部位浸入石蜡浴中，然后移走以便让石蜡凝固。这一个过程重复10次。然后将病变部位置于隔热单下约20分钟，之后脱去蜡衣。将蜡衣重新放入恒温控制加热器内再融化，以便重复使用。对于急性炎性关节炎，不主张应用这种方法，只有已经开始应用抗炎药物治疗急性炎症后，才可以使用。

对流式传热

水疗

由于水的比热高，所以它是一种可向病变部位传热的理想介质。利用水的这一物理特性，水疗可以通过涡流的搅动，将皮肤表面已经冷却的水带走，代之以加热到预定温度的热水。除了有浅表热传递的特性之外，哈伯德浴池治疗时将病变部位或整个身体浸入水，让高比重的水部分消除重力的影响，从而可增加额外的镇痛治疗感。水的按摩作用也有助于减少肌肉痉挛，并可产生温和的清创作用。对于单个肢体的治疗，可以将其浸入43℃的水中，如果仔细监测，患者一般是可以耐受的。如果全身浸浴，水温不应超过38℃，以免过热。多发性硬化症患者不应使用全身浸浴，以免引起神经功能缺陷，这种缺陷有时可永久存在。

射流治疗

射流治疗传热机制是对流。水疗依赖高比热水将热量传至温度低的地方，射流治疗与之不同，它依赖于对热低亲和力的物质（如玻璃珠、玉米粉等）和47℃的高温，结果是通过恒温控制的热气加热半流质的干燥混合物。患者能够将有病变的手、脚或部分肢体浸入混合物中。当病变部位被加热时，出汗可增强热传递，产生浅表加热。这种方式对于治疗反射性交感神经萎缩症有效，因为所用的介质（如玻璃珠）都可提供另类的触觉脱敏作用。

深部加热方式

转化式传热

刚刚讨论的热传递方式一般具有加热浅表病变组织的能力。当需要加热深部组织的时候，临床医生有几种自己的处理方式。在临床上通常包括三种方式：(1)超声波；(2)短波透热疗法；(3)微波透热疗法。这些方式通常能够安全加热深部组织，其原理是利用转化的物理特性，正确使用这些方式时可将物理能转化为热能。

对于这些方式，向深部组织最终传热量的影响因素包括：(1)相对加热模式；(2)受热组织比热；(3)影响组织受热的生理因素。每种因素将分别予以讨论。相对加热是指在受热组织的任何点转化成热的相对能量。为了保持一致，常见相对加热模式的参考点包括皮下脂肪/肌肉界面、肌肉，骨头界面等。对于目前临床常用的各种深部加热方式，相对加热模式均不同。

组织比热也影响病变组织的透热深度。各种受热组织都有自己的比热。当这些组织被加热时，随着每种组织的相对湿度达到平衡，组织的传热性发生改变，从而影响冷热组织间的热交换。

深部加热引起的生理改变也影响热分配，影响方式是改变深部加热前业已存在的生理因素。例如，在正常的情况下，皮肤温度通常比深部肌肉温度低。应用深部加热方式会进一步提高受热肌肉的中心温度，从而增加皮肤和深部肌肉间的温差。然而，深部肌肉受热时，其血流量增加。流入血液比受热肌肉的温度低，因此具有较高比热的血液起到冷却剂的作用，带走多余的热量，降低肌肉温度。这些因素和其他生理因素的相互作用最终影响温度分配的形式。

超声波

超声波使用声波向病变组织传递能量。超声波的频率远远超过人类听觉上限(大约为20000 H)。超声波由压电晶体产生,它可把电能转换成声波。超声波对组织可产生加热的和非加热的治疗效应,控制这些效应的物理学特性,可以改变治疗效应——例如,高温破坏肝恶性肿瘤、超声透入疗法(用声波促使类固醇和抗炎药透入组织)、碎石术和组织深部加热。

虽然本章的目的不是广泛讨论超声波与治疗有关的物理学知识,但是对这方面做一些一般性的介绍,可以帮助医生理解超声波是如何通过加热深部组织治疗疼痛和其他疾病的。为了便于讨论,我们要特别注意,超声波能量的传播有两个主要的决定变量:(1)暴露于声波组织的吸收特性;(2)声波遇到组织界面(例如肌肉、骨质等)时的反射特性。这两个变量赋予超声波独特的作用,不仅可加热深部组织,比如关节,而且还可轻微加热皮肤和皮下组织。

每个变量都可明显影响声能转化为热能的量。例如,对于吸收变量,骨吸收的能量几乎比骨骼肌的多10倍、比皮下脂肪的多20倍,这就意味着,相对于肌肉或皮下脂肪界面,骨界面有更多的超声波能量转化成热能。同样,超声波能量的反射主要发生在骨界面,只有极少反射发生于皮下脂肪或肌肉界面。这意味着大部分声能可穿透皮下组织和肌肉,在肌肉一骨的界面发生声波反射,产生大量的热量。如果超声波意外地用于带有金属假肢或大体积金属手术夹的患者,这种反射的物理特性能够产生相当高的温度, 因为这些人造界面能够引起反射的超声波能量剧增,从而可能导致灾难性的深部热损伤。超声禁用于有金属植入物的患者,应该注意这一警告。

如果想让声波有效地传递到目标组织,必须在皮肤和超声棒之间形成耦合。这种耦合通过一种称为耦合剂的介质来完成。耦合剂常采用凝胶和脱气水。在涂满耦合剂的病变部位缓慢移动超声探头5~10分钟可以导入超声波。对于表面不规则的身体部位,比如脚踝,可将病变部位浸入脱气水中进行间接的超声波传递。超声探头紧紧贴近皮肤,但实际上并未接触到皮肤,然后在病变部位缓慢移动超声探头。这项技术被称为间接超声,要达到与直接超声相似的深部加热效应,需要较高的能量来弥补水对声波的吸收。

与治疗退行性关节炎一样,超声波治疗肌腱炎和滑囊炎通常也非常有效。虽然关节有急性炎症时,常要避免使用超声波,但是在关节内注射类固醇激素和(或)使用抗炎药物后,关节炎症得以控制时,使用超声波治疗可能是有益的。超声波可用于增强正常活动受限关节的主动和被动活动度,还可用于治疗跖筋膜炎。

短波透热疗法

短波透热疗法使用无线电磁渡,将能量转化为深部热量。与超声波一样,短波透热疗法通过加热和非加热的机制发挥治疗效应。短波透热疗法的非加热机制主要是,当组织暴露于电波时,组织分子被诱导而发生振动。通过调整短波电极的参数,医生能够根据需要,加热治疗特定的组织。通过使用诱导式电极,在组织中产生磁场诱导的无线电涡流,可以选择性地加热富含水的组织,比如肌肉。使用电容耦合电极,通过形成电场来产热,可以选择性加热含水少的组织,比如皮下脂肪和邻近软组织旧。无论应用哪种短波透热疗法,都一定要避免金属的存在;患者必须除去所有珠宝首饰,治疗应该在一个不导电的(例如木制的)桌子上进行。植入式起搏器、脊髓电刺激器、手术植入物和含铜的富内节育器(IUDs)绝不应暴露于短波透热疗法中,以免过度加热和热损伤。短波透热疗法对皮下脂肪和邻近软组织的加热能力不及浅表加热方式,深部加热效果不及超声波,因而医生选择短波透热疗法治疗病灶相对表浅的疼痛疾病和其他病变。尽管如此,短波透热疗法的适应证与超声波治疗还是相同的。

微波透热疗法

微波透热疗法使用的电磁波频率为 915MHz 和 2456 MHz。基于这种波的物理特点和微波天线的相应尺寸，微波透热疗法有两个特性，用于临床有其优势。其一是微波在含水量高的组织（比如肌肉）中可以被选择性地吸收。这使得微波透热疗法可以理想地用于治疗肌肉及邻近脂肪的病变。其二是微波比短波透热疗法使用的短波更容易聚焦，因而，可以减少能量泄漏，使加热更为有效。

医生一定要知道微波透热疗法也有一些特殊的副作用。首先，微波能引起白内障形成，因此应用微波透热疗法时一定要戴保护性眼罩。其次，除了前面所述的短波透热疗法的禁忌证和注意事项外，由于微波透热疗法对加热水有选择性亲和力，这项技术不应用于水肿、水泡和多汗的患者，因为汗珠可能被加热而导致皮肤灼伤。

冷疗方式

冷疗的生理作用

冷疗的应用可以发挥局部的和远处的生理作用，从局部来说，应用冷疗可以导致血管收缩，但血管平滑肌受冷麻痹后，最终可反射性地引起血管扩张。冷疗可降低治疗部位的代谢活动，减轻肌肉张力。在冷疗过程中，痉挛状态也会逐渐减轻。由于冷疗减慢神经传导，所以会产生镇痛作用。

冷疗方式的选择

和热疗方式的选择一样，为患者选择合适的冷疗方法，对于成功的治疗和减少副作用及并发症是非常重要的。冷疗方式选择的主要决定因素有两个：(1)治疗部位；(2)实施者是否有专业资质。和热疗方式一样，冷疗的不当使用可引起严重并发症。

冰袋和冰泥

冰袋和冰泥具有高比热，可以使病变部位快速降温。把融冰和冷水置于塑料袋，可以做成简单冰袋。用碎冰和更多的冷水，可以制成冰泥袋。市售塑料凝胶袋常有软性织物制成的外层，将这种袋子储于冰箱或冰库，也可作为一种方便的冷疗方法。由于这些冷疗方式具有灵活性，所以它们可用于关节或面积较大部位（如腰部）的冷疗。皮肤冷却的速度是很快的，较深组织冷却的速度主要取决于皮肤和肌肉间脂肪的厚度。冷疗不超过 20 分钟，通常是安全的。使用时在冰袋或冰泥与病变部位之间垫一块毛巾，这会增加患者的耐受性和依从性，并减少冻伤的发生。在家使用时，一包冷冻豌豆或玉米可作为有效而经济的冰袋，用于许多疼痛疾病的治疗。

冰涡流

冰涡流主要用于运动损伤，通过不断用冷水替换与皮肤接触而变热的水，可以快速冷却受伤肢体。许多患者发现，充分冷却肌肉所需的温度令人非常不适，难以忍受，不能获得预期疗效。然而，有些患者发现，冰涡流疗效比类似的热涡流疗效更好。

冰摩擦

对于表面较大的部位如腰部，应用冰摩擦做冷疗是有效的。冰摩擦使用塑料杯或泡沫聚苯乙烯杯里的冷冻水，能够快速达到治疗温度，在 8~10 分钟内使皮肤麻醉。另外，摩擦动作能使人产生放松感，并且有助于触觉脱敏。对于较健康的患者，冰摩擦不超过 20 分钟，通常是安全的。

结语

对于很多疼痛性疾病的治疗来说，热疗和冷疗的使用是一种有用的辅助措施。虽然正确使用时它们是比较安全的，但是，如果忽略危险因素或者某种方式被误用，就可能引起严重的损伤。如果要获得最佳治疗效果，为患者选择正确的治疗方式是非常重要的，而且要避免副作用和并发症的发生。

第二节　水 疗

水疗是利用水环境产生治疗作用的方法。水中康复或水中运动治疗是指在水中将治疗和康复的形式联合应用。使用水环境帮助控制疼痛和通过康复训练改善功能，这种联合方式的应用迅速增加，因为研究已证实，水具有生理学和生物机能学作用，可使疼痛患者更迅速和更安全地恢复。采用综合疗法时，水中运动被用来辅助疼痛的控制和疼痛患者的康复。水中运动治疗不仅可以缓解疼痛和改善功能，而且可以提供高性价比的治疗环境。

水疗的原理

从业者要了解水疗的多种原理，这样才能很好地理解水疗减轻疼痛和改善功能的疗效，才能制定安全、全面和有效的水疗方案。所有水中运动治疗常规必须包括两个重要因素：(1)身体浸入水中的生理反应；(2)水的物理特性。几乎所有浸入水中的生物学效应都与水动力学的基本原理有关，包括浮力、静水压和温度。

浮力可以用一个事实来说明，包括浮力、静水压那就是，身体沉入水中，受到一种反作用力支撑，这种力对抗重力的下拉作用。沉入水中的身体好像失去了部分重量，失去的重量等于身体排开的水的重量，失重可减轻肌肉和结缔组织受到的张力和压力。由于浮力的特性，患者在水中训练感到更轻盈，活动更容易，感觉关节承重更少。在地上，身体重心在第2骶骨前方。在水里，身体重心在肺水平。当身体浸入水达到颈部时，由于池水浮力，身体承担的重力，程度减轻90%。浮力可利用的方式有辅助式、对抗式或支持式。浮力可以辅助任何朝向水面的活动，而对抗任何沉入水下的活动。使用漂浮装置可以加强浮力的这三种属性。

静水压是水对沉入水的身体产生的压力。这种压力与入水深度和液体密度成正比。静水压对抗血液向身体下部流动，促进静脉回流，减轻下肢肿胀，稳定松动的关节。由于静水压的作用，慢性阻塞性肺病患者可能会呼吸困难，因为85%的身体浸入水中时，水的压力会对抗胸廓的扩张。

比热是某种物质的温度升高1℃所需要的能量。因为水的比热是空气的几倍，所以特定温度下身体在水中的热损失是空气中的25倍。如果水中的热损失超过肌肉产热量，患者就会感到寒冷。在温水中(33℃)剧烈活动会导致中心温度升高(39.4℃)和过早疲劳。剧烈活动的理想水温是28℃)至30℃，但更多的时候是针对疼痛患者，他们锻炼的强度较小，因而池水的温度可以高一些。

在水疗中尚要考虑的其他水特性有黏性和折射作用。黏性的定义为身体在流体中活动时受到的摩擦阻力。尽管身体在空气中受到的阻力可以忽略不计，但在水里，很多因素会导致阻力与施加的力成正比，这就可以利用水进行力量训练。然而，随着水温升高，水黏性降低，可能有利于加强弱小肌肉。折射作用是当光从空气进入水时发生的偏转。它可以影响视觉反馈，患者需要得到适当的指导以学会新的技巧，达到运动的协调性。

生理作用

人体浸入水可产生许多明显的生理作用。此外，患者浸入温水中产生的生理影响还取决于姿势，在直立位时这种影响最大。有些患者对这些影响存在着一定的问题，因为疾病可能会限制他们对这些变化产生反应。机体浸入温水中产生的生理反应和局部热疗的反应相似，但不那么集中。

Wilder 及其同事对机体浸入水中产生的生理反应进行了总结。机体浸入水中对心脏产生明显的影响，可能有益于整体健康和心脏康复。其中突出的影响是增加每搏量和心输出量。浸入水中对呼吸器官和呼吸系统的影响是增加呼吸用力和做功。规律的水中运动计划会产生明显的训练效果，并增强呼吸功能。

对循环系统和自主神经系统的作用以及水压的挤压效应可明显改变肌肉的血流，增加氧供和代谢产物的清除。这些作用对于机体恢复、肌肉和韧带正常结构的锻炼都是有好处的。

水环境可引起泌尿系统发生变化，可促进清除代谢废物，产生利尿作用，降低血压，帮助机体调节钠和钾。这些效应的持续时间长于浸于水中的时间，可能对某些类型的高血压的治疗有普遍适用性。在水中还会产生放松作用，并且提高。

治疗作用

浸于温水产生的多种生理变化还为包括慢性疼痛在内的许多疾病提供治疗作用。肌肉的放松取决于患者在水中的舒适度。温暖的治疗池减轻肌肉的紧张，有助于防止关节活动的受限。温水还有助于缓解患者疼痛，使他们感觉更舒适，降低他们对疼痛的敏感性。水对受伤肢体有支撑作用，可使其处于舒适的位置，而并不增加疼痛。温水的刺激作用有助于放松“紧张的”痉挛肌肉，降低肌肉的防御性。浸泡在温水里，感觉传入与痛觉传入相竞争，结果患者的疼痛感知出现“闸门关闭”或被阻挡。疼痛减轻可能是水中治疗最明显的优点。此外，水温如果高于 35℃，浸入水中部分身体的温度就开始升高，并接近中心温度。这种温暖感可减轻肌肉的异常张力和痉挛。

水的物理特性和温暖感对改善和维持关节的活动度有重要作用。水的浮力减轻疼痛关节的压力，有助于关节的运动。水还有支持作用，可减少使用夹板和防护器的需要。水的温暖感可以减轻痉挛，促进放松，有助于结缔组织的伸展。伸展的组织发生运动后损伤和肌肉疼痛的危险性较低。水对运动产生的阻力比空气的大，这使关节活动更自由。在水中，运动更协调，利用浮力原理更容易分级，而且主动活动时没有疼痛。温水促进弱训练肌的拮抗肌的痉挛状态变得松弛。力量训练通常可先在水中开始，然后才可能在地面上进行。

同样，患者受伤后，在水中比在地面上可以更早地进行站立和开始步态训练，而不用担心治疗部位的进一步损伤，因为身体承受的重力减少。提早行走有助于改善平衡和增加肌肉张力。随着时间推移，逐步降低水深，可能有助于负重步态的再训练。

水温高于 34℃时血液循环增加。身体浸于温水中时，血流重新分布引起外周血流增加，加之运动引起肌肉血供增加，有助于增加静脉回流受伤肢体在深水中的锻炼进一步增加循环，随着水的深度增加，作用于水中身体的静水压增加。在齐胸深的水中，呼吸时作用于胸壁和腹部肌肉的静水压增加。温和的水可以松弛痉挛的呼吸肌。需要增加呼吸（例如游泳、有氧练习）或有助于训练呼吸功能（例如吹气泡）的水中运动，对于呼吸病患者都是有益的。

温水可刺激身体运动的意识，为肌肉再训练提供理想媒介。缓慢进入水中时，水的支撑作用为平衡感差的患者提供了反应时间。通过借助一些装置可以使运动保持平稳，这些装置包括扶栏、双杠、水下平台、水下座椅、管道和其他装置。最后，对于疼痛患者和不能在地上运动的患者来说，水提供了一种有利于活动和放松的介质。从容运动使患者在水中比在地上的成效更大，从而增强了患者康复的信心。而且，不用担心摔倒或伤及受伤的或疼痛的部位。

技术

如前所述，水疗包括任何为了治疗目的使用水的方法。根据这个定义，水疗包括冷或热的按压、坐浴、蒸汽浴、结肠灌洗、冲洗、灌肠、淋浴、游泳和桑拿。本章讨论疼痛治疗中常用的水疗技术：水中运动、Hubbard 池浴、漩涡浴和对比浴。

水中运动

适应证

水中运动用于治疗肌肉骨骼疾病越来越普及。如前所述，水的特性和水对身体产生的生理作用使疼痛患者可以在安全和可控的环境中进行运动。水中运动可用于几乎所有肌肉骨骼疾患的治疗和康复。对于膝骨性关节炎、髋骨性关节炎、腰痛和肥胖，使用水中治疗很常见。

对于膝、髋和腰痛，有多种不同的水中运动计划。采用何种计划取决于病变严重程度、身体素质、机体健康状况和患者的需要。在采取特定的训练计划前，康复小组要对每一个患者进行评估。与常规的物理治疗类似，有许多针对不同肌群的水中运动治疗书籍，供专业的水中治疗师使用。

对于关节痛的治疗，水中康复计划的目标是缓解疼痛、减轻肌肉痉挛、维持或恢复肌力、维持或恢复活动度、防止畸形、促进放松和加强正常运动方式。尽管使用这项技术治疗关节痛日益普及，但尚缺乏检验效力水平的科学研究。有一项研究对健身和水中治疗膝或髋骨性关节炎患者的疗效进行比较，结果显示，两组患者身体功能方面的疗效相似，且优于对照组，尽管健身组对腿部力量的效果更好。另一项研究比较了水疗和地上训练对腰痛患者的疗效，发现两种疗法都明显提高了患者的功能，并降低了疼痛评分。总的来说，两种疗法没有显著性差异。基于对许多患者的诊治经验，肌肉骨骼康复治疗师一致认为，水中运动对关节痛和无法进行其他训练计划的严重疼痛患者是有帮助的。

肥胖症是一种难治的严重疾病，尤其是慢性疼痛患者。水中运动计划已经成功地用于肥胖患者，作为一种提高其活动能力的方法。虽然没有随机对照研究证实其效果，但无对照的研究资料显示这是一种有希望的疗法。因为水中环境具有如前所述的那些特点，所以无法安全耐受地面减肥训练的肥胖患者可能会受益于水中训练。对正常人群的研究提示，水中训练比地面训练消耗的脂肪少。然而，水中治疗可以使肥胖患者在关节不加压或不加重疼痛的情况下进行锻炼。这些患者的长期目标是，在可以耐受水中训练后，他们就可以转为在家或在健身房进行规律的减肥训练计划。

有时，中风患者构成另一类难于纳入训练计划的人群，因为他们伴有残余的运动功能缺陷。有研究证实，较短期的水中运动计划，即每周 3 次，共 8 周，对于有轻中度运动缺陷的中风患者的心血管适应性是有好处的。实验组在最大负荷量、步速和麻痹的下肢肌力方面也有所改善。

水中运动也已成为疼痛综合征综合治疗方案的组成部分。一组纤维肌痛患者接受池中团体训练，每周 1 次，持续 6 周，并结合一个教育项目。6 周后，患者症状严重程度、行走能力和生活质量均比未治疗的对照组有所改善。一项随访研究显示，在上面的治疗计划完成后的 6 到 24 个月，患者在症状严重程度、身体功能和社会功能方面的改善效果仍然存在。

设备

水中运动可以在任何标准池进行。大型康复设施通常有室内控温池，可供残疾患者使用。池深应该足够，达到中等身材患者的颈部，尽管水环境产生疗效并不需要太多的水。还应包括其他设施，比如坡道、扶手、座位或水下脚踏车。有些场馆和治疗中心将比较小的水池用于水中运动。这些水池占地较小，但是具有大池的所有特征。有些水池甚至包括人工水流系统，患者无需长池即可游泳，类似于在踏车上跑步。液压马达可以随时调节阻力水流。 可以使用一些特殊设备加强水中运动的效果。这些辅助设备包括浮球、手蹼、脚蹼和不同形状的漂浮装置。哑铃和杠铃由泡沫制成，没有什么重量，漂在池子外面。在水中使用时，它们的形状产生阻力，有助于训练。水中慢跑带可用于进行跑步样的活动，通常在运动康复中应用，为的是在保护负重关节的同时保持运动员的体形。

处方

如前所述，水中运动处方开出后，医师和治疗师要进行充分的评估。肌力加强性运动处方适合于力量减弱的肌肉，拉伸和松动性运动处方推荐用于僵直的关节、肌肉或部位。水中运动和地面上的相似运动不同。不同运动的详细讨论不在本章范围之列。有描述这些不同类型运动和技术的书籍和手册可供参阅。每位患者都有特殊性，不可能有适合每一位患者的标准训练计划。这里对推荐用于椎间盘源性疼痛的常用水中运动。

水中向前行走有助于加强腹部和行走肌肉，形成正确的姿势。水中向后行走锻炼同样的肌肉，但着重加强脊柱旁肌肉。靠墙坐用于同等程度地加强股四头肌和腘绳肌。患者垂直位靠着池壁，髋和膝保持 90°改进动作要求患者垂直站立，双手抓住池缘。一侧膝关节弯曲 45°，同侧髋关节外展 20°，然后收回，重复该动作。为增加难度，膝关节可以弯曲 90°，或在踝部加以重物或阻力。这种运动训练同侧髋关节屈肌和伸肌、对侧臀中肌和所有腹部及脊柱旁肌肉。仰卧位划水是一种比较复杂的训练，需要使用漂浮夹克和环状浮袋，以及直接借助于治疗师，使患者在水中保持仰卧位。下肢进行打水动作的同时，上肢在髋关节水平做划水动作。这是一个加强上下肢和脊柱旁肌肉的全身练习。在做池壁起坐练习时，患者背靠池壁而立，屈膝并尽量屈髋 90°而同侧手对抗这一动作，保持等长收缩 5 秒钟。这个练习要用到股四头肌、腘绳肌、臀肌、同侧髋部屈肌、腹部旋转肌和脊柱旁肌肉。滚木泳是另一个复杂的练习，需要使用面罩、通气管、漂浮腰带各一个，并借助治疗师，使患者保持俯卧位。颈部弯曲 20°，膝部弯曲 25°，患者双臂在胸下开始进行小幅度的旋转动作。髋关节屈曲 25°，膝关节开始小幅度的屈一伸推进动作。教患者侧向摆动，以尽可能减小腰椎节段性应力。整个练习的目的是，促进行走时脊椎的适当运动，并加强上下肢力量。

禁忌证

在开了水中运动处方后，临床医生要有进行训练的常识。有些情况下，泳池及其周围环境可能是个危险的地方。不应要求不能遵守基本安全规则的患者进行水中治疗。在治疗安排前，治疗师对有困难的病例总是应该进行讨论。水中运动的禁忌证包括恐水症、开放损伤、膀胱或肠道功能紊乱、皮肤疾病和高烧。不稳定性心绞痛、有症状的低射血分数的充血性心衰、频发的高度异位搏动，或有明显的主动脉瓣或二尖瓣膜病变的患者不应纳入水中治疗计划。通常推荐对心脏病患者进行心脏评估和筛选。

漩涡浴与 Hubbard 池浴

适应证

漩涡浴与 Hubbard 池浴主要用于下列情况的辅助治疗，包括退行性关节炎、急性肌肉骨骼损伤以及烧伤或皮肤溃疡清创术。肌肉骨骼痛关节炎、弥散性肌痛、肌肉痉挛、肌肉劳损的患者可能受益于：水湍流产生的按摩作用、水温的治疗作用和水中环境对骨和关节产生的应力减轻作用。水湍流的按摩作用和热效应有助于缓解肌肉疼痛和痉挛。水的搅动可引起局部和有限的关节运动，这对有关节痛或刚拆除石膏不久的患者特别有益。在有些情况下，还建议患者在接受治疗时积极活动关节，有助于更大程度地增加活动度。漩涡浴对肌肉骨骼损伤还有另外一个作用，可消除慢性或急性损伤引起的水肿和肿胀。水中运动和静水压对体液转移大有裨益。

水中浸浴还有放松作用，可以降低对疼痛的感知。有人提到，漩涡浴可作为慢性非特异性疼痛患者综合疗法的组成部分。有一项研究评价了漩涡浴对腹部大手术成年患者疼痛和伤口愈合的影响。在 3 天的时间里，重复测量疼痛评分。实验组对语言疼痛评价无明显影响，但是使用疼痛分级评分法确实可以发现，疼痛行为有所改善。该项研究的结论是，漩涡浴疗法可以改善患者的舒适度，促进伤口愈合。

漩涡浴和 Hubbard 池浴常用于创伤和烧伤的治疗。漩涡浴轻柔搅动的温水有舒适的溶解作用，有利于柔和的清创，有助于绷带的解除。有一项关于Ⅲ期或Ⅳ期压迫性溃疡患者的研究，对保守治疗和保守治疗联合漩涡浴（每天 20 分钟）进行比较。保守治疗包括减压措施和伤口生理盐水湿敷护理。随访 2 周或更长时间，结果显示，接受漩涡浴治疗的患者比只接受保守疗法的患者恢复得更快。

设备

漩涡浴和 Hubbard 池浴配有水泵或涡轮机用以搅动水，提供连续的冷或热作用、按摩作用和温和的清创作用。漩涡浴池有各种不同的大小和形状。小的水池用于治疗单一肢体或区域，而大的 Hubbard 池用于全身浸浴。这些大型水池常配有支架，这些支架与一个可调节的托架相适应。水池通常是蝶形的，以便患者可以做肢体的外展运动。

处方

漩涡浴或 Hubbard 池浴治疗对急性患者可以每日一次到两次，对慢性病可以减少频率。治疗时间通常是 20~25 分钟。水涡流可以直接对准病变部位，除非这样会加剧疼痛。根据病变部位，推荐使用小型的漩涡浴池或 Hubbard 浴池。水温根据患者的需要调节。

一般认为，33℃~36℃的水温比较适中。如果比较健康的患者做局部的或单一肢体的治疗时需要加温，温度可以升至 43℃~46℃全身浸浴时如果患者要在水中运动，则水温不要高于 38℃。由于水的持续流动，患者的身体周围不会形成凉水的隔离层，反而会更热一些。在烧伤或感染部位，首先要进行消毒处理。尽管难以达到真正的无菌条件，但可以在水中加入抗菌溶液，比如次氯酸钠或碘伏。当有较大的伤口或有器官暴露时，还应在水中加入氯化钠，使之接近生理盐水浓度，尽可能减少体液转移。已经有人报道，烧伤患者在低张的水中接受水疗之后，发生严重的低钠血症、高钾血症和肾外性尿毒症。

禁忌证

使用漩涡浴或 Hubbard 池浴技术时，对患有感觉异常、小血管疾病、认知或交流障碍的患者不要使用极高或极低的温度。对发热或急性炎性疾病的患者不应使用热水浴。运动障碍的患者使用漩涡浴要特别小心，因为水流会造成眩晕。

流行病学研究提示，妊娠期使用热水盆浴或漩涡浴使流产的危险性加倍。使用频率增加和妊娠早期使用都会增加流产的危险性。尽管一些研究对此提出质疑，但对育龄妇女进行水疗时，应考虑这种可能的并发症。在漩涡浴或 Hubbard 池浴时总是有溺水的可能。对有这种风险的患者应注意保护，比如虚弱的患者、认知受损的患者和儿童。

对比浴

适应证

对比浴适用于亚急性或慢性创伤性和感染性疾病、静脉循环障碍和无痛性溃疡。对比浴还可用于神经病理性疼痛、类风湿性关节炎、慢性疼痛综合征和复杂的局部疼痛综合征。使用这一技术的目的是引起血管舒张和收缩的交替循环，产生神经系统的脱敏感。

设备

对比浴是将身体部位交替浸入水中。使用温水浴和冷水浴，引起局部血管的交替扩张和收缩。这一技术无需特殊设备。漩涡浴池和其他任何可达到需要水温的安全水容器都可以应用。

处方

患者舒适安坐后，准备好两桶水，水深可以浸没患者待治疗的部位。冷水通常 13℃~18℃，热水温度为 38℃~43℃。病变部位在热水中浸泡约 6 分钟，然后在冷水中浸泡 4 分钟，如果患者不能耐受，至少浸泡 1 分钟。这一过程重复进行，共约 30 分钟。和漩涡浴或 Hubbard 池浴相似，可以在水中加入碘伏和次氯酸钠防止感染。

禁忌证

对比浴的禁忌证与漩涡浴和 Hubbard 池浴的相似。对感觉性疾病、小血管疾病、认知及交流障碍的患者温度不要太高或太低。发热或急性炎性疾病的患者不应使用热水。

（包正毅）

第四章　疼痛的微创介入治疗

第一节 头颈、上肢神经阻滞

寰枕关节阻滞

适应证

寰枕关节阻滞对寰枕关节创伤或炎症所致疼痛的诊断和治疗有帮助，临床上可表现为颈部或枕下部疼痛，有时表现为向颞下颌关节区放射的枕下部疼痛。

分布有伤害感受性神经的上三个颈椎任何组织受到刺激，都可能引起上颈部的复杂性疼痛和颈源性头痛。病变部位可能是颈部的关节、韧带或其他软组织。植物神经系统、硬脊膜、邻近的椎动脉系统和颈部脑神经节的活动可使诊断复杂化，因为它们都参与上段颈部的相关症状。可能会引起上颈段疼痛和头痛的颈椎关节包括：枕寰关节（AO）、外侧枕寰关节、寰枢关节和 C_{2-3} 滑膜关节。要有效地治疗颈痛和颈源性头痛，首先需要鉴别出引起疼痛的特定解剖学原因。

寰枕关节痛亦可见于类风湿性关节炎患者，其颈椎关节在很早的时候就会发生一些破坏性改变，从而导致枕颈部头痛。寰枕关节痛的病因还包括其他炎症性脊柱病变，如强直性脊柱炎、创伤和骨关节炎。

临床相关解剖

在解剖学上，C_0~C_1 和 C_1~C_2 的结构与其他颈椎不同，它们没有椎间盘和钩突。这些关节不能称之为真正的关节突关节，因为它们没有关节突关节特征性的后位关节结构。寰枕关节允许头部独立地做大约 35°的点头和后仰动作。这个关节位于脊髓后外侧柱的前方。

寰椎或枢椎均没有椎间孔供第 1 或第 2 对脊神经通过。第 1、2 脊神经主要是感觉神经，离开椎管后，沿肌肉和软组织外侧面走行，然后向上发出神经纤维构成枕大和枕小神经。寰椎（C_1）是唯一一个没有椎体的椎骨，功能上类似于枕骨和 C_2 之间的椎间盘或“中继站”。枕骨的颅关节面很大而且呈双凹形，构成枕关节面。后弓位于皮肤深部，很难被触摸到。前弓和后弓构成一个三角形的椎孔来容纳脑干。横突长而且有孔，横突孔内有椎动脉穿过。椎动脉离开横突孔后通过寰椎侧块后面的沟进入颅内。椎动脉沟（偶尔是管道）使椎动脉在上颈段再次形成环状。此处骨质改变可能压迫椎动脉，影响其功能，而引起椎基底动脉供血不足的相关症状。椎动脉沟的结构有性别差异，女性更容易引起椎动脉受压。

上段颈椎从机能上讲具有特殊的作用。来自这些节段的肌肉和关节感受器在提供身体空间定位信息上发挥着重要作用。C_0~C_3 是一个中继站，关于头部位置的信息可在此与躯干和四肢位置及运动变化的传入信息相协调。这些传入信息的相互作用对于维持平衡和改善头、躯干和四肢的协调性非常重要。上段颈椎的运动和控制失调不仅可能引起疼痛和功能障碍，而且还可改变平衡性和协调性。加减速损伤容易引起寰枕关节发生继发性改变和创伤。这种关节损害能引起关节滑膜炎症和粘连，从而继发引起疼痛。

前期准备

在行寰枕关节神经阻滞之前要作头部 MRI 以排除未想到的颅内和脑干病变。而且还要行颈椎 X 线检查以排除先天性异常，例如阿诺德-基亚里(Arnold-Chiari)畸形也是引起头痛症状的隐匿原因。

操作方法

寰枕关节阻滞能在 X 线透视引导下安全进行。有一些疼痛专家可以不借助 X 线来完成操作。因为该关节靠近脊髓和椎动脉，为了安全起见，推荐通过 X 线透视引导进行操作。禁忌证包括：局部感染、凝血功能障碍、颈椎/脊柱不稳定以及患者拒绝采用此种方法。

设备：长 1.9cm 的 25G 浸润麻醉穿刺针，长 10cm 的 22G 或 25G 脊椎穿刺针，3ml 注射器，1ml 注射器，T 型延长管。

药品：1.5%利多卡因用于浸润麻醉，2%利多卡因，0.5%左旋布比卡因，罗哌卡因，欧乃哌克(碘海醇)240 造影剂，甲泼尼松龙 40mg，曲安奈德/曲安西龙双醋酸酯 40mg 或倍他米松 6mg。

患者采用俯卧位，颈稍曲。胸部垫枕，以使颈椎适度屈曲和避免患者感到不适。前额可以抵在折叠毯上。

通过荧光屏，光线在矢状面上由前向后照射，以便确定和显示枕骨大孔的位置。寰枕关节就在枕骨大孔外侧。用 3ml 无菌注射器抽取总量 3ml 鞘内用造影剂，然后用 5ml 无菌注射器吸取 3ml 不含防腐剂的局部麻醉药，如果疼痛是继发于炎症，可在局部麻醉药中加入皮质类固醇激素。

常规皮肤消毒后，在穿刺进针部位做一局部麻醉药皮丘，刺入一根长 2.5cm 的 18G 针作为引导针。将 X 线透视光束直接对准穿过引导针，这样在荧光屏上显示为一个小点。然后，将引导针在 X 线引导下重新定位，直到荧光屏上小点显示在寰枕关节后外侧面上。这种外侧进针法可以避免损伤同水平位于关节内侧的椎动脉。然后，通过 18G 的引导针插入长 10cm 的 25G 或 22G 带内芯的脊椎穿刺针。如果触及骨质，可将脊椎穿刺针退出，重新定位引导针，使其位于关节的外侧面上。重新置入 25G 脊椎穿刺针，直至有落空感，提示穿刺针进入寰枕关节内。这时需要确认穿刺针在关节内而且位于脊髓后外侧面的前方。这通过旋转 C 臂到水平面来完成，以证实针位于关节内。如果不能证实针位于关节内，那么穿刺针必须退出。确认穿刺针位于关节内后，拔出 25G 脊推穿刺针的内芯，可在针管口观察有无血液或者脑脊液流出，如果没有看到，轻轻回抽，如果仍无血液或者脑脊液，在荧光屏显示下，缓慢注射 0.5~1ml 造影剂。正常的寰枕关节 X 线像显示为双凹形的完整关节囊。然而，如果关节受损，常可见到造影剂顺利通过受损的关节囊进入颈部硬膜外腔。如果看到造影剂很快进入到静脉丛而不显示关节轮廓，说明穿刺针不在关节囊内。这时，穿刺针需要重新定位，确保注药前针进入关节内。如果造影剂位于关节内或者有关节轮廓显影，并有少量造影剂漏至硬膜外腔，即可通过穿刺针缓慢注射 1~1.5ml 局部麻醉药和类固醇激素。

副作用与并发症

因为寰枕关节邻近脑干和脊髓，所以必须熟练掌握局部解剖知识而且具有疼痛介入治疗经验的医师才能实施。对于大多数医师建议在 X 线透视引导下进行，因为即使是很熟练的医师也有可能造成神经损伤。

寰枕关节阻滞的并发症包括:硬膜外腔和鞘内注射、血管内注射以及脑干/脊髓损伤。由于邻近椎动脉和局部血管丰富,血管内注射的发生率很高。尽管医学教科书上有“完美”的解剖图谱,由于椎动脉屈曲蜿蜒,即便穿刺进针路径符合解剖图谱,穿刺针也有可能损伤到血管。即使是很少量的麻醉剂进入椎动脉,也会引起癫痫发作。寰枕关节阻滞是一项技术性要求极高的操作。进行这项技术操作的医师必须避免穿刺针进入到脑干或者椎动脉,避免注射空气或微粒,比如沉淀的或颗粒状的类固醇。由于邻近大脑和脑干,寰枕关节阻滞后,局部麻醉药血管吸收引起的共济失调并不少见。

总结

颈源性头痛的确诊依据是经过颈部相关结构或者颈部神经支配区诊断性阻滞后头痛完全缓解。这是确定疼痛来源于颈部的一种方法。这种阻滞不同于一般的诊室操作技术,它需要特殊的技能和特殊的设备。

寰枕关节阻滞通常与寰枢关节阻滞联合应用,来治疗前述部位的疼痛。尽管这两关节中没有一个关节从解剖意义上讲属于真正的小关节,但这种阻滞类似于疼痛治疗医师常用的小关节阻滞,他们可能会视之为小关节阻滞。许多疼痛专家认为,这些技术目前可以用于治疗“甩鞭伤后”的颈痛和颈源性头痛。他们还认为,当颈部硬膜外腔神经阻滞和/或枕神经阻滞不能缓解头痛和颈痛综合征时,应该考虑使用这些技术。目前它们的有效性是基于没有对照的个案研究作出的,尚没有随机双盲对照的研究报道。

寰枢关节注射

适应证

寰枢关节和寰枕关节常联合注射用来诊断和治疗颈痛和头痛,尤其是枕下部和枕部头痛以及由屈伸和旋转动作引起的头痛常与寰枢关节有关。但是,由于 C_1~C_2 水平的体征或特定疼痛分布区与寰枢关节注射引起的疼痛缓解之间没有密切的相关性, 所以增加了上述观点的复杂性。寰枢关节注射的禁忌证包括:感染、存在手术植入金属、肿瘤转移和凝血功能障碍。

临床相关解剖

在颈椎中,C_1~C_2 之间的连接具有独特的解剖。C_2 最显著的特征是齿突,功能上相当于 C_1 颈椎旋转的支点,在各种运动情况下,C_1 椎弓与 C_2 齿突之间保持着正常的 2~3mm 的间距,如果间距增宽,说明齿突脱位或者关节其他部件受损。

齿突与寰椎前弓的相互作用是由寰椎横韧带(the transverse ligament of the atlas.TLA)来维持的,寰椎横韧带横过寰椎侧块,紧密连接 C_1 与 C_2。如果甩鞭伤或其他原因造成寰椎横韧带与骨连接松弛,那么,当头屈位时,齿突就有可能压迫脑干造成危险。

椎动脉走行于 C_1 与 C_2 的横突孔,因此,这条重要的血管位于寰枢关节的外侧。但在一些颈椎病患者,椎动脉走行比预期的要偏向内侧,这样避开动脉这个问题就比较复杂了。

操作技术

设备:引导用 18G 穿刺针,22G 或 25G 脊椎穿刺针(距尖端约 5mm 处有弯曲)。药物:局部麻醉药(0.2%罗哌卡因或 0.25%布比卡因),类固醇类(最好是水溶性的如地塞米松)。X 线透视设备。

后方入路,需要前后位(AP)透视,由荧光屏来清楚显示枕骨大孔和寰椎,可以鉴别寰枢关节。引导针的进针点位于关节正中,这是很关键的,椎动脉就位于关节的外侧。X 线照射采用“枪筒”法，确保引导针位置准确无误，是非常重要的。一旦引导针定位准确，就可以通过它插入带内芯的脊椎穿刺针。插入穿刺针时，要进行多次前后位和侧位的X线透视，以确保穿刺针到达适当的位置和深度。穿刺针进入到关节内通常用“pop”来标记。然后在侧位透视下，进一步确认穿刺针在关节内。确认后，拔出穿刺针的针芯，观察有无血液或者脑脊液流出。

下一步注射非离子的水溶性造影剂来验证穿刺针是否位于关节内。首先，轻轻回抽穿刺针，接下来注射少量造影剂(0.5~1ml)，理想的寰枢关节造影显像应该为双凹面形态。通常会有一些造影剂透过关节囊漏出至硬膜外腔。然而，如果穿刺针位于关节外，造影剂就会进入静脉丛，因关节外有丰富的静脉丛，从而呈现出造影剂沿静脉流动的显像。一旦造影剂能够清晰显示出双凹面形态，即注射1ml局部麻醉药和类固醇激素。应特别注意的是，寰枢关节的阻滞必须使用非粒子的水溶性类固醇激素，因为微粒进入到椎动脉内形成栓子会对脑干造成严重后果。

外侧入路注射，患者采取侧卧位，注射侧向上。在侧位透视下，由荧光屏证实C_2与C_3节段重叠的显像。由头侧向尾侧调整C形臂角度，尽可能地显示寰枢关节间隙。辨认关节透光区的前1/3部分，标以不透X线的标记。麻醉皮肤和皮下组织。用25G脊椎穿刺针，采用“枪筒”法进针。避免穿刺针进入关节中点和后面尤其重要，因为椎动脉位于这个区域。同样，太靠前可能会进入颈内静脉，也非常危险。穿刺针与关节上面或下面作骨性接触。然后，前后位透视下，引导穿刺针进入寰枢关节腔内。注射造影剂的方法和前面描述的一样。

副作用与并发应

寰枢关节注射后头痛可能会暂时性增强，操作前向患者解释非常重要。而且，注射后一段时间可能出现共济失调。因此，注射后必须至少监测患者30分钟，并做好记录。其他并发症可以用临近的解剖结构来预测，包括硬膜外腔注射、鞘内注射、周围静脉丛损伤、颈动脉损伤以及椎动脉注射。由于注射部位接近中枢神经系统，即使是少量的低浓度局麻药进入到血管内也会引起明显的症状。使用非粒子的水溶性类固醇非常重要，假如类固醇颗粒通过血管进入脑干，其引起的栓塞将是致命性的。

总结

C_1-C_2寰枢关节阻滞是一项技术性要求很高的操作，需要操作者对周围的解剖结构非常熟悉，具有将二维信息转换为三维形式的能力，具备介入操作和使用相关设备的技能。

蝶腭神经节阻滞

适应证

蝶腭神经(sphenopalatine ganglion，SPG)阻滞一直以来用于治疗复杂面痛综合征、丛集性头痛及其他许多疼痛综合征。具体有：非典型面痛、偏头痛、丛集性集性头痛、面部交感神经痛、三叉神经痛、蝶腭神经痛。

诊断

诊断方法应包括对疼痛位置、强度、性质、频率方面的区分。这些特点确定以后，诊断会比较明确。面部的神经分布相互交错，比较复杂，但一些疼痛仍各有特点，可以根据临床特点进行鉴别诊断，具体如下：

腮腺和颌部肿瘤，这些病变可压迫面神经、耳后神经、耳前神经以及下颌神经，广泛触压该区观察能否复制疼痛。对面部侧方肿胀伴疼痛，应进行针吸和适当的影像学检查。颧弓触痛，了解该区域既往的所有创伤,尤其是与病程相符的病史 LeFort 骨折会损伤下颌神经。牙科病变,牙痛可能会被误诊为不典型面痛,但面痛也可放射到牙齿。下颌神经穿过下颌角下方,从下牙槽孔出来,形成颏下神经,支配下牙槽嵴,上颌神经支配上牙槽嵴。流泪,常是蝶腭副交感神经纤维直接受累的表现。耳痛,要进一步区分内耳、外耳和咽鼓管疼痛,前者需要详细的耳鼻喉科检查。尤其要注意听觉障碍。外耳疼痛常与膝状神经节神经痛有关。副鼻窦痛,副鼻窦痛可能是面痛最常见的表现形式,有时可通过叩击上颌窦或额窦或者通过使患者采取头低位,以增加血管充血而诱发疼痛。颞颌关节功能障碍,应该通过体格检查来诊断此病,在下巴张开时可听到喀拉音,并有触痛,即可确诊本病。这种疼痛对 SPG 阻滞反应不佳。舌外侧面疼痛,可能是舌咽神经痛的表现之一。

疼痛的性质也很重要,许多面神经痛是躯体痛和交感神经源性痛的共同作用。烧灼痛或痛性麻木,同时伴有痛觉过敏(对疼痛刺激的反应延长)是交感神经源性痛的常见表现,但最重要的表现是痛觉超敏(轻微触碰即感疼痛)。交感反射引起疼痛介质如 P 物质和缓激肽释放,并可引起皮肤变色、痛觉超敏是这种反射的可靠征象。交感神经源性痛一般是比较持久的钝痛。锐痛常伴有痛性抽搐或面神经麻痹.以及肿瘤、鼻窦肿胀或创伤导致的神经压迫。

疼痛频率同样是重要的指征。痛性抽搐或面神经麻痹常伴有间歇性刺痛。眼周间歇性疼痛也可由丛集行头痛或偏头痛引起。早晨疼痛加剧往往是由夜间鼻窦肿胀引起,而全天性疼痛加剧则一般与头痛有关。这些区分并非十分严格,所以还很难精确诊断面痛。当然,所有干预措施都是为了治疗疼痛, 但这些阻滞技术作为复杂面神经痛的诊断性治疗手段是非常有价值的,有时甚至是诊断的唯一手段。

当以上方面均已考虑后,仍无法找出患者疼痛原因时,采用更中心的治疗靶点是明智的。可以考虑此痛觉纤维是否来源于三叉神经节或 SPG。三叉神经痛是非典型面痛的另一常见原因,躯体感觉神经和交感神经纤维均从三叉神经穿过,所以常认为三叉神经痛更为明显,并顺着三条神经分叉($V_1V_2V_3$)中的某个分支走行分布。但是三叉神经痛并不沿着具体神经走行分布,它可能是一些模糊复杂的面痛综合征的病因。也就是说,如果面痛依照神经分布走行,那么三叉神经节可能是更好的治疗靶点,但笔者倾向于将 SPG 优先作为不典型面痛的治疗靶点。部分原因是因为三叉神经节离大脑更近,风险较大。同样值得注意的是这两个神经节并不是完全分开的。三叉神经节通过其上颌支与 SPG 交联。

临床相关解剖

SPG 位于翼腭窝,也被称为 Meckel 神经节、鼻神经节、蝶上颌神经节。它是颅外最大的神经元聚集处和头部第二大神经中枢。它正好位于中鼻甲水平鼻腔外侧壁外侧的翼腭窝内,翼腭窝是一个 2cm 高、1cm 宽的椎形小间隙。它的前方是上颌窦,后方是翼突内侧板,内侧是腭骨的垂直板,下方是蝶骨。圆孔位于其上外侧方,并且三叉神经第二分支从圆孔穿出。翼管在其下方,翼管神经从中经过,上颌动脉也从翼腭窝穿过。

SPG 含有自主交感和副交感神经纤维,副交感神经纤维在 SPG 形成节后突触。随后,这些自主神经从 SPG 发出并分布于鼻黏膜、分泌性腺体以及血管交感性舒缩结构。在侧位透视像上翼腭窝看起来有一外侧方开口,但实际的开口在影像学开口的前外侧方。

操作技术

麻醉注意事项

进行头颈部的神经阻滞时,首先要评估气道是否有解剖上的插管限制,在心肺功能检查的基础上要有完整的麻醉学病史,房间里要有急救复苏设备,可能要包括一台麻醉机。如果布比卡因误入头部血管，其引起的神经毒性和心脏毒性作用要求我们具备符合美国麻醉医师协会(American Society of Anesthesiologists, ASA)指南的监测设备，以及抗惊厥药、强心药、抗心律失常药以及镇静药。标准剂量的肾上腺素达到这些复杂的治疗目标可能不够。如果这项技术的操作人员不是麻醉医师并且没经过相关培训，建议操作时应该有有资质的麻醉医师在场。

耳鸣、口角麻木、刺痛、视物模糊及头晕都是局部麻醉药中毒或血管内注射的早期表现。如果这些症状发生，应依据ASA标准对患者进行监测并在患者出院前确定以上症状已消失。

经鼻入路

SPG阻滞可采用经鼻入路实施，药物可以透过鼻黏膜。可卡因是已经成功使用多年的一种局部麻醉药。它是酯类局部麻醉药，能很快透过黏膜，也可以用利多卡因凝胶或其他麻醉药。在完成病史、物理检查并签署知情同意书后，患者取仰卧位使用半无菌技术。鼻孔无需特殊准备。笔者在手术室进行神经阻滞，但这些同样也能在备有符合ASA标准的监测设备的地方进行。如果用可卡因.4%浓度效果好，但要注意观察患者有无心动过速、胸痛、心悸或其他心血管异常。如果用利多卡因.4%的凝胶或常规浓度均可。

将蘸有麻醉药的两根长棉签置入操作侧鼻孔。仅进行单侧的操作的诊断作用非常重要，双侧都做的话效果尚不清楚。即使疼痛是双侧的，单侧阻滞后的非双侧疼痛减轻是很有诊断意义的，另一侧可在其他时间进行。棉签应垂直于面部缓慢插入鼻孔，沿着鼻子角度进入。但鼻腔位于鼻孔下口的正后方。在上方插入棉签可能穿透筛窦并导致不易治疗的脑脊液鼻漏。棉签应置于鼻腔的后方。如果患者在置入棉签时感到不舒服，应先停下，待麻醉药浸润周围组织后再继续。棉签一旦到达鼻腔后方位置时，操作者会感到一明显阻力.这就是正确位置。第二根棉签应以同样方法置入同一鼻腔。然后监测患者35~45分钟，以待药物透过鼻黏膜屏障并到达SPG。完备的监测应该有包括心电图显示在内的心脏监测。可卡因等局部麻醉药毒性的早期表现包括室性期前收缩(premature ventricular contractions, PVCs)，T波高尖及ST段压低。如果操作是在手术室内完成的，术中监测5分钟无异常，患者可送到恢复室再进行30~40分钟的监测。之后可取出棉签，流泪是SPG阻滞的良好征象，它是局部麻醉药引起交感，副交感不平衡的结果。但它不是阻滞成功的必要条件，甚至在最完美的阻滞中也不一定出现。

经鼻入路也可以用一个空心棉签，在空心棉签中置入一根Frazie吸引针使其能被X线显影。然后将其浸过局部麻醉药后依照相同方法在透视引导下置入鼻腔，可见到翼腭窝，并能看见棉签恰好位于其正中。这项技术虽稍贵一些，但能保证棉签置入位置准确，并且发现其阻滞效果也更好。

颧弓下入路

如果经鼻阻滞无法缓解疼痛，下一步可尝试颧骨下入路。此入路给药更有效，并可通过其给予激素。但这种阻滞方法对技术和经验的要求更高。翼腭窝开口于内/前方，而不是正侧方。在操作时应牢记这一点，准确进入正确位置的最好方法是使用一弯曲、较钝的阻滞针。先摸到冠突，然后向前，于下颌切迹的正上方就是定位点。先注射一利多卡因皮丘，用16号穿刺针穿入1~2 cm。在透视引导下向翼腭窝方向置入钝阻滞针，在侧方透视中形成一类“V”形影像。当针头置入翼腭窝后，注入0.5 ml水溶性非离子显影剂，使其充满翼腭窝轮廓。由于在第一次操作中一般穿刺针很难到位，所以应该注意不要注入过多的造影剂。过多的造影剂将导致翼腭窝影像模糊从而不得不推迟治疗。进针时应多次进行正位及侧位的透视检查，在各个切面上确定进针方向。在正位片中，针头应位于中鼻甲水平。穿刺过程花费5~10分钟的情况并不少见。穿刺速度不能太快并避免损伤鼻黏膜。此入路中鼻腔周围的骨及软骨都比较薄且易碎。此区域的损伤可导致细菌进入间接与颅腔相通的无菌区。正位透视中鼻孔区出现显影剂说明鼻黏膜有破损。这个并发症的治疗方法包括预防性应用抗生素，及告知患者注意有无发热、视力障碍、头痛及头晕症状。一旦穿刺到位，回抽确定无脑脊液、血液及空气后，注入包括 2 ml 局部麻醉药及 1ml 地塞米松（4mg/ml）的麻醉剂。类固醇微粒溶剂如氟羟泼尼松龙和倍他米松也能使用，但它们如误注入上颌内动脉内可能导致组织梗死。地塞米松的盐皮质作用较弱并且为非颗粒状。

阻滞完成后应检查此区域有无血肿形成。面动脉在上颌切迹附近有分支，在穿刺过程中可能伤及，此处出血可通过持续按压 5 分钟止血。

射频消融

如果经鼻或侧方阻滞成功，可考虑采用射频消融（radiofrequency ablation，RFA）来延长疼痛缓解时间。这种钝头针是一个有 10mm 裸端的 RF 针。感觉刺激信号以 50Hz、20ms 脉冲宽度以及 0.1~1.0V 电压发放。当 SPG 被刺激时患者会感到鼻根部（如鼻面交界处）感觉异常。如果硬腭（腭神经）或上齿（上颌神经）感受到刺激则需重新定位穿刺针。复制疼痛症状或至少在经常疼痛区对刺激信号有放射感是定位成功的表现。但是反复穿刺试图引出典型刺激症状，将增加周围组织损伤及感染的风险。感觉神经刺激典型症状应该尝试引出，但即使无法准确引出患者典型症状，如果透视正侧位片均显示穿刺针位置良好且诊断性阻滞结果阳性，也应遵循常识结果。运动神经刺激使用 2 Hz、0.1~0.2V 的电流。运动神经刺激能引出分布范围较广的症状。上牙槽、颊黏膜和面侧区均可有刺激症状。这些均是穿刺定位良好的体征，鼻侧抽搐表明上颌神经受刺激。这表明针头位于翼腭窝内，但略向下些会更准确定位于 SPG。一旦定位准确，可进行 80℃ 90 秒的射频毁损。一般在同一位置毁损不超过两次。

脉冲射频消融

脉冲射频毁损和持续射频消融的区别在于其发送的是 20 ms 的方波脉冲。这种能量发送的方法可达到许多目的。脉冲射频毁损处温度只有 42℃，而持续射频的温度可达 80℃。因为毁损处温度低，可以很安全地进行长达 120 秒的可重复 3 次的治疗并且疗效显著。这种方法的原理是将神经暴露于电磁区并尽量减少产热区的影响。产热区域范围扩大的话可将非目标神经组织暴露于有害热损伤中。这项技术几乎可以消除射频消融后常见的神经炎。在刚开始测试患者神经刺激反应时可优先选择脉冲射频毁损。虽然全温 RF 能彻底毁损 SPG，但它更容易损伤该区域的运动神经。翼管神经位于 SPG 上方，如果它受损伤，由于副交感神经系统失调可导致血管扩张、分泌物增多及慢性喷嚏。脉冲射频毁损可减少这些并发症。

恢复阶段包括术后监测及密切观察进针处有无血肿。上文已经提及药物可能顺神经进入颅腔。耳鸣、头晕、口周麻木或视力障碍都是局部麻醉药中毒的早期表现。如果有这些表现，应延长监测时间至 90 分钟，并在撤掉监测或患者出院前确定症状已消失。

并发症与注意事项

最严重的并发症是血管内注射，药物可经上颌动脉入脑。这可迅速导致意识丧失及呼吸暂停。处理方法是气管插管，给予所有必要监护，并监测心血管参数。如果发生惊厥，应行气管插管并根据需要给予地西泮、丙泊酚或非去极化肌松药。患者通常可在 1 小时内拔管，但应住院观察 24 小时，并在出院当天早上做实验室检查，确定肝肾功能都在正常范围内。

还有可能发生眼心反射的病例报道。它可导致需要药物处理的重度心动过缓。格隆溴铵可逆转轻度心动过缓，但阿托品更有效。其可能的机理是药物经 SPG，V_2 进入迷走神经背核。另一通路可能是药物经过翼管神经至膝神经节，并经中间神经到达连接迷走神经背核的孤束核。

鼻黏膜穿孔是另一常见并发症。它常见于颧弓下入路，但在鼻下入路中也有发生。其问题是可能导致 SPG 感染并沿其路径入脑。如果怀疑有此并发症，应预防性应用口服抗生素，并在患者仍在治疗中心时单次给予静脉抗生素。鼻腔注射造影或注射时鼻腔有液体流出都可能表明鼻黏膜已经破损。

结论

如果操作正确，患者选择适当，蝶腭阻滞是治疗面痛、丛集性头痛及其他头痛的有效方法。

枕大神经与枕小神经阻滞

适应证与禁忌证

枕神经阻滞常用于诊断和治疗枕区疼痛。当其用于诊断时，应询问患者详细病史并进行全面物理检查以免漏诊或耽误诊治。依照国际头痛协会的定义，枕神经痛通常可通过局部麻醉药阻滞枕神经缓解，因此，枕神经阻滞的主要适应证是诊断所需。另一适应证是治疗慢性枕神经痛，一般通过联合应用局部麻醉药和缓释型特皮质激素等一系列治疗性阻滞来进行。

当枕神经阻滞被用来作为枕神经痛和其他原因导致疼痛的鉴别手段时，应牢记上段颈髓内可能存在颈-三叉神经的连接，使枕神经(C_7)痛牵涉到三叉神经分布区。这种牵涉痛的原因是 C_2 根部与三叉神经脊束核位置相邻。因此，枕神经阻滞可减轻典型 C_2 分布区以外，三叉神经分布区以内的疼痛。

临床相关解剖

头颈后部皮肤的支配神经起源于颈髓。C_2 后支末端止于枕大神经，它发出大部分头后皮区的支配神经。基于尸体的解剖研究表明，枕神经可产生解剖学变异。枕大神经先作为 C_2 后内侧支盘绕发出后，在颈后部上行，起点在寰枢关节外侧部的侧方，并深入下斜肌。在此位置上，C_3 发出的一交通支汇入枕大神经。枕大神经沿着颈后部上行，通过头后大直肌背侧面，大约在此肌肉的中点，枕大神经转向背侧穿过头半棘肌的肌肉纤维，然后其向头外侧短距离走行，隐藏在斜方肌深部。枕大神经在上项线略内侧转至皮下，有研究常提及，该神经不是穿过斜方肌，而是在腱膜悬吊带上面经过，然后转至皮下的。此悬吊带在内、外侧分别由斜方肌和胸锁乳突肌的腱膜上部组成。

枕神经通过此腱膜悬吊带浅出时，位于枕动脉附近。在此位置，枕大神经恰好位于扰动脉的内侧，动脉在枕外隆突的外侧。另一方面，C_2~C_4 的前支组成支配颈部前面和侧面大部分皮肤的神经。而且，C_2 通过枕小神经和耳后神经提供头皮的神经支配。

临床经验与技巧

枕大或枕小神经阻滞的最佳体位是患者取坐位同时屈颈。所阻滞神经的选取，部分取决于疼痛分布及触诊能否引出该疼痛。枕大神经位于枕动脉内侧，所以枕动脉是枕大神经最好的定位标志。在上项线水平皮肤穿入 25G 短针。枕动脉通常位于上项线枕外粗隆至乳突 1/3 处。枕小神经则位于其 2/3 处。注射 3~5 ml 局部麻醉药就能在相应区域对枕大、枕小神经进行良好阻滞。如果是进行诊断性阻滞，则药量应限制在 1~2 ml 以减少大剂量药物缓解肌筋膜痛产生的混淆枕神经阻滞无效患者可考虑应用局部麻醉药及糖皮质激素行颈部硬膜外神经阻滞。

注意事项

当进行诊断性阻滞时，应限制药量以减少肌筋膜痛缓解产生的混淆。同样，同侧眼眶后或颞区疼痛的缓解，并不能因为疼痛不是来自“典型”的枕神经分布区，将枕神经痛排除于枕部疼痛原因之外。由于三叉神经核和 C_2 间有脑干和脊髓中间神经元连接，所以枕大神经阻滞缓解眼眶后疼痛很常见。枕神经阻滞失败的原因有时也可能是由于解剖变异。

并发症

这种阻滞的部位较表浅，所以并发症较少见。尽管枕动脉和枕神经位置较近，血管内注射的情况仍然很少见。注射少量局部麻醉药和糖皮质激素也很少产生全身毒性作用。已行枕后下区颅脑手术的患者常来评估枕痛综合征。对这些患者行枕神经阻滞时需要小心，因为颅下区注射导致全脊麻的病例已有报道。

半月神经节阻滞

适应证与禁忌证

在目前的疼痛治疗中可用局麻药及类固醇药物阻滞半月神经节，也可通过冷冻、射频毁损、使用神经破坏性药物、压迫及其他的方法来破坏这些神经结构。影像学、电子学及穿刺针工艺的进步提高了这些疼痛治疗操作的有效性，降低了花费，减少了并发症及副作用的发生。

半月神经节阻滞的适应证包括：局麻药阻滞用于手术麻醉，用于诊断性治疗，在解剖基础上行不同的神经阻滞以确定头痛和面部疼痛原因。当考虑到破坏半月神经节时，行半月神经节阻滞也是判断运动和感觉损害程度的一项预后指标。在药物、手术治疗和抑制肿瘤生长等方法起效前用局麻药行半月神经节阻滞可缓解急性疼痛如三叉神经痛和癌痛。半月神经节毁损适用于缓解癌性疼痛，包括眼眶、上颌窦及下颌的侵袭性肿瘤引起的疼痛，对药物耐受及不适宜做微血管减压手术的三叉神经痛患者的疼痛治疗，治疗顽固性丛集性头痛及缓解继发于永久性青光眼的眼痛。

半月神经节阻滞的禁忌证如下：局部感染、败血症、凝血功能障碍、颅内压显著升高、双硫仑治疗期间（如果使用酒精时）、明显的行为异常。局部感染和败血症是行半月神经节阻滞的绝对禁忌证。凝血功能障碍和颅内压显著升高是相对禁忌证。由于许多患有头面部侵袭性恶性肿瘤的患者伴有绝望情绪，处于伦理及人道主义考虑可行半月神经节阻滞，尽管伴有凝血功能障碍或颅内压增高时该操作可增加出血或脑脊液漏的风险。

与临床相关的解剖

三叉神经系统的作用

三叉神经是最大及最复杂的脑神经，包含运动及感觉纤维。其躯体传入神经纤维传导痛觉、轻触觉及温度觉。面部皮肤、鼻腔和口腔黏膜、牙齿及舌前 2/3 的感觉信息经三叉神经传向中枢神经系统。三叉神经也传导本体感觉，接受来自牙齿、口腔黏膜、咬肌及颞下颌关节牵张受体的传入冲动。

除了上述描述的感觉神经支配区域外，其内脏传出纤维支配许多面部表情肌、鼓膜张肌及参与咀嚼的肌肉。三叉神经和自主神经系统之间存在着联系，包括睫状神经节、蝶腭神经节、耳神经节和下颌下神经节及动眼神经、面神经和舌咽神经。由于三叉神经的结构非常复杂.因此完全理解临床相关的解剖对获得最佳的神经阻滞效果是至关重要的。

半月神经节

半月神经节由脑桥水平脑干腹侧面发出的两根组成。这两根在后颅窝的前外侧方经过并越过颞骨岩部。它们进入一凹处称为 Meckel 腔，此腔是由硬脑膜向颅中窝内陷形成的。位于神经节后面的硬膜囊称为三叉神经池，其内有脑脊液。半月神经节，呈舟状分出三个感觉支即眼神经(V_1)、上颌神经(V_2)及下颌神经(V_3)，从前凸面出颅。有一较小的运动根加入下颌神经从卵圆孔出颅。

眼神经

眼神经，三叉神经最小的分支，只有感觉功能。它经眶上裂进入眼眶。此神经又分为额神经、鼻睫神经和泪腺神经。额神经的终末皮支包括眶上神经及滑车上神经，这些终末分支从前面出眼眶支配上睑内部、前额和头皮前部。鼻睫神经的终末皮支包括滑车下神经及鼻外支，支配鼻尖、鼻翼及鼻腔前部的皮肤和黏膜。泪腺神经继续延伸，无主要分支，支配泪腺和外眦皮肤。

上颌神经

上颌神经是单纯的感觉神经。经圆孔出颅中窝入翼腭窝。穿眶下裂入眼眶，经眶下孔分布到面部。

上颌神经的分支分为 4 组：(1)颅内区包括中脑脊膜支，分布于颅中窝的硬脑膜。(2)翼腭区包括颧神经，分布干颞部及颧区外侧皮肤；翼腭神经，分布于上颌窦黏膜、上牙床、上磨牙及颊黏膜。(3)眶下管区包括上牙槽神经前支，分布于切牙及尖牙、上颌窦的前壁、鼻腔顶部；上齿槽神经中支，分布于前磨牙。(4)眶下颜面区包括下睑支，分布于结膜及下睑皮肤；鼻外支，分布于鼻外侧区皮肤；上唇支，分布于上唇皮肤及部分口腔黏膜。

下颌神经

下颌神经包括一个较大的感觉根和一个较小的运动根，经卵圆孔一起出颅腔。它们结合形成下颌神经。这一结合的主干发出两个分支：(1)棘孔神经，经棘孔跨越脑膜中动脉穿入颅内分布于硬脑膜及乳突小房黏膜。(2)翼内肌神经，分布于翼内肌并发出分支到耳神经节。下颌神经分成较小的前干和较大的后干。

从前干发出的分支有颊神经，它是单纯的感觉神经，穿颊肌的前面分布于颊部的皮肤及黏膜；咬肌神经，支配咬肌的运动；颞深神经，支配颌肌的运动。翼外肌神经，支配翼外肌的运动。较大的后干包括占主要部分的感觉纤维及一小束运动纤维。后干的分支有：(1)耳颞神经，分布于耳郭及耳蜗的皮肤、外耳道、鼓膜、颞下颌关节后部、腮腺和颞部的皮肤。(2)舌神经，分布于舌前 2/3 背侧面黏膜、侧面的唇黏膜和舌下腺。(3)下牙槽神经，支配下牙及下颌骨的感觉。下牙槽神经的终末分支是颏神经，经颏孔出下颌骨管支配颏部和下唇部的感觉。

操作

患者取仰卧位，颈下垫一枕使头后仰，大约口角外侧 2.5cm 处的皮肤用聚维酮碘消毒并铺无菌巾。于进针点皮内及皮下注入含肾上腺素的 1%的利多卡因做局麻。用 20G、13cm 长的针刺入皮肤，垂直于瞳孔(当眼球位于中间时)并向头侧外耳道方向进针，直至针尖抵达颅底。此时轻轻退针向后方调整针尖方向继续进针直至进入卵圆孔，当针进入卵圆孔时下颌神经分布区会出现感觉异常。

当针尖进入卵圆孔后，拔出针芯，仔细回抽看有无血液，常可见脑脊液流出。未见到脑脊液流出并不表示针尖不在靠近半月神经节的中枢神经系统内，有可能不在三叉神经池，但在其前部的 Meckel 腔。

在注射局麻药或神经破坏药之前必须经 X 线证实针尖的位置。证实了针尖的位置后，加入 0.1 ml 无防腐剂的局麻药，如用 1%的利多卡因行诊断性阻滞、用 0.5%的布比卡因行治疗性阻滞或注射无菌甘油、6.5%的酚甘油或无水乙醇。通常平均注射 0.4ml 神经破坏药就可维持长时间的疼痛缓解。由于各患者 Meckel 腔的大小存在显著差异,因此必须仔细滴定所需注射药物的总量。

如果使用重比重的神经破坏药,在注药之前患者应取坐位,下巴紧贴胸部,以确保药液主要在上颌神经和下颌神经分布区。,免流到眼神经分布区。当注射无水乙醇时,患者应当保持仰卧位。穿刺半月神经节的径路内可放置射频针、冷疗探针和刺激电极。

并发症

由于翼腭窝内的血管比较丰富且它靠近脑膜中动脉,因此常见的并发症就是面部血肿和巩膜下血肿。在行治疗之前必须告知患者可能出现的并发症。因为神经节在脑脊液内,经穿刺针注入小量局麻药就可引起全脊麻。基于这一原因,每次增量时必须小量注射局麻药,每次增量后要有充足的时间观察其影响。对半月神经节所行的化学性神经破坏术和腐蚀性操作必须由熟悉解剖和半月神经节阻滞的专业人员在影像引导下进行。

总结

当熟悉了半月神经节的功能解剖,掌握了适应证和禁忌证时,半月神经节阻滞是一种简单的操作,具有较好的风险一利益比。因为这项技术有较好的性价比,那么当那些面部疼痛和丛集性头痛患者对大部分的保守治疗无效时,行半月神经节阻滞是比较恰当的措施。

三叉神经分支的阻滞

适应证与禁忌证

使用局麻药、类固醇激素阻滞三叉神经及其分支或使用神经破坏药及采用冷冻、射频毁损和其他的方法毁损这些结构已广泛用于目前的疼痛治疗。影像学、电子学及穿刺针工艺的进步提高了这些疼痛治疗操作的有效性,降低了花费,减少了并发症及副作用的发生。

三叉神经及其分支阻滞的适应证。除了用于外科麻醉外,当在解剖基础上行鉴别性神经阻滞时,使用局麻药行三叉神经阻滞可作为一种诊断性和判断预后的治疗方法。此技术可用于治疗肌肉强直引起的牙关紧闭,作为清醒气管插管的辅助手段。使用局麻药或类固醇激素行三叉神经阻滞是药物治疗三叉神经痛的一个非常好的补充。当正在采用滴定法使口服药物达到有效水平前,可行三叉神经阻滞迅速缓解疼痛,对缓解非典型面痛可能也有效。用局麻药或类固醇行三叉神经及其分支阻滞的其他适应证有:继发于头面部的创伤或肿瘤引起的急性疼痛;行蝶腭神经节阻滞无效的丛集性头痛;行星状神经节阻滞不能控制的三叉神经分布区的急性带状疱疹性疼痛。

毁损三叉神经末梢及其分支的适应证类似于行半月神经节阻滞的适应证。因为毁损三叉神经末梢比毁损半月神经节所导致的不必要的运动感觉异常(尤其是角膜感觉缺失)发生率要低,当它对疼痛综合征有效时,这一操作可能是首选的方法。

行三叉神经及其分支阻滞的禁忌证包括:局部感染、败血症、行双硫仑治疗期(如果使用乙醇时)、明显的行为异常、局部感染和败血症是行所有操作的绝对禁忌证。凝血功能障碍是行三叉神经及其分支阻滞的相对禁忌证。由于许多患有头面部侵袭性恶性肿瘤的患者伴有绝望情绪,出于伦理及人道主义考虑可行这一操作,尽管增加了出血的风险。如果有很强的临床适应证,纵使瘀血和血肿形成的风险增加,也可用 25G 针对凝血功能障碍者行三叉神经末梢及其分支的阻滞。

经冠突切迹入路行上颌及下颌神经阻滞的操作方法

患者取仰卧位,通过让患者张口闭口数次以触摸到下颌切迹,冠突切迹位于外耳道水平。确定了冠突切迹后,嘱患者微张口。

用 10cm 长的 22G 带针芯的腰麻针穿入颧弓下方,冠突切迹的中点处。穿刺针垂直于颅底部刺入 3.8~5cm 直至触到翼突外侧板。此时，如果想阻滞上颌及下颌神经，将穿刺针后退大约 1mm。仔细回抽无血,就可逐渐增量注入 7~10ml 局麻药。在注药过程中,仔细观察患者有无局麻药中毒的表现。行选择性上颌神经阻滞时,需将穿刺针后退至皮下,调整穿刺针角度以便滑过翼突外侧板前缘。上颌神经分布区出现感觉异常时的进针深度通常比第一次触及翼突外侧板时的进针深度深约 1cm。仔细回抽后,逐渐增量注入 3~5ml 局麻药。

如果想阻滞下颌神经,穿刺针触及翼突外侧板后,将穿刺针退至皮下,调整穿刺针角度,轻微地向后下方刺入。大多数情况下可诱发出下颌神经分布区的感觉异常。仔细回抽后,逐渐增量注入 3~5ml 局麻药。

行诊断性和预后性阻滞时.1%的利多卡因是比较合适的局麻药。行治疗性阻滞时，常注射 0.5%的布比卡因及起始量为 80mg 的甲泼尼龙(Depo-Medrol)。随后几天行相似的治疗.只不过甲泼尼龙的剂量改为 40mg。治疗上述列举的疼痛时通常需行 5~6 次三叉神经阻滞。如果需要行选择性的上颌及下颌神经破坏性阻滞，先行局麻药阻滞证实疼痛缓解后，可注入 0.1ml 无菌甘油、6.5%的酚甘油或乙醇并逐渐增量直至总量为 0.5ml。

临床注意点

翼腭窝含有丰富的血管。因此在此行神经阻滞时有经血管吸收局麻药的可能性。仔细回抽观察有无血液及逐渐增加局麻药的剂量对早期发现局麻药中毒是非常重要的。必须在神经阻滞期间及阻滞后仔细观察患者的反应。

行眼神经的分支眶上神经及滑车上神经阻滞的操作方法

患者平卧取头正中位,触及眶上切迹,用聚维碘酮消毒,仔细操作以防消毒液流入眼内。

用 3.8cm,25G 穿刺针垂直刺入眶上切迹。为了阻滞神经的周围支,可用 3~4ml 局麻药做扇形阻滞。行滑车上神经阻滞时,针由眶上切迹向内侧指向鼻尖。进针时偶尔可诱发出感觉异常。

如果需行眶上及滑车上神经的破坏性阻滞时，先行局麻药阻滞证实疼痛缓解后，可注入 0.1ml 甘油、6.5%的酚甘油或乙醇并逐渐增量直至总量为 0.5ml。

临床注意点

由于眼睑处的组织比较松散,穿刺时应当用海绵纱布轻轻压住眼睑和眶上组织以避免局麻药流入眼睑及眶上组织。轻压必须持续到阻滞结束以避免眼周血肿和瘀血。

行上颌神经分支眶下神经阻滞的操作方法。

口内入路

将上唇向外翻转,在上牙槽嵴处,即眶下孔的正下方放入沾有 10%可卡因或 2%利多卡因的棉球。经充分的表麻后,用 3.8cm,25G 穿刺针经麻醉区刺向眶下孔。有可能诱发出感觉异常。仔细回抽无血后,注入 2~3ml 局麻药。如果需行眶下神经破坏性阻滞时先行局麻药阻滞证实疼痛缓解后,可注入 0.1ml 甘油、6.5%的酚甘油或乙醇。

临床注意点

需轻压眼眶下组织以避免局麻药向眼眶周围扩散形成瘀血及血肿。口内入路法更适合儿科患者。

口外入路

确定了上颌骨的眶下缘后,就可触到眶下孔。皮肤用聚维碘酮消毒,仔细操作小心消毒液流入眼内。用 1.3cm25G 穿刺针以 45°角朝向眶下孔进针。有可能诱发出感觉异常。仔细回抽无血液后，可住入 2~3ml 局麻药。经皮行眶下神经破坏性阻滞的方法同口内法。

临床注意点

须轻压眶下组织以免局麻药扩散。如针尖进入眶下孔，必须退出以避免出现血肿、注射造成的压迫性神经损伤和损伤眶内组织。

行下颌神经的分支颏神经阻滞的操作方法

口内入路

下拉下嘴唇，在下牙槽嵴处，即颏孔的正上方放入沾有 10%可卡因或 2%利多卡因的棉球浸润黏膜。充分表面麻醉后用 1.3cm25G 穿刺针经麻醉区垂直刺入。有时偶尔可诱发感觉异常。回抽无血后，可住入 2~3ml 布比卡因。如果需行颏神经破坏，先行局麻药阻滞证实疼痛缓解后，可注入 0.1ml 无菌甘油、6.5%的酚甘油或乙醇。

口外途径

大约距正中线 2cm 的平面里可确定眶上孔及眶下孔。在此平面上仔细触摸找到颏孔。用聚酮碘酮消毒皮肤后，使用 1.3cm 长的 25G 针朝向颏孔进针，如果针尖进入颏孔内，应当退出以避免注射药物引起压迫性神经损伤。仔细回抽无血后，可注入 2~3ml 局麻药。如果需行颏神经破坏性阻滞时，先行局麻药阻滞证实疼痛缓解后，可注入 0.1ml 并逐渐增至 0.5ml。

临床注意点

因为颏神经出颏孔时形成的是锐角，所以很容易造成压迫性神经损伤。基于这一点，穿刺针最好不进入孔内，因为理论上可形成血肿或注射时压力增加造成压迫性神经损伤。

并发症与副作用

行三叉神经及其分支阻滞的潜在并发症和不必要的副作用有：诱发膳疱疹及带状疱疹、阻滞后感觉障碍，包括痛性麻木、运动功能异常，包括无力、面部两侧不对称、霍纳综合征、面部瘀血及血肿、眼巩膜下血肿、局麻药中毒、神经损伤、感染、皮肤及皮下组织腐肉形成。

尽管通常与行半月神经节阻滞相关，但三叉神经及其分支阻滞也可诱发唇疱疹及偶尔出现的三叉神经分布区带状疱疹。

一部分患者进行了三叉神经及其分支的化学性神经松解或神经破坏阻滞，术后在麻醉区出现了感觉障碍。这些症状从中度不舒服的烧灼样、牵扯样感觉到严重疼痛不等。严重的术后疼痛称为痛性麻木，可能比患者最初的疼痛症状更严重，而且通常更难治疗口皮肤及皮下组织腐肉形成与痛性麻木相关。

除了存在感觉障碍外，行三叉神经及其分支的神经破坏性或毁损性阻滞时可造成运动功能异常，包括咬肌无力和面部不对称，这是由于阻滞导致无力和本体感觉改变。当阻滞了三叉神经交感神经纤维时可出现霍纳综合征。

由于翼腭窝内血管丰富，因此面部瘀血、血肿，包括眼巩膜下血肿也经常出现。尽管这些通常是无害的，但这些不必要的副作用会使患者烦恼，因此，在行治疗之前，必须告知患者可能出现的副作用。这一解剖区的血供丰富也增加了局麻药中毒的可能性。

穿刺针、血肿和注射时的压迫比较容易损伤三叉神经的终末分支。这些并发症，尽管通常是暂时的，也会令患者不安。感染尽管不常见，也是有可能发生的，尤其在那些免疫功能下降的癌症患者中。早期发现感染对避免出现潜在的危及生命的后遗症是至关重要的。

舌咽神经阻滞

适应证与禁忌证

适应证包括：手术麻醉，当在解剖基础上行不同的神经阻滞以鉴别头痛及面部疼痛时，用局麻药行舌咽神经阻滞可作为一种诊断性工具行舌咽神经阻滞可区分膝状神经节神经痛和舌咽神经痛。如果考虑行舌咽神经毁损术，则先行舌咽神经阻滞可判断出患者将来可能出现运动和感觉损伤的范围。在药物、手术治疗和抑制肿瘤生长等方法起效前，用局麻药行舌咽神经阻滞可缓解急性疼痛，包括舌咽神经痛、癌痛。这一技术也可缓解舌咽神经分布区内的非典型面痛和辅助清醒气管插管。舌咽神经毁损可用来缓解癌痛，如侵犯舌后部、咽部及扁桃体的肿瘤。这一操作对治疗那些药物治疗无效或不宜做微血管减压术的舌咽神经痛患者是有效的。

禁忌证：局部感染及败血症是行所有操作的绝对禁忌证。凝血功能障碍是相对禁忌证，由于许多患有头面部侵袭性恶性肿瘤的患者伴有绝望情绪，出于伦理及人道主义考虑可行舌咽神经阻滞，尽管有出血的风险。当临床适应证是强制的，尽管存在凝血功能障碍，增加了瘀血和血肿形成的风险，也必须用 22G 穿刺针行舌咽神经阻滞。

临床相关解剖

舌咽神经包含感觉和运动纤维。运动纤维支配茎突咽肌。感觉纤维支配舌后 1/3、腭扁桃体及口咽部黏膜。特殊内脏传人感觉纤维传递舌后 1/3 味蕾的信息。颈动脉窦及颈动脉体（有助于调节血压、脉搏及呼吸）的信息由颈动脉窦神经传递，它是舌咽神经的一个分支。副交感神经纤维通过舌咽神经达到耳神经节口神经节的节后纤维支配腮腺的分泌。

舌咽神经经颈静脉孔出颅，与迷走神经、副神经及颈内静脉伴行。上述 3 根神经行于颈内静脉与颈内动脉之间的沟内。行舌咽神经阻滞时穿到任一血管就可导致将药物注射到血管内或血肿形成。在这一部位，即使很少量的局麻药注入颈动脉内就可出现严重的局部局麻药中毒。

行舌咽神经阻滞的一个标志是颞骨的茎突。这一结构是茎突舌骨韧带头侧末端的钙化。尽管通常很容易辨别这一标志，但当骨化不完全时，很难用探针定位。

操作方法

口外入路

患者取仰卧位。假想乳突与下颌角之间有一连线，茎突位于此线的中点。皮肤用消毒液消毒。用连接 10ml 注射器的 3.8cm22G 穿刺针自连线中点垂直于皮肤进针。缓慢进针不超过 3cm 就应当触及茎突。触及茎突后退针沿茎突后缘进针。一旦离开骨质仔细回抽无血液及脑脊液，就可逐渐注入 7ml 0.5%的利多卡因及 80mg 甲泼尼龙。随后每天用相同的方法行舌咽神经阻滞，只不过甲泼尼龙的剂量改为 40mg。这一方法也可用于缓解某些患者（口服药物就可控制大部分疼痛）的爆发痛。

口内入路

用 2%的利多卡因凝胶麻醉舌部。嘱患者张大口，用压舌板或喉镜片向下压舌。将弯成大约 130°的 9cm 的 22G 腰麻针刺入扁桃后弓下外侧部。进针约 0.5 cm，仔细回抽无血液及脑脊液后，可注入局麻药或类固醇或两者的混合液，注射方法同口外入路。

舌咽神经阻滞的潜在并发症

行舌咽神经阻滞的主要并发症与损伤颈内静脉和动脉相关。血肿形成和局麻药注入血管内及随后引起的中毒反应对患者来说是最大的问题。阻滞了舌咽神经的运动纤维能导致吞咽困难，它继发于茎突咽肌的无力。不慎阻滞迷走神经，在行舌咽神经阻滞时经常出现，可导致发声困难，它继发于同侧声带的麻痹。在某些患者中可出现反射性的心动过速。如果不慎阻滞了舌下神经及副神经将导致舌肌和斜方肌无力。

有一小部分患者行舌咽神经化学性破坏或毁损术后出现了麻醉区的感觉迟钝。这些症状从中度不适的烧灼样、牵扯样的感觉到严重疼痛不等。严重的术后疼痛称为痛性麻木，可能比患者最初的疼痛症状更严重，而且通常更难治疗。皮肤及皮下组织腐肉的形成与痛性麻木相关。

穿刺针、血肿和注射时的压迫比较容易损伤舌咽神经。这些并发症，尽管通常是暂时的，但也会令患者不安。感染尽管不常见，也是有可能发生的，尤其是那些免疫功能下降的癌症患者。早期发现感染对避免出现潜在的危及生命的后遗症是至关重要的。

神经毁损术的操作方法

在舌咽神经区注入小量的乙醇、苯酚及甘油通常可使舌咽神经痛和癌症相关性疼痛得以长时间缓解。可在双平面荧光透视指引下行舌咽神经的射频毁损。这一操作适用于那些对这里提到的治疗方法无效且身体状况不允许行神经外科的手术治疗的舌咽神经痛患者。

舌咽神经根的微血管减压术

舌咽神经根的微血管减压术是神经外科操作，适用于那些顽固性的舌咽神经痛。这一手术的理论基础是舌咽神经痛实际上是受压迫的单一神经病变。在这一手术中，需要辨别出接近脑干的舌咽神经根并分离开受压迫的血管。在血管和神经之间垫一海绵就可治愈。已证实舌咽神经分布区内的顽固性癌痛缘于舌咽神经颅内部分受累，通常对保守的治疗方法无效。

结语

疼痛专科医生应当知道舌咽神经阻滞的临床实用性，并正确实施。在大多数情况下药物治疗结合舌咽神经阻滞应当能控制舌咽神经痛和舌咽神经分布区内的肿瘤相关性疼痛。当保守治疗不能持久地缓解疼痛时应当考虑行手术治疗。

迷走神经阻滞

适应证

当在解剖基础上行各种神经阻滞以鉴别头面部疼痛时，用局麻药行迷走神经阻滞可作为一种诊断性工具。当考虑行迷走神经毁损时，迷走神经阻滞可判断出患者可能出现的运动及感觉损害的程度。在药物、手术治疗和抑制肿瘤生长等方法起效前，用局麻药行迷走神经阻滞可缓解急性疼痛，包括迷走神经痛和癌痛。当怀疑是迷走神经痛时，迷走神经阻滞可以是诊断及治疗方法。迷走神经毁损可用来缓解癌痛，包括咽、喉和梨状隐窝，偶尔还包括胸内恶性肿瘤处的侵袭性肿瘤相关的疼痛。

由于许多患有头面部侵袭性恶性肿瘤的患者伴有绝望情绪，当存在凝血功能障碍或正在使用抗凝剂时，尽管增加了瘀血和血肿形成的风险，也可用25G穿刺针行迷走神经阻滞。

临床相关解剖

迷走神经包含运动和感觉纤维运动纤维支配咽部肌肉并发出喉上神经支及喉返神经支。感觉纤维分布于后颅窝的硬脑膜、外耳道的后壁、鼓膜下部及声带下方的喉黏膜。迷走神经也发出纤维至胸部，包括心脏、肺及主动脉。

迷走神经从颈静脉孔出颅，紧贴背髓副神经。迷走神经位于舌咽神经尾部，颈内静脉表面。

迷走神经向下经过颈动脉鞘内的颈内静脉孔，伴随颈内静脉和颈内动脉。

迷走神经阻滞的方法类似于舌咽神经阻滞。行迷走神经阻滞的一个重要标志是颞骨的茎突。这一骨性结构是茎突舌骨韧带头侧末端的钙化。尽管通常很容易辨别这一标志，但当骨化不完全时，很难用探针定位。

操作方法

患者取仰卧位。假想乳突与下颌角之间有一连线。茎突位于此线的中点。皮肤用消毒液消毒。用连接10ml注射器的3.8cm22G穿刺针自连线中点垂直于皮肤进针。缓慢进针不超过3cm就应当触及茎突。触及茎突后退针沿茎突后缘稍向下进针。进针深度比触及茎突时的深度大约深0.5cm。仔细回抽无血液及脑脊液，就可逐渐注入5ml 0.5%的利多卡因及80mg甲泼尼龙。随后每天用相同的方法行迷走神经阻滞，只不过甲泼尼龙的剂量改为40 mg。这一方法也可用于缓解某些患者（先前口服药物就可控制大部分疼痛）的爆发痛。

副作用与并发症

行迷走神经阻滞的主要并发症与损伤颈内静脉和动脉相关，血肿形成和局麻药注入血管内及随后引起的中毒反应在迷走神经阻滞后也比较常见。阻滞了迷走神经的运动纤维能导致发声困难、咳嗽费力，它继发于喉上及喉返神经被阻滞。在某些患者中可出现反射性的心动过速。如果不慎阻滞了舌咽神经、舌下神经及副神经将导致舌肌及斜方肌无力，舌咽神经分布区感觉麻木。感染尽管不常见，也是有可能发生的，尤其是那些免疫功能下降的癌症患者。早期发现感染对避免出现潜在的危及生命的后遗症至关重要。

临床经验

迷走神经阻滞主要用于以下两种情况：(1)迷走神经痛。(2)与肿瘤相关的，且对保守治疗无效的持续的不确切疼痛。迷走神经痛临床上类似于三叉神经痛及舌咽神经痛。它的特点是甲状腺及喉部出现阵发性电击样疼痛。疼痛偶尔放射到下颏及上胸部。咳嗽、打呵欠及吞咽常可诱发疼痛发作。可能存在唾液分泌过多的表现。这是很少见的疼痛综合征，必须排除其他的疾病才考虑此诊断。

已证实用小量的乙醇、苯酚或甘油行迷走神经破坏性阻滞可长时间缓解迷走神经神经痛及经保守治疗无效的癌症相关性疼痛。可在双平面荧光透视指引下行迷走神经的射频毁损。

由于迷走神经临近大血管，阻滞后比较可能出现血肿和瘀血。尽管这些并发症只是暂时的，但也会令患者不安。因此，在治疗前必须告知患者这些可能出现的并发症。这一区域的血管比较丰富，也增加了将药物注入血管内的可能性。在这一部位即使将很少量的局麻药注入颈动脉内，也可引起局麻药中毒和癫痫发作。逐渐增加剂量及仔细观察患者有无局麻药中毒反应有助于避免这些并发症。

膈神经阻滞

临床医生经常要求疼痛治疗会诊医生评估患者能否进行膈神经阻滞。像其他的神经阻滞一样，膈神经阻滞只是多种治疗急性或慢性疼痛综合征方法中的一种。对那些不适合行介入治疗的患者来说，膈神经阻滞可能是一种非常有效的治疗方法。

临床解剖

膈神经，颈丛最主要的分支，由C_3~C_5神经的前支组成——主要发自C_4神经前支。这3条神经根在前斜角肌外侧缘汇合，膈神经从肩胛舌骨肌和胸锁乳突肌之间穿过。有20%~84%的患者,从 C_5 发出的副膈神经参与膈神经,加入颈根部或锁骨后的主要神经中。膈神经的远端临近乳内动脉、肺根、心包及腹膜。膈神经下行穿过胸腔时发出分支与颈上及颈下交感神经节、副神经和舌下神经发生联系。

适应证

膈神经阻滞对诊断和治疗顽固性呃逆或打嗝非常有效。呃逆经常发生,是一种生理功能。持续呃逆的定义为持续打嗝不超过 1 个月。而顽固性呃逆则定义为持续打嗝超过 1 个月。顽固性呃逆会引起包括:营养不良、心律失常、失眠、疲劳、筋疲力尽或脱水、胃食管反流、体重减轻甚至死亡。轻度及持续性或顽固性呃逆有不同的原因。已证实慢性特发性呃逆有中枢和外周两种机制。有研究认为,慢性呃逆可能是由于中枢神经系统"呃逆中枢"的慢性刺激引起。呃逆反射的传入纤维不但包括膈神经而且包括迷走神经和 T_6~T_{12} 节段的交感神经链。人们认为呃逆中枢包含了中枢系统中的多个区域。它包括膈神经核、脑干、呼吸中枢、下丘脑及延髓网状结构。这一反射的初级传出支由膈神经的运动纤维介导。有趣的是,大多数情况下呃逆的发作是单侧的,通常是左半膈。

膈肌或膈下肿瘤引起的定位不确切的锁骨上或肩胛骨区疼痛可通过行膈神经阻滞得以证实或缓解,这种牵涉痛即为克尔征(Kerr sign),通常直接治疗肿瘤并不能缓解疼痛。

疼痛治疗专科医生必须尽力确定基本的原因以指导介入治疗。有目的的询问病史及体格检查是第一步,随后进行实验室检查。最好能作头颅的磁共振成像,尤其是后颅窝及脑干处。膈肌及膈下区也应当摄片。

确立和治疗了基本的原因后,就可进行不同的治疗。经过非药物治疗、非侵袭性治疗无效后,可以使用药物治疗。药物包括:氯丙嗪、氟哌啶醇、阿米替林、苯妥英、丙戊酸 、卡马西平、巴氯芬、加巴喷丁、硝苯地平、尼莫地平、胃复安、咪达唑仑、奥美拉唑、西沙必利等。

操作步骤

患者仰卧,头转向健侧。令患者抬头,以确定胸锁乳突肌。触及胸锁乳突肌后缘与前斜角肌间隙。并在锁骨上 2.5cm 处消毒。用 3.8cm22G 穿刺针平行于斜角肌并稍向前进针。进针大约 2.5cm 时,仔细回抽无血液及脑脊液,就可沿前斜角肌前面逐渐注入 8~10ml 局麻药。行膈神经阻滞时通常做扇形阻滞。用局麻药行膈神经阻滞也是一种可以判断预后的方法,可以判断评估通过化学性破坏、射频毁损、膈神经刺激器(膈肌起搏器)毁损膈神经或手术结扎膈神经后可能出现的情况。局麻药中加入类固醇可缓解由膈神经介导的炎症相关性疼痛。在行膈神经阻滞时使用神经刺激器,使刺激控制在 0.75 mA 以下就可观察到膈肌收缩(通过 X 线或超声)。随后密切观察患者生命体征变化(尤其是呼吸的变化)及有无局麻药中毒、不慎注入蛛网膜下腔的体征。

副作用与并发症

由于膈神经临近许多重要的血管,阻滞时局麻药通过血管吸收或不慎注入血管内就可引起局麻药中毒。另外,这一区域的血管丰富,可造成血肿和/或瘀血。这些血管中大部分通过直接压迫就可止血,但锁骨下血管出血却很难控制。手法压迫阻滞区域及阻滞完后放置冰袋可减少出血或瘀血。间隔 20 分钟使用冰袋对减少副作用和并发症也有效。

行膈神经阻滞时,期望只出现单侧膈肌麻痹。单侧膈肌麻痹将使肺总量减少 37%,最大通气量及潮气量将减少 20%。如果局麻药扩散阻滞了喉返神经及分泌物排出困难(继发于声带麻痹和声嘶)则会加剧肺功能的下降。

膈神经也临近中枢神经轴结构。如果进针过深,可能会出现蛛网膜下腔阻滞或硬膜外腔阻滞。,不管是哪种阻滞都会出现明显的感觉及运动阻滞及呼吸抑制或心跳呼吸停止。另一种可能的并发症是感染和气胸。如果局麻药扩散到交感神经节则会出现霍纳征。左侧膈神经阻滞有可能损伤胸导管,从而出现乳糜胸。

结论

膈神经阻滞是一种非常有效的诊断和治疗方法。最主要的适应证是对其他非药物治疗和药物治疗无效的慢性呃逆。行膈神经阻滞为疼痛治疗医师提供了诊断和治疗慢性肩痛或锁骨上区疼痛(由膈肌或膈下区介导)非常有用的信息。认清临床相关的解剖关系能使副作用和并发症降到最低并能使症状得以缓解。

颈丛阻滞

适应证

颈丛阻滞的适应证较多,由于患者仰卧位时较易实施颈丛阻滞,所以几乎所有的患者均可选用。在颈前和颈侧以及锁骨上窝实施的手术操作均可使用颈浅或颈深丛阻滞。

颈浅丛阻滞可提供颈部浅表部位麻醉,但是无肌肉松弛。颈浅丛阻滞提供的感觉(皮肤)麻醉和颈深丛一样,颈深丛仅仅是在感觉神经和运动神经分离之前,于神经根处并入颈丛的运动成分。不需要牵拉颈部较大肌肉的手术操作均可选择颈浅丛阻滞,例如颈部脂肪垫活检、淋巴结活检、整形手术和颈部表面的手术操作。有些作者建议颈动脉手术选用颈浅丛阻滞以避免颈深丛阻滞的可能并发症。然而,为了获得完善的麻醉,在颈动脉鞘下方、颈动脉分叉外膜下方和切口的上角注射局麻药是必要的。

颈深丛阻滞同时麻醉颈丛的深支和浅支,因为在感觉和运动成分分离之前.神经根已经被阻滞。颈深丛阻滞的不仅仅是颈丛的所有感觉成分,而且阻滞 $C_{2\text{-}4}$ 对应的颈椎和横突起源或附着的肌肉。

实际上,任何涉及颈前或颈侧部的操作都可以使用此技术.包括颈部切开:肿块、肿瘤、甲状舌(管)囊肿、气管囊肿或腮管囊肿的切除;有关甲状腺、甲状旁腺或淋巴结的手术;有关气管和喉部的手术;有关血管的手术包括颈动脉和舌动脉的结扎和动脉内膜切除术。这些手术多数仅仅需要单侧颈深丛阻滞。但是对于手术操作延伸到颈部中线 1.27cm 之内,建议进行双侧颈深丛阻滞。这类操作包括甲状腺切除术和颈部淋巴结切除。在甲状腺切除术过程中,尽管双侧深丛阻滞后,牵拉腺体仍有窒息感,所以需要使用静脉镇静药。另外,双侧阻滞有导致双侧膈神经麻痹和引起呼吸功能损害的可能。

颈动脉内膜切除术可能是在颈丛阻滞下完成的最常见操作。因为颈部切口使得实施全身麻醉和气管内插管存在困难,所以大多数临床医师使用局部麻醉技术完成这些操作,他们建议实施颈浅丛和颈深丛阻滞以确保高的成功率。有一些研究比较了在颈动脉内膜切除术中使用全身麻醉和局部麻醉的差别。多数研究者提出清醒患者中枢神经系统功能直接评估的价值和在评估血管分流的必要性方面的作用是局部麻醉的主要优点。

颈丛阻滞也可用于解除继发于咽部肿瘤和转移性肿瘤的颈部和枕部疼痛,和解除伴有急性炎症或颈丛压迫(肿瘤或动脉瘤引起的)的枕部和耳后部疼痛。颈深丛阻滞尤其是第 4 对颈神经的双侧阻滞,可以有效地缓解呃逆。阻滞的成功可用荧光透视法检验,表现为双侧膈肌的麻痹。虽然麻痹是暂时的,但是通过打断呃逆循环可获得永久的缓解。

禁忌证

除了局部麻醉通用的禁忌证如凝血异常、阻滞部位的感染、局部麻醉药过敏史和患者拒绝外，颈丛阻滞没有特殊的禁忌证。严重的呼吸系统疾病是相对禁忌证，尤其对于双侧颈丛阻滞，因为有阻滞膈神经的可能，这样可引起膈肌麻痹。

颈丛解剖

颈丛由上 4 对颈神经的前支组成。C_2~$_4$ 颈神经的前根和后根自脊髓发出后通过各自相应的椎间孔。第 1 对颈神经，亦称枕下神经，自枕骨和寰椎的后弓处发出。与前运动根相比，这对神经的后感觉根很细小，并且可能完全缺如。

前根和后根合并组成混合神经后，分成前支和后支。第 1 对颈神经除外，它很少有前支。因为第 1 对颈神经几乎全部由支配枕下三角肌肉的运动神经组成，并且几乎没有重要的感觉成分，所以通常没有必要阻滞这一神经。

出椎间孔后，C_2~$_4$ 神经前支在椎动静脉后方向前偏尾侧，走行在相应颈椎横突的前结节和后结节组成的沟槽中。根据病人体形和颈长度的不同，横突的结节位于皮下 1.3cm 到 3.2cm 之间。与上位颈椎横突结节相比，下位颈椎结节更为表浅。前结节比后结节更加靠头端和内侧。

第 1 颈神经在椎动脉下方通过，与寰椎后弓毗邻并且固定在一纤维性的隧道中。C_2~$_4$ 前支也被一纤维隧道紧紧地固定在横突上。离开横突后，这些神经被附着在相应颈椎前结节和后结节上的肌肉和肌腱包裹在神经间隙中。附着于前结节的肌肉和肌腱是颈长肌、头长肌和前斜角肌。附着于后结节的肌肉和肌腱是中斜角肌、颈斜角肌和颈最长肌。椎前筋膜向侧方走行并分散包绕这些肌肉和神经，这就组成了一个封闭的筋膜腔隙，也是斜角肌间隙的向上延伸。包绕着颈丛前方、后方肌肉和肌腱的筋膜在颈丛的周围形成一包膜，这一包膜可以作为周围神经鞘，并且为颈丛神经阻滞的单次注射技术提供了基础。

在神经鞘内，C_2~$_4$ 前支分为上升支和下降支，并形成 3 个神经袢称为颈丛。颈丛侧方为上 4 节颈椎，前方是肩胛提肌和中斜角肌，并且被胸锁乳突肌覆盖。每一个袢发出一支浅支和一支深支。这种解剖的分离使得颈丛的感觉支经浅支走行，这样，在颈部进行选择性颈浅丛阻滞可避免任何运动神经的阻滞。

颈丛的浅支大约在胸锁乳突肌后缘中点穿出颈部深筋膜，刚好位于副神经穿出点的下方。浅支绕过胸锁乳突肌后缘支配头部、颈部和肩部的皮肤和浅筋膜。上升支（枕小神经和耳大神经）支配头部的枕骨乳突部位、耳郭和腮腺；横支（颈浅）支配下颌下缘和胸骨之间的颈部前部；下降支（胸骨上、锁骨上、肩峰上）支配肩部和上胸部。

颈深丛主要支配颈前部和侧部的深层结构以及发出分支至膈神经。它也参与舌下神经袢。神经分支中的其中一组—外侧（外）组，起自胸锁乳突肌下方向后侧方走行至后三角。这组发出支配肌肉的神经分支至中斜角肌、胸锁乳突肌、斜方肌和肩胛提肌。内侧（腹侧）组向中部走行至前三角。这组发出支配肌肉的神经分支至头外侧直肌、头前直肌、头长肌、颈长肌，亦有分支通过膈神经支配膈肌。通过舌下神经袢，它也支配甲状舌骨肌、须舌骨肌、肩胛舌骨肌、胸骨甲状腺肌和胸骨舌骨肌。

颈丛通过交通支与颈部交感神经链联络。自脊髓发出后交感神经并不与脊神经伴行。而是发自上、中、下颈（星状）神经节。颈丛也和迷走神经、舌下神经和副神经交通。这些交通支的存在可以解释颈丛阻滞常见的一些副作用。

临床操作

选择颈浅丛、颈深丛还是颈浅深丛阻滞要根据外科操作和需要的麻醉范围。颈浅丛阻滞技术仅有一种，但是颈深丛阻滞技术却有多种。

颈浅丛阻滞技术

颈浅丛阻滞可提供与颈深丛阻滞相同的感觉(皮区)麻醉，颈深丛阻滞在运动支和感觉支分离之前的神经根处混合有颈丛的运动成分。患者仰卧，头偏向阻滞的对侧。可以要求患者轻抬头，以更好地显示胸锁乳突肌(在锁骨和乳突附着点之间)中点的轮廓界线。这点也是颈外静脉穿过胸锁乳突肌后缘的部位。

有效的颈浅丛阻滞需要足够的局部麻醉药的容积。4cm 的 22G 或 2.5cm 的 25G 穿刺针直接地刺入皮下向后并深及胸锁乳突肌中点。在中点处注入约 5ml 的局部麻醉药，沿着胸锁乳突肌后缘再次向上和向下调整穿刺针的方向，这些点每一点注入约 5ml 的局部麻醉药，总剂量为 15ml。这种注射使得自下颌骨到锁骨之间颈部的前部和侧部皮肤痛觉丧失。

颈深丛阻滞技术

颈深丛阻滞麻醉颈丛所有的感觉成分和发自或附着在 C_2~$_4$ 相应颈椎和横突的肌肉。如果在靠近横突的侧缘处行颈深丛阻滞，则神经根在分为运动支和感觉支分离之前已被阻滞。这一点是颈深丛和颈浅丛阻滞的重要区别。颈深丛阻滞是 C_2~$_4$ 椎旁神经阻滞，这些神经自颈椎间孔发出。患者的体位和颈浅丛阻滞时相同。

侧方入路，由于该方法中使用的浅表解剖标志多而且可靠，所以是最常描述的方法。一个标志是耳后颞骨的乳突末端。另一个标志是 C_6 横突的前结节，在环状软骨水平。在环状软骨水平气管和颈动脉鞘之间，可通过深部触诊感知 C_6 颈椎横突的最突出的部分。为标明颈横突的位置，两点之间画一直线，称作“定位线”。为了能显示下方颈椎横突更精确的浅表标识，有些作者建议在距离这条线后方 1cm 处画一条平行线，也有作者连接乳突和胸骨上切迹创立“定位线”。

在这条线上可触及 C_2~$_4$ 横突。C_2 横突在乳突末端向尾侧大约 1.5cm。在定位线上第一点下方 1.5cm 和 3cm 处标记两点，分别为 C_3 和 C_4 横突。在舌骨体水平可感知 C_3 横突，C_4 横突位于甲状软骨上缘水平。

在这 3 个点使用 27G 针头注射皮丘。在这 3 个拟定点，使用 5cm 的 22G 或 2.5cm 的 25G 短斜面阻滞针向内侧和尾端进针 1.5~2cm，直到触及横突末端。穿刺针向侧面移动直到滑过骨体的大部分侧面，并且再次确认横突末端。重要的是尽可能在侧面找到横突，以避免椎动脉内注射。保持向尾端进针的方向非常重要，这样可避免意外进入椎间孔(可导致硬膜外或蛛网膜下腔注射)。可能引出或不引出感觉异常。仔细回吸无血液和 CSF 后，经每一穿刺针注入 3~5ml 局麻药。如果穿刺针的位置正确，无论使用何种药物，镇痛作用可在 5 分钟内起效。皮肤感觉丧失的区域与颈浅丛阻滞相同，但是深部结构也同时被麻醉。

颈深丛阻滞的其他技术

因为颈丛在前、中斜角肌之间被覆有椎前筋膜，患者体位和骨性标志的确认如前所述。在 C_4 水平确认胸锁乳突肌后缘，然后临床医生将手指向侧方移动直到触及前、中斜角肌之间的沟，使用 5cm 的 22G、2.5cm 的 25G 短斜面的穿刺针在此点向内侧和尾端进针，直到引出异感或遇到 G 横突。在回吸证实无血液和脑脊液后，注入 10~25ml 局部麻醉药。神经鞘间隙的存在使得颈部区域容易互通，所以局部麻醉药能轻易地扩散到邻近的层次。可用手指在 C_5 横突处压迫以阻止局麻药向尾端臂丛方向的扩散。

也可使用神经刺激仪进行单次注射,在阻滞之曲可出现颈部肌肉的颤搐以及肩部和上臂的异感。使用前述的方法置入连接神经刺激仪电极的 18GVenflon 穿刺针;另一个电极放在相应的肩部。当获得适当的颤搐时,在同吸证实无血液和脑脊液后注入 10~15ml 的局部麻醉药。

最近,有人描述了使用神经刺激仪实施单次注射技术的其他方法。短斜面的穿刺针与神经刺激仪相连,在斜角肌间隙平甲状软骨上缘(C_{4-5})处进针。穿刺针指向内侧和尾端直到引出肩胛骨的上抬和内旋。这种诱发肌肉的反应是由于对肩胛提肌的刺激。当电流的强度小于 0.5mA 仍能引出这种肌肉的反应,针尖的位置就是正确的。缓慢注入 40ml 的局部麻醉药,同时手指按压在针的下方。使用神经刺激仪可增加阻滞的成功率、提高麻醉的质量。

颈丛阻滞的另一种方法是患者仰卧,头正中位,下颏向上仰起。解剖标志有下颌骨髁突、第 2 下磨牙表面和颈椎横突。通过下颌骨髁突画一垂直线,与操作线成直角。触及颈椎横突,并沿横突画一水平线,此线与垂直线成一定的角度。通过第 2 下磨牙表面画第二条垂直线。标记这条线和水平线的交点,位于水平线上第一点向尾端 1cm 处。第二点对应的是第 2 颈椎横突的末端。在皮肤上标记尾侧距第一点 2.5cm 和 3.5cm 点。这两点分别对应 C_3 和 C_4 横突的末端。水平线上画有 4 个点,其中最上面的一个仅作为参考点,下面的 3 个点表明注射的部位。同上文描述的侧方入路颈深丛阻滞一样注入局部麻醉药。

后方入路

也有后方入路行颈深丛阻滞的。患者侧位,阻滞侧在上。使用软垫支撑头部,以防止颈部结构的扭曲且更容易触及解剖结构。确定颈椎棘突,其中 C_7 最为突出。如果颈椎棘突触诊困难,自环状软骨至颈背部画一线可确认 C_6 棘突。C_{5-2} 的横突分别位于 C_6 上方 1.5cm、3cm、4.5cm 和 6cm 处。

在对应 C_{2-4} 棘突中线旁开大约 2cm 处做局部皮丘。使用 8cm 的 22G 穿刺针在上述点平行于颈部的矢状面进针。直到针尖到达椎体的横突外侧。后退穿刺针至皮下组织,重新倾斜并向外侧调整方向。当针尖位于椎弓侧方时,继续进针 1cm,同侧方入路一样注入局部麻醉药。

后路阻滞技术难,阻滞效果欠佳。解剖标志难以精确确认,并且该方法的进针更深。该方法仅适用于那些不能实施侧入路的病例(例如,在颈部注射部位有肿瘤)。

麻醉药

为完成外科手术而实施颈丛阻滞时,可以使用多种局部麻醉药。短时间的手术可选用 1%~2%的利多卡因或甲哌卡因。为了延长阻滞时间可使用 1%~2%利多卡因和 0.5%~0.75%布比卡因 50:50 的混合液。也可以使用不同浓度的(0.375%~0.5%)单纯布比卡因进行颈深丛和颈浅丛阻滞。使用相似剂量和浓度的新型局部麻醉药,例如罗哌卡因,可有相似的麻醉效果,可能会更安全。

为了延长阻滞时间,也可使用 1:200 000 的肾上腺素溶液。因为在高风险病人中,颈丛阻滞最常用于颈动脉内膜切除术,加入肾上腺素可出现不良的心血管效应。

颈浅丛阻滞通常使用的局麻药总容量是 10~15ml。颈深丛阻滞使用总容量通常为 9~15ml。虽然有人使用更大容量的药物,但是颈深丛单次注射阻滞通常要求 10~25ml 的局部麻醉药。除了单独使用局部麻醉药,对于继发于转移性疾患的颈部疼痛,神经毁损阻滞使用等剂量的 0.5%布比卡因和无水乙醇阻滞颈丛。为了抗炎,局麻药中也可加入 40mg 甲泼尼龙。

曾经有研究测定颈丛阻滞后局部麻醉药的血药浓度,记录其副作用,但没有发现明显的毒性反应。有一项研究使用含有 1:200 000 肾上腺素的 1.5%利多卡因按 6mg/kg 给予,并没有发生利多卡因毒性反应的症状。另一项研究使用常规浓度和容量的利多卡因和布比卡因混合液进行颈丛阻滞，也没有出现全身毒性反应症状例。有研究测定了全身麻醉和颈丛阻滞联合患者布比卡因的浓度。布比卡因的总量平均为3.4mg/kg.高于厂家推荐的2mg/kg。然而，在手术期间或手术后期，没有全身布比卡因毒性反应的症状。虽然颈丛阻滞是安全的，但常规推荐的包括反复回吸、缓慢注射和仔细进针必须遵守。

注意事项

颈丛阻滞失败的原因很多。当已确定解剖位置时，注意确保患者不动，否则解剖位置会改变，并且阻滞可能失败。进针不应太深，根据触诊的压力、患者的体形和注射的部位，皮肤至横突末端的深度不同，大约在1.3~3.2cm。横突下行过程中会变得更表浅。

为了防止穿刺针进入硬膜外腔或蛛网膜下隙，穿刺针也应该稍微偏向尾端。颈部是血管丰富的部位，所以在注射前必须回吸。为观察全身的作用，注入1ml实验剂量的麻醉药是明智的。在注射前，穿刺针应该在横突的侧面。如果穿刺针位置过于偏后，镇痛效果欠佳。如果针尖位置过于偏前可能会刺伤颈动脉、颈内静脉或椎动静脉，伴发血肿形成。这会使操作的条件变得困难。注射时过于向前也可引起交感神经阻滞，出现Horner综合征。

如果颈丛阻滞没有成功而时间允许，可重新阻滞。为了防止注入中毒剂量的药物，应该计算局部麻醉药的总量。如果阻滞不全，可考虑辅助静脉药物。如果这些方法均失败了，应该使用全身麻醉。

并发症

颈丛阻滞可发生许多并发症。阻滞有时不充分，不得不补充局部浸润麻醉。单侧阻滞时，当手术部位超过颈中线时，这种并发症更常见。舌咽神经分布区的颈部伤口易出现颈部牵拉，通常需要补充麻醉。由于三叉神经的下颌支支配的腭骨膜部的牵拉也可出现不适。在此区域补充麻醉也是必要的。

因为颈部的血管丰富，可发生局部麻醉药的血管内注射。颈浅丛阻滞时，局部麻醉药意外地注入颈内和颈外静脉中，可引起全身毒性反应，静脉壁的撕裂可引起血肿形成，并且如果穿刺针没有连接注射器，也可能出现空气栓塞。即使0.2ml的局部麻醉药通过每一横突的横突孔进入椎动脉，都可能引起严重的毒性反应，包括惊厥、窒息、完全性可逆性失明和意识丧失。这是因为动脉直接供应脑干。如果在疼痛治疗时局麻药中加入胶体样物质如类固醇激素的悬浮液，椎动脉中注入这类物质可能会导致Wallenberg综合征或小脑后下动脉的闭塞。另外，颈丛阻滞时，在横突前方注入大量的局部麻醉药可能压迫颈动脉鞘。这种压迫可引起脑血流的下降，这对于先前存在颈动脉疾病的患者是非常有害的。

局部麻醉药也可能通过硬脊膜或椎间孔渗透，进入硬膜外或蛛网膜下腔，可能产生脊髓损伤的并发症，需要仔细回吸有无CSF。与蛛网膜下隙注射不同，硬膜外腔注射后不能弥散至颅内。颈部硬膜外阻滞可引起上肢和胸部的麻醉，并且能导致双侧膈神经阻滞，同时伴发双侧膈神经麻痹。

在单侧颈神经阻滞期间出现喉返神经阻滞的病例为2%~3%。当局部麻醉药沿胸锁乳突肌后缘注入过深，可发生该并发症。后遗症包括声音嘶哑、失声和呼吸困难。也可发生迷走神经阻滞，可引起心率增快和不能发声。曾经有人报道过双侧舌下神经麻痹后伴发的完全性上呼吸道梗阻。

膈神经主要起源于C_4，也有小分支来自C_3和C_5，颈深丛阻滞时可能被阻滞（50%病例），引起一过性的膈肌麻痹和轻度的高碳酸血症。如果是半个横膈麻痹,仅仅在伴有慢性梗阻性肺部疾病的患者才可能会出现二氧化碳浓度明显变化的危险，大多数患者的描述仅仅是感到“胸闷”;这时通常的处理是安慰患者、供氧和抬高患者的头部。

双侧膈神经阻滞可能伴有严重的危险,尤其对于伴有呼吸系统损害的患者,这时可能需要气管内插管。如果由于膈肌麻痹引起呼吸损害对于某些患者是一种危险,应该避免双侧颈丛阻滞。如果实施双侧阻滞,应小剂量、低浓度使用局部麻醉药。另外,单独使用颈浅从阻滞能降低发生呼吸系统并发症的风险。

在颈深丛阻滞期间,通过咽丛可能出现第Ⅸ和第X对脑神经阻滞或二者均被阻滞。这可引起吞咽困难,并且患者通常抱怨有喉部涨满感,这些症状会随时间的延长逐渐消失。

由于颈深丛位于颈深筋膜的下方,所以局麻药不会扩散至颈交感链,包括星状神经节。如果浸润药物向前方扩散至椎前筋膜,可能会阻滞颈交感神经链。结果出现 Homer 征。这时可出现上睑下垂、瞳孔缩小、单侧无汗、鼻充血,有时会有呼吸损害。为了避免干扰随后的神经病学检查,这些症状在术前就应注意。在失败的阻滞中会出现这种并发症,这表明注射位置过于偏前和偏浅。双侧星状神经节阻滞可导致严重的心动过缓,这是心动加速纤维被阻断的结果。

有人曾经描述了在颈丛阻滞下行外科手术后出现枕部头痛,原因似乎与颈部肌肉的过度伸展有关,而与阻滞本身无关。头痛也可继发于颈动脉内膜剥脱术后脑循环的再灌注。

星状神经节阻滞

适应证

星状神经节阻滞可用于治疗许多种疼痛疾病,包括雷诺病、上肢动脉栓塞、意外的动脉内注药和梅尼埃综合征。虽然使用星状神经节阻滞治疗梅尼埃综合征现在还存在争议,但是许多临床医生已经成功应用。星状神经节阻滞可用于治疗面部、下颈部和上胸部皮肤区域的带状疱疹。这项技术还可以缓解上述解剖区域的疱疹后遗神经痛。

常常伴有水肿、冷汗、青紫的创伤后疼痛是星状神经节阻滞的绝对适应证。还有部分临床综合征也可归于该类,包括复杂局部疼痛综合征 I 型(反射性交感神经营养不良)、II 型(灼痛)和 Sudeck 病。星状神经节阻滞也可用于治疗面部反射性交感神经营养不良。

对于需要进行上肢血管手术的患者,星状神经节阻滞有诊断、判断预后的作用,在某些病例有预防的作用。并不提倡进行双侧星状神经节阻滞。但是在肺栓塞的情况下,双侧星状神经节阻滞绝对可以用来进行急性治疗。

禁忌证

星状神经节的绝对禁忌证有:(1)抗凝治疗,因为在进针过程中,如果损伤血管有出血的可能。(2)对侧气胸或对侧肺切除术,因为有引起同侧气胸的危险。(3)近期心肌梗死,因为星状神经节阻滞可阻断心脏交感神经(加速神经),这时可能有负面作用。青光眼是星状神经节阻滞的相对禁忌证,因为曾经有反复星状神经节阻滞诱发青光眼的报道。心脏兴奋传导异常(例如,房室传导阻滞)也被认为是星状神经节阻滞的相对禁忌证,因为上胸段交感神经节阻滞可使心动过缓恶化。

器械、药物与患者准备

必要的器械包括一个 25G 局部浸润针头；一个 22G 的 2.5cm 阻滞针；射频使用的 5cm 或 10cm(尖端 2mm 或 5mm)锐利套针和射频仪器。用于局部麻醉阻滞的药物包括 0.5%布比卡因,罗哌卡因 0.5%，总量 8ml，或者 0.2%~0.5%罗派卡因，1%~2%利多卡因，外加类固醇类药物(选择性使用)。苯酚的制备要求 3%苯酚溶于碘海醇(欧乃派克 240)(总量 6ml)和 0.9%生理盐水(总量 2ml)中。射频热凝同术与使用类固醇类药物阻滞应用相同的局部麻醉药物。

体格检查应该包括检查颈部伸展度、颈部根治术史、注射部位感染、甲状腺手术史、任何与手术有关的解剖变异。

临床相关解剖

交感神经节前神经的胞体起源于脊髓前外侧角。支配头颈部的纤维起源于胸段脊髓的第 1 和第 2 节段。而支配上肢的节前神经起源于 T_{2}~$_{4}$ 节段，偶尔也可起源于 T_9。支配头颈部的节前轴突在 T_1 和 T_2 前根发出，加入交感神经链之前经白交通支，向头端走行在颈下(星状)、颈中或颈上神经节处形成突触。在加入颈丛或上颈段有神经支配颈部的结构之前，节后神经纤维与颈动脉(颈内或颈外)伴行至头部或加入灰交通支。

为了达到满意的头颈部去交感神经支配，应阻滞星状神经节，因为这里汇聚了颈部所有的节前神经纤维的突触或途经此处至更头侧的神经节。中或上神经节的阻滞可能会漏掉自星状神经节发出至椎动脉神经丛的交感神经纤维分支，这些纤维最后支配由椎动脉供应的颅顶相应区域。

支配上肢的交感神经自 T_{2}~$_{4}$ 脊髓节段发出，经脊神经前根，形成白交通支到达交感神经链，然后向头侧走行，在第 2 胸神经节、第 1 胸神经节或颈下(星状)神经节，有时在颈中神经节处形成突触。多数节后神经纤维离开交感链后经灰交通支加入 C_5~T_1 的脊神经(形成臂丛)前支，有些节后神经直接自交感链发出形成锁骨下周围血管神经丛，支配锁骨下、腋窝和肱动脉的上部。

多数人的颈下神经节与第 1 胸神经节融合组成星状神经节。虽然星状神经节形状不规则，但一般长 2.5cm，宽 1cm，厚 0.5cm。星状神经节通常位于第 1 肋骨颈的前方，并且延伸至 C_7 和 T_1 间隙。细长的星状神经节可越过 C_7 前结节；两个神经节未融合的人，颈下神经节位于 C_7，第 1 胸交感神经节位于第 1 肋骨颈。从三维图像上来看，星状神经节内侧紧邻颈长肌，侧方是斜角肌，前方是锁骨下动脉，后方是颈椎横突和椎骨前筋膜，下方是胸膜后面。在星状神经节水平，起源于锁骨下动脉的椎动脉位于其前方。椎动脉越过神经节后，进入横突孔位于 C_6 前结节的后方。

因为阻滞星状神经节的经典入路在 C_6 水平，因此阻滞针位于动脉的前方。位于星状神经节后的其他结构有 C_8 和 T_1 脊神经的前支(臂丛的下干)。星状神经节发出的交感神经通过 C_7、C_8、T_1(偶有 C_5 和 C_6)的灰交通支提供上肢交感神经支配。上肢的其他变异神经分布有发自 T_2 和 T_3 的灰交通支，这些神经并不经过星状神经节，而是加入到臂丛并且最终支配上肢远端的结构。有时虽然成功地阻滞星状神经节，但是交感神经性疼痛却不能完全缓解，这就与此神经纤维有关。

操作程序

患者准备

理想的情况是，对拟行星状神经节阻滞的患者进行准备应该从操作之前访视患者时开始。如果患者不能理解即将进行的操作、操作所带来的副作用和可能的并发症，在访视过程中进行解释，患者则更容易记住出院指导和可能发生的并发症。在进行操作之前，应针对交感神经阻滞的预期结果进行讨论。所拟定阻滞的目标和阻滞次数因疼痛综合征不同而不同，实际操作之前访视患者时，如果可能，应该和患者讨论这些差异。如果患者在阻滞之前理解预期的结果，患者可能会少一些失败感或失望。如果疼痛原因不清楚，拟实施诊断性阻滞，充分的解释可使患者记录有关此操作效果的有价值信息。

必须获得知情同意。应该详细地解释潜在的危险、并发症、可能的副作用。患者应该一同对决策负责,并且必须理解其危险性和发生并发症的事实。

气管旁径路

患者去枕仰卧,头部平放在操作台上。多数患者需在肩下垫一折叠的单子或薄枕以利于颈部伸展和突出解剖标志。头部保持端正并且口轻张,以放松颈前部肌肉。颈部的过度伸展也可使食管移向中线,偏离左侧横突。

为了确定正确的进针点,操作者必须正确定位 C_6 横突前结节。多数情况下,食指有力按压可较容易的定位。不论是使用左手还是右手进行星状神经节阻滞,操作者的非优势手应该触摸解剖标志。患者不能忍受用力猛戳,但是轻柔而稳定的探测能够轻松地确认结节的界限。单个手指即食指可接收最特异的触觉信息。另一种可选用的方法是将 C_6 横突结节置于食指和中指之间。

皮肤消毒准备,向后刺入穿刺针,在操作者食指指尖穿刺皮肤。一般没有必要使用局部麻醉药做皮丘,除非在某些教学情况下或患者颈部肥胖[在这两种情况下,使用 5cm 针头(或 22G B-斜面针).穿刺皮肤时应该直接向下(后)垂直于操作台]。虽然可以选用更细的针头(例如 25G),但是当遇到骨质时细针的弹性和更细的口径使得探知过程难度增加,以及随后的注药过程维持确切的位置也较困难。

穿刺针穿过各层组织直到遇到 C_6 结节或 C_6 椎体与结节的连接部。这些结构的深度不固定,与椎体和结节之间的连接部相比,结节的位置更加靠前。如果用非优势手的食指正确地向后推移皮肤,不管遇到 C_6 哪个部位,进针深度很少大于 2~2.5cm。C_6 椎体内侧部和外侧部之间的重要差别与颈长肌的存在有关,颈长肌越过横突的内侧部和椎体的外侧部。但是颈长肌并不越过 C_6 结节;仅仅是包被颈长肌的椎前筋膜覆盖 C_6 结节。如果穿刺针触及横突的内侧部时的深度超过预期的深度,为了避免药物注入颈长肌内,操作者应该后退穿刺针 0.5cm。药物注入肌腹内阻碍了麻醉药物向尾侧扩散至星状神经节。针头的位置在 C_6 前结节顶端表面时,在注射前要后退穿刺针离开骨膜。

在穿刺针到达注药部位之前已经连接注射器的操作过程是最流畅的。这样可以防止在放置穿刺针后连接注射器期间,穿刺针意外地移动离开骨面。当遇到骨质时,保持触诊指的压力,后退穿刺针 2~5mm,然后注药。另一种方法是遇到骨质时,操作者的触诊手移开并抓住注射器固定穿刺针,余出的优势手可以自由地进行回吸和注射。虽然这项技术可以盲视下进行,但是透视检查已经越来越频繁地用于确认造影剂的扩散。通过透视检查的前后位和侧位像,可以看到穿刺针的正确位置和造影剂的扩散。

当确认了穿刺针的正确位置后,药液的注入必须按照常规的、有条理的方式进行。可以使用 50:50 的 2%利多卡因和 0.5%罗哌卡因的混合液加入 40mg/ml 的氟羟氢化泼尼松 1ml。所有的患者均应注射首次试验剂量。不到 1ml 的药液注射至血管中即可发生意识丧失和癫痫发作。在任何注射之前必须进行仔细的血液和脑脊液的回吸。如果回吸阴性,注射 0.5~1ml 的药液并要求患者抬高拇指来表明无不利症状。应预先告知并且在阻滞的过程中提醒患者,说话可引起颈部肌肉的运动,这样会使穿刺针从正确位置上移开。为了在阻滞过程中与患者交流,可以要求患者竖起拇指或手指回应问题。初始实验剂量注射后,操作者可将剩余的药液注入,每注射 3~4ml 认真回吸一次。

在注射期间或穿刺针放置期间,可能引起上臂或手的异常感觉。这种情况应该是穿刺针置入过深超过前结节,靠近 C_6 或 C_7 神经根。这时有必要调节针的位置。回吸到血液或脑脊液也必须重新调节针的位置。虽然穿刺针可能在正确的位置，有时也有必要确认注射的药液并没有流向不希望的位置。药液的总量取决于阻滞的目的。如果位置正确，5ml 药液就可阻滞星状神经节。

C_7 前方入路

C_7 水平阻滞星状神经节的前方入路与 C_6 水平的入路相似。不同的是 C_7 仅仅是一个退化的结节，所以有必要先找到夏桑亚克（Chassaignac）结节（C_6）。触诊指自 C_6 结节末端下方向尾侧移动 1 指宽的距离。

C_7 水平阻滞星状神经节的优点在于较少容积的局部麻醉药即可提供上肢交感神经支配区的完全阻滞，6~9ml 的药液就足够。此入路较少发生喉返神经阻滞这一副作用，但有两个缺点：缺少显著的定位标志使得穿刺针位置的确定性减小；因为进针点靠近胸膜顶所以气胸的危险性增加。在穿刺过程中使用 X 线成像技术有助于避免盲视状态下可能发生的并发症。

星状神经节的化学性神经毁损

神经毁损术的入路与 C_7 水平进行星状神经节阻滞的入路相似。患者颈部和头部处于中立位置。前后位荧光透视检查可以确认 C_7 椎体。用 25G 针头在 C_7 椎体的腹外侧面注射 1ml 局部麻醉药形成突起的皮丘。用 22G B–斜面针经皮丘进针至触及 C_7 椎体的腹外侧面，这个部位是连接椎体和横突的部位。进针的深度和方向应该在前后位和侧位的荧光透视检查下确认。针尖位于前纵韧带的深处。颈长肌位于针尖的外侧方。应该使用长柄的 Kelly 钳或者止血钳固定穿刺针。穿刺针应该与静脉延长管相连用于注射。在回吸阴性后，注入约 5ml 的水溶性、无刺激性、非电离、无防腐剂的、低变应原的造影剂。造影剂应该在椎体周围扩散，避免发生血管内、硬膜外、鞘内、甲状腺或肌神经（颈长肌）的吸收。如果看到造影剂的扩散很好，可注入局部麻醉药、苯酚和类固醇类药物的混合液。5ml 的总容积中包括 2.5ml 的 6%苯酚盐水溶液，含有 40mg 的氟羟氢化泼尼松 1ml 和 0.5%罗哌卡因 1.5ml（5ml 的溶液中苯酚的最终浓度是 3%）。先前注射的造影剂可作为苯酚扩散的标志。在前后位荧光透视监测下，造影剂可向尾侧扩散至第 1 胸交感神经节，向头侧扩散至颈下神经节和颈上神经节。在侧位片上，可观察到造影剂在咽后间隙和颈长肌及前斜角肌前扩散。注射后患者保持仰卧，头轻度抬高近 30 分钟，以避免苯酚扩散至其他组织。

神经射频毁损

星状神经节的射频毁损在透视引导下完成。和实施化学神经毁损一样，在确认目标区域后，经过皮丘刺入一 16G 血管导管而不是斜面穿刺针。在上外侧面，通过外导管的引导置入一带有 5mm 活动尖端的 20G 曲面钝头导管。尖端的位置应该位于椎体和横突之间的连接部。应用前后位和侧位透视可以确认针的深度和方向。正确位置最终通过注射造影剂确认。由于膈神经（外侧）和喉返神经（前内侧）的位置与计划毁损的部位相关，所以必须实施感觉（ 50Hz，0.9V）和运动（2Hz，2V）刺激实验。实施运动神经刺激时，患者发"咿"音以确定保留了运动功能。在毁损之前应该注入小剂量（0.5ml）的局部麻醉药。射频的温度为 80℃，持续时间为 60 秒。在同一平面上，向横突的最内侧调整套管方向。套管应位于同一平面横突的腹面，其位置需要在侧位像下确认。在毁损之前，患者必须再次接受感觉和运动刺激，也应该通过套管重复给予局部麻醉药。第三个（最后一个）毁损部位应该指向 C_7 椎体和横突连接部的上部。可能的并发症包括膈神经或喉返神经的损伤，神经炎和椎动脉的损伤。星状神经节阻滞的副作用应该和其并发症相区分。多数副作用由 Horner 综合征引起——上睑下垂、瞳孔缩小和鼻腔充血。

并发症

星状神经节阻滞的两个主要的并发症是气胸和椎管内注射。实施神经消融第三个风险是可能出现持续 Horner 综合征。仔细置入穿刺针可以避免气胸,注意穿刺针角度不能向外,并且穿刺针要缓慢穿透肋横突韧带同时应用阻力消失技术。最常见的椎管内注射是通过椎间孔扩散,通过首次注射水溶性造影剂和在 X 线监测下检查穿刺针的位置可以避免。检查穿刺针位置和造影剂扩散最佳的方法是 CT 扫描。

为了防止可能并发的 Horner 综合征,临床医生可先将局部麻醉药注射至局部,在随后的 15~30 分钟观察患者。但是,预先注射局部麻醉药并不认为是在所有的情况下都适宜,这种剂量并不能完全避免在损毁神经注射时并发 Horner 综合征。

星状神经节阻滞的常见并发症源于局部麻醉药向周围神经结构的扩散。这些神经结构包括喉返神经,伴有声音嘶哑、喉部哽咽感,有时有主观气促感。基本不建议进行双侧星状神经阻滞,因为双侧喉返神经阻滞可引起呼吸损害以及喉反射消失。膈神经阻滞可引起膈肌短暂麻痹,在呼吸功能已经严重受损的患者可导致呼吸窘迫。部分臂丛神经阻滞可能继发于药液沿椎前筋膜的扩散或者穿刺针的位置过于靠后。如果发生此并发症,患者的上肢应该用悬带吊挂,并且认真指导患者如何护理部分阻滞的上肢。

星状神经节阻滞的两个最严重的并发症是椎管内注射和血管内注射引起的癫痫。硬膜外腔的注射(如果使用高浓度的局部麻醉药)或者蛛网膜下隙的注射可导致呼吸窘迫和使用机械通气。如果两种情况发生一种,患者需要不停地接受安慰,说明一切都在恰当处理中,他们将会恢复,不会留有任何并发症。当局部麻醉药的作用逐渐减退时需要给予镇静药。因为喉部的充分阻滞,所以气管内插管时不需要给予其他药物。

血管内注射多见于椎动脉。小剂量的局部麻醉药物可导致意识丧失、呼吸麻痹、癫痫,有时会有严重的低血压。增加静脉输液量,如需要可使用血管收缩药、吸氧、气管内插管。如果注入动脉中的药液总量小于 2ml。以上所列的症状会很短暂并且可自限,治疗仅仅需要吸氧和增加液体的输入。在星状神经节阻滞期间必须注意确保没有空气自注射器中进入。曾经有报道在此操作中出现大脑空气栓塞,这种并发症是能够预防的。

前路穿刺也要注意发生气胸的风险。如果是向 C_7 结节穿刺,并且穿刺针向尾侧,就可能穿透胸膜顶。这样可能造成气胸。有 10%~15%的患者出现阻滞后神经炎。这种炎症能持续 3~6 周。

临床价值

少量的局部麻醉药(3~5ml)不能完全确实地阻滞支配上肢的所有神经,因为可能存在来自 T_2 和 T_3 的神经纤维。即使是存在异常 Kuntz 神经的患者,注射 10ml 药液可更加确实地阻滞所有支配上肢的交感神经。如果阻滞是为了治疗交感神经介导的胸腔内脏疼痛,应该给予 15~20ml 药液。虽然从技术上讲,与传统的前入路相比,后入路难度更大,但是异常的神经通路(称为 Kuntz 神经)只有经后入路才能确实阻滞。

效果

来自星状神经节的支配头部的交感神经阻断能通过霍纳综合征证实:瞳孔缩小(针样瞳孔)、上睑下垂(上眼睑下垂)和眼球内陷(眼球下沉)。相关的症状包括结膜充血、鼻腔充血和面部无汗。在没有完全阻滞支配上肢的交感神经时也会出现这些症状。

支配上肢的交感神经阻滞的症状包括手背和前臂静脉的明显充血,心电反射减弱、脉搏描记图和温度描记图的变化。如果阻滞前温度不超过 33℃~34℃,皮肤温度也会升高。

颈椎小关节阻滞

适应证

同其他滑膜关节一样，退变、炎症和关节面损伤可使关节在活动时出现疼痛。疼痛可引起关节活动受限，最终可导致关节功能丧失。支配小关节本身的神经受到激惹，还可导致继发性肌肉痉挛。现在也认为，腰椎间盘退行性变可使椎间盘间隙减小，脊椎后方的结构就需承受更大的压力，从而可引起腰椎小关节的退变和脊柱疼痛。这一过程在颈椎疼痛中具有重要作用。

颈椎小关节被认为是颈部疼痛和牵涉性头、上肢疼痛的来源。在颈椎小关节的诊断性对照阻滞效果的基础上，根据国际疼痛学会的诊断标准，慢性颈部疼痛患者中颈椎小关节疼痛的发病率为 54%~67%。

诊断性颈椎小关节阻滞

颈椎小关节阻滞可以用于验证目标关节是否是患者疼痛的来源。颈椎小关节阻滞可通过关节内注射局部麻醉药或阻滞支配目标关节的脊神经后支的内侧支实施。如果疼痛缓解，则该关节可被认为是疼痛的来源。真阳性反应可通过采用生理盐水或相应局部麻醉药进行对照阻滞来证实。操作时可在两个单独时间对同一关节注射不同作用时间的局部麻醉药。

采用小关节阻滞进行诊断的原理如下：颈椎小关节的神经支配很完善。颈椎小关节能够导致持续性颈部疼痛和头、上肢牵涉性疼痛。在特定患者，没有其他可靠、有效的指标或临床方法可以确认颈椎小关节是颈部疼痛、头痛或上肢疼痛的来源。颈椎小关节牵涉性疼痛模式多样。相同节段颈椎的其他结构（如椎间盘）也可引起与颈椎小关节疼痛相似的疼痛。体检的许多操作可同时压迫除小关节外颈椎的多个结构，无法提供有效的诊断标准。相关的神经生理学检查、影像学检查、体检和其他症状、体征对小关节疼痛的诊断无效。具有可以证实颈椎小关节神经阻滞在颈部疼痛、上肢疼痛和头痛诊断中起作用的强有力证据。关节内注射和内侧支阻滞的表面效度，可以通过注入小容量局部麻醉药后，在 X 线透视下注入造影剂，根据造影剂的扩散情况进行判断。小关节阻滞的结构效度需排除假阳性结果。先应用利多卡因.继而应用丁哌卡因确认是否为安慰剂效应。颈椎单次小关节阻滞假阳性的比率较大，为 27%~63%。

适应证与禁忌证

颈椎小关节阻滞通常在以下情况下实施：无其他明确病因的颈部疼痛；疼痛模式与正常志愿者刺激小关节所引发的疼痛相似；无椎间盘突出或神经根病的症状；无神经生理学异常。

颈椎诊断性小关节阻滞的一般适应证有：躯体性或非神经根性颈部和（或）上肢疼痛；颈源性头痛和上背部疼痛；无椎间盘源性疼痛的明显证据；无椎间盘突出或缺少脊神经根炎的证据；疼痛时间至少 3 个月；对保守治疗（包括物理治疗、锻炼按摩治疗和非甾体类抗炎药）无效；在 0~10 疼痛量表上平均疼痛水平大于 5；间断性或持续性疼痛导致功能障碍；·无知情同意、手术本身，穿刺针位置或镇静方面的禁忌证；无造影剂、局部麻醉药、激素或其他可能应用药物过敏史；对物理治疗或按摩治疗禁忌，无法接收物理治疗或按摩治疗；不能耐受非甾体类抗炎药。

颈椎小关节阻滞的一般禁忌证有：感染；阿–希二氏畸形；患者对知情同意、手术本身、穿刺针位置或镇静方面不理解；对造影剂、局部麻醉药、激素、Sarapin 或其他药物过敏；晕针；心因性疼痛；可疑为椎间盘源性疼痛或椎间盘突出；抗凝治疗。

注意事项

对接受非甾体类抗炎药治疗的患者要严加注意。但是，对于在小关节注射前是否停用非甾体类抗炎药和阿司匹林仍缺乏统一意见。正在接受华法林治疗的患者应检查凝血酶原时间。如果患者正处于停用抗凝治疗的过程中，疼痛介入治疗必须考虑风险—利益比并请主管抗凝治疗的医师会诊，以避免不必要的并发症。因此，适当的做法是，建议患者与主管抗凝治疗的医师联系来处理这方面的问题。

治疗性颈椎小关节阻滞

治疗性小关节注射，无论是关节内注射，还是内侧支阻滞和内侧支毁损均具有重要作用。

临床解剖

颈椎小关节为活动性成对滑液关节，位于颈椎后部上下关节柱之间。

颈椎小关节分布于 C_2~C_3 至 C_7~T_1。

寰枕关节和寰枢关节也是颈椎的成对关节，但由于其位于颈椎的前部而不属于颈椎后部结构，故不被视为小关节。

颈椎小关节由上位颈椎的下关节突和下位颈椎的上关节突组成。

小关节的上表面向前向下呈 45°角，而下表面向后向上呈 45°角。

颈椎小关节为典型的滑液关节。

关节面被以关节软骨，软骨边缘之间由滑膜连接。

颈椎小关节有多种关节内容物，以半月形纤维脂肪最为常见。

关节囊的上下平面均有凹陷，上关节凹与神经出口背根神经节相邻。关节容量一般不超过 1ml。

颈椎小关节的关节面一般较平，凹凸轻微。颈椎关节的倾斜度一般在 45°左右，C_2~C_3 较平，C_6~C_7 较陡。C_2~C_3 较其相邻的小关节更为陡峭，其下方关节则较为平坦。

颈椎小关节由颈神经后支的内侧支支配。C_2~C_3 以下的颈椎小关节由关节上方和下方的颈后支的内侧支支配，其还支配深部的旁正中肌。C_2~C_3 关节由第 3 枕神经支配。寰枕关节和寰枢关节分别由 C_1 和 C_2 神经根支配。

纤维关节囊除了由伤害感受器支配外，还受机械刺激感受器支配。

C_3~C_7 后支越过同序节段的横突，分为外侧支和内侧支。

内侧支绕过同序椎体关节柱的腰部。内侧支围以筋膜，靠在关节柱上，并被头半棘肌起点肌腱所覆盖。

当神经接近关节柱的后面时发出关节支，其上升支支配上方关节，下降支支配下方关节。

与 C_2~C_6 相比，C_7 由于横突的关系其内侧支位置较高。C_7 横突的基底部占据了关节柱外侧面的大部，从而将内侧支推向更高的位置。

C_4~C_7 内侧支通常无任何皮支发出。

对人体标本的研究发现，C_4 和 G 内侧支的走行相对恒定，沿其各自的关节柱腰部走行。

与 C_4 和 C_5 相比较，C_5,、C_6 和 C_7 走行变异较大。

C_3 内侧支位置更为靠上，其位于 C_3 关节柱的上 1/3，并常与第 3 枕神经重叠，第 3 枕神经位于 C_3 内侧支的背侧。C_3 内侧支与第 3 枕神经共同发自 C_3 后支。

C_6 内侧支绕关节柱腰部或其上方走行，位于关节柱腰部和上关节突之间。

C_7 内侧支大多(70%)位于 C_7 关节柱的高处并穿过 C_6~C_7 小关节。但是，小部分可能位置较低，在 C_7 横突上面。

神经和骨的距离从紧密相贴到分开 2~3mm 不等。

C_2~C_3 小关节大部分受第 3 枕神经的支配，其为 C_3 后支的内侧支的浅支。

C_3 后支的内侧支的深支也称为 C_3 内侧支。

关节支还可发自交通环，其在第 3 枕神经和 C_3 后支之间穿过关节的背部。

第 3 枕神经连续环绕深埋在结缔组织内 C_2~C_3 关节的下外侧面和背侧面，支配关节囊。其还发出肌支到头半棘肌并移行为皮支支配枕下区域。

椎动脉位于颈椎的前外侧，沿 C_1~C_6 横突孔下行。

无论是后入路还是外侧入路，C_2~C_7 处的椎动脉均位于小关节的前方。

椎动脉在颈部向上直行，直到其到达枢椎的横突孔。于此处，其向上走行并位于寰椎的横突孔的外侧。

椎动脉在 C_1 处由外侧位置向内向上转到内侧的枕骨大孔处。椎动脉从寰椎的横突孔到枕骨大孔呈扭曲状并且变异较大。

操作技术

虽然颈椎小关节阻滞出现在腰椎小关节阻滞之后，但现在已经出现了多种阻滞技术。颈椎小关节注射可以采用后入路、侧入路或前入路。后入路最为常用，其次是侧入路。下面将对这两种入路分别叙述。

关节内阻滞

后入路

颈椎关节内小关节阻滞后入路时，患者可取俯卧位。如果需要，还可采用坐位。操作时需将 22G 或 25G 穿刺针从后方沿着与小关节面一致的路径刺入目标关节。

患者在 X 线检查床上取俯卧位，胸下垫枕，头部和颈部充分俯卧或颈部转向对侧。在无菌状态下，皮肤进针点位于目标关节下方两个或更多节段处。皮肤进针点可通过沿小关节面的假想线与皮肤的交界处（侧面观）确定，或者通过柱状位观在直视下沿 X 线进入关节透亮处的中心作皮肤标记来确定俯卧位 X 线影像，通过辨认小关节外侧面的矢状面，可以确定皮肤进针点的矢状面。

以约 45°的角度向上内腹侧小心推进穿刺针，穿过颈后的肌肉，直至其触及目标关节下方关节柱的后面。接着，调整穿刺针直至其进入关节腔。但是，这需要重复进行后前位和侧位 X 线检查以保证穿刺针位于正确位置。注意：将穿刺针直接向内刺向椎板间隙，可刺入硬脊膜外或蛛网膜下腔和，或导致脊髓损伤。穿刺针的深度可从侧位 X 线来确认，但是需要在后前位和侧位 X 线引导下直至穿刺针在目标关节的中点处触及其后部。在穿刺针位于关节内的理想位置后，注入水溶性造影剂以获得关节的 X 线像并验证穿刺针位置的精确性。然后，注入局部麻醉药和/或激素以达到诊断性或治疗性目的。注意：关节腔可以通过注入造影剂的容量来确定，其通常少于 1ml。了解关节腔的容量非常重要，因为局部麻醉药和激素可泄漏入侧隐窝并阻滞背根神经节。

C_7T_1 关节在后入路时很难进入，有人建议选择侧入路。但是，由于气胸和靠近其他神经血管结构的缘故.C_7T_1 小关节注射时更宜选择后入路。总之，后入路被认为是安全的，因为穿刺针只穿过皮肤和颈后部的肌肉，不慎刺破颈深动脉是唯一可能受损的组织。而且，后部的颈动脉引起并发症的风险极小，因为其不支配大的组织。但是，如果穿刺针刺入过深或损伤过大，其可能刺破前方的关节囊，进入神经孔和邻近的背根神经节、颈部根动脉和/或椎动脉。局部麻醉药和激素漏入背根神经节可否定本次注射的任何诊断性信息，而意外触及神经根或前动脉可产生严重的后果。另外，穿刺针位置不当也有可能进入硬膜外间隙或脊髓。

侧入路

侧入路的支持者认为其操作简单，而且可以采用小号穿刺针。他们还认为患者也会更加舒适，因为损伤的软组织也较少。与后入路进针相似，侧入路法引起并发症的危险性也很小，因为只有皮肤和颈部后外侧肌肉被刺穿，而没有其他结构受损的可能。但是，侵袭性操作或刺入过深可导致穿刺针进入硬膜外间隙或脊髓。许多专家相信侧入路需要更多的技术和更多的经验。

患者侧卧位，阻滞侧在上。双肩伸直以避免影响X线对关节的显像，并且肩部应稍向后旋转约25°进入到上位躯干和肩部的平面。在颈部侧位像上确定目标关节。侧位X线图像必须准确显示双侧关节，这样最上面的目标关节就能与下位的对侧关节区分开来。目的是确认目标关节的图像，其位于患者的最上面。穿刺针在关节的中点处穿过皮肤，推进穿刺针直至其触及上关节突或下关节突的骨质。此操作由于可以提供操作者准确的进针深度，防止进针过深，因而具有很高的安全性。旋转增强器有助于确定双侧关节。准确地区分左右两侧关节极为重要，这样才能确定最上方关节。一旦确认清楚正确的关节，推进穿刺针直至正好在关节连线的上方触及上关节突，然后推进穿刺针穿过关节囊。操作者可感觉到穿刺针刺破关节囊并进入关节间隙。只需要细微的刺破感，并且在穿刺针刺入关节囊时操作者还可感觉到阻力的丧失。穿刺针是否位于关节正确的位置既可以通过注射小剂量造影剂进行关节造影确认，也可以通过多次关节X线片进行确认。如果在关节略微向上的地方，而且沿关节平面向下成角推进穿刺针，则可以更容易地进入颈椎小关节。

侧入路时，穿刺针必须始终位于前支和椎动脉、根动脉的后方以保证安全。C_3~C_4、C_4~C_5和C_6~C_7关节注射宜采用外侧入路，与后入路相比较没有明显的缺点。但是C_7~T_1关节注射采用后方入路可能更为容易。在颈肩部粗大的患者，C_7~T_1经外侧入路可能无法到达，可能需要后侧入路。与其他中颈部水平相比，C_7~T_1可能也需要比前入路更为陡直（上至下），以最大限度地减少触及更下方的神经血管和胸膜。

由于解剖特点的原因，C_2~C_3关节在技术上更难看到并进入。C_2~C_3关节角度更为垂直并且更偏于内侧，因此在侧位片上不是很清楚。采用后方入路C_2~C_3小关节注射时可以通过旋转患者的头部使其在脊柱的长轴上向前移动，从而将C_2~C_3关节腔纳入视野。

采用缓慢并且逐渐增加的方式向颈椎小关节注入小容量药物至关重要。如果容盛超过1ml、注射过快或暴力注射，可能导致关节囊破裂和/或药物可能扩散到邻近的组织中。80%在小关节和椎板间隙、对侧小关节、硬膜外间隙和，或棘突间隙间存在着交通。即使小容量7%的患者也存在关节外泄漏。关节外扩散非常重要，特别是诊断性阻滞时，因为这可能影响阻滞的特异性。

颈内侧支阻滞

颈椎小关节可通过阻滞支配它的神经，也就是颈后支的内侧支而得到麻醉。要达到阻滞支配颈椎小关节神经的效果，两个内侧支必须都要阻滞，因为每个小关节都是双重支配的。

这些神经的目标点，除了第3枕神经外，均是关节柱腰部的交汇点——靠近关节支起始处的一个点和神经与骨质有恒定联系的一个点。这些点无论采用后入路、侧入路或前入路均可用穿刺针到达。后入路和侧入路较为常用。

后入路

患者取俯卧位，胸下垫枕。头部完全俯卧或转向对侧。后前位像可以确定C_3~C_7关节柱腰部的后面。某些患者，上位颈椎（C_3 和 C_4）的关节柱可能较难确定，特别是患者头部在正中位时。将患者头部 转向对侧有利于显露目标区域。其他的操作包括嘱患者张口以将患者的下颌从 X 线的照射野中移开。

确定要阻滞水平关节柱的腰部后，用 22G 或 25G，长 5~7.5cm 的脊椎穿刺针刺入皮肤和颈后肌肉，先向关节脚的背侧后向其外侧凹陷处。一旦穿刺针触及骨质，向外侧调整穿刺针的方向向更深处的凹陷处推进，那就是 C_3~C_7 内侧支所在的地方。注意：开始时穿刺针要向内侧触及骨质以保证穿刺针不进入过深。然后将穿刺针向外侧调整方向，直至其到达关节柱腰部的外侧缘。应能感觉到穿刺针在关节柱凹陷的最深点向前几乎不能移动。因此，在侧位像下确认穿刺针尖位于关节柱的中心是慎重的。这个中心位于菱形关节柱两条斜线的交点。将穿刺针置于 T_1 横突并使其位于横突的外上边缘可以阻滞 C_8 内侧支。C_6 以下从侧位像上很难看到穿刺针尖。将 C 臂置于斜位，并将肩部移出射线束方向有助于确认穿刺针的深度。

侧入路

患者取侧卧位，目标侧在上。通过侧位 X 线确认关节柱。移动 X 线可以将最上方的关节柱与对侧区分开。当两个关节柱在 X 线上能够区分开时，可以看到穿刺针在最上方的关节柱处走行。侧入路适用于 C_3~C_6 内侧支的阻滞。

穿刺针穿过皮肤和颈部后外侧肌肉，在侧位 X 线引导下，向关节柱的中心进针。侧入路阻滞 C_7 内侧支时，推进穿刺针时不宜超出 C_7 上关节突的范围，以防止穿刺针过深进入 C_8 椎间孔并刺入椎动脉。一旦触及上关节突，应在前后位 X 线下证实穿刺针是否位于上关节突的外侧面上。

在后入路和侧入路，可以注入造影剂 0.1~0.2ml 以证实穿刺针位于正确的位置，但这并不是必需的。确认穿刺针的位置后，即可围绕神经注入局部麻醉药（加或不加类固醇激素）。

颈内侧支阻滞非常安全。除了所有颈椎注射共有的危险因素，如 X 线暴露、感染和血肿外，没有特异性的并发症。内侧支阻滞相对安全由于阻滞是在脊柱的外表面上进行的，与重要结构距离尚远。有些学者认为侧入路的优点在于目标点可以被清楚地看到，而且穿刺针穿过的组织较少。而后入路还需要额外调整穿刺针的位置使其位于关节柱的外侧缘，但对于有经验的操作者这一步可以避免。

关节内注射以及内侧支阻滞的局部麻醉药的用量应限制在行诊断性阻滞时 0.5ml （0.3m1~0.6ml），行治疗性阻滞时 1ml。推荐应用 1%利多卡因和 0.75%丁哌卡因，以最大限度地降低内侧支阻滞假阴性的发生率。在腰椎应用 2%利多卡因时假阴性的发生率为 10%。而且，无论是诊断性阻滞还是治疗性阻滞，文献仅限于应用不同作用时间的局部麻醉药，即利多卡因和丁哌卡因。

副作用与并发症

颈椎关节内注射或内侧支阻滞的并发症罕见。但是，颈椎小关节注射亦可发生严重并发症。这些并发症既包括与穿刺针位置有关的并发症，也包括药物引起的并发症。由于靠近椎动脉和脊髓，以及神经根神经节，与内侧支阻滞相比较，关节内注射具有较高的危险性。并发症包括：穿破硬脊膜、脊髓损伤、神经损伤、硬膜下注射、注入椎间孔、注入静脉或更为严重的注入椎动脉或根动脉；感染性并发症包括硬膜外脓肿和细菌性脑膜炎，以及与应用激素、局部麻醉药和其他药物有关的副作用。

其他非常罕见但有可能发生的颈椎小关节注射并发症包括：椎动脉和前支损伤、栓塞导致严重神经后遗症，脊髓损伤和脑部感染。其他小并发症包括：轻微头痛、面红、出汗、恶心、低血压、晕厥、注射部位疼痛和头痛等。与激素有关的副作用，一般是激素的全身作用所致，包括：垂体一肾上腺轴抑制、库欣综合征、骨质疏松、骨无血管性坏死、类固醇性肌病、硬膜外多发性脂肪瘤、体重增加、液体潴留和低血糖。但是,Anchikanti 等研究脊髓应用激素对体重和骨密度的影响,结果表明各种介入治疗用不用激素并无显著性差异。

总结

颈椎小关节常被认为是颈部疼痛、上肢疼痛和头痛的病因。颈椎小关节阻滞可用于验证目标关节是否为患者疼痛的来源。小关节阻滞用于诊断和治疗的原理基于颈椎小关节被认为是颈部疼痛和头部及上肢牵涉痛来源的事实。由于颈椎小关节疼痛不能根据牵涉性、体检、病史、神经生理学检查或放射学检查而确诊,因此诊断性颈椎小关节阻滞具有很高的有效性和特异性。由于颈椎的退行性变和颈源性疼痛非常复杂,各种介入性治疗在治疗颈椎引起的慢性疼痛方面的有效性还未得到最终证实。

颈部硬膜外神经阻滞

适应证与禁忌证

除了在手术麻醉方面的少数应用之外,使用局部麻醉药进行的颈部硬膜外神经阻滞也可以作为诊断工具,作为解剖基础上的鉴别诊断性神经阻滞,用于头、颈、面部、肩部及上肢疼痛的评价。如果考虑进行颈神经根毁损,那么这一技术可以预测术后患者感觉与运动功能的受损程度。

使用局部麻醉药或阿片类药物进行的颈部硬膜外神经阻滞还可用于缓解急性疼痛,以等待药物、手术或增殖抑制治疗发挥作用。这一技术可以用作治疗头、颈、面部、肩部及上肢的术后或创伤后疼痛。硬膜外应用局部麻醉药、激素或阿片类药物对急性带状疱疹和癌症相关疼痛的效果也是肯定的。此外,这一技术在治疗血管痉挛和血管栓塞性疾病——例如冻伤和麦角胺中毒等导致的上肢急性血管功能不全也有价值。越来越多的证据表明,对于因缺血需行截肢术的患者,预先应用硬膜外神经阻滞可以降低幻肢痛的发生率。

通过颈部入路在硬膜外给予局部麻醉药或激素可以治疗一系列慢性良性疼痛综合征,包括颈神经根病、颈椎痛(cervicalgia)、颈椎关节强直(cervical spondylosis)、颈椎椎板切除术后综合征、紧张型头痛、幻肢痛、脊椎压缩性骨折、糖尿病多发性神经病、化疗相关周围神经病、带状疱疹后遗神经痛、反射性交感神经营养不良和颈肩部疼痛综合征等。

颈部硬膜外应用局部麻醉药联合激素或阿片类药物可用于减轻头、面、颈、肩、上肢和躯干上部的癌症相关疼痛。这一技术在缓解脊椎转移性疾病导致的疼痛时尤其有效。硬膜外长期应用阿片类药物目前已经成为缓解癌症相关疼痛的一个主要方法。硬膜外应用阿片类药物在治疗慢性良性疼痛综合征方面的作用正在评估当中。

由于感染具有通过硬膜外间隙血管扩散的潜在风险,局部感染和脓毒血症被列为颈部硬膜外穿刺的绝对禁忌证。与骶管阻滞不同,由于硬膜外血肿的风险,凝血功能障碍性疾病和正在接受抗凝治疗也是颈部硬膜外神经阻滞的绝对禁忌证。低血容量是颈部硬膜外应用局部麻醉药的相对禁忌证。

临床相关解剖

颈部硬膜外间隙的界限

颈部硬膜外间隙的上界是椎管骨膜与硬脊膜在枕骨大孔处的融合点。如果注入颈部硬膜外间隙的药液的药量足够大,药液就会扩散到这些结构之外。这一事实也许会解释过去将颈部硬膜外神经阻滞应用于手术麻醉时出现的问题,因为那时流行注入大容量的药液。

硬膜外间隙向下延续为骶尾隔膜(the sacrococcygeal membrane)。颈部硬膜外间隙的前界是后纵韧带,后界是椎板与黄韧带。黄韧带在颈部相对较薄,向尾端接近腰椎处增厚。这一点有直接的临床意义。在颈部进行硬膜外穿刺时,落空感不像在腰部和下胸段进行穿刺时那样明显。

椎弓根和椎间孔组成了硬膜外间隙的外侧界。随着年龄增长,颈部的椎间孔会发生退行性变和狭窄,这使得经椎间孔漏出的局部麻醉药液减少,因此老年患者接受颈部硬膜外神经阻滞时,所需局部麻醉药减少。黄韧带和硬脊膜之间的距离在 L_2 间隙时最大,在成年人可达 5~6mm。由于支配上肢的神经元组成了脊髓的颈膨大,所以黄韧带和硬脊膜之间的距离在 C_7 只有 1.5~2mm。颈部弯曲后颈膨大向头端移动,使得 C_7~T_1 间隙的硬膜外间隙宽度增加到 3~4mm。当颈部硬膜外阻滞在侧卧位或俯卧位下进行时,这一点有着重要的临床意义。

硬膜外间隙的内容物

脂肪:硬膜外间隙中充满脂肪蜂窝组织。硬膜外脂肪含量与身体其他部分储存的脂肪的量成正比。硬膜外间隙的脂肪富含血管组织,而且会随着年龄增长变得致密。这一密度的变化使得成人所需的药量具有显著的个体差异,尤其是进行骶管硬膜外穿刺时。硬膜外的脂肪可能有两个作用:(1)对于硬膜外的其他成分、硬脊膜和硬膜囊内的成分来说,脂肪起着减震缓冲的作用。(2)脂肪会储存注射到颈部硬膜外间隙的药物。这第二个作用在选择颈部硬膜外给予的阿片类药物时有直接的临床意义。

硬膜外的静脉:硬膜外的静脉主要集中在硬膜外间隙的前外侧。这些静脉没有瓣膜,可以传导胸内压和腹内压。当 Valsalva 动作或者妊娠子宫、肿瘤压迫下腔静脉使得胸内压或腹内压升高时,硬膜外静脉丛就会扩张,从而减少硬膜外间隙的容量。硬膜外间隙容量的减少直接影响了获得特定神经阻滞平面所需的药量。由于硬膜外静脉丛收集来自整个脊柱的血液,所以可以成为血行感染的通道。

硬膜外的动脉:供应硬膜外间隙的骨-韧带边界以及供应颈髓的动脉是通过两条途径进入颈部硬膜外间隙的:(1)通过椎间孔;(2)通过来自椎动脉颅内部的直接吻合。大部分硬膜外的动脉分布在硬膜外间隙的外侧部,互相之间有丰富的吻合。这些动脉的损伤会导致硬膜外血肿形成,并可能影响脊髓的血供。

淋巴管:硬膜外间隙的淋巴管集中在硬脊膜根(the dural roots)的区域内,可以清除蛛网膜下间隙和硬膜外间隙的异物。

颈部硬膜外正中穿刺时通过的结构

在颈部,带管芯的穿刺针穿过皮肤和皮下组织后,就会到达项韧带。项韧带在颈椎棘突的尖端之间垂直走行。这时进针会感觉到项韧带的阻力。项韧带有一定的密度,使得进入之后如果松开穿刺针,针也能保持稳定。

继续进针就会到达棘间韧带。棘间韧带在棘突之间斜向走行,会使进针阻力进一步增加。由于棘间韧带与黄韧带贴近,所以针尖突破棘间韧带,到达棘间韧带与黄韧带之间的间隙时,会有一个“假的”落空感。这一现象在颈部比在腰部更加明显,因为腰部的韧带之间界限不那么分明。当针尖到达致密的黄韧带时,进针阻力明显增加。黄韧带几乎全部由弹性纤维构成,所以进针阻力的增加是由于韧带对针的摩擦力。针尖到达硬膜外间隙时阻力会突然消失。向正常的硬膜外间隙内注药应当没有阻力。

操作方法

所有的设备一穿刺针、神经阻滞的用品、药物、急救复苏设备、氧气供应和吸引器——必须在开始颈部硬膜外神经阻滞之前备齐并检查。必须得到患者的知情同意。

患者的体位

患者采取坐位、侧卧位和俯卧位都可以进行颈部硬膜外神经阻滞。每种体位都有它的优点和缺点。

坐位对于患者和操作者来说都是最容易的。这不仅是因为坐位使操作者更能够确定中线,而且因为这时颈椎是屈曲的,可以使颈椎下段的硬膜外间隙增宽。坐位避免了侧卧位带来的脊椎的旋转,而脊椎的旋转会导致确认硬膜外间隙时出现困难。坐位也不是任何情况下都可以选择,例如急性椎体压缩性骨折的患者就不能。有过穿刺时出现血管迷走性晕厥病史的患者也不应采取坐位。除非血管内首次应用麻黄碱,否则这种情况下最好选择侧卧位。

侧卧位对于不能承受坐位或易于出现血管迷走事件的患者是首选的体位。对于患者的舒适程度来说,侧卧位更适用于需要放置硬膜外导管或其他硬膜外可植入设备的情况。选择侧卧位时,必须仔细确认患者的颈椎没有旋转,否则硬膜外神经阻滞会变得极为困难甚至无法完成。要求患者颈椎屈曲,以尽量增加硬膜外间隙的宽度。

俯卧位主要用于硬膜外导管和脊髓刺激电极的置入。像其他体位一样,需要注意使颈椎屈曲以增加硬膜外间隙的宽度。由于难以控制呼吸道,所以镇静状态下应避免采取俯卧位。

阻滞前的准备

患者取合适体位后,用消毒溶液如聚维酮碘消毒皮肤,使得所有可被触及的体表标志都无菌。铺无菌洞巾以避免手指触诊时的污染。确定合适的硬膜外阻滞间隙。在此间隙水平,操作者将中指与示指放在颈椎棘突两侧。在上下平面之间用手指滑动的动作以再次确认间隙的位置。触到所选间隙上下的棘突,用侧向的滑动动作确认该间隙的正中线,以确定穿刺点精确地定位在正中线上。没有准确的确认正中线的位置是导致颈部硬膜外神经阻滞操作困难最常见的原因。

对于大多数成人来说,长 9cm18G Hustead 或 Tuohy 穿刺针适合用于颈部硬膜外阻滞;然而,在使用更锋利的 Tuohy 穿刺针的时候,穿破硬膜的发生率会高一点。许多中心现在使用更小、更锋利、更短的穿刺针减少了操作相关的和操作后的疼痛,并且降低了费用。

硬膜外间隙的鉴别

选择哪种方法来确定到达硬膜外间隙往往取决于操作者接受的训练和个人经验,而不是取决于科学数据。大多数专家认为,阻力消失法比起悬滴法来有着明显的优势。因为悬滴法有 2% 的失败率,而阻力消失法只有 0.5%。故在此对悬滴法不做介绍。

阻力消失法

用上面提到的方法仔细地确认所选间隙的正中线后,用 1ml 局部麻醉药浸润皮肤、皮下组织、棘上韧带和棘间韧带。应避免使用大量的局部麻醉药,以免破坏韧带的纤维,导致操作后疼痛。

带管芯的穿刺针在前面麻醉过的区域精确地沿正中线进针,穿过棘上韧带,进入棘间韧带网。抽出针芯,接上一支充分润滑的,装有生理盐水的 5ml 玻璃空针。由于生理盐水不能被压缩,所以在触觉的反馈上优于空气。使用盐水也可以避免引起颈部硬膜外静脉丛的空气栓塞。

以下的操作指南是针对右利手医师的,左利手的医师应当左右互换来理解。操作者用左手拇指和示指牢固地握住硬膜外穿刺针的尾翼。左手牢固地顶住患者的背部,以避免患者意外活动时针尖的运动不受控制。右手握住注射器,同时拇指对注射器的活塞施加一个持续的压力。操作者用右手拇指给予注射器活塞一个持续压力的同时,左手缓慢而小心地将穿刺针和注射器一起推进。当针的斜面穿过黄韧带到达硬膜外间隙时,阻力会突然消失,活塞可以毫不费力地向前滑动。阻力的消失可以从视觉和触觉上向操作者提供证据，确认针的斜面已经到达硬膜外间隙。然后轻轻地把注射器从针上拿下。

这时用一支充分润滑的玻璃空针，抽取0.5~1ml的空气或灭菌生理盐水，进行空气或盐水验证试验，以确定针在硬膜外间隙之内。此时注射所需力量不应超过克服针的阻力所需的力量。注射过程中任何明显的疼痛或阻力突然增加都提示针置入的位置不正确。这时应立即停止注射，重新确认针的位置。有的中心提倡在操作上有困难的情况下，用透视引导来进行颈部硬膜外神经阻滞。虽然不必常规使用，但是选择性的应用透视引导可以获得很有用的帮助。

注入药物

确定针尖在满意的位置之后，将装有药液的注射器小心地接到穿刺针上。轻轻回抽以确定没有脑脊液或血液。即使水平很高的操作者也会不经意穿破硬膜，所以必须仔细观察有无脑脊液。如果回抽到脑脊液，可以尝试在另一个间隙进行硬膜外阻滞。在这种情况下，药物的剂量应当做相应的调整，因为药物可能通过硬膜的裂孔进入蛛网膜下间隙。回抽到血液可能是由于向颈部硬膜外间隙进针过程中损伤到静脉，或者较为少见的穿刺针置入静脉中。如果回抽到血液，应稍微旋转穿刺针，再次回抽。如果无血，可注入稍大剂量的局部麻醉药或其他药物，同时严密监测患者有无局部麻醉药中毒或其他药物不良反应的体征存在。

影响局部麻醉药物在颈部硬膜外间隙扩散的因素包括：药物的容量、注药速度、硬膜外间隙的解剖变异、硬膜外静脉丛的扩张程度和患者的体位、年龄、身高等。与没有怀孕的对照组相比，孕妇达到所需的麻醉平面所需的药量明显减少。

通过颈部硬膜外途径给药时，可以对颈神经根产生满意的感觉阻滞效果的局部麻醉药包括：1%利多卡因、0.25%布比卡因、2%氯普鲁卡因和1%甲哌卡因。加大药物浓度可以增加运动阻滞的程度，并使得药物更快起效。加入肾上腺素可以减少局部麻醉药物的吸收，同时略增加药效持续时间。一般来说，在成人疼痛治疗的应用中，5~7ml上述局部麻醉药已经足够。然而，在不同患者间存在明显的个体差异，在有些成人需要增加额外的局部麻醉药量以保证满意的麻醉。所有经颈部硬膜外途径应用的局部麻醉药都应按照硬膜外使用的要求来配制。

对于诊断性的和观察预后的阻滞，0.5%或1%利多卡因是合适的选择。对于治疗性阻滞，可以注射0.5%利多卡因或0.25%布比卡因联合80mg缓释型甲泼尼龙（Depo-Medrol）。后续的阻滞采用同样的方法，只是把80mg甲泼尼龙改为40mg。前面叙述过的急性疼痛疾病可能需要每天进行使用局部麻醉药或激素的颈部硬膜外神经阻滞。慢性疼痛疾病，例如颈神经根病、紧张型头痛和糖尿病性神经病，需要每天1次、隔日1次、每周1次或由临床情况决定来进行治疗。有的中心在进行治疗性颈部硬膜外神经阻滞时不用局部麻醉药，而代之以生理盐水。

如果选择通过颈部硬膜外途径给予阿片类药物，那么对于阿片类药物耐受的患者，按照硬膜外使用要求来配制的0.5mg硫酸吗啡是合理的初始剂量。脂溶性更强的阿片类药物如芬太尼，必须通过颈部硬膜外导管持续输注。所有经颈部硬膜外途径应用的阿片类药物都应按照硬膜外使用来配制。

颈部硬膜外导管

硬膜外导管可以通过Hustead或Tuohy穿刺针置入颈部硬膜外间隙。导管越过针尖后，再向前进入大约2~3cm。将导管外面的穿刺针小心撤出。在任何情况下，不要将导管反复穿过穿刺针来撤管，以免切断导管。将注射器接到导管上之后，进行回抽试验以确认没有血液和脑脊液。通过导管给予1~2ml试验剂量的局部麻醉药。观察患者有无局部麻醉药中毒或意外的蛛网膜下间隙注射的体征。如果没有发现副反应，就可以通过导管持续输注或间断给予局部麻醉药或阿片类药物。感染的风险限制了经皮颈部硬膜外导管的长期使用，所以如果导管需要放置超过48小时，强烈建议使用隧道式导管。

副作用与并发症

意外穿破硬膜

有经验的操作者在进行颈部硬膜外穿刺时，意外穿破硬膜的发生率低于0.5%。虽然穿破硬膜后的头痛本身对患者和操作者来说都是十分不悦的，但它不会对患者造成永久的损害。但是穿破硬膜未被发现的话，就会对患者造成永久的损害。如果硬膜外穿刺针或导管意外置入蛛网膜下间隙，而这一问题又没有被发现，硬膜外剂量的局部麻醉药被注入，就会立刻发生全脊麻和相关的意识消失、低血压与窒息。如果是硬膜外剂量的阿片类药物注入蛛网膜下间隙，会导致明显的呼吸与中枢神经系统抑制。一旦以上任何一个事件发生，必须立即采取支持措施以恢复机体生理稳态。

意外的硬膜下穿刺

将计划置入硬膜外间隙的穿刺针或导管意外置入硬膜下间隙是可能发生的。如果这种情况没有被发现而注入了硬膜外剂量的局部麻醉药，会产生类似于大剂量蛛网膜下间隙注射的症状和体征，但由此导致的运动和感觉阻滞可能并不一致。硬膜下间隙意外注射大剂量阿片类药物的后果也类似于蛛网膜下间隙注射。硬膜下间隙注射大剂量局部麻醉药或阿片类药物后，如前所述，必须立即采取支持措施以恢复机体生理稳态。

穿刺针或导管意外置入静脉

颈部硬膜外间隙血管密集。在腰部硬膜外麻醉的操作过程中，穿刺针置入静脉的发生率大约是0.5%。在颈部硬膜外间隙，穿刺针意外置入静脉的发生率被认为与之类似。这一并发症在硬膜外静脉丛扩张的患者更为常见(例如分娩或者腹部巨大肿瘤包块的患者)。如果误置没有被发现，局部麻醉药被直接注射进硬膜外的静脉，就会导致明显的局部麻醉药中毒反应。每次向硬膜外间隙注药之前必须仔细回抽以确定不会发生这一潜在的严重并发症。注药时和注药后仔细观察患者也是必须的。

血肿与瘀斑形成

硬膜外间隙血管密集。穿刺针对硬膜外静脉的损伤会导致自限性的出血和操作后疼痛。硬膜外间隙如果发生未被控制的出血，会导致脊髓压迫和快速进展的神经功能缺失。虽然颈部硬膜外阻滞后继发于硬膜外血肿的明显神经功能缺失极为罕见，但是一旦阻滞后发生了快速进展的神经功能缺失，就应当考虑到这一毁灭性的并发症。

感染

虽然并不常见，但硬膜外间隙的感染仍有存在的可能，尤其是免疫抑制的患者和癌症患者。由于硬膜外静脉系统的特点，硬膜外感染一旦发生，会通过血源性扩散遍布中枢神经系统。引起硬膜外感染的微生物通常是金黄色葡萄球菌，因此在培养结果出来之前，应当首先针对此种病菌进行抗生素治疗。如果发生了硬膜外脓肿，通常需要急症手术引流以避免脊髓压迫和不可逆的神经功能缺失。感染的早发现和早治疗是避免出现潜在的威胁生命的并发症的关键。

神经系统并发症

如果操作得当，颈部硬膜外神经阻滞导致的神经系统并发症并不常见。对脊髓或神经根的直接创伤通常伴有疼痛。如果在进针或置入导管或注药过程中出现了明显的疼痛，操作者应当立即停下动作，并确认疼痛的原因，以避免可能发生的对神经的进一步损伤。在颈部硬膜外神经阻滞开始前静脉使用了镇静药物或是进行了全身麻醉，会使得患者无法在穿刺针位置有误时提供准确的语言反馈。所以不鼓励在颈部硬膜外神经阻滞开始前常规静脉使用镇静药物或是进行全身麻醉，以免失去这种重要的安全保障。

尿潴留与尿失禁

与使用局部麻醉药和激素进行颈部硬膜外阻滞相比，颈部硬膜外应用局部麻醉药和阿片类药物会带来高得多的尿潴留的发生率。对于膀胱处于下垂状态的老年男性和经产妇，这一并发症更为常见。如果这些患者无法排尿而且没有使用尿管，就可能发生充溢性尿失禁。所有接受颈部硬膜外神经阻滞的患者应当在能够排空膀胱之后再离开疼痛治疗中心。

总结

颈部硬膜外神经阻滞在治疗各种急性、慢性和癌症相关性疼痛方面十分有用。临床经验显示，只要对操作的各方面加以小心和注意，颈部硬膜外神经阻滞是安全的。

臂丛神经阻滞

临床相关解剖

不管选择何种技术，如果想要安全与成功地实施臂丛神经阻滞，操作者必须对臂丛神经临床相关解剖有清晰的理解。如果达不到这一点，阻滞失败与并发症的发生率就会升高。臂丛神经由 C_5、C_6、C_7、C_8 和 T_1 脊神经的前支融合而成。有时也有 C_4 和 T_2 脊神经发出的纤维的参与。组成臂丛的神经自颈椎外侧方穿出，在锁骨下动脉的外侧方与其相伴下行，一同穿过前斜角肌与中斜角肌之间的间隙，在锁骨中点后方下行，越过第 1 肋骨顶进入腋窝。斜角肌被椎前筋膜及其延续的筋膜所包绕，便于容纳注射到此处的药物。

肌间沟阻滞

适应证

当需要肩部麻醉或肌松时，通过肌间沟抵达臂丛神经实施阻滞是首选的技术。除了外科麻醉方面的应用，使用局部麻醉药进行的肌间沟臂丛神经阻滞也可以作为诊断工具，解剖基础上的鉴别诊断性臂丛神经阻滞可以用作肩部和上肢疼痛的评价。如果考虑进行臂丛神经毁损，那么这一技术可以预测术后患者感觉和运动功能的受损程度。使用局部麻醉药进行的肌间沟臂丛神经阻滞还可用于缓解急性疼痛，包括急性带状疱疹、臂丛神经炎、肩部和上肢的创伤、癌痛，以便等待药物、外科手术和抗肿瘤措施发挥作用。肌间沟臂丛神经阻滞也可作为星状神经节阻滞的替代方法，用来治疗肩部和上肢的反射性交感神经萎缩症。

操作方法

患者取仰卧位，头偏向对侧。预先在一个 30ml 无菌注射器中准备好 20~30ml 局部麻醉药。如果是用于治疗臂丛神经相关的疼痛或炎症，那么在首次阻滞的局部麻醉药中加入总量 80mg 的缓释型类固醇，在之后追加的局部麻醉药内加入 40mg 上述药物。

这时让患者用力抬头，同时操作者用手给患者一个阻力，以帮助显示胸锁乳突肌的后缘。对于大部分患者来说，此时可在胸锁乳突肌后缘和前斜角肌之间触及一条沟。嘱患者屏气用力做吸气动作，可以使肌间沟更加容易找到。消毒此处皮肤。将一长 3.8cm 的 25G 穿刺针于肌间沟的环甲切迹水平（C_6）稍向尾侧向下刺入。由于此时在肌间沟内臂丛神经走行方向与进针方向垂直，针尖触及臂丛神经时几乎都有异感出现，故应缓慢进针。事先告知患者会有异感出现，并嘱患者在出现异感时及时告诉操作者。异感应在进针 2~2.5cm 时出现。异感出现后，轻轻回抽以确定无血液及脑脊液。如果回抽试验阴性且臂丛神经分枢区域没有异感持续存在，就将 20~30ml 药液缓慢注入，同时密切观察患者有无局部麻醉药物中毒或意外的蛛网膜下腔阻滞的体征出现。如果手术要求前臂或手部的麻醉，需要沿臂丛神经向更尾侧注入额外的局部麻醉药，使臂丛的更低部分获得满意的麻醉。另一种可选择的方法是阻滞远处特定的神经来满足更大范围神经阻滞的需要。

副作用与并发症

臂丛神经与锁骨下动脉和其他大血管邻近，这提示可能会出现潜在的血管内意外注射或局部麻醉药血管内吸收。鉴于肌间沟臂丛神经阻滞需要大剂量的局部麻醉药，操作者需要仔细计算所用局部麻醉药的总毫克数以确保在安全范围之内。臂丛神经周围血管丰富的特点也增加了阻滞后瘀斑和血肿形成的概率。虽然如此，如果临床实际情况下认为风险-利益比可以接受，这一技术也可以安全用于正在接受抗凝治疗的患者，尽管要冒着更大的血肿形成的风险。这时需要使用 25G 或 27G 的穿刺针。注射后立即进行局部人工按压，可以降低这些并发症发生的风险。阻滞完成后局部冷敷 20 分钟也可以减轻操作后疼痛和减少出血。

除了以上这些潜在的与血管有关的风险，臂丛神经与中枢神经结构和膈神经邻近的特点也会导致副作用和并发症。如果进针过深，可能发生意外的硬膜外、硬膜下或蛛网膜下间隙注射。一旦臂丛阻滞用量的局部麻醉药注入上述任何一个结构，都会导致明显的运动和感觉阻滞。若未能及时发现，这一并发症可以致命。经肌间沟进行臂丛神经阻滞时，应当认为膈神经也一同被阻滞。在没有合并肺部疾病的情况下，单侧膈神经阻滞很少引起呼吸窘迫。然而，如果膈肌麻痹与喉返神经阻滞带来的声带麻痹同时存在，将会使得肺部和上呼吸道分泌物的清除出现困难。另外，虽然发生率没有锁骨上臂丛神经阻滞高，出现气胸的可能性也是存在的。

临床注意点

成功实施肌间沟臂丛神经阻滞的关键在于操作者对解剖结构的清晰理解和对必要解剖标志的仔细确认。在没有首先确认肌间沟位置的情况下，四处穿刺寻找异感往往会带来灾难。操作者应当谨记，在进行阻滞的水平，臂丛神经与皮肤距离非常之近。除了特别肥胖的患者，进针深度很少超过 2.5cm。采用肌间沟入路时，C_8 发出的纤维经常不能被充分麻醉，需要阻滞外周尺神经作为补充。在进行任何臂丛神经阻滞操作之前，需要仔细检查有无事先存在的神经功能缺陷，以免事后被认为是由神经阻滞所引起。

锁骨上阻滞

适应证

当手术需要上肢远端的麻醉时，锁骨上臂丛神经阻滞是一个很好的选择。大多数适应证同肌间沟臂丛神经阻滞，但是锁骨上臂丛神经阻滞也可作为星状神经节阻滞的替代，用于治疗上肢反射性交感神经萎缩症。

操作方法

患者取仰卧位，头偏向对侧。预先在一个 20ml 无菌注射器中准备好 10ml 局部麻醉药。如果是用于治疗臂丛神经相关的疼痛，那么在首次阻滞的局部麻醉药中加入总量 80mg 的缓释型类固醇，在之后追加的局部麻醉药内加入 40mg 上述药物。

这时让患者用力抬头,同时操作者用手给患者一个阻力,以帮助显示胸锁乳突肌的后缘。这时可以确认胸锁乳突肌外侧缘与锁骨的附着点。选择这一附着点紧贴锁骨上方的位置为穿刺点。消毒此处皮肤,用 3.8cm 的穿刺针垂直于桌面进针。由于进针到 2~2.5cm 的深度时几乎都有异感出现,因此进针应缓慢。事先告知患者会有异感出现,并嘱患者在出现异感时及时告诉操作者。如果在缓慢进针达 2.5cm 时还没有引出异感,应当退出穿刺针,稍偏头侧再次进针。重复这一过程直到引出异感。如果在异感引出之前,穿刺针碰到第 1 肋骨,应当沿第 1 肋骨向外侧进针,直到引出异感。为了避免导致气胸,穿刺针绝不能朝向内侧方向。异感出现后,轻轻回抽以确定无血液及脑脊液。如果回抽试验阴性且臂丛神经分布区域没有异感持续存在,就将 20~30ml 药液缓慢注入,同时密切观察患者有无局部麻醉药中毒或意外中枢神经注射的体征。

副作用与并发症

臂丛神经与锁骨下动脉和其他大血管邻近,这提示了可能会出现潜在的血管内注射意外或局部麻醉药血管内吸收。鉴于锁骨上臂丛神经阻滞需要大剂量的局部麻醉药,操作者需要仔细计算所用局部麻醉药的总毫克数以确保在安全范围之内。臂丛神经周围血管丰富的特点也增加了阻滞后瘀斑和血肿形成的概率。注射后立即进行局部人工按压,可以将这一并发症的风险降至最低。阻滞完成后局部冷敷 20 分钟也可以减轻操作后疼痛和减少出血。

除了以上这些潜在的与血管有关的风险,臂丛神经与中枢神经结构和膈神经邻近的特点也会导致副作用及并发症。虽然这些并发症的发生率低于肌间沟臂丛神经阻滞,但是意外的硬膜外、硬膜下或蛛网膜下间隙注射依然是可能发生的。一旦臂丛阻滞的局部麻醉药量注入上述任何一个结构,都会导致明显的运动和感觉阻滞。若未能及时发现,这一并发症可以致命。在经锁骨上进行臂丛神经阻滞时,至少有 30%膈神经一同被阻滞的情况。在没有合并肺部疾病的情况下,单侧膈神经阻滞很少引起呼吸窘迫。然而,如果膈肌麻痹与喉返神经阻滞所致的声带麻痹同时存在,将会使得肺部和上呼吸道分泌物的清除出现困难。由于穿刺部位邻近肺尖,这一方法引起气胸的可能性高,应事先向患者讲明。

临床注意点

成功实施锁骨上臂丛神经阻滞的关键在于操作者对解剖结构的清晰理解和对必要解剖标志的仔细确认。没有首先确认解剖标志的情况下,四处穿刺寻找异感往往会带来灾难。操作者应当谨记,在进行阻滞的水平,臂丛神经与皮肤距离非常之近。除了最肥胖的患者,进针深度很少超过 2.5cm。如果严格按照技术要求操作,穿刺针没有从胸锁乳突肌外侧缘在锁骨的附着点向内推进,那么气胸的发生率应当低于 0.5%。在进行任何臂丛神经阻滞操作之前,需要仔细检查有无事先存在的神经功能缺陷,以免事后被认为是由神经阻滞所引起。

腋路阻滞

适应证

当需要上肢和手部的麻醉时,通过腋路抵达臂丛神经实施阻滞是首选的技术。除了外科麻醉方面的应用,使用局部麻醉药进行的腋路臂丛神经阻滞也可以作为诊断工具,解剖基础上的鉴别诊断性臂丛阻滞可以用作上肢疼痛的评价。如果考虑进行臂丛神经毁损,那么这一技术可以预测术后患者感觉和运动功能的受损程度。使用局部麻醉药进行的腋路臂丛神经阻滞还可用于缓解急性疼痛,包括急性带状疱疹、臂丛神经炎、肩部和上肢的创伤、癌痛,以便等待药物、外科手术和抗肿瘤措施发挥作用。腋路臂丛神经阻滞也可作为星状神经节阻滞的替代,用于治疗上肢反射性交感神经萎缩症。

臂丛神经毁损术适用于缓解癌痛，包括侵犯臂丛神经的肿瘤以及侵犯肩部和上肢的软组织肿瘤与骨肿瘤。由于侵及臂丛神经的肿瘤导致的疼痛往往极为严重，所以即使要冒着更大的形成瘀斑和血肿的风险，腋路臂丛神经阻滞也可以在凝血功能障碍或正在进行抗凝治疗的情况下实施。这时需要使用25G的穿刺针。

临床相关解剖

臂丛神经由C_5、C_6、C_7、C_8和T_1脊神经的前支融合而成。有时也有C_4和T_2脊神经发出的纤维的参与。组成臂丛的神经自颈椎外侧方穿出，在锁骨下动脉外侧方与锁骨下动脉相伴下行，一同穿过前斜角肌与中斜角肌之间的间隙，在锁骨中点后方下行，越过第1肋骨顶进入腋窝。由于鞘膜对腋动脉和腋神经的包绕不如在实施肌间沟和锁骨上臂丛神经阻滞的水平鞘膜对臂丛神经的包绕那样紧密，所以单次注射技术的效果不那么令人满意。在一个不完整的鞘内，正中神经、桡神经、尺神经和肌皮神经环绕着腋动脉。这些神经与腋动脉的相对位置关系可以这样形象地表示出来：假设把这些结构放在一个表盘上，表盘分为4个象限。腋动脉位于表的中心位置。正中神经就位于表的12:00–3:00象限内，尺神经位于表的3:00–6:00象限内，桡神经位于表的6:00–9:00象限内，肌皮神经位于表的9:00–12:00象限内。为了保证这些神经得到充分的阻滞，药液必须注射到每个象限中，从而在这些神经周围积聚。

操作方法

患者取仰卧位，手臂外展85°~90°，指尖放在耳后。预先在一个50ml无菌注射器中准备好30~40ml局部麻醉药。如果是用于治疗臂丛神经相关的疼痛或炎症，那么在首次阻滞用的局部麻醉药中加入总量80mg的缓释型的类固醇，在之后追加的局部麻醉药内加入40mg上述药物。

操作者用非优势手的中指和示指确认腋动脉的搏动，然后顺着搏动向远端追踪腋动脉的走行。消毒皮肤，用一根长2.5cm的25G穿刺针，在腋动脉搏动的下方，紧贴腋动脉的搏动处刺入。由于进针到针尖触及桡神经或尺神经时几乎都有异感出现，因此进针应缓慢。事先告知患者会有异感出现，并嘱患者在出现异感时及时告诉操作者。进针到1.25~2cm时应有异感出现。引出异感并记下异感的分布后，轻轻回抽以确定无血液及脑脊液。如果回抽试验阴性且臂丛神经分布区域没有异感持续存在，就将8~10ml药液缓慢注入，同时密切观察患者有无局部麻醉药中毒或意外蛛网膜下间隙注射的体征。如果引出的是桡神经的异感，将穿刺针稍回撤至3:00–6:00象限内，该象限包含尺神经。回抽试验阴性后，注入8~10ml药液。如果引出的是尺神经的异感，将穿刺针稍回撤，然后稍偏上方再次缓慢进针，至6:00–9:00象限内，该象限包含桡神经。重复上述回抽与注药过程。接下来再将穿刺针回撤，调整方向向动脉搏动上方进针，至12:00–3:00象限内，该象限包含正中神经。回抽试验阴性后，注入8~10ml药液。再将穿刺针置于9:00–12:00象限内，该象限包含肌皮神经。回抽试验阴性后，注入剩余药液。也可将药液注入喙肱肌内，浸润阻滞肌皮神经。

副作用与并发症

臂丛神经与锁骨下动脉和其他大血管邻近，这提示可能存在血管内注射意外或局部麻醉药血管内吸收。鉴于腋路臂丛神经阻滞需要大剂量的局部麻醉药，操作者需要仔细计算所用局部麻醉药的总毫克数以确保在安全范围之内。臂丛神经周围血管丰富的特点也增加了阻滞后瘀斑和血肿形成的概率。虽然如此，如果临床实际情况下认为风险–利益比可以接受，这一技术也可以安全地用于正在接受抗凝疗法的患者，尽管要冒着更大的血肿形成的风险。这时需要使用25G或27G的穿刺针。注射后立即进行局部人工按压，可以降低这些并发症的风险。阻滞完成后局部冷敷 20 分钟，也可以减轻操作后疼痛、减少出血。

腋路所阻滞的神经与中枢神经和膈神经距离很远，药液误注入这些结构引起的相关并发症发生率极低。与肌间沟和锁骨上臂丛神经阻滞相比，这是腋路阻滞的一大优点。由于需要引出异感，故潜在的阻滞后持续存在异感的可能性是存在的，应事先向患者讲明。

临床经验

经腋路臂丛神经阻滞是实施上肢远端麻醉的一种安全而简单的方法。对于肘部以上的疼痛，肌间沟和锁骨上臂丛神经阻滞应该是更好的选择。在进行任何臂丛神经阻滞操作之前，需要仔细检查有无事先存在的神经功能缺陷，以免事后被认为是由神经阻滞所引起。

上肢外周神经阻滞

上肢外周神经阻滞经常用于臂丛神经麻醉不充分时的主要补充麻醉技术。然而，了解上肢外周神经的解剖和阻滞不仅能够提高麻醉医师的技术，而且也是疼痛医师诊断和治疗的重要手段。上肢外周神经卡压综合征并不少见，它们常并发于糖尿病、类风湿性关节炎和乙醇中毒的患者。

正中神经阻滞

适应证

正中神经阻滞是手掌侧外科手术的基本麻醉方法。腕横纹处的正中神经阻滞作为独立的麻醉技术可成功用于内窥镜腕管松解术。联合应用尺神经阻滞，腕部的正中神经阻滞已被证实可以为 A 型肉毒素注射治疗手掌多汗症的患者提供有效的麻醉。这一阻滞方法不仅可以为治疗提供麻醉还可以增强其疗效。正中神经阻滞可以有效鉴别是(C_6)神经根源性慢性疼痛还是由外周神经引起的肘/前臂(旋前圆肌综合征)或腕部(腕管综合征)的慢性疼痛。旋前圆肌综合征在机械工人和木工人群中并不少见，常继发于肘窝处旋前圆肌或指浅屈肌对正中神经的压迫。加用类固醇激素的正中神经阻滞可以直接治疗上述部位的神经源性疼痛。此阻滞还为有示指、中指及无名指挛缩性屈曲的正在接受疼痛职业及物理治疗的患者提供有效的镇痛。正中神经阻滞可用于 I 型复杂局部疼痛综合征的辅助治疗，帮助这些患者更好地进行专业的物理治疗。

正中神经阻滞同样可以用于评估和治疗因脑卒中、脑外伤后损伤和大脑性瘫痪引起的上肢挛缩。如果阻滞中加用神经毁损药物可以辅助治疗上述情况引起的痉挛症状。在使用任何神经毁损性治疗之前，应先实施单纯注射局麻药的正中神经阻滞以明确这一操作会造成的感觉和运动受损的程度。

临床相关解剖

正中神经是由 C_5~T_1 神经根发出，由臂丛的内侧与外侧束合并后形成。正中神经从腋窝处穿出，与肱动脉伴行。在肘部，正中神经与桡骨的肱二头肌腱共同汇入肘窝。在此部位，正中神经走行于肱动脉内侧和肱骨内上髁的外侧。而后该神经从前臂发出很多细小运动分支支配前臂和手指的屈肌。在这一水平，每一个小分支对由韧带、外伤和肌肉组织肥大造成的压迫或卡压都很敏感。当正中神经进入腕部时它直接在掌长肌之下走行。我们发现有大约 15%的人此肌腱先天缺如。而后正中神经继续在桡骨之上走行于腕管，在屈肌支持带之下，位于桡侧腕屈肌和掌长肌的深部。腕管中的正中神经对屈肌腱的压迫极端敏感，这就是形成腕管综合征的原因。在支持带的远端，正中神经发出细小返支来支配拇对掌肌和拇短屈肌。正中神经发出终末分支一指掌侧固有神经来支配拇指、食指、中指和半个无名指的掌侧感觉。同时，这些手指的背侧远端也受这些终末分支的支配。

肘部正中神经的阻滞

患者处于仰卧位,上肢尽量旋后外展使掌心向上,肘前区皮肤常规消毒铺巾。在肘前区褶皱水平可以扪及肱动脉,此处肱动脉恰好由内侧穿入肱二头肌。肱二头肌的主动屈曲使得操作人员很容易找到这一标记点。使用 3.8cm22G 斜面或 5cm22G 刺激针,然后在肱动脉内侧通过皮肤略向头侧和内侧成角进针。在外周神经阻滞过程中推荐使用钝斜面的针头,因为有证据表明这样可以减少阻滞操作技术相关的神经损伤的危险。而后向内上髁直接进针。操作者应缓慢进针直到出现正中神经分布区的感觉异常或诱发出相应的运动反应。我们可以观察到正中神经的运动刺激表现为腕/的屈曲运动或拇指的对掌运动。如果相应的运动反应或感觉异常出现之前针尖即与内上髁接触,此时针头后退约 0.5cm 再向内侧进针少许。在适宜的运动反应或感觉异常之后,然后回吸无血后注射 5~7ml 局麻药物。对于臂丛神经阻滞应该非常谨慎,尤其注射剩余药量之前要缓慢注射最初的 1ml 局麻药物。这样可以便于鉴别针尖的位置是否位于神经内,如果针尖位于神经内,0.5ml 这一很小的局麻药量就可以立即引起针刺样疼痛。有时很难获得远端的运动反应或感觉异常,因此可在接触到肱骨内上髁后向肱动脉方向扇形注射 5~7ml 局麻药。有人认为此时可以加用类固醇类药物以治疗神经卡压综合征。

腕部的正中神经阻滞

腕部的正中神经阻滞非常容易。首先患者的上肢充分外旋使掌心向上,在手腕背面垫一小的手术巾以便使腕部轻微伸展。患者弯曲腕部抵抗阻力时可确定掌长肌腱和尺侧腕屈肌腱。如果掌长肌先天缺如,进针点应该恰好在桡侧腕屈肌的尺侧。使用 1.5cm25G 斜面注射针,腕横纹处近端 1~1.5cm 垂直或轻微向头侧成角进针。此部位应该恰好临近屈肌支持带。针头的位置应该在掌长肌腱和尺侧腕屈肌腱之间。正中神经通常可以抵到并引出掌长肌腱深部的感觉异常。如果在引出异感之前触到腕骨,针头后退约 2~3mm 然后缓慢注入 3~5ml 局麻药。如果用此神经阻滞治疗腕管综合征患者可以选择性地在局麻药中加入缓释型类固醇激素。

副作用与并发症

腕部和肘部的正中神经阻滞通常都是安全的治疗技术。像所有的外周神经阻滞一样,神经损伤可继发于直接针刺伤。某些腕管综合征患者实施正中神经阻滞可能会加重其症状,因为腕管空间相对狭窄。肘部穿刺时直接刺破肱动脉会引起出血和形成血肿。这一并发症通常容易处理,阻滞后可以直接压迫出血部位。血管内注射意外也有发生的可能性。其他相对不常见的并发症可能包括过敏反应、局部感染和局麻药的全身毒性反应。

如上文所及,腕部肘部正中神经的阻滞不仅可以提供有效的手掌面的麻醉和镇痛,还可以作为诊断和治疗的手段。肘部正中神经阻滞可以辅助诊断患者由于相邻韧带或肌肉肥大引起的卡压综合征。尽管腕部的阻滞可以缓解腕管综合征,但是在靠近屈肌支持带注射药物时应该小心,以免正中神经通过腕管时进一步加重其卡压症状。

尺神经阻滞

适应证

尺神经阻滞基本可以提供中指尺侧和小指外科手术麻醉的需求。它的解剖学定位在肘部,使得尺神经对压迫综合征和直接外伤都非常敏感。事实上,尺神经是在全麻体位时导致损伤的外周神经中最常见的受伤神经。肘部加用缓释型类固醇激素的尺神经阻滞可缓解肘管和尺管综合征的疼痛。尺管综合征是因为尺神经走行于 Guyon 管时被卡压所致。这一位置的压迫多见于职业的脚踏车骑行者(此情况多见于骑脚踏车者的手部)。当手长时间握住自行车车把时,钩状骨的突起处长期压迫尺神经的掌侧支则出现此综合征。它同样可继发于腱鞘囊肿的卡压。尺管综合征的典型症状是手内侧的疼痛感觉减弱,偶有骨间肌和小鱼际肌的萎缩。要注意到支配手指的皮神经在 Guyon 管远端发出分支,所以尺神经在此部位受到压迫时出现典型的手掌内侧感觉减退而不是手指。

尺神经阻滞联合颈椎 MRI、EMG 以及神经传导研究可以有效鉴别肘部以下部位神经性疼痛的原因,这是因为 C_7 和 C_8 神经根病和臂丛神经的压迫性损害(胸廓出口综合征、转移性癌症和肺尖部肿瘤)表现的症状与尺神经病变相似。尺神经阻滞还可以有效评估和治疗由于卒中、创伤性脑损伤和脑性麻痹引起的上肢痉挛状态。当治疗过程中加入神经毁损性药物则可以辅助治疗上述情况引起的痉挛状态。推荐在任何毁损性治疗之前实施应用局麻药物的外周尺神经阻滞,以判断随后的操作可能引起的感觉和运动缺失的程度。

临床相关解剖

尺神经来源于臂丛内侧束主要由 C_8 和 T_1 神经根组成。在腋窝水平尺神经走行于腋动脉的下方和前方。出腋窝后尺神经横跨上臂到达肱动脉内侧。在上肢中部尺神经穿出肌肉隔膜进入后间隙。然后在肱骨内上髁和尺骨鹰嘴之间走行,行于肱骨上髁沟内侧,随后在肘部支持带下进入肘管。尺神经在此位置易于受到压迫和直接的外部损伤。而后,尺神经与尺动脉伴行,走行于前臂前间隙的尺侧腕屈肌之间。它发出分支支配尺侧腕屈肌和指深屈肌的运动。在距掌侧腕横纹近端约 5cm 处,尺神经分为掌侧支和背侧支。负责手内侧面感觉的神经在 Guyon 管远端发出分支。最远端的分支在提供小指和环指内侧半感觉分布之前,必须通过 Guyon 管走行。

肱骨远端尺神经阻滞

尺神经在肘部的阻滞可在其进入肘管之前进行。一般认为不要在尺神经沟直接阻滞,因为尺神经在此处对压迫很敏感。首先患者仰卧位,上肢旋前,肘部屈曲成 90°角。在大多数患者可以清晰摸到尺神经沟和内上髁。使用 25G、3.8cmB 斜面针头或者 22G 或 24G 穿刺针,在尺神经沟中点向近端约 2cm 处穿刺,然后向肱骨垂直进针直到出现尺侧感觉异常或引出尺神经运动反应(腕关节的尺骨偏斜、腕关节的屈曲以及手指内收),接下来回吸无血后注入 5~7.5ml 局麻药。继发于肘管综合征的慢性疼痛患者可加注类固醇类制剂。如果在尺神经沟处行尺神经阻滞注入的药量应少于 5ml,以免肘管压力过大损伤神经。Gray 描述了由超声引导的腕近端的前臂尺神经阻滞。在此项技术中,超声辅助下尺神经定位在尺骨茎突近端 15cm 处。

腕部尺神经阻滞

尺神经在腕部可以被安全有效地阻滞。尺骨茎突水平尺神经位于尺侧腕屈肌外侧和尺动脉内侧。患者上肢充分外旋使掌心向上。腕关节轻微伸展有助于定位准确。使用 25G、1.5cmB 斜面针头在距腕横纹向近端 2cm 处,尺侧腕屈肌腱外侧垂直进针。接触骨质之前通常可以引出感觉异常。这时,注入 3~5ml 局麻药通常可以充分阻滞尺神经。

副作用与并发症

肘管的空间相对狭窄,所以在肘部阻滞尺神经时对压迫较为敏感。因此此部位实施任何神经阻滞应经过谨慎评估。即使是肱骨内上髁炎的治疗性阻滞也可能导致尺神经损伤。肘部和腕部都可能会发生神经内注射和直接的神经针刺损伤。动脉内注射和血肿形成也可能会发生。其他相对不常见的并发症包括变态反应、局部感染以及局麻药的全身毒性反应。

桡神经阻滞

桡神经阻滞可以用于上肢、前臂和手部背侧的外科麻醉。肘部的桡神经阻滞具有诊断和治疗双重作用。桡神经卡压综合征(桡管综合征)可能会被误诊为网球肘(肱骨外上髁炎)。肘部的桡神经阻滞可以完全缓解由卡压综合征引起的疼痛。同时也可以有效治疗肱骨外上髁炎。治疗中加入类固醇类制剂经常可以缓解此部位的卡压综合征。这种治疗方法还可用来治疗桡神经浅支神经炎或 Wartenberg 综合征。这一综合征多在前臂旋前时,常由于桡神经感觉分支通过桡神经沟远端时受到肱桡肌卡压所致,表现为手背侧的疼痛和感觉减退。桡神经阻滞还可以用来评估由于卒中、创伤性脑损伤和大脑性麻痹引起的上肢痉挛状态,并指导其治疗用。当治疗过程中加入神经毁损性药物时桡神经阻滞则可以辅助治疗上述情况引起的痉挛状态。桡神经骨间后支阻滞可以作为慢性腕痛的重要诊断和治疗方式。推荐在任何毁损性治疗之前,实施单纯使用局麻药的外周桡神经阻滞,以用来说明随后的操作可能引起的感觉和运动缺失程度。对于其上肢疼痛综合征,疼痛医师在治疗前先排除引起疼痛的其他原因是非常必要的。桡神经阻滞联合颈椎 MRI、EMG 以及神经传导研究还可以有效评估放射到上肢、前臂和手部背侧的慢性疼痛的原因。这是由于颈神经根疾病和臂丛神经压迫性损伤也会表现出类似桡神经病变的症状。

临床相关解剖

桡神经直接从臂丛神经后束发出,由 C_5~T_1 颈神经根发出的神经组成。在腋窝桡神经位于腋动脉的后方。离开腋窝后桡神经穿过肱三头肌的长头和中间头,发出运动支支配肱三头肌,同时发出臂后皮神经支配臂后部的皮肤感觉。然后桡神经沿后方的桡神经沟走行,在到达肱骨外上髁的前内侧之前走行于上臂的肌桡沟。桡神经出肘窝便进入前臂,走行于肱桡肌下方,随后发出深、浅支。深支最终变成骨间后神经,支配腕屈肌的运动。浅支继续在肱桡肌和旋后肌之间向远端前行。在腕关节处桡神经浅支在桡动脉外侧走行,这一分支最终发出背侧指支支配手背侧及拇指、食指、中指和环指桡侧半的背侧皮肤感觉。

肱骨远端桡神经阻滞

在肱骨外上髁近端桡神经可以被安全有效地阻滞。患者上肢屈曲 90°并把掌心舒适地静置在胸部或腹部。在肱骨外上髁向近端 5~6cm 处,使用 22G,5cm 刺激针垂直穿刺。此处大体上与肱肌和肱三头肌外侧头形成的肌桡沟末端位置相一致。而后缓慢进针直至出现桡神经感觉异常或低于 0.5mA 的刺激引出桡神经分布区的运动反应(腕或手指的伸展、拇指的外展)。如果在接触肱骨之前没有出现感觉异常或运动刺激,稍稍回撤针尖,然后前后调整针尖方向直至引出适当的反应。在出现适当的刺激反应且回吸无血后缓慢注入 7~10ml 局麻药。如需要可以加入缓释型类固醇制剂。

肘部的桡神经阻滞

首先患者手臂平放旋后使掌心向上并充分伸展。使用 22G 5cm 刺激针在肱二头肌腱和肱桡肌肌腹之间的肘前皮肤褶皱处进针。然后向头侧偏斜针尖向肱骨外上髁方向进针。位置准确的证据是出现桡神经感觉异常或低于 0.5mA 的刺激引出桡神经分布区的运动反应。如果接触肱骨之前没有出现感觉异常或运动刺激则稍回撤针尖,向内侧调整进针方向。在出现适当的刺激和回吸无血后缓慢注入 7~10ml 局麻药。疼痛医师认为适当的时候可以加入缓释型类固醇制剂辅助治疗继发性炎症或神经卡压的疼痛。

腕关节的桡神经阻滞

桡神经浅支在发出背侧指支之前可在腕关节处阻滞,它支配手背侧,拇指、食指、无名指以及中指的桡侧半的背侧皮肤感觉。在此处阻滞桡神经时，应使患者前臂充分旋后掌心向上，并于腕关节背侧垫一小治疗巾。使用25G、1.25cmB斜面针，在桡动脉和尺侧腕屈肌间之间的桡骨茎突处进针。引出拇指背侧感觉异常并在回吸无血后注入4~5ml局麻药。为阻滞食指和无名指以及中指的背侧支，应使患者手掌向下平放。使用相同针头在腕关节背侧从桡骨茎突到桡侧腕伸肌腱行皮下浸润注射4~5ml局麻药。

副作用与并发症

肱骨远端、肘关节和腕关节的桡神经阻滞通常是安全的操作技术。同所有的外周神经阻滞一样都可能引起神经的直接针刺伤。出血和血肿形成是两个相对具有自限性的并发症。当在腕部阻滞桡神经时血管内注射意外可能发生，因为桡神经在“解剖学鼻咽窝”处临近桡动脉。如果发生这种情况全身毒性反应可能表现为癫痫发作或心脏传导阻滞。

肌皮神经阻滞

适应证

肌皮神经阻滞主要用于上臂和前臀的外科手术麻醉，通常与臂丛神经阻滞联合应用（腋窝阻滞）。因为此神经分支于腋窝近端的外侧束，所以应在此水平单独阻滞。肌皮神经支配喙肱肌、肱肌和肱二头肌的运动。阻滞肌皮神经可有效用于评估和指导脑卒中、脑外伤后损伤和脑性麻痹引起的上肢挛缩。肌皮神经延续到肘部以下为前臂外侧皮神经，这一神经支配前臂背外侧皮肤感觉。因此，肌皮神经阻滞联合颈椎MRI、EMG以及神经传导研究有助于有效评定前臂外侧神经病理性疼痛的原因。

临床相关解剖

肌皮神经从臂丛神经外侧束分出，由C_5~C_7神经根发出的神经组成。这一神经分支从胸小肌远端的外侧束分出。随后肌皮神经走行于喙肱肌肌腹之间，从外侧进入肘关节。在肘部，肌皮神经在延续成前臂外侧皮神经之前发出小分支进入肘关节，这一分支伴行于前臂头静脉的外侧。

腋窝的肌皮神经阻滞

患者仰卧位，屈肘，肩部外展外旋。然后在腋动脉上方找到喙肱肌。使用22G、5cm绝缘针垂直穿刺进入喙肱肌内。穿刺针在喙肱肌内行扇形阻滞直到刺激产生肱二头肌的强烈收缩（肘关节屈曲）。在低于0.5mA的刺激下引出肱二头肌颤动之后，回吸无血则可注入10ml局麻药。这一阻滞可以在没有上述神经电刺激的情况下进行，当穿刺针触到肱骨后回撤0.5cm，于在喙肱肌内扇形注入10ml局麻药即可。

副作用与并发症

肱骨近端的肌皮神经阻滞通常是安全的操作技术。与所有的外周神经阻滞一样也可能会出现由针头直接刺伤而引起的神经损伤。出血和血肿形成是两个相对具有自限性的并发症。因为肌皮神经邻近腋动脉，可能会发生血管内注射意外。如果发生这种情况，全身毒性反应可能表现为癫痫发作或心脏传导阻滞。

臂内侧皮神经和肋间臂神经阻滞

臂内侧皮神经和肋间臂神经阻滞通常与臂丛神经阻滞联合应用（腋路操作）主要用于上臂近端手术的麻醉。臂内侧皮神经从C_8和T_1的神经根发出。肋间臂神经从T_1和T_2发出。这些神经支配上臂近端和腋窝的内侧感觉。阻滞这些神经时患者肘部屈曲，肩部外展80°。因为这两个神经均是浅表神经，所以很容易阻滞，使用局部麻醉药7~10ml，在肱二头肌中点至腋窝下方的皮下组织内，行浸润注射。

并发症

臂内侧皮神经和肋间臂神经阻滞是安全和简单的操作技术。小心穿刺、保持针尖在皮下组织内，避免不慎注入血管。出血和血肿形成同样是此操作中两个潜在的并发症。

总结

上肢的外周神经阻滞是安全和相对简单的操作技术。与某些近端臂丛神经阻滞不同，上肢的外周神经阻滞没有气胸的危险。这些阻滞在全身抗凝治疗的患者可以安全实施。上肢的外周神经阻滞不仅可用于外科手术的麻醉，还是重要的诊断和治疗手段。这些阻滞技术可以用来诊断和治疗神经病理性疼痛综合征和卡压性神经病变。因此，上肢的解剖学知识和神经阻滞技术是疼痛医生有益的知识储备。

肩胛上神经阻滞

适应证与禁忌证

当在解剖学基础上实施鉴别性神经阻滞来评估上肢带骨和肩关节疼痛时，局麻药肩胛上神经阻滞可以作为一种诊断工具。如果考虑实施肩胛上神经毁损，这一操作可作为一项预后指标，来预测患者可能会发生的运动和感觉损害的程度。使用局麻药的肩胛上神经阻滞可以用来减轻急性痛，包括术后痛、肩关节和肩带骨外伤引起的疼痛以及癌性痛，期待药物、手术或增生抑制治疗产生疗效的癌性痛。肩胛上神经阻滞还可以辅助治疗由交感反射性营养不良或粘连性囊炎引起的肩关节活动度缩小，而且还可以帮助肩关节重建术后的患者增加对侵入性物理治疗的耐受性。

肩胛上神经毁损的适应证是缓解癌痛，包括肩带骨的侵袭性肿瘤。如果临床情况提示有利的风险-利益比，也可以在服用抗凝剂的患者中进行肩胛上神经阻滞。严禁在局部感染、解剖结构畸形或凝血障碍的患者中实施此操作。

设备与药品

操作所需物品包括局部浸润使用的 3ml 或 5ml 注射器；局麻药/类固醇使用的 5ml 或 10ml 注射器；局部浸润使用的 25G 针；神经阻滞使用的 22G 脊髓穿刺针或 22G B 斜面针；有 10mm 裸端的用于脉冲射频的钝性射频针。

阻滞用局麻药包括：1%~2%利多卡因，0.25%~0.5%丁哌卡因.0.2%~0.5%罗哌卡因，4~80mg 的缓释型类固醇激素，用于神经毁损的 6%的苯酚溶液。

患者的准备与体位

体格检查包括(1)进针部位的触诊；(2)肩关节运动的检查和用来评估阻滞成功的活动范围的文件说明。患者上肢旋前放置。10ml 注射器中吸满局麻药。当通过肩胛上神经阻滞治疗疼痛时，在局麻药中加入 80mg 类固醇进行第一次阻滞，之后再用 40mg 类固醇进行阻滞。

临床相关解剖

肩胛上神经由发自臂丛神经的 C_5 和 C_6 神经根的神经纤维组成，大多数患者中，尚有部分神经纤维来自于 C_4 神经根。该神经由臂丛神经发出，向下方和后方走行，在喙锁韧带下穿过肩胛上切迹。肩胛上动脉和静脉与神经伴行通过肩胛上切迹。肩胛上神经负责肩关节大部分的感觉，并且支配肩袖的两块肌——冈上肌和冈下肌的运动。

技术操作

盲穿操作

操作人员首先确认肩胛冈，通过肩胛冈中点垂直画一条平行于脊柱的直线。于外上 1/4 象限距此线 2cm 处进针。垂直进针直到接触到肩胛骨的背侧面，然后滑动针头至肩胛上切迹。如果使用神经刺激器，冈上肌和冈下肌的收缩可以帮助确定正确的位置。在此处注射 5ml 局麻药。此神经被阻滞不能总是依靠皮肤镇痛来确认。如果加大药物浓度到运动阻滞的水平则可以确定阻滞是否成功，阻滞成功时，上臂最开始的外展功能受限，之后的外展功能由三角肌完成。

X 线引导下的操作技术

肩胛冈确认后，疼痛医生沿着肩胛冈的长度触诊外侧到达肩峰。对较厚的肩峰与较薄的肩胛冈融合处的皮肤进行消毒准备，用 3.8cm 针头局部浸润麻醉此处的皮肤和皮下组织。充分局麻后，按照朝向肩胛骨体部的下行径路，置入长的 25G 穿刺针，或者先置入一套管针，再通过其置入射频针。进针深度约 2.5cm 时，应可触及肩胛骨体部。然后，缓慢向上和向内移动针尖，直至针尖滑离肩胛骨体部而进入肩胛上切迹。如果不能确定切迹，重复此操作，穿刺针继续向上和向外走行直到针尖位于肩胛切迹。针尖进入肩胛上切迹后通常可以引出感觉异常，这一点应该及时告知患者。如果针尖进入肩胛上切迹后没有引出感觉异常，则继续进针 1.25cm，使针尖位于喙突韧带之上。为避免气胸应严格避免进一步进针。

在引出感觉异常或如上描述继续进针至肩胛上切迹后，回吸证实有无血或空气。如果回吸试验阴性，缓慢注入 10ml 药液；同时密切观察患者是否出现局麻药中毒的体征。

神经破坏性阻滞技术

如上述，针尖到达肩胛上切迹后，注射 3~4ml 欧乃派克，拍摄前后位（AP）X 线片。造影剂应充满肩胛上切迹并到达肱盂关节腔。确定了造影剂扩散的位置正确后，注射 3~5ml 局麻药。如果没有副作用出现，再注射 3~5ml 苯酚溶液。

肩胛上神经使用脉冲电磁流量计

定位与患者体位如上述。选择 10cm 的钝圆弯曲 Racz-Finch Kit（RFK）针和 16G 的引导针。在“枪筒法”透视下获得肩胛上切迹图像后插入引导针，引导针插入后，通过它插入 Racz-Finch Kit（RFK）针直至接触肩胛上切迹。而后注入造影剂以确认针尖位置。

理想的刺激是在 50Hz，0.3~0.6V 电压下引出肩胛上神经的阳性反应。运动刺激的电压不能超过感觉刺激的两倍，频率为 2Hz。 一旦确定正确位置，在 42℃下进行两次 120s 的脉冲电磁流量计的损伤。然后移走针头，无需注射局麻药。

并发症

肩胛上神经附近有肩胛上动静脉，提示有不慎的血管内注射或局麻药血管内吸收毒性发生的潜在可能。疼痛专业医师应该认真计算肩胛上神经安全阻滞所需局麻药总量（mg）。因为临近肺部，如果针尖在肩胛上切迹进针过深的话，可能导致气胸的发生。

临床应用

肩胛上神经阻滞是一项安全而简单的区域麻醉技术，其有很多疼痛治疗的适应证。但是，它作为肩关节重建术后和反射性交感营养不良造成肩手反射变形康复的辅助治疗方法，还没有得到充分利用。有一点非常重要，那就是疼痛专业医师应该确信，物理治疗师和职业治疗师知道肩胛上神经阻滞不仅能够提供肩带骨而且还能提供肩关节的止痛。这就意味着必须密切监护深部热疗和一系列运动训练，以避免烧伤和损伤肩关节。

疗效

目前尚无关于肩胛上神经阻滞疗效的可靠证据。其阻滞成功与否主要是根据患者的反应和疼痛的缓解程度来评定。

（张颖秀　薛静）

第二节 躯干神经阻滞

胸部硬膜外神经阻滞

适应证

手术:胸部硬膜外导管阻滞技术正越来越多地用于胸部和上腹部手术的围手术期,尤其是术后的镇痛。胸部硬膜外阻滞可显著降低手术造成的生理应激。胸部硬膜外麻醉已与浅全身麻醉联合,用于开胸和心脏手术。胸部硬膜外麻醉用于乳腺手术的益处和安全性均已得到很好的验证。

术后镇痛:关于胸部硬膜外阻滞是否适用于术后镇痛尚有较大争议。许多临床医师认为,通过腰部硬膜外导管给予麻醉性镇痛药物能够为胸部手术提供良好的镇痛,且不会引起胸部硬膜外阻滞所致的并发症。许多研究表明胸部硬膜外技术具有优势。采用胸部硬膜外技术,导管可以放置到接近支配痛区的神经根位置;当使用局部麻醉药时,这点尤为重要。通过胸部硬膜外途径,小剂量的局部麻醉药即可取得极好的镇痛效果。而腰部硬膜外则需要大量的局部麻醉药才能为胸部区域提供镇痛,这样就会导致低血压和血中局部麻醉药浓度过高,从而使其应用受到限制。即使使用吗啡等阿片类镇痛药物(其可在脑脊液里上升),胸部硬膜外技术仍有镇痛起效更快的优势。吗啡在腰部硬膜外腔需要较长的时间才能上升到胸部区域并产生镇痛作用。由于阿片类药物如芬太尼和舒芬太尼的脂溶性高,与静脉途径给药相比,在维持镇痛的药物剂量方面,腰部硬膜外或胸部硬膜外给药都没有任何优势。即使在胸部水平,患者自控硬膜外镇痛目前已经得到安全有效的使用。

胸部硬膜外技术产生镇痛作用迅速,可提供极好的镇痛效果,能够最大限度地降低所用的局部麻醉药和阿片类药物剂量。小剂量的丁哌卡因联合应用吗啡并不影响患者活动。此点非常重要,因为小剂量的局部麻醉药在减轻活动性疼痛和发作性疼痛方面有十分重要的作用。胸部硬膜外技术已应用于小儿患者,并且取得了较好的效果。此技术获得的镇痛效果优于胸膜间或静脉注射技术已经得到了证实。

带状疱疹与带状疱疹后神经痛:带状疱疹感染在胸部区域最常见。硬膜外给予局部麻醉药或类固醇可明显减轻急性带状疱疹后疼痛。对于急性带状疱疹,局部麻醉药能显著缓解疼痛,预防带状疱疹后神经痛,限制更多的囊泡出疹。在受累的神经根附近放置硬膜外导管,给予0.25%的丁哌卡因2~3ml即可取得显著的镇痛效果。通常此导管只能放置2~3天。每天给药1~2次。也可采用局部麻醉药和类固醇实施单次硬膜外阻滞,每天到每周给予一次。

硬膜外给予类固醇:胸椎很少会出现椎间盘突出。对于椎间盘突出引起的神经根刺激以及肿瘤或放射治疗引起的神经根炎患者，采用胸部硬膜外类固醇神经阻滞系列治疗的效果极好。

可根据临床具体情况，每天至每周给予甲泼尼龙 80mg，或者曲安西龙 25~50mg 一次，可单独给予，也可用盐水或局部麻醉药混合给予。

创伤后急性疼痛：放置合适的硬膜外导管，能显著缓解多发性肋骨骨折和脊椎骨骨折导致的疼痛。局部麻醉药，如 0.125%~0.25%的丁哌卡因或阿片类镇痛药物和类固醇，单独或联合使用均可。即使通过硬膜外途径短时间给予局部麻醉药，患者仍可在肌肉痉挛和其他继发问题缓解后，获得较长期的止痛效果。

心绞痛：现已通过胸部硬膜外阻滞技术来治疗继发予心肌缺血的心绞痛。它可提供极好的镇痛技术.并能降低心肌耗氧量、疼痛引起的焦虑和儿茶酚胺水平。胸部硬膜外阻滞技术还可用于长期的家庭自我治疗。采用硬膜外腔放置电极的脊髓电刺激术已被用于心绞痛的治疗，并且这种刺激不会掩盖急性心肌梗死引起的疼痛。

癌痛：通过胸部硬膜外腔导管给予吗啡等阿片类镇痛药物或局部麻醉药，能取得长期的镇痛效果。通过埋在皮下的硬膜外导管构成通道，能够给患者提供极好的长期镇痛。导管还可以完全埋入皮下，用一个可以通过皮肤给药的储存器注射药物。硬膜外给予苯酚或乙醇还可用于癌痛患者的止痛。将导管置于受累的神经根支配区域。乙醇由导管注入，每次增加剂量 0.5ml，极量为 5ml。预先注射局部麻醉药和实施镇静处理，有助于减轻注射乙醇引起的疼痛。此注射必须每天进行，至少连续注射 3 天。据报道，79%以上患者的疼痛得到显著缓解（50%）。苯酚也已被用于硬膜外。此技术与硬膜外应用乙醇类似：5%的苯酚与葡萄糖液或 0.9%盐水相混合，缓慢注射，每天进行，持续 3 天。现已报道，这两种技术均能提供良好的镇痛效果，而不会产生严重的感觉或运动障碍。对于各种类型的癌痛或传统治疗无效的良性神经病理性疼痛，硬膜外给予可乐定是一种有用的方法。

脊髓电刺激：用于脊髓电刺激的电极通常是通过腰部或胸部置入的。此技术与胸部硬膜外置入导管技术类似，不同点在于前者的穿刺针斜面较大，从而使导管可以缓慢退出和改变方向。此操作需要在影像增强下完成。刺激颈部脊髓通常是经胸部予硬膜外放置电极来进行的。导管被埋在皮下通道，并与脉冲发生器连接。通过单次胸部硬膜外注射局部麻醉药和类固醇，能够显著缓解肿瘤骨转移性疾病所致的疼痛。

急性胰腺炎的治疗：通过低位胸段放置硬膜外导管给予加入或不加入类固醇的局部麻醉药（如丁哌卡因）或阿片类镇痛药物（如吗啡），对于急性胰腺炎继发重度疼痛患者的治疗有益。在胰腺炎被控制之前，要一直控制重度疼痛。也可以选择每天使用局部麻醉药、阿片类镇痛药物或类固醇，单次给予胸部硬膜外阻滞。

禁忌证

与其他任何一种硬膜外入路的禁忌证相同，包括：患者拒绝；注射部位感染或败血症；出血或凝血障碍，如血小板减少症或目前正在进行抗凝治疗；未纠正的低血容量状态。

解剖学

胸部硬膜外腔从 C_7 下缘延续到 L_1 上缘。胸部脊柱正常有一后凸生理弯曲，其最高点大约在 T_6 水平。即使在正常个体，也会有轻度的脊柱右凸。显著的脊柱侧凸常伴随脊柱的旋转，从而在实施这种阻滞时会有明显的技术上的困难。棘突的倾斜角度在胸部脊柱的不同节段是不同的。$T_{1\sim4}$ 棘突稍有倾斜，而 $T_{5\sim8}$ 则显著向下倾斜，使得在实际操作中无法由正中路径进入硬膜外腔。$T_{9\sim12}$ 棘突无明显倾斜，因此可采用正中入路穿刺。黄韧带不如腰椎的那么厚，有时没有遇到什么阻力就会进入硬膜外腔。黄韧带附着于椎板下缘的内侧面会减少硬膜外腔容积，而黄韧带附着在下一椎板上缘的外侧.使得椎板上缘处的硬膜外腔空间较大。胸部硬膜外腔 3~4mm。同其他节段的硬膜外腔一样,胸部硬膜外腔的内容物为疏松蜂窝组织、脂肪和脊椎静脉丛。

神经根

T_1 神经根相当粗大,参与形成臂丛。T_2 及其以下的神经根逐渐增大,但仍小于腰部和颈部的神经根。硬膜外腔以椎间孔与椎旁间隙相通。脊髓在 $T_{5\sim12}$ 形成腰膨大。虽然 T_2 以下的神经根在出椎间孔前,在蛛网膜下腔向尾端行走了很长距离,但其在硬膜外腔的走行是平行的。背根和前根在椎间孔的近端附近合并。

硬膜外压力

胸部硬膜外压力大约为-15cm H_2O 十分接近胸膜内的压力,在坐位时更为突出。也有人认为,胸部硬膜外腔负压是由圆钝的硬膜外穿刺针抵及硬膜所致。12%的患者硬膜外腔压力不是负压。5 或 6 岁以下儿童的硬膜外腔内脂肪量并不显著,可将导管经骶管直接向上置入胸部硬膜外腔。但是,有报道显示,腰部硬膜外导管虽然能够顺利上行,但 199 例患者中只有 22%能达到 T_{12} 水平。

生理学改变

心血管

胸部硬膜外神经阻滞对心血管的影响取决于其阻滞节段。所有的胸神经根均含有节前交感神经纤维。T_{10} 水平的阻滞可产生最低程度的心血管变化。此水平阻滞导致的低血压程度取决于患者的血容量及其体位。由于上肢的代偿性血管收缩,心血管效应可以是最小的。若局部麻醉药阻滞平面扩散到 T_6,心血管效应主要由周围血管扩张、静脉血淤滞、右心灌注降低以及低血压所致。阻滞支配腹腔内脏的神经纤维,包括肾上腺髓质纤维,能够减轻下腹部和骨盆手术操作所致的应激反应。

若阻滞平面上升达 T_1,支配心脏的交感神经纤维也会受到影响。由于源自迷走神经的副交感神经纤维未受阻滞,心脏加速纤维被阻滞后会导致心动过缓和低血压,有时还会导致心脏骤停。研究也发现此阻滞会降低心肌收缩力。其导致的低血压可能很严重,初期给予麻黄碱即可处理,但也可能需要肾上腺素、多巴胺,或两者合用来给予更强效的治疗。

胸部硬膜外阻滞可降低心肌耗氧量,胸部硬膜外止痛法能够缓解心绞痛,减轻狭窄.减少需氧量,改善心肌氧合。胸部硬膜外阻滞还能降低肺动脉高压,逆转 ST-T 段改变。

肺

肋间肌的肌力下降会影响呼吸功能参数。当阻滞影响到所有的肋间肌时,因为膈神经没有被阻滞,因此正常的通气和 $PaCO_2$ 仍能通过膈肌活动来维持。已有研究报道,肋间肌麻痹可改善膈肌收缩功能和潮气量。同肺活量一样,补吸气量和功能残气量均显著降低。胸部和腹部的疼痛会导致浅快呼吸和血氧饱和度下降。由于胸部硬膜外阻滞减轻了疼痛,氧合可显著改善。

霍纳综合征

胸部硬膜外阻滞若影响到 T_1 神经根,会导致单侧或双侧霍纳综合征。

临床应用

患者可在坐位或侧卧位下完成胸部硬膜外导管的置入。坐位能够更好地确定棘突正中线皮肤的位置,并有利于识别体表标志。精神紧张的患者在坐位时可能会出现低血压和恶心等血管迷走反应。此操作还可在患者俯卧位下完成。因为没有明显的屈曲和伸展,所以患者屈曲对于展开胸椎椎板间隙的作用不大。目前已经完成的数千例手术后胸部硬膜外操作,没有发生并发症,也没有使用X线引导。只有在放置脊髓电刺激装置或考虑有技术难度时，才使用X线定位或影像增强。在实施神经破坏性阻滞前，建议使用一种非离子造影剂来确认导管的位置。

正中入路

正中入路适用于 C_7~T_5 之间的上段胸椎和 T_9~L_1 之间的下段胸椎，因为这些节段的棘突直接向后并恰好在水平位。棘突水平与脊椎水平相对应。胸椎硬膜外穿刺技术同腰椎硬膜外穿刺类似，与皮肤成90°角进入。但是笔者喜欢从棘间隙的下部开始穿刺，此位置正好在下一棘突的正上方，从而有利于穿刺针向头侧倾斜，易于置入导管。

采用一根25G或27G的短穿刺针经皮内注射利多卡因等局部麻醉药行浸润麻醉，然后用一根稍长的穿刺针，如22G3.8cm穿刺针，将局部麻醉药注射到两侧椎旁肌肉，通过阻滞从外侧区发出向正中走行的神经纤维，可以产生显著的镇痛效果。将穿刺针向前推进，依次穿破皮肤、皮下组织、棘上韧带、棘间韧带和黄韧带。若遇到韧带样阻力，随后触及椎板，则穿刺针位于下一椎板的上缘。向头侧进一步调整方向，以利于进入硬膜外腔。是否进入硬腰外腔，可选用前述诸多技术中的一种予以确认。

最常用的技术为阻力消失法，可使用充满液体或空气的注射器，内含有一个小气泡以便识别是否有压缩（因为液体是不可压缩的）。若使用液体，建议用0.9%生理盐水。现已使用悬滴技术，尤其是在胸部进行的操作，因为胸段硬膜外有显著的负压。尽管穿破硬脊膜的发生率较低，悬滴被吸入的情况还是只有88%。由于是双手持针缓慢前进，即使悬滴没有被吸入也可确定进入硬膜外腔。

当确定进入硬膜外腔时，部分操作者能够轻易插入很长的导管。若穿刺针偏离拟定路径而进入椎旁肌肉或者棘间韧带的缺损处，会出现阻力消失的假象。此错误可通过椎旁压缩技术来识别，即用非优势手的食指和中指压迫穿刺针两侧的椎旁组织。若消失的阻力重新出现，说明针尖位于黄韧带表面。若外部压力不能影响注射器内压力，说明穿刺针已深入黄韧带。置入导管3~4cm。同其他硬膜外技术一样，当导管穿出针尖后就不可后退，因为导管可能会被切断。而用于硬膜外腔放置电极装置的穿刺针，由于其特殊的设计，允许其轻柔地后退。若插入导管过深可能会导致导管经椎间孔移位、误入硬膜外静脉或打成死结。使用另外一种硬膜外穿刺针，从皮下隧道置入导管5cm，能减少导管移位的风险。

固定导管，使用无菌创可贴、液态黏合剂和透明敷料。此技术降低了导管移位的风险，并能使导管保留更长时间。导管通过接头、滤器与注射部位相连，固定于锁骨下区域，便于进行反复注药。通过结肠造瘘袋，能够很好地长期保留外置导管。

硬膜外用药

胸部硬膜外的药物选择与腰部硬膜外基本相似，只是所需要的局部麻醉药容积更小。将导管置入需止痛的理想区域，能最大限度地降低所需要的药物容量。所需要的药物容量取决于个体因素，如年龄、身高、体重、并发症（如糖尿病），以及所需止痛的范围。短效和长效局部麻醉药以及阿片类镇痛药物已被用于单次或持续输注。其浓度与腰部硬膜外麻醉类似。

旁正中侧入路

旁正中侧人路可用于任何节段的胸椎。通常其穿刺点是在榜突上缘向外侧1~2 cm处。对于大多数患者，使用长3.8cm的22G穿刺针即可触及椎板，注入局部麻醉药1ml即可减轻穿刺针在椎板上“滑动”引起的疼痛。将硬膜外穿刺针向头端成45°~55°角，与中线成15°~30°角推进。角度过大会碰到脊柱对侧的神经根，或者使穿刺针不经过黄韧带，而是通过棘突间进入椎旁肌肉。

在紧靠棘突头端的外侧缘进针，根据情况尽可能地减小角度，使穿刺针在接近中线的位置穿透黄韧带。使硬膜外穿刺针碰到椎板能显著增加此项技术的安全性，因为可从椎板的上缘滑入硬膜外腔。进入中胸段硬腹外腔需要较大的倾斜角度，这样也有助于置入导管。

椎板入路

对于椎板入路而言其穿刺点的选择同旁正中穿刺入路，但是其穿刺针不与中线成角。只进入硬膜外腔的外侧部。此技术的缺点在于，硬膜外腔侧间隙狭窄且静脉丛很丰富。而且，如果穿刺点过于偏外，或略向外侧成角，穿刺针就会碰到关节突。将穿刺针进一步向头端推进，将不能进人硬膜外腔。可以在紧靠棘突的头端进针，根据情况尽可能地减小角度，增加穿刺针进入硬膜外腔的可能。当希望达到单侧阻滞为主的效果.尤其是硬膜外使用类固醇时，椎板途径更为实用。小容量的注射液容易滞留在一侧，可阻滞 2~3 个节段。

临床注意点

由于胸椎水平存在着脊髓，只有熟练掌握腰部硬腰外操作技术的人才可实施胸部硬膜外操作。有建议提示，只有连续实施至少 50 例腰部硬膜外操作，且无一例硬脊膜穿破或产生并发症者，才可实施胸部硬膜外操作。

因为中胸段的脊柱是有倾斜角度的，所以虽然经过一些实践能够掌握，但此操作仍然具有技术难度。

因为神经根含有支配心脏的交感神经，阻滞这些神经纤维会导致显著的心动过缓和低血压。

胸部硬膜外阻滞所致的肋间肌无力会引起显著的呼吸抑制，尤其是对于肥胖患者和呼吸功能不全者。对于膈肌功能不全、慢性阻塞性肺部疾病或肥胖的患者而言，肋间肌麻痹能够引起严重的呼吸功能障碍。

并发症

胸部硬膜外操作技术的并发症与腰椎硬膜外的相似，包括感染、硬膜外血肿、神经根损伤、血管内注射、呼吸抑制、硬膜下和蛛网膜下注射。由于胸段椎管内存在脊髓，因此有损伤脊髓的可能。试行胸部硬膜外止痛而导致的脊髓损伤的发生率，目前尚不清楚。关于该并发症的报道，目前几乎没有，多数研究证明，此技术安全且无感染的风险。

感染

胸部硬膜外导管留置所致的硬膜外脓肿是有可能发生的，尤其是在癌痛治疗中，长期留置导管的应用正日益增加。已有部分研究证实，胸部的硬膜外感染发生率高于其他区域。

刺破胸膜

手术过程中曾发生过刺破胸膜和导管误置入胸腔的意外。虽然此并发症并不常见，但若不能及时发现，则会危及生命。

总结

胸部硬膜外神经阻滞已成为当代疼痛治疗中的一个主要方法。对胸椎解剖学功能的熟练掌握，可增加临床医师操作的成功率，降低并发症的发生率。

肋间神经阻滞

适应证

肋间神经阻滞能明确有效地减轻肋骨骨折所致的疼痛。肋间神经阻滞对胸壁损伤、胸膜炎以及连枷胸所致的疼痛也能很快缓解。通过胸骨旁区的神经阻滞能够成功控制正中胸骨切开术、心包窗或胸骨骨折所致的疼痛，但此点往往未达成共识。此项技术或许能够较好地应用于当前心肺手术的患者。对于胸腔置管、经皮胆汁引流或肝活组织检查操作，阻滞 2 根或 2 根以上的神经是个简单的止痛方法。此技术最重要的应用是控制胸腹部手术后的疼痛，但目前很少使用。

肋间神经阻滞也可用于个别慢性疼痛治疗。

当与内脏神经阻滞合用或交替使用时，能够帮助解决常见腹壁疼痛和内脏痛的鉴别和诊断。T_{12} 和 L_1 单侧椎旁神经阻滞能够帮助解决腹股沟疝修补术后神经卡压综合征的问题。很多研究表明，肋间神经阻滞有助于带状疱疹所致急性和慢性疼痛患者的诊断与治疗。少数肋间神经破坏术只限于在一些晚期癌症患者中使用。

解剖

肋间神经由第 1 到 12 胸神经的前支组成。第 1、2、12 胸神经在若干方面不同于其他 9 根神经。T_1 发出小的分支参与臂丛神经的组成。$T_{2\sim3}$ 发出皮支支配上臂，即肋间臂神经。T_{12} 并非真正严格意义上的肋间神经，更适合称为肋下神经。它自然走行于第 12 肋下的腹壁，并发出纤维支加入 L_1。

尸体研究证据表明，传统医学院校教学显示的肋间静脉、动脉和神经精确的定位和排列，自然地被包裹进入肋下沟，这些均是不切实际的。神经在肋骨上、中、下的位置均有所不同。在尸体研究中，经典的肋骨下为 17%，肋骨间为 73%，肋骨上为 10%。

麻醉学家所认可的另一解剖学特征：肋间神经分 2 支有两种类型。首先，神经可能会分离成单独的束，并无共同包绕的筋膜鞘。在神经继续向侧面延伸的过程中，这些神经可能会重新汇合或者进一步分离；在肋间的每一位置都没有单独的、界限清晰的神经。其次，在向前绕行过程中，每根肋间神经发出 4 根界限清晰的分支。第一支为灰交通支，连于相应的交感神经节。第二分支为后皮支，分布于椎旁的皮肤肌内，向外侧至腋后线。第三分支为外侧皮支，恰好起源于腋中线前方。在肋间神经阻滞用于止痛时，此分支需加以注意，因为第三分支发出皮下纤维向后方和前方走行，若从侧方进针注射，可能会因定位太偏前而不能达到分支的起点。末端或最后的分支为前皮支，支配胸腹部中线表面皮肤。与脊柱情况不同的是，在胸腹部前方的中线，其感觉纤维似乎重叠较少。

对椎旁间隙单独加以讨论是必要的。当神经离开椎孔时，硬膜和蛛网膜与神经外膜融合。这有两点重要的含义。若局部麻醉药（或其他药物）直接注射到外周神经内，可能会向中枢端扩散，到达神经根或脊髓。如果大量局部麻醉药注射到椎旁区域，并流向中枢端，到达椎孔内的神经周围，也可能会导致硬膜外麻醉或脊髓麻醉。研究显示，在椎旁行准确的肋间神经注射时，即使注射的是速硬性树脂，也可能进入硬膜外腔，而且扩散至数个肋间隙，在外侧分隔开胸膜和椎体。从横截面看，椎旁间隙是楔形的。后壁为肋横突韧带，前外侧为胸膜壁层，内侧为椎体和椎孔。从椎旁间隙到肋角后方，肋间神经和胸膜之间无组织结构。肋间内肌起始于肋角，位于肋间神经内侧，一直伴行直到肋骨间的软骨。

在椎旁区域，肋间动脉和静脉通常无分支，但在外侧常会有许多分支。这可解释为何肋间神经阻滞时会导致血肿形成或者能够使局部麻醉药快速吸收。对于正在服用抗凝药物的患者，其侧面的血肿会扩大。其他高危因素包括多发性神经纤维瘤、马凡综合征和动脉扩张或伸展,如主动脉缩窄或者严重的脊柱侧凸。

操作技巧与原则

经典入路

经典的路径是在肋角后方,正好在骶棘肌肌群外侧,实施肋间神经阻滞。此处的肋骨厚度约为8mm。若穿刺针进3mm,即可进入神经走行的充满脂肪的三角区,在穿破胸膜前还有5mm的安全距离。患者取俯卧位,把枕头放置于脐下。这是从后方触诊肋间确认肋骨的最佳体位。患者双臂悬于推车或操作台外,外旋肩胛骨.从而更容易阻滞上位肋骨下的神经。摆好体位后,为辨认每根肋骨的下缘.使用记号笔是有帮助的。可绘图显示并查看解剖细节,最终使阻滞过程更为顺利和便捷。首先,画一垂直线,连接后方胸椎棘突。然后,通过触诊,确定并标记骶棘肌肌群的多侧象,在每侧各自画一垂直线。此侧线距后正中线通常为7~8cm,此侧线上段向内侧成角以避免碰到肩胛骨。沿着这两条外侧垂直线,标记每个肋骨的下缘。

当上述标记线和局部麻醉混合药物均已准备完毕,第一步是在每个事先已标记垂线和水平线的交点处做皮丘(30G针头)。用一个2~3 cm长22G或23G的针阻滞每个肋间神经。若使用一次性的长斜面穿刺针,操作者应牢记,由于此阻滞需反复使针尖接触骨质,故而针尖较易弯曲。针尖出现倒刺,从而可能会导致出血或损伤神经。

操作医师的手及手指的位置对于正确实施此阻滞非常重要。先从最低位的肋骨开始,惯用右手的操作者用左食指将皮肤向头端推至肋骨下缘上方。在左食指触诊确认后,针尖向肋骨穿刺。因其可进入胸膜间或肺泡内空间,因此应谨慎,防止针尖穿刺超过此触诊深度。操作医师应认为其触诊手指具有声纳一样的定位功能。当针尖触及肋骨,右手应保持针尖和肋骨间牢固接触。左手通过拇指、食指和中指握住针尾和针干调节进针方向。而且,需将左手的小鱼际紧靠患者的背部,此点非常重要,当左手将针滑过肋骨下缘时,这样的手法可以准确而牢靠地控制进针深度。针继续前进,当针尖进入正确的位置时常出现轻微的阻力消失。每个间隙注入3~5ml局麻药物。左手将针退至肋骨上面,使右手和左手食指能够触诊相邻的上位肋骨。保持针尖与前一注射肋骨的牢靠接触直到下一肋骨定位完成,以免遗漏肋骨或同一肋骨重复注射。

此过程反复进行使每根神经都被阻滞。技术熟练的操作者能够在3~5分钟内安全成功地完成12~14根肋骨的神经阻滞。肋间神经阻滞也可根据需要给予反复进行。

腋中入路

通过腋中线实施肋间神经阻滞是可行的。某些学者已反对此路径,主要是由于本路径更可能导致气胸和不能阻滞外侧皮支神经,外侧皮支从腋中线附近发出,支配前外侧胸壁皮肤。然而,当采用腋中路径实施阻滞时,有两个因素可确保肋间阻滞有效。首先,此法可使药物在肋间沟内从注射部位纵向扩散长达数厘米。其次,在针尖由肋骨向皮肤拔出的过程中.最后注射的几毫升药物可在皮下部位阻滞。

外侧皮支神经

腋中路径行肋间阻滞尤其适合于那些不能采取仰卧或侧卧位的患者,如术后或创伤的患者,因为任何活动都会导致这些患者出现重度疼痛。此阻滞还可作为全麻的补充,在仰卧位患者麻醉诱导和气管插管后完成。麻醉科医师可以在不离开手术台头端的位置上快速完成单侧或双侧腋中途径阻滞。若此时患者正行机械通气,建议阻滞应与通气同步进行(即在最大吸气时避免针尖离开肋骨),从而有助于避免发生气胸并发症。

让患者抬高手臂，在腋窝处触诊高位肋骨，可以完成高位肋间神经阻滞。阻滞腋中线前方甚至更远的肋间神经可获得良好的止痛。胸骨旁阻滞可为正中胸骨切开术患者提供良好的止痛。腹直肌鞘阻滞则是另一种可考虑的方法。

椎旁入路

可以在肋角后内侧的任何位置进行肋间神经阻滞。每个肋间神经阻滞在内侧有些点具有椎旁阻滞的特点。某种意义上，两者的差别并无实际临床意义，但有两个有趣的值得临床关注的现象。其一，药物可向更内侧扩散，到达中枢端的椎管内，使得临床医师感到头痛。其二，当椎旁注射时，麻醉药在胸膜下由一个肋间隙向另一个肋间隙扩散的可能性增大。此位置可放置导管行胸膜间麻醉或"持续"肋间神经阻滞。这种导管可位于胸膜外间隙。

为实施椎旁阻滞，在欲阻滞神经对应椎体棘突的上缘正中线旁开 2.5~3cm 处做皮丘行神经阻滞。在此处触诊定位肋骨是可行的，因其向椎体连接时内侧倾斜角度很大，并有厚厚的棘突旁肌肉覆盖。若触诊从肋角的侧面开始，将其假想为脊柱的附属物是可行的。用一根 10cm 长的 22G 穿刺针在皮丘的位置垂直穿刺皮肤。当穿刺深达 2~4cm 时会碰到横突。根据目前所确定的深度，将针退至皮下，稍微向下（尾侧）倾斜"离开"横突的下缘。当其在横突位置探达 1~1.5cm 时，针尖穿透肋横突韧带会有阻力消失现象。负压吸引试验后注入 3~6ml 的局部麻醉药物。

若使用椎旁导管，可采用前面描述的步骤。将 18G Tuohy 穿刺针置于椎旁间隙的疏松蜂窝组织。导管只需穿出针尖 1~2 cm，否则导管将进入硬膜外腔。需使用 3ml 的局麻药物来排除血管内或椎管内注射。单次 15ml 的注射可充满 4 个肋间隙。

注意事项

镇静药物的使用

肋间神经阻滞会导致显著的皮肤和骨膜刺激症状，在操作前通过给予小剂量镇静药物较容易减轻此症状。但并非在没有镇静情况下，这些神经阻滞不能完成。但当阻滞用于重症患者或用来解决疼痛的诊断困难时，将严格使用微量或不使用镇静药物。这些阻滞常规使用的辅助药物有咪达唑仑、芬太尼、氯胺酮、硫喷妥钠和丙泊酚。根据情况决定使用哪种药物。是否需要催眠、镇痛、镇静或这些作用的联合使用。重要的是，静脉给予小剂量镇静药物时应逐渐增加，同时注意观察其是否接近理想效果。

局部麻醉药

为准备双侧肋间神经阻滞所用的局部麻醉药，应进行下列计算：药物总容量；药物有效浓度；药物总剂量；加入肾上腺素的容量；肾上腺素总剂量。

这些相关变量均有安全或理想的限度。容量乘以浓度为总剂量。某些患者可能对过量的容量或浓度能够耐受，但很可能会发生中毒反应。小剂量或低浓度的麻醉药物不产生有效的镇痛效果。若没有足够的麻醉范围、持续时间或运动感觉神经纤维阻滞的程度，均可认为其阻滞无效。阻滞应使用特定的药物，才能获得理想的效果，而非模糊的局麻药物剂量和有效浓度。不同药物具体用法如下：

药物	作用时间（h）	浓度（%）	剂量（mg/kg）
丁哌卡因	8 ~ 12	0.25 ~ 0.5	2 ~ 3
罗哌卡因	8 ~ 12	0.25 ~ 0.5	2 ~ 3
甲哌卡因	4 ~ 8	0.5 ~ 1.5	7
利多卡因	4 ~ 7	0.5 ~ 1.5	7

对呼吸的影响

肋间神经阻滞能提供有效的镇痛，而几乎无中枢呼吸抑制现象，对肺功能影响极小。在健康志愿受试者身上，除最大呼气流量外，呼吸功能指数基本不变。开胸手术后，实施肋间神经阻滞患者的肺功能好于未阻滞的对照组患者。

并发症

气胸

肋间神经阻滞最可怕的并发症是气胸。由于认为气胸的风险很大，许多医师不愿行此阻滞。然而，若适当小心谨慎实施操作，气胸的风险极低。无症状气胸的临床意义很小，除了密切监测外，通常不做处理。若需进一步处理，用针头抽出气体即可。给予吸氧也有助于小气胸的治疗。只有在持续通气窘迫或气胸不断增大的情况下，才进行胸腔插管。

肋间注射若要导致气胸，针头不仅要刺破胸膜壁层，还需刺破脏层胸膜，从而使肺中的气体进入胸膜腔。若持续咳嗽，此状况持续下去，会导致张力性气胸。技术失误导致气胸最常见的是在操作过程中，手的定位不合适，使得不能控制穿刺针的深度。

全身毒性

肋间神经阻滞另一并发症是由局部麻醉药吸收导致的毒性反应。当采用大剂量高浓度的药物注射时，此并发症最可能发生。在诊断性治疗或术后镇痛所采用神经阻滞时，由于通常使用较低容量和较低浓度的局部麻醉药，因此较少出现全身毒性反应。

低血压与呼吸衰竭

肋间神经阻滞第三个并发症是低血压。外科医师在直视下行胸腔内的肋间神经阻滞时，通常会出现低血压。药物在中枢扩散会导致硬膜外麻醉平面过高或全脊髓阻滞，从而引起快速且显著的血压下降。肋间神经阻滞为重症监护病房内的术后患者提供镇痛时偶尔会出现低血压。虽然其原因不明，低血压容易出现在那些由于重度疼痛而导致低血容量和血管收缩的患者。当肋间神经阻滞产生镇痛作用后，减轻了代偿性的血管收缩，从而使患者出现低血压。通过相似的方式，肋间神经阻滞镇痛可使早先给予但无效的麻醉药所致的通气下降更为显著，从而会导致呼吸衰竭。

未来发展

肋间神经阻滞的成功率接近100%。问题不在于操作本身，而是阻滞的持续时间。目前可使用的局部麻醉药仅可提供8~12小时的镇痛。曾提倡使用冷冻镇痛，通过冷冻神经来获得长时间的镇痛。然而，此技术并不可靠，操作繁琐，使用率正逐年下降。

另一未来发展的问题可能是会形成不需穿刺针注射的技术。现有一些报道使用快速注射系统，最初设计用于大量输液，还可以适用于肋间神经和其他浅表的外周神经阻滞。此注射器的喷射口恰好适用于皮肤，但并不穿透皮肤。用力注入穿透皮肤，随后吸收入血。据报道其优点包括：无气胸的风险或风险极小，以及能够容易快速完成多个肋间神经的阻滞。此操作过程多数完全无痛；局麻药物的经皮扩散不可预知。注射器喷头有一些主要的缺点，其中之一就是每次喷射只能喷出1ml的药液。虽然想通过改进设计就能够克服这个缺陷，但当注射大容量药物时可能会引起更大的疼痛。

胸膜间置管

作用机制

现已提出有关胸膜间麻醉的作用机制理论有3个。首先是局部麻醉药物从胸膜间隙通过胸膜壁层和肋间最内肌扩散，产生多个单侧肋间神经阻滞。其次，药物通过椎旁的胸膜壁层扩散可致单侧胸交感干和内脏神经阻滞。最后，麻醉药物弥散到同侧的臂丛神经导致手臂感觉消失。

局麻药物扩散到臂丛神经和星状神经节能够减轻头颈部和上肢的疼痛综合征。若药物能够向头端扩散阻滞星状神经节，则常会出现霍纳综合征。

适应证

胸膜间镇痛常用于缓解单侧肋骨下术后的疼痛。它还可以用于小外科手术操作的麻醉和慢性疼痛的治疗。胸膜间镇痛是一种单侧阻滞，目前不推荐用于那些疼痛范围超过中线的患者，此点十分重要。由于会出现双侧气胸，除非在直接外科手术视野下置入导管，不应尝试双侧胸膜间镇痛。

胸膜间镇痛已有效用于治疗晚期胰腺癌、肾细胞癌、乳腺癌及淋巴瘤疾病患者的慢性疼痛。对那些使用传统镇痛方法无效和期望存活率较短的患者，胸膜间镇痛能够迅速缓解疼痛。预期寿命大于 3 个月的晚期癌症患者，胸膜间注射石碳酸能获得较好的效果。虽然石碳酸注射到癌症患者的胸膜腔，在其死亡前能够获得 3 个月以上的良好镇痛，但其肺、胸膜或神经组织并无微观或宏观的改变。经隧道埋置胸膜间导管也已被用于缓解癌症相关的慢性疼痛。经隧道埋置胸膜间导管的方法同硬膜外导管一样。也可用于急性带状疱疹、带状疱疹后神经痛、反射性交感神经营养失调、上肢缺血性疼痛和膀胱纤维变性的疼痛治疗。

胸膜间镇痛的相对禁忌证包括胸膜炎、肺纤维化、胸膜粘连、肺气肿、血胸、胸膜腔积液、脓胸、支气管胸膜瘘和手术或化学性的胸膜剥脱术。除识别纵隔困难外，这些因素不仅会导致气胸的风险增加，还会使局麻药物呈游走性吸收和分布。若患者在导管置入时已行呼气末正压通气(positnrc cnd-cxpiratory pressurc，PEEP)，其气胸的风险显著增加。绝对禁忌证包括局麻药过敏、导管置入部位广泛感染以及出血倾向。

操作方法

患者的体位

只有在正确的置入导管和成功地将药物注射到胸膜腔内，合适的患者体位才对阻滞结果的范围起到关键性作用。除了多个肋间阻滞外，所有的阻滞都会导致胸交感干阻滞，因此必须保持患侧在上的体位。由于阻滞是由重力作用所致，局部麻醉药由于重力作用顺着脊柱旁间隙向下流动，此点非常重要，因为这可使大量药液作用于受累的神经。将局部麻醉药注射到胸膜间隙后，患者的体位很大程度上决定了阻滞结果的性质、强度和范围。颈部和高位胸段的脊神经单侧阻滞的首选体位为：注射药物后让患者侧卧位，头向下，倾斜 20°，持续 20~30 分钟。

遭受躯体或内脏痛的患者，如胰腺癌患者，也可通过胸膜间镇痛获益。由于疼痛而不能平躺或侧卧的患者，不可选择腹腔丛阻滞。根据患者的耐受情况，可在患者坐位或头高位下实施胸膜间镇痛。

导管置入术

对于 70kg 的患者，其胸膜腔有 10~20um 大小，占用的体表面积为 $2000cm^2$。此腔隙是由心肺内层的脏层胸膜和覆盖胸廓和横膈膜的壁层胸膜构成。肺尖端的胸膜腔压力为-12cm H_2O，其底部压力负值较小，为-5cmH_2O。胸膜腔负压对于正确识别胸膜腔非常重要，具有使胸部向外弹性回缩和肺萎陷的作用。

在放置胸膜间导管的过程中及置管后应即刻监测患者的血压、心率和呼吸功能。患者取侧卧位，患侧在上。最好有胸膜间置管的成套器件包，但连续硬膜外穿刺包即可满足需要。胸膜间置管的成套器件包的主要优点是其具有钝圆的穿刺针和软导管(头部可弯曲),从而可减小发生气胸的概率。

消毒以后，确定穿刺置管部位，通常大部分选择 T_7–T_8 肋间隙。穿刺部位距后正中线 8~10cm。注射局麻药物后,尖端钝圆的穿刺针针口向上,向内侧方向穿刺,直至到达所选肋间隙的下位肋骨。当穿破壁层胸膜时,可有弹响感觉,胸膜腔负压以及注射器本身的重量使得空气进入胸。移开注射器,将导管置入胸膜间隙 6~8cm。随后退出穿刺针,导管留置在间隙内。回抽无血液和空气后,确定导管在正确位置。

此时可给予加入肾上腺素的局麻药试验剂量。若无副反应,可给予负荷量。对于侧卧位及患侧在上的患者.当疼痛反复时,可再次给予负荷量。

虽然这是胸膜间置管的标准技术,由于为了避免通过导管,穿刺针与空气相通,从而将空气带入胸膜间隙。在穿刺过程中约 20ml 的空气进入胸膜间隙,其引起的气囊会导致斑片状阻滞效果,此现象在胸膜间麻醉时常会遇到。现已改进的技术可形成一个封闭系统,从而减少空气进入胸膜间隙的机会。

药物剂量

现已有胸膜间镇痛不同的给药方案,但关于局麻药的理想剂量、容量和浓度的争论一直存在。由于胸膜间镇痛所需药物的安全范围很小,必须在充分的镇痛需求和可能的毒性风险之同找到平衡点。

最常见的胸膜间镇痛给药方法可能是间断负荷剂量法。典型的方法是在手术操作结束、全身麻醉停用前给予负荷量药物。在确定的时间间隔(通常为每 6 小时 1 次)或当患者感到疼痛时,根据需要给予药物后,开始给予起始剂量。

现已证实,用 0.25%和 0.5%的布比卡因 20ml 作为负荷剂量(加入 1:200 000 的肾上腺素)能有效缓解患者的术后疼痛。连续输注布比卡因可产生较好的镇痛效果，且血浆药物浓度较低。5ml/h 速度连续输注加入肾上腺素的 0.25%和 0.5%布比卡因用于腹侧或肋缘下切口术后患者的镇痛,临床镇痛效果相似,但 0.25%布比卡因组的血浆药物浓度较低。

连续输注加入肾上腺素的 0.25%布比卡因是安全、有效的,并且比间断推注药物更省力。当连续输注方法不可能使用时，间断推注加入肾上腺素的 0.25%布比卡因 20~30ml 是安全的。在任何情况下,治疗过程中都应监测患者,以便能及时发现全身毒性反应的迹象。

临床研究也评价了胸膜间给予阿片类药物用于术后镇痛的效果,发现与静脉途径镇痛相比，开胸术后胸膜间给予吗啡对降低术后疼痛评分或改善肺功能无益。吗啡经过胸膜间途径在初级传入神经元不能活化外周阿片类受体,因此并不能比静脉途径显示出更好的效果。

并发症

虽然胸膜间镇痛技术在临床应用中较安全,但关于其安全性目前仍有争议。研究证实,外科手术中置入 18G 导管的错位率较高。结果发现此操作并不安全,并有若干因素导致高的失败率。将导管插入 30cm,使用锋利的穿刺针头和更硬的硬膜外导管。在插入胸膜间导管过程中,患者也接受正压通气。

若操作者使用柔软、可弯曲的接头,缓慢进入导管 6~8cm 长,插入胸膜间导管的风险较低。钝缘的硬膜外穿刺针和负荷 10ml 药液的玻璃注射器的应用使胸膜间隙的位置更容易确认。虽然具有精确的操作技术,但仍可能会出现并发症。

有临床意义的气胸是最常见的并发症(据报道其发生率<5%)。因此,胸膜间置管后必须行

胸片检查。在此情况下.肺尖可见少量气体。此发现表明，在胸膜间置管过程中会有气体进入胸膜腔.而不是受损肺脏渗漏的气体。这些气体很快就会被吸收，而不出现临床症状。已有1例张力性气胸的文献报道，发生原因在于其使用了阻力消失方法来识别胸膜间隙。

据报道，局部麻醉药所致全身毒性反应的发生率为1.3%。其临床表现为神经系统反应，依次可出现嗜睡、定向障碍、癫痫发作。在胸膜炎患者中，很可能会出现局部麻醉药吸收增加，他们也是发生全身毒性反应的高危患者。

胸膜间镇痛后出现胸腔积液很少见(发生率为0.45%)。原因包括肋间血管损伤、穿刺针刺入所致微小创伤、局部麻醉药吸收障碍以及腹部外科术后炎性液体在膈肌的转移。其他报道的并发症有导管移位、霍纳综合征、脓胸及支气管胸膜瘘的形成。

总结

与其他麻醉操作相比，如胸部硬膜外置管，正确的胸膜间置管操作技术是相对简单的。同胸部硬膜外镇痛导致的双侧交感神经和躯体神经阻滞相比，胸膜间镇痛的另外一个优点是其交感神经阻滞是单侧的。单侧交感神经阻滞由于对侧交感干未受影响，因此避免了心动过缓和低血压的发生。

虽然此技术具有上述优点，胸膜间镇痛在麻醉学中并无发展势头。对大多数患者而言，穿刺针插入胸腔常规用于术后镇痛的危险远较其益处大。然而它可以成功地减轻膈下慢性器质性疼痛，可以作为治疗疼痛更复杂的神经丛阻滞的一种选择。

目前在临床上，胸膜间镇痛已成为膈下手术切口疼痛慢性良性疼痛和已破坏神经的晚期癌痛患者非常有用的镇痛方法。

内脏神经与腹腔神经丛阻滞

适应证

腹腔神经丛阻滞的适应证很多。局部麻醉药行腹腔神经丛阻滞可作为工具来鉴别腹侧、腹膜后和上腹部疼痛是否由腹腔神经丛的交感神经介导。常规的腹腔神经丛阻滞在急性胰腺炎的疼痛缓解中也有作用，临床报道提出在腹腔神经丛早期使用局部麻醉药和皮质激素显著降低了急性胰腺炎的发病率和死亡率。腹腔神经丛阻滞也被成功用于缓解肝癌动脉栓塞治疗的急性疼痛和腹腔供血不足所致的腹腔绞痛。在实施腹腔神经丛毁损术前，可以应用局部麻醉药阻滞腹腔神经丛。

使用酒精和苯酚行腹腔神经丛毁损术被用于治疗后腹膜及上腹恶性肿痛引起的疼痛。腹腔神经丛毁损术对一些患者的良性腹部疼痛综合征也可能有效，包括慢性胰腺炎，多数研究报道指出，内脏神经和腹腔神经丛阻滞治疗慢性非肿瘤性腹部疼痛的成功率要低于治疗肿瘤性疼痛。

禁忌证

由于邻近的血管结构，腹腔神经丛阻滞在使用抗凝治疗、先天或抗肿瘤治疗所致的凝血疾病、酒精滥用所至肝功能异常的患者中禁忌使用。局部或腹腔内感染和菌血症也是腹腔神经丛阻滞的相对禁忌证。

临床相关解剖

由于腹腔神经丛阻滞会加强肠蠕动，此技术应避免在肠梗阻的患者中使用。腹腔神经丛毁损术在慢性腹痛患者、药物依赖患者或吸毒患者中的使用被延缓，直到这些相对禁忌被彻底治疗。酒精作为神经毁损剂在酒精滥用戒断治疗的患者中应避免使用。

为了安全有效地实施内脏神经和腹腔神经丛阻滞，必须了解自主神经系统的解剖和腹腔神经丛周围的相关解剖。CT可以提高我们对局部功能解剖的了解，更好地记录注射药物的部位，这些信息被用来提高内脏神经和腹腔神经阻滞的安全性和有效性。

自主神经系统

腹腔内脏的交感神经支配源于脊髓前外侧角。T_5~T_{12}的节前纤维由脊髓发出后，经脊神经前根、白交通支进入交感链，这些节前纤维通过交感链，而非与其形成突触，最终和腹腔神经节形成突触。

内脏神经

内脏大神经，小神经和最小神经是腹腔神经丛的节前纤维。内脏大神经起源于T_5~T_{10}脊神经根，经过胸椎旁，穿过右膈脚进入腹腔止于同侧腹腔神经节。内脏小神经起源于T_{10}~T_{11}脊神经根，和内脏大神经共同止于腹腔神经节，内脏最小神经起源于T_{11}~T_{12}脊神经根，经膈至腹腔神经节。了解内脏大神经、小神经和最小神经是节前纤维并和腹腔神经节形成突触非常重要，这些神经的阻滞被称为内脏神经阻滞。

腹腔神经节

三支内脏神经和腹腔神经节形成突触。虽然患者的腹腔神经节解剖变异很大，以下几点可以从解剖学研究中概括出来：神经节数量在1~5个，直径在0.5~4.5 cm；神经节均位于主动脉前方或前外侧方，同一脊椎水平的左侧神经节比右侧低一级，两组神经节均在腹腔动脉下方。大多数情况下神经节约位于L_1水平。

节后纤维发自腹腔神经节，沿血管分部于腹腔内来源于胚胎期前肠的脏器（例如：食管远端、胃、十二指肠、小肠、升结肠和近段横结肠、肾上腺、胰腺、脾、肝和胆道系统）。

腹腔神经丛

神经节和神经丛常常可以互换概念，但事实上，神经节和其各级节前和节后神经纤维组成了腹腔神经丛。解剖学上，腹腔神经丛来自节前内脏神经、迷走神经节前副交感神经纤维、来自膈神经的感觉神经纤维和节后交感纤维。

腹腔神经丛位于膈脚前方，其延伸到主动脉前部和周围，最大的纤维束位于主动脉前部。阻滞这些神经结构，包括携带伤害感受信息的传入纤维，被称为腹腔神经丛。应注意膈神经也传递了来自上腹部脏器的伤害性感受信息，这些信息可能被感知为牵涉到锁骨上区的局部疼痛。

腹腔神经丛周围结构

主动脉位于脊椎的前方偏左，下腔静脉位于中线偏右，肾位于大血管的后外侧方，胰腺位于腹腔神经从的前方，所有这些结构均位于腹膜后。但这些结构在脏器肿大和肿瘤的患者中可能被严重扭曲。

内脏神经和腹腔神经丛阻滞技术

经典膈脚后阻滞法

患者取俯卧位，在腹部下垫胸枕来减少胸腰段脊柱前凸。这个体位增加了肋缘和髂嵴间的距离和邻近椎体嵴突间的距离。为了更为舒适，将患者的头转向一侧，上肢自由放于操作台两侧，手术部位使用无菌单覆盖。

标点髂嵴、第12肋骨、后正中线、T_{12}~L_2椎体、椎旁肌（骶棘肌）的外侧缘。取双侧第12肋骨和椎旁肌外侧缘的交点对应L_2连线，和L_1棘突头侧部组成一个等腰三角形，三角形的两侧边辅助引导进针。

使用1%的利多卡因浸润穿刺部位的皮肤、皮下组织和肌层，进针点在第12肋下缘距中线约4指（7.5 cm）距离处。使用20G或22G 13 cm带内芯的针从先前麻醉浸润处两侧进针，进针方向为朝向中线45°，朝向头侧15°来确保针头触及L_1椎体，当触及椎体时记录进针深度。触及椎骨并记录深度后，退针至皮下并稍向外调整针的方向（和中线成60°）从侧面通过L_1椎体，重新进针至先前触及椎体的深度。在此点若未触及椎骨，左侧的针再缓慢进针1.5~2cm或直到可以感觉到传导至针尖的主动脉搏动，右侧的针再稍微进针（比先前触及椎体的深度多3~4cm）。最终使左侧针尖正好位于主动脉后，而右侧针尖正好位于主动脉前外侧面的后方。

针芯移除后，检查针尾接口有无血液、脑脊液和尿液。如果使用X线造影，从两侧注入少量造影剂，可以通过X线观察到造影剂的弥散。理想状态下，在前后位片，造影剂集中在中线的L_1椎体水平附近。在侧位片，可以见到相对应腰肌筋膜平缓向后弥散的影像。

如果使用CT定位，造影剂应在主动脉的侧后方，如果造影剂完全局限在膈脚后间隙，需要继续进针至脚前间隙来减小局部麻醉药和神经毁损剂向后散至躯体神经根的风险。

如果未使用放射方法定位，应在使用神经毁损剂前给予起效快而且足以阻滞运动神经的局部麻醉药（1.5%利多卡因或3% 2-氯普鲁卡因）。如果等待充足时间后，患者仍未感到运动或感觉阻滞，那么再给予相同剂量的破坏药物也不会到达躯体神经根。

使用膈脚后阻滞法进行诊断或预防性阻滞，经两侧针各给予12~15ml 1.5%利多卡因或3% 2-氯普鲁卡因。行治疗性阻滞，经两侧针各给予10~12ml 0.5%布比卡因。由于潜在的局部麻醉药毒性，所有局部麻醉药均应缓慢分次注射。为治疗急性胰腺炎，首量给予80mg缓释型甲泼尼龙，后续阻滞再给予40mg。

多数研究者建议通过两侧针分别给予10~12ml 50%酒精或6%水合苯酚行膈脚后神经破坏性阻滞。然而，也有学者强烈建议通过两侧针分别给予25ml 50%酒精。

给予神经破坏性溶剂后，应使用盐水冲洗每个针头（有报道神经破坏性溶剂被留在退针途径中）。放射性定位，尤其是CT定位使得疼痛专科医生进行腹腔神经丛破坏性阻滞时的安全性增加，因此应尽可能使用影像引导。

经膈脚阻滞法

横膈分隔开胸腔和腹腔，但是允许一些胸腹部组织通过.包括主动脉、腔静脉和内脏神经。横膈脚是双侧结构，发自上两个或三个腰椎椎体和椎间盘的前外侧面，横膈脚作为屏障结构有效地将上面的内脏神经和下面的腹腔神经节和腹腔神经丛分开。

改良Kappis法腹腔神经丛阻滞中，所有病例的穿刺针均在膈脚后方，也就是说针和注射的药物均在横膈的头侧和后侧。基于CT和尸体的研究，有学者认为经典的膈脚后阻滞法更容易造成内脏神经阻滞，而不是腹腔神经丛阻滞。这种方法不是将药物注射到主动脉的周围和前面，而是在L_1椎体水平直接将药物注射至腹腔神经丛，如前所述，注射的药物：(1)集中在主动脉之后和L_1椎体前面、侧面，可以阻滞主动脉后方的腹腔神经纤维；(2)在腹腔神经丛头侧起源处，向头侧弥散麻醉内脏神经；(3)只有当足够量的药物向尾侧扩散，通过主动脉裂孔越过横膈，才会最终在腹腔神经丛水平弥散至主动脉周围。

虽然膈脚后阻滞法通常被认为是有效和安全的，经膈脚阻滞法的支持者认为，简单的改良最大化了向主动脉前弥散的药量。此处腹腔神经丛甚为密集，躯体神经根阻滞的风险最小。经膈脚阻滞法的名称反映了针尖和给药位置位于横膈脚的前方和尾侧。

使用CT和荧光透视引导下的经膈脚阻滞法改良传统的膈脚后阻滞法，除了针的方向要更向前，脚前阻滞法和经膈脚阻滞法基本相同。双侧经膈脚阻滞法所用的局部麻醉药和神经毁损剂稍少，多数研究者认为其效果等于或稍好于经典的脚后阻滞法。

经主动脉阻滞法

在左侧置一根针并从后面穿过主动脉来保证注射药剂于膈脚前间隙而直接作用于腹腔神经丛。这种方法在有些方面类似于经腋动脉腋路神经阻滞，先前的腋路阻滞法和经腰部主动脉造影术的经验提示经主动脉阻滞法具有安全性。

除了经主动脉腹腔神经丛阻滞引起的主动脉损伤和隐性腹膜后出血的可能性以外，事实上，这种方法比传统的两针后入路法安全，使用单根细针发生并发症的可能性比使用两根粗针的可能性低。在这一区域主动脉被横膈脚和椎前筋膜较好地支撑，也使这一方法的相对安全性增高。

经主动脉腹腔神经丛阻滞法比经典的两针法有三个额外的优势。第一，避免了后路脚后药剂弥散所致神经并发症的风险；第二，当无 X 线引导时，主动脉为进针提供了确切的定位；第三，和经典的脚后法相比，获得相同或更好的阻滞效果只需要较少的局部麻醉药和神经毁损。

X 线定位下经主动脉腹腔神经丛阻滞法

X 线定位下经主动脉腹腔神经丛阻滞法使用常规定位点经后路左侧置入 22G 13cm 带内芯针，一些研究者使用比经典膈脚后阻济法接近中线 1~1.5cm 的进针点，合用一针沿更为垂直的方向来减少肾损伤的概率。

向 L_1 椎体侧前方正外侧进针，如果触及椎体则退针至皮下，调整针的方向以类似于经典膈脚后阻滞法的方向进针。逐渐进针直至针尖至主动脉后方间隙，当针触及主动脉后壁时，操作者可以感觉到主动脉搏动以及很大的阻力。

进针通过主动脉壁的感觉像通过一个很大的橡皮筋。针在管腔内可以通过拔除针芯后动脉血液流出确认位置，此时操作者可以再次感觉到进针阻力增高，当针穿过主动脉前壁时可以感到突破感，提示针已在脂肪结缔组织和腹腔神经丛中，如前所述，盐水阻力消失试验可以帮助确认主动脉前间隙。

因为有时针会无意穿过腹膜后间隙进入腹膜腔，建议使用造影剂在 X 线下定位，尤其是使用神经毁损剂时。前后位像中造影剂应集中于中线附近，并趋向于主动脉侧缘，侧位像中造影剂应主要在 T_{12}~L_1 水平主动脉前缘弥散，有时伴有动脉搏动。不完全穿过主动脉前壁时表现为纵向的“线样征”。

造影剂没能完全集中于主动脉前部而弥散范围加大可能发生于肿瘤、进行过胰腺手术或放射治疗的患者。根据我们的经验，如果造影剂在主动脉时弥散很差或不规律，成功的概率就较低。在这种情况下，选择酒精进行内脏神经阻滞可能提供更好的疼痛缓解效果。

使用 X 线定位下的经主动脉阻滞法进行诊断性或预防性阻滞，经针给予 10~12ml 1.5%利多卡因或 3%2-氯普鲁卡因，进行治疗性阻滞给予 10~12ml 0.5%布比卡因。由于局部麻醉药潜在的毒性，所有局部麻醉药给予时都应该缓慢注射。为治疗急性胰腺炎所致的疼痛，使用与前述膈脚后和经主动脉阻滞法相同剂量的缓释型甲泼尼龙，神经毁损使用 12~15ml 无水酒精或 6%含水苯酚。

CT 引导下的腹腔神经丛阻滞

CT 引导下的经主动脉腹腔神经丛阻滞法很可能是腹腔神经丛毁损最安全的方法。CT 使得疼痛科医生能够清晰地鉴别临床相关解剖，包括膈脚、主动脉、腔静脉和肾，来保证准确的膈脚前针的放置。像这里所描述的，观察造影剂的弥散使得医生知道准确的注射药物位置，提供了比X线透视或盲穿更大的安全界限。

拟行CT引导下经主动脉腹腔神经丛阻滞患者的术前准备和前述方法类似。患者躺于CT扫描台上后，扫描确认T_{12}~L_1间隙。在椎间隙水平照一张CT片，通过扫描片来确认主动脉和椎体的相对关系，腹膜内和腹膜后脏器的位置、肿瘤、手术和腺病所造成的解剖异常。评估这一水平主动脉的动脉瘤、附壁血栓和钙化，这些均是经主动脉阻滞法的禁忌证。

确认扫描在患者皮肤上的位置并使用龙胆紫标记，消毒皮肤，使用1%利多卡因浸润中线左侧6.35cm进针点处的皮肤、皮下组织和肌组织。使用22G 13cm带内芯针通过浸润区域向主动脉后壁穿刺，直到感觉动脉搏动和进针阻力增高，确认到达主动脉。进针至主动脉腔内，移除管芯后，可见针尾流出动脉血。

连接5ml含无菌盐水的无阻力注射器至针尾，针和注射器继续前进并使用和确认硬膜外间隙相同的阻力消失法确认穿过主动脉前壁。移除无阻力注射器，经针注入3ml 1.5%利多卡因和同样剂量的水溶性造影剂。

在针尖水平进行CT扫描，除观察针尖的位置外，最重要的是观察造影剂的弥散。应在主动脉前部及周边，而不应有造影剂在膈脚后间隙弥散。当针和造影剂的位置被确认无误后，经针注射12~15ml无水酒精或6%含水苯酚。使用少量无菌盐水冲洗并移除针头。严密观察患者的血流动力学改变，包括由严重的交感神经阻滞导致的低血压和心动过速。

总结

影像学技术上的改进使腹腔神经丛和内脏神经阻滞安全性和有效性得到不断提高，更快的图像采集速度和高分辨率使得对腹腔神经丛和内脏神经阻滞而言，CT引导成为一个更有吸引力的选择，三维立体图像重建技术使得临床疼痛治疗医生对功能解剖更好地理解，并使神经毁损术得到更精确的使用。随着获得更多的超声使用经验，其将在神经毁损术的改进过程中起到重要作用。开发更安全和更长效的局部麻醉药和神经毁损剂，会受到行腹腔神经丛和内脏神经阻滞的疼痛治疗医生的欢迎。

腰部硬膜外神经阻滞

适应证

下腰部可以传导痛觉的组织包括椎间盘、神经根膜、肌组织、韧带、筋膜和椎间关节。腰椎间盘突出引起的疼痛来源于神经根压迫以及对环或后纵韧带伤害性感受器的刺激。曾经有大量医生认为椎间盘突出是背痛的最常见原因。然而，现在的证据证实椎间盘突出只占背部疼痛综合征的很小比例，因此，一个简单的压迫或质量效应并不能作为椎间盘疾病导致疼痛的机理。实际上，数个关于椎间盘进展的研究表明，虽然症状的缓解倾向于和椎间盘突出体积的大小相一致，但也并非总是如此，因为即使症状缓解，压迫也可能持续存在。此外，众所周知，在CT扫描或MRI有明显椎间盘突出的患者也可以是没有症状的。神经根痛的推测机理包括局部轴突损伤、神经瘤形成、局部脱髓鞘、神经内水肿和微循环受损，其他解释主要围绕椎间盘和神经根周围化学刺激和炎症反应的理论，无论是否有机械因素存在，其均被认为是疼痛的起始因子。因此，腰部硬膜外穿刺的非手术适应证包括：急性疼痛、带状疱疹和带状疱疹后神经痛、缺血性疼痛综合征、肾绞痛、截肢术的预先镇痛、复杂性区域疼痛综合征Ⅰ和Ⅱ、腰部神经根痛、腰椎间盘突出症、腰椎管狭窄、腰椎板切除后综合征、腰椎间盘退行性疾病、慢性腰部疼痛、脊椎压缩性骨折、糖尿病多发神经病变、盆腔疼痛综合征、幻肢综合征、外周神经病变、转移性疼痛。

原理

硬膜外类固醇注射的基础是硬膜外注入的皮质类固醇在炎症神经根周围形成比口服或肌肉注射更高的浓度。类固醇靶点的浓度依赖于多种注射因素，包括给药途径。无论是骶尾部给药还是椎板间给药，类固醇均可能会被硬膜外韧带或瘢痕组织阻碍从后硬膜外间隙进入前侧或腹部硬膜外间隙。由于需要相对少的容量，腰部推间硬膜外注射被认为优于骶部硬膜外注射，其在靶向性方面也被认为优于骶部硬膜外注射。然而在椎间硬膜外注射的众多缺点中，无放射学引导时硬膜外导管走行的不确定性是最重要的。椎板间途径的其他缺点包括针位置的错误放对侧，硬膜外穿刺困难和为了作用于 S_1 神经根而在 L_5 以下穿刺注药；潜在的硬膜穿破和穿破后头痛，以及非常少见但很严重的脊髓损伤。

和椎板间硬膜外注射相似，经椎间孔硬膜外注射也有一些缺点，包括针穿入血管、穿透神经、脊髓损伤和截瘫。除腰部脊神经炎和慢性下背部疼痛外，腰部硬膜外注射局部麻醉药、阿片类药或类固醇也可以用于其他多种慢性和急性疼痛状态。

现在临床硬膜外应用类固醇的理论主要是基于其优点，包括数小时、数天甚至数周的疼痛缓解，以及类固醇和局部麻醉药的药理作用，然而这些优点相应的解释仍缺乏科学性，其他解释为通过神经阻滞，包括骶部硬膜外使用类固醇，改变或阻止伤害性刺激传入、传入肢反射机制、中枢神经元自主活动和中枢神经活动模式。这些解释的基础是两方面的，第一是假设皮质激素通过抑制促炎症因子的合成或释放，或引起可逆的局部麻醉药效应，从而减少炎症。第二是硬膜外溶剂冲洗和稀释化学刺激物。皮质激素被认为通过多种机制发挥其效应，包括膜稳定作用、抑制神经肽合成及作用、阻断磷脂酶 A2 活性、延长对神经元持续放电抑制和抑制背角神经元致敏。

椎板间硬膜外类固醇注射应使用于对保守治疗无效的慢性背痛患者。患者应有神经根或椎间盘性疼痛，或至少不应有小关节痛或骶髂关节疼痛，患者同时存在椎间盘和小关节疼痛也可以接受椎板间硬膜外类固醇注射。

禁忌证包括患者无法取俯卧位，禁忌行透视检查，局部或全身性感染，骶骨异常和对某种药物过敏。

临床相关解剖

硬膜外间隙起于颅底止于 S_2 水平的硬膜囊，是一个包绕硬膜的圆筒状结构，硬膜外间隙存在于硬膜和黄韧带之间，其实际容量变化很大。从皮肤到硬膜外间隙的距离通常为 3~5cm，在中腰段，后硬膜外间隙的深度为 5~6mm，到 S_1 水平逐渐减少为 2mm，硬膜外间隙在椎板联合下方中线处最宽，并在外侧变窄。在外侧面黄韧带和小关节囊相连接，硬膜外后间隙被背侧正中皱褶和其他横向结缔组织分开，造成了分隔开的硬腰外间隙。黄韧带在腰部为 5~6mm。

硬膜外间隙包含脂肪、静脉、脊髓动脉和淋巴系统。硬膜外静脉是椎内大静脉丛的一部分，和上方颅内的枕窦、乙状窦及基底窦交通。如果针放置入静脉而未被发现，可能致药物注入硬脑膜窦。脊髓动脉通过外侧椎间孔进入硬膜外间隙。在经腰椎板间硬膜外注射类固醇时，注意针没有过多偏向外侧硬膜外间隙非常重要，因为可能伤到脊髓动脉，后者是从椎间孔进入硬膜外间隙外侧的。最大的脊髓动脉是 Adamkiewicz 动脉。这根动脉提供了腰椎的大部分供血，其从 T_8~L_3 间的某一椎间孔进入椎管，在 78%的情况下位于左侧。

脊髓在多数人止于 L_1 或 L_2 水平，在此水平以上，进针过深可能会伤及脊髓。硬腰囊终止于 S_2 水平。

操作技术

腰部硬膜外穿刺可以在X线透视下穿刺或者盲穿，对慢性疼痛患者，尤其是下背部疼痛，建议在X线透视下行硬膜外穿刺。

X线透视技术

应该使用防辐射保护措施来避免并发症。

体位

患者应取俯卧位并在腔下放置一枕头，应使用无菌操作，预定穿刺的椎板间隙应被定位，在前后位X线片上位于正中。C臂机可以向左侧或右侧旋转直到棘突刚好和左右两侧椎弓根等距。调整颅部（C臂机转向患者头部）和骶部（C臂机转向患者脚部）成角直到形成最大椎间隙，有时不需要颅骶成角，尤其是L_5~S_1间隙时。通常L_5~S_1间隙最宽，L_4~5、$L_{\sim 4}$逐渐变窄，T_{12}~L_1和L_1~L_2也较容易穿刺。

操作步骤：

如果患者单侧疼痛，针尖应偏向椎间隙的同侧，如果患者双侧疼痛，针应在椎间隙正中进入。硬膜外针水平置向患者并通过X线透视调整位置，直到针尖达到预计位置，应避免针极度偏向椎间隙的—侧来减少神经损伤的风险，并远离血管结构。

使用1%利多卡因在进针点注射皮丘，最好使用25G或30G的针，并使用针尖完成这一注射，也可以用局部麻醉药行更深的浸润。使用X线透视引导调整针成为一个点。此点应位于椎间隙，如果患者有左侧或右侧的神经根痛，则此点应位于左侧或右侧，如神经根痛为双侧，则此点应位于下中线。去除针芯，连接无阻力注射器（塑料或玻璃的）至硬膜外穿刺针（Touhy针）。沿X线光束方向垂直进针，对右手操作者，针尾使用左拇指和示指固定，左手靠于患者背部来保持稳定。用另一只手通过注射器持续给予压力，同时进针。可以感到有阻力增加，尤其是到达黄韧带后，当针穿过韧带进入硬膜外间隙时，阻力或反射突然消失，这叫作阻力消失法。进针并不需要实时X线定位，但间断的照像可以帮助确定进针方向是否正确。注意Touhy针针尖的弯曲是非常重要的，它可控制斜面方向。利用这一特点进针是可能的，调整针的斜面至预定的方向来保证进针时朝此方向。这和其他脊椎操作过程中应用弯针的技术是相似的。即使对有经验的操作者，未发现阻力消失也并不少见。如果操作者不确定针的位置，应立即照X线侧位像。如果在行L_1或L_2或更高水平的硬膜外类固醇注射，不确定位置的进针可以导致硬膜的穿破甚至可能伤及脊髓。

当通过阻力消失法确认了针在硬膜外间隙，并且回吸无血及脑脊液，注入造影剂（欧乃派克或碘帕醇），通过观察造影剂的弥散来确认，硬膜外造影剂的弥散有以下一个或多个特点，有助于确认针的位置：1.注射中造影剂平滑持续的流动，注射后造影剂迅速离开针尖，通常流至针尖上方，但也能看到向下弥散。如果得到的是错误的阻力消失感并在硬膜外间隙后方，通常看见水滴或棉球样弥散。此时使用实时X线透视对观察造影剂流动和弥散有帮助。注 射造影剂时，通过使用延长管，可以减少X线对医生手的辐射量。

常见到网眼状空隙现象（造影剂弥散中的小泡）。有时可以观察到造影剂围绕神经根，得到典型的脊神经根造影片。

在侧位像中，针必须清楚地位于脊柱中，并在神经孔的后方。造影剂应集中于椎管内，而不应到脊柱后方。如果针尖在脊柱后方，则其在硬膜外间隙的后方。如果针尖在神经孔或神经孔前方，则其可能在鞘内。造影剂的弥散应通过前后位像和侧位像来检查，但随着更多经验的积累，能观察到前后位像中造影剂的弥散即可。

因为脊髓是一圆桶状结构,如果针在前后位像中进入椎间隙中线,则在脊柱中很难见到针尖,如果针在前后位像中从左侧或右侧进入椎间隙,则针尖在侧位像中很清楚地位于脊柱中而且位于椎间孔后方。如果使用正中线入路并在侧位像显示,或者由于针尖不在脊柱后缘,而难以确定针是否在硬膜外间隙,那么唯一的确认方法是注射造影剂并观察其弥散。在侧位像中,造影剂应位于脊柱内而不是在脊柱后,在前后位像中,应见到典型的硬膜外造影剂弥散。

硬膜外间隙的顺应性很差,因此在造影剂注射后常见到造影剂精确向后通过针滴出(负压抽吸的情况),这可以再次确认针在正确的位置。明显向后流出的液体,尤其在抽吸情况下提示硬膜穿破。

当针第一次进入硬膜外间隙,患者感到短暂的抽动或疼痛并不少见,这可能是因为无阻力注射器中的空气或盐水的突然减压进入硬腰外间隙,这种减压刺激了已经敏感并有炎症的椎管内结构。

注射过程中应该无阻力,如果存在注射阻力.简单的转动针尖斜面即可解决问题。许多患者在注射时可能感到神经根痛,如果这种疼痛和他们已有的疼痛相一致,则再次确认类固醇到达了发炎的目标神经根。剧烈疼痛警示医生可能存在神经内注射,其可以引起神经损伤故应避免发生,在这种情况下,应停止注射并重新检查针的位置是否太靠近椎间隙侧面。

即使是有经验的操作者,没获得落空感也并不少见,通常以下情况无法获得落空感:(1)针在硬膜外间隙之后(深度不够),此问题在前后位像无法发现,必须检查侧位像。没有感到落空感并不少见,如果操作者不确定或是初学者,唯一确定硬膜外间隙的方法就是照侧位像。注射造影剂后,其应在脊柱后方。如果针或造影剂在硬膜外间隙后面,重新连接注射器和针继续寻找落空感,直到针和造影剂弥散像之前描述的一样。(2)当在硬膜外间隙,一旦注射造影剂,可见到前后位像典型的造影剂弥散,侧位像中针在脊柱中且造影剂在椎管内(而不是脊柱后方),回吸没有脑脊液和血,没有造影剂的血管内弥散。侧位像中常很难见到针尖,尤其是肥胖患者,此问题可通过使用金属针芯来解决。(3)针在蛛网膜下腔(位置过深),回吸见清亮脑脊液(CSF).在前后位像和侧位像均很难鉴别针在硬膜外间隙或蛛网膜下腔。注射造影剂至蛛网膜下腔可见到和硬膜外造影明显不同的脊髓造影图像。如果对弥散不确定,医院放射科应可以提供脊髓造影片供复习。如果认为针深度已够仍没有突破感或不确定针的位置,在继续进针前检查侧位像以避免穿破硬膜。

盲穿技术

盲穿时患者取坐位、侧卧位或俯卧位,正中或旁正中途径进针。

坐位

坐位尤其适用于肥胖患者,有利于鉴别背部中线。因为在肥胖患者,可能无法触及其体表骨性标志。患者应向前弯曲,膝盖紧贴腹部或将双腿置于凳子上,来消除腰椎前凸并加大棘突间隙。无菌消毒准备后注射皮丘,使用 18G 或 20G 硬膜外针穿刺并鉴别棘突后部结构。接着缓慢进针并在矢状位上稍偏向头侧,通过棘突并找到明确的进针路径。此时或鉴别出棘突间隙后,取出针芯,接上有空气或盐水的注射器,缓慢进硬腰外针,并用双手固定以防意外移动和硬膜下穿刺。一旦到达黄韧带,操作者可以感到对空气和水的阻力突然消失。到达硬膜外同隙后回吸.应无脑脊液和血液。

坐位旁正中入路对皮肤的准备相同,进针点为棘突侧方约 2.54cm 偏下的间隙,充分浸润皮肤和进针途径上的深部组织。使用 18G 或 20G 硬膜外针，偏向头侧和内侧穿刺，和矢状面呈 15°角。进针 3~4cm 后，取出针芯接上有空气或盐水的注射器。此时，同样缓慢进针直到对空气和水的阻力突然消失，可确认针在硬膜外间隙。同样，行负压抽吸试验进一步确认针的位置。

侧卧位

准备工作和坐位是相似的，对正中入路或旁正中入路来说，侧卧位的优点是避免低血压，作为备选方法.对慢性背痛或相关情况的治疗而言，在 X 线透视下行此法是疼痛治疗的一个理想选择。

副作用与并发症

皮质类固醇相关副作用

已报道的多数副作用并不严重且是一过性的，其和全身吸收相关，包括失眠症、红斑、恶心、皮疹和瘙痒。血浆可的松水平和垂体下丘脑轴抑制持续约两周，但在 3 周时恢复正常；患者可以发展为库欣综合征，但极少见；糖尿病患者的血糖升高达 3~7 天；少数病例可发生尿潴留，在易感者可发生充血性心力衰竭；体重增加很少见。

局部麻醉药相关副作用

未察觉到的蛛网膜下腔注射会导致蛛网膜下腔麻醉，静脉注射局部麻醉药可能导致一系列症状，严重程度依赖于麻醉药的剂量，症状从短暂而轻微的头晕、定向力障碍、耳鸣、口腔感觉金属味、口周麻木和肌肉颤搐到威胁生命的癫痫发作、意识消失、昏迷和心血管虚脱均有发生。局部麻醉药过量所致的心律失常通常对高级心脏生命支持(advanced cardiac life support，ACLS)无效，并章常难以纠正。中枢神经系统症状在心血管虚脱之前发生，如果患者有肌肉颤搐、应立即使用地西泮(咪达唑仑或安定)，如果发生癫痫，应静脉给予硫喷妥钠，并给予必要的呼吸支持。幸运的是，因为很少注射大剂量局部麻醉药，这些并发症在腰部硬膜外类固醇注射时很罕见。如果回吸无血并且无血管内造影剂注射，静脉内注射亦非常罕见。高浓度的局部麻醉药可导致继发于交感神经阻滞的低血压，这种情况可通过静脉输液和血管活性药如麻黄素或盐酸脱氢肾上腺素)轻易得以解决。

操作相关副作用

已报道的并发症包括血管迷走反应、脊髓性头痛和蛛网膜下腔阻济。如果针尾位于硬膜和蛛网膜之间可导致硬膜下阻滞，其和蛛网膜下腔阻滞类似，但呈节段性。可能发生神经损伤，操作过程中的严重疼痛警示操作者可能发生的神经损伤，应立即停止操作并重新评估针的位置，如果发生神经内注射患者应能告知剧烈疼痛，因此患者不应过度镇静。

脊髓损伤可发生于两种机制：第一是硬膜外针对脊髓的直接损伤；第二是一种罕见机制，穿刺针损伤 AdamHcwicz 动脉或注射入类固醇颗粒状醋酸甲基泼尼松龙，此动脉提供腰部脊髓的主要血供。其通过 T_8~L_3 之间的任意椎间孔进入脊髓，并在 78%的情况下位于左侧。可通过在前后位像上避免针过于偏向侧面，来保证针来伤及此动脉或其他脊髓动脉。

硬膜外脓肿是很严重的并发症，但如果注意无菌操作，尤其当患者没有全身或局部感染时，其不常发生。最常见的感染菌是金黄色葡萄球菌，其出现症状前的潜伏期是 7~10 天，患者抱怨严重背痛、发热伴寒战、局部触痛，伴有白细胞增多症、红细胞沉降率增快和 C 反应蛋白增高。如果没有早期诊断和治疗，可能会发展为神经损伤，治疗包括从静脉输注抗生素到紧急椎板切开清创术。由于硬膜外静脉和颅内静脉窦直接交通，感染可以弥散到中枢神经系统。脑膜炎也有报道，可能就因为此机制。

在凝血机制正常的患者，硬膜外血肿是一种罕见并发症，由于脊髓压迫，其可以导致急进性的神经损伤，因为早期移除血肿后神经损伤可以逆转，故早期发现非常重要，如果未发现后果很严重。有些患者在腰部注射类固醇后疼痛加重，但多数是一过性的。

总结

腰部硬膜外类固醇注射是下背部疼痛最常用的介入性治疗，骶部和腰部注射尚未有统计学差异的数据。虽然腰部硬膜外注射类固醇的原理是假设在炎症神经根附近注射类固醇可以导致局部的高浓度，然而随机研究结果显示：椎板间硬膜外注射类同醇的有效性让人失望。

蛛网膜下腔神经毁损术

选择标准

因为蛛网膜下腔神经破药的持续时间是有限的但却是无法预料的，所以在选择合适的病例时就要格外小心。破坏神经阻滞法尤其适合两种人：传统治疗方法失效的人群和没有希望活多久的人（通常指不超过一年）。和其他破坏神经的疗法过程一样，必须告知患者它可能有致使身体无力的副作用，还有其他的一些严重的并发症，即使是成功的阻滞，也可能会出现显著的运动功能的减弱和丧失。选择标准如下：(1)诊断明确。(2)患者的预期寿命短暂，通常在6~12个月。(3)抗肿瘤疗法对患者的疼痛不起作用（如化疗、放疗）。(4)足量的止痛剂和辅助药物对患者的疼痛不起作用。(5)疼痛部位限于2~3个皮区。(6)疼痛主要源于躯体。(7)疼痛是单侧的（对双侧疼痛的神经阻滞术应该交错进行）。

知情同意书

除了患者，患者的家属对治疗过程的彻底理解和支持也是非常关键的，比如对可以预知的治疗过程的理解、潜在的危险、可能的替代治疗方法等，但最重要的是，可能会出现的严重并发症。重要的是让患者和家人知道治疗不仅仅都是去除疼痛，还可能出现麻木（感觉消失）。在决定进行蛛网膜下神经毁损术之前，弄清概念是很重要的，这几乎没有特例，确定蛛网膜下腔神经毁损之前应该先使用局部麻醉药进行试验性的蛛网膜下腔神经阻滞，这样可以使患者在进行神经毁损性阻滞之前，体验一下疼痛的减轻和伴随的感觉阻滞。尽管有少数患者觉得自己不能忍受麻木，但大多数患者还是情愿无痛，而选择了蛛网膜下腔神经毁损术。

技术

对这种技术的细节陌生是导致其不被应用的主要障碍，还因为对该技术的掌握程度决定着它的成功和安全性，人们现在讨论的焦点就在蛛网膜下腔神经毁损术的技术方面上。首先，由于这种技术的并发症突出，所以只有在认真检查和准确认定哪条或哪几条神经造成患者的疼痛之后，才可以尝试进行蛛网膜下腔神经毁损术。如果疼痛是由于骨转移，那应该参考一下骨节图，因为骨骼的神经分布和外部软组织的神经分布有些是不同的。

其次，由于蛛网膜下腔神经毁损性阻滞术必须在背根神经节进行（为的是不影响运动功能），这样就得确定神经根是从哪个椎间孔出来的。尽管颈神经离开椎管比相应椎体高些，但是由于脊髓和脊柱在生命最初几年的生长速度不同，所有其他的神经出椎间孔都在各自的椎体之下。最后，在手术前还要决定重比重的（酚甘油）和轻比重的（纯乙醇）哪个更合适一些。有关蛛网膜下腔乙醇和酚甘油使用的对照研究，轻比重纯乙醇在绝大多数的病例中都是首选，因为大部分顽固性剧烈疼痛患者不能使疼痛面向下躺着，这种体位在使用重比重的酚甘油时是必需的。虽然临床医师曾一度认为酚甘油可能会对造成疼痛的细小纤维产生优先影响，但是现在已经证实乙醇和酚甘油都不具有这种选择。所以也就没有酚甘油比乙醇更好的说法。

蛛网膜下腔神经毁损术

因为纯乙醇比重非常轻，使用这种药剂的时候，使患者用侧卧位姿势，疼痛部位朝上，然后前倾大约45°，使后根（感觉）神经朝上。患者需要用固定带固定，而且要枕上枕头，这样可以舒服一点，因为整个过程都需要保持这一种姿势。还需要一个助手来稳定患者的姿势同时减轻患者的焦虑。把患者的姿势安顿合适，再重申一下对患者的要求之后，将一长22G的脊髓针插入，向着所要阻滞的背根所在水平的椎间隙进针。如果在胸椎水平进行操作，因为长的棘突向尾侧倾斜，所以椎旁入路要比中线入路容易得多。但是不管使用哪种方法，针尖都应该在中线穿透硬脊膜。不应该使用小于22G的针，因为脑脊液（CSF）的自由流动是必需的，而且还因为在使用乙醇蛛网膜下腔神经毁损术后，硬膜穿刺导致的头痛是很罕见的。用局部麻醉药进行的预阻滞应该在此之前完成，这样可以确定这种技术是否能减轻疼痛。同样重要的是，患者能否忍受麻木。

鞘内注射酚甘油可以作为乙醇的替代物进行蛛网膜下腔神经毁损术。这项技术和上文的相似，只是患者必须疼痛部位朝下，因为酚甘油是重比重溶剂。由于恶性疼癌患者都不能以疼痛点朝下躺着，以我们的经验，大部分患者都选择乙醇破坏神经法。尽管酚甘油法可能适用于某些特殊的患者，这项技术还是和乙醇法相似，只是一点除外，即患者的脊神经根在最低的位置，床头要稍微抬起。其次将患者的身体倾斜并且背部尽可能靠近床边，使用垫子、带子和挽头来保持患者的安全的姿势。当然还需要有助手来挣制患者体位，同时从精神上和身体上支持患者。对于这项技术，应该用22G椎管穿刺针（或更大的20G），因为酚甘油有黏性。方式与乙醇法完全相反，脊髓针的斜面应该向下。由于酚甘油的黏性，把注射器中的酚甘油注入蛛网膜下腔需要特别的压力，所以注射必须缓慢，小心，以防止注射器中酚甘油溢到患者或医师的皮肤上。加热酚甘油可以缓解黏性而且注射起来很容易。因为酚甘油有局部麻醉的特点，把它注入蛛网膜下腔不会产生像注射乙醇那样引发烧灼痛，尽管患者会感到注射神经的分布区有温热感，刺痛感甚至轻度的感觉障碍。与使用乙醇相似，在首次注射之后，脑脊液（CSF）中酚甘油的浓度急剧下降，这暗示着被神经组织快速地吸收了。这里有很重要的问题就是患者在注射神经毁损剂完毕后保持原姿态需要多长时间。传统上，患者在注射完全保持原姿势至少30分钟，但是患者可以在15~20分钟后采取更舒服的姿势，但同时要记住椎管内脊神经后根的相对位置。

成功率与并发症发生率

仔细地选择适应证和熟练地掌握技术对蛛网膜下神经毁损术的成功和并发症的预防是很重要的。尽管这种技术可能要在颈内、胸内或腰骶内实施，成功率和并发症有所不同，这依靠注射的位置，主要由于不同位置的解剖不同。神经根间的距阿在腰骶内渐渐缩短，这样注射的位置越低，在不破坏临近神经根情况下进行单一神经根阻滞时就越难。而颈内的蛛网膜下腔神经破坏术的成功率比胸内或腰骶内的要低一些。每一种技术的实施都要考虑到可能穿到脊髓，尤其在颈椎和胸椎水平。

从并发症的角度来说，在胸中段进行蛛网膜下腔神经毁掘术是最安全的，因为这个区域距离支配四肢、肠和膀胱功能的神经纤维相当远，所以任何的运动功能损害都不会有太大的影响。反过来讲，在腰骶区域，由于感觉和运动纤维彼此接近（因为脊髓圆锥空间变小，背侧神经根和腹侧神经根彼此靠近），二者都与促进肠和膀胱功能的运动纤维接近，对实施腰椎蛛网膜下腔神经破坏术要严格选择手术对象，同时对他们要清楚地说明利害关系。对于已有括约肌损坏的患者，提倡使用酚甘油进行腰椎蛛网膜下腔神经毁损术治疗直肠和骨盆的恶性疼痛，因为酚甘油不会破坏运动功能。

总结

由于在椎管内行感觉和运动神经根的物理分离，鞘内注射化学性药物行脊神经背(后)根阻断术是唯一的破坏神经的方法，它在阻滞感觉神经的同时不伴有运动功能的阻碍。出于这样的原因，对于某些癌痛患者的治疗，蛛网膜下腔冲经毁损术是唯一有效的方式。如果慎重挑选患者，周密地实施手术，在大多数情况下会起到镇痛作用，同时也不会产生严重的并发症。

腰椎小关节阻滞术

适应证

小关节阻滞或关节突关节阻滞可用于治疗，同时也可用于验证靶关节是导致患者疼痛的根源这一假说。通过向关节内注射局部麻醉药，或者阻滞支配靶关节神经后支的内侧支，可以阻滞小关节。

腰椎小关节阻滞对慢性腰背痛的治疗和诊断都非常有用。诊断性小关节阻滞的适应证包括：原因不明的下腰痛，其疼痛方式与刺激正常志愿者小关节所诱发出来的疼痛方式相似。影像学研究可以提供解剖方面的信息，但不能独立确定某一特定关节是否引起疼痛。

治疗性小关节阻滞：小关节痛可接受的治疗方法有关节内注射类固醇药物、内侧支神经阻滞和/或内侧支神经松解术。

临床相关解剖

腰椎小关节是由上一节腰椎下关节突关节与下一节腰椎的上关节突关节组成。腰椎关节具有滑膜关节的典型特征：(1)关节面上覆盖着关节软骨，有一层滑膜连接着每个关节的两个平面的关节软骨。(2)滑膜周围是关节囊，它连接着关节突并且稍微超出关节软骨边缘。

腰椎小关节有丰富的神经支配，腰椎小关节的关节囊也有丰富的有被囊和无被囊的游离神经末梢，腰椎小关节是适宜的感觉装置，它传导伤害性感觉和本体感觉，在小关节的软骨下有神经纤维和神经末梢。神经纤维和神经末梢出现在从软骨下延伸到关节软骨的侵蚀性通道中。这些神经纤维传导的伤害性感觉来自这些关节而不是关节囊。神经纤维分布在所有小关节的关节内。即使知道这些纤维含有 P 物质，对于这些神经纤维是司伤害性疼痛还是司血管痉挛还不清楚，棘间韧带也有丰富的伤害性疼痛纤维和游离的神经末梢支配。每一个腰椎小关节都受双重神经支配，即两个内侧支神经支配。

L_1~L_4 脊神经后支是一些短神经，它们以直角从腰脊神经分出。每条神经大约 5mm 长，其后支向后伸到下一个横突的上缘。L_5 脊神经后支不同于其他腰脊神经后支，它比较长而且经过骶骨翼顶。当 L_1~L_4 脊神经后支在到达横突时分为 2~3 个分支。在每一个层面上总是有一条内侧分支和一条外侧分支。可变的第 3 分支被称为中间支，虽然具有代表性，且常常起自外侧支而非后支本身，L_5 脊神经后支只形成一条内侧支和一条与其他腰脊神经后支中间支等同的分支。

内侧分支因为它有感觉分支支配小关节，而在临床具有重要意义。L_1~L_4 脊神经后支的内侧支横过各自的横突顶并且在横突的底部穿透横突间韧带的后叶。接下来，每一条神经沿横突根和上一节关节突根形成的钩突关节环绕上关节突内侧前行，被乳头体副韧带覆盖。最后内侧支横过椎板并且分为许多分支支配多裂肌、椎间肌和韧带及两个腰椎小关节。

每一条内侧支支配上下两个小关节。L_5 脊神经后支内侧支的起源和分布都与 L_1~L_4 脊神经后支不同，它不横过横突而是横过骶骨翼。L_5 脊神经后支的内侧支经过骶骨翼与骶骨上关节突根部形成的凹槽,最后绕在腰椎小关节底部周围。它在多裂肌分叉之前向小关节发送一条关节分支。

腰脊神经后支内侧支所支配的肌肉是特定的,即每一条内侧支只支配与神经相同节段的椎板和棘突的肌肉。这种关系表明:来自特定脊椎节段的肌肉是由相同节段的脊神经支配。

腰脊神经后支的外侧支主要支配腰髂肋肌,但是来自 L_1、L_2、L_3 水平的外侧支从这个肌肉的后外侧边缘发出分支形成皮支,腰脊神经的中间分支只支配一条肌肉,即最长肌的腰肌纤维,并在该肌肉内形成节间神经丛。L_5 脊神经后支的中间分支在最长肌形成许多尾部纤维,这些纤维来自 L_5 横突,并且紧贴髂嵴的内侧面。

操作技术

腰椎小关节内注射

将患者以俯卧的体位置于荧光透视台上。腹下垫一卷毛巾或一个枕头以便比较容易进入关节。与任何腰椎治疗一样,需要获得基本的腰椎前后位的(AP)透视像以及定位像。小关节在前后位像是否清晰取决于患者的特殊解剖结构。

找寻到目标关节的 X 线影像后,X 线光束从前后位转向斜位直至看到目标关节。上部腰椎小关节朝向矢状面排列并且在前后位 X 线透视下显像,然而下腰部小关节是逐步朝向冠状面排列,因此斜位片可以确定小关节排列线,这样,在 X 线影像导引下便可看到目标关节并且在皮肤上作标记。

22~25G 8.9cm 的脊髓穿刺针由麻醉区域刺入,穿刺针在 X 线透视导引下向下并倾斜(从外向内)指向选定的关节。触及下关节突,此时穿刺针稍微后退,重新进入目标关节内。当感觉穿刺针进入关节时,要停止进针以防止造成关节软骨的潜在损伤。

如果穿透关节囊有困难的话,那么重新调整穿刺针方向,使之刚好离开下关节突边缘,试着进入关节隐窝。另外一个进入囊内的方法是穿刺针从内侧或外侧轻轻地向后关节线穿刺,这样穿刺针就可以在关节突的位置经内侧进入囊内。

当穿刺针到达合适位置时,先将 0.2~0.5ml 的造影剂注入关节来确定正确位置。这样关节 X 线图像便可以显像。在注射造影剂过程中可以看到椭圆形的关节囊轮廓,同时没有血管吸收和/或硬膜外蔓延。注射造影剂确定关节内穿刺针的确切位置后,向关节内注射麻醉剂就可以完成诊断性神经阻滞或与类固醇联合进行治疗性注射。

内侧支阻滞

要想阻滞支配腰椎小关节的感觉支,阻滞支配关节的两条内侧支是必要的。记住通过阻滞哪个神经来达到麻醉特定关节是一件简单的事:(1) 在与关节同一水平的横突阻滞内侧支;(2)在下一关节水平阻滞内侧支。

因此,要想麻醉 L_3~L_4 小关节,在 L_4 横突水平阻滞 L_3 脊神经的内侧支和在 L_5 横突水平阻滞 L_4 脊神经内侧支。同样的,要想麻醉 L_5~S_1 小关节在 L_5 横突水平阻滞 L_4 神经内侧支和在骶骨翼阻滞 L_5 脊神经后支。对于 L_5~S_1 小关节,专家认为是由来自 S_1 脊神经后支的交通支支配的,它可以在 S_1 后孔出口处被阻滞。然而,试验性刺激表明:阻滞 L_4 脊神经内侧支和 L_5 脊神经后支足以麻醉 L_5~S_1 小关节不需要阻滞 S_1 脊神经的潜在上行支。

L_1~L_4 脊神经内侧支阻滞:患者俯卧位,腹下放置一个枕头。先获得 X 线透视影像。C 型臂调整到倾斜位。为了最大程度显像“苏格兰狗”的标记,根据 L_1~L_4 内侧分支的特定水平要取 25°~30°的角度。穿刺针要明向横突根的背侧面穿刺,以保证针头进入深度适当,并且远离前支。使用斜位像确定苏格兰狗，穿刺针要沿着光束进针，开始时稍微向上，直至到达靶位。使用“苏格兰狗”视图时，穿刺针要向前、向内和向尾侧进针，以便到达目标位置。采用斜位X线透视引导，穿刺针通常向下穿刺，触及骨性靶点。然而，在注射前，必须使用正位和侧位X线透视来确定针尖的位置，以保证针尖既不太深也不太靠向内侧。在前后位X线透视影像上，穿刺针针尖至少位于上关节突轮廓的外侧边缘，如果可能，进针应达该边缘的内侧。从侧位像看，针尖的位置应在背侧各组分的阴影范围之内，不能进入椎间孔内。上关节突通常位于外侧，在背侧与靶点重叠。如果针尖在靶点的外侧，就会触及厚厚的横突而不是上关节突。这种情况下，穿刺针应该向背侧进行调节，直至在前后位和斜位或侧位X线影像上处于正确位置。在注射之前，穿刺针斜面应该向内并且稍向下，以减少药液向外侧和上面流动而进入椎间孔，特别是如果穿刺针不经意地扎在高于目标位置的时候。

药物

诊断性神经阻滞的局部麻醉药要控制在0.4~0.6ml而治疗性神经阻滞大约需要1ml的局部麻醉药。使用高浓度局部麻醉药，如：4%的利多卡因和0.75%的布比卡因，以降低内侧支神经阻滞假阴性的发生率，这种假阴性在应用2%利多卡因的情况下可达10%。

关于诊断性和治疗性神经阻滞，文献都局限于使用作用持续时间不同的局部麻醉药，即利多卡因和布比卡因。在增加辅助药物如Sarapin和甲泼尼龙的情况下可以使诊断性神经阻滞有效，同时还可以使治疗性神经阻滞的效应时间比单独使用局部麻醉药持续的时间要长。

副作用与并发症

小关节神经阻滞或腰椎关节内注射的并发症非常罕见，这种技术最常见的并发症是双重的，包括与针头位置有关的并发症和与使用不同药物引发的并发症。大部分问题如局部肿胀、穿刺部位疼痛和下肢痛这些都是短期的，有自限性。比较严重的并发症可能包括：刺伤硬脊膜、脊髓损伤、硬膜下注射、神经损伤、椎间孔注射和血肿形成；感染性并发症包括：硬膜外脓肿、细菌性脑膜炎和使用类固醇类药物、局部麻醉药和其他药物引发的副作用。

其他比较轻的并发症包括：轻微的头晕、脸红、出汗、低血压、昏厥和偏头痛。其中的一些副作用可能与类固醇全身吸收有关。从理论上讲使用皮质类固醇激素的并发症包括：肾上腺垂体轴的抑制、肾上腺皮质机能减退、库欣综合征、骨质疏松症、缺血性骨坏死、类固醇肌病、硬膜脂肪增多症、体重增加、体液潴留和低血糖。然而，在评估椎管内使用类固醇对体重和骨质密度的影响时发现，患者在进行各种介入治疗时无论使用还是不使用类固醇都没有太大的不同。

总结

在下腰痛和下肢痛的患者中大约有40%是来自腰椎小关节。小关节痛的确诊依赖于操作正确的、设有局麻药比较对照或安慰剂对照的神经阻滞。这些技术在对下腰痛诊断和治疗中发挥着重要作用。它们不能单独使用，而应该与其他的诊断和治疗方法联合使用。人们已认识到治疗性小关节神经阻滞的作用，但是许多关于它们临床效用的问题以及日常疼痛治疗中的常见问题都还没有解决。关于更好地肯定诊断性和治疗性小关节神经阻滞的作用以及慢性下腰痛的其他介入性治疗技术还需要进一步研究。

腰交感神经阻滞与神经毁损术

适应证

腰交感神经阻滞的适应征可以分为三大部分：(1)腿部循环功能不全，包括：动脉硬化性脉管病、糖尿病性坏疽、伯格氏病、Raynaud 现象和 Raynaud 病，以及动脉栓塞后血管重建；(2)肾绞痛、反射性交感神经营养不良或灼痛(慢性区域性疼痛综合征 I 型和Ⅱ型)、顽固性泌尿生殖器疼痛、截肢残端痛、幻肢痛和冻伤；(3)其他情况如：多汗症、股白肿、红斑性肢痛病、手足发绀和战壕足。

交感神经阻滞特别是疼痛治疗的原理是基于由交感神经活动易化和介导的疼痛观察。实验寓证据表明交感神经节后神经元不仅是终末效应器同时也是某种病理条件下的初级传入神经纤维；它可以与其他部位的初级传入神经沟通(直接和间接耦合)。尽管机制还不清楚，交感神经系统的阻滞有两方面作用：(1) 中断交感神经传出纤维节前和节后可能影响初级传入神经元的功能；(2)来自腿部的与交感神经伴行的深部结构的内脏传入神经可能被阻滞，作为诊断和预后的工具，交感神经阻滞对于确定疼痛性质非常有用(如疼痛是与交感神经有美还是与交感神经无关)。这样的过程一般是用于检验毁损性(破坏神经的或化学的)交感神经阻滞或外科交感冲经切除术的影响。

禁忌证

交感神经阻滞的禁忌证是出血体质、局部感染和某些解剖异常，如果它们使手术过程变得困难或出现危险可以认为是相对禁忌证。

功能解剖学

解剖学上交感神经系统是由中枢和周围两部分组成，中枢神经系统包括下丘脑、中脑、脑桥、脊髓和从 T_1~L_2 的脊髓外侧柱；周围交感神经系统是由支配深部躯体、皮肤和内脏的节前和节后传出纤维组成。两侧椎旁交感神经干是由胞体位于脊柱胸腰段的侧角、中间核和中央旁核的节前神经元阶段性地连接，负责下肢血管收缩的胞体位于下 3 个胸段和上 3 个腰段。节前纤维通过相应的白交通支前行，白交通支是带有节后传出神经椎旁神经节与通过节后传出神经到达骨盆脏器的推前神经节的会聚。小部分节后神经纤维直接进入主动脉丛和上、下髂内动脉丛神经节。节后纤维作为灰交通支离开交感神经干，一些神经通过 L_1 神经支配髂腹下和生殖股神经支配区域，一些到达 $L_{2\sim5}$ 神经，同时一些到达上 3 个骶神经，在此它们到达位于腰骶神经丛的各自终点。

在腰大肌和髂肌的中间神经节也与通过腰骶段神经的节后纤维交通。S_1 和 S_2 神经包含许多节后纤维，大多数代表对血管舒缩、毛发运动、催汗有用的灰交通支。已经证明，尽管每一个腰骶神经丛根接受一组灰交通支，但是由于支配下肢血管骶 1–3 含有几组灰交通支。每一个腰交盛神经链在左、右膈脚的下面进入腹膜后间隙继续在椎体前外侧和腰大肌起始点之间下行在 L_5 和 S_1 椎间盘水平进入骨盆。后面骨膜覆盖在椎体和腰大肌起点的纤维腱膜和筋膜上。前面是腹膜的后壁返折，主动脉横卧在左干的前内侧而右干前面是腔静脉。灰白交通支在腰大肌附着于每一个椎体的纤维弓形组织的下面通过各自的神经节到达每个椎体。它们也横过椎体的中间部分，仔细观察非常重要以便于确定阻滞针的位置。

腰交感神经链的交感神经节在数量和位置上有很大不同。在相同个体身上很少发现一侧有 5 个神经节。大多数病例只能看到 4 个神经节，大多数患者腰 1 和腰 2 神经节趋于融合，并且在 $L_{2\sim3}$ 和 $L_{4\sim5}$ 椎间盘有神经节的会聚。神经节的大小有很大的变异性，一些融合的神经节有 10~15mm 长，其他由于较粗而大约有 5mm 长，因为会聚神经节右侧延伸到 L_3 水平，左侧延伸到 L_2 水平，所以，在 L_2~L_3 水平进行交感神经阻滞非常有效，而一般不选择最常见的 L_2 椎体，尽管大多数交感神经节后传出纤维连接脊神经形成腰神经丛直接成为股神经、坐骨神经、闭孔神经的组成都分，它们的分支节段性地分布在各自下肢的血管上。阻滞 $L_{2\sim3}$ 神经节能阻滞大多数支配下肢的交感传出神经,对于交感神经通过交感干并且与它们各自的躯体脊神经的节后传出神经形成突触的患者,外科交感神经切除术后取得完全的神经阻滞效果是不可能的。腰交感神经干的重要分支有:节后传出神经、内脏传入神经和支配臀部和下肢的中轴骨骼和肌骨骼结构的腰躯体传入神经。理解了这些以后就会明白没有单纯的交感神经阻滞。这是躯体感觉的一部分,如果只是一个小区域,通常只能阻滞每个交感神经。

操作技术

尽管在经典的或旁正中入路的方法中描述从 L_2 到 L_4 放置三个穿刺针，现在已经被改为只在 L_2 和 L_4 放置两个针。且最近出现了只在 L_2 或 L_3 放置一个穿刺针的方法。在进行神经毁损时,重要的是至少要用两个针,如果不用第三个针,要防止注射部位产生太大的局部压力。尽管用局部麻醉药不是出于诊断性和治疗性阻滞而是用于破坏神经的阻滞,也必须用影

像增强技术(X 线透视)或 CT 引导,由于费用和时间安排等问题,只有一小部分患者能进行 CT 检查,对于腰交感神经阻滞,俯卧位最方便,但是由于疼痛或解剖畸形的原因有必要让患者取左侧或右侧卧位。

经典或传统的技术

皮肤消毒并且将消毒区域覆盖后,所露面积两侧距离棘突 5~6cm 上下在第 2、3、4 腰棘突上缘下拉的直线范围内,前后位的 X 线透视可以确定位置。用 8cm 长,22G 的穿刺针将局部麻醉药浸润到各自的横突，通过长为 15cm 的 20G 用于交感神经切除术的穿刺针形成通道并且需要有探针引导。每一个交感神经穿刺针都与旁矢状面成 5°~10°角以便引导前行触及横突。在这一点上,加强图像的侧位片可以进行观察和校正,任何小的调整都是必要的以便采取合适的角度使穿刺针到达椎体的前外侧面。用加强图像从后位可查看穿刺针的位置,穿刺针在轴向加强图像的引导下,并且沿着所指方向所要治疗椎体的前外侧面假想线前行。侧位片可确定穿刺针的深度。穿刺针在横突下行进时一定要小心,因为可能触及该水平后面或前面的初级交通支。如果要使穿刺针触及椎体,施加在棘突旁肌肉的压力经常使穿刺针从椎体边偏离并且向前通过腰大肌及其包埋筋膜到达腹膜后间隙。

指尖轻压注射器针栓没有阻力即说明到达腹膜后间隙。针尖位置可以通过注射少量的空气产生气检或用非离子的、水溶性的造影剂确定。该方法可以在每次增加浓度后反复试验,如果穿刺针置于正确位置(腹膜后间隙),那么在每一个椎体水平注射的造影剂会融合在一起。如果造影剂被注入腰大肌内或只是在筋膜下,可以明显看到该位置只能产生不完全的交感神经阻滞。

外侧入路技术

外侧入路比旁正中入路更好,因为它很少引起患者的不适,也不用触及横突,不可能与节段神经相遇,并且能提供直接通路以及触及交感神经干及其神经节的最佳位置,这种方法只需要用两个穿刺针和一定的经验。单针操作几乎可以在 80%的病例中取得成功。

没有必要测量穿刺针穿刺位置,并且这种方法需要使用 C 臂透视确定。距中线的距离与患者的腹围有关,一般是 8~12cm,皮丘出现后用 22G 脊柱穿刺针进行局部麻醉药浸润麻醉。
以一定角度引导 15cm 长 20G 交感神经阻滞针到达椎体前外侧面。C 臂上下轴向观察针尖位置以便使穿刺针很容易地插入腹膜后间隙,用侧位片测量穿刺针深度,穿刺针最后前行的几毫米可以通过无阻力注射直至到达腹膜后间隙。如果针尖触及椎体的一侧,那么,穿刺针应该后退 2~3cm 稍微偏离一定角度,通过在椎旁肌肉适当增加压力使穿刺针横靠椎体通过,穿刺针在腹膜后间隙的准确定位是通过注射少量空气产生气栓或是注射离子的或水溶性的造影剂予以确定。

当确定无阻力时，有必要用手指轻轻按压针栓以感觉浮球感，因为当针尖进入腹膜后间隙压力有微小的改变，这种改变在大多数情况下拇指的感觉不敏感，有时，由于以前的腹膜后手术、腹膜炎性疾病或破坏神经的交感神经阻滞等原因，腹膜后间隙闭塞，阻力消失辨别不清。在这种情况下，有必要将针尖放置在解剖学的椎体上，利用双平面视图通过注射保护液和造影剂分离腹胰后间隙。

任何治疗性或诊断性溶液的注射都应该在连续成像的监测下进行。造影剂的流向能确定它们的正常播散，同时对异常分散给予警示，注射液可以进入淋巴管、静脉或动脉，也可能扩散到不必要的组织平面，如果横向的交通支进入副根管孔，照相时间应该尽量短，但是整个注射过程都需要监视。在意外的交感神经限滞失败情况下，有必要对除腰交感神经节以外的下胸段交感神经节进行预后性阻滞.以使节后纤维绕过腰交感神经链通过其他路径到达下肢。

腰交感神经阻滞的药物治疗

虽然短效局部麻醉药常常用于预后性和治疗性交感神经阻滞，确信长效药物，如布比卡因在治疗和预后中很有优势，因为它能提供给患者一个较长的时间来评估交感神绳阻滞的作用以及对疼痛产生的影响。除外较长的持续时间，布比卡因可以增强生理适应能力，浓度为 0.375% 的布比卡因可以提供最佳持续时间而不需要增加血管收缩剂，布比卡因的缺点就是相对较长的潜伏期(5~8 分钟)。2%的氯普鲁卡因和 0.75%的布比卡因以等量混合可以缩短潜伏期，用小剂量 5~6ml 的 2%氯普鲁卡因作为试验性注射液也会取得同样结果。

含有 10%~16%的石碳酸的泛影钠(泛影葡胺)最适合于神经破坏，尽管是“老的”离子性造影剂，它很稳定并且具有较长的储藏期。

并发症

与所有区域麻醉一样，用于变感神经阻滞的局部麻醉药也有可能进入血管内；然而如果整个注射过程有 X 线透视监测，那么静脉内注射的机会很小。与腰交感神经阻滞有关的最常见并发症是生殖股神经痛，特别是外侧支，大多数病例的疼痛是短暂的，可以用非处方镇痛药解决，但前提是需要持续 6 周，反复的区域麻醉性交感神经阻滞能产生直接减轻疼痛的效应。同样，静脉内应用利多卡因的剂量按 1~2ml/kg 计算，或在腿部做经皮神经刺激可以治疗生殖股神经痛。

其他并发症是腰大肌坏死和输尿管塌陷，在凝血机制障碍的病例可能发生出血，这是交感神经阻滞的禁忌证，另外，针尖穿刺点的出血是可以自限的。要预先告知患者交感神经阻潜后可能会出现低血压，对于男人必须预先告知该手术可能会有阳痿或射精功能障碍等并发症，特别是在进行神经破坏的情况下更容易出现。

对腰交威神经阻滞反应的解释

当向患者解释交感神经阻滞的后续影响时，了解患者的性格非常重要，尽管交感神经阻滞的指征：血管舒张、体温增高、水肿减轻等很重要。先前存在症状的定性反应表现为持续性疼痛、痛觉过敏或触碰诱发痛如异常性疼痛，交感神经阻滞后需要认真判定。即使反复操作、操作失败都会引起治疗失败。安慰剂反应的正常，仅仅是特殊病态下接受基本治疗的患者的感恩反应，用于交感神经阻滞的局部麻醉药量，因为本身吸收的原因，对中枢神经系统的多突触路径会有影响，产生伤害性感觉的中枢抑制，而此反应常常被错误地归因于交感神经阻滞，腰部交感神经阻滞很少出现合并症，在适当的成像引导下可以重复进行，熟练的解剖学知识和高超的技术能使伤害患者的危险降低。

髂腹股沟—髂腹下神经阻滞

适应证

诊断作用:由于慢性炎症或外科手术,腹部钝性损伤或其他病理学过程而引起的髂腹股沟和髂腹下神经支配区的腹股沟、睾丸、股内侧的神经病理性疼痛用局部麻醉药进行髂腹股沟-髂腹下神经阻滞可以对局部诱发的腰骶部神经病理性疼痛的病因进行鉴别诊断，由于髂腹股沟-髂腹下感觉神经分布区与腰神经根分布区有重叠,髂腹股沟神经阻滞无效表明神经病变可能是由于其他原因。需要与之鉴别的包括:累及生殖股神经的病变、L_1 神经根病变、腰神经丛损伤、感染、恶性肿瘤侵及腰神经丛或硬膜外腔或 T_{12}~L_1 椎骨转移病变、牵涉痛、筋膜疼痛和中枢性疼痛,对于没有疝病史或以前未曾进行过疝修补手术的患者如果出现腹股沟痛就要高度怀疑腰骶部脊柱病变,这种患者的肌电描记术和磁共振图像均能显示腰神经丛。如果出现神经麻痹或神经破坏,髂腹股沟神经阻滞可以作为运动神经和感觉神经损伤程度的预后指标。

镇痛作用:无论是进行临床诊断还是进行鉴别性阻滞,姑息性髂腹股沟和髂腹下神经阻滞可以作为药理学治疗方法的辅助。在急症情况下,腹股沟-髂腹下神经阻滞在腹股沟疝修补术、剖宫产术、开腹子宫切除术、阑尾切除术、静脉曲张切除术、水囊肿切除术后都取得了不同程度的止痛效果。剖宫产术后髂腹下神经阻滞可延长术后需要给予吗啡的时间,其他的随机对照试验表明外科手术时进行的神经阻滞也有相似的效果。

髂腹股沟和睾丸区域的持续性或慢性疼痛是一个难题。腹股沟疝修补术后慢性疼痛的发病率高达 54%。然而,对于持续的或慢性的腹股沟区痛和睾丸痛还没有可靠的、标准的治疗方法。这种疼痛可能是由于感染或创伤的炎症,刺激或去传入作用引起。一旦明确神经痛就是由于髂腹股沟或髂腹下神经或两者共同引起时，可以将类固醇类药物和局部麻醉药直接注射到神经上。也可应用留置导管进行腹部平面间髂腹股沟-髂腹下神经的反复阻滞的方法已经描述过,并且以此进一步设计持续输注的装置。

麻醉:对于外科手术的麻醉,根据手术范围神经阻滞可单独使用也可以与生殖股神经阻滞结合在一起使用。这种麻醉阻滞在美国常用于腹股沟手术,然而文献报道这种麻醉一般用于下腹部手。Pfmncnstiel 切口的盆腔手术(剖宫产、子宫切除术、子宫肌瘤切除术、Burch 手术)、静脉曲张切除术、水囊肿切除术和睾丸固定术。麻醉医师或外科医生根据患者的意愿将这种神经阻滞作为区域麻醉(无论用不用镇静剂)的一部分或作为全身麻醉的补充。

禁忌证一般与任何区域阻滞一样,包括患者拒绝进行神经阻滞,局部麻醉药过敏,严重的凝血机制障碍和局部感染。

临床相关解剖

髂腹股沟神经分支来自于 L_1 神经根和 T_{12} 的一些分支，神经斜行跨过腰方肌和髂肌后方到达肾。在髂前上棘继续前行穿过腹横肌,该神经与髂腹下神经互相连接沿精索向下向内前行通过腹股沟管外环进入腹股沟管,它的外侧支穿过侧腹壁肌肉支配臀部外侧区的皮肤,一般而言,感觉分布区包括大腿的上内侧,在男性还包括阴茎根部和阴囊上部,在女性包括阴阜和大阴唇的外侧。与髂腹下神经的感觉支配区可以重叠,并且借腹股沟神经与髂腹下神经互相连接。

髂腹下神经分支来自 L_1 神经根和 T_{12} 神经的一些分支。该神经斜行跨过腰方肌和髂肌并且穿过腹横肌行于腹横肌和斜肌之间,其前支穿过外斜肌支配耻骨上腹部皮肤感觉,其外支支配臀部后外侧皮肤感觉。

操作技术

麻醉技术:患者仰卧位膝下置一枕头。在髂前上棘和脐之间两一条线,注射点位于髂前上棘上内侧 5cm,另一条线位于髂前上棘和耻骨联合之间,注射点位于髂前上嵴的下内侧大约 5cm。消毒后,用 25G 短斜面穿刺针以与皮肤呈 45°角,其尾部指向耻骨联合的方向刺入皮肤。斜面要保持与平面平行。穿刺针经过皮肤和皮下组织后,针头遇到来自于腹外斜肌鞘的很大抵抗力,穿刺针穿透该肌鞘时有一个明显的突破感。将 5~7ml 的局部麻醉药呈扇形注射到其深度达腹外斜肌腱膜。当穿透腹外斜肌筋膜时要注意避免进入腹膜腔。因为髂腹股沟-髂腹下神经远端需要追加麻醉剂量,所以另外 5ml 麻醉注射液注射到耻骨嵴的皮下区,也可以追加精索浸润麻醉药剂量。

镇痛与诊断技术:止痛方法比较简单。只是简单地在髂前上嵴内下方 2cm 的位置进行注射即可。用 25G 短斜面的穿刺针以 45°角斜面与腱膜保持平行向耻骨联合的下内侧边抽吸回血边进针直到感觉到穿透腹外斜肌腱膜时的突破感为止。这时,经过标准测试确定没有进入血管后将混有或不混有类固醇类药物的局部麻醉药呈扇形注射在斜肌的内外侧表面。

副作用与并发症

来自于髂腹股沟—髂腹下神经阻滞的并发症很少,但是具有破坏性。在整个区域组织麻醉过程中比较常见,所以要特别注意,血管内注射布比卡因是灾难性的,特别注意在进行任何剂量的局部麻醉药注射时都要回抽,局部麻醉药物的安全性依赖于所应用的试剂,特别是用罗哌卡因和左旋布比卡因代替布比卡因后, 在成人和儿童患者应该特别注意局部麻醉药的毒性反应。髂腹下神经阻滞后布比卡因会在较小的儿童出现高血药浓度的情况。同样,当穿刺针进入腹腔时注意反复回抽,这样就可以避免瘀血和血肿的形成。

穿透腹膜和内脏的情况很少出现,但是潜在的危硷往往需要外科处理。这些危险主要在儿童出现。一般短的钝性针头可以减少内脏损伤的危险,尽管如此仍要特别注意进针的深度。股神经麻痹是一种良性并发症可以自愈但会延迟康复和延长出院时间。

总结

髂腹股沟—髂腹下神经阻滞是一种简单的区域阻滞.不良反应很少。在需要麻醉或止痛的成年人和小儿中,该神经阻滞具有易于实施、有效和安全的特点。这种区域阻滞技术单独实施或与麻醉性监护联合实施时,可以改进当日手术效率且危险性很小。通过短暂的微创神经阻断,髂腹股沟-髂腹下神经阻滞可用于慢性腹股沟和睾丸痛的鉴别诊断, 还可以使患者在疝修补术后免受不必要的神经重新探查或可能加重病情的神经阻断术。需要改进的是,要想办法延长该阻滞对于慢性疼痛的疗效持续时间。目前的神经阻断术为将来奠定了基础,但仍需要进一步研究。

骶管阻滞

适应证和禁忌证

除了用于外科和产科麻醉以外,当在解剖学基础上用不同的神经阻滞法来评估骨盆、膀胱、会阴、生殖器、直肠、肛门以及下肢部位的疼痛时,应用局麻药实施骶管阻滞还可作为诊断性治疗方法。如果考虑患者有骶神经损伤,则骶管阻滞有助于评估预后,估计患者可能会出现的运动障碍及感觉缺失范围。

急性疼痛(术后痛、急性下背痛、急性神经根疼痛、继发于骨盆及下肢外伤的疼痛、急性带状疱疹疼痛、癌痛)的成人或儿童患者,在等待药物、手术或抗生素治疗起效的过程中,应用局麻药实施骶管阻滞有助于缓解患者的急性疼痛症状。对于继发于血管痉挛或血管闭塞性疾病(包括冻疮和麦角胺中毒)的下肢急性血管功能不全的患者来说,骶管阻滞也具有应用价值。同时骶管阻滞还可缓解腹股沟区化脓性汗腺炎的疼痛。

经骶管途径向硬膜外腔注入局麻药和类固醇类药物,可用于治疗各种各样的慢性良性疼痛综合征,包括:腰部神经根病、腰背综合征、椎管狭窄、椎板切除术后综合征、椎体压缩性骨折、糖尿病多发神经病变、带状疱疹后神经痛、反射性交感神经营养不良、幻肢痛、睾丸痛、肛门痛和骨盆疼痛综合征。由于经骶管途径向硬膜外腔注药的方法简单、有效且患者舒适,所以在一些疼痛诊疗中心,对于以上提及的骶管阻滞的适应证,该技术正在逐步取缔腰部入路进入硬腰外腔。

对于先前做过腰部手术的患者,腰部入路进入硬胰外腔可能效果较差,此时骶管阻滞具有特殊的应用价值。此外,骶管阻滞还可用于抗凝治疗或凝血紊乱的患者,因此即使存在其他区域麻醉技术(包括蛛网膜下腔麻醉和腰部入路硬膜外腔麻醉)的禁忌证时,也可通过骶管途径给予局麻药、阿片制剂及类固醇。这一事实有利于以下患者的治疗,其一是实施充分抗凝治疗的血管功能不全患者;其二是继发于放化疗之后出现凝血紊乱的癌症患者。

经骶管注入局麻药、类固醇或阿片制剂,有助于缓解癌症引起的骨盆痛、会阴痛及直肠痛。对于缓解前列腺癌骨转移患者的疼痛以及化疗相关性周围神经痛来说,骶管阻滞极为有效。此外骶管阻滞还有一个优点,即尽管患者处于抗凝治疗或是凝血紊乱的状态,仍可通过骶管途径给予局麻药、阿片制剂及类固醇。

骶管入路进入硬膜外腔的禁忌证如下:局部感染、败血病、藏毛囊肿、硬脊膜囊及其内容物的先天性异常。

临床相关解剖

三角形的骶骨由 5 块融合的骶椎构成,其形状为腹凹背凸。骶骨以楔形的方式嵌入两侧髂骨之间,其上下分别与第 5 腰椎和尾骨构成关节。在骶骨的腹侧凹面有 4 对开放的骶前孔,上 4 对骶神经的前支由骶前孔穿出。由于骶前孔是开放的,所以注入骶管内的药物可经骶前孔溢出。由于各骶椎在背侧面相融合,所以骶骨背面呈凸形,且表面不规则。在背侧正中线有一条嵴,被称作骶中嵴。骶后孔较之相应的骶前孔小一些。骶棘和多裂肌可有效预防注入骶管内的药液向外渗漏。骶骨下方关节的残余物在骶裂孔两侧向下方突起。这种骨性突起被称为骶角,是骶管阻滞的重要临床标志。尽管骶骨的形状有性别差异和种族差异,但是这些差异对既定患者最终能否成功实施骶管阻滞的影响很小。

三角形的尾骨由 3~5 块退化尾椎构成。其上表面与骶骨的下关节面构成关节。两侧突出的尾骨角与相应的骶角毗邻。尾骨的腹侧面向前向上成角。尾骨尖是骶管阻滞的重要标志。

骶裂孔是由背侧面的 S_4 下部分与完整的 S_5 骶椎在正中线不完全融合所致。这一 U 形空隙背覆骶尾韧带,同样也是骶管阻滞的重要临床标志,穿透骶尾韧带即可直接进入骶管处的硬膜外腔。

骶管上接腰椎管,向下终于骶裂孔。骶管与前后骶骨孔相通。在烘干的骨性标本,除去其所有内容物后,骶管容量平均约为 34ml。

硬脊膜下端包含在骶管内.终止于 S_1 和 S_2。第 5 对骶神经根和尾神经均通过骶管,同样脊髓的终丝和终丝末端也都通过骶管。$S_{1\sim4}$ 的神经根前支和后支从相应的骶前孔或骶后孔穿出。S_5 神经根和尾神经由骶裂孔穿出骶管。这些神经支配相应皮区和肌肉的感觉和运动,同时参与—些盆腔器官的支配,包括子宫、输卵管、膀胱和前列腺。骶管内还包括硬膜外静脉丛,这些静脉丛常常终止于 S_4,但也有可能继续向尾侧延伸。大部分血管集中于骶管腹侧方。在向头侧进针或骶管置管的过程中极易损伤硬脊膜囊和硬膜外静脉丛。骶管的其余部分充填着脂肪,脂肪密度随年龄的增加而增加。一些研究者相信这种变化可解释成年人实施骶管阻滞时出血的发生率较高。

操作技术

所有的设施，包括穿刺针、神经阻滞的辅助材料、药品、复苏设备、氧供以及吸痰管必须在实施骶管阻滞前准备好并加以检查。

骶管阻滞时患者可取俯卧位或侧卧位，每种姿势都有自己的优缺点。俯卧位时操作起来较为容易，但是不适用于以下两种情况：(1)患者保持俯卧位时不舒适。(2)患者身上带有造口术装置，如结肠造瘘袋或回肠造瘘袋。此外俯卧位还会限制呼吸道的通畅。而如果在操作过程中出现意外，保障呼吸道通畅是必须的。侧卧位有助于保证呼吸道通畅，但是对操作技术的要求较高。

俯卧位

患者取俯卧位，头下垫枕，背向医生。臀下亦垫一枕，使骨盆倾斜，以便骶裂孔更加突出。腿和踝部外旋用以松弛臀部肌肉，不过这样做可能使骶裂孔的定位较为困难。

侧卧位

患者取侧卧位，对于习惯用右手的镇痛医生来讲，患者取左侧卧位。为了保持舒适.患者下方腿的髋关节与膝关节可略屈曲。而上方的腿屈曲以便于放在下侧腿上并置于床上。这种改良的体位分开臀部，使得骶裂孔易于定位。由于侧卧位时臀部下垂，臀沟常常位于骶裂孔水平线之下，因此常常是穿刺针定位的误导标志。

穿刺针的选择

3.8cm22G 穿刺针适用于大多数成人患者，1.5cm25G 穿刺针适用于儿科患者。当对凝血紊乱或接受抗凝治疗的患者实施骶管阻滞时可用 3.8cm25G 穿刺针。

骶裂孔的定位

用聚维酮碘之类的消毒液广泛消毒周围皮区，以便在无菌状态下摸到所有的解剖学标志，铺无菌洞巾，非主要操作手的中指放在无菌巾上方置于臀沟之上，指尖触摸尾骨尖，这样做易于确认骶骨中线的位置，在患者处于侧卧位时尤其重要。在仔细确认中线位置后，中指向头侧移动，在该点左右触摸以确定骶裂孔的位置。

在骶裂孔定位之后，用 1mL 局麻药浸润皮肤、皮下组织及骶尾韧带。应尽量避免应用大剂量的局麻药，因为若想成功完成该项操作，骨性标志非常重要，而如果局麻药量过大，则可能令骨性标志变得模糊不清，许多疼痛专家干脆就省略了这一步，因为由局麻药浸润引起的疼痛程度常常高于直接用 22G 或 25G 穿刺针穿过未麻醉的皮肤和皮下组织进入骶管而引起的疼痛。

穿刺针以 45°角通过局麻区域刺入骶尾韧带，穿透韧带时，术者会有突破感或落空感。如触及骶骨骨质，则需轻轻退针，使针尖离开骨腹。穿刺针再向前进针约 0.5cm 以进入骶管，这样可确保整个针的斜面穿过骶尾韧带，以避免将药液注入韧带。

在这一穿刺点上，穿刺针可被骨骼韧带和皮下组织紧紧固定住，即使在术者松手后也不会下垂。如果不能确定穿刺针是否恰好在骶管内，可行注气试验，即向穿刺针内注入 1ml 空气。如果位置正确，则在骶骨上组织不应出现膨出和捻发感。对于术者来说，骶管阻滞时注射空气或药物的感觉就像是在其他部位注入硬膜外腔一样。所需力道不应超过克服穿刺针阻力的力量。如果注射伊始有阻力，可将穿刺针旋转 180°，因为穿刺针可能位于骶管内，但其斜面恰好被骶管内壁所堵塞。在注气注药过程中如果出现任何明显的疼痛或是阻力增加表明穿刺针的位置有误，术者应立即停止注射并重新定位穿刺针。如果术者难以穿刺准确，可采用透视导向法进行穿刺，侧面的透视像有助于确定针尖位于骶管内。

注射药物

当针尖的位置满意后，可接注射器，内含要注入的药物。轻柔回吸以确定无血液和脑脊液。尽管很少见，但是并不排除刺伤硬脊膜的可能，所以必须仔细回吸观察有无脑脊液。更常见的情况是回吸出血，其原因可能是穿刺过程中损伤了静脉，或者是穿刺针误入动脉（这种情况较少见）。

如果回吸试验阳性，即有血液或脑脊液，则需重新定位穿刺针，之后重复回吸试验，如重复试验的结果为阴性，则随后应注入0.5ml的局麻药，并仔细观察注射过程中和注射之后的局麻药毒性反应及其在蛛网膜下腔的扩散情况。

局麻药的选择

骶管内药物的扩散取决于以下几个因素：药液容量、注药速度、骨性骶管的解剖变异程度以及患者的年龄与身高。与非妊娠对照组相比，达到同等阻滞水平时，怀孕患者的药液用量明显减少。注药过程中，药液在硬膜外腔内向上扩散。通过骶前孔向外漏出的药量变异很大，可影响实际向上扩散的药量。开始时骶管内药液的扩散速度通常低于腰部硬膜外腔内药液的扩散速度。

通过骶管途径给药时，能够产生充分的骶部及下腰段感觉神经阻滞的局麻药包括1%利多卡因、0.25%布比卡因、2%氯普鲁卡因和1%的甲哌卡因。如果局麻药内加入肾上腺素则可降低全身吸收药量，并略微延长作用时间。增加药物浓度可加深运动神经阻滞并可缩短起效时间。20ml的药量（额外应用的试验量不计算在内）通常可提供充分的骶部及下腰段感觉神经阻滞，能够满足大多数成年人的外科手术要求。但是患者之间存在着显著的个体差异，为了确保成人患者麻醉充分，必须增加局麻药用。所有经骶管途径给予的局麻药必须按照硬膜外腔用药的要求来配制。

对于儿科患者，局麻药用量与体重密切相关。0.25%布比卡因1ml/kg对儿童患者似乎比较安全。为了避免局麻药的毒性反应，无论患者的年龄多大，都必须遵从每种局麻药的极限量。如为诊断性或预后性阻滞，可选择不含防腐剂的1%利多卡因。如为治疗性阻滞，可注入3~5ml的0.25%不含防腐剂的布比卡因或0.5%不含防腐剂的利多卡因，并联合应用80mg的甲泼尼龙。在之后的神经阻滞中，方法一样，只不过将甲基泼尼松龙的用量降至40mg。每日通过骶管阻滞给予局麻药或类固醇可治疗急性疼痛。对于诸如腰段神经根病和糖尿病性多神经病变之类的慢性疼痛，其治疗可视具体情况从每日一次到每周一次。越来越多的临床经验表明：增加局麻药用量可增加副反应和并发症的发生率，如果没有显著疼痛缓解的话，增加药量对于骶管硬膜外腔神经阻滞的整体疗效增加甚微。如果要对个别的骶神经实施选择性的破坏性阻滞，可先用局麻药实施阻滞，以确定疼痛缓解的程度及潜在的副反应，然后注入添加了0.1ml6.5%苯酚的甘油或乙醇，总量共1ml。

如果选择经骶管途径给予阿片制剂的话，按照硬膜外腔用药的配方，初始剂量应给予4~5mg硫酸吗啡。还有许多脂溶性阿片制剂如芬太尼可经骶管留置的导管持续给药。

穿刺针位置错误

在行骶管神经阻滞的过程中，有可能误穿。穿刺针可能误穿至骶管外侧，导致将空气和药液注入皮下组织内。如果注气注药过程中在骶骨上组织内触诊出现捻发感和嘭出感，则表明穿刺针位置错误。同时应注意注射过程中有无阻力增加和疼痛感，这些都意味着穿刺针位置有误。

穿刺针位置错误的第二种可能性是穿到骶管的骨膜上。出现这种情况的指征是：注射过程中剧烈疼痛、阻力很大，并且注药很少，至多几毫升。

第三种错误的可能性是穿刺针斜面部分位于骶尾韧带上。此时当药液注入韧带时，可产生极大的阻力和剧烈的疼痛。

第四种错误的可能性是穿刺针针尖误入骶椎的骨髓腔内，导致血液中局麻药浓度异常升高。这种情况易发生于有严重骨质疏松的老年人。出现此种情况的指征是:开始注入几毫升药液时很容易,但随后由于充满局麻药的骨髓腔顺应性很小,接着再注药时阻力会迅速增加。这种并发症的不良后果就是显著的局麻药毒性反应。

第五种错误也是最严重的错误,就是穿刺针穿过骶骨或尾骨旁,直接进入盆腔。在盆腔内,穿刺针可能进入直肠或阴道,造成穿刺针的污染。如果把已污染的穿刺针重新调整位置,再次刺入骶管,则会有感染的危险。对于胎头已进入盆腔的产妇来说,不宜应用骶管镇痛,因为如果不慎将局麻药注入胎头,将导致胎儿死亡。

骶管腔硬膜外导管

应用类似于持续腰部硬膜外腔麻醉的方法,通过 Crawford 穿刺针可向骶管内置入硬膜外导管同。置入的导管可超出针尖 2~3cm,之后越过导管谨慎退针。为了避免切断导管,在任何情况下都不能通过穿刺针向外退导管。之后在导管尾端接上注药接头.做回吸试验以确证无血液及脑脊液。通过导管给予 3~4ml 的局麻药作为试验剂量,观察患者有无局麻药中毒或是误入脑脊液的征象。如果未观察到不良反应,可通过导管持续或间断输注局麻药或阿片制剂。由于骶管留置硬膜外导管临近肛门,所以其感染的危险性限制了其长期应用。

骶管入路硬膜外腔阻滞的副作用与并发症

局麻药毒性

骶管硬膜外腔血管丰富，所以经骶管入路硬腰外腔阻滞时血管吸收局麻药的可能性很大。仔细回吸和额外小剂量局麻药试验是很重要的,能够早期监测局麻药毒性。在操作过程中及操作后必须严密观察患者有无异常。

血肿与瘀斑

硬膜外静脉丛通常终止于 S_4,但是在某些患者这些静脉丛可超过骶管全长。如果穿刺针损伤静脉丛可引起出血和术后疼痛。如果将药物注入骶骨膜下同样可导致出血,并伴随着注药过程中及其后的疼痛。通过应用短而细的穿刺针,可减少上述两种并发症和因穿刺部位发育障碍而引起的穿刺失败的发生率。继发于骶管阻滞所致硬膜外腔血肿的显著神经障碍很罕见。

感染

感染虽然并不常见,但却一直存在这种可能性。尤其是在免疫缺陷的癌症患者更是如此。有许多学者进行了如下研究,即在产科麻醉时,同时在腰段和骶管置入硬膜外腔导管,之后比较两个穿刺部位的细菌培养,结果表明骶管部位的细菌阳性率总是明显高于腰部。为了避免出现具有潜在生命威胁的后遗症,对感染进行早期监测是很关键的。

神经并发症

骶管阻滞后的神经并发症罕见。这些神经并发症通常与以下因素有关,即前期存在的神经损伤、外科或产科伤,而与骶管阻滞本身无关。

尿潴留与尿失禁

在骶神经根处应用局麻药或阿片制剂可显著升高尿潴留的发生率。骶管神经阻滞的这种并发症更常见于老年男性、多产妇女和腹股沟及会阴术后患者。对于不能自行排泄或留置尿管的患者可能发生充溢性尿失禁。建议所有实施骶管硬膜外腔阻滞的患者在疼痛诊疗中心恢复自行排泄的能力后再出院。

总结

对于各种各样的外科麻醉技术来说,骶管神经阻滞是一项简单、安全、有效的技术。该技术尤其适用于门诊外科手术患者和产科患者。在大多数神经干性区域阻滞方法中.骶管阻滞可用于抗凝治疗患者或是凝血紊乱患者的这一特性是独一无二的。在治疗各种各样的急慢性疼痛以及癌症相关性综合征时可应用骶管硬膜外腔镇痛术,该技术是疼痛治疗医师的又一有力武器。

硬膜外间隙粘连松解术:Racz 技术

硬膜外间隙粘连松解术的目的是终止瘢痕形成, 靶向释放皮质类固醇类药物和局部麻醉药,采用高张生理盐水减轻水肿。硬膜外间隙粘连松解术可使患者的疼痛和神经症状减轻,而无再次外科手术治疗的昂贵费用,有时需要长期的康复时间,并常可避免采用外科手术治疗。

硬膜外间隙纤维化的放射学诊断

磁共振成像(MRI)和计算机体层扫描(CT)均是诊断学工具,它们的敏感性和特异性为 50%~70%。脊髓造影 CT 检查也是有用的. 但上述的诊断工具对于确定硬膜外间隙纤维化均不具有100%的可靠性。相比之下,硬腰外造影术是一种高成功率的技术,被认为是诊断硬膜外间隙粘连的最佳方法。硬膜外造影术可即时发现与患者症状明确相关的充盈缺损。这几种技术的联合应用显然可增加确诊硬膜外间隙纤维化的能力。

硬膜外间隙粘连松解术的适应证与禁忌证

虽然最初设计是用来治疗继发于手术后硬膜外间隙纤维化所致的神经根病,但是硬膜外间隙粘连松解术已被扩展用于多种疼痛疾病的治疗,包括:(1)颈部和背部椎扳切除术后综合征;(2)椎间盘破裂;(3)脊柱转移性癌导致的压缩性骨折;(4)多阶段退行性关节炎;(5)小关节面疼痛;(6)椎管狭窄;(7)对于脊髓刺激和椎管内阿片类药物应用无反应的疼痛

硬膜外间隙粘连松解术的绝对禁忌证如下:(1)败血症;(2)慢性感染;(3)凝血性疾病;(4)手术部位的局部感染;(5)患者拒绝.

硬膜外间隙粘连松解术的一个相对禁忌证为存在蛛网膜炎。由于蛛网膜炎,各组织层同可发生相互粘连,从而使造影剂或药物的小腔化分布可能性增加,还增加了药物扩散至硬膜下间隙或蛛网膜下间隙的可能。药物扩散到硬膜下间隙或蛛网膜下间隙,可增加并发症的发生。缺乏硬膜外间隙粘连松解术经验的从业者应考虑将这些患者转诊至具有更多经验的临床医师处。

患者准备

一旦认为硬膜外间隙粘连松解术是恰当的治疗方式,就应与患者讨论该手术治疗的危险和益处,并获得患者的知情同意。益处包括缓解疼痛、改善躯体功能和可能逆转神经症状;危险括挫伤、出血、感染、所用药物(透明质酸酶、局部麻醉药、糖皮质激素、高渗盐水)反应、神经或血管损伤、疼痛无缓解或仅有轻微缓解、大小便失禁、疼痛加剧、瘫痪等。对于有小便失禁病史的患者,在实施该手术治疗前应由泌尿科医师进行评价并记录术前存在的尿动力学异常和病理改变。

抗凝药物治疗

在实施硬膜外间隙粘连松解术前应停用延长出血指标的药物。出血时间延长的程度取决于患者所用的药物。在停用任何—种此类药物以前,应与患者的初级保健医师进行协商。在实施该手术治疗前,对于非甾体类抗炎药(NSAIDS)和阿司匹林,应分别停药 4 天和 7~10 天。在实施粘连松解术前,氯吡格雷(波立维)应停药 7 天,而噻氯匹定(抵克立得)应停药 10~14 天。华法林

(香豆素)的停药存在很大差异,但通常停药5天就足够了。对于皮下应用肝素的患者,在实施该手术治疗前,至少应停用12小时;而对应用低分子量肝素的患者,应至少停用24小时。具有延长出血参数的非处方药亦应停用,包括维生素E、银杏(8in9ko bijoba)、大蒜、人参等。通过测定凝血酶原时间、部分凝血活酶时间和血小板功能分析或出血时间可证实凝血功能的充分性。这些测定应尽可能地在术前当日进行。仅停用抗凝药物数日即进行测定,由于未提供足够的时间让其抗凝作用消退,测定数据可仍偏高。必须权衡该手术治疗的益处和停药抗凝药物治疗的可能后果,并向患者完全解释清楚。

术前实验室检查

在术前,必须进行全血细胞分析和血清尿液分析,以明确有无未被诊断的感染。白细胞计数增加和/或尿液分析阳性促使医师推迟手术,并将患者转诊至其初级保健医师进行进一步的准备和治疗。另外,必须测定凝血酶原时间、部分凝血活酶时间和血小板功能分析或出血时间,以发现有无凝血功能异常。任何测定值的升高都会表明需要进一步的检查,并推迟手术直至完成所有的检衮。

操作技术

该治疗技术适用于颈椎,胸椎、腰椎和骶椎。将详细讲述骶孔置管技术,但对于颈椎和胸椎导管放置的要点和差异亦将给予说明。实施该治疗操作必须在手术室内进行,并严格执行无菌操作。术前预防性应用可到达椎管内神经周围的抗生素。对于青霉素过敏患者,可静脉注射头孢三嗪1g或口服左氧氟沙星500mg。第2天,可给予同等剂量。麻醉医师或麻醉护士提供监护麻醉。

骶管翼孔入路

患者取俯卧位,腹下垫枕以纠正腰椎前凸,踝下垫枕以让患者舒适。让患者双足脚趾相抵、分开足跟。这可松弛臀大肌.便于定位骶管裂孔。在消毒铺巾后,在骶尾角处触摸或通过X线透视引导定位骶管裂孔。在非神经根病变测骶管裂孔外侧2.5cm、尾侧5cm处,注射局部麻醉药皮丘。用18G破皮针刺破该处皮肤,经此皮肤裂口,通过X线透视或通过触摸引导,以45°角将15G或16GRX Coude硬膜外穿刺针刺向骶骨裂孔。在穿刺针到达骶裂孔后,将穿刺针角度降低至约30°,然后继续推进。RX Coude硬膜外穿刺针与其他穿刺针相比优点在于穿刺针针尖具有一定的角度,使其更容易引导导管,且针尖的锐利度较小。该穿刺针远端开口的背侧端为非切割面设计,使其能够允许导管推进和拔出。由于Touhy穿刺针远端开口的背侧缘为切割面设计,易于切割导管,所以Touhy穿刺针不能用于该手术。经前后位和侧位X线透视,正确放置的穿刺针,位于骶管内第3骶孔水平。穿刺针位于第3骶孔以上水平有刺破下位硬脊膜的可能。针尖应越过骶骨中线到达神经根病变。

采用10ml非离子型水溶性造影剂进行硬膜外造影。在注射造影剂或药物前,确保回抽无血、无脑脊液。欧乃派克和碘帕醇是最常应用的两种造影剂,均适用于脊髓造影。不要采用离子型非水溶性造影剂,如泛影葡胺(泛影钠)和离子型水溶性造影剂如磺酞葡胺,这些造影剂不适用于脊髓造影。意外的蛛网膜下隙注射可导致严重后果,如抽搐,甚至可能导致死亡。缓慢注射造影剂并观察充盈缺损。正常的硬膜外造影图像呈"圣诞树"样,椎管中央为树干,神经根的轮廓构成树枝。异常的硬膜外图像上将出现造影剂的未填充区。推测在这些区域可能有瘢痕形成,而且与患者典型的神经根主诉相符。如果发现造影剂在血管内注射,应调整穿刺针的方向。

在将穿刺针的远端开口转向腹外侧后,经穿刺针,置入一根质地较硬的导管,这些导管在距远端 2.5cm 处有一个 30°的折弯。这种折弯能将导管导向目标水平。在前后位连续 X 线透视引导下，将导管尖端推进至目标水平硬膜外间隙的腹外侧区。按顺时针或逆时针方向轻柔捻转导管，控制导管的推进。避免“螺旋”推进导管尖端，因为这样更难于控制导管的走向。不要沿着骶骨正中推进导管，因为这样使得导管被引导至硬膜外间隙腹外侧区更为困难。在前后位像上，导管尖端的理想位置是恰好位于椎弓根阴影中点下方的椎间孔。侧位像确证导管尖端位于硬膜外间隙腹侧区。

在即时 X 线透视下，经硬膜外导管另外注射造影剂 2~3ml，以显示神经根内的“瘢痕”。如果发现造影有血管内注射，应重新放置导管，并再次注射造影剂。最好无显影，但有时因静脉充血，硬膜外造影可见少量的血管扩散。只要造影剂血管内注射是静脉性的而非动脉性的，就可以接受。在注射局部麻醉药时应谨慎小心，预防局部麻醉药中毒。只要造影剂在动脉内注射，即应重新放置导管。

采用不含防腐剂的生理盐水将 1500U 的透明质酸酶稀释至 10ml，进行注射。这可引起某种不适，所以最好缓慢注射。观察有无神经根内“瘢痕”显影。10ml 局部麻醉药/皮质类固醇溶液注射 3ml 作为试验剂量。应用 4mg 地塞米松与 0.2%罗哌卡因 9ml 的复合液。在注射 5 分钟后，如果无鞘内注射和血管内注射，注射剩余的 7ml 局部麻醉药，皮质类固醇溶液。

在连续 X 线透视引导下拔出穿刺针，以确保导管仍位于目标水平。采用非可吸收性线将导管缝合固定在皮肤上，并在皮肤穿刺点涂抹抗生素软膏。导管末端覆盖无菌敷料并连接 20μ 的滤器。应用胶布将导管的暴露部分固定于患者身上.并将患者送回恢复病房。

应在距最后一次注射局部麻醉药/皮质类固醇溶液 20 分钟后再开始输注高渗盐水。这对于确保未发生局部麻醉药，皮质类固醇溶液硬膜下注射是必要的。硬膜下阻滞与蛛网膜下阻滞相似，但起效需要较长的时间。在操作过程中.一旦出现蛛网膜下或硬膜下阻滞，应将导管拔出，粘连松解术其他操作亦予以取消。应观察并记录运动和感觉阻滞消失的时间，并记录经导管 30 分钟输注 10ml 高渗盐水的情况。如果患者有不适主诉，先停止输注，追加注射 0.2%罗哌卡因 2ml 后重新开始输注。亦可采用硬膜外注射芬太尼 0.1mg 替代该局部麻醉药。在输注完高渗盐水后，采用不含防腐剂的生理盐水 2ml 缓慢冲洗导管，然后用帽塞封闭导管。

通常对患者观察 23 小时，然后第 2 天再进行第 2 次和第 3 次高渗盐水输注。在置管后第 2 天，经导管注射不含皮质类固醇的 0.2%罗哌卡因 10ml 两次（间隔 4 小时），并于置管后第 1 天的处置一样输注高渗盐水 10ml。在完成高渗盐水输注后.拨出导管并用无菌敷料包扎。让患者出院回家并嘱患者口服头孢氨苄 500mg，一天 2 次，连续 5 天，青霉素过敏的患者可口服左氧氟沙星 500mg，一天 1 次，连续 5 天。30 天内门诊随访。

并发症

与其他的任何有创操作一样，均有导致并发症的可能，包括出血、感染、头痛、神经或血管损伤、切断导管、大肠，膀胱功能异常、瘫痪、所注射液体或血肿导致的脊髓压迫、局部麻醉药或高渗盐水硬膜下或蛛网膜下注射、所用药物反应等。还包括患者感疼痛加重或无疼痛缓解。

总结

对于顽固性颈、胸、腰、腿痛患者，硬膜外粘连松解术作为一种重要的治疗方法已经历了多年的发展。研究表明，患者可获得数月的明显疼痛缓解和功能改善。反复实施该治疗能增加疼痛缓解的数量和持续时间。通过内镜检查不仅可实施机械性粘连松解，而且可发现受累的神经根。

腹下神经丛阻滞与奇神经节阻滞

腹下神经丛阻滞

临床相关解剖

腹下神经丛是腰交感神经链的延续，可采用与腰交感神经阻滞相似的方式进行阻滞。腹下神经丛的节前纤维主要起源于下胸段脊髓和上腰段脊髓。节前纤维通过白交通支进入腰交感神经链。发自腰交感神经链的节后纤维和来自骶段的副交感神经纤维共同构成上腹下丛。在 L_4 椎体前方融合聚集。随着这些神经的下行，在 L_5 水平开始发出腹下神经，在髂血管周围并与之伴行。腹下神经继续向外下走行，在它们通过 L_5~S_1 间隙水平时可被阻滞。在此处，腹下神经沿着骶骨凹面下行，经过直肠两侧形成下腹下丛。这些神经在膀胱两侧继续下行，支配盆腔内脏和血管。

腹腔神经丛阻滞单针法

单针法腹腔神经丛阻滞对于评价和治疗盆腔内脏交感神经介导性疼痛是有益的。这类疼痛包括继发于恶性肿瘤的疼痛、子宫内膜炎、交感反射性营养不良、灼痛、痉挛性肛门痛、放射性肠炎等。腹下神经丛阻滞对于缓解继发于直肠放射治疗的下坠感亦是有用的。在评价盆腔和直肠疼痛的解剖基础而实施鉴别性神经阻滞时，采用局部麻醉药进行腹下神经丛阻滞可作为一种诊断工具。在考虑腹下神经丛的毁损性阻滞时，该技术可作为患者疼痛缓解程度的预后指标。腹下神经丛局部麻醉药阻滞亦可用于骶部皮区急性带状疱疹和带状疱疹后神经痛的治疗。腹下神经丛的毁损性阻滞，适用于腹下神经丛局部麻醉药阻滞获得暂时性效果和其他保守治疗不能控制的疼痛综合征。

盲穿技术

患者取俯卧位，于下腹部下垫枕.以使腰椎轻微屈曲，使 L_5 横突与骶骨翼间的间隙最大化。通过定位髂嵴在该水平确定 L_4~L_5 间隙。采用消毒液消毒该部位的皮肤。在此水平中线旁开 6cm 处确定一点。以 1%的利多卡因对该点皮肤和皮下组织实施麻醉。而后经麻醉处，将长 13cm 的 20G 穿刺针以约向尾侧 30°角和向中线 30°角的方向，朝 L_5S_1 椎间隙的前外侧刺入。如触及 L_5 横突，后退穿刺针，将进针方向稍向尾侧调整。如果触及 L_5 椎体，后退穿刺针，将进针方向稍向外侧调整，直至穿刺针以与腰交感神经阻滞相似的方式滑过 L_5 椎体的前外侧面。

将装有不含防腐剂生理盐水的 5ml 玻璃注射器与穿刺针相连接。对注射器栓塞保持恒定压力以确定硬膜外间隙相似的无阻力技术缓慢推进穿刺针，直至椎旁间。在穿刺针刺破腰大肌前筋膜时可感到"啪"的一声和阻力消失感。以第一针的穿刺轨迹和深度作为指导，采用相似的方式在对侧进行另一根穿刺针的穿刺。仔细回抽无血、无脑脊液、无尿液后，以分次的方式缓慢注射不含防腐剂的 1%利多卡因 5ml，同时严密观察患者有无局部麻醉药中毒的表现。如果认为疼痛存在炎性成分，局部麻醉药中可加用甲泼尼龙 80mg，分次注射。随后每日以相似的方式进行神经阻滞，只是将甲泼尼龙的剂量由初次的 80mg 改为 40mg。然后拔出穿刺针，在穿刺点上放置冰袋以减少阻滞后的出血和疼痛。

CT 引导技术

患者俯卧于 CT 扫描床上，于下腹部下垫枕以使腰椎轻微屈曲，使 L_5 横突与骶骨翼间的间隙最大化。首先拍摄腰椎的 CT 定位片，然后确定 L_4~L_5 间隙。消毒液消毒 L_4~L_5 椎间隙处的皮肤，并铺无菌单。采用 1%利多卡因和长 3.8cm 的 25G 穿刺针对中线旁开 6cm 处的皮肤和皮下组织实施麻醉。然后经麻醉区，将长 13cm 的 20G 穿刺针以约向尾侧 30°角和向中线 30°角的方向，朝 L_5–S_1 椎间隙的前外侧刺入。如触及 L_5 横突，后退穿刺针，将进针方向稍向尾侧调整。如触及 L_5 椎体，后退穿刺针，将进针方向稍向外侧调整.直至穿刺针以与腰交感神经阻滞相似的方式滑过 L_5 椎体的前外侧面。将装有不含防腐剂生理盐水的 5ml 玻璃注射器与穿刺针相连接。然后对注射器栓塞保持恒定压力，缓慢推进穿刺针直至椎旁间隙。在穿刺针刺破腰大肌前筋膜时可感到"啪"的一声和阻力消失感。在仔细回抽后，经穿刺针注射 2~3ml 水溶性造影剂，CT 扫描确认穿刺针位于腹膜后间隙。如果无造影剂扩散至对侧的椎旁间隙，以第一针的穿刺轨迹和深度作为指导，采用相似的方式在对侧进行另一根穿刺针的穿刺。在仔细回抽无血、无脑脊液、无尿液后，以分次的方式缓慢注射不含防腐剂的 1%利多卡因 5ml。如获得充分的疼痛缓解，在确证患者无因腹下神经丛阻滞所致的大肠和膀胱功能异常后，以相似的方式分次注射无水乙醇或 6.5%苯酚。然后拔出穿刺针，在穿刺点上放置冰袋，以减少阻滞后的出血和疼痛。

不良反应与并发症

腹腔神经丛毗邻髂血管，意味着很有可能导致出血或血管内注射意外。马尾和穿出神经根的关系强调该神经阻滞操作必须由对该部位局部解剖非常熟悉并富有腰交感神经阻滞经验者进行。由于靠近盆腔，在腹下神经丛阻滞过程中损伤盆腔内脏（包括尿管）是非常可能的。如果小心操作使穿刺针的针尖恰好越过 L_5~S_1 椎间隙的前外侧缘，则可减少这一并发症的发生。穿刺针太偏向内侧，可导致硬膜外、硬膜下和蛛网膜下注射以及椎间盘、脊髓和穿出神经根的损伤。虽然少见，仍有感染的可能，特别是在免疫受损的癌性疼痛患者中。感染的早期发现包括椎间盘炎是避免可能危及生命后果的关键。

Walther（奇）神经节阻滞

Walther 神经节（即奇神经节）阻滞对于评价和治疗会阴、直肠和外生殖器的交感神经介导性疼痛是有用的。尽管理论上讲，在其他保守治疗无效时，该技术可用于治疗子宫内膜炎、交感反射性营养不良、灼痛、痉挛性肛门痛、放射性肠炎等，但主要是用于治疗继发于恶性肿瘤的疼痛。在评价盆腔和直肠疼痛的解剖基础而实施鉴别性神经阻滞时，采用局部麻醉药进行奇神经节阻滞可作为一种诊断工具。在考虑奇神经节的毁损性阻滞时，该技术可作为患者疼痛缓解程度的预后指标。奇神经节的毁损性阻滞适用于奇神经节局部麻醉药阻滞获得暂时性效果和其他保守治疗不能控制的疼痛综合征。

临床相关解剖

奇神经节是交感神经链的终末融合，位于骶尾关节的前面，在该水平可实施阻滞。该神经节接受来自腰骶部交感神经系统和副交感神经系统的神经纤维，提供盆腔内脏和外生殖器的交感神经支配。

盲穿技术

患者取折刀位，以便于接近臀裂的下缘。定位正中线，采用消毒液对恰好位于尾骨尖下的覆盖肛尾韧带的皮肤进行消毒。采用 1%利多卡因对该点的皮肤和皮下组织实施麻醉。然后将长 10cm 的腰穿针在距针尾 2.5cm 处折弯成 30°，以便于针尖可被放置到骶尾关节前面附近。也许需要在距针尾 5cm 处再将穿刺针折弯一下，以与患者过大的尾骨曲度相适应，从而允许穿刺针针尖被放置到骶尾关节上。

将折弯的穿刺针经麻醉区刺入，推进直至针尖触及骶尾关节的前面。仔细回抽无血、无脑脊液、无尿液后，以分次的方式缓慢注射不含防腐剂的 1%利多卡因 3ml。如果认为疼痛存在炎性成分，局部麻醉药中可加用甲泼尼龙 80mg，分次注射。随后每日以相同的方式进行神经阻滞，只是将甲泼尼龙的剂量由初次的 80mg 改为 40mg。然后拔出穿刺针，在穿刺点上放置冰袋以减少阻滞后的出血和疼痛。

CT 引导技术

患者俯卧位于 CT 扫描床上，骨盆下垫枕，以便于接近臀裂下缘。首先拍摄腰椎的 CT 定位片，然后确定骶尾关节和尾骨尖。定位正中线，采用消毒液对位于尾骨尖下的肛尾韧带处皮肤进行消毒。采用 1%利多卡因对该点的皮肤和皮下组织实施麻醉。然后将长 10cm 的腰穿针在距针尾 2.5cm 处折弯成 30°角，以便于针尖可被放置到骶尾关节前面附近。可能需要在距针尾 5cm 处再将穿刺针折弯一下，以与患者过大的尾骨曲度相适应，从而允许穿刺针针尖被放置到骶尾关节上。

将折弯的穿刺针经麻醉区刺入，并推进直至针尖触及骶尾关节的前面。仔细回抽无血、无脑脊液、无尿液后，经穿刺针注射 2~3ml 水溶性造影剂。CT 扫描确认造影剂仅在骶尾关节前面扩散。在确认穿刺针的位置正确，并仔细回抽无血、无脑脊液、无尿液后，以分次的方式缓慢注射不含防腐剂的 1%利多卡因总量 3ml。如果获得充分的疼痛缓解，在确定患者无因奇神经节局部麻醉药阻滞所致的大肠和膀胱功能异常后，以相同的方式分次注射无水乙醇或 6.5%苯酚。然后拔出穿刺针，在穿刺点上放置冰袋，以减少阻滞后的出血和疼痛。

不良反应与并发症

由于奇神经节与直肠毗邻，非常有可能导致直肠穿孔，以致在拔出穿刺针的过程中导致针道污染。感染和瘘管形成可以是该神经阻滞的灾难性并发症，可能危及生命，尤其在接受直肠放射治疗的免疫受损患者。马尾和穿出骶神经根的关系强调该神经阻滞操作必须由对该部位局部解剖非常熟悉，并对疼痛介入治疗技术具有丰富经验者来进行。

奇神经节阻滞是一种可使前述疼痛疾病患者获得明显缓解的简单技术。鉴于对大肠和膀胱功能异常的考虑，与上腹下丛相比，由于该神经节的局限性，所以采用少量无水乙醇或苯酚或通过神经冰冻或射频毁损进行毁损性阻滞更可行。已证实，对于奇神经节局部麻醉药阻滞有效的交感神经介导性疼痛患者，奇神经节毁损性阻滞可提供长期的疼痛缓解。CT 引导有助于明确局部解剖与穿刺针和直肠的关系。对于盲穿技术和 X 线透视引导技术，这是一个重大进步。

（包正毅　薛静）

第三节 下肢神经阻滞

骶髂关节注射

骶髂关节是一个双关节面关节，易于因许多常见的能够破坏关节软骨的疾病而导致关节炎，还容易因创伤或不当治疗导致关节扭伤。骶髂关节骨关节炎是导致骶髂关节疼痛的最为常见的关节炎形式。然而，类风湿性关节炎和创伤后关节炎亦是骶髂关节疼痛的常见原因。引起关节炎性骶髂关节疼痛的较少见原因包括：强直性脊柱炎等胶原血管疾病、感染和 Lymc 病。急性感染性关节炎通常伴有发热和不适等全身症状，易被临床医师识别，恰当的治疗是细菌培养和抗生素治疗而非注射治疗。胶原血管疾病通常表现为多关节病而非仅局限于骶髂关节的单关节病，但继发于胶原血管疾病强直性脊柱炎的骶髂关节炎关节内注射技术反应良好。有时，临床医师可遇到因为脊柱融合而过度取骨所致的医源性骶髂关节功能异常患者。

大多数继发于扭伤或关节炎的骶髂关节疼痛患者主诉疼痛位于骶髂关节周围和腿上部。与骶髂关节扭伤或关节炎有关的疼痛可放射至臀下部和腿后部，但疼痛不会放射至膝部以下。活动可使疼痛加重，休息和热疗可达到一定的缓解。疼痛为持续性的酸痛，可影响睡眠。体格检查触摸受累骶髂关节可引起压痛。患者常庇护患腿，用正常腿负重。腰椎旁肌肉痉挛常见，直立位时腰椎的活动范围受限，坐位时因腘绳肌腱的松弛而得以改善。骶髂关节疼痛患者表现为骨盆挤压试验（pelvic rock test）阳性。骨盆挤压试验是把手指放在髂嵴上，将拇指放置髂前上棘上，然后用力向中线挤压骨盆，诱发骶髂关节周围疼痛，即为骨盆挤压试验阳性。

所有骶髂关节疼痛均行普通 X 线片检查。根据患者的临床表现，可进行全血细胞分析、红细胞沉降率、HLA-B27 抗原、抗核抗体等辅助检查。

临床相关解剖

骶髂关节由骶骨和髂骨的耳状关节面形成。这些耳状关节面韧带和骨间的韧带相应地升高和下降可在 X 线片上表现为骶髂关节的异常征象。骶髂关节的张力主要来自后面的和骨间的韧带，而非骨关节。骶髂关节承担着躯体的重量，因此，易于形成扭伤和关节炎。随骶髂关节的退变，关节间隙变窄，从而使关节内注射更为困难。韧带和骶髂关节受 L_3~S_3 脊神经根的支配，L_4 和 L_5 脊神经根提供大量的神经纤维分布至骶髂关节。这种神经支配差异有助于解释骶髂关节疼痛难以明确的特征。骶髂关节的活动范围非常有限。姿势改变和关节负重导致骶髂关节受力改变，可使骶髂关节活动。

操作技术

向患者说明骶髂关节注射技术的目的。患者俯仰卧位，对受累骶髂关节腔处的皮肤用无菌消毒剂进行消毒。将装有不含防腐剂的 0.25%布比卡因 4.0ml 和甲泼尼龙 40mg 的无菌注射器与长 10cm 的 25G 穿刺针相连接。同样在严格的无菌技术下，定位髂后上棘。通过此处皮肤和皮下组织，以 45°角的方向，向受累骶髂关节谨慎推进穿刺针。如触及骨骼，后退穿刺针至皮下组织，将穿刺针的进针方向向上、向稍外侧调整。在进入骶髂关节腔后，轻柔回抽注射器。注射应无阻力，如有阻力，穿刺针可能位于韧带中，应将穿刺针稍向骶髂关节腔推进，直至注射无明显阻力。在某些患者，X 线透视引导和应用碳造影剂有助于实施该技术。

股外侧皮神经阻滞

适应证

用于大腿局部皮瓣移植术；可与坐骨神经和股神经阻滞联合，用于下肢外科手术；股外侧皮神经阻滞最常用于治疗感觉异常性股痛，后者是一种神经卡压性疾病；如果准备行神经破坏性阻滞，股外侧皮神经阻滞可用于判断股外侧皮神经毁损引起的损伤程度。

临床相关解剖

股外侧皮神经起自 L_2~L_4 神经根后支。该神经穿过腰大肌向下外侧行走，直至到达髂腹股沟韧带的下方，以及髂前上棘的内侧，偶尔正好进入腹股沟韧带。在阔筋膜下它分为前后两个分支，前支支配大腿前外侧感觉，后支支配从大转子到膝盖的大腿外侧感觉。

操作技术

患者取仰卧位，确定髂前上棘的位置，根据患者尺寸在距髂前上棘内侧 2~3cm 和下方 2~

3cm 处作标记。用长 33cm 的 22G 穿刺针经皮肤垂直刺入直到筋膜产生突破感后就会出现异感。此时将局部麻醉药 10~15ml 和曲安奈德 80mg 扇形注射。如果触及髂嵴，就要向内侧注射，一定要小心，以免穿刺针穿刺过深，特别是对于比较瘦的患者，一定要避免穿入腹腔而造成内脏损伤。注射后一定要按压注射部位以免出血和瘀斑. 这种情况在使用抗凝剂的患者身上更容易出现。

阻滞完美性的评估

股外侧皮神经是纯感觉神经没有运动纤维，这些感觉神经支配大腿外侧和臀部皮肤，如果患者大腿外侧上方没有夹痛感，那么就认为股外侧皮神经阻滞是成功的。

副作用与并发症

并发症包括：神经损伤、出血、感染和局部麻醉药毒性反应。另外，因为距离腹腔比较近，如果穿刺针进入过深就有可能触及和损伤内脏（如肠管）。

总结

股外侧皮神经阻滞是一种简单易行的周围神经阻滞技术，它很少引起并发症。最常用于治疗感觉异常性股痛——这种卡压性神经病变。股外侧皮神经阻滞可用于诊断，如果在短时间内多次实施，还可以获得较长时间的疼痛缓解。股外侧皮神经阻滞在皮肤移植术时是比较有价值的，也可以与其他下肢神经阻滞（如坐骨神经、闭孔神经、股神经）联合应用于手术麻醉。

闭孔神经阻滞

在治疗臀部、下肢疼痛以及痉挛性疾病时，闭孔神经阻滞是一种非常实用的临床应用技术。随着神经刺激器应用的增多，穿刺针的正确定位也越来越容易，这显著提高了闭孔神经阻滞的成功率，并减轻了患者的不适感。在临床应用神经刺激器之前多采用盲探寻找异感的方法.而寻找异感或多次反复穿刺以及浸润技术的效果难以预料，并且可使患者非常疼。

临床相关解剖

闭孔神经起源予 L_2、L_3 和 L_4 神经根的前支。以 L_3 为主，L_2 和 L_4 也有参与。该神经穿过腰大肌，出现在其外侧缘。沿髂动静脉背部走行，到达耻骨上支的下面。闭孔神经穿过闭孔内肌和闭孔外肌，经闭孔穿出。之后很快分为前后两支，前支支配前内收肌，并发出分支支配髋关节；后支主要支配内收大肌。闭孔神经在下方走行，并与股神经隐支相联系；与股动静脉相伴行进入腘窝，并发出分支支配膝关节。正因为闭孔神经在髋关节和膝关节都有分布，所以可以解释为何髋关节损伤患者有时出现膝关节疼痛；反之，膝关节损伤患者有时出现髋关节疼痛。闭孔神经几乎全部为运动神经，大腿中下侧的皮肤感觉分布区变异较大，甚至某些患者根本不存在皮肤感觉分布区。

适应证

外科麻醉

任何膝关节上方的手术或是当大腿放置充气止血带时，都需实施闭孔神经阻。与此同时还要实施股神经、股外侧皮神经以及坐骨神经的阻滞。因为闭孔神经与膀胱颈和前列腺的解剖关系非常密切，所以闭孔神经阻滞还有一个非常重要的外科适应证。因为闭孔神经与前列腺十分接近，所以在行经尿道膀胱肿瘤切除术时，闭孔神经可能受到电刺激，导致显著的内收肌收缩，进而干扰手术过程，且偶尔可导致膀胱穿孔。即使应用满意的椎管内麻醉充分阻滞受刺激区域的神经根，上述情况还会发生。以往资料已经证实用局部麻醉药阻滞闭孔神经可消除患者的这种肌肉痉挛,使膀胱手术得以顺利进行。

急性疼痛

用诸如布比卡因之类的局部麻醉药实施闭孔神经阻滞,有助于治疗由骨盆外伤、全髋关节置换术引起的急性髋部疼痛和大腿中下部疼痛以及出现的其他急性疼痛。因为闭孔神经受到损伤或激惹后除产生疼痛外还会引起痉挛,所以实施闭孔神经阻滞有助于缓解症状,使患者能够舒适地进行腿部及骨盆的放射学检查、核磁共振检查及 CT 扫描检查。

慢性疼痛

由于髋关节的神经支配很大一部分源自闭孔神经,所以退行性髋关节疾病是闭孔神经阻滞的一个主要适应证。但是随着全髋关节置换术进入临床,需要行闭孔神经阻滞的患者数量显著降低。而对于一些复杂的疼痛性疾病,该阻滞法仍不失为一种诊断性阻滞方法。不过即使是行诊断性治疗时,直接的髋关节注射比闭孔神经阻滞能提供更多有价值的诊断信息。

以往有有关运动员及骨盆术后患者出现闭孔神经卡压的报道,行闭孔神经外科松解取得了较好疗效。诊断性神经阻滞有助于对该类疾病做出诊断。

痉挛状态

闭孔神经阻滞一个重要的非手术适应证是内收肌痉挛。闭孔神经阻滞可被广泛应用以缓解患者的内收肌痉挛,从而提高痉挛患者的生活质量。虽然对于解除痉挛状态来说,口服及鞘内应用巴氧芬已极大减少了破坏性闭孔神经阻滞的应用。但是对于不能耐受药物治疗或者药物治疗效果欠佳的患者来说,闭孔神经阻滞仍不失为一种有效的方法。

操作技术

直接入路

直接入路是在闭孔神经穿出耻骨上支下表面的闭孔处阻滞神经。患者取仰卧位,大腿轻度外展,用非刺激性消毒剂如聚烯吡酮碘对耻骨区皮肤进行消毒。因为耻骨结节是最重要的解剖学标志,所以必须确定耻骨结节的位置。在耻骨结节外下方 1.5cm 处进针,用 25G 或 27G 短针实施皮肤局部麻醉,药物采用速效局部麻醉药,如 1%利多卡因。然后用 22G (8cm)的腰穿针垂直进针,常可触及耻骨的上 1/3。将刺激器的负极与穿刺针相连,正极放置于患者身体上不会产生闭孔神经源性感觉异常的部位。在骨面上用 1%利多卡因 0.5ml 浸润,以消除穿刺针滑过骨骼时的疼痛。向外、向上调整穿刺针方向,目的是诱发内收肌群的收缩。当诱发出强烈的肌内收缩时,就要对神经刺激器进行调整,直至用非绝缘穿刺时少于 1mA 的电流即可诱发满意的收缩,或者说用绝缘穿刺针时少于 0.5mA 的电流即可诱发满意的收缩。如果用 2ml 试验剂量局部麻醉药即可消除肌肉收缩,则可证实针尖距离闭孔神经很近,在该点注入 7~12ml 局部麻醉药。在向外、向上调整穿刺针的过程中,如果触及耻骨支,必须将穿刺针轻轻向下滑以进入闭孔。穿刺针进入闭孔不应超过 2~3cm,以防进入骨盆损伤膀胱。

另外一个方法是找到长收肌,在其近端下方进针,方向从内侧向外侧,寻找在神经刺激时其他内收肌群的收缩。通过患者内旋大腿的抵抗力可以判断是否阻滞成功。与闭孔神经阻滞相伴随的皮区镇痛千差万别,甚至根本不存在。

闭孔神经破坏性阻滞最适宜的方法是直接入路。6%或更高浓度的苯酚来阻滞神经,也可应用射频热凝来阻滞神经。

间接方法

即三合一阻滞法。该方法是确定股神经的位置,并注入大于 20ml 的局部麻醉药,期望药液可扩散入腰丛，除阻滞股神经之外，还阻滞闭孔神经和股外侧皮神经。此方法可能具有突出优势，因其可避免多次穿刺引起的疼痛，使闭孔神经阻滞易于进行。但是至于闭孔神经是否能够被确实阻滞，这还是一个有争议的问题。最初用于评估三合一阻滞法效果的方法是检查大腿的皮肤镇痛区。一般认为，如果属于所有三根神经支配区的大腿前侧及外侧皮肤被镇痛的话，则表明闭比神经也已被阻滞。但是，在闭孔神经支配的皮区范围很小或是根本不存在的情况下，上述检测法就站不住脚了。以往学者对尸体的研究表明，将亚甲蓝按上法注入后，染料并不能扩散至腰丛或是闭孔神经。另有研究将三合一阻滞法同闭孔神经直接阻滞法进行了比较，其中直接阻滞法是应用神经刺激器，并应用运动诱发电位来评判其效果，研究结果清楚地表明，三合一阻滞法不能产生确切的闭孔神经阻滞作用。所以，如果需要用闭孔神经阻滞来预防经尿道手术时外展肌的痉挛，或进行神经松解术时，最好采用直接阻滞法。

并发症

按照上述阻滞法的定位和操作技术，应用局部麻醉药进行神经阻滞通常不会导致严重并发症。常见并发症是感染、出血以及注射部位的疼痛，但通常这些并发症并不严重。如果骨盆内进针超过了 3cm，则有可能损伤包括膀胱在内的盆腔器官。对感觉正常的患者实施破坏性神经阻滞时可能导致神经炎，这种神经炎可沿大腿内侧产生严重的烧灼痛。

下肢周围神经阻滞

适应证

下肢周围神经阻滞的适应证包括急性疼痛的治疗和慢性疼痛综合征的诊断治疗。局部麻醉可提供手术部位的麻醉而不会产生与椎管内麻醉相关的血流动力学不稳定，如果不希望采用全身麻醉，还可使医疗保健提供者避免实施全身麻醉。另外，如果手术部位是肿胀或感染的足部，即使存在肿胀或感染，可改变神经阻滞入路以满足手术需要，如可实施坐骨神经或腘窝处神经阻滞联合或不联合股神经阻滞。在纠定局部麻醉方案时，必须知道手术部位、范围和持续时间以及手术后疼痛控制的需要，以提供安全有效的麻醉。

坐骨神经阻滞

适应证

坐骨神经阻滞的适应证是下肢远端和足部的麻醉，而且不需要小腿内侧面的麻醉。由于坐骨神经的感觉皮肤分布广泛，几乎没有手术能够仅在坐骨神经阻滞下完成。如果与隐神经阻滞联合应用，膝部以下任何手术均可实施。

坐骨神经阻滞还可用于全身麻醉下的下肢手术后疼痛的治疗。

临床相关解剖

坐骨神经由 L_4、L_5 和 S_1~$_3$ 脊神经的前支构成。这些神经融合并在坐骨大切迹处穿出盆腔，然后在股骨大转子和坐骨结节之间走行。坐骨神经在臀大肌下缘变得表浅，然后走行于大腿的后面达腘窝，在腘窝分为胫神经和腓总神经。坐骨神经含有感觉神经和运动神经，还含有一些源于腰骶丛的交感神经纤维。坐骨神经是支配下肢的 4 支主要神经中最粗大的一支。

操作技术

坐骨神经阻滞有多种技术。最简单、最常用、最为众所周知的入路是外周入路，亦即经典的 Labat 技术。患者取侧卧位，患侧肢体在上。患侧肢体屈膝并放置于非术侧肢体之上。确定股骨大转子和髂后上棘（PSIS）.并在二者的中点做上标记。经此标记向尾侧做一垂直线，在距股骨大转子和髂后上棘中点 4cm 处做标记，作为进针点。采用碘溶液清洁并消毒皮肤。

采用长 3.8cm25G 穿刺针和 0.5%的利多卡因 1~2ml 对进针点处的皮肤实施麻醉。将长 10cm 的绝缘刺激穿刺针与神经刺激器相连接(起始电流 1.5mA、2Hz)，垂直于各平面，将穿刺针刺入。随着穿刺针的刺入，将引起臀肌收缩。在臀肌收缩反应消失后，进一步推进穿刺针，即可获得坐骨神经的刺激反应。这种刺激反应可能是腘绳肌腱的抽搐反应、胫神经或腓总神经的兴奋反应。通常首先看到腘绳肌的抽搐反应。进一步轻微推进穿刺针后，可见足部抽搐。如果还不能定位坐骨神经，将穿刺针后退至皮肤，将进针方向向股骨大转子方向调整 15°，重新穿刺。如果仍不能成功，再次将穿刺针后退至皮肤，然后将进针方向向相反的方向即向髂后上棘方向调整 15°，再进行穿刺。对中等身高的患者，通常进针 5~8cm，即可定位坐骨神经。在 0.20mA~0.40mA 或更小电流刺激下，一旦获得足部的兴奋反应，即可注射局部麻醉药 20ml。根据所需的阻滞时间长短决定所要采用的局部麻醉药：中等时效采用 1.5%甲哌卡因或 1%~2%利多卡因（起效时间 5~15 分钟、持续时间约 1 小时)；长时效采用 0.5%~0.75%罗哌卡因或 0.5%布比卡因(起效时间 20~30 分钟、持续时间 2~3 小时)。0.5%布比卡因和 1.5%甲哌卡因 2:1 混合液可起效较快.并获得较长的作用时间。由于坐骨神经无显著的血液供应，所以不推荐在这种注射中添加肾上腺素，肾上腺素所致的血管收缩可增加缺血的危险。

另一入路技术是确定股骨大转子和坐骨结节，然后按照前述的方法刺入穿刺针，并推进穿刺针直至获得抽搐反应。该技术减少了在患者身上画线的需要，但在肥胖患者，这一入路技术也许较为困难，因为在肥胖患者身体上，这些标志不易确认。

副作用与并发症

坐骨神经阻滞最常见的并发症是阻滞失败。必须观察坐骨神经的兴奋反应和足群的抽搐反应。在 0.40mA 以下的刺激电流观察到足部的兴奋反应，将明显增加这种阻滞的成功率；0.20mA 以下的刺激电流引起兴奋，意味着穿刺针距神经太近，可导致感觉异常或神经内注射。其他的并发症包括腹股沟血肿形成；快速吸收所致的局部麻醉药毒性反应。由于快速吸收的危险性，注射的速度不应超过 20ml/min。因为任何注射均有感染的危险，应采用无菌技术。

股神经阻滞

适应证

麻醉和镇痛均是股神经阻滞的适应证，如肌肉活检、皮肤移植等需要大腿前面部位麻醉的情况；关节镜检、髌腱修补、撕裂修补等膝关节手术。还可用来缓解股骨干和股骨颈骨折的疼痛以及大腿、髌骨和膝关节手术后的疼痛。另外，还可用作坐骨神经或腘神经阻滞的辅助阻滞，以提供整个下肢或小腿下部的麻醉。

股神经阻滞作为全身麻醉下膝关节手术的一种有效辅助手段已得到证实。在接受神经阻滞的患者，在恢复室所需的阿片类药物减少 80%；在术后的第一个 24 小时减少 40%。

临床相关解剖

股神经是腰丛的最大分支。它经腰肌穿出在腰肌和髂肌之间下行，在股动脉外侧走行于腹股沟韧带的下方，然后发出一浅支(主要为感觉神经，分布至大腿前面的皮肤，还有一支配缝匠肌的运动支)和一深支(主要为运动神经，支配股四头肌，还有一些分布至膝关节和下肢内表面的感觉神经纤维)。股神经的终末支是隐神经，为纯粹的感觉神经。因此，股神经支配膝关节至大脚趾的小腿内侧面、前内侧面和后内侧面皮肤的感觉。

操作技术

患者取仰卧位，且双下肢完全伸直。沿股皱褶定位股动脉，并在其外侧缘做标记，作为进针点。采用碘溶液消毒皮肤，铺无菌巾。

用25G长3.8cm的穿刺针注射0.5%的利多卡因1~2ml，对进针点的皮肤实施麻醉。将22G长5cm的短开口斜面的绝缘穿刺针与神经刺激器（初始刺激电流1.0mA、2Hz）相连接。触及股动脉波动，在股动脉波动的外侧缘将穿刺针刺入，并以60°角向后向上推进。诱发股四头肌的收缩是刺激的目的。逐渐将进针方向向外侧偏移，直至定位股神经。股四头肌收缩与缝匠肌收缩不能混淆，一旦发生混淆常导致股神经阻滞失败。在获得缝匠肌收缩时，将穿刺针的进针角度向外侧调整15°，并推进穿刺针1~2mm，直至定位股神经。最终的目的是在0.4mA以下的刺激获得股四头肌的兴奋反应（髌骨抽搐）。在回抽无血后，注射局部麻醉药15~30ml。为获得中等作用时间，可采用1.5%的甲哌卡因或1%~2%的利多卡因；为获得长效作用，可采用0.5%~0.75%的罗哌卡因或0.5%的布比卡因（起效时间20~30分钟）；为获得较快起效和较长作用时间，可采用0.5%布比卡因和1.5%甲哌卡因2:1的混合液。加用1:300 000肾上腺素可延长股神经阻滞的时间。

副作用与并发症

股神经阻滞的并发症包括血管内注射，无论是经股动脉的动脉注射还是经股静脉的静脉注射，因为这些血管位于股神经附近。在注射局部麻醉药前应仔细回抽有无血液。由于血管与股神经的解剖毗邻，血肿形成亦是与股神经阻滞相关的一个危险并发症。麻醉医师应谨慎对待股动脉血管移植的存在，这是选择性股神经阻滞的一个相对禁忌证。神经内注射导致神经损伤是可能的。如果0.20mA以下的刺激电流可获得股四头肌的收缩反应，应调整穿刺针的位置，以避免神经内注射。

闭孔神经和股外侧皮神经与股神经可一并阻滞（三合一阻滞）。

膝关节周围阻滞

在膝关节水平，可对以下3个神经干实施阻滞：胫后神经、腓总神经和隐神经。在腰窝水平实施的胫后神经和腓总神经阻滞常被称为腘神经阻滞。

适应证

在腘窝水平实施胫后神经、腓总神经和隐神经阻滞，可为膝关节手术提供手术镇痛。许多手术操作可在这一技术下完成，包括软组织肿瘤和骨肿瘤的切除、踝关节手术、需要采用止血带的足部手术等。

临床相关解剖

坐骨神经在大腿远端分为胫神经和腓总神经。虽然坐骨神经可在更近端发出分支，但胫神经常在腘窝的上缘发出。胫神经为坐骨神经的两终末神经中较粗大者，含支配小腿后部的肌支和支配腘窝、小腿后面和踝部的皮支。腓总神经的直径约为胫神经的1/2，支配膝关节；皮支分布到小腿、脚跟和踝部的外侧面；肌支支配小腿下部的前外侧肌肉。

胫后神经提供小腿下部后面的运动支配和腘窝、踝部及脚趾的感觉支配。胫后神经再分为跖趾神经。

操作技术

腘神经阻滞有3种不同的入路。后入路需要患者取俯卧位。侧入路需要触及骨质，但允许患者保持仰卧位。截石位入路允许患者保持仰卧位，而且采用与后入路一样的定位标志。应记住的是，任何入路的腘神经阻滞均不能麻醉隐神经；隐神经必须单独进行阻滞。

后入路技术

患者取俯卧位并将足伸展至手术台边缘以外，以便于观察肌肉抽搐反应。定位标志包括腘窝皱褶、外侧的股二头肌肌腱和内侧的半腱肌及半膜肌的肌腱。这些定位标志通过让患者屈曲，膝关节易于定位，甚至是肥胖患者。进针点位于腘窝皱褶上 7cm、两肌腱之间的中点。采用碘溶液消毒皮肤，铺无菌巾。

采用 25G 长 3.8cm 的穿刺针注射 0.5%的利多卡困 2ml 对进针点的皮肤实施麻醉。将 22G 长 5cm 的短开口斜面的绝缘穿刺针与神经刺激器（初始刺激电流 1.5mA、2Hz）相连接，垂直于皮肤刺入，同时观察刺激电流在 0.4mA 以下时有无足的跖屈或背屈反应。如果刺激电流为 0.4mA 时不能获得足的兴奋反应，更大电流刺激下出现胫神经兴奋的抽搐反应（跖屈）是获得坐骨神经两分支阻滞更可靠的指征。如果不能诱发足的跖屈或背屈反应，应后退穿刺针，向外侧进针重新穿刺，因为向更内侧穿刺到达神经的可能性更小，而且有穿破股动脉或股静脉的危险。如果在调整进针方向后，仍不能获得足的跖屈或背屈反应，应将进针点向外侧移动 5mm，然后重新进行穿刺，直至获得理想的刺激反应。如果出现股二头肌的抽搐反应，表明穿刺针太偏向外侧，应将进针方向向内侧调整，重新穿刺。一旦获得胫神经的兴奋反应（跖屈）或腓总神经的兴奋反应（背屈），注射局部麻醉药 40~50ml。所用药物如上述。

外侧入路技术

患者取仰卧位，小腿伸展且足与手术台成 90°角。定位标志包括股骨外上髁、股二头肌和股外侧肌。进针点位于股骨外上髁最突出点头侧 7cm、两肌之间的肌间沟。碘溶液消毒皮肤，铺无菌巾。

采用 25G 长 3.8cm 的穿刺针注射 0.5%的利多卡因 2ml，对进针点的皮肤实施麻醉。将 22G 长 5cm 的短开口斜面的绝缘穿刺针与神经刺激器（初始刺激电流 1.5mA、2Hz）相连接，水平刺入穿刺针，直至触及股骨干。在触及股骨后，后退穿刺针至皮下，将进针方向向后调整成与水平面成 30°角后，重新穿刺。操作者同时观察刺激电流在 0.4mA 以下时有无足的跖屈或背屈反应。如果不能诱发足的跖屈或背屈反应，首先将进针方向向前调整 5°~10°，重新穿刺，然后经同一皮肤穿刺点将进针方向向后调整 5°~10°，重新穿刺。如果仍不能定位神经，将穿刺平面与初始穿刺平面相比后移 5mm，然后重复上述操作。一旦获得胫神经的兴奋反应（跖屈）或腓总神经的兴奋反直（背屈），注射局部麻醉药 40~50ml。药物选择同上。

截石位入路技术

患者取仰卧位，由助手帮助患者保持屈膝、屈髋。定位标记与后入路技术相同，包括腘窝皱褶、外侧的股二头肌肌腱和内侧的半腱肌及半膜肌的肌腱。进针点位于腘窝皱褶上 7cm、两肌腱之同的中点。采用碘溶液消毒皮肤，铺无菌巾。

采用 25G 长 3.8cm 的穿刺针注射 0.5%的利多卡因 1~2ml，对进针点的皮肤实施麻醉。将 22G 长 5cm 的短开口斜面的绝缘穿刺针与神经刺激器（初始刺激电流 1.5mA、2Hz）相连接。将穿刺针以 45°角向头侧刺入，同时观察刺激电流在 0.4mA 以下时有无足的跖屈或背屈反应。如果不能诱发足的跖屈或背屈反应，后退穿刺针，并将进针方向向外侧调整 5°~10°，重新穿刺，直至获得理想的神经兴奋反应。如果仍不能获得足的跖屈或背屈反应，拔出穿刺针，将进针点与初始穿刺点相比，向外侧移动 5mm，然后重新穿刺。一旦获得胫神经的兴奋反应（跖屈）或腓总神经的兴奋反应（背屈），注射局部麻醉药 40~50ml。药物选择同上。

从胫骨内侧到膝腱缘的皮下环状注射（上述任何一种）局部麻醉药 5ml 均可阻滞隐神经。

副作用与并发症

这些神经阻滞的并发症相当罕见。为防止血管内注射，应仔细回抽。神经内注射导致神经损伤是有可能的。如果刺激电流在 0.20mA 以下时可获得神经的兴奋反应，应调整穿刺针的位置，以避免神经内注射。任何注射均有引起感染的危险，因此，应采用无菌技术。

踝部神经阻滞

主要有 5 支神经支配踝部和足部，包括胫后神经、腓肠神经、腓浅（肌皮）神经、腓深（胫前）神经和隐神经。这些神经在踝部相对容易阻滞。

适应证

胫后神经、腓肠神经、腓浅神经、腓深神经和隐神经的踝部阻滞可提供足部手术（如 Morton 神经瘤的治疗、脚趾手术，足中部和脚趾的截肢、切开引流）的镇痛。在应用止血带时，作为一个辅助性神经阻滞。

临床相关解剖

胫神经是坐骨神经两分支中的较粗大者，到达小腿远端，直至跟腱内侧，至此与胫后动脉伴行，发出内侧支和外侧支，内侧支支配足底的内 2/3 和内侧 3.5 个脚趾的趾面，直至脚趾；外侧支支配足底的外 1/3 和外侧 1.5 个脚趾的趾面。

腓肠神经是一皮神经，由胫神经的分支和腓总神经的分支融合而成，在小腿中部远端分布于皮下，在外踝的后下方与短隐静脉伴行，支配小腿下部的后外侧面、足外侧面和第 5 趾的外侧面。

腓总神经分为腓浅神经和腓深神经。腓浅神经在小腿远端 2/3 处穿出深筋膜分布于皮下，支配除大脚趾和第 2 趾连接区以外的足和趾的背部。

腓深神经在小腿骨间膜的前面下行，经内外的中点到达足背，然后发出跖神经内侧支和外侧支，内侧支发出两支趾背神经，支配第 1 趾和第 2 趾相邻的两个侧面。在足部，该神经的内侧为胫前动脉.沿着拇长伸肌腱走行。

隐神经为股神经的感觉终末支，在膝关节外侧面分布于皮下，然后与大隐静脉伴行至内侧，支配直至中线的小腿内侧面、内踝前面、足内侧面。

操作技术

患者取仰卧位且脚下放置脚垫。胫后神经恰恰位于内踝后方的远端。在此处可触及胫后动脉的搏动，该神经正好位于该动脉的后面。

腓深神经恰好位于拇长伸肌肌腱的外侧。在此处可感到胫前（足背）动脉的搏动，该神经正好位于该动脉的外侧。

腓浅神经，腓肠神经和隐神经位于从跟腱外侧面经外踝、足前面、内踝至跟腱内侧面的一圈皮下组织。

整个足部皮肤采用碘溶液消毒，铺无菌巾。这些神经的阻滞操作应首先从阻滞两个深层神经开始，因为皮下注射阻滞浅表神经，必然导致解剖改变。

腓深神经阻滞

在拇长伸肌肌腱的外侧用手指触摸定位该肌间沟后，将 25G 长 3.8cm 的装有 5ml 利多卡因的穿刺针刺入皮下，并推进触及骨质，然后后退穿刺针 1~2mm，在回抽无血后注射前述任一种麻醉药。

胫后神经阻滞

在内踝后肌间沟刺入 25G 长 3.8cm 的装有 5ml 利多卡因的穿刺针，并推进直至触及骨质，然后后退穿刺针 1~2mm,在回抽无血后可注射前述的任意一种药物。

隐神经阻滞

在内踝水平刺入 25G 长的装有 5ml 利多卡因的穿刺针，从进针点环状注射局部麻醉药,后至跟腱、前至胫骨嵴。

腓浅神经阻滞

在胫骨嵴处刺入 5G 长 3.8cm 的装有 5ml 利多卡因的穿刺针,并将穿针向外踝方向推进。重要的是,注射中形成“皮丘”,以提示药物注射在正确的浅表层面。

腓肠神经阻滞

在外踝水平刺入 25G 长 3.8cm1 的装有 5ml 利多卡因的穿刺针，朝跟腱方向浸润注射局部麻醉药,以环状方式注射前述药物,并形成皮丘。

副作用与并发症

髁部神经阻滞的并发症是罕见的，但有时会发生意外性的神经内注射导致的残余感觉异常。应避免应用含肾上腺素的药液,因为有导致缺血的危险。任何注射均有引起感染的危险,因此,应一直采用无菌技术。

足部趾神经阻滞

适应证

足部趾神经阻滞适用于局限于 1 个或 2 个足趾的手术或术后镇痛。

临床相关解剖

每一神经走行于每个足趾的跖骨间隙。足底主要由胫后神经支配。在经过内踝时,胫后神经分为足底趾神经。足底趾神经较足背趾神经粗大,最后发出细支到达趾背。足底外侧神经的趾支支配外侧 1.5 个脚趾;足底内侧神经的趾支支配内侧 3.5 个脚趾。足背由腓浅神经和腓深神经支配。腓深神经在伸肌支持带发出内侧支和外侧支,内侧支发出两足背趾神经,支配第 1 趾和第 2 趾毗邻的区域。腓浅神经支配足趾其他部分的背面。

操作技术

患者取仰卧位,用碘溶液消毒皮肤,铺无菌巾。在跖骨间隙远端用麻醉药做皮丘。皮下扇形注射 0.5%利多卡因或 0.25%布比卡因等不含肾上腺素的局部麻醉药 2~3ml。注射深达跖骨,以确保足背趾神经和足底趾神经均被阻滞。阻滞亦可在足趾水平进行,即通过注射局部麻醉药于足趾两侧趾蹼的背侧面。

副作用与并发症

并发症相对罕见。应避免采用大容量局部麻醉药或含肾上腺素的局部麻醉药,以免损伤足趾血液的供应。任何注射均有引起感染的危险,因此,应一直采用无菌技术。

总结

下肢的神经阻滞是麻醉医师的一种有用的武器,易予完成,不良反应微乎其微,而且可提供下肢完全的麻醉。为获得良好的麻醉效果,在实施这些阻滞时,有几个重要的方面必须记住。第一,在采用外周神经刺激器时,在高毫安刺激电流下获得的非特异性抽搐反应可导致阻滞失败。第二,必须记住对皮区、肌肉和骨骼的神经支配均需实施阻滞,以满足手术需要。第三,应恰当采用能够满足手术持续时间的局部麻醉药,应能够保证阻断所有功能.为手术治疗提供充足的时间。

（张颖秀　薛静）

第四节　植入系统

周围神经刺激

适应证

周围神经刺激适用于单一神经支配区域但经较小创伤治疗失败的神经病理性疼痛。该技术主要用于正中神经、桡神经、足神经、坐骨神经、胫后神经和腓总神经疼痛疾病的治疗，还用于肋间神经、髂腹股沟神经、枕神经、臀上神经、眶上神经和滑车上神经等神经痛的治疗。其他的适应证包括复杂的局部疼痛综合征、神经丛撕裂和电击伤。癌性疼痛、原发性疼痛和神经根损伤性疼痛一般对周闱神经刺激无反应。

与其他植入性技术一样，患者的选择是多因素的。重要的是排除可纠正的病理改变，如神经挤压。全面的评价包括心理学评价，患者应无药物滥用的证据。尽管采用试验性经皮电神经刺激不是必需的，但还是推荐先采用该技术。同样，亦推荐先采用局部麻醉药对可疑神经进行诊断性阻滞获得用性结果，然后再采用该技术。虽然这种阻滞提供暂时的缓解，不能保证周围神经刺激一定起效，但诊断性阻滞阴性提示周围神经刺激可能无益。坚持这些原则可改善周围神经刺激的成功率。

临床相关解剖

周围神经刺激植入的关键是通过病史、体格检查和诊断性阻滞来正确限定受累的周围神经。就何种神经是刺激的靶神经尚无具体的限定。神经的定位、暴露和电极放置由具有操作资质的医师进行。在进行这些操作时，应考虑到物理限制，包括电极的大小、解剖限制和距其他神经的远近。在整个运动范围，放置的硬件不应与其周围的结构发生碰撞，还要避免非靶神经受到刺激。一些表浅的神经可通过经皮放置圆柱状电极进行刺激，如枕神经、眶上神经、滑车上神经和臀上神经。

操作技术

周围神经刺激器植入分为两期操作：试验性电极植入操作和永久性电极植入操作。试验性操作可通过外科手术或经皮穿刺进行。在两种电极植入情况下，均可采用延长电极（extension lead）。一旦试验有效，可立即转换为永久电极。亦可采用外存的经皮试验电极，一旦试验无效，可去除电极而不需要再次手术取出。下面首先描述经外科手术试验性脉冲发生器和永久性脉冲发生器的植入操作。

电极的放置位点通常位于损伤部位的近端。因此，对外科解剖学详细了解是必需的。外科切开、分离直至神经血管束。游离 5cm 长的一段神经，使之与周围组织分离，同时注意不要损伤神经的血供。选定电极缝合固定在神经的下面.并使活性电极面向神经。然后.将一片筋膜直接缝合，使之覆盖活性电极。推荐这样做是为了尽可能地减少神经受到激惹和瘢痕形成，允许神经处于正常的静息状态，覆盖组织的疏松固定以保持电极位于神经损伤部位的近端。电极与延长装置相连接并固定于皮下。在关闭切口前，应能够保持肢体的完整活动范围而不发生碰撞或无张力增加。延长电极可留置在体外，与暂时性刺激器相连接进行试验观察，通常 2~3 天。

如果试验性操作阳性.患者再次回到手术室进行永久性脉冲发生器的植入。上肢和枕神经脉冲发生器可放置于上胸壁。下肢脉冲发生器可放置于大腿内侧或臀部外侧。脉冲发生器缝合固定于固有筋膜。经新的皮下隧道,采用新的延长装置将电极与脉冲发生器相连接。旧的延长装置经消毒处理后,在皮肤处切断,向内拖;或在连接处切断,向外拖出。如果试验无效或引起不适,患者需要二次手术,取出植入硬件。

对于周围神经的终末分支可采用圆柱状电极经皮穿刺放置。这种电极本身或与延伸装置相连接后进行试验性操作。优点在于:这种电极为单根电极线,一旦试验操作阴性,易于取出。如果试验操作阳性,就需要以后进行二次手术放置永久性电极。主要缺点是不能观察到电极是否在神经的附近。通过床旁刺激和患者的反应,确认电极的放置。

副作用与并发症

可能的与周围神经刺激相关的并发症与其他植入性治疗技术的并发症相似。可发生感染和生物不相容。神经损伤、瘢痕形成和相关性缺血亦可发生,但应用纵向电极而非套袖状电极,并采用筋膜瓣覆盖其上,可将发生这些并发症的危险减小至最小。也可能会发生无治疗效应、引起不适、引起异常感觉或运动刺激的情况。电极断裂、电极短路、电极移位、电池耗竭等机械故障亦可发生。植入的电池可干扰起搏器,形成电磁场。在进行电烧灼治疗和心电图检查时,应将周围神经刺激的电源关闭。对于植入刺激发生器的患者禁忌行 MRI 检查。

总结

已证实周围神经刺激对于许多临床上仅累及单一神经的慢性神经病理性疼痛疾病是有效的。植入性治疗技术是有创的,而且费用昂贵;应首先尝试恰当的保守治疗和创伤性较小的治疗方法。周围神经刺激被认为涉及外周作用机制和中枢作用机制。患者的选择是多因素的,包括心理学评价和无可纠正的病变。患者应在诊断性神经阻滞、永久性刺激装置植入前行试验性刺激治疗等筛选操作,以获得阳性反应。应用经皮神经刺激可能有益,但不能作为周围神经刺激的诊断性应用和预测周围神经刺激的应用效果。电极的植入取决于具体的神经解剖,需要外科手术暴露神经或经皮穿刺植入电极。临床治疗策略、电极设计和神经科学的研究进展可能会给未来治疗的改变铺平道路。对于单一神经病变的治疗,与采用脊髓刺激相比,周围神经刺激更为有效。在现代慢性局部疼痛综合征的治疗中,推荐较早应用神经调节技术。

脊髓电刺激

脊髓电刺激(spinal cord stimulation,SCS)指的是采用脉冲电流(pulsed electrical energy)刺激邻近的脊髓,以控制疼痛的一种技术。

作用机制

脊髓电刺激的神经生理学作用机制目前尚不完全清楚;近来研究提示,其作用机制包括局部效应和脊髓上水平效应,并与背角中间神经元和神经化学机制有关。SCS 对于神经病理性疼痛的镇痛机制与对肢体供血或心绞痛的镇痛机制可能是截然不同的。试验结果显示,SCS 可促进脊髓背角区域的局部神经化学向好的方向发展,从而抑制广动力范围中间神经元的过度兴奋,因此,在脊髓背角水平发挥有利的效应。需要特别指出的是,证据表明,γ—氨基丁酸(GABA)和 5-羟色胺水平升高,而某些兴奋性氨基酸(如谷氨酸、天冬氨酸)的水平可能降低。在缺血性疼痛患者中,镇痛效应可能是通过氧供应与氧需求平衡的恢复而获得,而氧的供需平衡的恢复可能是通过交感神经张力的有利改变而获得。

技术考虑

SCS 是一种复杂的介入/手术疼痛管理技术。其过程是将电极盘(电极)仔细地放入硬膜外腔,经过一段时间的测试之后,将电极锚定住,植入脉冲发生器(the pulse generator)或射频(radio frequency,RF)接收器,做皮下隧道,并与连接导线相连。建议神经外科医师与麻醉医师应联合协作,以取得神经刺激的最佳效果。

SCS电极包括两种,即导管形电极(经皮电极)和桨形电极(手术电极)。这些电极与置入式脉冲发生器(an implanted pulse generator,,IPG)或射频部件相连接)。

完成刺激器试验有两种方式:“直接经皮”法和“置入电极”法。这两种试验方法均要求在X线引导和无菌条件下进行,先按照标准步骤将穿刺针穿入硬膜外腔,然后再将电极植入硬膜外腔。即根据X线的引导,将电极向硬膜外腔的后正中间隙插进,直至到达预定的解剖位点。然后实施试验性刺激,尝试着用电诱发的异感来“覆盖”疼痛区域。当疼痛区域感觉到某个或两个电极发出的刺激后,这两种试验方法的操作步骤就不一样了。

直接经皮法是:退出穿刺针,用缝线将电极固定在皮肤上,表面用无菌敷料粘贴。经过几天的试验期之后,不管测试成功与否,均要揭去敷料,剪断缝线,取出电极并将其废弃。如果打算给患者植入刺激器,可将新电极植入试验电微的位置,然后与植入的IPG相连接。

“置入电极”法是当成功植入试验电极后,用局部麻醉药充分浸润穿刺针的周围,然后朝向深部,做切口至棘上韧带,以便用不可吸收的缝线将电极安全地固定于棘上韧带上。继而,将一根临时性延长条从背部的切口插入,然后经皮下隧道,从皮肤穿出。用缝线将穿出端固定于皮肤上,表面涂以抗生素软膏,并用无菌敷料覆盖。如果到给患者植入刺激器的时候,发现试验是成功的,则打开背部切口,将临时性延长条切断,经皮肤出口处拉出并废弃。然后用新的延长条与试验期所用的永久性电极牢牢固定,并经皮下隧道与IPG相连接。

“置入电极”法的优点是可以节省植入刺激器时所用的新电极的费用,并可确保植入电极的位置与试验电极相吻合。与“经皮电极”法的不同之处是:①避免两次进手术室的费用(即使是因为试验不成功而取出锚定的试验电极,也不需进手术室);②避免切口和试验期间的手术后疼痛,从而避免患者混淆测试效果;③经皮临时延长条有引起感染的可能。因此,必须将经皮延长条固定好,并用敷料谨慎地覆盖好,否则感染的可能性比直接经皮法高。大部分临床医师认为,疼痛缓解50%以上就预示着试验成功,虽然最终指标还包括活动量和镇痛药用量等其他因素。换句话说,疼痛缓解程度、活动量增加和镇痛药用量减少预示着试验效果是比较满意的。

使用桨形电极进行的试验要求采用“置入电极”法,其中一个重要步骤就是采用椎板部分切除术,以将扁平的板状电极塞入硬膜外腔。某些医师让患者试用“直接经皮”法,如果测试成功,就让患者在神经外科做桨形电极植入术。通常,医师是将IPG/RF部件植入到患者的下腹部或臀区后上方。IPG/RF部件植入的位置应该是患者的优势手能伸到的地方.以方便患者自己用远端控制器来诃整参数设置。是采用完全置入式的还是RF部件,取决于几个因素。如果患者的疼痛类型要求试验期间采用带有高功率设置的多个正极/负极设置,则应考虑使用RF部件。IPG的电池寿命在很大程度上取决于所用的功率设置,但今后几年内主要采用带有普通功率设置的较新的IPG部件(Synergy or Genesis XP)。

患者的选择

适合选用神经刺激器植入治疗的患者必须满足以下标准:其病情是该项治疗所能处理的(如神经病理性疼痛综合征);保守治疗失败;排除了严重的心理疾病;试验证实疼痛可以缓解。但是,与伤害感受性,神经病理性的混合性疼痛疾病——如背部手术失败综合征(failed baclc surgery syndrome.FBSS)相比,单纯的神经病理性疼痛综合征相对较少见。而且,许多慢性疼痛患者还存在某些抑郁症状;但是,心理疾病的筛查对于排除具有严重心理疾病的刺激器植入患者极有帮助。

为避免植入手术失败,应认真进行试验期间的测试。目前,已提出多种不同时间段的试验测试方法。测试时间长的主要危险是感染,而时间太短的危险是容易误解为试验成功。可以采用的测试时间是5~7天,试验期间患者要口服抗生素。鼓励患者在其日常生活中要尽可能活动.但不能做弯腰或扭转的动作。尽管目前对于神经刺激所能治疗的疾病有了进一步的理解,对于心理疾病筛查的理解有了改善,多电极系统也有所改进,但是置入式神经刺激器装置的临床特征仍然过于共性化,疼痛医师必须根据个体化,严格评估最终的镇痛效果,并坚持严格按照前述讨论的标准选择患者。

并发症

脊髓电刺激治疗可引起一些并发症。其中有比较普通和容易治疗的并发症,如缺乏满意的异感覆盖区,也有比较严重的并发症,如瘫痪、神经损伤和死亡。因此.在植入试验电极前,应对患者及其重要的家庭成员进行教育培训。培训应包括讨论可能出现的风险和并发症。在手术后阶段,护理患者的人员能够及时发现问题,并通知医护人员。

皮下感染的发生率为5%。主要并发症是电极移位或断裂,这仍是神经刺激治疗技术的唯一致命弱点。早期系列研究发现,双极电极的电极调整率为23%。多通道装置的调整率为16%;电极故障的发生率为13%,在研究过程中呈稳步下降趋势。当植入技术发展到能植入可程控的“多通道”装置时,技术故障(尤其是电极移位和位置不正)和临床失误就不那么普遍了。近期的研究结果,电极移位引起的电极调整率分别为4.5%和13.6%,电极断裂的发生率分别为0和13.6%。感染的发生率分别为7%和2.5%。这两项研究均未发现严重的并发症。这些研究是神经刺激治疗并发症发生率的经典文献。

感染的严重程度不一,从发生于伤口表面的简单感染到硬膜外腔脓肿均有报道。应嘱咐患者注意伤口的护理,并教会他们认识提示感染的症状和体征。对于许多表浅的感染,可采用口服抗生素或简单的手术探查和冲洗进行治疗。正规的要求是术中预防性应用抗生素,且术后10天口服抗生素。

如果感染蔓延到装置附近的组织,大部分情况下应将植入装置取出。在这些情况下,应高度警惕硬膜外腔脓肿的发生。如果未能及时发现和积极治疗,硬膜外腔脓肿可导致瘫痪和死亡。金黄色葡萄球菌是主要致病菌。虽然进行了抗生素治疗和手术引流,但38%的患者仍出现了神经系统功能障碍。对于临时保留硬膜外导管所引起的这些罕见且严重的并发症,带要进行准确、有效的诊断性评估和治疗,因为延误治疗造成的后果非常严重。有时可能需要取出整个装置进行治疗。

程控设置

神经刺激装置有4个基本参数,可进行调整直至在疼痛区域诱发产生刺激性异感,从而使患者疼痛减轻。这4个参数为电压(波幅)、脉宽、频率和电极选择。

电压即刺激的强度或力量,单位用伏特(v)表示。电压数值可设定在0~10V,较低的设置通常用于周围神经刺激和应用桨形电极时。脉宽是脉冲的持续时间,单位用微秒(us)表示。脉宽通常设定在100~400us。较大的脉宽对患者的覆盖区域通常也较大。频率的单位用赫兹(Hz)表示,设定在20~120Hz。采用较低的频率时,患者感觉是直击状振动;而采用较高的频率时,患者感觉是嗡嗡状振动。电极的选择比较复杂,曾被某些研究者当成一项课题来进行研究。主要靶位是负性的阴极，电子从这里向正性的阳极流动。大部分患者的刺激器是可程控的，可以改变电极的选择直到患者出现满意的解剖覆盖区域；然后再调整脉宽和频率，以获得最大的舒适感。患者完全可以控制刺激器的开关，以及升高和降低电压的数值，以获得舒适感。

我们可以用立体声的原理来与患者讨论程控的原理。电压是“音量控制”；脉宽是“有多少个人利用单声道或环绕声道讲话”；频率是“低音或高音控制”。选择所有参数的能够接受的最低设置，通常是为了保存电池寿命。保存电池寿命的其他程控模式是循环模式，这种模式要求刺激器按照患者设定的间歇（分、秒或小时）进行完全的循环，患者的程控设置可能随时间而改变，要求重新设置程控模式的现象也较普遍。

治疗效果

SCS 在美国最常用于 FBSS，而在欧洲 SCS 的主要适应证是周围缺血性疾病。根据疾病的种类进行治疗效果的归类，对临床才具有指导意义。对现有 SCS 文献进行总结的一篇综述指出.因为研究模式比较分散，而且不是盲法治疗，所以大部分研究属于Ⅳ级（有限）或Ⅴ级（不确定）。另外，因为目前 SCS 技术发展非常迅速，所以还必须认识到研究的时间期限。与实施第一批植入手术的时代相比较，目前的基础科学知识、植入技术、电投放置的部位、联系阵列模式（contact array designs）和程控功能已经发生了翻天覆地的变化。这些改进不但降低了患病率，而且还提高了满意异感覆盖的可能性，并随之改善了治疗效果。

可植入式药物输注系统

椎管内阿片类药物的应用改变了急性疼痛、产科疼痛、慢性非恶性肿瘤疼痛和恶性肿瘤疼痛的治疗方式。各种可植入式药物输注系统的发展为这种治疗模式的形成提供了便利条件。只要合理地选择患者和掌握可植入式药物输注系统的特点，可获得疼痛缓解以及患者满意度提高的明显效果。

可植入式药物输注系统治疗的患者选择

患者选择的第一个因素是椎管内应用阿片类药物是否能满意地缓解患者的疼痛，以及椎管内应用巴氯酚能否满意地缓解患者的痉挛状态。如果未能证实拟用药物能缓解患者的疼痛或痉挛（至少两次），决不能植入药物输注系统。

植入前应制定一个试验方案，该试验方案的预期结果是患者感觉到疼痛出现满意的缓解。缓解时间应与所注入的麻醉性镇痛药的作用持续时间相符合。其他应定量分析的指标包括运动量、其他途径所用的麻醉性镇痛药以及睡眠的质和量。椎管内给予巴氯酚能否满意地缓解患者的痉挛状态，也应该采用同样的方法来证实。

椎管内应用阿片类药物可引起一些不良反应，如皮肤瘙痒、尿潴留和呼吸抑制，必须加以注意。椎管内给予巴氯酚的不良反应，如无力和镇静，也必须重视。在实施植入手术之前，患者必须能够耐受这些不良反应。如果观察到任何与预期不一致的结果，临床医师应提高警惕，坚决考虑延迟输注系统植入术的进行。

为了避免植入无效的输注系统，患者能够准确评估疼痛或痉挛是否满意缓解的能力是最基本的。如果患者有严重的多系统疾病或严重的心理障碍，应及时识别，并在实施椎管内阿片类药物试验之前，尽一切可能将其治愈。

为了获得植入式药物输注系统治疗的成功，患者还需要有一个被其认可的护理者。此人必需日夜守候在患者身边进行护理，能够随时帮助患者将药物注射到输注系统。

在实施植入式药物输注系统植入手术之前,应详细了解患者正在进行的其他治疗及其缓解疼痛的效果。另外患者可能存在凝血功能的问题,需保证指标在可接受范围内。免疫功能受损的癌痛患者,容易发生感染。这些都要提起注意。

植入式药物输注系统、药品和消耗品的费用问题也要考虑到,有些患者可能最终负担不起每天的费用。

可植入式药物输注系统的类型简介

主要为五种基本类型:Ⅰ型输注系统为经皮植入硬膜外腔或蛛网膜下腔的导管;Ⅱ型输注系统为经皮植入和经皮下隧道留置于硬膜外腔或蛛网膜下腔的导管;Ⅲ型为带有皮下注射端口的完全植入硬膜外腔或蛛网膜下腔的导管;Ⅳ型为带有植入式输注泵的完全植入硬膜外腔或蛛网膜下腔的导管;Ⅴ型为带有植入式程控输注泵的完全植入硬膜外腔或蛛网膜下腔的导管。

与植入式装置相关的并发症

与植入式输注和刺激技术操作相关的常见问题包括:(1) 出血 出血可能发生在术中或术后,可能是浅表或深部出血,可为机械性或全身性因素引起。(2)感染 幸运的是,治疗疼痛和痉挛状态的植入手术术后感染的发生率很低。大多数专家主张预防性使用抗生素。术后早期感染的发生率可能最高,此时应加强警惕。感染的严重程度从局部区域或皮下管道的局部感染到脑膜炎及硬膜外脓肿不等。(3)脑脊液漏,穿破硬膜后出现头痛及水囊瘤 用粗的 Tuohy 针穿破硬脊膜后有脑脊液漏的风险。在放置脊髓电刺激器时,如果在尝试鉴别硬腰外腔时意外地刺破了硬脊腰,或用导丝或电极引导时刺破了硬脊膜可发生脑脊液漏。如果刺破硬脊膜后不能顺利地置入导管,则需重新穿刺。其次,脑脊液漏可发生在置管周围,这是由于穿刺针穿过的通道轻微地超出了导管的管径。许多外科医生常规在导管进入硬脊膜处周围的韧带上用可吸收皱行荷包缝合,除了可降低脑脊液漏的风险外,也可防止导管受挤压。如果选择了荷包缝合,必须仔细操作以确保:(1)缝针不损伤导管;(2)缝线不能系得太紧以避免导管内腔闭合。当导管仍在穿刺针内时行荷包缝合通过不时地观察脑脊液能否自行流出,可减少导管闭合的风险。出现典型的体位性头痛(穿破硬脊膜引起的)常提示有脑脊液漏.尽管也要考虑引起头痛的其他原因。多数头痛经保守治疗就可治愈。虽然目前合适的保守治疗穿破硬脊膜后引起头痛的方法仍在讨论,但建议前期卧床休息、补液及戴腹带。如果出现持续性体位性头痛,可向硬膜外腔注入 5~15ml 自体血。注血应在无菌条件下进行并经 X 线透视引导以避免损伤导管或电极。当头痛持续不缓解(罕见)时,有必要行手术探查及置入脂肪移植物。典型的水囊瘤是指良性膨胀性的充满淋巴液的腔,常见于儿童。这一术语也用来指术后脑脊液的聚集。出现较大的脑脊液漏后水囊瘤可发展,最终表现为背部切口附近皮下膨胀。机制可能是软脊膜、蛛网膜破裂通过球瓣效应形成硬下的聚集。理论上,这种聚集与硬膜外脓肿一样可导致局部神经受累。但一般而言,这些体征在临床没有太大意义。大多数的专家建议这种聚集物不用抽吸,因为抽吸时有感染的风险,他们认为应当等它们自行消退或再行手术;较大的聚集物偶尔需要抽吸,此时需要仔细操作避免损伤里面的装置。感染性水囊瘤的治疗方法同脑(脊)膜炎。直接的经皮脑脊液漏需要用基本的缝合方法处理切口。4.皮下袋位置不正 仔细操作确保输注装置或脉冲发生器的皮下袋不碰撞肋骨或髂嵴内侧。这种骨性冲击是引起慢性术后疼痛的原因,通常需要再次手术调整。术前在患者的皮肤上做好标记并观察当患者仰卧、站立或坐着时标记移动的位置,通常就可避免这种情况。皮下袋固定的离头侧或尾侧太远或离皮肤表面太近都会影响切口愈合及诱发皮肤糜烂。患有恶病质、糖尿病或正在服用类固醇的患者出现这些并发症的风险会增加。皮下袋放置太深(>5cm)的话,再注药会比较麻烦。

植入输注装置后镇痛失败

术后早期失败

术后早期镇痛失败最常见的原因是机械性因素。如果患者试验阶段椎管内使用阿片类药物时感到比较舒适而术后不能控制疼痛(非手术引起)时提示植入过程出现了失误。失误可能归结为:未将导管置入硬膜外腔或蛛网膜下腔;导管被切断、打结或渗漏;程序设计或用药错误。这些问题通常可通过仔细确认导管尖端的位置、轻柔的握持导管、细心缝合、确认程序及准确用药来避免。椎管内导管与输注装置连接前,如果导管在鞘内.可看到有脑脊液流出,如果在硬膜外腔,应当检查导管有无梗阻或闭塞。连接后用同样的方法检查输注装置的阀门。

术后晚期失败

成功植入后镇痛失败也比较常见,但通常是由于对麻药产生耐受或新病灶出现疼痛,很少是由于机械出现故障。因为最常见的是生理性的而不是机械性的原因,最初可适当增加输注速度观察疼痛能否控制。尽管通常这是正确及有效的解决方法,但调整应当是个体化的,并且根据详细询问病史及查体的结果作出判断。

鉴别诊断

后期镇痛失败的鉴别诊断包括对麻药耐受、新病灶出现疼痛、错误的药方、不正确地操作输注泵、泵本身的故障例、导管放切断、梗阻或移位。应仔细地询问病史及进行体格检查,必要时,可联系家庭成员、初级护理医师、肿瘤科医师、家庭护理人员或药剂师补充。评估后排除新的疼痛病灶的出现或潜在的疾病有所扩散。疼痛有多方面的因素,因为多种因素可影响疼痛的阈值,也应寻找新的心理社会因素。

疾病进展

通过同病史和体格检查、适当的实验室及影像检查及必要时请会诊以确诊或排除是否有局部扩散、远处转移或出现了与之不相关的疼痛问题。

耐药

耐药表现为随着时间的推移需要逐渐增加剂量才能达到相同的效果。如果输注系统完整及未出现新的潜在性疾病(身体上及心理上),最可能的解释就是出现了耐药。在过去,镇痛失败一律认为是产生了耐药性。最近人们认为镇痛失败通常与肿瘤的进展及组织破坏更加广泛有关。新出现的神经损伤通常引起神经病理性疼痛,而这种疼痛对阿片类药物敏感性稍差一些。耐药仍是镇痛失败的一个重要原因。耐药是指使用同等剂量的相同药物后不再产生相同的效果。幸运的是,对药物的副作用也会产生耐受。

检查输注系统的方法是从系统周围到中心逐一检查:

1.检查药物处方及确认是否准确。

2.检查输注装置及确认程序和指令是否正确。确认电池的功能及储液池的容量与药物输注的实际容量是否相符(<15%)。

3.检查系统外部有无打结或证实药物确实从泵管中流出。检查导管在管道内的部分查看导管有无打结或裂缝、有无感染或皮下药物沉积现象。

4.当不能判断输药系统是否完整时,可在透视下注入造影剂观察。造影的结果能更确切的判断系统是否完整,并且有助于判定导管有无移位或药物输注量是否减少(因为导管口周围有肿瘤或纤维组织沉积)。MRI 能有效的辅助鉴别,尽管装置可能产生假象。行 MRI 无禁忌,但需要排空装置并关机。通过装置的加药口注入造影剂就可行脊髓造影术，随后可用 CT、X 线透视、脊髓造影、硬膜外造影或试验剂量。

滴定抵抗耐药（Titration-Resistant Tolerance） 出现耐药时通过简单的定量滴定调整不可能恢复镇痛作用，尽管还不是很清楚什么程度的滴定抵抗代表耐药，或是出现了对阿片类药物抵抗的局灶性神经病理性疼痛。

预防耐药

出现了真正的以药效为基础的耐药，有多种治疗方法，但没有一种完全令人满意。一种方法就是预防。人们发现当椎管内连续输注阿片类药物比间断推注所产生的耐药性要小，尽管这一理论还没有最终确认。人们也提出使用效力更强的阿片类药物如舒芬太尼，则受体下调更慢一些。

使用非阿片类药物

一旦耐药有所进展，理论上，其他的脊髓抗伤害性调节系统就会启动，要么暂时性地使受体“休息”及“恢复”（休药期）要么长期的作为阿片类药物治疗的替代或补充治疗。许多不同的药物可应用于椎管内产生安全、可靠的镇痛作用。即使有鼓舞人心的报道但也应谨慎的应用，因为许多药的毒性及有效性的动物厦临床研究还不充分。目前只有吗啡和巴氯酚被批准用于美敦力的植入性输注装置中。

输注装置再加药时的问题

鞘内输注装置在再次加药的过程中出现吗啡意外过量的情况不常见，但也有发生。由于装置失灵或人为差错导致的意外过量可能是植入系统的一个缺点。除了硬膜外腔用吗啡过量外，已有报道提及在其他情况下也出现了阿片类药物意外的大量过失，包括 PCA 装置失灵，不按常规剂量使用，阿片类药物过量可能出现多种不良结果，包括呼吸抑制、体温过低、肌阵挛性癫痫发作、肺水肿、昏迷及死亡。

（张颖秀　薛静）

第五节 射频技术

在神经系统用于多种医疗目的的射频（RF）损毁技术已经取得了巨大的成功。相比于其他选择性损毁技术，现代射频方法有一定的临床实践优势。

产生神经系统损毁的方法

有史以来，众多的技术被用于选择性破坏脑和身体各处的神经组织；其中最重要的，包括低温手术、聚焦超声、化学破坏、电离辐射、机械损毁、激光、射频热凝、直流电（DC）热凝。在此，对这些方法进行简要评述，并对它们与射频热凝法的相对优缺点进行比较。射频和直流热凝法是指电流通过放置在靶区的电极穿过其周围组织，加热和损毁电极邻近的组织。

低温手术

经典的低温手术是指在脑或身体其他组织插入探针，将其尖端温度降至极低点，从而冷冻周围组织。在技术上这种手术由精巧的低温装置来完成，一般有内部通道莲至循环翘低温液体如液氮或快速膨胀气体，仅在探针顶端产生超低温，但低温并不出现在探针针身。低温手术技术曾在过去的数十年被广泛应用于颅内立体定位手术，但近些年其应用已有下降趋势。使用相似现代仪器的冷冻技术针对全身各处肿瘤的冷冻治疗中变得流行起来，例如用于肝和前列腺。在脑和身体其他地方应用冷冻技术出现了一些困难。冷冻探针往往拥有 3mm 或更粗的直径，而这在脑和周围神经系统一些操作中是不可接受的。如果冷冻操作不彻底或不仔细时，当探针从脑或其他组织抽出时，被冷冻的组织就有粘在探针尖端的潜在危险。冷冻探针曾经在神经手术中占主导地位，由于其内在结构的缺陷，现在已不太适用于经皮穿刺操作。

聚焦超声

聚焦超声的优势在于毁损无穿刺损伤，而且可做到完全无创。聚焦超声在 20 世纪 50 年代用千神经外科功能性脑损毁。其显著的缺点包括：(1)超声会从周围的骨结构散射，使其很难完全受到控制；(2)为了使脑组织无穿刺损伤，需要行较大的开颅术，才能使超声换能器与脑组织连接合适；(3)无法对聚焦区域的温度分布进行定量测定，使这项技术缺乏足够的监测。

感应加热

感应加热使用的是金属植入小片或高强度电磁场，其缺点是缺乏对毁损靶点附近温度分布的监测，以及无法重复和量化控制毁损范围。类似于超声，感应加热似乎更适合于高温疗法，因为高温疗法的目标是获得更为弥散的非致死性的组织温度升高。

化学损毁

化学损毁是通过注射酒精、苯酚或甘油，经常被用于周围神经去神经支配治疗。认为化学注射技术优于射频加热法的争论一直存在。化学注射技术最明显的优势在于它的简便性，在三叉神经痛治疗中广泛使用的神经阻滞和酚甘油注射就是标志性的例证。化学注射技术最常见和明显的缺点是注入靶组织区域的药物扩散难以控制，导致损毁区不规则，大小和形状各异，并且其疗效不稳定。

电离辐射

使用电离辐射，无论是植入还是外部离子束照射曾在肿瘤的治疗扮演了重要角色。这一模式也曾被用于破坏较小的功能靶区，外部离子束照射的优点是非侵袭性。

近距离放射疗法

近距离放射疗法——植入放射性粒子，例如碘 125(^{125}I)、铱 1692(^{1692}Ir)，曾被广泛应用于神经外科。通过放射源如钴 60 (^{60}Co)和直线加速器形成外部聚焦的离子束，技术上称之为立体定向放射外科和立体定向放射治疗，逐渐流行起来。放射外科使用直线加速器可以通过小于毫米的精确度消融直径几毫米的病灶。复杂的计算机图形工作站和三维治疗规划系统保证了高度的可控性，使外部的光子束避开了重要的结构。这使得通过立体定位放射治疗方法可以非侵袭性地进行非常微小病灶的治疗性损毁。时间分级法可能增加它的远期有效性和安全性。与射频技术相比，它的困难之处在于，无法通过刺激和其他方法提供交互性目标识别。辐射的界限范围和辐射到周围正常组织的不确定性也是问题所在。

机械性方法

用于神经系统毁损的机械性方法，包括应用 luto-come 和其他工具，在有些情况下是有效的。这种方法可以完成极小的损毁。其危险主要有出血及缺乏定量控制。现今使用外部巨大微波束的聚焦电磁辐射已不再广泛使用。这一技术仍有潜力，但是有着和感应加热和聚焦超声一样的缺点，那就是没有直接植入的温度传感器而无法在进行损毁时监测温度分布。

激光

激光曾被用于腹部、脊髓和身体其他部位的损毁。尽管在比较激光和射频加热方面做了很多工作，但是仍然很难量化使用激光时组织破坏的程度和速度，因为它不适合做充分的温度监测，而且可产生各种有赖于组织参数（如血流和热传导性）的效应。不同波长的激光和不同的离子传输系统亦会显著影响激光损毁的范围和可控性。在脊神经背根传入区进行的治疗性激光损毁与射频相比面临着一些批评，因为它缺乏量化和一致性，可能产生功能缺损。

射频加热法的优点

射频损毁技术超过其他方法的优点在于可以在脑和全身各处进行分离的治疗性或功能性损毁。随着精确的温度控制改进，精确定量的损毁可以在一个又一个病人身上得到重现，由于避免未知的和无法控制的副作用出现，如粘连、碳化和爆炸性气体的形成，而增加了安全因素。已经对痛觉神经纤维（相对其他神经纤维）的鉴别提出选择性概念，加上 RF 技术在临床初中的成功应用，有人提出了一些 RF 治疗适应证。由于射频电极的特性，它直接完成刺激、阻抗监测和记录，所有这些都增强了手术探知电极是否位于所需要损毁的靶目标的能力。因为射频损毁电极是电连接的，它自动提供这些到达靶目标的益处。射频电极由于方便、柱型、纤细等特点适用于立体定向技术及其他一些固定方法。射频电极可以做成各种尖端细小（0.25mm）的精巧样式，也可以带有副探头用于寻找适当靶点附近的区域。电极可以造得非常粗并且形状可以千差万别，这是射频损毁技术的另一个决定性的优点。总的说来，射频损毁方法最值得一提的优势在于其安全、高效和简便易用。

损毁发生的物理学原理

射频发生器是形成穿过其输出终端电压的来源。当连接放置到身体上的电极时，电流穿过身体组织，身体成为整个电路的一部分。损毁电极放置在热凝损毁的靶区，弥散电极则是一个较巨大的区域电极，不产生热凝效果。1MHZ 范围内的组织加热电凝机制主要为非电解的离子式，性质简单容易理解。根据静电学基本原理，电极针尖端的电压在裸露的电极尖端周围区域建立电场线。热凝并不在针尖产生，而是在针尖周围的组织中产生。因为针尖处于加热的组织中，所以可从组织中吸收热量。如果电极设计合理，则处于平衡状态，不吸收过多的热量。针尖的温度约等于其附近温度最高的组织的温度。因为温度是损毁的最基本的参数，所以必须准确测量：而且针尖温度监测使损毁大小的控制成为可能。为了一致性地预测损毁的大小，必须选择正确的电极针尖尺寸和损毁温度。

当射频加热和射频针尖端周围组织的热传导建立平衡时，额定的损毁半径将达到最大值。前 30 秒损毁区域逐渐扩大，达 30 秒时接近平衡的尺寸，60 秒时达到平衡尺寸。时间依赖性损毁的大小在最初的 15 秒近似线性增长，通过这一方式，损毁体积逐渐增加。然而，要达到额定针尖温度所需要电流，与多重因素（如阻力、热传导和针尖形状）相关。时间与损毁大小与其他变量有关，如血管供应和靠近脑脊液、骨组织以及其他热吸收物的情况。通过选择一个合适的射频针尖尺寸和温度，并且在 30~60 秒时间使损毁大小达到平衡值，则可以尽量减少时间-电流的不确定性。

脑部只有很窄的损毁可逆区。脑组织能承受约 42.5℃数分钟而不发生损害。短暂性神经功能缺损可能发生在 42.5℃~44℃。温度超过 45℃则会导致一些永久性的功能损害。在永久性破坏区附近一个非常狭小的可逆区应该是存在的。在医疗损毁的实际操作中此区域尚未被利用，但任何人实施射频立体定位手术时必须注意这些温度在脑中的重要性。

在周围神经系统，射频损毁有精确和高选择性损毁痛觉传导神经纤维的应用前景，一个明显的例子是，在半月神经节，温度接近 60℃~70℃时，有髓鞘的 Aβ 纤维较无髓鞘的 Aδ 和 C 类神经纤维不易被破坏。这一发现来源于临床实践：三叉神经痛可以被特异性地终止，而触觉和运动神经被保留下来。

温度是基本的损毁参数。温度测量不仅可以保证损毁的大小和一致性，而且对于安全来说非常重要，可避免达到沸点，并确保损毁位于电极尖端而不是别处。

射频电流加热组织，同时组织向射频电极针尖导热。这一基本概念使得精确监测组织温度成为可能。一个常见的错误概念是，由于能量通过电极针尖，其本身变热。相反，正确的应该是由于能量通过组织使之变热，继而热量流回至电极针尖并使电极针尖变热。通过电极针尖监测温度可以得到组织温度的一个精确的反映。损毁射频针尖的巧妙制造工艺使之可以准确地监测温度，然而，如果电极针尖是高热量聚集的，或温度传感器没能设计为即刻感应到电极针尖表面的温度，将会导致感应时间滞后或监测不准确，由此可能导致损毁过程中出现严重后果。因此，合理设计射频针尖，使之适应测量组织温度是非常重要的。

损毁尺寸的一致性由适当的电极针尖大小和温度选择所决定，这是一个重要的概念。选择适当的射频针尖大小、形状、构造和所需获得的射频温度，是特定解剖区域一致性损毁的关键因素。损毁的形成基于能量、时间、电流、电压或其他可变参数，它们是不可预测的，并且经常产生无法控制的反应及不满意的临床结果。尽管温度是医疗过程中最重要的需要观察的参数，但医疗实践中其他参数如能量、电流、电压及阻抗也被广泛监测和记录。如果其他参数在正常允许范围内，损毁过程将会安全进行。如果这些参数不在允许范围，则可能存在不正确的设置，如短路、开环或电极针尖位置错误。

保持射频针尖适当的温度 30~60 秒，就应达到损毁平衡。此规律是对损毁达到或渐近平衡过程的体现，应用此规律可防止损毁-时间曲线上升段引起的损毁可变性。这段上升曲线可能与其他环境参数密切相关。射频针尖几何形状或物理定位确定时，损毁时间常数可能不同，但在大多数设定下，均质的组织中 30~60 秒足以达到渐近指数性曲线的近似最大值。

损毁过程中的不可预知因素

尽管前述规律使射频损毁拥有良好的医疗效果，但仍存在难以预料和难以量化的一些因素，可能导致损毁偏差。其中最主要的因素就是损毁介质是非均质节。更有甚者在大血管周围的射频由于血管吸收走热量将产生非对称性的损毁灶。

靠近骨组织是另一个显著的可变因素。骨组织导热性及导电性较低，可产生不连续性，特别是进行小关节神经及神经节损毁时，神经邻近巨大的骨组织，这种情况更容易发生。在这一位置，骨组织类似热绝缘体很复杂地缓慢升温。射频热量更可能远离骨组织而分流到其他组织。然而当骨组织逐渐升温，它又蓄积热量，影响时间常数。

损毁的临床应用

应该只使用现代热耦合电极系统，而且推荐使用一次性套管针。电极系统和连接线应该每次手术前进行气体消毒，由于高温消毒可能减少重复使用的电极系统的寿命，因而不推荐使用。为长期保持电极系统的完整性，最安全的方法是用冷气循环消毒。常规情况下在射频过程中应该保证有多套电线和电极系统。

无论选择何种射频设备，损毁发生器必须能激发多种频率；监测阻抗、电压、电流和温度；保证能缓慢增加射频温度；使用现代热耦合电极。配件维护方面，推荐无菌包中至少保证两套长度分别为 50mm、100mm、150mm 的电极系统。还推荐库存长度为 50mm、100mm 和 150mm，裸端为

5mm 和 2mm 的套管针系统。这些电极和套管针系统经常用于大多数的脊神经根毁损术中。长 150mm、裸端为 10mm 和 15mm 的套管针适用于腰椎间盘、骶髂关节和腰交感神经毁损手术。其他值得提及的特殊电极为尖端钝弯的电极，长 100mm 和 150mm，裸端 10mm。

腰椎疾病

腰椎疾病是常见病，且治疗困难。如果想很好地理解和运用射频来治疗慢性腰背痛，就需要熟悉腰背部的解剖和病理生理。腰椎存在很多可能的致痛结构，其中一些已经被神经解剖学加以阐述，如椎间盘纤维环、后纵韧带、硬脊膜内层、小关节和关节囊、脊神经根和与之相连的背根神经节、骶髂关节以及它们的囊和韧带，以及相关的肌肉组织。在治疗由小关节、神经根、椎间盘纤维环以及骶髂关节产生的放射痛时需要使用特殊设计的射频技术。对来自硬脊膜、后纵韧带、肌筋膜扳机点的放射痛则一般使用普通的射频技术。腰椎小关节的神经支配来自多个脊髓节段，进行腰部小关节的神经射频治疗需要进行上下两个节段的神经损毁。

腰椎小关节痛

腰椎小关节痛可以表现为急性，也可以表现为慢性。它可以继发于骨关节的退行性变，也可以继发于诸如交通事故的急性损伤。影像学常显示为正常的关节，影像学的表现往往与患者的关节痛不相符。

患者的腰椎小关节痛常表现为腰背部椎旁区域的较深的酸痛。常具有在臀部、大腿的前后面、膝关节区域以及髋区的牵涉痛。在体格检查中，小关节部位常有触压痛，当腰骶关节分离或侧弯时常常出现相关的背痛。当病人仅有腰椎小关节痛时，神经系统检查往往是正常的，其直腿抬高试验和加强试验阴性。腰椎小关节痛的诊断不能仅仅依靠病史和体格检查，关节内注射或脊神经内侧支的神经阻滞后疼痛缓解是重要的诊断指标，但其结果也可以是假阳性，神经阻滞并不能替代详细的病史采集和有针对性的体格检查。

腰椎小关节神经射频毁损术

一个 L_5~S_1 和 L_{4-5} 腰椎小关节痛的病人首先将俯卧在 X 线透视检查台上。给予少量镇静药，病人需要在手术操作过程中保持清醒合作。因为病人对电极刺激的恰当反应对手术来说是非常重要的。电刺激过程需要通过安全性极高的准确的电极放置来完成。

患者背部消毒好后，由 C 型臂透视 X 线机来确定骶骨翼与 S_1 上关节突的连接处，L_5 神经后支恰位于由此连接形成的沟内，第 2 和第 3 靶点是 L_4 和 L_5 的横突上内侧面（横突和上位关节突的连接处）。

置入射频套管针前，用 0.5%利多卡因进行皮肤和皮下组织的麻醉。第一个射频套管针置入靶点是 L_5 神经后支（在骶骨翼和 S_1 的上关节突间沟），剩下的射频套管针准确地置于 L_4 和 L_5 横突的上内侧面。在骶骨翼和横突水平，射频套管针滑过骨膜前缘并前进约 2mm；这样可以顺着小关节神经的走行精确放置射频套管针。

正确使用 X 线透视设备可以使临床医生充分了解骨靶点的影像，在骶骨翼水平，成 5°~10°角的后前位可以准确显示解剖结构。在 L_4 和 L_5 横突水平，为显示主要的腰椎横突影像需要做斜位 X 片（角度为 5°~15°）。有时 X 线透视的球管需要向头方或尾方移动.从而使横突的边缘成像更加清晰，特别在避免重叠的骨赘影响成像效果时更为重要。

射频针要尽可能与需要损毁的神经平行放置，因为损毁范围和射频针裸端长度相一致，只有射频针与需要损毁的神经平行时才能达到更大的损毁效果。

射频针放置到位后，应该检查电阻，当射频针放置到适当的位置时，电阻值应该在 300~

700Ω。检查电阻是检测整个射频系统的很好的方法。在电阻检查完毕后，需要再次通过侧面观来进一步确定射频针是否处于正确的位置。下一步骤是进行 50Hz 的电刺激，在椎旁和髋区进行这一频率的电刺激时内侧支受到刺激将被记录到。当射频针对准小关节神经时，在频率 50Hz 下电压低于 1V 的强刺激将被记录到。紧接着，需要使用 2Hz 的电刺激，在电压为 2.5V 时，应该没有下肢运动纤维肌束颤动。多裂肌刺激一般在 2Hz 点记录到。通过透视和刺激确认射频针放置准确后，通过射频针注入 1ml 的 2%利多卡因 30 秒后进行 80℃温度下的射频损毁，持续 60 秒。损毁完成后，拔出射频针，穿刺点覆盖无菌敷料。

腰部脊神经后支损毁术的风险包括下肢的麻木和肌力减弱，但长期的感觉和运动障碍是罕见的。在射频损毁操作过程中精确的电刺激可以避免神经根的损伤。少数情况下，病人出现微弱的感觉迟钝和运动感觉障碍，这是不常见的，大多数病人不会出现包括神经系统损伤在内的并发症。

一些病人在射频结束后即刻出现肢体末端运动减弱，这一般是由于射频过程中使用的局麻药渗出到主要的神经根所致，这一现象一般在术后 1~2 小时缓解。多数病人可以在射频操作后 2 小时回家。预计病人可能会有 1~2 周的围术期不适——椎旁区和臀上部的疼痛。术后的髋部疼痛也可能会困扰一些病人，其往往开始于术后第 3 天并可能持续 10 天。如果疼痛非常严重，可以采用适当的镇痛措施，并且可以进行短疗程的口服类固醇激素治疗。导致髋区疼痛的原因还不明确，可能和腰方肌痉挛有关。

牢记机械性腰背痛的多源性是非常重要的.可能包括多个小关节，或者同时存在腰椎间盘和关节面的异常，仔细的进行体检对于发现上述的多种责任病灶是非常关键的。

症状病灶水平的立体定位以及射频损毁

随着用于慢性疼痛治疗方面的射频治疗技术的进步，对确定和不确定的疼痛症状病灶及时准确定位的可能性大大增加。立体功能定向被广泛应用于经皮穿刺射频技术，立体功能定向可以在射频电极靠近神经组织时通过对患者的感觉和运动刺激进行客观评估。射频电极最大可能地靠近需要损毁的神经组织，增大了对周围责任病灶的治疗性损毁的可能性。

当今，感觉和运动立体定位技术已服务于一些射频技术（最引人注目的是脊神经节部分性损毁、半月神经节损毁和蝶腭神经节损毁），事实上几乎所有射频治疗均有应用。采用功能立体定位将最大程度减少无关组织被损毁的风险，而且可以让医生对于患者描述的疼痛的特定的责任病灶形成客观评价，感觉的立体定位也可以用于确定那些疑似的致痛病灶。

推荐功能性射频损毁应该在精确的荧光透视下联合使用完善的功能定位手段。功能立体定位对小关节相关疼痛和脊神经节毁损责任水平的确定非常有价值，而且能够可靠地复制交感神经节介导的疼痛和内脏神经痛。如果相应的症状没有被低电压感觉刺激器复制出来，那么原因不是电极摆放的位置不正确，就是靶目标不是患者症状形成的责任病灶，而这两种情况下，都是不能进行射频治疗的。除极少数情况下例外，在经历立体定向射频过程中患者需要保持清醒。这时使用最低限度的镇痛药物（如阿芬太尼和芬太尼等）是明智的，这当然是在绝对需要时才能使用。任何影响患者对立体定位刺激产生鉴别性反应的因素都可能会危及整个射频过程的有效性和安全性。

胸椎小关节痛

胸椎小关节痛也可以通过射频神经损毁进行治疗。胸神经内侧支的走行和腰神经内侧支不同，但是治疗技术是类似的。典型的上段（$T_{1\sim4}$）和下段（$T_{9\sim10}$）胸神经内侧支由横突间隙的中间外侧方穿出，经由横突上外侧角的转折点，神经向内下经过横突的背侧面。中胸段（T_5~$_8$）是例外，神经走行类似，但有时向上移位并不经过横突转折点，在 T_{11}~$_{12}$ 水平，内侧支神经走行类似于腰部。可以在横突转折点和传统上腰神经内侧支所在位置进行电刺激定位操作，在两个位置进行的射频治疗均可产生良好的治疗效果，这说明内侧支神经纤维从内侧穿过横突转折点后有相应的路径回归上内侧位。进行 X 线透视的球管需要在颅侧或尾侧形成一定的角度来显示横突和与之相连的肋骨的非重叠影像，如果选择内侧入路，则胸段小关节神经射频损毁术的入路和腰部类似，否则，则要在横突转折点进行神经射频损毁。在胸部进行射频的众多潜在并发症中气胸的风险是比较小的。

骶髂关节痛

有时骶髂关节疼痛的体征与小关节异常相似。患者可出现臀部疼痛及相关体征，可累及臀部、腹股沟、大腿前部和小腿等。骶髂关节中下部可有明显触痛，挤压试验阳性，牵拉试验可发现关节活动度下降。息者可出现臀部疼痛及相关体征，可累及臀部、腹股沟、大腿前部和小腿等。骶髂关节中下部可有明显触痛，挤压试验阳性，牵拉试验可发现关节活动度下降。患者常诉早晨起床时疼痛最重，数小时后可减轻。长时间站立或保持坐位可加重骶髂关节疼痛。臀部韧带可有触痛。对可疑患者可以应用局麻药在影像引导下进行韧带或关节腔内诊断性注射治疗，还可以合并应用类固醇激素。据报道骶髂关节痛的发生率为 15%，在慢性背痛的患者中发病率更高。临床上需要与椎间盘源性疼痛进行鉴别诊断，尤其是 L_4~$_5$ 和 L_5~S_1 椎间盘疾病。支配骶髂关节的感觉神经分布目前尚不明确。临床治疗首先应确定是骶髂关节前部疼痛还是后部疼痛，是关节内疼痛还是韧带疼痛。应用骶神经后支立体定位毁损术可以使 50%~60%的顽固性后方韧带和关节内疼痛患者得到明显缓解。

骶髂关节神经毁损术

患者俯卧予 C 型臂检查台上，C 型臂球管偏向足侧，从毁损侧的对侧照射的斜位，角度 15°~20°，可以正确显示关节后面。

采用双极电极系统进行毁损，一个是工作电极，另一个是接地电极。可以从生产厂家获得双极电极线，以便第二个套管针可以直接连于接地插座。在两电极之间的距离不超过电极直径 5 倍时.可以进行两点之间的线性毁损。进行多次线性毁损可以使骶髂关节后方完全去神经。这种治疗方法不需要在毁损前进行刺激试验。必须确认每次毁损需要轻度重叠，才能使关节后部神经毁损完全。向头侧进针时，方向向内，以使针位于后方的髂嵴下面。

骶神经第二支分布于骶髂关节，如果诊断性阻滞有效，则应进行 S_2 背根神经节毁损术。骶髂关节神经毁损术后，一些患者有臀部、大腿后部或髋部疼痛，如 S_2 神经诊断性阻滞有效，进行 S_2 背根神经节毁损可以缓解残留症状。骶髂关节神经毁损术后患者可出现臀部不适，持续约 2 周时间，有时臀部皮肤局部区域感觉减退，通常在 2~6 周后可消失。

腰椎间盘源性疼痛

有时椎间盘源性疼痛患者无间盘突出，甚至无明显的椎间盘损伤，影像检查发现椎间盘内部有破裂。肌电图检查通常无异常。坐位和直腿抬高试验可引起腰部疼痛。某些情况下诊断注射是鉴别椎间盘源性疼痛的唯一方法。支配椎间盘的神经分支有窦椎神经、前支的分支、灰交通支及交感神经干分支等。射频治疗是对灰交通支进行毁损，对椎间盘前、侧部分所引起的疼痛有效。近来射频技术被应用于治疗椎间盘源性疼痛，包括交通支毁损和椎间盘内射频毁损。最近盘内热凝纤维环成型术成为治疗腰椎间盘源性疼痛的一种新方法。

胸部手术

胸椎间盘源性疼痛治疗起来很困难。直视下或胸腔镜下行胸椎间盘切除或融合术通常效果不理想。进行盘内热毁损是一种可以替代外科手术的较好的方法。目前尚无临床研究对盘内射频热凝成形术与其他盘内射频技术治疗胸椎间盘源性疼痛的疗效和安全性进行比较。

背根神经节射频毁损术

背根神经节射频毁损术可以用于治疗腰部脊神经痛。该手术主要适用于保守治疗无效或不适于外科直视下手术的患者。小关节和椎间盘诊断性阻滞无效，且下肢出现疼痛，应进行神经根阻滞试验。腰神经痛通常与腰椎异常有关，但患者常合并神经根病。治疗时首先必须鉴别下肢疼痛是由腰椎异常引起还是与脊神经疾病有关。

排除下肢疼痛由腰椎异常引起之后，还需要判断是与脊神经还是交感神经系统有关。进行脊神经和交感神经阻滞可以对神经根病和交感神经相关疼痛进行鉴别诊断。正确诊断非常重要，两种疼痛的治疗方法完全不同。对于神经根病可以毁损背根神经节进行治疗。

颈部射频毁损

射频毁损可以用于治疗颈神经痛，但术者必须掌握颈部复杂的解剖关系。颈部疼痛感受器分布密集，可以引起局部或牵涉痛。与腰椎间盘类似，颈椎间盘外环同样有神经纤维分布。椎间盘病变可以引起颈部疼痛，常伴有头痛和肩部上肢疼痛。颈椎间盘与其联合小关节有着特殊的关系。在颈部各平面，椎间盘与联合小关节构成一个 3 关节复合体（与腰椎相同）。颈椎间盘源性疼痛和小关节疼痛常合并发生。退行性变和急性损伤（如急性颈部甩鞭伤）可以引起颈部疼痛。影像学检查常显示椎间盘改变与疼痛程度不一致。椎间盘影像学检查正常的患者可出现疼痛，而椎间盘有异常影像改变的患者可无疼痛症状。小关节影像检查正常的患者也可能出现疼痛。可以进行诊断性阻滞以明确诊断。颈椎间盘、小关节、神经根和颈部肌肉异常均可引起疼痛症状。颈部肌筋膜综合征也很常见，如颈部肌肉紧张带、扳机点、肌肉不对称。神经射频毁损可以用于治疗椎间盘源性疼痛、小关节病变和神经根刺激症状。

颈椎疾病可以引起面部牵涉症状和慢性头痛。对于面部疼痛和头痛的患者，应考虑到疼痛可能与颈椎有关。上位颈神经根（C_{2}~$_{4}$）与背根神经节连接，再与岩深神经、翼管神经相连，翼管神经直接与蝶腭神经节相连，该神经节还与三叉神经分支连接。因此上位颈椎可引起前额和上颌疼痛。三叉神经核可降至 C_3 或 C_4 水平。上颈部刺激可引起影响三叉神经核尾端，引起面部牵涉性疼痛。蝶腭神经节可以作为连接颈椎和面部区域的中枢通路，其内有许多种神经节细胞，同时接受多种类型的传入纤维。

颈部疼痛综合征的诊断和治疗

进行颈神经背根神经节毁损可以治疗颈椎间盘源性疼痛或脊神经疾病引起的疼痛。C_2 和 C_3 背根神经节毁损可以用于治疗顽固性 C_{2}~$_{3}$ 小关节疼痛。在毁损之前应用诊断性阻滞可以正确判断疼痛常段。背根神经节毁损可能会导致去传入性疼痛，治疗前必须进行仔细的诊断性阻滞试验。如考虑颈椎间盘源性疼痛，可以进行椎间盘 X 射线造影术以明确病变部位。如果怀疑上肢疼痛由神经根病引起，应进行肌电图检查和根袖诊断性阻滞，以明确受累节段。

星状神经节射频毁损

星状神经节由下颈部和第 1 胸交感神经节构成。星状神经节位于 C_7 椎体前侧界颈长肌的前方，是一个分散的结构。星状神经节射频毁损常用于治疗交感神经源性疼痛，包括反射交感性营养不良、皮肤灼痛、创伤后营养不良及雷诺病。星状神经节部分毁损可以长期有效地缓解疼痛。

该方法通常不会引起霍纳征。

射频毁损治疗慢性头痛

首先必须对慢性头痛患者进行全面的神经学评估，了解病史对正确诊断也很重要。通过神经学检查可以排除慢性感染性疾病、血管炎、血管异常及肿瘤等疾病。颈椎异常还可以引起偏头痛，通过颈椎射频手术疼痛能够得到缓解。一些由于颈神经受压引起头痛的患者常被误诊为偏头痛，通过解除压迫治疗可以显著缓解疼痛。

射频治疗对丛集性头痛也有效。一些丛集性头痛患者常有颈椎结构的异常，通过体检可以发现有颈部疾病。如果诊断性阻滞确认小关节与头痛有关，还可以进行小关节射频治疗。诊断性神经根阻滞试验或椎间盘造影可以发现头痛是否与椎间盘异常有关，根据试验和造影结果可进一步对椎间盘进行射频治疗。

颈神经源性头痛

骨、关节及软组织损伤均可引起颈源性头痛。仅根据病史及查体很难对颈源性头痛进行明确诊断，必须进行全面的系统检查。枕部下方、枕部及上颈部疼痛通常有颈部或头部外伤病史，如疼痛为神经根性（枕大、枕小及颈神经痛），则提示颈椎间盘或神经根结构异常。首先应进行保守治疗，同时应进行颈部和头部的平片及磁共振检查。颈源性头痛的鉴别诊断非常复杂，必须进行系统详细的评估。

有枕神经分布区放射性疼痛病史，触摸项背部引起疼痛加重，则提示枕神经痛。枕大或枕小神经诊断性注射可以明确诊断原发性枕神经痛。在 C_2 或 C_3 背根神经节注射类固醇类药物可以缓解疼痛。对于顽固疼痛的患者，射频治疗能够有效地缓解疼痛。疼痛严重的患者还可以在直视下进行枕大神经冷毁损。此外还可以安置枕神经刺激器。

多种疾病可引起枕部疼痛，包括颈椎关节囊疼痛或退行性变，颈椎间盘源性疼痛（多数是 $C_{2\sim3}$ 和 $C_{3\sim4}$），代谢疾病引起的颈椎骨质破坏.$C_{1\sim2}$ 或 $C_{2\sim3}$ 椎关节不稳定，寰枕关节和寰枢关节疼痛等等。通过 C_2、C_3 或 C_4 内侧支诊断性注射，椎间盘造影以及寰枕关节和寰枢关节注射，可以对枕部或上颈部疼痛的病因进行明确诊断。在椎间盘内注射激素或进行射频毁损可以有效缓解 $C_{2\sim3}$ 或 $C_{3\sim4}$ 椎间盘源性疼痛。

蝶腭神经节射频毁损

丛集性疼痛、一部分偏头痛以及蝶腭神经节炎均可以应用射频毁损蝶腭神经节来进行治疗。在侧位像上，蝶腭窝位于颞骨岩部尖端，正好在蝶窦下方。蝶腭神经节在连接小窝和鼻腔的蠊腭骨沟内，位于下颌神经中部。在侧位像上，蝶腭神经窝是一个楔形结构，位于颞骨岩部的尖端，正好在蝶窦前部下方。

首先应进行诊断性阻滞，如效果良好，则继续进行射频毁损。患者仰卧位，术前 45 分钟应用抗生素。头部用约束带固定于中位。X 线侧位投照，在蝶腭神经窝上方放置标记物，消毒铺巾后，皮肤和皮下注射局麻药物。穿刺点多取下颌弓处。应用长 100mm 裸端为 2mm 的穿刺针进行穿刺。在下颌骨两突起之间垂直进针，X 线影像显示为蝶腭窝中央部分。弯曲的穿刺针易于通过骨性结构。缓慢进针直至蝶腭神经窝。穿刺过程中反复应用 X 线引导穿刺，保持穿刺针位于眼眶下方。当穿刺针接触上颌神经时，可出现感觉异常。X 线改为前后位像，继续进针接近鼻腔侧壁，每次进针 1~2mm 直至鼻腔的沟内。如果穿刺针触及骨质，应稍微改变位置直至针进入沟内。给予 50Hz、1V 电刺激，鼻部可出现刺痛感。如果软腭出现刺痛感，则应偏向中间少许进针，再次进行电刺激，如果鼻区出现刺痛则证实穿刺针位置正确。注入 2%利多卡因 1ml 后，进行 80℃射频毁损 60 秒.进针约 1mm,进行第 2 次毁损,然后再次进针 1mm 行第 3 次毁损。拔除射频针后,患者留院观察 2 小时。约 10%~20%的患者可出现鼻衄,应继续留院至症状消失。术后不适持续 2 周左右。少数患者软腭区出现感觉障碍。

三叉神经节射频毁损

射频治疗三叉神经痛有良好的疗效。感觉减退是该治疗方法的主要并发症,但目前发现使用较低的温度也可以控制疼痛,而且感觉障碍的程度较轻。注射甘油和微血管减压术也可以用于治疗三叉神经痛,但目前有关远期疗效的研究,射频治疗比前两者更多。对于药物治疗无效或不能耐受药物副作用的患者,可以考虑使用介入技术进行治疗。

三叉神经痛常表现为阵发性面部疼痛,常见于中老年人。疼痛多为单侧,常累及三叉神经下部分支。触及扳机点可以诱发疼痛,扳机点多位于面部、下颚和颈部。通常不伴有感觉障碍。一些疾病,如多发性硬化、颅后窝肿瘤、颅血管异常及带状疱疹,均可以引起三叉神经痛。尽管如此,对于大多数三叉神经痛患者,病因并不明确。对药物治疗无效或不能耐受治疗剂量的患者,可以考虑应用介入治疗。

三叉神经节位于颅中窝中部,在卵圆孔上内侧,被硬脑膜包绕,内侧有海绵窦和颈内动脉。进入卵圆孔可以触及三叉神经节,直径约为 5~10mm,深度为 5~7mm。进行三叉神经节射频毁损术,最关键的是应用 X 线影像定位卵圆孔。三叉神经第 1 支由卵圆孔内侧穿出,第 2 支由卵圆孔中部穿出,外侧为三叉神经第 3 支。第 1 支位置最浅,第 2 支居中,而第 3 支位置最深。

术前 1 小时预防性应用抗生素。患者取仰卧位,颈部后伸。取侧方 10°~15°,颧弓下 X 线摄影,卵圆孔位于下颌弓内侧。平行于 X 线方向进针,使用这种方法术者不需要参考体表标志,仅根据 X 线即可使穿刺针进入卵圆孔。对于第 1 支疼痛的患者,穿刺点应位于口角下方 1cm 侧方 1~2cm.穿刺针指向卵圆孔最内侧。

消毒皮肤,铺手术巾后,由麻醉医师静脉注入异丙酚,术者不需要参与麻醉过程。患者意识消失后,维持自主呼吸,术者将一个手指放入患者口腔内,然后经皮穿刺,手指在口腔内感觉穿刺针位置,如果穿刺针进入口腔,则应更换新的穿刺针。穿刺针进入颧弓下方,与 X 线方向平行,指向卵圆孔。穿刺针进入卵圆孔内侧部后,进入孔内深度约为 2mm。通过颞骨岩部行 X 线侧位摄像,继续进针至颞骨斜坡联合处,拔出针芯,可见脑脊液缓慢流出,提示穿刺针进入硬脑膜内。患者苏醒后,给予 50Hz 电刺激,小于 0.5V 即可出现三叉神经第 1 支分布区异感。2Hz 刺激,当电压为 0.7~I1V 时,无咬肌收缩现象。进行第 3 支毁损时,咬肌受到刺激,术后可能出现咬肌无力。在进针或退针时应给予异丙酚减轻疼痛。患者出现相应部位的异感后,开始第 1 次毁损。温度过高可以引起严重的术后并发症。开始时温度通常选择 60℃,进行 60 秒的毁损。患者如果合并有多发性硬化,则应选择更低的温度。过高的温度可以引起术后去神经传入性疼痛。

确定正确的毁损参数后,给予异丙酚使患者意识消失后,再进行毁损。应避免采用复杂的麻醉方法。该方法可以引起神经去传入性疼痛及角膜反射丧失。但如果采用适当的参数,大多数患者疼痛能够得到明显缓解,还可以保持足够的角膜反射功能。毁损过程患者会感到剧烈疼痛,应用短效麻醉剂对患者进行全麻,可以避免穿刺和毁损时产生的疼痛。

一些顽固性丛集性疼痛患者,应用蝶腭神经节毁损无效,可以选择进行三叉神经节射频毁损。该方法也可用于治疗癌痛。手术后当天患者应留院观察。术后患者应立即给予地塞米松,连用两天,能够减轻水肿,改善角膜反射减弱。如发生角膜干燥,应用盐水滴眼可以减轻症状。术后 2~4 周内,患者可能还会有疼痛,应给予适当的镇痛药物。一些患者还可能出现感觉迟钝。如果患者术前服用卡马西平等药物，术后不能立即停用，应逐渐减量直至2周后停用。大约80%的患者疼痛可以得到明显缓解，术后一年内有15%~20%的患者疼痛可能复发，但程度较轻，应再次进行射频毁损术治疗。

腰胸交感神经射频毁损术

腰交感神经切除可以用于治疗交感神经反射性营养不良、血管阻塞性疾病、血管痉挛性疾病（雷诺症）以及其他交感神经源性疾病。经皮穿刺胸或腰交感神经射频毁损后可以引起血管舒张，血流量增加，肢体温度升高。

腰交感神经解剖

腰交感神经节及神经干由L_1~$_5$发出，与胸交感干与盆腔交感干连接。腰交感干及神经节位于椎体前外侧，位置并不固定，但神经干位于腰大肌前方。腰交感神经与躯体神经分离，因此正确穿刺可以仅毁损交感神经，而避免损伤躯体神经。射频毁损应在X线引导下进行，毁损前应先进行局麻药阻滞观察疗效。主动脉和下腔静脉均位于椎体前方，穿刺时应避免损伤。在L_2~$_3$节段，生殖股神经靠近交感神经干，如果受到损伤可导致术后出现严重的腹股沟痛。

患者在监护下取仰卧位于放射诊断床。应用C型臂确认L_2~$_4$椎体，如果涉及足部，L_5也需进行毁损。L_2和L_3腰交感神经节位置可以变化，有时位于椎体前面后15mm。L_2交感神经节位于椎体上2/3与下1/3连接处。L_3交感神经节位于椎体上1/3与下2/3连接处。毁损时应同时包括交感神经干，使疗效持续时间更长。L_4交感神经节的位置变异与L_2、L_3相比更加多见。

使用有弧度的射频针，电极约长150mm，裸端约10mm。应用后位像引导，确认L_2~L_4椎体。足侧或头侧斜位像可以更清楚地显示椎体的盘状影像。将C臂向斜位旋转约20°，穿刺针与X线平行，直至触及椎体侧面。

穿刺时可以静脉应用少量镇静药物。触及椎体后，进行侧位摄像，然后继续进针触及椎体前部，进行后前位摄像，使穿刺针针尖位于小关节中部后方。

进行50Hz电刺激，大约1V时患者可出现后背深部的疼痛。进行2Hz、3V的电刺激，下肢不应出现肌束颤动。如L_2或L_3节段感觉刺激引起腹股沟异感，则说明穿刺针距离生殖股神经过近，应对穿刺针位置进行调整。

毁损前应经穿刺针注入2%利多卡因1ml，然后进行60秒80℃射频毁损。在L_2水平椎体侧面后方一次射频即可产生大约为10mm范围的毁损。在L_3和L_4水平第一次毁损应在椎体侧面约5mm处，第二次时应将射频针向前移动约5mm。L_3和L_4水平毁损范围为15mm，L_2毁损带范围为10mm，如果涉及足部，还应在L_5水平进行约15mm的毁损。每个节段的毁损均应在椎体前部与腰大肌鞘前内侧之间。

如射频损伤生殖股神经可引起腹股沟区神经痛，损伤躯体神经可引起运动或感觉功能丧失。正确进行操作可以避免并发症。术后患者可能还有疼痛，持续约5天，但如果毁损位置精确，大多数患者疼痛能够得到立即缓解。

与神经毁损药物相比，射频损伤脊神经和生殖股神经的发生率很低。神经毁损药物还可以通过血管吸收引起并发症，注射时还可能损伤输尿管，而射频技术的并发症发生率很低，死亡率几乎为0，必要时还可以重复应用，且二次应用也不会增加并发症发生的风险。与交感神经外科切除术相比，射频手术可以不需要住院，更加安全，所需费用更少。鉴于以上优点，射频毁损技术是腰交感神经炎获得长期缓解的首选治疗。

胸交感神经射频毁损

上胸段交感神经干是颈交感神经干的延续，位于椎体侧面，与腰交感神经干相比，更靠后一些。胸段交感神经射频通常需要对 T_2 和 T_3 交感干进行毁损，这部分交感神经与上肢血流量和交感神经源性疼痛有关。

胸内脏神经毁损

治疗慢性腹腔神经丛疼痛，除采用化学药物进行腹腔神经丛注射外，还可以进行内脏神经毁损。内脏神经有支配许多上腹部器官的传入、传出自主神经纤维和感觉神经纤维。感觉神经纤维支配脾被膜、肝、胆管、肾和胰等器官。可通过外科手术切除内脏神经治疗肾上腺继发性高血压。经皮内脏神经射频毁损可以用于治疗腹腔神经丛引起的内脏痛，与其他神经毁损术相比，其优点是定位准确和毁损范围易控制。进行毁损前应先进行诊断性注射试验。成人内脏神经分为内脏大神经、内脏小神经和内脏最小神经。内脏大神经由有髓鞘的节前纤维和内脏传入纤维组成，由 T_5~T_9 交感神经节发出，主要支配胰腺和近端腹腔脏器。大约 95%的成人有内脏小神经，由 T_9~T_{12} 交感神经节发出。约 55%的成人有内脏最小神经，在 T_{12} 水平与内脏神经节相连。内脏神经通常经过胸椎体前侧或前外侧，位于胸交感神经干腹侧。

通常在 T_{12} 水平椎旁入路进行内脏神经射频毁损。内脏大神经、内脏小神经及内脏最小神经距离很近，因此不能单独毁损其中一条神经。射频前进行感觉刺激对于定位内脏神经非常重要。

与其他胸椎相比，T_{12} 的横突较小，在前后位像上不可见。根据 T_{12} 椎体侧面影像在皮肤标记穿刺点，位于 T_{12} 椎体头侧 1/3 和中部 1/3 交界处，T_{12} 神经根尾侧。应用长 100mm，裸端长 10mm，针尖弯曲的钝针通过 16G 静脉导管进行穿刺。在 X 线前后位像引导下，穿刺针触及 T_{12} 椎体后外侧。通过侧位摄像显示穿刺针深度。沿 T_{12} 椎体骨膜进针，直至针尖到达椎体腹侧 1/3 和中部 1/3 连接处。在对侧也应进行射频毁损。穿刺针不能接近椎体的腹侧面，否则容易损伤食管。需要谨慎回吸试验，同时应用造影剂，前后位和侧位摄像确认位置。造影剂分布于椎旁区域，如穿刺针位于膈角的中部和腹侧，可以见到造影剂向尾侧散布。

内脏神经感觉刺激应从 0.7~1V 开始，应用高电压患者可出现背部疼痛。逐渐增加电压直至患者出现治疗前的内脏痛觉。如果电极位置精确，电压可以降至 0.3~0.5V。如果出现侧腹部放射性感觉异常，则提示 T_{12} 神经根受到刺激，必须对电极重新定位，避免损伤神经根。采用 2Hz、1~1.5V 的运动刺激来证实电极尖端未接触膈神经。如果感觉刺激后患者未出现相应的疼痛，则毁损的成功率很低。进行 60 秒 80℃射频毁损，接着还应进行两次温度为 50℃~55℃的射频毁损，确保毁损彻底。

与所有经皮胸椎旁操作一样，术后患者应留于恢复室观察有无呼吸系统损害和其他并发症，出院前必须行胸部 X 线检查。通常患者对内脏神经毁损容易耐受，主要的不适感为背部疼痛，通常于术后数天内缓解，应用弱阿片类药物或非甾体类镇痛药有效。术后内脏痛可以立即缓解。如果术后患者出现腹痛加重或胸痛，则应警惕脏器（胰、食管、肺）损伤或大血管损伤。

（任世超 薛静）

第六篇　疼痛的中医治疗

第一章　疼痛的物质基础

第一节　传统中医可治疗疼痛的中药

疼痛是中医常见的病症，中医认为“不通则痛”，以“通”为治疗大法。六腑具有传化之功，以通为用，一旦因湿、食、痰饮、瘀血阻滞，使其传导功能障碍，气机阻滞，闭而不通则痛，须通腑、泻实、攻逐、通利二便，使达到“ 通则不痛” 的目的。随着医疗实践的深入，对“不通则痛”的适应征逐渐扩大。刘恒瑞在《经历杂论》指出“近世医者，遇疼痛之证，莫不“通则不痛，痛则不通”二句定案；所用之药，无非芳香辛通、破血行气之品。岂知痛有虚实之别乎？实痛由于气血凝滞，痛当拒按；虚痛由于气血不足，痛当喜按。“这种认识虽扩展了”“通则不痛”的治疗范围，还隐含“痛无补法”的传统观念。随着实践的发展，思维进一步拓展，“通则不痛”的“通法”变得更广泛。《医学真传》说：“夫通则不痛，理也。但通之之法，各有不同，调气以和血，调血以和气，通也；下逆者使之上行，中结者使之旁达，亦通也；虚者助之使通，寒者温之使通，无非通之之法也。若必以下泄为通，则妄矣。”至此疼痛的病机，从治疗实证的"不通则痛“扩展到治疗虚证的"不荣则痛”。

然而，临床上所见到的诸多痛证，纯属实证或纯属虚证的并不太多，最常遇到的往往是病情夹杂或虚实互见，尤其是久延不愈的顽固性疼痛如偏头痛、心痛、胃痛、胁肋痛等症，有的气虚而致血瘀，有的血虚而致气滞，有的痰瘀凝结而气阴受伤，有的浊阴溺漫而胸阳式微，有木郁化火而阴液受烁，有瘀血入络而气虚不运，以及木旺土弱，肝病及肾，上实下虚，上虚下实等等。在这种复杂的病情下，就非单纯地用通法或补法可以止痛。历代名医在治疗诸种痛证病案中，往往采取扶正与祛邪并用，通调与补益兼施而取得桴鼓之效。但由于疼痛发生的部位不同，其于具体用药存在较大差异。中医将其分别归属于脾胃、肝胆、肾脏所主的疾病，由于脏腑功能的不同，治疗用药也存在一定的差异。中医治疗疼痛，是一种经验，也是一种思想方法，在今天仍有文献价值。以下，是传统典籍中可以治疗疼痛或有镇痛作用的中药。

1.胃脘痛常用药

(1)寒邪客胃：

高良姜、干姜、吴茱萸、生姜、小茴香、胡椒、丁香、砂仁、荜茇、荜澄茄、白豆蔻。

(2)脾胃虚寒：

黄芪、党参、茯苓、白术、山药、白扁豆、蜂蜜、大枣、饴糖。

(3)肝胃气滞：

香附、青木香、半夏、吴茱萸、佛手、香橼、木香、乌药。

2.中寒腹痛常用药

干姜、煨姜、高良姜、吴茱萸、荜茇、荜澄茄、丁香、小茴香、花椒、胡椒、白芷、桂枝、檀香、草豆蔻、益智仁、乌头、附子、肉桂。

3.胁痛常用药

(1)肝郁气滞:

柴胡、白芍、郁金、川芎、香附、乌药、青皮、青木香、白蒺藜、佛手、香橼、枸橘、川楝子、荔枝核、娑罗子、八月札、玫瑰花、绿萼梅、九香虫、橘叶。

(2)肝胃气滞:

佛手、枳壳、香橼、青木香、甘松、娑罗子、八月札、玫瑰花。

4.胸痹常用药

(1)瘀血痹阻:

丹参、川芎、桃仁、红花、苏木、降香、蒲黄、五灵脂、山楂、三七、郁金、羊红膻。

(2)痰浊痹阻:

瓜蒌、薤白、半夏、枳实、桂枝、陈皮、生姜。

(3)寒凝气滞:

附子、乌头、干姜、桂枝、高良姜、荜茇、檀香、延胡索、苏合香、麝香。

5.痹证常用药

(1)风湿寒痹:

羌活、独活、防风、桂枝、麻黄、桑枝、细辛、藁本、海风藤、川芎、当归、乳香、没药、姜黄、川乌、草乌、附子、肉桂、秦艽、木瓜、蚕砂、苍术、老鹳草、豨莶草、臭梧桐、钻地风、徐长卿、威灵仙、寻骨风、伸筋草、路路通、枫香脂、雪莲、雪上一枝蒿、丁公藤、雷公藤、蕲蛇、金钱白花蛇、乌梢蛇。

(2)风湿热痹:

忍冬藤、络石藤、穿山龙、苍术、黄柏、牛膝、秦艽、防己、白鲜皮、桑枝、地龙、木瓜、薏苡仁、萆薢、赤小豆、赤芍、丹皮、熟大黄、木通。

(3)风湿顽痹:

白花蛇、乌梢蛇、全蝎、蜈蚣、地龙、穿山甲、川乌、草乌、威灵仙、乳香、没药、马钱子、丁公藤、雷公藤、昆明山海棠。

(4)肝肾不足:

桑寄生、五加皮、千年健、鹿衔草、石楠叶、牛膝、杜仲、续断、狗脊、淫羊藿、仙茅、巴戟天、鹿茸、锁阳、肉苁蓉、附子、肉桂。

6.头痛常用药

(1)风寒头痛:

防风、荆芥、白芷、细辛、羌活、苍耳子、辛夷、川芎、独活、川乌、吴茱萸、半夏、藁本。

(2)风热头痛:

薄荷、桑叶、菊花、蔓荆子、升麻、葛根、谷精草、白僵蚕、川芎、大青叶。

(3)寒湿头痛:

羌活、独活、半夏、藁本、蔓荆子、防风、苍术、白术、天麻、生姜。

(4)肝火头痛:

龙胆草、黄芩、柴胡、夏枯草、决明子、菊花、钩藤、牛膝、大青叶。

(5)肝风头痛:

石决明、珍珠母、罗布麻、羚羊角、钩藤、菊花、白芍、天麻、牛膝、全蝎、蜈蚣、僵蚕。

(6)痰浊头痛：

半夏、白术、天麻、茯苓、陈皮、生姜、天南星、白附子、川芎。

(7)瘀血头痛：

川芎、赤芍、当归、红花、桃仁、麝香、生姜、葱白、牛膝、延胡索、全蝎、蜈蚣、䗪虫、虻虫、水蛭。

附引经药：

太阳头痛用羌活、藁本；阳明头痛用葛根、白芷；少阳头痛用柴胡、黄芩、川芎；厥阴头痛用吴茱萸；少阴头痛用细辛。

7.筋伤常用药

红花、桃仁、川芎、当归尾、赤芍、丹皮、姜黄、郁金、大黄、穿山甲、威灵仙、三七、延胡索、苏木乳香、没药、自然铜、血竭、麝香、续断、儿茶、骨碎补、土鳖虫、刘寄奴、五灵脂、凌霄花、牛膝、虎杖、松节、徐长卿。

8.牙痛常用药

(1)胃火牙痛：

石膏、黄连、升麻、山豆根、谷精草、丹皮、牛黄、生地、知母、玄参。

(2)虫蛀牙痛：

细辛、白芷、荜茇、徐长卿、川椒、蜂房。

9.疝气常用药：

小茴香、吴茱萸、荜澄茄、乌药、木香、香附、青皮、延胡索、高良姜、橘核、山楂、荔枝核、胡芦巴、乌头、附子、肉桂。

10.肠痛常用药：

大黄、丹皮、芒硝、冬瓜仁、败酱草、红藤、蒲公英、瓜蒌仁、地榆、赤芍、延胡索、桃仁、薏苡仁、地耳草。

第二节　治疗疼痛中药的文献及现代实验研究

疼痛是机体受到伤害性刺激后产生的一种保护性反应，会导致机体的组织损伤，并伴有精神、情绪、心理上的伤害，严重者还会导致机体功能严重损害，甚至发生休克。所以，合理使用镇痛药是十分必要的。目前，临床上对于各种急慢性疼痛的治疗多以西药为主，但由于西药具有易成瘾、易耐药、不良反应多等缺点，而很多单味中药和中药复方制剂具有直接或间接止痛的作用。这就为开发有效但不良反应小、不易产生耐药及成瘾的中药提供一种可能性。

中药中，有镇痛作用的成分有，生物碱类如氧化苦参碱、小檗碱、乌头碱、川芎嗪、延胡索乙素、马钱子碱、青藤碱；黄酮类如葛根素、黄芩苷、芫花青素；皂苷类如天麻素、人参苷-Rd、七叶皂苷钠；有机酸及酚类如姜黄素、白藜芦醇、阿魏酸钠；萜类如雷公藤甲素、鸡矢藤环烯醚萜苷；蒽醌类如丹参酮ⅡA、大黄素。现代中药药理研究以中医药经典理论为指导，以现代科学研究方法为手段，重新阐释中医药理论，为更多不同知识背景的人所接受，同时也为疾病的认识与治疗开辟了新思路。

三棱、莪术、郁金、苏合香，古典医籍记载有镇痛作用，但现代无实验研究支持。酸枣仁、绞股蓝，古代文献无止痛作用，但现代新发现有镇静、镇痛作用。在以下文献中主要总结有现代实验研究支持的，有镇痛作用的单味中药。

在对疼痛的认识与治疗研究方面，中药药理研究通过对中药、方剂有效成分及作用机制的分析，发现了中药通过激动阿片受体和提高脑中阿片肽、5-羟色胺、NO的水平、阻断中枢性钙通道、抑制前列腺素合成及c-fos基因的表达、减少脑中兴奋性氨基酸及抑制其受体等途径发挥中枢镇痛作用，还能通过提高外周阿片肽水平、减少致痛物质分泌、抑制外周组织中c-fos基因的表达等途径发挥外周镇痛作用，从某种程度上阐释了经典理论中"不通则痛"、"不荣则痛"的现代疼痛病理学、药理学机制，提高了疼痛中药药理学的研究水平，加深了人们对于中医药治疗疼痛临床疗效优势的理解。

由于中药所含成分多而复杂，因此其药效常常难于控制，发挥治疗作用的物质可能是药物原型成分，也可能是经人体代谢后的产物，抑或仅是其中若干种微量成分的协同作用。因此，为取得确切的治疗效果，将中药治疗质量控制在可操作范围内，对中药有效成分的研究是十分必要的。目前中药有效成分已经能够通过多种机制治疗神经病理性疼痛，这体现了中药的整体特色优势。但大部分研究还停留在对不同机制指标的简单检测，更为深入的研究依旧缺乏，因此，中药有效成分对神经病理性疼痛更深层次的作用机制有待进一步挖掘与探讨。

疼痛的中药药理研究也与其他科学研究相同。受到当时知识水平、研究手段等多种因素的局限，存在一定问题。如中药，方剂的有效成分提取、分离、纯化的工艺有待提高；中药、方剂的质量标准有待规范；中药镇痛作用途径、作用机制、靶点的研究，特别是在分子水平、环路水平、认知水平上的研究有待深入，符合中医药特点的痛证动物模型有待开发等。有理由相信，科学的飞速前进必将带来现代疼痛医学理论和研究手段的进步，也必将促进疼痛中药药理学研究的发展。

麻黄

【主要成分】

麻黄的主要成分是生物碱、挥发油、黄酮类及有机酸类等。草麻黄中生物碱主要是麻黄碱，约占总生物碱的40%~90%，此外有伪麻黄碱、甲基麻黄碱、甲基伪麻黄碱、去甲基麻黄碱、去甲基伪麻黄碱、麻黄次碱。木贼麻黄所含生物碱主要成分是麻黄碱和伪麻黄碱。

【功效主治】

1.风湿痹证　本品辛散温通，常用于治疗风寒湿痹。若风痹疼痛，游走不定，遇风冷加剧者，常配桂心同用，如《太平圣惠方》方；若风湿合邪，袭于人体，一身尽痛者，常配杏仁、薏苡仁、甘草同用，如《金匮要略》麻黄杏仁薏仁甘草汤；若寒邪偏重，关节冷痛，遇寒加重者，常配附子、桂枝、川芎等同用，如《素问病机气宜保命集》麻黄续命汤，或配川乌、黄芪等同用，如《金匮要略》乌头汤；若寒湿外袭，恶寒发热，关节烦痛者，常配桂枝、杏仁、甘草、白术等同用，如《金匮要略》麻黄加术汤；若寒湿化热，湿热流注关节，肢体红肿热痛，心烦口渴者，常配赤芍、黄芩、升麻、威灵仙等同用，如《医学入门》麻黄赤芍汤；若跌打损伤，复感寒邪，周身关节疼痛者，常配桂枝、红花、桃仁等同用，如《伤科补要》麻桂温经汤；若历节风痛，尤以下肢关节痛剧，身体羸弱，关节肿大变形者，常配桂枝、防风、附子、知母等同用，如《金匮要略》桂枝芍药知母汤。

2.腰腹冷痛　本品性味辛温，可散寒通滞，治疗寒滞诸痛。若寒邪直中于里，或饮食生冷，胃脘冷痛，胀闷攻撑，呕吐泄泻，不欲饮食者，常配桂枝、厚朴、草豆蔻、吴茱萸等同用，如《兰室秘藏》麻黄茱萸汤或术桂汤。若冒雨涉水，或久居湿地，寒湿困著，体重腰痛，面色萎黄者，常配苍术、泽泻、猪苓等同用，如《东垣试效方》麻黄苍术汤。

桂枝

【主要成分】

本品含挥发油 0.2%~0.9%，油中主要成分是桂皮醛，占 70%~80%。桂枝水煎得到 6 个成分：反式桂皮酸，香豆精，β-谷甾醇，原儿茶酸，硫酸钾结晶及长链脂肪酸。此外，桂枝皮中还分离出 3-（2-羟基苯基）丙酸和它的葡萄糖甙。

【现代研究】

桂皮醛对腹腔注射醋酸所致小鼠扭体反应，有轻度的抑制作用，桂皮醛 250~50mg/kg 给小鼠口服，可产生明显的镇静作用，使自发活动减少，并能对抗甲基苯丙胺所致高度的兴奋活动以及转棒试验所致小鼠的运动失调，还能延长环己巴比妥钠对小鼠麻醉时间，使兔脑电图低压快波有增加的倾向，小鼠腹腔注射桂皮醛 50mg/kg，能延迟士的宁引起的强直性惊厥及死亡时间。

【功效主治】

1.心悸胸痹，脘腹冷痛　本品辛温，可助阳通脉，治疗阳虚阴盛，经脉不通的多种疼痛证。如气血不足，心脉不振，心动悸，脉结代者，可以本品助阳通脉，更加益气养血的人参、生地、阿胶等同用，如《伤寒论》炙甘草汤；若胸阳不振，痰浊壅阻，心脉闭阻，胸痹疼痛，掣及肩背者，常与枳实、薤白、厚朴等同用，如《金匮要略》枳实薤白桂枝汤；若寒湿中阻，胃脘疼痛，面色萎黄者，常与苍术、陈皮、草豆蔻等同用，如《兰室秘藏》术桂汤；若寒凝腹痛，手足逆冷，恶寒不热，二便清者，常与白芍、生姜等同用，如《症因脉治》桂枝芍药汤；若脾胃彻寒，暴泄如水、汗出身冷，气少脉弱，腹中痛急者，常与半夏、附子、高良姜等同用，如《素问病机气宜保命集》浆水散；若伤寒邪陷，胸中有热，胃中有寒气，寒热错杂，呕恶腹痛者，常与黄连、干姜等同用，如《伤寒论》黄连汤；若寒滞肝脉，疝气腹痛，睾丸偏坠者，常与蜘蛛同用，如《金匮要略》蜘蛛散；若肾阳亏损，下元虚寒，男子遗精，腰膝冷痛者，常与天雄、白术、龙骨同用，如《金匮要略》天雄散；若伤寒过汗，心阳将亡，惊悸狂乱，坐卧不安者，常与蜀漆、牡蛎、龙骨等同用，如《伤寒论》桂枝去芍药加蜀漆牡蛎龙骨救逆汤。

2.经闭癥瘕，损伤痹痛　本品辛助血行，温通经脉，可治疗瘀血疼痛及痹证疼痛。若妇人素有癥瘕，妊娠胎动，或经闭痛经，或难产胎死，或胞衣不下，或产后恶露不尽，腹部硬痛者，常与牡丹皮、桃仁、赤芍、茯苓等同用，如《金匮要略》桂枝茯苓丸；若行经感寒化热，血热结于胞宫，蓄血发狂，血瘀经闭，少腹拘急疼痛，大便色黑，小便自利，烦躁渴饮者，常与桃仁、大黄、芒硝等同用，如《伤寒论》桃核承气汤。若风寒湿邪袭人，流注关节，四肢拘急，难以屈伸，关节痹痛者，常与附子、白芍等同用，如《伤寒论》桂枝加附子汤；若风湿痹证，骨节烦疼，不得屈伸，汗出尿少，恶风身肿者，常与附子、白术、甘草同用，如《伤寒论》甘草附子汤及桂枝附予汤；若气血虚弱，风寒湿邪乘虚而入，致气血闭阻不通之血痹，身体不仁，如风痹状者，常与黄芪、芍药等同用，如《金匮要略》黄芪桂枝五物汤；若上肢痹痛，常与赤芍、乳香、没药同用，如《慈禧光绪医方选议》洗手荣筋方；若手臂筋骨损伤，瘀肿疼痛，常与枳壳、香附、归尾、红花等同用，如《伤科补要》桂枝汤；风寒湿痹，脚气筋挛，疼痛不能行步，常与附子、薏苡仁、茯苓等同用，如《医方类聚》风湿汤；若痹证日久，肢节疼痛，身体尪痹，脚肿如脱者，常与赤芍、知母、附子、白术等同用，如《金匮要略》桂枝芍药知母汤；若营血不足，寒湿凝滞，脱疽冻疮，皮色暗红，肌肤不仁，溃破流水者，常与白芍、当归等同用，如《中医外科学讲义》桂枝加当归汤。

细辛

【主要成分】

细辛含挥发油，主要成分是甲基丁香油酚。细辛挥发油有明显的中枢抑制作用。

【现代研究】

细辛挥发油小剂量给药，可使动物安静、驯服、自主活动明显减少；大剂量可使动物出现睡眠，并有明显的抗惊厥作用。细辛挥发油对中枢的作用与巴比妥类相似，都有去同步化低幅快波→高幅慢波→间断性脑电消失→脑电持续消失的发展过程。细辛挥发油 0.5ml/kg 给家兔灌胃对电刺激家兔齿髓神经所致疼痛有镇痛作用，其镇痛强度与安替比林 0.5g/kg 相似。细辛煎剂灌胃，对小鼠也有镇痛作用。

【功效主治】

1.头痛、目痛、耳聋、鼻渊、牙痛、喉痹、口疮　本品辛温走窜，芳香最烈，宣泄瘀滞，上达巅顶，通利九窍，善治头面诸疾，为通窍止痛的要药。主治少阴头痛，足寒气逆，心痛烦闷，脉象沉细者，常配独活、川芎同用，如《证因脉治》独活细辛汤；用治外感风邪，偏正头痛，多与祛风止痛的川芎、荆芥、防风等同用，如《太平惠民和剂局方》川芎茶调散，若风冷头痛，痛则如破，其脉微弦而紧者，又当与川芎、附子、麻黄等同用，如《普济方》细辛散；近年有用本品配滋阴活血祛风止痛药沙参、麦冬、川芎等同用，治阴虚顽固性头痛奏效。本品辛达肾气而润肝燥，有明目止痛之效，《本草述钩元》方用本品配鲤鱼胆、青羊肝、甘菊、决明子同用，治目赤肿痛，目暗不明。本品辛达肾气，又能宣通耳窍，还治耳鸣耳聋，《龚氏经验方》单用本品研末蜡丸，外用治耳聋，名聪耳丸；若肝当配菊花、枸杞、熟地、山萸肉等滋阴潜阳药及黄芪、升麻、柴胡等升举清阳药同用，以标本兼固。本品芳香透达，散风邪，化湿浊，通鼻窍，为治鼻塞、鼻渊之良药。如《普济方》单用为末，取少许吹鼻中，治鼻塞不通；痛流涕者，常配辛夷、白芷、苍耳子等同用。

2.风寒湿痹，腰膝冷痛　《神农本草经》云细辛主："百节拘挛，风湿痹痛、死肌"，故本品为通痹散结的要药。细辛既散少阴肾经在里之寒邪以通阳散结，又搜筋骨之间的风湿而蠲痹止痛，故善治气血亏虚，肝肾不足，腰膝冷痛，屈伸不利，畏寒喜温，久痹不愈者，如《世医得效方》独活寄生汤。

3.手足厥寒、蛔厥腹痛　本品辛温走窜，散表里寒邪以温经，活血通脉以止痛，用治阳虚血弱，寒伤经络，气血凝滞，手足厥寒，腰、股、腿、足疼痛者，常配当归、桂枝、芍药等同用，如《伤寒论》当归四逆汤。本品性温，温肾暖脾，以除脏寒，味辛制蛔杀虫，盖"虫得辛则伏"，又收驱蛔之效，故可用于心烦呕吐，时发时止，食入吐蛔，手足厥冷，腹痛蛔厥之证，常与乌梅、川椒、附子等同用，如《伤寒论》乌梅丸。

4.乳结胀痛、经闭痛经　本品辛香走窜，上行乳脉，散结止痛，常与柴胡、青皮、夏枯草及穿山甲、王不留行等同用，治肝郁气滞，乳汁不下，乳结胀痛；本品下行血海，温经暖宫，散寒止痛，配川乌、肉桂、当归及赤芍、三棱等同用，治血寒经闭，经行腹痛，如辛乌序贯法。

5.胸痹心痛　本品辛温行散，宣通心脉，散寒止痛，故可用治阴寒极盛而乘阳位，气机痹阻，血行不畅，寒凝气滞血瘀所致心痛彻背、背痛彻心，甚则口唇青紫，四肢厥冷，脉象沉迟之真心痛，常与檀香、高良姜、荜茇等同用，如《中国基本中成药》宽胸气雾剂。

紫苏

【主要成分】

紫苏含有多种化学成分，地上部分主要含挥发油类，黄酮及其苷类，萜类，类脂等成分，果实主要含脂肪油。挥发油是紫苏叶中主要的化学活性成分，紫苏具有特异的香气并可作香辛料主要是因其含有挥发油。紫苏叶中黄酮主要为芹黄素和木犀草素，黄酮苷主要是这两种黄酮的糖苷，其中含量较多的是芹菜素-7-咖啡酰葡萄糖苷和木犀草素-7-咖啡酰葡萄糖苷，还有花色素苷等。黄酮含量以紫苏中含量较高。

【现代研究】

对中枢神经系统的作用　本品水提物及紫苏醛均可延长雄鼠的巴比妥酸盐睡眠时间，具有抑制猫的喉上神经反射、抑制蜗牛神经细胞和蛙坐骨神经纤维等的兴奋性膜。水提物可抑制大鼠运动量。紫苏醛具镇静活性，具与豆甾醇有协同作用。

【功效主治】

气郁气逆，疼痛咳吐　本品辛香舒郁，利气开结，善治气郁气逆的多种病症。若妇人情志失和，气滞经络，手足不遂，常与陈皮、香附、川芎、桂心等同用，如《万病回春》开结舒经汤；若肝郁气滞，痰气交阻。咽中异物，吞吐不利，忧郁急躁，名梅核气者，常与半夏、厚朴、茯苓等同用，如《金匮要略》半夏厚朴汤、《太平惠民和剂局方》四七汤；若木郁克土，肠胃不和，吐利交作，恶寒发热，眩晕胸痞者，常与半夏、桂枝、陈皮、白芍等同用，如《三因极一病证方论》七气汤；若小儿不良，呕吐泄泻，小便不利，肚腹胀痛，常与木香、藿香、白术、砂仁、神曲等同用，如《全国中药成药处方集》(天津方)小儿四症丸；若妇人气滞诸痛，胸胁胀痛，腹中结块痛，月经不调，先后不定期，行经腹痛者，常与乌药、香附、陈皮、干姜同用，如《医学纲目》引刘河间方正气天香散；紫苏除治疗上述气郁气滞证外，还可通过开郁散结而治疗气逆之证。若心气郁滞，痰涎凝结，痰气上攻，惊悸不安者，常与茯神、远志、厚朴、半夏同用，如《仁斋直指方》加味四七汤；若肺逆暴嗽，咳声不绝，痰少或无者，常与阿胶、乌梅、杏仁等同用，如《朱氏集验方》一服散；若伤寒咳嗽，寒热头痛，痰少或干咳，鼻塞流涕者，常与麻黄、杏仁、炙甘草同用，如《圣济总录》柴苏汤；若咳嗽不得卧者，常与人参、陈皮、五味子同用，如《御药院方》青龙散；若咳嗽短气，唾涕厚，发无定时者，常与贝母、紫菀、葶苈子等同用，如《外台秘要》引《延年方》紫苏饮；若喘病日久，秋冬加重者，常与大腹子、桑白皮、麻黄等同用，如《苏沈良方》九宝散；若胃寒气逆，呃逆不止者，常与沉香、白豆蔻同用，如《医学入门》三番散；若胃热呕恶，常与黄连同用，如《湿热病篇》苏叶黄连汤；若湿浊中阻，气逆呕吐，头胀重，脘闷不舒者，常与藿香、陈皮、半夏、茯苓同用，如《症因脉治》香苏平胃散；若妇人产后，心气攻痛，胃脘割痛刺痛，额上冷汗者，常与元胡索、小茴香、香附等同用，如《证治准绳》七气手拈散；若脚气上攻，胸腹满闷，常与大腹皮、木香、槟榔、木瓜等同用，如《太平惠民和剂局方》三和散。

荆芥

【主要成分】

荆芥含挥发油 1.8%，其中主要成分为右旋薄荷酮，消旋薄荷酮。此外，还有少量的右旋柠檬烯，α-蒎烯，莰烯，β-蒎烯，3-辛酮等。

【现代研究】

荆芥中的 d-薄荷酮、3-甲基环己酮有镇痛作用。

【功效主治】

1.痈肿疮疡，损伤痹痛　荆芥辛温理气，可促进血行，从而使结肿消散，疼痛解除，故常用于治疗痈肿疮疡，跌打损伤，风湿痹痛等证。若疮疡初起，兼有表证，恶寒发热，局部红肿热痛者，常与防风、独活、羌活、枳壳、前胡、川芎等同用，如《摄生众妙方》荆防败毒散；若痈毒初期，局部红肿热痛者，常与白芷、连翘、天花粉、牛蒡子等同用，如《医学心悟》卫生汤；若疔疮肿痛，根深坚硬者，常与川芎、当归、乌药、升麻等同用，如《秘传外科方》当归散；若感受疫邪，热毒壅滞头面，发为大头瘟证，颜面红肿焮痛，壮热懵寒，头痛烦躁，羞明多泪，目合难开，咽喉肿痛，语音不利者，常与连翘、射干、柴胡、黄芩、白芷等同用,如《伤寒六书》芩连消毒汤;若乳房结肿疼痛,伴寒热往来,烦躁口渴者,常与蒲公英、天花粉、皂角刺等同用,如《医宗金鉴》荆防牛蒡汤;若阴茎生疮,外皮肿胀,及杨梅疳,常与皂角子、肥皂子、白僵蚕、金银花、土茯苓同用,如《外科大成》二子消毒散;若跌打损伤,风湿痹痛,关节或肢节肿胀疼痛,皮肤颜色青紫或如常,常与川芎、当归、丹皮、苦参等同用,如《医宗金鉴》八仙逍遥汤;若湿毒脚气,下肢肿痛,表皮破溃,色紫黯者,常与羌活、附子、没药、麝香等同用,如《鸡峰普济方》天麻地龙丸。

2.偏正头痛,五官诸疾　本品乃辛散轻扬之剂,可上行于头面,疏散外邪,用于头痛目赤、耳肿咽哑之证。若风邪头痛,休作无时,常与川芎、薄荷、防风等同用,如《太平惠民和剂局方》川芎茶调散。

防风

【主要成分】

本品挥发油含量为0.1%,其中主要成分是2-甲基-3-丁烯-2-醇,戊醛,α-蒎烯,己醛,辛醛。β没药烯,萘等。

【功效主治】

1.风湿痹证,跌打损伤　防风辛温,祛风散寒,胜湿止痛,消肿散结,常用于风湿痹证,跌打损伤,肢节肿痛诸证。若风寒湿邪,侵于筋骨关节,关节疼痛,屈伸不利者,常与草乌、川芎、羌活、白芷、白附子同用,如《宣明论方》防风天麻散;若风盛行痹,疼痛部位游走不定,常与秦艽、麻黄、葛根、桂枝同用,如《圣济总录》防风汤;若寒盛痛痹,关节痛甚,遇寒加重者,常与川乌、草乌、当归、何首乌等同用,如《医宗必读》十生丹;若湿重着痹,关节沉重酸痛者,常与天雄、独活、附子等同用,如《圣济总录》天雄浸酒;若风寒湿邪,郁而化热,关节红肿热痛,成为热痹者,常与薏苡仁、生地、大黄、五加皮等同用,如《圣济总录》防风丸;若历节风痛,痛剧不可忍者,常与附子、黄芪、麻黄、甘草同用,如《圣济总录》附子汤;若血虚感受风寒湿邪,肌肤不仁,关节疼痛者,常与独活、当归、赤芍等同用,如《重订严氏济生方》防风汤;若中风瘫痪,半身不遂,肢节无力,舌强步蹇者,常与白僵蚕、青皮、牛膝、南星、川芎等同用,如《古今医鉴》防风至宝汤;若肝肾不足,风湿流注,两膝肿痛,下肢削瘦,关节拘挛不伸者,常与杜仲、牛膝、黄芪、附子等同用,如《太平惠民和剂局方》大防风汤;若湿热下注,腰腿疼痛,口渴尿赤者,常与苍术、黄柏同用,如《兰室秘藏》苍术汤;若妊娠腰痛,转侧不利,常与五加皮、狗脊、川芎、萆薢同用,如《太平圣惠方》五加皮散;若肾虚骨痛,不能负重者,常与虎骨、狗脊、牡蛎、苍术同用,如《普济方》无敌丸;若跌打损伤,局部青肿疼痛者,常与荆芥、川芎、苍术、川椒、黄柏等同用,如《医宗金鉴》八仙逍遥汤;若损伤日久,关节疼痛,遇劳及阴雨天加重者,常与当归、红花、天南星、白芷同用,如《中华人民共和国药典》五虎散;若头面外伤,常与川芎、赤芍、羌活、当归等同用,如《伤科补要》川芎汤。

2.肝郁胁痛,肝脾不和　本品疏肝和脾,善治肝郁疼痛及肝脾不和之腹胀吐泄。若气滞肝经,胁下痛不可忍者,常与川芎、桂枝、枳壳、葛根等同用,如《普济本事方》芎葛汤;若肝经虚寒,阳气不通,胁满胀痛,筋脉拘急,悒悒不乐,肢冷腹痛者,常与山茱萸、桂心、川乌等同用,如《三因极一病证方论》补肝汤;若脾虚肝旺,肝郁横逆,脾不升清,腹痛泄泻,泄后痛不减者,常与陈皮、白术、白芍同用,如《丹溪心法》痛泻要方;若脾虚肝旺,兼有中焦湿热,痛泻脘痞,泻下不爽者,常与茯苓、薄荷、藿香、陈仓米同用,如《丁甘仁家传诊方选》止泻丸。

羌活

【主要成分】

本品含挥发油约 2.7%，其中主要成分是 α-苧烯，α-蒎烯，β-蒎烯，β-罗勒烯，柠檬烯，苯甲酸苄酯，己醛，庚醛，乙酸龙脑酯，香桧烯，α-水芹烯等；本品含呋喃香豆素类成分，如欧芹属素乙，佛手内酯，软本蝶呤，佛手醇，欧前胡素酚，异欧前胡素，羌活醇等；有机酸类成分有十四烷酸，12-甲基十四烷酸，十六烷酸，油酸，硬脂酸二十烷酸，二十五烷酸，阿魏酸等；此外还含有赖氨酸、精氨酸、天冬氨酸等 17 种氨基酸，鼠李糖，果糖，葡萄糖，蔗糖，β-谷甾醇等。

【现代研究】

羌活挥发油能兴奋汗腺而解热，并使小鼠扭体次数明显减少，具明显的镇痛作用。

【功效主治】

羌活辛以散风，轻清上扬，直达头面，可祛风邪，止头痛。若风邪上犯，头痛鼻塞，作止无时，或伴恶寒发热者，常与薄荷叶、白芷、荆芥、香附等同用，如《太平惠民和剂局方》川芎茶调散；若风寒上攻，眉棱骨痛者，常与乌头、细辛、甘草等同用，如《病机沙篆》羌乌散；若大寒犯脑，头痛连齿者，常与附子、麻黄、白僵蚕等同用，如《东垣试效方》羌活附子汤；若风热头痛，发热咽红者，常与黄芩、黄连、防风、柴胡同用，如《兰室秘藏》川芎散；若痰湿在脑，头昏重痛，眉棱骨酸痛者，常与半夏、细辛、天南星等药同用，如《审视瑶函》防风羌活汤；若偏正头痛，可与细辛、槐花、石膏、茵陈等同用，如《卫生宝鉴》川芎散；若髓海空虚，头痛如空，健忘失眠者，常与牛脊髓、羊脊髓、桂心、人参等同用，如《备急千金要方》羌活补髓丸。

藁本

【主要成分】

本品含挥发油，其主要成分是 3-丁基酞内酯，蛇床酞内酯，甲基丁香酚，其次，还有 α-蒎烯，坎烯，桧烯，β-蒎烯，月桂烯，α-水芹烯，α-松油烯，松油-4-醇等。

【功效主治】

头痛不安，头风眩晕　藁本气香雄烈，上行巅顶，善止头痛，尤善除巅顶头痛。若太阳经头风头痛，发热恶寒，无汗脉浮者，常与羌活、防风、麻黄等同用，如《审视瑶函》羌活芎藁汤；若暑令受热，或晕车晕船，头痛恶心者，常与威灵仙、白花蛇、防风、蒺藜子等同用，如《圣济总录》藁本散。藁本功可驱风，性善上行，可除头风，止眩晕。若风气上攻，头目眩晕，项背拘急，鼻塞神昏者，常与川芎、荆芥、细辛、草乌同用，如《杨氏家藏方》化风丸；若风邪上扰，发为风癫，发作则吐，眩晕头痛，耳如蝉鸣者，常与川芎、蔺茹同用，如《备急千金要方》芎劳汤。

白芷

【主要成分】

杭白芷中含香豆素类成分如别欧芹属乙素，欧芹属乙素，佛手柑内酯，珊瑚菜素，氧化前胡素，水合氧化前胡内酯，白当归素，白当归脑，氧化前胡素，欧芹属乙素，异欧芹属乙素，珊瑚菜素，花椒毒素，东莨菪素，花椒毒酚，白芷，佛手柑内酯等，挥发性成分如 3-亚甲基-6(1-甲乙基)-环己烯，十六烷酸，壬烯酸-8 等。

【功效主治】

1.窍闭不通，多种痛证　白芷辛能行散，温能祛寒，芳香走窜，能通窍止痛，尤适于风、寒、湿邪阻滞所致窍闭及疼痛证。若痰气交阻，上蒙神窍，神志昏迷，牙关紧闭，身冷无汗者，常与人参、白术、青皮、陈皮等同用，如《杂病源流犀烛》顺气散；若湿热阻肺，鼻塞鼻渊，脓涕腥浊者，常与辛夷仁、苍耳子、薄荷叶等同用，如《重订严氏济生方》苍耳散；若产后少乳或无乳，常与黄芪、当归、通草等同用，如《沈氏经验方》通脉汤；若风热目疾，羞明视昏，迎风流泪者，常与犀角(水牛角代)、羚羊角、牛黄、菊花等同用,如《丹台玉案》上清拔云丸;若目生翳障,视物不清,渐至失明者,常与栀子、菊花、白蒺藜等同用,如《全国中药成药处方集》(大同方)开光复明丸。

2.白芷止病力强,可用于头痛牙疼,胸腹疼痛,关节疼痛等。若偏正头风、眉棱骨痛,引双目抽掣疼痛,常与石膏、荆芥、草乌等同用,如《朱氏集验方》一字轻金散;若风寒头痛,常与乌头同用,如《朱氏集验方》白芷散;若风热头痛,常与蔓荆子、菊花、薄荷等同用。若寒湿凝滞,头痛如破者,常与川乌、川芎、川细辛同用,如《世医得效方》四川丸。若暴发火眼,目赤肿痛,羞明沙涩者,常与焰消、雄黄、乳香、薄荷叶同用,研末吹鼻,如《景岳全书》吹鼻六神散;若风热牙疼,常与煅石膏、芥穗、川芎同用,如《仙拈集》风热散;若风冷牙疼,常与蝎梢、细辛、川芎等同用,如《御药院方》一捻金散;若虫蛀牙疼,常与升麻、荜茇、胡椒等同用,如《杨氏家藏方》升麻散;若寒聚背部,背心一点疼痛,常与麻黄、乌头、干姜、紫苏等同用,如《杂病源流犀烛》三合汤;若腹部疼痛,不论寒热,常与苍术、滑石、栀子、香附等同用,如《寿世保元》开郁导气汤;若寒湿腰痛,阴雨天加重者,常与杜仲、威灵仙、肉桂等同用,如《医便》当归活血汤;若妇人生产用力过度,子宫下垂,痛不可忍者,常与磁石、当归尾、丹皮、赤芍同用,如《古今医鉴》加减磁石散;若湿热下注,肛门肿痛,大便秘结者,常与槐皮、当归、桃仁、赤小豆同用,如《外台秘要》引《小品方》槐皮膏,用于风寒湿邪,痹阻关节,致关节疼痛之痹证,亦为相宜。若风寒湿痹,骨肉痹瘸,常与细辛、当归、天雄、丹砂、干姜等同制为膏外用,如《圣济总录》当归摩膏;若风湿痹证,关节疼痛,伸屈不利,肢体痿废瘫痪者,常与苍术、草乌、川芎同用,如《袖珍方》神仙飞步丹,若痹证日久,一身筋骨疼痛者,常与川乌、草乌、马钱子、穿山甲、雄黄等同用,如《青囊秘传》十三太保丸。本品与延胡索同用,可治疗一切疼痛,如《中国药典》元胡止痛片。本品还可预防手术疼痛,常与川乌、川椒、草乌、半夏、天南星等同用,如《喉科紫珍集》麻药、《串雅内编》开麻药。

3.瘀血经闭,产后腹痛　白芷可"破宿血"(《日华子本草》),主"血闭"(《神农本草经》),善治妇人多种瘀血证。若妇人寒凝血滞,腹部硬块刺痛,月经不调,行经腹痛,泻下青白,腹胀肠鸣者,常与茴香、肉桂、川芎、当归等同用,如《太平惠民和剂局方》内灸散;若经闭腹痛,腰沉痛攻刺,小腹紧硬者,常与刘寄奴、当归、红花、牛膝等同用,如《太平惠民和剂局方》红花当归散;若妇人临产,腹部阵痛,腰痛如折者,常与延胡索、姜黄、桂心、没药等同用,如《普济方》七圣散;若临产生育艰难者,常与川芎、益母草、火麻仁、当归等同用,如《古今医鉴》自生饮;若胎死腹中不下者,常与蒲黄、鹿角屑、当归等同用,如《古今医鉴》加减黑神散;若产后腹痛,恶露不下者,常与赤芍、黄芪、人参、川芎等同用,如《备急千金要方》芍药黄芪汤。

4.本品还可用于,瘀血阻滞经络的跌打损伤、癥瘕痞块及虫蛇咬伤。若跌打损伤,局部青肿,痛不可忍者,常与乳香、没药、桂心、当归等同用如《杂病源流犀烛》大乳没散;若伤在头面,常与川芎、赤芍、天花粉、防风同用,如《伤科补要》川芎汤;若损伤后期,筋骨隐痛,常与川乌、草乌、细辛、草薢等同用,如《外伤科学》骨刺丸;若久疟疟母,胁下结痞,不硬不痛者,常与苍术、高良姜、枳壳等同用,如《三因极一病证方论》老疟饮;若毒蛇咬伤,患部红肿剧痛者,常与雄黄、贝母、五灵脂、威灵仙等同用,如《中医皮肤病学简编》雄黄合剂。

苍耳子

【主要成分】

本品主要含苍耳子甙,树脂,脂肪油,生物碱,维生素和色素等。其中脂肪油中有亚油酸占,油酸,棕榈酸,硬脂酸,以及少量蜡醇,β-谷甾醇,γ-谷甾醇,ε-谷甾醇。此外还有卵磷脂,脑磷脂,毒蛋白,氢醌,苍术甙等。

【功效主治】

1.眩晕头痛　苍耳子上通巅顶，祛风散邪，善治风邪上扰，眩晕头痛，耳鸣耳聋，目暗视昏，鼻渊齿痛之证。若诸风眩晕，或头脑攻痛，常与天麻、白菊花同用，如《本草汇言》方。

2.风湿痹痛　苍耳子辛散苦燥，温以祛寒，善治风寒湿邪外侵，关节疼痛之痹证。若风湿痹证，关节疼痛，四肢拘挛，常单用本品煎汤服，如《食医心镜》方。

生姜

【主要成分】

本品含挥发油，其主要成分是2-庚醇，1，3，3-三甲基三环庚烷，三环烯，α-蒎烯，β-蒎烯，β-葑烯，柠檬醛(z)，甲基丁香酚、乙醛，紫苏醛，α-姜萜烯，姜醇。此外还有6-姜酚，6-生姜酮，6-生姜醇等多种萜类及苯基链烷基化合物。

【现代研究】

6-姜酚、6-姜烯酚抑制小鼠自发运动，延长戊巴比妥钠睡眠时间，并对抗戊四氮所致惊厥，降低实验发热大鼠体温，显示出中枢抑制作用，生姜油有类似的特点和作用。小鼠腹腔注射鲜姜注射液5或10g/kg，有明显的镇痛作用。

【功效主治】

风湿痹痛，跌打瘀痛　生姜辛燥，祛风散寒除湿，散结利窍，又善止经络不通之疼痛，为治疗痹痛和瘀痛的良药。若风湿相搏，身体烦疼，大便坚，小便利者，常与附子、白术等同用，如《金匮要略》白术附子汤；若历节风痛，关节疼痛游走不定者，常与黄芪、附子、麻黄、大枣、甘草同用，如《备急千金要方》大枣汤；若痹证日久，血运受阻，关节青紫肿胀刺痛之瘀血痹，常与乳香、没药、阿胶同用，如《万病回春》神应膏；若痹证累及肝肾，关节疼痛，酸重无力者，常与杜仲、补骨脂同用，如《三因极一病证方论》青娥丸。生姜用于胸痹刺痛属瘀血者，常配橘皮、枳实，如《金匮要略》橘皮生姜枳实汤；若妇人产后行经腹痛，经水色暗者，常与熟地同用，如《妇人大全良方》黑神散；若产后胞衣不下，恶血上攻，少腹硬满刺痛，头目眩晕者，常与蒲黄、生地、当归、延胡索、琥珀同用，如《鸡峰普济方》地黄煎丸；若产后血虚血滞，腹中绞痛拘急，痛引腰胯脊背者，常与当归、赤芍、桂心、大枣同用，如《备急千金要方》内补当归建中汤；若产后血瘀，恶露不下而有热者，常与生地汁、藕汁、酒同用，如《圣济总录》藕汁饮；若坠堕闪挫，腰痛不能屈伸者，常与熟大黄同用，如《三因极一病证方论》熟大黄汤；若手足跌伤，肢节肿痛者，常与生地黄同用，如《古今医鉴》引《卢诚斋方》二生膏；若手足皲裂，血行不畅者，常与猪脂、盐、红糟制膏外用，如《普济方》四神膏。

蝉蜕

【主要成分】

蝉蜕主要含氨基酸类。其中游离氨基酸12种，包括天冬氨酸、苏氨酸、谷氨酸、丙氨酸、甘氨酸、胱氨酸、缬氨酸、异亮氨酸、亮氨酸、苯丙氨酸、赖氨酸、精氨酸；水解氨基酸17种，除以上12种外，还包括丝氨酸、蛋氨酸、酪氨酸、组氨酸。蛋白质、甲壳质和酸性及酚类化合物。尚含24种微量元素，其中铝含量最高，其次为Fe、Ca、Mg、Mn、P、Zn等。

【现代研究】

1.镇痛作用　蝉蜕水提液给小鼠皮下注射，扭体法测定证明蝉蜕有明显的镇痛作用。

2.镇静作用　蝉蜕水提液小鼠腹腔注射，结果证明对小鼠有明显的镇静作用，并可增强戊巴比妥钠的催眠效力。蝉蜕醇提物也有显著的镇静作用，与戊巴比妥类药物有协同作用。腹腔注射蝉蜕水提液，可使家兔活动减少、安静，腹及四肢肌张力降低、翻正反射迟钝等，蝉蜕煎剂静注时作用更为明显。

【功效主治】

风邪头痛　本品质轻上浮，且具良好的疏风作用，故可治疗风邪头痛，头目昏胀，疼痛明显者，可配白芷、藁本、薄荷等水煎熏洗治疗，如《慈禧光绪医方选议》洗药方。

葛根

【主要成分】

葛根中主要含黄酮类化合物，含量达12%。其中包括大豆甙、大豆甙元、葛根素及大豆甙元4'、7-葡萄糖甙、葛根素木糖甙等；其他成分还有尿囊素、胡萝卜甙、6，7-甲氧基香豆素、酚性化合物、PG-1、PG-2、PG-3、色氨酸衍生物及其糖甙、氨基酸、淀粉、花生酸等。

【功效主治】

牙齿疼痛，大头瘟毒　本品辛散风热，归于胃经，为阳明经引经药，故本身虽无明显的清热解毒作用，却可用于阳明经风火上升之证。若用于阳明实火牙齿疼痛者，若发热者，配石膏、防风、甘草同用，如《症因脉治》干葛防风汤；若胃热炽盛，循经上壅，发为大头瘟者，可配贯众、白僵蚕、甘草同用，如《仙拈集》清毒饮。

柴胡

【主要成分】

柴胡主要含有挥发油、皂甙、有机酸、醇类等。挥发油中含有α-甲基环戊酮、柠檬烯、月桂烯等三十八种成分，狭叶柴胡中含有β-萜品烯、柠檬烯等18种成分；皂甙为齐墩果烷型，有柴胡皂甙a、b、c、d及柴胡甙元E、F、G，龙吉甙元等。其他还有白芷素。狭叶柴胡全草还含有槲皮素、异槲皮素、芦丁、水仙甙以及钙、钾、铝等金属元素。

【现代研究】

（1）镇痛作用　柴胡粗皂甙口服对小鼠尾压迫法和醋酸扭体法均有镇痛作用。柴胡粗皂甙元A与糖浆状残余物S-R腹腔注射50mg/kg和100mg/kg均能抑制小鼠腹腔注射醋酸引起的扭体反应。S-R口服1~5次，每次2g/kg的抑制效果比一次口服阿司林0.5g/kg更强。S-R对压迫法所致疼痛也有明显的镇痛作用。腹腔注射北柴胡总甙478mg/kg（1/4 LD_{50}）对电击鼠尾法所致疼痛有明显的镇痛作用，但北柴胡挥发油无镇痛作用。

（2）镇静作用　许多实验证明，多种柴胡的制剂以及柴胡的根、果实中提取的柴胡粗皂甙（Saikosides）及柴胡皂甙元A等均有明显镇静作用，小鼠口服柴胡粗皂甙200~800mg/kg即可出现镇静作用。在小鼠攀登试验中，粗柴胡皂甙有与眠尔通相似的明显镇静作用，口服的运动半数抑制剂量（CD_{50}）347mg/kg。粗皂甙对大鼠的条件性回避、逃避反应均有明显的抑制，并认为可能有安定作用。小鼠口服大叶柴胡与柴胡提取的皂甙500mg/kg，及柴胡皂甙元A均能延长环己巴比妥钠的睡眠时间。后者腹腔注射100mg/kg小鼠攀登试验也表现抑制作用，并能拮抗甲基苯丙胺、去氧麻黄碱及咖啡因对小鼠的兴奋作用。

【功效主治】

疏肝解郁：用于肝郁气滞，胁肋胀满疼痛，及肝郁血虚，月经不调等，如《景岳全书》柴胡疏肝散。

蔓荆子

【主要成分】

单叶蔓荆果实和叶含挥发油，主要成分为莰烯和蒎烯，并含牡荆子黄酮和少量蔓荆子碱。叶中也含有紫牡荆素即蔓荆子黄素、木犀草素-7-葡萄糖甙和四羟基甲氧基黄酮-a-D 葡萄糖甙、蔓荆子碱等。果实中含蔓荆子碱、18 种氨基酸、挥发油；蔓荆的叶中含挥发油。α-水芹烯、α-蒎烯、β-蒎烯等。叶中还含苯酚、木犀草素-7-o-β-D-葡萄糖醛酸甙等。果实中含脂肪族烃、卫矛醇、香草酸。

【现代研究】

镇痛作用　小鼠镇痛试验热板法及醋酸扭体法证明，蔓荆子水煎液腹腔注射有明显镇痛作用。蔓荆子的镇痛作用，以生品醇总提取物作用尤显著，且生品作用明显强于炒制品；醇提物作用明显强于水提物。

1.用于风热感冒，头痛头风。本品辛能散风，微寒清热，轻浮上行，主散头面之邪，有祛风止痛之效，用治外感风热，头痛头晕，常与菊花、薄荷等同用，头痛头风常与白蒺藜、川芎、钩藤等同用。治风邪所致的目赤肿痛、头目昏暗，常与菊花、川芎、决明子等配伍应用。

2.蔓荆子用于风热引起的头痛，对于头风头痛病症，本品又可与藁本、川芎等配伍应用。

3.用于目赤肿痛，目昏多泪。本品能疏散风热，清利头目，故可用治风热上攻，目赤肿痛，目昏多泪，常配菊花、蝉蜕、龙胆草等同用；本品药性升发，清利头目，与黄芪、党参、白芍等同用，还可用治清阳不升，目生翳障，耳鸣耳聋等症，如益气聪明汤。

栀子

【主要成分】

果实含环烯醚萜类成分：栀子甙，都桷子甙，都桷子素龙胆双糖甙，山栀甙，栀子酮甙，鸡屎藤次甙甲酯，都桷子甙酸，去乙酰基车叶草甙酸，去乙酰车叶草甙酸甲酯，10-乙酰基都桷子甙 6-对香豆酰基都桷子素龙胆双糖甙。又含酸类成分：绿原酸，3,4-二-O-咖啡酰其奎宁酸，3-O-咖啡酰基-4-O-芥子酰基奎宁酸，3,5-二-O-咖啡酰基-4-O-(3-羟基-3 甲基)戊二酰基奎宁酸，3,4-二咖啡酰基-5-(3-羟基-3-甲基戊二酰基)奎宁酸，藏红花酸，藏红花素，熊果酸，藏红花素葡萄糖甙等。还含黄酮类成分：芸香甙以及 D-甘露醇，β-谷甾醇，胆碱，二十九烷，叶黄素等。果皮及种子中也含栀子甙、都桷子甙、都桷子甙酸、都桷子素龙胆双糖甙。花含三萜成分：栀子花酸 A、B 和栀子酸叶含栀子甙，都桷子甙，栀子醛，二氢茉莉酮酸甲酯，乙酸苄檬，芳樟醇等。

【现代研究】

用于止痛　栀子外用镇痛效果颇佳。对热郁胸痛，可用栀子、杏仁按 2:1 配伍，研为细末，用白酒调糊，于睡前外敷于膻中穴，用汗巾捆好，隔夜取下，局部呈现青紫色，闷痛可缓解。对胃脘痛属寒者，用炒栀子、附片等分，研细末加白酒调成糊状，于睡前外敷患处；属热者，以栀子、生姜按 4:1 比例混合，研细末，用白酒调匀敷贴于疼痛部位。又有用栀子、大黄各 10g，研末，以蓖麻油或液体石蜡加数滴 75%酒精调糊后敷患处，而后用纱布固定，治疗各种疼痛 110 例，有良好止痛作用。

【功效主治】

1.治急性胃肠炎，腹痛，上吐下泻：山栀三钱，盘柱南五味(紫金皮)根五钱，青木香二钱。上药炒黑存性，加蜂蜜五钱。水煎，分二次服。(《单方验方调查资料选编》)。

2.治口疮、咽喉中塞痛，食不得：大青四两，山栀子、黄柏各一两，白蜜半斤。上切，以水三升，煎取一升，去滓，下蜜更煎一两沸，含之。(《普济方》栀子汤)。

3.治胃脘火痛，大山栀子七枚或九枚，炒焦，水一盏，煎七分，入生姜汁饮之。(《丹溪纂要》)。

4.治折伤肿痛：栀子、白面同捣，涂之。(《濒湖集简方》)。

5.治疮疡肿痛：山栀、蒲公英、银花各四钱。水煎，日分三次服。另取生银花藤适量，捣烂，敷患处。(《广西中草药》)。

决明子

【主要成分】

含大黄素、大黄酚、大黄素甲醚、决明素、钝叶决明素及其甙类。

【现代研究】

降压作用　决明子的水浸液、醇水浸出液和乙醇浸出液给麻醉的狗、猫、兔都有降低血压的作用。决明子可使自发性遗传性高血压大鼠收缩压明显降低，同时使舒张压明显降低，对心率和呼吸无显著影响。决明子对自发性遗传性高血压大鼠的降压作用，显著强于利血平，且持续时间亦显著长于利血平。决明子脂溶部分在 10mg/ml/kg 开始有明显的降压慢效应，醇溶、水溶部分 15mg/ml/kg 开始出现明显的降压效应，三者降压效应均无快速耐受性现象，与迷走神经无关，不能抑制肾上腺素的升压效应，不能加强乙酰胆碱的降压效应，但能为阿托品所阻断，提示与胆碱能神经，外周 M 受体有关。

【功效主治】

本品苦寒入肝经，又有泻肝火、平肝阳、清头目之效。用于肝阳上亢所致的头痛眩晕，多与菊花、钩藤、夏枯草配伍，有平肝清热之功。《江西草药》用本品 15g 炒黄，水煎代茶饮，治高血压病，头目眩晕。

黄连

【主要成分】

黄连根茎含多种异喹啉类生物碱，以小檗碱含量最高，为 5%~8%，尚含黄连碱、甲基黄连碱、巴马亭、药根碱、表小檗碱及木兰花碱等；酸性成分有阿魏酸，氯原酸等。须根含小檗碱可达 5%；黄连叶含小檗碱 1.4%~2.9%。

【现代研究】

1.对中枢神经系统的作用　小檗碱小剂量对小鼠大脑皮层的兴奋过程有加强作用，大剂量则对抑制过程有加强作用。小檗碱能降低小鼠直肠温度和自发活动，并延长戊巴比妥钠的睡眠时间。动物一般行为观察实验表明，腹腔注射小檗碱较大剂量(15mg/kg)有中枢抑制作用，若剂量低于 2mg/kg 或口服达 300mg/kg 则未见此作用。小鼠皮下注射四氢小檗碱 50~100mg/kg，可减弱条件反射和定向反应，并有镇痛、镇静及肌肉松弛作用，后一作用比眠尔通强 2 倍。四氢小檗碱与苯丙胺有互相拮抗作用，并能加强巴比妥和水合氯醛的催眠作用，但不能对抗咖啡因、戊四唑、士的宁或烟碱诱发的惊厥。治疗量的小檗碱可使呼吸兴奋，其原因可能是直接兴奋呼吸中枢或化学感受器，也可能是继发于血压降低的反射性兴奋或本品在肺组织内沉积的局部刺激所引起。大剂量小檗碱可使呼吸中枢麻痹，并出现共济失调、运动抑制和肌肉软弱。

2.对神经递质及受体的影响　在整体动物和离体器官上，小檗碱对乙酰胆碱的作用小剂量增加，大剂量减弱，而呈现剂量依赖性双相作用。

【功效主治】

胃火牙痛、痈肿疔毒　本品苦寒清降，既善于清胃火，又长于解热毒。用于阳明胃热，牙痛难忍，常与石膏、升麻、丹皮等同用，如《脾胃论》清胃散；用于热毒炽盛，痈疽疮疡，红肿热痛，多与黄柏、连翘、生地等配伍，如《东垣试效方》黄连消毒散；用于心胃热盛，口舌生疮，可与升麻同用，如《卫生宝鉴》黄连升麻汤；用于眼睑肿烂，羞明多泪，可与炉甘石、冰片配用，如《原机启微》黄连炉甘石散。

黄柏

【主要成分】

黄柏树皮的主要成分是小檗碱。另含黄柏碱、木兰花碱、药根碱、掌叶防己碱（巴马亭）、N-甲基大麦芽碱、蝙蝠葛碱等多种生物碱。此外，尚含黄柏内酯、黄柏酮、黄柏酮酸以及7-脱氢豆甾醇、β-谷甾醇、菜油甾醇、青萤光酸、白鲜交酯。黄皮树树皮含小檗碱、木兰花碱、黄柏碱、掌叶防己碱等多种生物碱及内酯、甾醇、黏液质等。

【现代研究】

1.黄柏对麻醉动物静脉或腹腔注射，可产生显著而持久的降压作用。颈动脉注射较静脉注射的作用更强，因此，降压可能是中枢性的。对季胺型的黄柏碱加以改变而合成的叔胺型的化合物昔罗匹林（xylopinin）也有明显的降压作用，其降压作用强度及持续时间随剂量增大而增强。

2. 对中枢神经系统的作用　黄柏及从中分离出的柠檬苦素和黄柏酮能明显缩短α-氯醛糖和乌拉坦引起的小鼠睡眠时间。昔罗匹林对中枢神经系统有抑制作用。

【功效主治】

湿痹痿躄　湿热浸淫筋脉而足膝肿痛，或软弱无力。本品苦寒沉降，善清下焦湿热而消肿止痛。用于湿热下注，脚气痿躄，足膝肿痛，多与苍术、牛膝配用，如《医学正传》三妙丸；若肝肾不足，筋骨痿软，可与知母、熟地、龟甲等同用，如《丹溪心法》虎潜丸。

牡丹皮

【主要成分】

根皮含芍药甙，氧化芍药甙，苯甲酰芍药甙，牡丹酚，牡丹酚甙，牡丹酚原甙，牡丹酚新甙，苯甲酰基氧化芍药甙，2，3-二羟基-4-甲氧基苯乙酮，3-羟基-4-甲氧基苯乙酮，1,2,3,4,6-五没食子酰基葡萄糖没食子酸等。

【现代研究】

对中枢神经系统的作用　牡丹酚是牡丹皮中对中枢有抑制作用的有效成分之一，实验证明，牡丹酚有镇静、降温、解热、镇痛、解痉等中枢抑制作用。小鼠腹腔注射或口服牡丹酚，均显示镇静作用，表现为自发运动减少；对咖啡因所致的兴奋活动有抑制作用；若用大剂量则有催眠作用。在延长环己巴比妥睡眠时间方面也优于苯乙酮。牡丹酚能使正常小鼠体温降低，口服给药比腹腔注射给药的降温作用显著且持久。对注射伤寒和副伤寒杆菌所引起的人工发热小鼠，口服牡丹酚也有退热作用。牡丹酚能抑制小鼠腹腔注射醋酸所致的扭体反；对鼠尾压痛也有止痛作用；还有抗电休克和拮抗戊四唑（pentetrazol）及尼古丁（nicotine）引起的惊厥的作用。

【功效主治】

痈疡淋浊、外伤肿痛　本品苦寒，具有清热泻火、凉血消痈、散瘀消肿之效。用于热毒炽盛，痈肿疮疡，可与大黄、白芷、甘草等同用，如《本草汇言》将军散；用于肠痈初起，少腹肿痞，按之即痛如淋，常与大黄、桃仁、芒硝等配伍，如，《金匮要略》大黄牡丹汤；若下焦湿热，小便混浊，淋漓涩痛，多与萆薢、木通、赤芍等配用，如《医醇賸义》牡丹皮汤；若跌扑闪挫伤损，局部瘀血肿痛，又与红花、乳香、没药等配伍，如《证治准绳》牡丹皮散。

赤芍

【主要成分】

含芍药甙，氧化芍药甙，苯甲酰芍药甙，白芍甙，芍药甙无酮，没食子酰芍药甙，β-蒎-10-烯基-β-巢菜甙，芍药新甙，芍药内酯A、B、C，β-谷甾醇，胡萝卜甙。还从根的鞣质中分得1,2,3,6-四没食子酰基葡萄糖，1,2,3,4,6-五没食子酰基葡萄糖及相应的六没食子酰基葡萄糖和七没食子酰基葡萄糖等。又含右旋儿茶精及挥发油。挥发油主要含苯甲酸，牡丹酚及其他醇类和酚类成分共33个。川赤芍根含芍药甙，四川产品还含微量的苯甲酰芍药甙。北京地区产品还含氧化芍药甙和牡丹酚原甙。还含苯甲酸，挥发油，脂肪油，树脂，鞣质，糖，淀粉，黏液质，蛋白质等。美丽芍药根含芍药甙，氧化芍药甙，苯甲酰芍药甙，牡丹酚原甙。窄叶芍药根含芍药甙，苯甲酰芍药甙，氧化芍药甙，牡丹酚原甙，苯甲酸，水杨酸，没食子酸，β-香树脂醇，β-谷甾醇。还含挥发油及环烯醚萜类物质。块根芍药根含芍药甙、氧化芍药甙。

【现代研究】

对中枢神经系统的作用　芍药甙具有镇静作用。脑室注射较腹腔注射的作用更明显，如与甘草甲醇提取物合用可延长环已巴比妥钠对小鼠的睡眠时间，对戊四氮诱发的痉挛有较弱的对抗作用，但不能对抗电惊厥。芍药浸膏对士的宁诱发的惊厥亦有对抗作用。芍药甙单用或与FM100合用，对小鼠腹腔注射醋酸引起的扭体反应有对抗作用；两者合用，对压迫鼠尾测定痛阈方法有协同作用。芍药甙对小鼠正常体温和人工发热体温均有降均有降温作用。

【功效主治】

1.痈肿疮毒、目赤肿痛　本品味苦微寒，既能凉血消痈，又能清肝散瘀、消肿止痛。用于热毒壅盛，痈肿疮毒，常与银花、白芷、皂刺等同用，如《妇人良方》仙方活命饮；若胃火炽盛，痈疡身热，多与石膏、升麻、甘草等配伍，如《证治准绳》芍药汤；若肝经风热，目赤肿痛，眵多羞明，可与荆芥、薄荷、黄芩等配用，如《原机启微》芍药清肝散。

2.肝郁胁痛、血痢腹痛　本品入于肝经血分，既能清热凉血散瘀而止疼，又能消散肝经郁滞而止痛。用于肝经瘀滞，胁肋疼痛，烦闷少食，常与柴胡、丹皮、甘草等同用，如《博济方》赤芍药散；用于血分热毒，赤痢腹痛，可与黄柏同用，如《太平圣惠方》赤芍药散，亦可与黄柏、地榆配伍，如《圣济总录》芍药汤。

蚤休

【主要成分】

根茎含蚤休甙，薯蓣皂甙，薯蓣皂甙元的3-葡萄糖甙、3-鼠李糖葡萄糖甙、3-鼠李糖阿拉伯糖葡萄糖甙和3-四糖甙，娠二烯醇酮-3-查考茄三糖甙等多种皂甙。还含有单宁酸及18种氨基酸，肌酸酐、生物碱，黄酮，甾酮，蜕皮激素，胡萝卜甙等。

【现代研究】

镇静、止痛作用　实验证明，蚤休甙可使小鼠的自由活动减少，明显增加巴比妥钠的镇静作用，并有镇痛作用。

【功效主治】

痈肿疔疮、咽喉肿痛、毒蛇咬伤　本品苦以降泄，寒能清热，故有清热解毒，消肿止痛之功，为治痈肿疔毒、毒蛇咬伤的要药。用于痈肿疔毒，常与金银花、黄连、赤芍等同用，如《外科全生集》夺命汤；亦可与半夏、木鳖子共为末，醋调敷患处，如《太平圣惠方》重台草散；若咽痛喉痹，《浙江民间草药》单用本品研粉吞服，或与牛蒡子、连翘、板蓝根等同用；若用于毒蛇咬伤，多与半边莲同用，《浙江民间常用草药》单用本品研末冲服，并用鲜根捣烂，外敷患处。

马鞭草

【主要成分】

全草含马鞭草甙，5-羟基马鞭草甙；另含苦杏仁酶、鞣质；戟叶马鞭草甙，羽扇豆醇，β-谷甾醇，熊果酸，桃叶珊瑚甙，蒿黄素。叶中含马鞭草新甙，腺甙，β-胡萝卜素。根和茎中含水苏糖。

【现代研究】

消炎止痛作用　水及醇提取物对滴入家兔结膜囊内的芥子油引起的炎症都有消炎作用，后者的作用比前者好。后者中的水溶部分又较水不溶部分为好。前者可引起家兔食欲不振及体重减轻。后者的水溶部分则无上述作用。水提取物的镇痛作用(家兔齿髓电刺激法)，在给药后 1 小时开始，3 小时后消失；醇提取物的镇痛作用在 6 小时后尚未完全消失，水溶部分更久，而水不溶部分则无镇痛作用。

【功效主治】

经闭、癥瘕　本品入肝经血分，有活血消癥、凉血通经之效。用于妇女血瘀经闭、痛经，常与丹参、泽兰、益母草等同用；用于癥瘕积聚，多与三棱、莪术、鳖甲等配伍。《太平圣惠方》治经闭、癥块，单用本品水煎，温酒调服。

红藤

【主要成分】

茎含鞣质约 7%。分离出五种结晶单体，经鉴定为大素、大黄素甲醚、胡萝卜甙及谷甾醇及硬酸。

【功效主治】

1.肠痈腹痛、热毒疮疡　本品味苦，长于清热解毒，消痈止痛。入大肠经，又善散肠中瘀滞，为治肠痈要药。用于热毒瘀滞，肠痈腹痛，常与连翘、丹皮、大黄等同用，如《中医方剂临床手册》红藤煎；亦用于热毒疮疡，红肿疼痛，多与金银花、蒲公英、贝母等配伍，如《景岳全书》连翘金贝煎。

2.清热解毒，活血止痛。用于跌打损伤、风湿痹痛、经闭痛经。本品行于血分，又能活血散瘀，消肿止痛。用于跌打损伤，瘀血肿痛，《湖南农村常用中草药手册》用本品与骨碎补共捣烂，外敷伤处，用于风湿痹痛，腰腿不利，《陕西中草药》又与牛膝配伍，用于妇女血虚经闭，《闽东本草》则与益母草、香附配用。

败酱草

【主要成分】

全草含芥子油甙，内有黑芥子甙。

【现代研究】

镇静作用　黄花败酱有镇静作用，其中所含皂甙为其有效成分。黄花败酱的乙醇浸膏或挥发油口服，对小鼠有明显的镇静作用，且能增强戊巴比妥钠的催眠作用。异叶败酱和糙叶败酱挥发油给小鼠灌胃，均能显著延长戊巴比妥钠引起的小鼠睡眠时间，前者镇静作用同黄花败酱，后者的镇静作用则弱于黄花败酱挥发油。在挥发油中起主要作用的是败酱烯和异败酱烯，蒸去挥发油的药渣醇浸膏和总皂甙都无镇静作用。败酱的镇静作用比同属植物缬草强一倍以上。

【功效主治】

瘀阻腹痛　本品辛散行滞，破血行瘀，通经止痛。用于产后瘀阻，腹中刺痛，《卫生易简方》单用本品煎服即效；或与五灵脂、香附、当归等配伍。

青蒿

【主要成分】

青蒿含有倍半萜类、黄酮类、香豆素类和挥发性成分。分别鉴定为5-O-咖啡酰基奎宁酸(1)、1,3-O-双咖啡酰基奎宁酸(2)、4,5-O-双咖啡酰基奎宁酸(3)、3,5-O-双咖啡酰基奎宁酸(4)、3,4-O-双咖啡酰基奎宁酸(5)、3,4-O-双咖啡酰基奎宁酸甲酯(6)、3,5-O-双咖啡酰基奎宁酸甲酯(7)、3,6′-二阿魏酰蔗糖(8)、5′-β-D-glucopyranosyloxyjasmonicacid(9)、东莨菪内酯(10)、滨蒿内酯(11)、4-O-β-D-glucopyranosyl-2-hydroxy-6-methoxyacetophenone(12)、chrysosplenolD(13)、紫花牡荆素(14)和猫眼草黄素(15)。

【现代研究】

解热、镇痛作用　青蒿注射液对百、白、破三联疫苗致热的家兔有明显的解热作用。青蒿与金银花组方制备的青银注射液,对伤寒、副伤寒甲乙三联菌苗致热的家兔,其退热作用较单味青蒿注射液显著,提示金银花和青蒿有协同解热作用,其退热特点迅速而持久,优于柴胡和安痛定注射液。

【功效主治】

清透虚热,凉血除蒸,解暑截疟。外感暑热、发热口渴本品芳香而散,善解暑热。用于外感暑热,头昏头痛,发热口渴,无汗或汗出,脉洪而数,常与连翘、滑石、西瓜翠衣等同用,如《时病论》清凉涤暑法。

芫花

【主要成分】

主要含有黄酮、香豆素等酚苷类成分及二萜原酸酯类、绿原酸类成分。

【现代研究】

对中枢神经系统的影响　芫花乙醇提取液对小鼠腹腔注射有明显的镇静及抗惊厥作用,可提高痛阈,而起到镇痛作用。炙芫花煎剂小鼠灌胃亦有镇痛作用。

【功效主治】

治疗痛证　芫花50g(醋浸泡1日),明雄黄6g,胆南星10g,白胡椒5g,混合为末,过筛,取药末10~15g,填放神阙穴内,以纱布敷盖,3~5天换1次,3个月为1疗程。

巴豆

【主要成分】

种仁含脂肪油40%~60%,油中含巴豆树脂,系巴豆醇、甲酸、丁酸及巴豆油酸结合而成的酯,有强烈的致泻作用。此外,含蛋白质约18%,其中包括一种毒性球蛋白,称巴豆毒素。另含有巴豆甙1%~3.8%、精氨酸、赖氨酸、解脂酶及一种类似蓖麻碱的生物碱。巴豆油中含有辅致癌物。为无色树脂状物,经水解后产生辅致癌物A_3及致癌物B_2。

【现代研究】

镇痛作用　在大鼠压尾法,小鼠热板法及苯醌扫体法实验中,极小量巴豆油口服,皮下注射或腹腔注射,均表现镇痛作用,能提高痛阈50%~70%,其镇痛机理可能与巴豆油的局部刺激作用有关。

【功效主治】

寒积便秘,心腹冷痛　巴豆辛热,能峻下寒积,荡涤胃肠沉寒痼冷,宿食积滞,药力刚猛。张元素喻其有"斩关夺门之功。"可用于寒滞食积,阻结肠道,大便不通,心腹冷痛,痛如锥刺,起病急骤,气急口噤,暴厥者,可单用巴豆霜装入胶囊服;亦常与大黄、干姜等分为末,炼蜜为丸服,如《金匮要略》之三物备急丸。

千金子

【主要成分】

种子含脂肪油48%~50%,油中含多种脂肪酸,主要有油酸89.2%,棕榈酸5.千金子-中药材5%,亚油酸0.4%,亚麻酸0.3%等,油中还含菜油甾醇,豆甾醇,β-谷甾醇,△7-豆甾醇,6,20-环氧千金藤醇-5,15-二乙酸-3-苯乙酸酯即酯L1,曾命名为千金子甾醇,巨大戟萜醇-20-棕榈酸酯,7-羟基-千金藤醇-二乙酸-二苯甲酸酯即酯L2,巨大戟萜醇-1-H-3,4,5,8,9,13,14-七去氢-3-十四酸酯、千金藤醇-3,15-二乙酸-5-苯甲酸酯即酯L3、千金藤醇-3,15-二乙酸-5-烟酸酯即酯L8,巨大戟萜醇-3-棕榈酸酯即酯L5,17-羟基岩大戟-15,17-二乙酸-3-O-桂皮酸酯即酯L7a,17-羟基-异千金藤醇-5,15,17-三-O-乙酸-3-O-苯甲酸酯即酯L7b,7-羟基千金藤醇-5,15-二乙酸-13-苯甲酸酸-7-烟酸酯即酯L9及三十一烷等。种子还含瑞香素,马栗树皮甙,千金子素及异千金子素。

【现代研究】

抗炎、镇痛作用 瑞香素具有镇痛作用,其治疗指数为20.9,磷酸可待因为24.7,瑞香素虽略低,但较安全。临床用于外科手术麻醉,效果与杜冷丁对照无明显差异。其镇静作用表现在与巴比妥类药物有非常显著的协同作用,促进注射阈下催眠剂量的小鼠入睡快而持久。有抗炎作用,强度比相同剂量的水杨酸钠稍强。本品所含的七叶树甙给大鼠腹腔注射10mg/kg,对角叉菜胶性、右旋糖酐性、5-羟色胺性及组胺性“关节炎”均有抑制作用,抑制强度分别为35%、28%、20.8%。对大鼠肉芽肿的形成(棉球法)、豚鼠紫外线照射背部引起的红斑反应、组织胺引起的毛细血管通透性增强均有抑制作用。

【功效主治】

主妇人血结月闭,癥瘕痃癖,瘀血蛊毒,心腹痛,冷气胀满;利大小肠(《开宝本草》)。

独活

【主要成分】

独活根中有苦士香豆精类化合物,二氢山芹醇及其已酸酯,欧芹酚甲醚,异欧前胡内酯,香柑内酯,花椒毒素,二氢山芹醇当归酸酯,二氢山芹醇葡萄糖甙,毛当归醇,当归醇。还含γ-氨基丁酸及挥发油,挥发同中有五十多种分,其中含量较多的有佛术烯,百里香酚,α-柏木烯,葎草烯,对-甲基苯酚,β-柏木烯,葎草烯,对-甲基苯酚,β-柏木烯,氧杂环十六烷-2-酮,8-亚甲基-4,11,11-三甲基双环[7,2,0]-4-十一碳烯,十二烷基异丙基醚,4,4-甲撑双(2,3,5,6-四甲基)-苯酚,α-长蒎烯,枞油烯,α-蒎烯,橙花叔醇,对-聚伞花素及α-水芹烯等。

【现代研究】

1.镇痛、镇静、抗炎作用 小鼠热板法实验,独活煎剂2g/kg腹腔注射,能明显延长动物“疼痛效应”时间,表明独活有明显镇痛作用,独活寄生汤也具有一定镇痛作用。独活流浸膏、独活煎剂以及独活寄生汤给小鼠或大鼠灌服或腹腔注射,动物外观均表现镇静催眠状态。独活寄生汤灌服对大鼠甲醛性脚肿有一定抑制作用,能使炎症减轻,肿胀消退快。

2.解痉作用 佛手柑内酯、花椒毒素、异虎耳草素、异欧芹属素乙等对兔回肠具有明显解痉作用,能对抗氯化钡所致肠段痉挛。独活所含东莨菪素对雌激素或氯化钡所致在体或离体大鼠子宫痉挛有解痉作用。

【功效主治】

1.风湿痹痛　独活辛散苦燥，气香温通，具有良好的祛风湿、止痹痛作用，为祛风湿的主药。治疗感受风寒湿邪的风寒湿痹，关节肌肉疼痛酸楚，腰背手足疼痛，昼轻夜重，用独活配当归、白术、黄芪、肉桂、牛膝、甘草等，方如《活幼新书》独活汤；因独活性善下行，主入足少阴肾经，善治腰背及下半身酸重疼痛，病程无论长短，均可应用。若痹久正虚，腰膝酸软，关节屈伸不利，需配补肝肾、强筋骨的桑寄生、杜仲、牛膝等药同用，如《世医得效方》独活寄生汤。又《外台秘要》治历节风痛，取独活、羌活、松节各等份，用酒煮，每天空腹饮酒 100ml。

2.风火牙痛　本品有发散郁火之效，可用于风火牙痛，宜配伍石膏、升麻、川芎；若阴虚有热者应同生地、牛膝、地骨皮等配伍。又《千金要方》治齿根动痛，用本品配生地黄，浸酒含之。

威灵仙

【主要成分】

威灵仙含白头翁素、白头翁内酯、甾醇、糖类、皂甙等。

【现代研究】

1.镇痛作用　威灵仙煎剂 0.025/10g 体重腹腔注射，能轻度提高小鼠痛阈（热板法），故可能有镇痛作用。

2.对平滑肌作用　本品根煎剂给麻醉犬灌服，可使食管蠕动节律增强，频率增加，幅度增大。入骨哽后，咽部或食管上段局部挛缩，服用本品后即松弛，同时增加蠕动，使骨松脱。对离体兔肠平滑肌，有对抗组织胺的作用。威灵仙醇提液还可松弛豚鼠离体回肠平滑肌，对抗组胺和 Ach 引起的回肠收缩反应。

【功效主治】

《药品化义》："灵仙，性猛急，盖走而不守，宣通十二经络，主治风、湿、痰壅滞经络中，致成痛风走注，骨节疼痛、或肿、或麻木。"

川乌

【主要成分】

主含生物碱：次乌头碱，乌头碱，新乌头碱，川乌碱甲，川乌碱乙和塔拉胺等。

【现代研究】

镇痛、局麻作用　用电刺激鼠尾法，皮下注射乌头碱 0.05mg/kg，即有镇痛作用。乌头碱能刺激局部皮肤、黏膜的感觉神经末梢，先兴奋产生瘙痒与灼热感，继以麻醉丧失知觉。

1.用 10%的乌头酒精浸出液作鼻腔或口腔黏膜表面麻醉，经 5~10 分钟即可手术。

2.用于眼、气管、食管麻醉时，将上述浸出液加入蒸馏水或生理盐水配制成 1.25%的稀释液麻醉。

【功效主治】

1.关节疼痛，屈伸不利　本品性热温通，逐风寒湿邪为擅长，且止痛作用明显，故古今用治风寒湿痹。取制川乌配麻黄、白芍、黄芪、甘草，方如《金匮要略》乌头汤。川乌配五灵脂、苍术、自然铜制成丸药，如《普济方》乌术丸。再如《本事方》单用川乌煮粥，与姜汁、蜂蜜调之。空腹嗫下。如果湿重，可加薏仁米同煮。还有《太平圣惠方》用生川乌研粉，用醋调敷于痛处，治疗腰脚冷痹疼痛。

2.手足不仁，筋脉挛痛　瘀血湿痰或风寒湿邪留阻经络，致使气血不得宣通，营卫失其流畅而见中风手足不仁，肢体筋脉挛痛，屈伸不利等症。用川乌配草乌、地龙、天南星、乳香、没药制成丸药,如《太平惠民和剂局方》小活络丹。。

3.胸阳不振,胸痹心痛　阴寒内盛所致的心痛彻背,背痛彻心,以乌头 1 份(炮),赤石脂 2 份,干姜 1 份,附子 2 份,蜀椒 2 份,研细粉,做蜜丸如桐子大。先含服 1 丸,日 3 丸,可酌情加服,即为《金匮要略》乌头赤石脂丸。

4.寒疝　寒邪中腹,阳气受损,气血凝滞不通而见绕脐腹痛,冷汗出,手足厥冷,脉沉紧,取制川乌煎汁加蜜调服,每日 1 剂,方如《金匮要略》大乌头煎。

5.头风疼痛、偏头痛等　本品祛风止痛力强,配伍细辛、茶叶,能增强此痛力而无需较大剂量,如《备急灸法》乌辛茶。也可用川乌、天南星等份为末,葱汁调涂太阳穴(《经验方》)。

6.牙痛　本品辛散走窜,善祛风止痛,可治疗风虫牙痛,以生川乌、生附子等份研粉,面糊为丸,如小豆大,以绵裹一丸,于痛处咬之,以瘥为度,如《太平圣惠方》乌头丸。

7.阴疽肿毒　本品辛热,通行经脉,温经散寒活血,消肿止痛。对于阴寒凝结肌肤所致的阴疽流注,可以川乌头、黄柏等份为末,调敷患处。方见于《僧深集方》。

8.古时外伤科麻醉药　多以生川乌同生草乌并用,配伍姜黄、羊踯躅等内服,如整骨麻药方;或配生草乌、生南星、蟾酥等制成散剂外敷,用于局部麻醉止痛,如外敷麻药方,如今已少用。

草乌

【主要成分】

乌头各部分含生物碱,其中主为乌头碱。乌头碱水解后生成乌头原碱、醋酸及苯甲酸。

【现代研究】

草乌头(品种未鉴定)用小白鼠热板法实验,具有较强的镇痛作用,如与秦艽配伍,其镇痛效力可互相增强。草乌经甘草、黑豆法炮制后,毒性降低而不影响其镇痛效力。甘草、蜂蜜对草乌有解毒作用。

多根乌头中提出的总碱,10~20mg/kg 注射于麻醉犬及兔,从心电图上可见心跳兴奋性及传导发生紊乱。

自准噶尔乌头根中提出的生物碱超过 30 种以上,准噶尔乌头碱属于 Atisine 一类,将其 400mg/kg 皮下注射,可使小白鼠自发活动降低,有时后肢强直性收缩;对兔有弱的镇静作用,并能延长小鼠用催眠药引起的麻醉时间;用于兔有降温作用;静脉注射可降压,大剂量能阻断神经节,有弱的解 M-胆碱样作用。酊剂外用可作为止痛剂,以治疗神经痛、偏头痛等,其止痛作用主要来自乌头碱,毒性极大。

从紫草乌的叶和茎中分离得紫草乌碱,其 1%溶液具有局部麻醉作用,效力相当于可卡因的 2 倍,将紫草乌碱注射于大白鼠大腿后侧坐骨神经周周,能产生传导阻滞;对人舌头有麻木和针刺感。将紫草乌碱溶液加热或放置于室温 2~3 个月之久,均不失效。异乌头碱 0.02%溶液对家兔角膜有较弱的局部麻醉作用,将其注射于小白鼠大腿后侧坐骨神经周围,能使之产生传导阻滞.但局部刺激明显,且易吸收中毒,故不理想。用小白鼠热板法作实验,紫草乌碱小且不能提高痛阈,大量始有效,其镇痛指数很低。

【功效主治】

祛风胜湿,散寒止痛。草乌功用与川乌相似,而毒性更强,临床上治疗风湿痹痛,跌打损伤疼痛等。习惯草乌多用于外敷方中,如生草乌配生南星、干姜、赤芍、白芷、肉桂研细末,温酒调敷寒湿痹证,方为回阳玉龙膏(《全国中成药处方集》)。在膏药方中,草乌常与川乌同用,配以羌活、细辛、当归、独活、麻黄等,方如追风逐湿膏(《外科正宗》)。草乌与川乌、肉桂、僵蚕、地龙、白蔹、白及等制成阳和解凝膏，外用治疗冻疮(《外科全生集》)。另外有用草乌研粉水调外涂于肿毒痈疽，未溃可令内消，已溃令速愈，方见《圣济总录》草乌头散。

1.治疗跌打损伤、扭挫伤　伤一灵：生草乌、生川乌、五加皮、木瓜、牛膝各50g，参三七、三棱、归尾各70g，红花、六轴子各20g，樟脑120g。将上述药物浸于70%酒精6000ml中备用。使用时将药液涂搽患处，每日2~3次。治疗300例软组织损伤疼痛，痊愈117例，显效131例，改善45例，无效7例，总有效率97%。

2.治疗骨质增生疼痛　川芎15g，生草乌5g，将上述药碾成极细末，装入同足跟大小的布袋内，药袋厚约0.3~0.5cm其垫在患足鞋跟部，其上洒以少量75%酒精，保持湿润为度，药粉可5~7天更换一次，疼痛消失后巩固治疗1周防止复发。治疗跟骨骨刺150例，治愈135例，进步12例，无效3例，总有效率为98%，疼痛消失时间6~25天，一般10~20天疼痛消失。

3.用于麻醉　生草乌、生南星、生半夏、土细辛各10g，花椒、蟾酥各4g，研粉浸于70%酒100ml内2天，用时加适量樟脑及薄荷脑，可作为表面麻醉剂。

4.治疗面神经麻痹　草乌(酒炒)50g，川乌(醋炒)，首乌各30g，共研细末，加白酒150g、醋150g，搅拌加热，制成"三乌散"糊剂外涂患侧面部。治疗50例，其中痊愈45例，显效5例。

5.治疗牙痛　生草乌50g，切碎，用90%酒精200ml浸泡5日去渣即成；或用生草乌10g，一支蒿、冰片各6g，小木通30g，共研粗粉置于500ml白酒中，浸泡7天，制成牙痛水，用时以药棉蘸涂局部，治疗各种牙痛，效果显著。

6.治疗癌症疼痛　生草乌、蟾酥、生半夏、生南星、细辛等研末和匀，每次2.5g，撒布于癌痛部位，外用阿魏消痞膏敷贴，隔日1次，7次为1疗程。治疗32例，除2例疗效不明显外，余痛止。

海风藤

【主要成分】

茎叶含细叶青蒌藤素、细叶青蒌藤烯酮、细叶青蒌藤醌醇等，其中细叶青蒌藤素含量最高。还含有谷甾醇、豆甾醇及挥发油等。

【功效主治】

1.祛风湿，通经络，止痹痛。风湿痹痛、关节疼痛、筋脉拘挛本品辛散，苦燥，温通，与威灵仙相似，也为风湿痹痛常用之药。常与羌活、桂枝、秦艽、当归、川芎等配伍。方如《百一选方》蠲痹汤。在古今外贴治疗痹痛的膏药方中也常用海风藤，如《医宗金鉴》之珍宝方，《外科枢要》之善救万全膏方等。

2.跌打损伤、瘀肿疼痛。取本品通络止痛之功，可与参三七、地鳖虫、红花等配伍，可煎服也可泡药酒服用。

蚕砂

【功效主治】

风湿痹痛　本品辛甘发散，可以祛风，性温而燥，又善除湿。治疗痹证作用缓和，多与防己、苡仁、滑石、山栀等清热利湿药合用治疗风湿热痹，方如《温病条辨》宣痹汤。治疗风湿寒痹，湿邪偏重者，本品常配羌活、独活、威灵仙等。《本草纲目》方用蚕砂2袋，蒸热，更互熨患处，治风湿痹痛或半身不遂。

老鹳草

【主要成分】

牻牛儿苗含挥发油，油中主要成分为牻牛儿醇，又含槲皮素及其他色素。

【功效主治】

1.风湿痹痛、拘挛麻木　本品辛散苦燥，可祛风除湿，疏通经络。单用老鹳草煎服即有效。可用本品煎煮取汁，浓缩后加熟蜂蜜收成膏服用。称之为老鹳草膏。老鹳草配槲寄生、续断、威灵仙、独活、制草乌、红花，制成糖衣片，为《中国药典》所载之祛风止痛片。

2.历节疼痛　本品能除湿通络，消肿止痛，用治历节疼痛，痛处红肿，手脚屈伸不利，骨节渐大者，常与寻骨风、防己、地龙、伸筋草等同用。

寻骨风

【主要成分】

含有生物碱、挥发油、内酯等。

【现代研究】

治疗风湿性、类风湿性关节炎　将寻骨风制成流浸膏、浸膏片、注射液等不同剂型，用于风湿、类风湿性关节炎的急性炎症期与慢性关节炎疼痛，均取得一定疗效。

【功效主治】

1.祛风湿，通经络，止痛。风湿痹证本品能祛风湿，通经络，止痛，用治风湿痹痛、肢体麻木、筋脉拘挛、关节屈伸不利，可单用煎汤，浸酒内服，亦可与威灵仙、川芎、羌活、防风、当归等祛风湿、活血药同用。

2.跌打损伤疼痛　用之能消肿止痛，可单用煎服或取鲜草捣烂外敷。

3.胃痛肝胃不和或脾胃不和所致脘胁胀痛，胃脘痞塞胀痛，食少泛酸者，可用本品与木香、橘皮、砂仁、吴茱萸等药同用。

4.牙痛煎汤含漱。

松节

【主要成分】

松节主要含纤维素，木质素，少量挥发油（松节油）和树脂；挥发油含 α-和 β-蒎烯约 90%以上。另含少量的樟烯、二戊烯等，还含油脂。油松的松节还含熊果酸，异海松酸。

【现代研究】

松节有一定的镇痛、抗炎作用，提取的酸性多糖显示抗肿瘤作用，提取的多糖类物质、热水提取物、酸性提取物都具有免疫活性。

【功效主治】

1.风湿痹痛、历节风痛　本品性温燥，善祛筋骨间风湿。主治痹证筋骨酸痛，腰膝痿弱，或关节肿大，屈伸不利。可单用浸酒饮，或配伍当归、白茄根、秦艽、苍术等药，如《证治准绳》换骨丹。《千金方》治历节风酒，以之配秦艽、人参、猪椒叶等。民间有用松节或松枝与桑枝各 30g 煎汤代茶饮服，对风湿痛患者防止复发有较好的效果。

2.牙痛　牙根历蛀或齿风而疼痛不止者，可用本品祛风止痛，与槐自皮、地骨皮等同用，如《太平圣惠方》槐白皮散。

伸筋草

【主要成分】

化学成分本品含石松碱，棒石松宁碱等生物碱，石松三醇，石松四醇酮等萜类化合物，β-谷甾醇等甾醇，及香草酸，阿魏酸等。

【功效主治】

1.风寒湿痹 本品性温,善通经络。用治痹痛,筋脉拘挛,关节屈伸不利,肌肤麻木。可用伸筋草配虎杖、大血藤煎服(《浙江民间常用草药》)。或与羌活、防风、寻骨风、防己、薏苡仁等祛风除湿止痛药同用。若顽麻拘急者,常与黄芪、当归、川芎、赤芍、鸡血藤等益气养血活络药同用。

2.肢体软弱,麻痹 用本品配松节、寻骨风、威灵仙、茜草、杜衡、南蛇藤根等,治疗小儿麻痹后遗症。方见江西《中草药学》。

3.跌打损伤 本品能舒筋活络,消肿止痛,用治跌打损伤,瘀血肿痛,可与三七、蒲黄、大黄、桃仁、连钱草、酢浆草等合用。

路路通

【主要成分】

枫香树果含28-去甲齐墩果酮酸,苏合香素,即桂皮酸桂皮醇酯,左旋肉桂酸龙脑酯,环氧苏合香素,异环氧苏合香素,氧化丁香烯,白桦脂酮酸,即路路通酮酸,又称路路通酸,24-乙基胆甾-5-烯醇。

【功效主治】

1.风湿痹痛、肢体麻木、四肢拘挛等 本品味辛善通,既能祛风湿,又能通血脉之性,常配以桑枝、络石藤、秦艽、伸筋草、鸡血藤等同用,可治风湿阻络、痹痛拘挛。若气血瘀滞,脉络痹阻,中风后半身不遂者,常与黄芪、当归、地龙、川芎、红花等同用。

2.跌打损伤,血瘀肿痛 本品常配以桃仁、红花、苏木、血竭等可活血散瘀止痛。

3.脘腹胀痛,大便不爽 本品尚有行气之功,配木香、枳壳、佛手等可行气消胀。

枫香脂

【主要成分】

化学成分树脂的挥发油成分中,桂皮酸类约占6.4%,萜类约占84.4%,其他成分9.2%。

【功效主治】

1.活血止痛,凉血,解毒,生肌 本品能活血止痛,用治风湿痹痛,可配草乌头、五灵脂、木鳖子、地龙、当归、乳香、没药等为丸,方如《宣明论方》一粒金丹。

2.跌扑损伤 本品能活血止痛,用治跌打损伤,瘀滞肿痛,可与乳香等制成膏药外贴局部,方如《鸡峰普济方》白胶香膏。《世医得效方》中记载用枫香脂外敷治金疮断筋。

5.瘰疬、痈疽肿痛 本品能凉血解毒,活血止痛,用治瘰疬、痈疽肿痛,可用枫香脂溶解成胶状,加入蓖麻子仁捣成泥和匀成膏,以布帛摊成膏药贴于患处,如《儒门事亲》玉饼子。

雪莲花

【主要成分】

本品含生物碱,黄酮类,酚类,挥发油,内酯,甾体类,多糖及还原性物质。

【现代研究】

雪莲总生物碱对蛋白血清引起的大鼠后踝关节炎症有对抗作用,且较水杨酸钠为强。

【功效主治】

1.风寒湿痹 本品辛散祛风,苦燥温通,具有散寒除湿,温经止痛之功。用治风寒湿痹有效,尤宜于风寒湿痹兼肝肾亏虚,腰膝酸痛,筋骨痿软无力者,可单味泡酒服,或与五加皮、桑寄生、狗脊、独活等药同用。现有雪莲注射液及复方雪莲胶囊供临床使用。

2.月经不调,经闭痛经,崩漏带下 本品性温入肝经血分,既可活血调经,又可温补下元,调理冲任,故适用于下元虚冷,寒凝血瘀之经闭痛经、经寒腹痛、月经不调、崩漏带下。可单味蒸服,或与党参等共炖鸡食，如《高原中草药治疗手册》方。又如《新疆中草药手册》以雪莲15g，白酒或黄酒100ml，浸泡7天，每服10ml，日服2次有效。

雪上一枝蒿

【主要成分】

云南昭通产雪上一枝蒿的块根含有5种生物碱：乌头碱、次乌头碱、一枝蒿乙素、戊素和己素。云南东川产雪上一枝蒿的块根分得5种生物碱：一枝蒿甲素、乙素、丙素、丁素和庚素。

【现代研究】

本品有镇痛、抗炎、局部麻醉等作用；对心脏有近似洋地黄作用，其所致心功能障碍可被阿托品、奎宁拮抗。本品浸液静脉注射可使麻醉动物心律失常和血压下降。

【功效主治】

1.祛风除湿，活血止痛。本品辛散温通，性猛善走，能祛风除湿，活血止痛，用治风湿痹痛、神经痛、牙痛、跌打伤痛、手术后疼痛、癌肿疼痛等多种疼痛证，均有良好的止痛作用。单用研末服，或泡酒外擦，或制成注射液肌肉注射均可。如《云南中草药选》治风湿痹痛，跌打伤痛，牙痛，取雪上一枝蒿30~75mg（米粒大小）吞服。

2.疮疡肿毒，毒虫及毒蛇咬伤，蜂蛰伤。《云南中草药选》谓本品能消炎止痛，用治疮疡肿毒，毒虫及毒蛇咬伤，蜂蛰伤等，可用雪上一枝蒿15g，泡酒500g，10天后外擦，禁内服。

3.关节炎肿痛。雪上一枝蒿、川乌、草乌、三七、三分三等药物，用95%酒精浸泡1周后，用纱布口罩1~2个覆盖于患部，再用注射器吸取药酒，喷淋于口罩中央部分，以湿润饱和不流药酒为度，然后用火柴点燃，至病人感觉皮肤烫而不能忍受时，移动口罩，移动范围应大于患病部位，在移动中，不断喷淋药酒，以保持继续燃烧。日1次，每次治疗15~30分钟，10日为1疗程。治疗52例风湿性关节炎，显效17例，进步33例，无效2例。

4.跌打损伤。雪上一枝蒿15g，泽兰30g，姜黄12g，当归、红花、细辛、生地、赤芍各10g，甘草20g。上药共研细末，过筛备用。视关节扭伤部位大小取药适量，加酒、水各半，调敷患处，外用纱布包扎，药干后再加酒浸湿。每日换药1次。治疗关节扭伤，效果显著。

丁公藤

【主要成分】

丁公藤茎含包公藤甲素即2β-羟基-6β-乙酰氧基去申莨菪烷，包公藤丙素即2β，6β-二羟基去甲基莨菪烷，包公藤乙素即东莨菪素，东莨菪甙及微量的咖啡酸及绿原酸。光叶丁公藤中含包公藤乙素和东莨菪甙。

【现代研究】

治疗风湿骨痛及神经痛　丁公藤制成注射液，每支2ml，含原生药6g。每次2~4ml，每天1~2次，肌注。

治疗急慢性风湿性关节炎、类风湿性关节炎、坐骨神经痛、腰肌劳损、肥大性腰椎炎及外伤性关节炎计88例，症状明显改善，止痛作用良好者39例，症状好转者39例，无效者10例。未发现副作用。注射后常有轻微出汗，此属正常现象，如汗出不止，可饮糖开水1杯。

【功效主治】

1.祛风除湿，消肿止痛。风湿痹痛本品辛散温通，善于祛风除湿，消肿止痛，故可用治风寒湿痹，肢节疼痛。可单用本品煎服，或配制成复方酒剂内服外擦。如冯了性风湿跌打药酒，即以本品为主药，配伍桂枝、川芎、五灵脂等药制成酒剂，内服外用，以治风寒湿痹，手足麻木，腰腿酸痛，跌打损伤，方见《中国药典》或配伍桂枝、羌活、当归、乳香等诸药，如《中国药物大全》（中药卷）丁公藤风湿药酒。

2.跌打损伤、瘀滞肿痛本品辛散温通，具有良好的消肿止痛作用，单用浸酒外擦或内服，也可与乳香、川芎、五灵脂、当归、桂枝、羌活等活血化瘀、温经止痛药同用，如冯了性风湿跌打药酒、丁公藤风湿药酒等。

雷公藤

【主要成分】

雷公藤含雷公藤定碱、雷公藤精碱、雷公藤春碱等生物碱；雷公藤甲素、雷公藤乙素、雷公藤酮、吸山海棠素、卫矛醇等成分。

【现代研究】

1.抗炎作用及对机体免疫反应的影响　本品全根煎剂、提出的萜类或水不溶物对大鼠蛋清性脚肿有一定预防作用。水不溶物对大鼠甲醛性脚肿及萜类对大鼠棉球肉芽肿均有明显抑制作用，水溶物则无作用。萜类在对预防或治疗大鼠佐剂性多发性关节炎方面均有明显作用。雷公藤乙素具显著的抑制T细胞转化和形成自然花环细胞的能力。100mcg/0.2ml全血时，几乎完全抑制T细胞的转化，10mcg/0.2ml全血时，抑制率仍在90%左右，且此等作用似与直接的细胞毒作用无关。全根煎剂或萜类对小鼠腹巨噬细胞吞噬鸡红细胞机能明显增强。全根煎剂、萜类及总生物碱对天花粉蛋白所致小鼠过敏反应均有一定对抗作用。

雷公藤是一种强有力的免疫抑制性中药，对因免疫机制而造成的实验性病理状态，如Ⅱ型胶原诱导的关节炎，实验性变态反应性脑脊髓炎以及同种移植排斥反应等，都有推迟发病（或排异）时间、减轻病损程度等效应。

2.抗癌作用　雷公藤根醇提取物及雷公藤甲素或乙素50~400mcg/kg对小鼠白血病L_{1210}。有明显抗肿瘤活性。雷公藤甲素对小鼠肉瘤S_{37}、肝癌及大鼠W_{250}实体型瘤亦有一定疗效，其瘤重抑制率分别为38%、46.7%、50%，但疗效不稳定。本品所含大环生物碱如南蛇藤肉桂酰胺碱也有抗白血病活性。

3.其他作用　经观察，雷公藤还具有抗炎的作用、杀菌作用以及解热镇痛作用等。此外，还发现，雷公藤毒苷具有抗艾滋病病毒的作用。

【功效主治】

1.风湿顽痹　用于关节红肿热痛，肿胀难消，晨僵，功能受限，甚至关节变形。雷公藤苦寒清热力强，消肿止痛功效显著，治疗顽痹有独特疗效，多与威灵仙、独活、秦艽、防己、黄柏等祛风湿清热药合用，入煎剂。但因起效缓慢，需连续服用半月以上方显疗效。又因久服雷公藤会克伐正气，故用雷公藤的方中又配伍黄芪、党参、枸杞、当归、鸡血藤等补气养血药。

2.祛风除湿，消肿止痛。风湿顽痹关节红肿热痛，肿胀难消，晨僵，功能受限，甚至关节变形。雷公藤苦寒清热力强，消肿止痛功效显著，治疗顽痹有独特疗效，多与威灵仙、独活、秦艽、防己、黄柏等祛风湿清热药合用，入煎剂。但因起效缓慢，需连续服用半月以上方显疗效。又因久服雷公藤会克伐正气，故用雷公藤的方中又配伍黄芪、党参、枸杞、当归、鸡血藤等补气养血药。

蕲蛇

【主要成分】

蕲蛇头部毒腺含多量的血液毒，少量的神经毒，微量的溶血成分，及促进血液凝固成分。蛇体主含蛋白质、脂肪及氨基酸。

【现代研究】

白花蛇提取物有镇静、镇痛作用；并能直接扩张血管而降压。

【功效主治】

风湿顽痹、肌肤麻木、筋脉拘挛　白花蛇具走窜之性，内通脏腑，外达肌肤，为祛风通络之要药。常配以防风、羌活、当归等祛风活血之品。历代多用本品制成药酒。如《濒湖集简方》中的白花蛇酒，以本品配伍全蝎、天麻、羌活、当归、芍药。也可单用白花蛇泡酒饮服之。

昆明山海棠

【主要成分】

主要含生物碱和萜类成分。根中含雷公藤素甲，雷公藤素丙（即异雷公藤素甲）、雷公藤酮，雷公藤碱，雷公藤次碱，雷公藤吉碱、山海棠素等。近年从根中还分离到雷公藤内酯甲、乙、雷酚萜醇、山海棠萜酸及雷公藤三萜酸等成分；进一步分离得到3个乌索烷型五环三萜化合物、7个齐墩果烷型三萜化合物及3个松香烷型二萜化合物。从其茎中分离得到雷酚二萜酸、雷公藤内酯甲、富马酸、雷酚萜醇、1-表儿茶素。

【现代研究】

1.昆明山海棠煎剂40g/kg灌胃，对小鼠因腹腔注射醋酸所致的扭体反应有一定抑制作用。本品总碱及醇提取物腹腔或皮下注射对小鼠也有镇痛作用，对大鼠有降低体温作用，对家兔有解热作用。

2.抗癌作用：昆明山海棠醇提取物对小鼠子宫颈癌U14的抑制率为40%，本品粗制品对小鼠肉瘤S180及S37的抑制率在33%~52%。实验证明，本品有效成分雷公藤甲素于0.25mg/kg及0.2mg/kg时对L615白血病有显着治疗作用，生存期延长率分别在159.8%及87.8%以上，并可使部分动物长期存活。

【功效主治】

风湿痹痛　本品苦温燥湿，祛风通络，活血止痛，可疗风湿日久之关节肿痛麻痹，单味即效。

秦艽

【主要成分】

秦艽根含秦艽碱甲即是龙胆碱，秦艽碱乙即是龙胆次碱，秦艽碱丙，龙胆苦甙，当药苦甙。另有报道，秦艽根主含龙胆苦甙，在提取分离时，龙胆苦甙与氨水作用转化为龙胆碱和秦艽碱丙等生物碱。近有报道，秦艽根含龙胆苦甙，褐煤酸，褐煤酸甲酯，栎瘿酸，α-香树脂醇，β-谷甾醇，β-谷甾醇-β-D-葡萄糖甙。

【现代研究】

镇痛和镇静动物实验证明，本品有一定的镇痛和镇静作用。

【功效主治】

风湿痹痛、筋脉拘挛、骨节烦疼及手足不遂等　秦艽善祛风湿通络止痛，为治痹证常用药，风湿痹痛无问寒热新久，均可随证配伍应用。其性微寒，兼有清热作用，故痹证属热者尤为适宜，可配防己、赤芍、丹皮、络石藤、忍冬藤等；若痹证属寒者，须配羌活、独活、桂枝、附子等。若痹痛日久，肝肾两亏，气血不足，筋骨拘挛，关节屈伸不利者，配桑寄生、独活、杜仲、牛膝、川芎、人参、当归、芍药、防风、地黄、茯苓、细辛等药，方如《备急千金要方》之独活寄生汤。

防己

【主要成分】

粉防己根含生物碱约1.2%，其中有汉防己碱又称汉防己甲素，防己醇灵碱亦称防己乙素，轮环藤酚碱等，还含有黄酮甙，酚类，有机酸，挥发油等。

【现代研究】

1.镇痛作用　小鼠热板法测得汉防己总碱及汉防己甲素、乙素、丙素，均有镇痛作用，总碱的作用最强，其有效剂量为50mg/kg，半数致死量则为241~251mg/kg。

2.复合麻醉　用“汉防己松”（汉防己季胺盐）于腹部手术中配合中药麻醉与针刺麻醉，具有明显的肌肉松弛和抑制内脏牵拉反应的作用。

【功效主治】

祛风止痛，利水消肿。本品长于祛风除湿通络，故痹痛湿邪偏盛，肢体酸重，关节肿痛，活动不利者，每选为要药，可随证配伍，因其性寒，而尤宜于湿热痹痛。如痹痛属湿热偏胜者，常配滑石、苡仁、蚕砂、杏仁、连翘、山栀、半夏等，清热利湿，宜通经络，方如《温病条辨》宣痹汤。痹痛属寒湿偏胜者，配乌头、桂心、白术、生姜等以散寒除湿止痛，如《千金方》防己汤。

桑枝

【主要成分】

本品含鞣质，糖分以及黄酮成分桑素、桑色烯、环桑素等。

【功效主治】

风湿痹痛　本品性平，善达四肢经络，通利关节，痹证无问新久，寒热、筋脉拘挛、关节不利或肢体麻木者，均可用之。习惯尤用于上肢痹痛者，如《本事方》单用以治风热臂痛。《景岳全书》桑枝膏亦是用本品熬膏服。但单用本品药力较弱，每与其他祛风通络药同用。偏寒者配桂枝、威灵仙；偏热者配络石藤、忍冬藤；偏气血虚者配黄芪、鸡血藤、当归等。对于中风半身不遂，口眼㖞斜，亦可随症配伍应用。

臭梧桐

【主要成分】

含臭梧桐素甲和乙，海棠黄甙以及肌醇、生物碱、苦味质等。

【现代研究】

1.抗炎作用　臭梧桐、鬼针草和豨莶草分别单味应用时，对大鼠甲醛性和蛋清性脚肿都无抑制作用。但臭梧桐与鬼针草配伍（称“关节灵”）或与豨莶草配伍（即“豨桐丸”），有明显的抗炎作用。其水煎剂或醇浸剂20g/kg腹腔注射作用相似。单味无效而两药配伍时有效，看来并非由于配伍时形成更有效的新物质，而是由于互相增强的结果。

2.镇惊作用　臭梧桐有镇静作用，且能延长戊巴比妥钠的麻醉时间，但本身无催眠作用，亦不能对抗士的宁和咖啡因所引起的惊厥。

3.镇痛作用　电刺激鼠尾法证明，臭梧桐有镇痛作用。

【功效主治】

1.风湿痹痛　本品能祛风湿，通经络，用治风湿痹痛，四肢麻木，半身不遂等，可单用本品煎服或与豨莶草同用，如豨桐丸。

2.肝阳上亢，眩晕头痛　本品有平肝降压作用，用于高血压病，可单用入丸散服，或服豨桐丸，也可与野菊花、夏枯草、钩藤等配伍则尤为相宜。《全国中草药汇编》以本品与夏枯草等同用，治高血压病。

海桐皮

【功效主治】

树皮含刺桐灵碱、氨基酸和有机酸等。

【现代研究】

本品所含生物碱能麻痹和松弛横纹肌。对中枢神经系统有镇静作用。能抑制心肌和心脏的传导系统，大剂量可引起心律紊乱及低血压。

【主要成分】

1.风湿痹痛，四肢拘挛，腰膝酸痛等　本品长于祛湿，下肢关节痹痛尤为适宜。配薏苡仁、防风、羌活、肉桂、茯苓、熟地、槟榔等为散，方如《脚气治法总要》海桐皮敷。痹证偏湿热者，本品配防己、萆薢、木通、虎杖。属肾虚者配补骨脂、熟地黄、桑寄生等。《小儿卫生总微论方》治小儿肝肾不足，风湿外乘，脚挛不能伸举，用海桐皮散，即本品配当归、丹皮、地黄、牛膝、山莱萸、补骨脂。

2.伤折疼痛　本品配乳香、没药、当归、川椒、川芎、红花、威灵仙等共为粗末，装布袋内，煎汤熏洗跌打损伤处，方为《医宗金鉴》海桐皮汤。本品配防风、附子、黑豆研为散，温酒调服，即是《太平圣惠方》海桐皮散。

络石藤

【主要成分】

藤茎含牛蒡甙，络石甙，去甲络石甙，穗罗汉松树脂酚甙，橡胶肌醇，牛蒡甙元，穗罗汉松树脂酚，络石甙元，去甲络石甙元等。

【功效主治】

1.风湿痹痛、筋脉拘挛　络石藤善走经络，痹证见筋骨酸痛，关节屈伸不利，可随症加入。其性微寒，兼可清热，痹痛偏热者尤宜。用于风湿热痹，常配忍冬藤、秦艽、地龙等以清热通络止痛。也有单用本品浸酒服，或与五加皮、牛膝等同浸药酒，如验方络石藤酒。

2.喉痹、痈肿　本品味苦性微寒，能清热凉血，利咽消肿，可用治热毒炽盛之喉痹、痈肿。如《近效方》单用本品水煎，慢慢含咽，治疗咽喉肿塞。热毒盛者需配山栀、射干等同煎服；治疮疡肿毒，本品配伍皂角刺、瓜蒌、甘草、乳香、没药，方如《外科精要》止痛灵宝散。也有用本品配金银花、蒲公英、紫花地丁等水煎服。

丝瓜络

【主要成分】

本品主要含三萜皂甙如 lucyosidesA、B、C、D、E、F、G、H 和人参皂甙 Re，Rgi 及黄酮类如芦菜素。

【现代研究】

镇痛、镇静作用　丝瓜络水煎剂 5g/kg 能减少小鼠对醋酸刺激的扭体反应次数，并能提高小鼠热板痛阈值。吊笼试验证明丝瓜络能显著减少小鼠自发活动，对戊巴比妥钠有良好协同作用。纳络酮拮抗试验提示其镇痛作用与阿片受体无关。

【功效主治】

1.风湿痹痛，筋脉拘挛，肢体麻痹　本品祛风通络，唯药力平和，临床多加入复方中应用。常配桑枝、防己、威灵仙等祛风湿止痛药。

2.跌打肿痛本品活血和络，可配伍桃仁、红花、乳香、没药等活血祛瘀之品。

3.胸胁疼痛肝郁气滞，胸胁疼痛，咳嗽加剧者，本品能行气通络止痛，常配柴胡、枳壳、桔梗、瓜蒌皮等宽胸理气之品。

桑寄生

【主要成分】

本品含扁蓄甙(广寄生甙,avicalarin 即槲皮素-3-阿拉伯糖甙),亦含少量槲皮素及 d-儿茶素等。

【现代研究】

镇静作用　本品能对小鼠因咖啡因引起的运动性兴奋有镇静作用。并能对抗戊四氮惊厥引起的小鼠死亡,延长存活时间。

【功效主治】

1.风湿痹痛　本品长于补肝肾,强筋骨,对痹证日久,伤及肝肾,腰膝酸痛无力者尤为适宜,常配独活、杜仲、牛膝、桂心、细辛等同用,方如《千金要方》独活寄生汤。《全国中草药汇编》治风湿腰腿痛,用本品配伍独活、秦艽、当归等,水煎服。

2.肾气虚弱,腰背疼痛　本品常配杜仲、续断、狗脊以补肾强腰。也可配鹿茸、杜仲为散,方如《普济方》寄生散。《实用中药手册》强肾镇痛丸,用本品配续断、附子、鹿角等药同用。

千年健

【主要成分】

千年健含芳香性挥发油,如香叶醛、香叶醇、橙花醇、芳樟醇、β-松油醇等。

【现代研究】

消炎止痛作用　千年健甲醇提取物用 Carrageenin 浮肿法筛选抗炎活性,结果其抗炎抑制率可达 60%以上。醋酸扭体法其镇痛率为 30%~60%。

【功效主治】

1.风湿痹痛,筋骨无力,拘挛麻木　本品辛散苦燥温通,可以祛风湿,壮筋骨。可入药酒,尤宜老人。常配以钻地风、牛膝、枸杞子、蚕砂、萆薢等浸泡药酒服用。也可配伍络石藤、海风藤、鸡血藤、牛膝等应用。也有用本品与狗脊、鸡血藤共研细末每服 3g 治风湿痛,即千年健散(上海中山医学院《中药临床应用》方)。

2.胃寒疼痛　本品有温胃止痛之功,可单用本品研粉,每服 3g 左右,有较好的止痛作用。

石楠叶

【主要成分】

叶枝含氰甙。

【功效主治】

1.风湿痹痛,腰背酸痛,肾虚脚弱　本品祛风湿兼有补肾之功,故对于风湿而兼有肾虚之症者适用,如《圣济总录》石南丸,即以本品与白术、黄芪、鹿茸、肉桂、枸杞子、牛膝、木瓜、防风、天麻同用,制丸剂服;现代有配伍海桐皮、五加皮、骨碎补、续断、当归、杜仲等药,为石楠藤汤(上海中山医学院《中药临床应用》)。

2.头风头痛　本品能祛风止痛,可治头风头痛,单用泡服或浸酒饮,即能奏效;或配白芷、川芎、天麻、藁本等。

草果

【主要成分】

果实含挥发油,油中的主要成分为 α-蒎烯,β-蒎烯,1,8-桉叶素,ρ-聚伞花烃,芳樟醇,α-松油醇,橙花叔醇,壬醛,癸醛,反-2-十一烯醛(为本品中的辛辣成分),橙花醛,牻牛儿醇;另含微量元素(μg/g):锌 69.2,铜 7.33,铁 57.2,锰 283.7,钴 0.89。种子油挥发油 21 种成分:主要为 1,8-桉叶素,2-癸烯醛,牻牛儿醛,橙花醛。

【现代研究】

镇痛作用　将昆明小鼠 60 只随机分为空白对照和不同给药剂量 3 个组,观察 20 分钟内的扭体次数,以后腿伸直、腹部凹陷为疼痛指标。结果表明,不同草果均可拮抗由 HAC 引起的小鼠腹痛,且以姜草果疗效最佳。

【功效主治】

《饮膳正要》:"治心腹痛,止呕,补胃下气。"

附子

【主要成分】

附子化学成分主要为剧毒的二萜双酯类生物碱,次乌头碱,乌头碱,新乌头碱,塔拉第胺,川乌碱甲和川乌碱乙,川乌碱乙又叫卡米查林。其作用于心脏的物质,还有毒性较弱的阿替新,氨基酚及去甲基乌药碱。

【现代研究】

1.对中枢神经系统的作用　生附子对小鼠尾根部加压法能使假性痛阈值上升 30%~40%。用电刺激小鼠尾法测定,皮下注射乌头碱 0.025mg/kg 即有镇痛作用。0.1mg/kg 的镇痛效果较吗啡 6mg/kg 的作用还强,但镇痛指数低。小鼠口服生附子冷浸液能延长环己巴比妥引起的睡眠时间,减少自主运动并降低体温。

2.对植物神经系统的作用　生附子能引起大鼠血压下降及心率减慢,对豚鼠右心房呈负性肌力作用,有收缩回肠肌作用。生附子和乌头碱对大鼠离体回肠肌的收缩作用能被阿托品抑制,故可能具副交感神经兴奋作用。生附子的这些作用系由乌头碱类生物碱引起的。

3.局麻作用　附子和乌头碱能刺激局部皮肤、粘膜和感觉神经末梢,先兴奋产生瘙痒与灼热感,继以麻醉,丧失知觉。

4.抗寒冷作用　附子煎液能延迟处于寒冷环境下的小鸡和大鼠的死亡时间,减少同一时间内的死亡率,并延缓小鸡和大鼠的体温下降。

【功效主治】

1.寒痹证　本品辛散温通,能通行十二经脉,并逐风寒湿邪,故有较强的散寒止痛作用。凡风寒湿痹周身骨节疼痛者,每多用之,尤善治寒痹痛剧者,常与桂枝、白术、甘草同用,如《伤寒论》甘草附子汤。治太阳病,风湿相搏,身体疼烦,不能自转侧,不呕不渴,脉浮虚而涩者,可与桂枝、生姜等同用,以温阳逐湿,如《伤寒论》桂枝附子汤。治阳虚寒湿内侵,症见身体关节疼痛,恶寒肢冷,苔白滑,脉沉微无力者,可配茯苓、人参、白术等同用,以温经助阳,祛寒化湿,如《伤寒论》附子汤。

2.虚寒头痛证　本品味辛甘性热,补火助阳,温经散寒此痛力强,治风寒流注,偏正头痛,经久不愈,可与生姜、高良姜等同用,如《三因方》必效散。治气虚头痛,可以附子一枚,全蝎二枚(去毒),钟乳粉二钱半,作散剂服用,如《澹寮方》蝎附丸。治寒证头痛,亦可以本品与煅石膏为末服,即《传家秘宝方》方。

3.胸痹证　本品辛散温通,能温阳化气,助心行血,故可用治阳不化气,湿蔽胸阳所致胸痹,心前区阵发性绞痛,舌体淡胖者,每与薏苡仁同用,以温阳以助气化,除湿以宣痹阻,如《金匮要略》薏苡附子散。

4.虚寒腹痛　本品味辛甘性热，能补肾火而助肾阳，又能温脾阳，故可用治脾肾阳虚，少腹冷痛，大便溏泄，常与党参、白术、干姜等同用，以温阳祛寒，益气健脾，如《太平惠民和剂局方》附子理中汤。若治腹中寒气，雷鸣切痛，胸胁逆满，呕吐，则可以用本品与半夏、甘草、大枣、粳米等同用，以温中降浊，如《金匮要略》附子粳米汤。

5.虚寒腹痛便秘　本品大辛大热，能温散寒邪，振奋心阳，故可用治阴寒积聚，腹痛便秘，胁下偏痛，发热，脉沉弦而紧，常配大黄、细辛等，以温经散寒，通便止痛，如《金匮要略》大黄附子汤。

6.虚寒痛经　本品味辛甘性温热，既能补肾火而助肾阳，又能温经散寒止痛，故可用治经候不调，血脏冷痛，可与当归等分为末服，以温经补虚，活血行瘀，如《简易方论》小温经汤。

肉桂

【主要成分】

肉桂中含挥发油(桂皮油)1%~2%，主要成分为桂皮醛(Cinnamaldehyde)，占全油的75%~90%，其他尚含有肉桂醇(Cinnamylalcohol)，肉桂醇醋酸酯(Cinnamylacetate)，肉桂酸(Cinnamicacid)，醋酸苯丙酯(Phenylpropylacetate)等，和香豆素(Coumarin)。本品不含丁香油酚。尚含黏液、鞣质等。

【现代研究】

镇痛作用　肉桂水提物、醚提物能明显提高小鼠对热刺激的痛阈，并能显著抑制乙酸所致的小鼠扭体次数。桂皮水提物能显著延迟热刺激痛觉反应时间。桂皮醛125mg/kg灌胃能显著抑制腹腔注射醋酸所致的扭体反应，但对小鼠尾加压刺激无明显的镇痛作用。

【功效主治】

1.心腹冷痛、寒疝作痛　等本品甘热助阳以补虚，辛热散寒以止痛，善去痼冷沉寒。治寒邪内侵或脾胃虚寒的脘腹冷痛，可单用研末，酒煎服；或与干姜、高良姜、荜茇等同用，如《太平惠民和剂局方》大已寒丸。治脾肾阳虚的腹痛呕吐、四肢厥冷、大便溏泄，常与附子、人参、干姜等同用，如《伤寒论》桂附理中丸。治寒疝腹痛，多与吴茱萸、小茴香等同用。

2.寒痹腰痛　本品辛散温通，能通行气血经脉、散寒止痛，可用治肝肾两虚，风寒湿痹，腰膝重痛，腿足无力，畏寒喜热，苔白脉迟者，多与独活、桑寄生、杜仲等同用，以祛风湿，止痹痛，益肝肾，补气血，如《备急千金要方》独活寄生汤。

3.胸痹　本品辛甘温煦，能温通胸中阳气，行气血，散阴寒，故可用治胸阳不振，寒邪内侵所致胸满闷痛，甚则痛引彻背，喘息，不得平卧等，可与附子、干姜、川椒等同用，如《寿世保元》桂附丸。

4.闭经、痛经　本品辛行温通力强，偏走血分，温经通脉功胜，故可用治冲任虚寒，寒凝血滞的闭经、痛经等证，可与当归、川芎、小茴香等同用，如《医林改错》少腹逐瘀汤。

5.产后瘀阻腹痛　本品辛甘温煦，能温通经脉，散寒也痛，故《肘后备急方》单用肉桂末，温酒送服，治产后瘀阻腹痛。《本草正》亦谓："与当归、川芎同用，最治妇人产后血瘀儿枕痛。"

干姜

【主要成分】

干姜含挥发油约2%，主要成分是姜烯、水芹烯、莰烯、姜烯酮、姜辣素、姜酮、龙脑、姜醇、柠檬醛等。尚含树脂、淀粉，以及多种氨基酸。

【现代研究】

对中枢神经系统的作用　干姜浸剂对小鼠自发运动具抑制倾向，能延长环己巴比妥的睡眠作用，但未见降体温作用。干姜浸剂与半夏浸剂同用时，亦能显著抑制小鼠的自发运动，并显著延长环己巴比妥睡眠时间，对中枢作用较单用半夏或干姜浸剂强，可见两者有协同作用。姜的多种有效成分可诱发实验动物自发运动抑制，加强镇静催眠作用，对抗中枢兴奋药的作用等。姜烯酮、姜酚都能明显抑制小鼠自发性运动。干姜的醚提取物和水提取物都有明显的镇痛作用。

【功效主治】

本品辛热燥烈，主入脾胃而长于温中散寒、健运脾阳，为温暖中焦之主药。治脾胃虚寒，脘腹冷痛，每与党参、白术等同用，以温中健脾补气，如《伤寒论》理中丸；亦常与党参、花椒、饴糖等同用，以温中补虚止痛，如《金匮要略》大建中汤。治寒邪直中所致腹痛，《外台秘要》以本品单味研末服；亦可与麻黄、白芷、肉桂等同用，以解表温里，如《太平惠民和剂局方》五积散。治胸中有热，胃中有寒，胸中烦闷不舒，腹痛者，可与黄连、半夏、党参等同用，如《伤寒论》黄连汤。

吴茱萸

【主要成分】

吴茱萸果实含挥发油，油中主要为吴茱萸烯、α-罗勒烯、顺式-β-罗勒烯、反式-β-罗勒烯、月桂烯、吴茱萸内酯、吴茱萸内酯醇等。还含吴茶萸酸。又含生物碱：吴茱萸碱、吴茱萸次碱、吴茶萸因碱、羟基吴茱萸碱、吴茱萸卡品碱。还含有酮类：吴茱萸啶酮和吴茱萸精。又含吴菜萸苦素等。

【现代研究】

对中枢神经系统的作用　大量吴茱萸对中枢有兴奋作用。用兔齿髓电刺激法证明，10%醇提物静脉注射 0.1~0.5ml/kg 有镇痛作用。静注 0.2ml，镇痛效力与氨基比林（用 1%2ml）大致相等—0.1%异吴茱萸碱盐酸盐 0.2~0.5ml/kg，对家兔亦有镇痛作用；1~2ml/kg 可使兔体温轻度升高。单用 10%吴茱萸属植物醇提物 0.5~2.0ml，也能使兔体温上升。给小鼠灌服 20g/kg 吴茱萸水煎剂，可显著减少酒石酸锑钾引起的扭体反应次数和延长热板刺激的痛反应潜伏期。吴茱萸水煎剂 5g/kg 和 20g/kg 都能显著延迟痛觉反应时间，维持 2.5 小时都不消失，其镇痛成分为吴茱萸碱、吴茱萸次碱、异吴茱萸碱及吴茱萸内酯。吴茱萸中分离出活性成分脱氢吴茱萸确能剂量依赖性地、非竞争性抑制 AchE 的活性，并能明显逆转东莨菪碱诱导的大鼠记忆缺失。

【功效主治】

本品味辛能散，性热祛寒，能温经散寒止痛，可用治厥阴头痛，干呕吐涎沫，苔白脉迟等，每与生姜、人参等同用，如《伤寒论》吴茱萸汤；治痰饮头疼背寒，呕吐酸汁，不思饮食，可以本品配茯苓等分为末，炼蜜为丸服，即《朱氏集验方》方。本品辛散苦泄，性热祛寒，既散肝经之寒邪，又解肝气之郁滞，故可用治寒疝腹痛，苔薄白，脉弦者，每与小茴香、川楝子、木香等同用，即《沈氏尊生书》导气汤；亦可配桂心、生姜等同用，如《姚僧坦集验方》桂心汤；又可以本品为主，配泽泻同用，为丸服，如《太平惠民和剂局方》夺命丹。本品味辛苦性热，能温经散寒，行气止痛，可用治冲任虚寒，瘀血阻滞之痛经，每与桂枝、当归、川芎等同用，即《金匮要略》温经汤。本品味辛性热，入脾胃经又能温中散寒止痛，可用治胃寒脘腹冷痛，可以本品配干姜、荜茇、党参、白芍等同用，如《当代名老中医临证荟萃》载梁氏方。本品味辛能散，味苦能燥，性热祛寒，能温散寒湿之邪，故可用治寒湿脚气肿痛，或上冲入腹，常与木瓜、苏叶、槟榔等同用，如《类编朱氏集验医方》鸡鸣散；《千金要方》亦载苏长史茱萸汤，用本品配木瓜同用，治脚气疼痛，困闷欲死，腹胀者。本品味辛性热，能温散寒邪，故可用治风寒牙痛，可以本品煎酒含漱之，即《食疗本草》载方。

丁香

【主要成分】

花蕾含挥发油即丁香油。油中主要含有丁香油酚、乙酰丁香油酚、β-石竹烯，以及甲基正戊基酮、水杨酸甲酯、葎草烯、苯甲醛、苄醇、间甲氧基苯甲醛、乙酸苄酯、胡椒酚、a-衣兰烯等。也有野生品种中不含丁香油酚(平常丁香油中含64%~85%)，而含丁香酮和番樱桃素。花中还含三萜化合物如齐墩果酸、黄酮和对氧萘酮类鼠李素、山奈酚、番樱桃素、番樱桃素亭、异番樱桃素亭及其去甲基化合物异番樱桃酚。

【现代研究】

1. 镇痛作用　采用热板法和醋酸扭体法实验，给小鼠灌胃水提物10g/kg、20/kg或醚提物0.15ml/kg、0.3ml/kg均可显著延长小鼠痛觉反应潜伏期或显著减少醋酸引起的扭体反应次数。

2.对中枢神经系统的作用　丁香酚可使正常家兔呼吸抑制，并有明显的抗惊厥作用。贺兰山丁香根挥发油0.05ml/kg腹腔注射能显著抑制小鼠的自主活动，对阈下催眠剂量的戊巴比妥钠和水合氯醛均有显著协同作用。并能提高咖啡因和戊四唑的LD_{50}，分别提高51.4%和42.8%，说明有明显镇静作用。

【功效主治】

胃寒脘腹冷痛　本品能温中散寒止痛，可与延胡索、五灵脂、橘红等同用。

小茴香

【主要成分】

小茴香含挥发油约3%~6%，主要成分为反式茴香脑、柠檬烯、葑酮、爱草脑、γ-松油烯、α-蒎烯、月桂烯等，还有少量的香桧烯、茴香脑、茴香醛等。小茴香含脂肪油约18%，其脂肪酸组成中主要为岩芹酸，还有油酸、亚油酸、棕榈酸、花生酸、山萮酸等，并含豆甾醇、谷甾醇、7-羟基香豆精、6,7-二羟基香豆素、胆甾醇等。

【现代研究】

镇痛作用　给小鼠灌胃煎剂10.20g/kg对酒石酸锑钾所致小鼠扭体反应有明显抑制作用，并能显著延迟热板法测定的痛觉反应时间。

【功效主治】

1.散寒止痛，理气和中。用于寒疝腹痛、睾丸偏坠胀痛、少腹冷痛、痛经。本品辛温，入肾经补火助阳以温肾，入肝经散寒理气以止痛。治寒疝腹痛，常与乌药、青皮、高良姜等同用，如《医学发明》天台乌药散；并可以本品炒热，布裹温熨腹部。治肝气郁滞，睾丸偏坠胀痛，可与，橘核、山楂等同用，即《张氏医通》香橘散。治肝经受寒之少腹冷痛，或冲任虚寒之痛经，可与当归、川芎、肉桂等同用。

2.虚寒气滞，脘腹胀痛　本品能温中散寒止痛，并善理脾胃之气而开胃、止呕。治胃寒气滞的脘腹胀痛，可配高良姜、香附、乌药等同用。治脾胃虚寒的脘腹胀痛、呕吐食少，可与白术、陈皮、生姜等同用。

3.肾虚腰痛　本品能温肾暖腰膝。常与杜仲、胡芦巴、补骨脂等同用；亦可以本品炒研细末，掺入猪腰子中煨熟食之。

胡椒

【主要成分】

胡椒果实含多种酰胺类化合物：胡椒碱，胡椒酰胺，次胡椒酰胺，胡椒亭碱，胡椒油碱B，几内亚胡椒酰胺，假荜茇酰胺A，胡椒酸胺-C5:1(2E)，胡椒酰胺-C7:1(6E)，胡椒酰胺-C7:2(2E,6E)，胡椒酰胺-C9:1(8E)，胡椒酰胺-C9:2(2E,8E)，胡椒酰胺-C9:3(2E,4E,8E)，1[癸-(2E,4E)-二烯酰]四氢吡咯，1-[十二碳-(2E,4E)-二烯酰]四氢吡咯，N-反式阿魏酰哌啶，类阿魏酰哌啶，二氢类阿魏酰哌啶，墙草碱，N-异丁基二十碳-2E,4E,8Z-三烯酰胺，N-异丁基十八碳-2E,4E-二烯酰胺，N-反式阿魏酰酪胺，类对香豆酰哌啶，N-异丁基碳-反-2-反-2二烯酰胺，二氢胡椒酰胺，二氢胡椒碱等。又含挥发油，内有：向日葵素，二氢香苇醇，氧化丁香烯，隐品酮，顺式-对-2-稀-1-醇，顺式-2,8-二烯-1-醇，反式-松香苇醇胡椒酮，倍半香桧烯，β-蒎酮,l,1,4-三甲基环庚-2,4-二烯-6-酮，松油-l-烯-5-醇，-3,8(9)-二烯-1-醇，N-甲酰哌啶，荜澄茄-5,10(15)-二烯-4-醇，对聚伞花素-8-醇甲醚等。

【现代研究】

镇静作用　给小鼠腹腔注射25mg/kg胡椒碱，5分钟后即闭目、低头、伏卧、很少活动。半小时的小鼠自由活动次数非常明显的减少。并与硫喷妥钠有协同作用。有抗吗啡或戊巴比妥对呼吸的抑制作用，这种对抗作用比戊四唑或尼可刹米强而且安全。

【功效主治】

1.胃寒脘腹冷痛，呕吐泄泻　本品味辛性热，能温中散寒止痛，常用治胃寒脘腹冷痛、呕吐，可单用研末入猪肚中炖服，或与高良姜、荜茇等同用。治反胃及不思饮食，可以本品配半夏、姜汁为丸服，即《百一选方》方。治脾胃虚寒之泄泻，可与吴茱萸、白术等同用；亦可单味研末敷贴脐部。

2.风虫牙痛　本品能散寒止痛，与荜茇等分为末制成麻子大丸，塞蛀孔中，治风虫牙痛，即《卫生易简方》方。

高良姜

【主要成分】

高良姜根茎含多种二苯基庚烷类化合物：姜黄素、二氢姜黄素、六氢姜黄素、八氢姜黄素等；黄酮类化合物：高良姜素、槲皮素、山柰酚、山柰、异鼠李素。还含有挥发油桉叶素、丁香油酚、蒎烯、毕澄茄烯等。

【功效主治】

1.胃寒冷痛　本品辛散温通，善散寒温中止痛，常用治胃寒脘腹冷痛，每与炮姜相须为用，如《太平惠民和剂局方》二姜丸。若治胃寒肝郁，脘腹胀痛，则多与香附合用，以疏肝解郁，散寒止痛，如《良方集腋》良附丸。若治卒心腹绞痛如剧，两胁支满，烦闷不可忍者，则与厚朴、当归、桂心等同用，即《千金方》高良姜汤。

2.牙痛、腮颊肿痛　本品能散寒止痛，可用治风牙疼痛，不拘新久，亦治腮颊肿痛，可与全蝎共研末，擦患处，即《百一选方》逡巡散。

花椒

【主要成分】

含挥发油，油中主成分为柠檬烯、月桂烯、β-罗勒烯。另含香草木碱、茵芋碱、脱肠草素等。

【现代研究】

1. 镇痛作用　给小鼠灌胃水提物5g/kg、10g/kg、20g/kg或醚提物3ml/kg或6ml/kg可抑制乙酸或酒石酸锑钾引起的小鼠扭体反应，而应用热板法实验仅醚提物或20g/kg水提物有镇痛作用，水提物小剂量则无作用。

2. 局麻作用　1:10 或 1:20 花椒浸液能降低蟾蜍坐骨神经的兴奋性和可逆性地阻断神经冲动的传导。20%花椒挥发油和 20%花椒水溶性物均有近似普鲁卡因的局麻作用。

【功效主治】

1.中寒腹痛、寒湿吐泻　本品辛散温燥，入脾胃经，长于温中燥湿、散寒止痛、止呕止泻。治外寒内侵，胃寒腹痛、呕吐，可与生姜、白豆蔻等同用。治脾胃虚寒，脘腹冷痛、呕吐、不思饮食，常与干姜、人参、饴糖同用，如《金匮要略》大建中汤；治脘腹冷痛亦可与附子、干姜等配伍，如《普济方》椒附汤，还可用本品炒热，布包熨痛处。治寒湿困中，腹痛吐泻，多与苍术、砂仁、草豆蔻等同用。

2.虫积腹痛　本品有驱蛔杀虫之功。治虫积腹痛，手足厥逆，烦闷吐蛔，可与乌梅、干姜、黄柏等同用，如《伤寒论》乌梅丸。虫积腹痛较轻者，可与乌梅、榧子、使君子等同用。若治小儿蛲虫病，可用本品煎液作保留灌肠。

荜澄茄

【主要成分】

山鸡椒果实含挥发油 2%~6%，油中主要成分为柠檬醛、柠檬烯、香茅醛、莰烯、甲基庚烯酮、香叶醇、α-蒎烯、苧烯、对伞花烃、乙酸乙酯 β-蒎烯及甲基庚烯酮等。

【现代研究】

镇痛作用 5g/kg、20g/kg 荜澄茄能显著延迟痛觉反应时间，其出现作用时间在服用后 60 分钟。

【功效主治】

1.胃寒脘腹冷痛、呕吐、呃逆　本品辛散温通，能温中散寒止痛，故可治胃寒脘腹冷痛、呕吐、呃逆，功似荜茇，可单用或与高良姜、丁香、厚朴等同用。

2.寒疝腹痛　本品味辛性温，能散寒行气止痛，故可治寒疝腹痛，常与吴茱萸、香附、木香等同用。

香附

【主要成分】

本品含挥发油，油中含香附烯、β-芹子烯、α-香附酮、β-香附酮、广藿香酮、香附醇酮、香附奥酮、香附醇、异香附醇、柠檬烯、樟烯等，根茎中还含有生物碱、强心甙、树脂、葡萄糖、果糖、淀粉等。

【现代研究】

1.对中枢神经系统的作用　香附醇提取物有安定作用，使小鼠自发活动减少，转笼被动活动受抑制，能使苯巴比妥的麻醉作用增强，并消除大鼠的回避性条件反射。另有报道，香附挥发油给小鼠腹腔注射，能明显协同戊巴比妥钠对小鼠的催眠作用；给正常家兔静脉注射有麻醉作用。

2.治疗腰痛　以生香附研末，每次 4g，每日 3 次，冷开水冲服，对寒热虚实之腰痛皆可用，其中对实证、寒证腰痛，效果尤佳。

【功效主治】

1.肝气郁结之胁痛、腹痛　本品主入肝经气分，芳香辛行，善散肝气之郁结，味苦疏泄以平肝气之横逆，故为疏肝解郁，行气止痛的要药。主治肝气郁结之胸胁胀痛，多配柴胡、枳壳、川芎等同用，如《景岳全书》柴胡疏肝散；用治寒凝气滞，肝气犯胃的胃脘疼痛，可配高良姜同用，如《良方集腋》良附丸；若治寒疝腹痛，可与小茴香、乌药、吴茱萸等同用；若治气、血、痰、火、湿、食六郁所致胸膈痞满，脘腹胀痛，呕吐吞酸，饮食不化等，可配川芎、苍术、栀子等同用，如《丹溪心法》越鞠丸。

2.脾胃气滞腹痛　本品味辛能行而长于止痛，除善疏肝解郁之外，还能入脾经，而'有"宽中"(《滇南本草》)、"消食下气"(李杲)、"消饮食积聚"(《本草纲目》)等作用，故王好古谓"凡气郁血滞必用之"，临床上也常用治脾胃气滞证，若脘腹胀痛，胸膈噎塞，噫气吞酸，纳呆，可配砂仁、甘草同用，如《太平惠民和剂局方》快气汤，或上方再加乌药、苏叶同用，如《世医得效方》缩砂香附汤；若兼下焦虚寒，可配艾叶同用，如《濒湖集简方》方。

3.肝郁月经不调、痛经、乳房胀痛、胎动不安等　本品辛行苦泄，善于疏肝理气而调经、止痛。用治肝郁月经不调，痛经，可单用，如古方以四制香附为丸服用，或以醋煮，再焙研末，为丸，以米汤送服，如《妇人良方》醋附丸，或配柴胡、当归、川芎等同用，如《沈氏尊生》香附归芎汤。若治乳房胀痛，可与柴胡、青皮、瓜蒌皮等同用；若治气滞胎动不安，可配紫苏同用，如《中藏经》铁罩散。若治癥瘕，可用当归、莪术、丹皮、乌药等浸制，做成丸剂服用，如《医学入门》七制香附丸。

4.跌打肿痛　本品辛行苦泄，消散瘀血而消肿止痛，可配姜黄同用，如徐州《单方验方新医疗法选编》方，或配三七、乳香、没药、延胡索等同用。

鸡矢藤

【主要成分】

鸡矢藤茎、叶中含鸡矢藤甙、鸡矢藤次甙、鸡矢藤甙酸、车叶草甙，此外，还含有生物碱，γ-谷甾醇，熊果甙、齐墩果酸及挥发油。果实中分离出酸性三萜，甲基乌斯烷、甲基齐墩果酸、3-表-甲基齐墩果烷、3-表-甲基乌斯烷等。

【现代研究】

1.镇痛作用　热板法试验曾观察到小鼠腹腔注射鸡矢藤叶或根的注射液 50~150g/kg 后，痛阈提高 148%~281.8%。电刺激法引起的疼痛实验，鸡矢藤 100:1 浓缩液 10ml、20ml、30ml/kg 给小鼠腹腔注射，三个剂量组的痛阈均有不同程度提高。

2.鸡矢藤注射液对外伤、胃、肠、胆或肾绞痛，以及牙痛和分娩疼痛均有止痛效果，观察 112 例，镇痛率为 87.5%，用鸡矢藤注射液 2ml/支(30g 生药/支)，肌肉注射 2~4ml/次，4~6 小时注射一次。此外，鸡矢藤注射液可作浸润麻醉药，用于各种小手术或注入骨折血肿部位，能保持半小时到 1 小时不同程度的止痛作用。

3.抗惊厥、镇静作用　对用 1%戊四唑引起惊厥的小鼠腹腔注射鸡矢藤 10ml 及 20ml/kg 一次，则 20ml/kg 组有较强的抗戊四唑惊厥作用，10ml/kg 组死亡时间较对照组大为延长。本品总生物碱腹腔注射能抑制小鼠自发活动，延长戊巴比妥钠睡眠时间。

4.对平滑肌作用　鸡矢藤总生物碱能抑制离体肠肌收缩，并可拮抗乙酰胆碱的致痉作用。鸡矢藤注射液也有抗组织胺所致的肠肌收缩作用，但对氯化钡引起的肠痉挛性收缩无影响。对小鼠各期离体子宫的收缩张力、收缩强度、收缩频率及子宫活动力，鸡矢藤提取物 0.32mg 加入营养槽内均有增强作用。

【功效主治】

胃肠疼痛、胆绞痛、肾绞痛、痛经、分娩疼痛、神经痛以及各种外伤、骨折、手术后疼痛等本品有一定的止痛作用，故可治多种痛证，但以针剂或酊剂为佳，针剂比酊剂效果好。

三七

【主要成分】

含多种皂甙，总量 9.75%~14.90%，和人参所含皂甙类似，但主为达玛脂烷系皂甙，有人参皂甙 Rb1、Rb2、Rc、Rd、Re、Rg1、Rg2、Rh1 及三七皂甙 R1~4、R6 等。此外，尚含止血活性成分田七氨酸及少量黄酮。

【现代研究】

1.对中枢的抑制作用　三七根、叶和花总皂甙对中枢神经系统有相似的抑制作用。腹腔注射三七花总皂甙 50、100 和 200mg/kg，能降低小鼠自发活动，增强氯丙嗪 1mg/kg 的安定作用，增强阈下剂量的戊巴比妥钠和水合氯醛（200mg/kg）的催眠作用。腹腔注射 100 和 200mg/kg 三七叶、花总皂甙能明显对抗苯丙胺（3mg/kg）诱发小鼠自发活动。三七叶还能够降低小鼠经腹腔注射 75mg/kg 戊四唑诱发惊厥发生的次数，同时也能使小鼠发生惊厥的潜伏期延长。三七地上部分叶和花含人参二醇皂甙较多，以中枢抑制为主，地下部分以含人参三醇为主，以中枢兴奋为主。

2.镇痛作用　腹腔注射三七叶总皂甙 100mg/kg 可减少小鼠醋酸扭体反应次数，并能提高热反应阈。给大鼠腹腔注射 100mg/kg 三七根总皂甙能提高热辐射阈（甩尾反应）。三七总皂甙对醋酸扭体法、热板法和烫尾法致痛小鼠有镇痛作用。经两种镇痛实验模型证实，三七皂甙 $E_1 1/10LD_{50}$ 剂量及三七叶总皂甙对热刺激和化学性刺激引起的疼痛均有明显的镇痛作用，其作用起效快，但维持时间短于吗啡和左旋四氢巴马汀。含五羟基黄酮的组份对大鼠热板法疼痛模型也有止痛作用。

【功效主治】

1.跌打损伤，瘀血肿痛　三七甘苦性温，活血化瘀，消肿止痛之功显著。故治跌打，损伤亦为要药。对跌打损伤，或筋断骨折，瘀血肿痛等症，为首选之药，可单味应用，以三七为末，黄酒或白开水送服。若皮破者，亦可用三七粉敷之。若配伍活血行气药同用，则三七祛瘀止痛之功更著，如《医宗金鉴》黎峒丸，以此与乳香、没药、麝香、冰片等相伍，主治跌打损伤，瘀血凝滞肿痛，以及痈疽疮毒疾患。《实用伤科中药与方剂》三七散则以之与香附、甘草同用，治肌肉韧带损伤，全身肌肉疼痛。若瘀痛明显者，还可配伍制草乌、雪上一枝蒿、赤芍、红花同用，方如《上海市药品标准》（1980 年版）三七伤药片。又以疗伤止血著名的“云南白药”中，三七亦是一味主要组成药。

2.痈疽疮疡　三七之散瘀止痛、活血消肿之功，对痈疽肿痛，亦有良效。其初起者，用之可促其内消；已溃者用之，则可助其生肌敛疮。《本草纲目》以单味三七，磨米醋调涂，治无名痈肿，疼痛不止者；若已溃破，当研末干涂。《医宗金鉴》腐尽生肌散，用此配伍乳香、没药、血竭、儿茶等为末，掺用，以治痈疽破烂等症。

3.心胃疼痛　本品化瘀止痛之功，不仅对损伤瘀痛有特效，且对胸腹诸痛，亦常配用。现代临床用治冠心病心绞痛，胃脘疼痛，以及血瘀型慢性肝炎的胁肋疼痛，均有较好疗效。其活血化瘀作用，还可用于缺血性脑血管病、脑出血后遗症等症。

川芎

【主要成分】

川芎含苯酞衍生物、双苯酞衍生物、生物碱、有机酸类和有机酸酯类等化学成分。苯酞衍生物主要有川芎内酯、川芎酚等，双苯酞衍生物主要有二藁本内酯等。生物碱主要有川芎嗪，即四甲基吡嗪等。有机酸主要有阿魏酸，瑟丹酸等。有机酸酯主要有苯乙酸甲酯，瑟丹酸内酯，维生素 A 等成分。

【现代研究】

对中枢神经系统的作用　川芎有明显镇静作用。川芎挥发油少量时对动物大脑的活动具有抑制作用，对延脑呼吸中枢、血管运动中枢及脊髓反射中枢具有兴奋作用。川芎煎剂分别给大鼠、小鼠灌胃均能抑制其自发活动，使戊巴比妥钠引起的睡眠时间延长，并能对抗咖啡因（20mg/kg）的兴奋作用，但不能对抗戊四氮所致的大鼠惊厥。有人认为川芎的镇静作用系其所含阿魏酸所致。川芎水提液10g/kg灌胃对醋酸所致小鼠扭体反应有明显抑制作用。

【功效主治】

1.月经不调，经闭痛经　本品味辛性温，能升能降，具有通行血脉，行气止痛之效。张元素谓：川芎"上行头目，下行血海"。《本草纲目》谓之："血中气药"。故临床各科大凡由瘀血阻滞或血瘀气滞所致的各种痛证，均可用其治疗。《灵枢·海论》篇曰："冲脉者，为十二经之海。"谓冲脉为十二经脉会聚之处。由于冲脉能调节十二经气血，故又有："冲为血海"之称。妇女月经来潮，与冲脉的调节功能有密切关系。川芎能下行血海，为妇科活血调经之要药。对瘀血阻滞、月经不调者，可与益母草、当归、白芍等药配伍，如《医学心悟》益母胜金丹；若血热者可再加牡丹皮、生地黄；血寒者加肉桂；倒经鼻血者加牛膝、白茅根。瘀血内阻，经行腹痛，或有血块，色紫暗，或闭经者，常配桃仁、红花等药，如《医宗金鉴》桃红四物汤；若冲任虚寒，瘀血内阻，经行少腹冷痛者，常配桂枝、吴茱萸等药，如《金匮要略》温经汤。

2.产后瘀痛　本品既能活血祛瘀，又能止痛，又可用于产后恶露不行，少腹疼痛，证属血虚有寒，兼夹瘀滞者，常配当归、桃仁、炮姜等，如《傅青主女科》生化汤；治疗产后乳痛，名悬乳，可与当归为末，浓煎频服。并以蓖麻子粒捣细末，贴顶心；用于难产，可与当归、牛膝、龟甲等药同用。

3.胁肋胀痛，胸痹心痛　本品既能活血祛瘀以通脉，又能行气化滞以止痛，无论气滞、血瘀疼痛均可使用。对于肝气郁结，胁肋胀痛，常与柴胡、香附等同用，如《景岳全书》柴胡疏肝散；用于瘀血停滞，胸胁刺痛，常与桃仁、赤芍等配伍，如《医林改错》血府逐瘀汤；对于中风偏瘫，肢体麻木，常配黄芪、地龙等药，如《医林改错》补阳还五汤；若心脉瘀阻，胸痹心痛，常配丹参、桂枝、三七等。近代以川芎有效成分或川芎为主的复方治疗冠心病心绞痛，有较好疗效。

4.跌损伤痛，疮疡肿痛　川芎善能通达气血，活血定痛，为伤科跌扑损伤，外科疮疡痈肿常用之品。对跌扑损伤，常配三七、乳香、没药等同用；对疮疡脓成不溃，因正虚而不能托毒外出者，常配黄芪、当归、皂角刺等药，如《外科正宗》托里消毒散。

5.头痛、牙痛　本品辛香升散，能上行头目，祛风止痛，为治头痛要药。前人有："头痛不离川芎"之说。其治头痛，无论风寒、风热、风湿、血虚、血瘀均可随证配伍用之。若外感风寒头痛，常配白芷、防风、细辛等药，《太平惠民和剂局方》川芎茶调散；若风热头痛，可配菊花、石膏等同用，如《卫生宝鉴》川芎散；对风湿头痛，常配羌活、藁本等药，如《内外伤辨惑论》羌活胜湿汤；对血瘀头痛，常配桃仁、麝香同，如《医林改错》通窍活血汤；若血虚头痛，可与当归、熟地黄、白芍等配伍应用。又可用治牙齿疼痛，如《本事方》以川芎配细辛为末，揩牙，以治牙痛。

6.风湿痹痛　本品能通行血脉，行气止痛，对于风寒湿痹，肢体关节疼痛之证，常配独活、姜黄等药，如《医学心悟》蠲痹汤。

7.目赤肿痛　本品秉升散之性，能上行头目而止痛。治小儿脑热，好闭目，太阳穴痛或目赤肿痛，《全幼心鉴》用其配薄荷、朴硝为末，取少许吹鼻中。

延胡索

【主要成分】

本品主含生物碱，现已提出二十余种。按其结构可分为原小檗碱型生物碱，小檗碱型生物碱、原阿片碱型生物碱和阿朴芬型生物碱四类。计有延胡索甲索、延胡索乙素、延胡索丙素、延胡索丁素、延胡索庚素、延胡索辛素、延胡索壬素、延胡索癸素、延胡索子素、延胡索丑素、延胡索寅素、黄连碱、去氢延胡索甲素、延胡索胺碱、去氢延胡索胺碱、古伦胺碱、狮足草碱、二氢血根碱和去氢南天竹啡碱。延胡索止痛作用以乙素和丑素作用最强。另含大量淀粉及少量黏液质、树脂、挥发油和中性物质。

【现代研究】

1.镇痛、麻醉作用:小鼠电刺激法证明,灌服延胡索粉有镇痛作用,其效价为阿片的1/10,持续时间约2小时,并确定其成分为生物碱。另外,采用热板法、电刺激法和醋酸扭体法,证明延胡索甲素、乙素、丙素、丑素均有明显的镇痛作用,且以乙素、丑素最强,甲素次之。豚鼠皮内注射dl-四氢巴马汀可使局部刺激疼痛减低,蟾蜍离体神经法观察到dl-四氢巴马汀使神经干动作电位振幅降低,表明该药具有局部麻醉作用。大鼠对乙素和丑素的镇痛作用能产生耐受性,但速度比吗啡慢一倍。以小鼠、猴代替试验,则未发现有成瘾性。

2.催眠、镇静与安定作用:经兔、鼠、犬、猴等动物试验,证实较大剂量延胡索乙素有明显的催眠作用。延胡索乙素能明显降低小鼠自发活动与被动活动,明显增强环乙巴比妥钠的催眠作用。乙素还能对抗咖啡因和苯丙胺的中枢兴奋作用,对抗戊四氮所致的惊厥,但却能增强士的宁所致的惊厥,对电休克无对抗作用。丑素的镇静安定作用较乙素为弱,癸素则更弱。

【功效主治】

气滞血瘀,诸种痛证　本品辛散温通,能活血行气,为止痛佳品。《本草纲目》谓其:"能行血中气滞,气中血滞,故专治一身上下诸痛,用之中的,妙不可言。"故无论何种疼痛,均可配伍应用。治气滞血瘀所致之脘腹疼痛,临床常与川楝子配伍同用,如《素问病机气宜保命集》金铃子散;治寒凝血滞胃痛,可配高良姜、炮姜等药;治气滞胃痛,可配木香、柴胡等药;治妇女痛经、产后血瘀腹痛,可与当归、川芎、红花、香附等同用;治肝郁气滞,胁肋胀痛,可与柴胡、郁金等药配伍;治小儿寒疝腹痛,可配吴茱萸、小茴香等同用;治风湿痹痛,可配桂枝、当归、秦艽等同用;治胸痹心痛,可配瓜蒌、薤白,或丹参、川芎同用;治肠痈腹痛,可配金银花、连翘、败酱等药同用;治跌打损伤,常与乳香、没药、自然铜配伍;治偏正头痛,可与川芎、白附子同用;治下痢腹痛,可单用米饮调服。

乳香

【主要成分】

主含树脂、树胶及挥发油。树脂的酸性部分主要含α-乳香酸及其衍生物,中性部分含α-,β-乳树脂素的衍生物如α-香树酮,树脂尚含绿花白千层醇、乳香萜烯及氧化乳香萜烯,树胶主要含多聚糖,分离得多聚糖I,水解得阿拉伯糖、半乳糖及糖醛酸,挥发油呈淡黄色、芳香,含蒎烯、二戊烯、α-水芹烯、d-马鞭草烯醇、马鞭草烯酮。

【现代研究】

乳香具有镇痛、消炎、抗阴道滴虫及升高白细胞作用。所含蒎烯有祛痰作用。乳香能明显减轻阿司匹林、保泰松、利血平所致胃粘膜损伤及应激性胃黏膜损伤,降低幽门结扎性溃疡指数及胃液游离酸度。

【功效主治】

行气散滞,为气滞血瘀病证常用之品,尤多用于各种痛症,故临床应用范围甚广。治妇女经闭、痛经及产后腹痛,常与当归、桃仁、红花等配伍;治气滞血瘀之胃脘痛,可与川楝子、延胡索、木香等同用;治瘀血阻滞之心腹疼痛、癥瘕积聚,常配伍丹参、当归、没药等药,如《医学衷中参西录》活络效灵丹;治风湿痹痛,肢体麻木,常与羌活、独活、秦艽等药同用,如《医学心悟》蠲痹汤。

治跌扑损伤、瘀滞作痛，常与没药、血竭、红花等药为末内服，如《良方集腋》七厘散；亦可与没药、䗪虫、苏木等药配伍，如《伤科大成》活血止痛汤。

丹参

【主要成分】

丹参主含脂溶性成分和水溶性成分。脂性成分中属醌类邻位醌的有丹参酮Ⅰ，丹参酮ⅡA，丹参酮ⅡB，隐丹参酮，羟基丹参酮，丹参酸甲酯，次甲基丹参醌，紫丹参甲素，紫丹参乙素，丹参新酮，异丙基邻位菲醌 RO-09-0680，二氢丹参酮Ⅰ，丹参醇Ⅰ，丹参醇Ⅱ，丹参醇Ⅲ，3α-羟基丹参酮ⅡA，降丹参酮 1，2，15，16-四氢丹参醌。属醌类中对位醌的有异丹参酮Ⅰ、Ⅱ，异隐丹参酮，丹参醌 A、B、C。脂溶性成分中属酮类的有二萜萘嵌苯酮，丹参螺旋缩酮内酯及一内酯化合物。在脂溶性成分中，尚有丹参酚，丹参醛等。水溶性成分中主含丹参素，丹参酸甲、乙、丙，原儿茶酸，原儿茶醛。此外，丹参中尚含有黄芩甙，谷甾醇，隐丹参酮，熊果酸，胡萝卜甙，原儿茶醛，异阿魏酸，二氢丹参酮，维生素 E 等。

【现代研究】

对中枢神经系统的作用　白花丹参和紫花丹参对小鼠有明显的镇痛作用。复方丹参能使兔大脑皮层自发电活动减少，重复刺激引起的后发放的阈值提高，感觉刺激的诱发电位增大。丹参腹腔注射可使小鼠自主活动减少。与氯丙嗪和眠尔通合用时作用增强。与戊巴比安钠合用时，能增强睡眠的百分率。丹参的抗惊厥作用不明显，但对抗苯丙胺精神运动兴奋作用却较显著。家兔脊髓损伤后早期应用复方丹参注射液治疗，不仅加重了脊髓的损伤和出血，而且促进了神经元的坏死。但在脊髓损伤后 4~8 小时应用复方丹参液可改善微循环，抑制脊髓后晚期纤维结缔组织增生，减少血栓形成，并使部分神经元免于变性。在清醒犬侧脑室内注入微量丹参素，产生脑电波慢波和犬的镇静作用，说明丹参素为丹参引起中枢镇静的一有效成分。另有研究丹参酮ⅡA能引起 51 个交感神经节中的 19 个产生超极化反应，提示其可通过抑制交感神经节细胞使交感紧张性降低，使血管扩张。但另有少数神经节细胞在丹参酮ⅡA 作用下产生去极化反应。

【功效主治】

1.月经不调，经闭痛经，产后瘀痛　丹参功擅活血祛瘀，微寒性缓，乃妇科通调经水常用之品。《妇人明理论》谓“一味丹参散，功同四物汤”《重庆堂随笔》也称：“丹参，凋经产后要药。”因其性偏寒凉，临证以血热瘀滞者更为适宜。临床常用于月经不调，血滞经闭、痛经及产后瘀滞腹痛。可单用本品研末酒调服，如《妇人良方》丹参散；亦常与红花、桃仁、益母草等同用。倘遇寒凝血瘀，可与吴茱萸、肉桂等同用。

2.血瘀心痛、脘腹疼痛、癥瘕积聚、跌打损伤、痹证　本品善能通行血脉，祛瘀止痛。《本草正义》谓：“丹参，专入血分，其功在于活血行血，内之达脏腑而化瘀滞……外之利关节而通脉络。”故临床可用治多种血瘀病证。用治血瘀气滞所致之心腹刺痛，胃脘疼痛，常与檀香、砂仁同用，如《时方歌括》丹参饮；治血瘀胸痹心痛，可与红花、川芎、赤芍等同用，如《新编药物学》冠心二号。亦可与三七、降香同用，如《中国药典》冠心丹参片；治癥瘕积聚，常配三棱、莪术、鳖甲等药；治跌打损伤，肢体瘀血作痛，常与当归、乳香、没药等同用，如《医学衷中参西录》活络效灵丹；治风寒湿痹，多与防风、细辛、独活同用。如属热痹，则常配忍冬藤、赤芍、桑枝等药。

红花

【主要成分】

红花含红花黄色素及红花苷。红花苷经盐酸水解，得葡萄糖和红花素。还含 15α，20β-二羟基-Δ4-娠烯-3-酮。另尚含脂肪油称红花油，是棕榈酸、硬脂酸、花生酸、油酸、亚油酸、亚麻酸等的甘油酯类。花含红花苷、红花醌苷及新红花苷；淡黄色的花含新红花苷及微量红花苷；深黄色的花含红花苷；橘红色的花含红花苷和红花醌苷。红花花冠由黄变红是由于这些成分的变化，而商品中主为红花醌苷。此外，红花中还含有木脂素类、脂肪油、红花多糖、另含16种氨基酸，其中赖氨酸含量最高为0.8%，含硫氨基酸含量最低。

【现代研究】

对中枢神经系统的作用　小鼠腹腔注射红花黄色素对注射阈下剂量的戊巴比妥钠或水合氯醛小鼠，均能提高其入睡率，并能明显减少尼可刹米引起的小鼠惊厥反应率，和死亡率，但不能对抗戊四氮、咖啡因和硝酸一叶秋碱引起的惊厥和死亡。采用红花注射液10g/kg腹腔注射，能降低一侧左颈动脉结扎的蒙古沙土鼠脑卒中发生率，明显减轻由脑卒中引起的脑水肿。红花又能减轻脑组织中单胺类神经介质的代谢紊乱，使下降的神经介质恢复正常或接近正常。红花黄色素对小鼠热板法及醋酸扭体法实验证明具有镇痛效应，并增强巴比妥类及水合氯醛的中枢抑制作用，减少尼可刹米性惊厥的反应率和死亡率，说明红花黄色素具有镇痛、镇静和抗惊作用。红花注射液腹腔内注射可抑制缺血脑组织释放β-内啡肽。

【功效主治】

1.经闭痛经，妇人难产，产后瘀痛　本品辛散温通，专入肝经血分，善能活血祛瘀，通调经脉，为妇科血瘀证常用药物。且常与当归、川芎、桃仁等相须为用。治妇人经闭，常与桃仁、当归、赤芍等同用，如《医宗金鉴》桃红四物汤。亦可与当归、莪术、肉桂，等合用，如《卫生宝鉴》活血通经；治妇人痛经，可单用酒煎，如《金匮要略》红蓝花酒。亦可配伍赤芍、延胡索、香附等药；若治产后瘀滞腹痛或血晕，可与荷叶、蒲黄、牡丹皮等配伍，如《活法机要》红花散；治妇人难产或胞衣不下，可与牛膝、川芎、当归等同用，如《新方八阵》脱花煎。

2.癥瘕积聚　本品能活血消癥，祛瘀止痛。亦可用于癥瘕积聚，常与三棱、莪术等药配伍。

3.血瘀心腹、胁痛　本品善活血通脉、祛瘀止痛。若治心脉瘀阻，胸痹心痛，可配丹参、薤白、桂枝等同用；治瘀滞腹痛，常与桃仁、川芎、牛膝等同用，如《医林改错》血府逐瘀汤；治疗瘀血留于胁下，胁肋刺痛，可与桃仁、柴胡、大黄等药配伍，如《医学发明》复元活血汤，对于寒凝血瘀，胃脘久痛，可与丁香、木香、五灵脂等合用，如《中国医学大辞典》胃痛散。

4.跌打损伤，瘀血肿痛　本品善能通利血脉，能活血祛瘀，消肿止痛，对伤科跌损瘀痛，常恃为要药。治跌打损伤，瘀血肿痛，可用红花油或红花酊涂擦。亦常与桃仁、乳香、没药同用。或与肉桂、川乌、草乌研末外敷，如《疡医大全》神效散。

桃仁

【主要成分】

桃仁含苦杏仁甙，24-亚甲基环木菠萝烷醇，柠檬甾二烯醇，7-去氢燕麦甾醇，野樱甙，β-谷甾醇，菜油甾醇，β-谷甾醇-3-O-β-D-吡喃葡萄糖甙，菜油甾醇-3-O-β-D-吡喃葡萄糖甙，β-谷甾醇-3-O-β-D-(6-O-棕榈酰）吡喃葡萄糖甙，β-谷甾醇-3-O-β-D-(6-O-油酰）吡喃葡萄糖甙，菜油甾醇-3-O-β-D-(6-O-棕榈酰)吡喃葡萄糖甙，菜油甾醇-3-O-β-D-(6-O-油酰)吡喃葡萄糖甙，甲基-a-D-呋喃果糖甙，甲基-β-D-吡喃葡萄糖甙，色氨酸，葡萄糖及蔗糖。还含绿原素，3-咖啡酰奎宁酸，3-对香豆酰奎宁酸，3-阿魏酰奎宁酸，甘油三油酸酯。又从桃仁中分离到2种蛋白质成分PR-A和PR-B，有强的抗炎镇痛药理活性。桃仁油富含不饱和脂肪酸，主要为油酸和亚油酸。

【功效主治】

1.经闭癥瘕，产后瘀痛　本品味苦，善入心肝血分，能活血通经，祛瘀止痛，常用，于瘀血阻滞，血行不畅所致之经闭、痛经，产后瘀滞腹痛，癥瘕痞块及跌打瘀肿等症。治一瘀血蓄积、癥瘕痞块，可配桂枝、牡丹皮、赤芍等同用，如《金匮要略》桂枝茯苓丸，亦可配三棱、莪术等药；若体内瘀血较重，需破血逐瘀者，可配伍大黄、芒硝、桂枝等同用，如《伤寒论》桃核承气汤；治产后瘀滞腹痛，常配炮姜、川芎、当归等同用，如《傅青主女科》生化汤。

2.跌打损伤，瘀血肿痛　本品祛瘀作用较强，亦为跌打损伤之常用药物，临床常与当归、红花、大黄等药同用，如《医学发明》复元活血汤；治从高坠下，腹中瘀血满痛者，可与䗪虫、蒲黄、大黄等同用，如《备急千金要方》桃仁汤。

牛膝

【主要成分】

牛膝主含三萜类、甾体类、多糖类成分。三萜类成分为三萜皂甙，水解后可生成齐墩果酸和糖。甾体类有蜕皮甾酮、牛膝甾酮、紫茎牛膝甾酮。多糖类有一个活性寡糖（Abs），系由六个葡萄糖残基和三个甘露糖残基构成。还含有一个免疫活性的肽多糖（ABAB），由D–葡萄糖酸，D–半乳糖，D–半乳糖酸，L–阿拉伯糖和L–鼠李糖组成。此外，牛膝含有精氨酸，甘氨酸，酪氨酸等十二种氨基酸，以及生物碱类，香豆素类等化合物和铁、锰、铜、锌及钴等微量元素。

【现代研究】

抗炎和镇痛作用　牛膝对巴豆油致小鼠耳郭肿胀和甲醛致大鼠足跖肿胀均有显著抑制作用。对酒石酸锑钾或醋酸所致“扭体反应”有明显抑制作用，表明牛膝具有镇痛作用。牛膝根200%提取液有较强的抗炎消肿作用，并认为其机理是提高机体免疫功能，激活小鼠巨噬细胞系统对细菌的吞噬作用，以及扩张血管、改善循环促进炎性病变吸收等。

【功效主治】

1.痛经经闭、产后腹痛、胞衣不下　本品入血分，性善下行，能活血祛瘀而通经，对妇人瘀滞痛经、经闭、月经不调及产后腹痛、难产、胞衣不下诸证每多应用，诚如《本草正义》所谓“所主皆气血壅滞之病”如治妇人血瘀经闭、痛经、月经不调，常与桃仁、当归、红花等配伍，如《医林改错》血府逐瘀汤；亦可配伍川芎、三棱、莪术，如《妇科准绳》三棱丸；如治胞衣不下，可与当归、瞿麦、冬葵子等同用，如《备急千金要方》牛膝汤。

2.跌打损伤、瘀滞作痛　本品能散血破瘀以疗伤，故跌打损伤亦多应用。如治金疮作痛，《梅师方》以生牛膝捣敷；治跌损骨折，内痛外肿，可与骨碎补、自然铜等药同用，如《仙授理伤续断秘方》大红丸；如治扭挫伤筋，可与续断、红花、当归等药同用，如《伤科补要》舒筋活血汤、壮筋养血汤。

3.腰膝酸痛，下肢痿软　本品既能补肝肾、强腰膝，又能活血通经，利关节，故善治下部腰膝关节酸痛等证。治腰膝筋骨酸软无力，可与川椒、炮附子等共为粗末，浸酒饮服或糊丸服，如《景岳全书》酒浸牛藤丸，亦可配伍续断、杜仲、补骨脂等药，如《扶寿精方》续断丸，治肝肾亏虚，感受风寒湿邪，腰膝疼痛，常与独活、桑寄生、杜仲等药配伍，如《备急千金要方》独活寄生汤；治湿热下注，两足麻木，下肢痿弱，常配黄柏、薏苡仁、苍术同用，如《全国中成药处方集》四妙丸。

苏木

【主要成分】

从苏木心材的石油醚提取物中获得的脂肪酸有棕榈酸、硬脂酸、亚油酸和油酸。

【现代研究】

镇静作用　本品煎剂灌胃给予小鼠、豚鼠、兔等，均有镇静、催眠作用，大剂量时有麻醉作用，并能对抗士的宁和可卡因对小鼠的中枢兴奋作用，但不能对抗吗啡的兴奋性。

【功效主治】

1.跌打损伤，瘀滞肿痛　本品味辛能散，咸入血分，故能活血散瘀，消肿止痛。用治跌打损伤，骨折筋伤，瘀肿疼痛，常配乳香、没药、自然铜、血竭等同用，如《医宗金鉴》八厘散。古方还单用本品以治破伤风，如《圣济总录》用本品捣罗为细散，每服三钱匕，酒调服之，谓之独圣散。《摄生众妙方》还单用本品研细末外敷，以治断指及皮肤刀矢伤。

2.心腹瘀痛，疮痈肿痛本品　有祛瘀止痛作用，现代临床用治心腹瘀痛之证，常配乏丹参、川芎、延胡索等同用；《濒湖集筒方》则单用苏木二两，以好酒一壶，煮熟频饮，以治偏坠肿痛。对痈疮肿痛，则常与金银花、连翘、白芷等清热解毒、消肿之品同用。

马钱子

【主要成分】

主要化学成分为生物碱。有番木鳖碱（即士的宁）、伪番木鳖碱、马钱子碱（即布鲁生）、伪马钱子碱、番木鳖次碱、奴伐新碱、α-可鲁勃林、β-可鲁勃林、土屈新碱。马钱子除含有生物碱外，尚含有番木鳖甙，绿原酸。

【现代研究】

1.镇痛作用　小鼠醋酸扭体法实验表明，马钱子碱有显著的镇痛作用，其作用弱于哌替啶，但持续时间却比哌嗜啶长约4倍。小鼠热板法亦表明，马钱子碱在一定剂量和时限内均有明显镇痛作用，39.81mg/kg的马钱子碱和41.69mg/kg的哌嗜啶在100分钟时限内平均镇痛阈提高百分率相等。士的宁无明显镇痛作用。

2.对中枢神经系统的作用　马钱子所含的士的宁对整个中枢神经系统都有兴奋作用，首先兴奋脊髓的反射机能，其次兴奋延髓的呼吸中枢及血管运动中枢，并能提高大脑皮质的感觉中枢机能。

【功效主治】

1.痈疽疮毒，咽喉肿痛　本品苦泄有毒，能攻毒散结，消肿止痛。用治痈疽初起，红肿疼痛，可用马钱子配山芝麻（闹羊花子）、乳香各五钱、穿山甲一两，共研末，每服一钱，酒下，即《救生苦海》马前散；《疡医大全》以之配土木鳖、蓖麻仁、密陀僧为膏，名发背对口膏，用治疽痈发背，敷贴患处，初起可消，已成即溃。用治咽喉肿痛，多作散剂应用，如《医方摘要》以之配青木香、山豆根等分为末，吹之，治喉痹作痛；《唐瑶经验方》则马钱子一个，木香三分，同磨水，调熊胆三分，胆矾五分，以鸡毛扫患处，以治缠喉风肿。

2.风湿顽痹，麻木瘫痪　本品散结通络作用甚强，又能消肿止痛，为治疗风湿痹的要药。用治风湿顽痹、拘挛疼痛、瘫痪麻木等症，可与麻黄、乳香、全蝎、苍术、牛膝等为丸服；《现代实用中药》用马钱子与甘草等分为末，炼蜜为丸服，以治手足麻木、半身不遂；《医学衷中参西录》振颓丸，则以马钱子配人参、当归、乳香、穿山甲等同用，用治偏枯、麻木诸证。

3.风湿顽痹，麻木瘫痪　本品散结通络作用甚强，又能消肿止痛，为治疗风湿痹的要药。用治风湿顽痹、拘挛疼痛、瘫痪麻木等症，可与麻黄、乳香、全蝎、苍术、牛膝等为丸服；《现代实用中药》用马钱子与甘草等分为末，炼蜜为丸服，以治手足麻木、半身不遂；《医学衷中参西录》振颓丸，则以马钱子配人参、当归、乳香、穿山甲等同用，用治偏枯、麻木诸证。

4.跌打骨折，红肿作痛　本品有活血散结，消肿止痛作用，用治跌打损伤，骨折肿痛，可配麻黄、乳香、没药，等分为丸，即《急救应验良方》九分散。用时每服九分，酒下，不超过 3 小时再服；并以烧酒适量外敷。

天南星

【主要成分】

天南星属植物块茎大都含有三萜皂甙，D-甘露醇，安息香酸，淀粉等。天南星和异叶天南星含氨基酸，艮谷甾醇以及钙、磷、铝、锌等多种无机元素。

【现代研究】

镇静、镇痛作用　天南星煎剂给大鼠和家兔腹腔注射后，能使其活动减少、安静、翻正反射迟钝。给小鼠腹腔注射能显著延长环己巴比妥钠的睡眠时间；小鼠热板法表明，本品有明显的镇痛作用。

【功效主治】

痈疽疮疖、痰核肿痛、毒蛇咬伤　本品外用有消肿散结止痛之功。用于毒热壅盛，痈疽疮疖，牙龈溃烂，毒蛇咬伤等症，常与雄黄、麝香配伍外敷，如《圣济总录》天南星散；若痰湿凝结，肌生肿核，或软或硬，可单用本品与醋研膏，外贴患处，如《圣济总录》天南星膏。此外，近年来以生南星局部给药治癌肿有一定效果，尤以子宫颈癌更为多用。

白附子

【主要成分】

独角莲的块茎含粘液质，草酸钙，蔗糖皂甙，β-谷甾醇，β 谷甾醇-o-葡萄糖甙，肌醇以及生物碱成分。

【现代研究】

镇静、抗惊厥作用　禹白附具有镇静、抗惊厥和安定作用，能显著降低戊四氮所致小鼠惊厥的死亡率，对士的宁所致惊厥死亡也有保护效果。另据报道，禹白附有一定镇静作用，多次实验均表现出制白附子比生白附子的镇静作用强，但两者皆无抗惊厥作用。

【功效主治】

风痰眩晕、偏正头痛　本品辛温升散，功善燥湿痰、祛风痰、散风寒，尤善上行头面，而治头面之疾。用于风痰上犯，眩晕头痛，常与天南星、天麻、僵蚕等同用，如《丹溪心法附余》白附子丸；若风寒客于头中，偏正头痛，牵引两目，多与麻黄、川乌、全蝎等配伍，如《普济本事方》白附子散。

洋金花

【主要成分】

洋金花中生物碱总含量达 0.43%，为莨菪烷型生物碱。其中以东莨菪碱（天仙子碱）为主，莨菪碱（天仙子胺）次之。此外，还有阿托品及对甲氧基苯甲酸组成的化合物。另有报告指出，从洋金花中发现了一系列醉茄类甾族内酯化合物。

【现代研究】

1.人肌注或静脉滴注洋金花总碱后，表现为头昏、眼皮重、懒言、肢体无力、站立不稳、嗜睡等中枢抑制作用，继而出现一系列的兴奋现象，如睁眼、抬头、谵语等，然后进入麻醉状态。口服东莨菪碱 0.65mg，可使精神活动减弱，2.0mg 可引起健忘，4.5mg 则发生幻觉、健忘、定向力障碍；若肌注 5~50mg 可导致昏迷，亦可延长乙醚、巴比妥类药物的麻醉时间。东莨菪碱与冬眠合剂合用于人、猴、犬均可产生全身麻醉。东莨菪碱与戊巴比妥或眠尔通合用也可使小鼠活动明显减少，表现出与中枢抑制药的协同作用。

2.洋金花生物碱还有改善微循环的作用。休克病例使用中药麻醉后显示四肢转暖，脉压增宽，尿量增加等一系列微循环灌流改善的表现。甲皱微循环观察，发现休克病人使用中麻后，停滞的血流重新活跃起来，流速加快，减少的管襻数也逐渐增加，视野显得清楚，在休克的动物，亦见相似情况。洋金花生物碱改善微循环的作用，可能与其抗儿茶酚胺有关。

【功效主治】

脘腹冷痛、风湿痹痛、跌打损伤　本品有良好的麻醉止痛作用。用于脘腹冷痛，风湿痹痛，外伤肿痛，单用本品即有止痛之效；用于风湿痹痛，《四川中药志》又与茄梗、大蒜梗、花椒叶配用，煎汤洗患处；用于外科麻醉止痛，可与川乌、草乌、姜黄等同用，亦可与火麻花配伍，如《扁鹊心书》睡圣散。

朱砂

【主要成分】

本品主要成分为硫化汞(HgS)，含量不少于96.0%。此外，含铅、钡、镁、铁、锌等多种微量元素及雄黄、磷灰石、沥青质、氧化铁等杂质。

【现代研究】

镇静安眠作用　朱砂能降低大脑中枢神经的兴奋性，有镇静安眠作用。但亦有认为，朱砂混悬液给小鼠灌胃后，不能产生明显的镇静、催眠、抗惊厥作用。

【功效主治】

心神不宁、心悸、失眠　本品甘寒质重，寒能降火，重能镇怯，专入心经，既能重镇安神，又能清心安神，为镇心、清火、安神定志的要药。主治心火亢盛，内扰神明之心神不宁、惊悸怔忡、烦躁不眠者，常与黄连、栀子、磁石、麦门冬等药合用，以增强安神之效。经配伍也可用于其它原因引发的心神不安病证，若心血虚者，心中烦热，惊悸怔忡者，常与当归、生地黄、炙甘草等补血养心药同用，如《内外伤辨惑论》朱砂安神丸；阴血虚者，又常与酸枣仁、柏子仁、当归等药配伍；若因惊恐或心气虚心神不宁者，可将本品纳入猪心中炖服。

磁石

【主要成分】

磁石主含四氧化三铁(Fe_3O_4)。其中含氧化亚铁31%，三氧化二铁69%。尚含砷、锰、铬、镉、钴、铜、镍、铅、锌、钛、钡等微量元素。

【现代研究】

镇静、抗惊厥作用　磁石可抑制中枢神经系统，有镇静、抗惊厥作用，且炮制后作用明显增强，炮制后的磁石与异戊巴比妥钠有协同作用，能延长其对小鼠的睡眠时间，对士的宁引起的小鼠惊厥有对抗作用，使惊厥的潜伏期明显延长。

【功效主治】

心神不宁、惊悸、失眠、癫痫　磁石质重沉降，入心经，能镇惊安神；味咸入肾，又有益肾之功；性寒清热，清泻心肝之火。故能顾护真阴，镇摄浮阳，清热泻火，安定神志。主治肾虚肝旺，肝火上炎，扰动心神扰动心神，或惊恐气乱，神不守舍所致的心神不宁、惊悸、失眠及癫痫，常与朱砂、神曲同用，如《备急千金要方》磁朱丸。治小儿惊痫，《圣济总录》以磁石炼水饮之。现用治神经衰弱、贫血、心悸怔忡、失眠者，常与熟地、当归、白芍、酸枣仁等补血、安神药同用，有一定疗效。

龙骨

【主要成分】

龙骨主要含碳酸钙、磷酸钙。尚含铁、钾、钠、氯、酮、锰、硫酸根等。

【现代研究】

因含有大量钙离子,故能促进血液凝固,减少血管通透性。并可减轻骨骼肌的兴奋性,具有抗惊厥作用,其抗惊厥作用与铜、锰元素含量有关。

【功效主治】

心神不安、心悸失眠、惊痫癫狂　龙骨质重,入心、肝经,能镇惊安神,为重镇安神的要药。用治心神不安、心悸怔忡、健忘、失眠、多梦等证,可与菖蒲、远志等同用,如《备急千金要方》孔圣枕中丹,也常与酸枣仁、柏子仁、朱砂、琥珀等安神之品配伍;治疗痰热内盛、惊痫抽搐、癫狂发作者,须与牛黄、钩藤等化痰及息风止痉之品配伍。《方脉正宗》治大人、小儿一切癫狂、惊搐、风痫,用龙骨、牛黄、钩藤、天竺黄等总和一处,加胆星、竹沥为丸,成人服十丸,小儿服二、三丸,俱用生姜汤调灌。

琥珀

【主要成分】

化学分子式 $C_{10}H_{16}O$,此外还含少量的硫化氢,微量元素种类有铝、镁、钙、硅等。琥珀主要含树脂、挥发油。尚含琥珀氧松香酸、琥珀松香酸、琥珀银松酸、琥珀脂醇、琥珀松香醇、琥珀酸等。

【现代研究】

本品具中枢抑制作用。琥珀中的琥珀酸经腹腔注射可使小鼠自发性活动明显减少、体温下降,还能延长戊巴比妥钠的睡眠时间,而且对小鼠听源性惊厥与电休克反应有保护作用。对苦味毒、士的宁、氨基尿引起的惊厥可延长其出现时间。

【功效主治】

心神不安、心悸失眠、惊风、癫痫　琥珀主入心、肝二经,质重而镇,具有镇惊安神功效。主治心神不安、心悸失眠、健忘等证,常配伍菖蒲、远志、茯神等安神之品,如《杂病源流犀烛》琥珀定志丸;治心血亏虚、惊悸怔忡、夜卧不安,常以本品与酸枣仁、人参、当归等补养气血之品配伍,如《证治准绳》琥珀养心丸;若治小儿惊风,常与天竺黄、茯苓、胆南星等清热化痰、息风止痉药同用,如《幼科发挥》琥珀抱龙丸;《直指方》以本品与朱砂等合用,治疗小儿胎惊;与朱砂、全蝎、麦门冬配伍治疗小儿胎痫;若治痰迷心窍引发的精神恍惚及癫痫等证,又常用《太平惠民和剂局方》寿星丸,即以琥珀配朱砂、南星等组成。

酸枣仁

【主要成分】

含皂甙约 0.1%,其组成为酸枣仁皂甙 A 及 B。酸枣仁皂甙 B 水解得酸枣仁皂甙元,进一步水解得红子木内酯。另含三萜类化合物白桦酯醇、白桦脂酸及黄酮类化合物。此外,含多量脂肪油和蛋白质、维生素 C 及植物甾醇等。

【主要成分】

1.镇静催眠作用　酸枣仁对小鼠、大鼠、豚鼠、猫、兔及犬均有镇静催眠作用。抖笼描记法,光电管记录法,多导睡眠描记法及观察动物外观状态等实验均证明酸枣仁对动物自发活动有明显抑制作用。小鼠灌服酸枣仁煎剂 5g/kg,抖笼法的镇静指数为 1.65,20g/kg 时为 1.95,而 5g/kg 的醇提取液的镇静指数为 1.58。lg/kg 灌服对咖啡因所致自发活动亢进小鼠的镇静指数为 2.43,腹腔注射则达6.54。对于大鼠，酸枣仁煎剂灌服或腹腔注射，无论在白天或夜间，无论是正常状态或是咖啡因引起的兴奋状态，均表现出明显的镇静催眠作用。酸枣仁对动物被动运动有明显抑制作用，可使小鼠从滚笼中落下，剂量加大，作用增强。酸枣仁注射液0.5ml/20g给小鼠腹腔注射有显著镇静催眠作用。用炒枣煎剂给成年大鼠灌胃，记录睡眠脑电，结果发现主要影响慢波睡眠的深睡阶段，每天总睡眠量显著增加。对大鼠腹腔注射酸枣仁有效成分，也使总睡眠时间和慢波睡眠深睡期明显增多。酸枣叶对中枢神经系统也有类似酸枣仁的抑制作用。酸枣仁与多种镇静催眠药有明显协同作用，如灌服酸枣仁煎剂可明显延长戊巴比妥钠所致小鼠的睡眠时间，增加阈下剂量戊巴比妥钠所致小鼠翻正反射消失的动物数。皮下注射于兔能协同硫贲妥钠的麻醉作用，使阈下剂量的硫贲妥钠产生麻醉，但其本身即使很大剂量也不能引起动物麻醉。酸枣肉与戊巴比妥钠或硫贲妥钠在延长睡眠和镇静上也有协同作用。腹腔注射酸枣仁煎剂3g/kg，还能对抗吗啡所致的猫的狂躁症状。对于高级神经活动的影响，有报道指出，酸枣仁可显著减少小鼠防御性条件反射的反应次数，并可引起内抑制扩张，使条件反射减退和防御性非条件反射潜伏期延长。经攀登试验、穿洞试验及协同睡眠时间等方法发现，从酸枣仁分离所得的不同组分具有程度不等的镇静作用。酸枣仁皂甙和黄酮甙类是其镇静催眠的有效成分。

2.抗惊厥、镇痛及降体温作用　对于半数致惊厥量的戊四唑，酸枣仁水溶性提取物可明显降低惊厥率和死亡率。对于士的宁所致的惊厥，则仅能延长惊厥的潜伏期和乎亡，时间，对死亡率无明显影响。也有报道酸枣仁煎剂5g/kg腹腔注射可明显降低士的宁对小鼠的致死率。酸枣仁对兔因咖啡因或电击所致惊厥无明显保护。小鼠热板法实验结果显示，酸枣仁煎剂5g/kg具有明显镇痛作用。酸枣仁煎剂2.5g/kg或5g/kg给大鼠腹腔注射，或40g/kg给猫灌服，均有降体温作用。

【功效主治】

1.心悸失眠　本品味甘，入心、肝经，能养心阴、益肝血而有安神之效，为养心安神要药。主治心肝阴血亏虚，心失所养，神不守舍之心悸、怔忡、健忘、失眠、多梦、眩晕，常与当归、白芍、何首乌、龙眼肉等补血、补阴药配伍。若治肝虚有热之虚烦不眠，常与知母、茯苓、川芎等同用以清虚热、安心神，如《金匮要略》酸枣仁汤。若心脾气血亏虚，惊悸不安，体倦失眠者，可以本品与黄芪、当归、党参等补养气血之品配伍应用，如《校注妇人良方》归脾汤。若心肾不足、阴亏血少、心悸、健忘、失眠者，又当与麦冬、生地、远志等合用，如《摄生秘剖》天王补心丹。

2.治疗胃肠疾病引起的疼痛治疗胃肠疾病如胃炎、肠炎、胃及十二指肠溃疡、胃肠痉挛等引起的疼痛，在辨证论治基础上加酸枣仁、白芍，屡有效验。

柏子仁

【主要成分】

含脂肪油约14%，并含少量挥发油、皂甙等。

【功效主治】

心悸失眠　柏子仁味甘质润，不寒不燥，性质和平，主入心经，具有养心安神之功效，多用于心阴不足，心血亏虚以致心神失养之心悸怔忡、虚烦不眠、头晕健忘等证，常与人参、五味子、白术等配伍，如《普济本事方》柏子仁丸。也可与酸枣仁、当归、茯神等同用，如《校注妇人良方》养心汤；若治心肾不交之心悸不宁、心烦少寐、梦遗健忘，常以本品配伍麦门冬、熟地黄、石菖蒲等以补肾养心，交通心肾，如《体仁汇编》柏子养心丸。

合欢皮

【主要成分】

本品含皂甙、鞣质和多种木脂素及其糖甙、吡啶醇衍生物的糖甙等。

【现代研究】

对中枢神经系统的作用　对小鼠自发性活动能显著抑制，呈现镇静催眠作用。但也有认为合欢皮具有明显的兴奋作用。

【功效主治】

1.心神不安、忿怒忧郁、烦躁失眠　合欢皮性味甘平，入心、肝经，善解肝郁，为悦心安神要药。适宜于情志不遂、忿怒忧郁、失眠多梦、烦躁不安等症，能使五脏安和、心志欢悦、收安神解郁之效。可以单用，但力薄性缓，为增强安神作用，临床常与柏子仁、酸枣仁、夜交藤、郁金等安神、解郁之品配伍应用。

2.跌打骨折、血瘀肿痛　本品入心、肝血分，能活血祛瘀、续筋接骨，《本草纲目》云其有“和血消肿止痛”之功，故可用于跌打损伤、筋断骨折、血瘀肿痛之证，如《续本事方》用合欢皮配麝香、乳香研末，温酒调服治跌打仆伤，损筋折骨。临床也常与桃仁、红花、乳香、没药、骨碎补、续断等活血疗伤，续筋接骨药配伍同用。

附：合欢花

合欢花，始载于《本草衍义》，来源同合欢皮。药用其花序称合欢花，又称夜合花；药用其花蕾称合欢米，或夜合米。一般在夏季花半开或未开时采收，干燥，生用。商品均为统货。味甘性平，有解郁安神，理气和胃的功效。主要用于虚烦不安、抑郁不舒、失眠、健忘等证，常与其他安神药合用。又有活络止痛之功，如《太平圣惠方》夜合花丸，以本品配伍牛膝、红蓝花等治腰脚疼痛久不瘥者。煎服用量 5~10g。

现代研究证明，合欢花富含挥发性成分，包括乙酸、异戊醛、N-亚甲基乙稀胺等。用合欢花水煎剂 22.5g/kg,45g/kg 灌胃给药，可明显抑制小鼠的被动活动和自发活动，并可显著增加异戊巴比妥钠所致小鼠入睡的只数。大剂量的作用强于小剂量。同样剂量下，合欢花的作用强于酸枣仁。说明合欢花有较强的镇静、催眠作用。

夜交藤

【主要成分】

含蒽醌类化合物，有大黄素、大黄酚、大黄素甲醚，均以结合型存在，及大黄素-6-甲醚、大黄素-8-O-β-D-单葡萄糖甙。此外尚含)谷甾醇。

【现代研究】

本品具有镇静催眠作用。对小鼠用转笼法和对大鼠用多导睡眠图描记法研究夜交藤煎液的镇静催眠作用及对睡眠时相的影响，结果表明，转笼法夜交藤（9g/kg）与戊巴比妥钠阈下催眠剂量（20mg/kg）合用有明显的协同作用，睡眠多导图描记法夜交藤（20g/kg）与安定（5mg/kg）服药 1 次的即时睡眠作用基本相似，即总睡眠时间延长，主要是慢波睡眠时相延长，异相睡眠时期缩短。夜交藤煎液每日 2 次灌胃，连续 3 天，催眠作用更明显，并出现明显的慢波睡眠潜伏期缩短。

【功效主治】

1.心神不宁、失眠多梦　夜交藤味甘而补、入心、肝二经，能补养阴血，养心安神，适用于阴虚血少之失眠多梦、心悸怔仲、头目眩晕等证，临床常与合欢皮、酸枣仁、柏子仁等养心安神药同用；若失眠而阴虚阳亢者，可加珍珠母、龙骨、牡蛎等以潜阳安神而取效。

2.血虚身痛，风湿痹痛　本品补阴养血祛风，通经活络止痛。用治血虚身痛，常与鸡血藤、当归、川芎等补血、活血通络之品配伍；治风湿痹痛，常与羌活、独活、桑寄生、秦艽等祛风湿、止痹痛药同用。

远志

【主要成分】

本品含远志皂甙A、B、C、D、E、F、G和细叶远志素，即28,27-羟基-23-羧基齐墩果酸的3-阻葡萄糖甙。皂甙水解后可分得两种皂甙元结晶,远志皂甙元A和远志皂贰元B。还含远志酮,此外,尚含3,4,5-三甲氧基桂皮酸,远志醇,细叶远志定碱,脂肪油,树脂等。

【现代研究】

镇静、抗惊厥作用　远志根皮、未去木心的远志全根和根部木心与巴比妥类药物均有协同作用。小鼠灌服3.125g/kg可协同阈下剂量戊巴比妥钠的催眠作用,而同等剂量对五甲烯四氮唑所致惊厥的对抗作用,则以远志全根较强,根皮次之,根部木心无效。

【功效主治】

1.失眠多梦、心悸怔忡、健忘　远志辛苦微温,性善宣泄通达,既能开心气而宁心安神,又能通气而强志不忘,为交通心肾、安定神志、益智强记之佳品。主治心肾不交之心神不安、失眠、惊悸等症,常与茯神、龙齿、朱砂等镇静安神药同用,以加强宁心安神作用,如《张氏医通》远志丸;治健忘证,常与人参、茯苓、菖蒲同用,即《备急千金要方》开心散,若与方中再加茯神,即《证治准绳》不忘散,也是治疗健忘证的良方。

2.痈疽疮毒、乳房肿痛、喉痹　本品辛行苦泄、擅疏通气血之壅滞而消散痈肿,用于痈疽疮毒、乳房肿痛,不论内服、外用,均有治疗效果,内服可单用为末,黄酒送服。外用可隔水蒸软,加少量黄酒捣烂敷患处。品味辛入肺,开宣肺气,以利咽喉,如《仁斋直指方》治喉痹作痛,用"远志肉为末,吹之,涎出为度。"

3.胸痹心痛　远志入心经,辛温宣泄,开郁通痹,故可治胸痹心痛之证。如治久心痛,《圣济总录》远志汤用远志、菖蒲各30g,煎服。现代也常与莱菔子、白芥子、王不留行等豁痰行气、活血止痛药配伍应用,如冠心Ⅱ号方。

缬草

【主要成分】

缬草含挥发油约0.5%~2%。挥发油的主要成分为异戊酸龙脑酯及龙脑等。又含生物碱,如缬草碱、缬草宁碱等。还含缬草三酯、鞣质、绿原酸、树酯、β-谷甾醇等。

【功效主治】

1.心神不安,失眠少寐　本品味甘,主入心经,具有养心安神功效。用治心神木安、失眠少寐、心悸怔忡等症,可与酸枣仁、合欢皮、夜交藤等养心安神药同用;若心脾两虚、气血双亏、心神失养者,可配伍当归、黄芪、党参、龙眼肉等补养气血药。

2.血瘀经闭、痛经、腰腿痛、跌打损伤　缬草味辛行散,具活血止痛功效,故可用治上述瘀血内阻之证。治疗血瘀经闭、痛经、月经不调,常与丹参、益母草、泽兰、红花等配伍;若痹证,腰腿疼痛、日久不愈者,可与桑寄生、独活、川芎、乳香等同用;治跌打损伤、瘀肿疼痛者,又常与苏木、骨碎补、桃仁、红花、乳香、没药等活血止痛、祛瘀疗伤药配伍应用。

灵芝

【主要成分】

灵芝化学成分复杂,已知含糖类(还原糖和多聚糖)、多种氨基酸、蛋白质、多肽、甾类、三萜类、挥发油、香豆精甙、生物碱、树脂、油脂、多种酶类。此外,还含有钼、锌、镉、钴、锰、铁、磷、铜、锗等多种微量元素。

【现代研究】

对中枢神经系统的作用　灵芝制剂能减少小鼠的自主活动,加强利血平及氯丙嗪的中枢抑制作用,拮抗苯丙胺的中枢兴奋作用,延长戊巴比妥钠的睡眠时间,加强阈下剂量戊巴比妥钠的睡眠作用,对抗电性惊厥。还具有镇痛作用。

【功效主治】

心神不安、失眠、惊悸　灵芝味甘性平,入心经,能补心血、益心气、安心神,故可用治气血不足、心神失养所致的心神不安、失眠、惊悸、多梦、健忘、体倦神疲、食欲不振等证。临床可单用研末吞服,或与当归、白芍、酸枣仁、柏子仁、龙眼肉等补气血、安心神之品合用。现有多种灵芝制剂如灵芝片、灵芝糖浆、灵芝胶囊等对气血不足,健忘失眠证均有一定疗效。

天麻

【主要成分】

天麻含天麻甙,又称天麻素、天麻甙元,即对羟基苯甲醇,对羟基苯甲醛,β-谷甾醇及其D-葡萄糖甙,胡萝卜甙,柠檬酸及其单甲酯,棕榈酸、琥珀酸和蔗糖等;从新鲜天麻中分离得到9种酚性成分,除天麻甙及其甙元,对羟基苯甲醛外,还有3,4-二羟基苯甲酸醛,4,4′-二羟基二苯基甲烷,对羟苄基乙基醚,4,4′-二羟基二苄醚等。此外,尚含天麻多糖,多种氨基酸,微量生物碱,多种微量元素,如铁、锰、锌、氟、碘、锶、铬、铜等。另外,对于天麻中是否含香荚兰醇与香荚兰素有不同的看法。

【现代研究】

1.镇静、安眠作用　天麻水剂能抑制小鼠自主活动,能延长戊巴比妥钠的睡眠时间;密环菌发酵液也有相似的镇静作用。天麻注射液与戊巴比妥钠或水合氯醛均有协同作用,能显著延长小鼠睡眠时间,并减少硫贲妥钠的动物翻正反射次数;又用天麻注射液与去天麻甙部分进行实验,均能减少小鼠自主活动,协同戊巴比妥钠显示一定镇静作用。野生天麻与人工培养天麻均具一般镇静作用,且能对抗咖啡因所致的中枢神经兴奋作用,以及延长戊巴比妥钠的睡眠时间。天麻注射液的镇静作用机理,可能与其降低脑内的去甲肾上腺素含量有关,而脑内去甲肾上腺素含量降低可能与天麻抑制中枢去甲肾上腺素能神经末梢对去甲肾上腺素的重摄取和储存有关。

2.镇痛作用　用电击鼠尾法,证明人工培养天麻与野生天麻均有非常明显的镇痛作用,野生天麻作用较强,且止痛持续时间久;天麻甙衍生物乙酰天麻素及天麻甙元对小鼠有镇痛作用;但也有报道指出,天麻制剂并不能提高痛阈。

【功效主治】

1.眩晕、头痛　天麻既息肝风,又平肝阳,为治眩晕、头痛之要药,不论虚证、实证,随不同配伍皆可应用,且功效显著。用治肝阳上亢所致之眩晕、头痛且胀等证,常与钩藤、石决明、牛膝、黄芩等同用,如《杂病证治新义》天麻钩藤饮;用治风痰上扰,之眩晕头痛,痰多胸闷者,常与半夏、陈皮、茯苓、白术等同用,如《医学心悟》半夏白术天麻汤;若头风攻注,偏正头痛,头晕欲倒者,可配等量川芎为丸,以祛风止痛,如《普济方》天麻丸;用治偏正头痛、眼目昏花、或头目眩晕,起坐不能者,常与半夏、川芎、荆芥穗、木香、附子、肉桂等同用,如《圣济总录》天麻丸。

2.肢体麻木,手足不遂,风湿痹痛　天麻又能祛外风,通经络,止痛。用治中风手足不遂,筋骨疼痛等,可与地榆、没药、玄参、制乌头、麝香同用,如《圣济总录》天麻丸;用治妇人风痹,手足不遂,可与牛膝、杜仲、附子浸酒服,如《十便良方》天麻酒;若治风湿痹痛,关节屈伸不利者,多与秦艽、羌活、桑枝等祛风湿药同用，如秦艽天麻汤；用治风湿脚气，筋骨疼痛，皮肤不仁，可与麻黄、草乌、半夏等同用，如《圣济总录》天麻丸。

钩藤

【主要成分】

钩藤属植物主含吲哚生物碱，已从本属15种植物中分离得到75个吲哚生物碱，钩藤中具有药理活性的成分主要有钩藤碱、异钩藤碱，柯诺辛因碱、异柯诺辛因碱、柯楠因碱，二氢柯楠因碱，硬毛帽柱木碱、硬毛帽柱木因碱。大叶钩藤中含柯诺辛、柯诺辛B。此外，钩藤尚含黄酮类化合物，如金丝桃甙和Trifolin；儿茶素类化合物，鞣质及萜类化合物，如近从云南产钩藤枝叶中分离出5个三萜成分。

【现代研究】

镇静和抗惊厥作用　钩藤对小鼠有明显的镇静作用而无催眠作用。防御运动性条件反射实验也证明，钩藤可降低大鼠大脑皮层的兴奋性，表现在使部分大鼠阳性条件反射延长或破坏，对分化抑制和非条件反射皆无显著影响。钩藤碱能减少小鼠的自发活动；能增加下丘脑和杏仁核5-羟色胺（5-HT）的含量，而皮层、杏仁核和脊髓的多巴胺（DA）减少；培养的大鼠脑片中钩藤碱使DA释放增加，5-HT释放增加见于皮层的杏仁核，但下丘脑5-HT释放减少；对高钾所致的5-HT及DA释放则表现为抑制作用。钩藤碱可阻断5-HT受体与大鼠脑膜的结合，其中柯楠因碱的阻断作用最强。这些可能是钩藤用于某些与5-HT代谢紊乱所引起的疾病的药理基础。

【功效主治】

头痛，眩晕　本品既能清肝热，又能平肝阳，故可用治肝火上攻或肝阳上亢之头胀头痛，眩晕等症。属肝火者，常与夏枯草、龙胆草、栀子、黄芩等配伍，属肝阳者，常与天麻、石决明、怀牛膝、杜仲、茯神等同用，如《杂病证治新义》天麻钩藤饮。本品有良好的降压作用，常与夏枯草、菊花、桑叶、石决明等同用，用治高血压病属于肝阳上亢者。现有从钩藤中提取总生物碱制成降压片用于临床。

地龙

【主要成分】

蚯蚓含蚯蚓碱、蚯蚓素、蚯蚓毒素，黄嘌呤、次黄嘌呤，腺嘌呤、鸟嘌呤、胆碱、胍；广地龙含6-羟基嘌呤等；尚含磷脂、胆固醇、维生素、蛋白质及酶类成分，10多种微量元素，如铁、锰、铜、锌、铬等。近年分析测定，参环毛蚓含氨基酸达18种之多，以谷氨酸、天门冬氨酸含量最高，人体必需的10种氨基酸齐全；赤子爱胜蚓含15种氨基酸，以亮氨酸、谷氨酸含量最高；其他几种药用蚯蚓也提取出相同的氨基酸的成分。参环毛蚓所含脂肪酸包括油酸、亚油酸、棕榈酸、十三酸、硬脂酸、豆蔻酸、甲基十二酸、月桂酸、癸酸及十五酸；不饱和脂肪酸含量很高。尚含琥珀酸、花生烯酸等。另外，蚯蚓体内含多种纤溶酶、溶栓激酶（蚓激酶）及3种胶原酶。蚯蚓中含一种酶，在pH8.0~8.2时能使自身溶解。

【现代研究】

镇静、抗惊厥作用　地龙热浸液，醇提取液对小鼠和家兔均有镇静作用；对五甲烯氮唑及咖啡因引起的惊厥有拮抗作用，但不能对抗士的宁引起的惊厥；继用地龙乙醇液给小鼠腹腔注射，可对抗电惊厥，并重复了本品不能对抗士的宁惊厥这一结果。故认为地龙抗惊厥作用部位在脊髓以上的中枢神经。

【功效主治】

痹证　本品长于通络止痛，适用于多种原因导致的经络阻滞、血脉不畅，肢节不利之证。本品性寒清热，尤适用于关节红肿疼痛、屈伸不利之热痹，常与防己、秦艽、忍冬藤、桑枝等除湿热、通经络药物配伍；若用治风寒湿痹，肢体关节麻木、疼痛尤甚、屈伸不利等症，则应与川乌、草乌、南星、乳香等配伍，以祛风寒散湿，活络止痛，如《太平惠民和剂局方》小活络丹。

白僵蚕

【主要成分】

白僵蚕含蛋白质67.44%，脂肪4.38%。脂肪中主要有棕榈酸、油酸、亚油酸、少量硬脂酸、棕榈油酸和α-亚麻酸。尚含17种氨基酸，以甘氨酸含量最高，丙氨酸、丝氨酸及酪氨酸的含量亦较高；含18种元素，其中钙、磷、镁含量高，另含铁、锌、铜、锰、铬、镍6种人体必需微量元素。

【现代研究】

催眠与抗惊厥作用　僵蚕醇水浸出液小鼠皮下、腹腔注射或灌服及家兔静注，均有催眠作用。小鼠灌服僵蚕煎剂30g/kg，僵蛹水煎剂20g/kg，均能对抗士的宁引起的惊厥，效果明显；在降低死亡率方面，僵蛹略优于僵蚕。僵蚕、僵蛹及草酸铵均能对抗士的宁引起的小鼠强直性惊厥；而对电休克、戊四唑及咖啡因引起的惊厥无明显对抗作用。

【功效主治】

风热头痛、目赤、咽肿或风疹瘙痒　本品辛散，入肝、肺二经，有祛外风、散风热、止痛、止痒之功。用治肝经风热上攻之头痛、目赤肿痛、迎风流泪等症，常与桑叶、木贼、荆芥等疏风清热之品配伍，如《证治准绳》白僵蚕散。用治风热上攻，咽喉肿痛、声音嘶哑者，可与桔梗、薄荷、荆芥、防风、甘草等同用，如《咽喉秘集》六味汤。《魏氏家藏方》白僵蚕散，治缠喉风并急喉闭喉肿者，以白僵蚕、天南星为细末，生姜汁调药末，以热水投之，呷下，吐出涎痰即可。即本品祛风止痒之功，可用治风疹瘙痒，如《太平圣惠方》用本品为末，内服，治风疮瘾疹。但一般多与蝉蜕、薄荷等疏风止痒药同用。

全蝎

【主要成分】

全蝎中含蝎毒，是一种蛋白种类较多但酶蛋白种类较少的混合物，而不同于蛇毒。蝎毒可溶部分为蝎毒的活性部分，不溶部分主要是无药理活性的粘蛋白。蝎毒主要由非蛋白质和蛋白质两部分组成，在非蛋白组成中主要有脂类、有机酸、游离氨基酸等。如河南产蝎子油中的脂肪酸主要是棕榈酸，其次是硬脂酸、油酸，是以饱和脂肪酸为主体的脂质成分；其他尚有三甲胺、甜菜碱、牛磺酸、胆甾醇、卵磷脂、铵盐等。蝎毒中大部分是具有药理学活性的蛋白质，可分为蝎毒素及酶两部分。辽宁产东亚钳蝎蝎毒只有透明质酸酶活力；现已从我国蝎毒中分得18个蛋白组分，并从中纯化出十多种蝎毒素，主要是由50~70个氨基酸组成的短肽。现研究较多的有镇痛活性最强的蝎毒素Ⅲ、抗癫痫肽（AEP）等。

【现代研究】

1.抗惊厥作用　小鼠口服全蝎与蜈蚣组成的止痉散，有抗惊厥作用；单用全蝎亦有效，但较蜈蚣差；全蝎浸膏有抗电惊厥作用，并显著延长尼可刹米所致惊厥潜伏期；家蝎与野蝎的抗惊厥作用无显著差异；连续用药3天始有效，说明药物要蓄积达一定量才能产生抗惊厥作用。抗癫痫肽（AEP）对抗咖啡因诱发的小鼠惊厥作用较强，惊厥发生率、惊厥程度、平均惊厥总持续时间及死亡率4项指标显著下降，明显优于安定；使美解眠性惊厥4项指标亦明显下降，但稍弱；对抗士的宁性惊厥的作用强度与安定相似。又东亚钳蝎毒抗惊厥作用较AEP弱。

2. 镇痛作用　用大鼠和小鼠常规热辐射甩尾法和醋酸扭体法测定蝎身与蝎尾的镇痛作用，结果表明：蝎身和蝎尾等渗溶液不论灌胃或静注，对动物躯体痛或内脏痛均有明显镇痛作用。小鼠扭体法测得其作用强度与剂量呈 S 型曲线；蝎身 ED_{50} 为 0.65g(生药)/kg，蝎尾为 0.128g(生药)/kg，吗啡 ED_{50} 为 1mg/kg；蝎尾镇痛作用比蝎身强约 5 倍。东亚钳蝎毒对小鼠内脏痛、皮肤灼痛，以及刺激大鼠三叉神经诱发皮层单位均有较强的抑制作用；蝎毒对离体神经干动作电位传导无明显影响，提示该蝎毒镇痛可能作用于中枢与痛觉有关的神经元。小鼠扭体实验表明，蝎毒素Ⅲ(镇痛活性多肽)的镇痛作用较粗毒强 3 倍，较安痛定作用亦强。小鼠光热甩尾法表明，蝎毒素Ⅲ可使其痛阈提高 4 倍；侧脑室注射蝎毒素Ⅲ，对皮层诱发电位 N 波的抑制率为 82±12%，与等量吗啡相似。蝎毒素Ⅲ的镇痛作用依赖于脑内 5-羟色胺的存在。

【功效主治】

1.风湿顽痹　本品善于通络止痛，对风寒湿痹久治不愈，筋脉拘挛，甚则关节变形之顽痹，作用颇佳。可用全蝎配麝香少许，共为细末，温酒送服，对减轻疼痛有效，如《仁斋直指方》全蝎末方。临床亦常与川乌、白花蛇、没药等祛风、活血、舒筋活络之品同用。

2.顽固性偏正头痛　本品搜风通络止痛之效较强，用治偏正头痛，单味研末吞服即有效；配合天麻、蜈蚣、川芎、僵蚕等同用，则其效更佳。

蜈蚣

【主要成分】

少棘巨蜈蚣体内油脂中含有油酸、亚油酸、亚麻酸、棕榈酸、十六碳烯酸等脂肪酸，是以不饱和脂肪酸为主体的脂质成分；又墨江蜈蚣与其比较，二者的脂性皂化物中共含 13 种相同脂肪酸。该种蜈蚣还含游离氨基酸和水解氨基酸，包括谷氨酸、赖氨酸、亮氨酸、异亮氨酸、缬氨酸、苯丙氨酸、天门冬氨酸、精氨酸等 17 种；又墨江蜈蚣与其比较，二者含有相同的 16 种游离氨基酸。微量元素分析结果表明，本品含铁、锌、锰、镁、钙、铝、钠、钾、硒等多种元素；墨江蜈蚣与本品均含有 17 种之多。此外，尚含糖类、蛋白质等。

【现代研究】

1.中枢抑制作用　蜈蚣水提取液能使小鼠活动减少或俯卧不动，剂量增大其活动减少外，翻正反射消失；以此为指标，其 EDso 为 3.35g/kg。而其粗毒对小鼠具有先兴奋，后呼吸麻醉的作用。表明蜈蚣干燥全虫的药理作用不同于其粗毒。

2.抗惊厥作用　蜈蚣，全蝎单独应用有抗惊厥作用，其中抗士的宁惊厥效果最为显著。但二者比较，蜈蚣较全蝎显著。少棘巨蜈蚣及墨江蜈蚣水提液对士的宁所致惊厥均有明显对抗作用，表明两种蜈蚣的镇静作用主要作用于脊髓；但对超强电流及戊四唑所致惊厥无对抗作用。

3.镇痛作用　蜈蚣灌胃给药，扭体法测得，对小鼠的镇痛百分率为 53%；热板法证实给药后 2 小时痛阈提高百分率为 50%，作用可维持 4 小时以上。

【功效主治】

1.风湿顽痹　本品有良好的通络止痛功效，而与全蝎相似，故二药常与防风、独活，威灵仙等祛风、除湿、通络药物同用，以治风湿痹痛、游走不定、痛势剧烈者。

2.顽固性头痛　本品搜风，通络止痛，可用治久治不愈之顽固性头痛或偏正头痛，多与天麻、川芎、白僵蚕等同用。若与全蝎相配组成止痉散，对顽固性头痛有良好的止痛作用。

麝香

【主要成分】

麝香所含成分可分为六类。麝香大环化合物:麝香酮、降麝香酮、麝香醇、麝香吡喃、麝香吡啶等; 甾族化合物:3α-羟基-5α-雄甾烷-17-酮、5-β-雄甾烷-3,17-二酮、雄甾-4、6-二烯-3,17-二酮、睾丸酮、雌二醇、胆甾醇、胆固醇酯等;长链化合物:C14~C40 支链脂肪酸的胆固醇酯、三甘油酸酯、棕榈酸甲酯和油酸二甲酯等;含蛋白质约 25%,含多种氨基酸,其中以天门冬氨酸、丝氨酸、胱氨酸等含量最高;无机成分:钾、钠、钙、镁、铝、铅、氯、硫酸盐、磷酸盐和碳酸铵等;其他成分如尿囊素、尿素、纤维素、蛋白激酶激活剂等。麝香纯干燥品一般组成为:水溶性物质 50%~70%,乙醇溶性物质 10%~15%,水分 10%~15%。

【现代研究】

1.对中枢神经系统的作用　麝香对中枢神经系统的作用是双向性的,小剂量兴奋,能缩短戊巴比妥钠或环己巴比妥钠引起的睡眠时间;大剂量则抑制,使戊巴比妥钠引起的动物睡眠时间延。麝香 60~200mg/kg 腹腔注射对常压缺氧有明显对抗作用,可显著延长实验小鼠的存活时间。同步记录 EEG 和 EKG 证明,麝香能显著延长急性呼吸停止后的 EEG 存在时间,对 EKG 的存在时间、缺氧性 EKG 出现时间未见显著影响,推测麝香增强中枢神经系统的耐缺氧能力可能是其芳香开窍的理论依据。

2.麝香还有镇痛作用,能减少小鼠醋酸扭体次数。应用大鼠颈上神经节体外培养方法实验发现,麝香具有促进雪旺细胞分裂和生长作用,提示具有神经胶质成熟因子性作用。

【功效主治】

1.血瘀经闭、癥瘕、心腹暴痛、跌仆伤痛、风寒湿痹　本品辛香,开通走窜,可行血中之瘀滞,开经络之壅遏,具有活血通经之效,故可用治血瘀经闭证,临床常与丹参、桃仁、红花、川芎等活血调经药同用。麝香辛温香窜,气烈性猛,破瘀消癥,故为癥瘕痞块等血瘀重证所常用,可与水蛭、虻虫、三棱等破血逐瘀之品配伍,如《温病条辨》化癥回生丹。本品入心经,开通心脉,祛心血之瘀滞,故为治心腹暴痛之佳品,如《圣济总录》治厥心痛的麝香汤,即由麝香配伍木香、桃仁等行气活血药组成。近代用治冠心病心绞痛,如用人工麝香片口服,或用人工麝香气雾剂吸入,或用麝香心绞痛膏外贴心前区及心俞穴均取得良好效果。麝香又为伤科要药,善于活血祛瘀、消肿止痛,对跌仆肿痛、骨折扭挫,不论内服,外用均有效验,不但消肿止痛,而且能促进伤处组织与功能的复元,如著名伤科成药,《良方集腋》七厘散和《医宗金鉴》八厘散,均系麝香与乳香、没药、红花等活血疗伤药配伍组成。本品香窜之气能开通经络之壅遏,故又常用治由于风寒湿邪侵袭人体、闭阻经络所引发的痹证,临床常与独活、威灵仙、桑寄生、防己等祛风湿药配伍应用。

2.头痛、牙痛　本品活血通络,"通则不痛",故有良好的止痛作用。用治偏正头痛,久病入络,日久不愈者,常以之与活血祛瘀药赤芍、川芎、桃仁等合同,如《医林改错》通窍活血汤。《简便单方》用麝香与皂角末,以薄纸裹好置头痛处,其上用布包炒盐熨之,也常可取效;治牙痛,《太平圣惠方》用麝香、巴豆、细辛为丸,于痛处咬之。《医方摘要》以香油抹筋头,蘸麝香末,绵裹炙热咬之,均有一定疗效。

冰片

【主要成分】

合成冰片主要含龙脑,异龙脑,樟脑。天然冰片中,右旋龙脑($C_{10}H_{18}O$)应不得低于 96%,左旋樟脑($C_{10}H_{16}O$)不得过 3.0%,异龙脑($C_{10}H_{18}O$)不得显斑点。

【现代研究】

镇静作用　龙脑、异龙脑显著延长戊巴比妥引起的小鼠睡眠时间,与戊巴比妥有协同作用,异龙脑的这一作用较优。药动学研究表明，冰片灌服5分钟即可通过血脑屏障，并蓄积在中枢神经系统，提示其作用部位可能在中枢。异龙脑脂溶性较大，更易通过血脑屏障，故作用较优。另有报道，冰片能促进庆大霉素通过血脑屏障，提高庆大霉素在脑内的浓度，提示有改善血脑屏障通透性的作用。

【功效主治】

头痛、齿痛、目赤、口疮、咽喉肿痛、热毒疮疡　本品性味苦寒，有清热止痛、泻火解毒、明目退翳之功，故善治上述疾患。如治头痛，《寿域神方》用冰片、纸卷作拈，烧烟熏鼻，吐出痰涎即愈。治牙齿疼痛，《濒湖集简方》用本品与朱砂为末，每用少许揩之，疼痛即止。治火热上攻之目赤肿痛、睛生云翳，单用本品点眼即有消肿止痛之效，入复方中配炉甘石、珍珠、熊胆等制成眼药水则疗效更佳，如《全国中药成药处方集(兰州方)》八宝眼药水。治疗咽喉肿痛、口舌生疮，常与硼砂、玄明粉、朱砂等同用为末，吹敷患处，如《外科正宗》冰硼散；治鹅口疮，可与雄黄、甘草、硼砂合用为末，外用，即《疡医大全》四宝丹；治热毒疮疡证，常可与清热解毒药，如金银花、蒲公英、黄连、紫花地丁等配伍应用。

蟾酥

【主要成分】

蟾酥中主要含有大量蟾蜍毒素类物质，属于甾族化合物，如蟾蜍它灵、华蟾蜍精、华蟾蜍它灵、远华蟾蜍精、蟾蜍灵、日本蟾蜍它灵、去乙酰华蟾蜍它灵、惹斯蟾蜍甙元、华蟾蜍它里定、蟾蜍它里宁、华蟾蜍精醇、沙蟾蜍精、异沙蟾蜍精、去乙酰华蟾蜍精等。

【现代研究】

1.局麻作用　蟾酥局麻成分的作用较可卡因大30~60倍，较普鲁卡因大300~600倍，且作用持续时间长，无局部刺激。对蟾毒内酯和强心内酯类似物局麻作用的研究结果表明，蟾毒灵的作用最强，其次是华蟾毒灵、华蟾毒精，如果把蟾毒灵的效价作1，则它们的效价分别是0.16、0.14，日蟾毒素和洋地黄毒甙分别是0.044、0.024。

2.中枢兴奋和呼吸兴奋作用　蟾酥对中枢神经系统主要表现为兴奋作用，如强心甾体蟾毒内酯有明显的中枢兴奋作用，其甙元比甙作用更强，这是因为甙较难通过血脑屏障，与蟾毒内酯相对应的强心内酯也具有中枢兴奋作用。另有报道蟾酥能延长巴比.妥盐的催眠时间，显示出中枢抑制效应。蟾毒灵、脂蟾毒配基、华蟾毒精、日蟾毒素等均可引起呼吸兴奋，使呼吸次数和深度有所增加，其中蟾毒灵作用最强，日蟾毒素作用较弱。

【功效主治】

1.牙痛等疼痛证　本品有良好的麻醉止痛作用，治牙痛无论何种原因所致者均有佳效。如《本草正》治风虫牙痛，单用本品研细，以纸捻蘸少许点患处即止。《景岳全书》治诸牙疼痛，以蟾酥少许配伍巴豆、杏仁，共研如泥，用绵裹如粟米大，塞疼痛处，疗效甚著。本品又可作为表面麻醉剂用于局麻止痛，如《医宗金鉴》外敷麻药方，以本品与川乌、草乌、生南星、生半夏等为末，烧酒调敷患处，即麻木，任割无痛。现代临床以上方为基础加减，作为五官科手术中的黏膜麻醉剂，用于牙龈分离、松动牙拔除、鼻息肉摘除等，均获较好效果。亦可用于恶性肿瘤疼痛等。

2.痈疽肿毒、瘰疬恶疮、咽喉肿痛　本品有毒，能“以毒攻毒”，故有良好的解毒消肿作用，外用、内服均有良效。治痈疽肿毒、恶毒疔疮等，可以之与雄黄、枯矾、朱砂等配伍为丸绿豆大，葱白汤送下，如《外科正宗》蟾酥丸；又如《济生方》治疗疮用蟾酥丹，以本品与黄丹为末，白面为丸如麦粒大，针破患处，纳入一丸；治瘰疬，可用蟾配伍白丁香、寒水石、巴豆等，炼蜜为丸如绿豆大，外用，如《医学正传》蟾酥膏；治一切恶疮，《普济方》用蟾酥托里丸内服，由本品配伍轻粉、朱砂、穿山甲等组成；治咽喉肿痛常与牛黄、冰片、珍珠等合用，如《中药知识手册》六神丸。

3.近代以来，用于各种癌肿，有攻毒抗癌、消肿止痛作用，如《常用抗肿瘤中草药》治肝癌，以之与天龙、龙葵、藤梨根、夏枯草等配伍；治肠癌，以之与白花蛇舌草、蛇莓等配伍；治白血病，以之与三尖杉、肿节风等合用。还可与放疗、化疗配合，有协同抗癌之效。

石菖蒲

【主要成分】

石菖蒲根茎含挥发油，内有 α-，β-及 γ-细辛脑，欧细辛脑，顺式甲基异丁香油酚，榄香脂素，细辛醛，δ-荜澄匣烯，百里香酚，肉豆蔻动酸。金钱蒲根茎含挥发油，其中：α-和 β-细辛脑，欧细辛脑，顺式-4-丙稀基藜芦醚即是反式-甲基异丁香油酚，4-烯丙基藜芦醚即是甲基丁香油酚，榄香脂素，细辛醛，二聚细辛醚，α-和 β-毕澄匣油烯，丁香烯，β-古芸烯，伸缩术烯，橙花叔醇，愈创奥醇，金钱蒲烯酮，1,2-二甲氧基-4-（E-3-甲基环氧乙烷基）苯，1,2,4-三甲氧基-5-（E-3-甲基环氧乙烷基）苯等。

【现代研究】

镇静和抗惊厥作用　石菖蒲最主要的药理作用表现为中枢镇静、抗惊厥作用。石菖蒲水煎剂 1~10g/kg 及去油水煎剂 10~30g/kg 腹腔注射使小鼠自主活动度明显降低，与阈下催眠剂量的戊巴比妥钠有显著的协同作用。石菖蒲挥发油的镇静作用更强，0.05ml/kg 即显示出极强的催眠效果，并对小鼠有较强的降温作用，其中挥发油中的一个主要成分反-4-丙烯基藜芦醚也显示中枢抑制作用，以 50mg/kg 静脉注射可引起家兔的翻正反射、痛觉反射及听觉反射消失。α-细辛醚对小鼠、大鼠及猴有明显的及多方面的中枢抑制作用，具有与氯丙嗪和利血平相似的安定作用。α-细辛醚 1mg/kg，SC 可使恒河猴易于驯服，3mg/kg 可对抗 LSD-25 的升温作用。

【功效主治】

1.湿浊中阻、脘痞胀痛　本品辛苦芳香，能化湿醒脾、行气除胀、开胃进食，故为治疗湿浊中阻、胸腹胀满、脘闷不饥、痞塞疼痛的良药。临床常与藿香、厚朴、茯苓、苍术、陈皮、砂仁等化湿、行气之品同用；若湿从热化、湿热蕴伏、身热吐利、胸脘痞闷、舌苔黄腻者，可与黄连、厚朴等配伍，如《霍乱论》连朴饮。

2.痈疽疮疡、喉痹肿痛　本品辛行苦泄，促进血行、消散痈肿，故《经验方》治痈疽发背用生菖蒲捣贴，或捣末以水调涂；本品善燥湿、化湿，故对湿疮流水亦有效验，如《本草衍义》用菖蒲研末外用治遍身生疮、粘着衣被的热毒湿疮，数日之内其疮如失；治喉痹肿痛、声音嘶哑，《肘后方》用菖蒲根嚼汁，徐徐吞咽，滋润咽喉。临床也可与山豆根、马勃、射干等清热僻毒药配伍应用，疗喉痹音哑。

3.风湿痹痛　本品味辛行散、祛风通络，苦能燥湿，温可散寒，故可用于风寒湿痹，肢体关节疼痛，常与乌头、生姜等同用，如《圣济总录》菖蒲散。

4.胸痹心痛　本品入心经，性味辛温，开心窍宽胸、通脉止痛，故亦用本品治疗气滞血瘀之胸痹心痛或寒浊凝滞之心腹冷痛。如《本草图经》曰：“蜀人用治心腹冷气掐痛者，取一、二寸捶碎，同吴茱萸汤饮之，良。黔、蜀蛮人亦常将随行，卒患心痛，嚼一、二寸，热汤或酒送亦效。”

5.此外，也用于跌打损伤、瘀滞肿痛，有消肿止痛之功。

甘草

【主要成分】

根和根茎主含三萜皂甙。其中主要的一种，谷称甘草甜素的，系甘草的甜味成分，是1分子的18β-甘草次酸和2分子的葡萄醛酸结合生成的甘草酸的钾盐和钙盐。其他的三萜皂甙有：乌拉尔甘草皂甙A、B和甘草皂甙A3、B2、C2、D3、E2、F3、G2、H2、J2、K2。又含黄酮素类化合物：甘草甙元，甘草甙，异甘草甙元，异甘草甙，新甘草甙，亲异甘草甙，甘草西定，甘草利酮，刺芒柄花素，5-O-甲基甘草本定，甘草甙元-4′-芹糖葡萄糖甙，甘草甙元-7，4′-二葡萄糖甙，新西兰牡荆甙Ⅱ即是6，8-二-葡萄糖基芹菜素、芒柄花甙，异甘草黄酮醇，异甘草甙元-4′-芹糖葡萄甙。还含香豆精类化合物：甘草香豆精，甘草酚，异甘草酚甘草香豆精-7-甲醚，新甘草酚，甘草吡喃香豆精，甘草香豆酮等。又含生物碱：5，6，7，8-四氢-4-甲基喹啉，5，6，7，8-四氢-2，4-二甲基喹啉，3-甲基-6，7，8-三氢吡咯并[1，2-a]嘧啶-3-酮。还含甘草苯并呋喃，又名甘草新木脂素，β-谷甾醇，正二十三烷，正二十六烷，正二十七烷等。另含甘草葡聚糖GBW，三种中性的具网状内皮活性的甘草多糖UA、UB、UC，多种具免疫兴奋作用的多糖GR-2a、GR-2Ⅱb、GR-2ⅡC和多糖GPS等。

【现代研究】

解热镇痛抗惊厥作用：甘草次酸及甘草甜素分别对发热的大鼠、小鼠及家兔具有解热作用。小鼠扭体试验证明FM100有明显的镇痛作用，但用压迫小鼠尾部测定痛阈的方法表明其镇痛作用较弱，口服更弱。FM100对戊四唑引起的惊厥有较弱的抗惊厥作用。FM100有镇痛、解痉、抗惊厥及抑制胃液分泌的作用，而芍药甙具有镇静、解痉和抗炎作用，两者合用有明显的协同作用，从而说明了芍药甘草汤组成的合理性。

【功效主治】

脘腹四肢挛急疼痛　本品味甘，能补脾益气，缓急止痛。中焦虚寒，腕腹隐痛不适者，常与桂枝、饴糖、生姜、大枣同用，温中补虚，缓急止痛，如《伤寒论》小建中汤；阴血不足，筋脉失养，脘腹挛急作痛，或肢体拘挛转筋，配芍药甘酸化阴，柔筋缓急止痛，如《伤寒论》芍药甘草汤；治肝郁胁痛、常配柴胡、当归、芍药等药，有疏肝解郁、缓急止痛之效，如《太平惠民和剂局方》逍遥散；治湿热泻痢腹痛；又当与黄芩、黄连、大黄等药配伍，以清热燥湿，泻火解毒，如《素问病机气宜保命集》芍药汤。

绞股蓝

【主要成分】

主要成分为绞股蓝皂甙，已分离出80余种，其中4种分别与人参皂甙结构一致，为四环三萜达玛烷型。绞股蓝中还含有糖类、黄酮、氨基酸、甾醇、磷脂、丙二酸、维生素C及微量元素。其干燥叶子中分得一种甜味成分叫叶甜素。

【现代研究】

1.镇静、催眠作用：绞股蓝能抑制小鼠的自发活动。其提取物可明显延长小鼠巴比妥钠睡眠时间，增强阈下巴比妥钠的催眠作用。对麦司卡林引起的小鼠后肢搔挠动作次数亦有显著抑制作用

2. 镇痛作用：绞股蓝提取物100mg/kg能明显抑制醋酸所致小鼠扭体反应，热板法显示450mg/kg总甙浸膏对小鼠有显著镇痛作用。

3.抗紧张作用：总甙50mg/kg和100mg/kg治疗组的动物能减轻紧张状态。

4.对学习记忆的促进作用：绞股蓝水、20%和95%醇提物3g/kg可改善樟柳碱所致小鼠记忆获得性障碍，20%醇提物还能对抗蛋白合成抑制剂环己酰亚胺、氯霉素引起的记忆巩固障碍以及20%乙醇所致记忆获得和再现不良。

【功效主治】

心悸失眠 本品补益气阴、养心安神，对于案牍劳累、心气不足、心阴亏损，以及劳伤心脾、气血双亏的心悸失眠、健忘多梦、倦怠乏力，尤为适宜。单味服用或与茯神、枣仁、百合、灵芝等配伍。

杜仲

【主要成分】

含有的少量蛋白质，是和绝大多数食品类似的完全蛋白，即能够水解检出对人体必需的8种氨基酸。测定了杜仲所含的15种矿物元素，其中有锌、铜、铁等微量元素，及钙、磷、钾、镁等宏量元素。

【现代研究】

中枢镇静作用 杜仲叶煎剂、杜仲皮煎剂可显著减少小鼠活动次数。杜仲煎剂能延长戊巴比妥钠的睡眠时间，并可使实验动物反应迟钝，嗜睡等。

【功效主治】

腰膝酸痛，筋骨痿软本品补肝益肾，肾充则骨强，肝充则筋健，而有强筋壮骨之功，治疗肝肾不足，筋脉失养，腰膝酸痛，筋骨痿软，诚为要药。可单用酒煎服，如《本草纲目》载孙琳治腰痛方；或与补骨脂、胡桃肉同用，治疗肾虚腰痛如折，即《太平惠民和剂局方》青娥丸；或与延胡索、小茴香等散寒止痛之品同用，治疗肾气不足，腰痛耳鸣，四肢酸软，如《因应便方》腰痛杜仲方；或与牡丹皮、肉桂等温通血脉，活血散瘀之品同用，治疗腰痛连小腹，不得俯仰等症，如《全生指迷方》补肾散；或与川芎、细辛、桂心等泡酒服用，杜仲酒，治疗肾虚夹风湿之腰痛；或与活血化瘀之当归、桃仁、红花等同用，治疗跌打损伤，腰膝伤痛，如《伤科补要》杜仲汤。

续断

【主要成分】

有效成分主要有环烯醚萜类、杜仲胶、木脂素类、苯丙素类、甾体类、苯丙素类、氨基酸及微量元素等40多种化合物。其中木脂素类及环烯醚萜类所占的比例较大，其次是黄酮类及其他类化合物。

【功效主治】

1.腰膝酸痛，寒湿痹痛 本品甘以补虚，温以助阳，辛以散瘀，有补益肝肾，强健壮骨，通利血脉之功。用治肝肾不足，腰膝酸痛，与萆薢、杜仲、牛膝等同用，如《证治准绳》续断丹；用治肝肾不足兼风寒侵袭之寒湿痹痛，可与防风、川乌等配伍，如《太平惠民和剂局方》续断丸。

2.痈肿疮疡，血瘀作痛 本品活血祛瘀止痛，配伍清热解毒之品，用治痈肿疮疡，血瘀肿痛。如《本草汇言》以本品八两、蒲公英四两，用治乳痈乳痛。

3.止血、镇痛作用 续断对疮疡有排脓、止血、镇痛、促进组织再生作用。

当归

【主要成分】

当归中含β-蒎烯、α-蒎烯、莰烯、对聚伞花素、月桂烯、正丁基四氢化酞内酯、藁本内酯等中性油成分；含对-甲基苯甲醇、5-甲氧基-2，3-二甲苯酚、对甲苯酚、香草醛等酚性油成分；含邻苯二甲酸酐、壬二酸、肉豆蔻酸、樟脑酸，等酸性油成分。当归根中含阿魏酸、丁二酸等有机酸；含蔗糖、果糖等糖类；含维生素 B_{12} 等维生素；含天门冬氨酸、蛋氨酸等氨基酸；含钙、锌、磷、硒等多种常量及微量元素。

【现代研究】

抗炎和镇痛作用　当归对多种致炎剂引起的急性毛细血管通透性增高、组织水肿及慢性损伤均有显着抑制作用，且能抑制炎症后期肉芽组织增生，但不影响肾上腺及胸腺的重量，提示其抗炎作用不依赖于垂体—肾上腺系统。当归水提取物对腹腔注射醋酸引起的扭体反应表现出镇痛作用，其镇痛作用强度为乙酰水杨酸钠的1.7倍。

【功效主治】

1.月经不调，痛经闭经　本品味甘性温，气轻而辛，既能甘温补血养血，又能辛散活血，调经止痛，为补血活血，调经止痛之良药。凡血虚、血滞、气血不和，冲任失调之月经不调、痛经、闭经等证，皆可应用，常与熟地、白芍、川芎配伍应用，即《太平惠民和剂局方》四物汤，乃养血调经第一良方，治经期诸疾，均可以此为基础，随证化裁为治。若血热月经先期者，可与牡丹皮、赤芍、郁金等清热凉血药同用；若血寒月经后期者，可与肉桂、炮姜、艾叶等温经散寒之品相配；用治瘀血闭阻之痛经、闭经，可与桃仁、红花等药同用以活血通经止痛，如《医宗金鉴》桃红四物汤；治血虚寒滞之月经不调及痛经，可与吴茱萸、桂枝、人参等同用，有温经养血，调经止痛之功，如《金匮要略》温经汤；若治肝郁气滞、气血逆乱之月经不调，痛经，宜与芍药、柴胡、白术等药相配，疏肝理气，调经止痛，如《太平惠民和剂局方》逍遥散；若肝郁化火，热迫血行之月经先期或经来腹痛，则酌加丹皮、栀子清火疏肝，调经止痛，即《校注妇人良方》丹栀逍遥散；若治气血双亏，冲任失养之月经病，可与人参、白术、熟地、芍药等同用，以补气养血调经，如《瑞竹堂经验方》八珍散。

2.跌仆损伤　本品味辛气轻，能行能散，活血化瘀，瘀血消散，则肿去痛止，故常用于跌打损伤，瘀血肿痛及筋伤骨折等症，并常与其它活血化瘀、续筋接骨之品同用。治跌打损伤，瘀血红肿疼痛，常与苏木、没药、地鳖虫等同用，以活血祛瘀止痛，如《伤科大成》活血止痛汤；治筋骨折伤，可与乳香、没药、自然铜、骨碎补同用，有活血化瘀、续筋接骨之功，如《杂病源流犀烛》接骨丹；若治跌打损伤、瘀血留于胁下，痛不可忍者，又当与柴胡、炮山甲、大黄等同用，有疏肝通络止痛，活血祛瘀复元之功，如《医学发明》复元活血汤。

3.风寒痹痛　本品甘辛性温，甘能补血，辛能活血，湿以散寒，血盈畅流，筋脉得养，寒邪得除，则痹阻疼痛可除，故当归又常用治痹痛麻木之证，无论血虚血寒、风寒痹阻，或痹痛日久，气血亏虚，均可随证配伍应用。若治血虚痹痛麻木，多与黄芪、赤芍、熟地、川芎等同用，以益气养血除痹，如《杂病源流犀烛》蠲痹四物汤；治血亏阳虚，筋脉受寒，血脉不利，手足寒厥，或寒入经络之腰腿疼痛，常与桂枝、芍药、细辛等同用，有温经散寒，养血通脉之功，如《伤寒论》当归四逆汤；治营卫两虚，关节痹痛，手臂麻木，可与黄芪、姜黄、防风等相配，以益气和营、祛风除湿，如《杨氏家藏方》蠲痹汤；若治痹痛日久，肝肾亏虚，气血不足所致腰膝冷痛，肢节屈伸不利，麻痹不仁，又当与独活、桑寄生、秦艽、地黄等同用，以益肝肾补气血，祛风寒止痹痛，如《备急千金要方》独活寄生汤。

白芍

【主要成分】

芍药甙、牡丹酚、芍药花甙，尚含苯甲酸、挥发油、脂肪油、树脂、鞣质、糖、淀粉、粘液质、蛋白质、β-谷甾醇和三萜类等。

【现代研究】

镇痛作用：白芍总甙（140mg/kg）呈剂量依赖性地抑制小鼠扭体、嘶叫、热板反应，延长大鼠热反应潜伏期，作用高峰在0.5~1小时。小鼠扭体反应试验证明，白芍总甙对吗啡、可乐定抑制扭体反应有协同作用。白芍总甙的镇痛作用不能被纳络酮阻断，亦不影响低频电场刺激的豚鼠回肠纵肌收缩。说明白芍的镇痛作用不是兴奋阿片受体所致。不同的疼痛指标，反应不同的痛整合中枢的功能活动，甩尾反应主要由脊髓参与完成，而嘶叫、舔后足反应在高级中枢完成，能在一定程度上反映情绪活动。白芍总甙对甩尾反应无明显影响，但可抑制嘶叫、舔后足反应，表明白芍总甙作用在高级中枢。芍药甙对醋酸引起的扭体反应有明显的镇痛效果，与甘草的甲醇复合物合用，二者对醋酸扭体反应有协同镇痛作用。

【功效主治】

1.血虚肝旺、拘挛疼痛　本品甘酸入肝，补肝血，敛肝阴，而有补血柔肝，缓急止痛之效。若治血虚肝旺，气郁胁痛者，常配柴胡、当归、薄荷等药，养血柔肝，理气止痛，如《太平惠民和剂局方》逍遥散；若治肝血不足，筋脉失养，四肢拘急疼痛，或肝脾不和，脘腹挛疼不适，常配炙甘草以养血柔肝，缓急止痛，如《伤寒论》芍药甘草汤；若治肝气乘脾，腹痛泄泻，常配白术、陈皮、防风，有补脾疏肝止泻之功，如《景岳全书》痛泻要方。

2.月经不调、痛经、崩漏及胎产诸疾　本品甘酸微寒入肝，能养血柔肝，调经止痛，为调经要药。常与熟地、当归、川芎配伍应用，即《太平惠民和剂局方》四物汤，本方补中有散，散中有收，为补血调经之基础良方。若月经不调，经色紫黯有块者，可加桃仁、红花等活血化瘀之品，即《医宗金鉴》桃红四物汤；若气虚不摄，月经量多，颜色浅淡，当配黄芪、人参等益气摄血之品，如《医宗金鉴》圣愈汤；若阳虚兼寒，月经不调，少腹冷痛，甚或久不受孕者，宜与桂枝、吴茱萸等温经散寒之品同用，如《金匮要略》温经汤；若气血虚弱，胎元失养，胎动不安，当配人参、白术、杜仲等药益气养血安胎，如《景岳全书》胎元饮；若属崩漏者，又当加阿胶、旱莲草、三七、仙鹤草等药，以养血止血。

蛇床子

【主要成分】

含蒎烯、异缬草酸龙脑酯、欧芹酚甲醚、二氢欧山芹醇、佛手柑内酯、蛇床子素、异茴芹素等。

【现代研究】

局部麻醉作用　蛇床子的水提液，对蟾蜍离体坐骨神经有阻滞麻痹作用；对豚鼠有浸润麻醉作用，并可被盐酸肾上腺素所增强；对家兔有椎管麻醉作用，但对家兔角膜没有表面麻醉作用。还可明显延长戊巴比妥钠的致睡时间。

【功效主治】

湿痹腰痛　本品辛温苦燥，能祛风散寒燥湿，通行经络，疏利关节而止痹痛，可用于寒湿之邪留滞于督、肾之经脉而见腰痛，伴有尻尾及下肢疼痛，时轻时重，得暖则舒，遇寒冷或阴雨天则加剧之湿痹腰痛，而尤以用于兼有肾阳不足者最为适宜，常与杜仲、续断、桑寄生、牛膝、秦艽、威灵仙等补肝肾，强腰膝、祛风湿药物同用。

（刘华伟）

第二章　中医疼痛文献研究

第一节　《黄帝内经》对疼痛的认识

一、《黄帝内经》疼痛文献

《黄帝内经》对疼痛的系统论述主要集中在《素问》的“举痛论”“痹论”和《灵枢》的“周痹”“论痛”等篇，其他各篇亦有散见。其中《素问·举痛论》的论述尤为详尽。内容涉及痛证的病因、病机、病位、症候、预后等各个方面。《黄帝内经》论痛范围甚广，为后世辨证痛证奠定了基础。

1.专论疼痛的经典文献《素问·举痛论》

《素问·举痛论》列举卒痛 14 种，认为寒邪为致痛主因，以血少、气不通、脉缩蜷绌急为病机特点，如“寒气入经而稽迟，泣而不行，客于脉外则血少，客于脉中则气不通，故卒然而痛。”认为其病位是，邪之所客即痛之所在。主要有五脏（卒然痛死不知人，气复返则生）、肠胃（痛而呕）、小肠（后泻腹痛）、肠胃之间（按之痛止）等 12 种，并对其病机相关的症状描述为：“其痛或卒然而止者，或痛甚不休者，或痛甚不可按者，或按之而痛止者，或按之无益者，或喘动应手者，或心与背相引而痛者，或胁肋与少腹相引而痛者，或腹痛引阴股者，或痛宿昔而成积者，或卒然痛死不知人有少间复生者，或痛而呕者，或腹痛而后泄者，或痛而闭不通者……”。在缓解疼痛方面，《素问·举痛论》曰：“得热则痛立止”。此外，还对牵引性疼痛作了描述：寒客背俞之脉，心背相引而痛，“寒气客于背俞之脉，则脉濇，脉濇则血虚，血虚则痛，其俞注于心，故相引而痛，”寒伤厥阴，胁肋与少腹相引而痛与少腹痛引阴股，“寒气客于厥阴之脉，厥阴之脉者，络阴器系于肝，寒气客于脉中，则血泣脉急，胁肋与少腹相引痛矣。厥气客于阴股，寒气上及少腹血泣在下相引，故腹痛引阴股。”

除寒气致病外，热邪致病在内经中也有描述。《素问·举痛论》：“热气留于小肠，肠中痛，瘅热焦渴则坚干不得出，故痛而闭不远矣。”《灵枢·痈疽》以阳气亢盛伤人：“阳气大发，消脑留顶，名曰脑烁，其色不乐，项痛而如刺以针”。《灵枢·本藏》所述脏腑不正致痛：“肺下则居责迫肺，善胁下痛。……肺偏倾则胸偏痛也。”“肝大则逼胃迫咽，迫咽则苦膈中，且胁下痛。肝偏倾则胁下痛也。”“肾大则善病腰痛……肾高则苦背皆痛，不可以俯仰，肾下则腰痛……肾偏倾则苦腰痛也。”

2.论述风湿性疼痛的《灵枢·痹论》《灵枢·周痹》

《灵枢·痹论》、《灵枢·周痹》等篇对以肢节疼痛为特征的痹证作了较深入的探究。病因上《灵枢·痹论》“风寒湿三气杂至，合而为痹也。”症候上《素问·举痛论》按病因分为行、痛、着痹，“其风胜者为行痹，寒气胜者为痛痹，湿气胜者味着痹”；《灵枢·痹论》以病位分为五脏痹、五体痹，“凡痹之客五藏者，肺痹者，烦满喘而呕。心痹者，脉不通，烦则心下鼓，暴上气而喘，嗌干善噫，厥气上则恐。肝痹者，夜卧则惊，多饮数小便，上为引如怀。肾痹者，善胀，尻以代肿，脊以代头。脾痹者，四肢解墯，发咳呕汁，上为大塞。”“以冬遇此者为骨痹，以春遇此者为筋痹，以夏遇此者为脉痹，以至阴遇此者为肌痹，以秋遇此者为皮痹。”为五体痹。《灵枢·周痹》以病机分为周痹和众痹，“周痹者，在于血脉之中，随脉以上，随脉以下，不能左右，各当其所。”“此各在其处，更发更止，更居更起，以右应左，以左应右，非能周也，更发更休也。”是对众痹疼痛的描述。此外，还有大痹、小痹、阴痹、浮痹、痼痹、深痹、远痹等记载，与此不再详述。在预后方面，《灵枢·痹论》：“其入脏者死，其留连筋骨间者痛久，其留肌肤间者易已。”

3.《黄帝内经》论述疼痛的其他文献

痛证症候还见于《素问》的“刺腰痛论”“刺热”“脏气法时论”“阴阳别论”、“玉机真脏论”和《灵枢》的“厥病”“经脉”“五邪”各篇。大致可归为头痛、咽痛、齿痛、目痛、肩背痛、胁痛、胃脘痛、腰痛、四肢痛、腹痛、心痛、真心痛等类，而每类又从不同角度分诸证。如头痛、腰痛皆以太阳、阳明、少阳、太阴、少阴、厥阴分证为纲，兼论及真头痛、偏头痛、厥逆头痛、血瘀头痛和寒湿、瘀血腰痛；心痛疝气以五脏为纲，并论及胃心痛、癫痫、狐疝、冲疝等；肩背痛、胁痛、腹痛以病因分证为凭，而重外感。

《素问·刺腰痛》：“足太阳脉令人腰痛，引项脊尻”“背如重状，刺其郄中。太阳正经出血，春无见血。少阳令人腰痛，如以针刺其皮中……肉里之脉令人腰痛……”

《素问·五邪》：“邪在肺，则病皮肤痛，寒热，上气喘，汗出，咳动肩背。取之膺中外腧，背三节五藏之傍，以手疾按之，快然，乃刺之，取之缺盆中以越之。邪在肝，则两胁中痛，寒中，恶血在内，行善掣，节时脚肿。取之行间以引胁下，补三里以温胃中，取血脉以散恶血，取耳间青脉以去其掣。 邪在脾胃，则病肌肉痛。阳气有余，阴气不足，则热中善饥；阳气不足，阴气有余，则寒中肠鸣、腹痛；阴阳俱有余，若俱不足，则有寒有热。皆调于三里。邪在肾，则病骨痛阴痹。阴痹者，按之而不得，腹胀、腰痛、大便难、肩背颈项痛、时眩。取之涌泉、昆仑，视有血者，尽取之。邪在心，则病心痛喜悲，时眩仆。视有余不足而调之其输也。”

二、关于疼痛的病理性质

1.疼痛所涉及的病位

疼痛的部位涉及的具体脏腑有：

《素问·厥论》“真心痛，手足清至节，心痛甚，旦发夕死，夕发旦死。”

《素问·脏气法时论》中说：“肝病者，两胁下痛引少腹，令人善怒。”

《素问·举痛论》言：“寒气客于厥阴之脉，厥阴之脉者，络阴器，系于肝。寒气客于脉中，则血泣脉急，故胁肋与少腹相引痛矣。”

《素问·刺热论》中有“肝热病者，小便先黄……胁满痛，手足躁，不得安卧”

《灵枢·五邪》篇言：“邪在肝，则两胁中痛，恶血在内。”

《灵枢·经脉》篇云：“胆，足少阳之脉，是动则病口苦，善太息，心胁痛，不能转侧。”

2.疼痛的脉象

疼痛的脉象也有多种，可与仲景条文相参:脉涩，脉长、左右弹指，脉沉而横，脉促上击，脉沉细，脉短等。

3.疼痛的性质

关于疼痛的性质方面，也有了明确记载。酸痛，多发生于四肢、躯干。如《素问·刺疟》：“足胫酸痛”。重痛，如《灵枢·筋狂》：“癫疾始生，先不乐，头重痛”，《素问·至真要大论》：“太阳之复……头顶痛重”。胀痛，多见于胸、胁、胃脘、腹部。如《灵枢·胀论》：“胆胀者，胁下痛胀”。绞痛，多发生于内脏器官。如《素问·至真要大论》:“小腹绞痛”。痛涩,如《黄帝内经》:“其病前后痛涩。”多由血运滞涩不畅所致。支痛,多见于胁及胃脘部疾患。如《素问·标本病传论》记载有“肚支痛”、“两胁支痛”、“胁支满痛”。引痛,多见于胁、腹、腰、背等部位。如《素问·脏气法时论》:“胁下与腰相引而痛”;“两胁下痛引少腹”。《素问·举痛论》:“背与心相引而痛”。刺痛,以胸胁、少腹、小腹、胃脘部较多。如《灵枢·厥病》:“厥心痛,痛如以锥针刺其心。”坚痛,如《素问·骨空论》:“缺笼骨上切之坚痛。”肿痛,如《灵枢·邪气脏腑病形》:“膀胱病者,小便偏肿而痛。”

4、*疼痛的辨证*

在疼痛辨证上,重视四诊合参。《素问·脉要精微论》认为诊病当望、切结合,综合分析:“切脉动静而视精明,察五色,观五脏有余不足,六腑强弱,形之盛衰,以此参伍,决死生之分”;《素问·阴阳应象大论》认为诊病当望、切结合,望、闻合参:“善诊者,察色按脉,先别阴阳……视喘息,听音声,而知所苦……”。《素问·刺热论》则根据人的面色判断疼痛部位:“颧后为胁痛”。望色:青色、黑色多主痛证。“视其五色,黄赤为热,白为寒……此所谓视而可见者也”“耳间青脉起者,掣痛。”

三、疼痛的治则治法

1.*疼痛的治疗原则*

《素问·至真要大论》中有许多关于治则治法的论述,虽未明言用于疼痛治疗,但在掌握病机的基础上,根据具体情况,采用针对性的治疗方法,使五脏之气各安本分而清静安宁,则病气衰退,正气各归所属,从而疼痛之证自愈。:“坚者削之”“客者除之”“结者散之”“留者攻之”“急者缓之”“损者温之”“劳者温之”“衰者补之”。

2.*疼痛的治疗方法*

疼痛的治疗采取针灸方法。《灵枢·论痛》虽名论痛,但重在叙述不同体质的人,对针刺、灸火引起疼痛的不同耐受反应。“人之骨强筋弱肉缓皮肤厚者,耐痛,其于针石之痛、火焫亦然……坚肉薄皮者,不耐针石之痛,于火焫亦然。” 提示针灸之用,应视不同体质用最适宜的治疗方法。

《素问·五藏生成》认为“多食甘,则骨痛而发落”、“ 故人卧血归于肝,肝受血而能视,足受血而能步,掌受血而能握,指受血而能摄。卧出而风吹之,血凝于肤者为痹,凝于脉者为泣,凝于足者为厥。此三者,血行而不得反其空,故为痹厥也。人有大谷十二分,小溪三百五十四名,少十二俞,此皆卫气所留止,邪气之所客也,针石缘而去之。”说明了疼痛可由饮食的偏好所致,另风邪可致气血凝滞不畅,产生痹痛和厥冷。另如“是以头痛巅疾,下虚上实,过在足少阴巨阳,甚则入肾。徇蒙招尤,目冥耳聋,下实上虚,过在足少阳厥阴,甚则入肝。腹满(䐜)胀,支膈胠胁、下厥上冒,过在足太阴阳明。咳嗽上气,厥在胸中,过在手阳明太阴。心烦头痛,病在膈中,过在手巨阳少阴。”透过症状及经络的归属、五色脉象的辨别,来决定五脏痹的疾病的部位和性质。

《灵枢·寒热病》:“皮寒热者,不可附席,毛皮焦,鼻槁腊,不得汗,取之三阳之络,以补手太阴。肌寒热者,肌痛,毛发焦而唇槁腊,不得汗,取三阳于下,以去其血者,补足太阳以出其汗。骨寒热者,病无所安,汗注不休,齿木槁,取其少阴于阴股之络;齿已槁,死不治。骨厥亦然。骨痹,举节不用而痛,汗注烦心,取三阴之经补之。”提示了皮寒热、肌寒热、骨寒热及骨痹等寒热病的证侯、选经治疗及预后情形。

又如《素问·骨空论》:“黄帝问曰:余闻风者百病之始也,以针治之奈何?

岐伯对曰:风从外入,令人振寒,汗出头痛,身重恶寒,治在风府,调其阴阳,不足则补,有余则泻。大风颈项痛,刺风府,风府在上椎。大风汗出,灸譩譆,譩譆在背下侠脊傍三寸所,厌之,令病者呼譩譆,譩譆应手。

从风憎风，刺眉头。失枕，在肩上横骨间。折，使榆臂，齐肘正，灸脊中。

络季胁引少腹而痛胀，刺譩譆。

腰痛不可以转摇，急引阴卵，刺八髎与痛上，八髎在腰尻分间。

鼠瘘，寒热，还刺寒府，寒府在附膝外解营。取膝上外者使之拜，取足心者使之跪。

蹇膝伸不屈，治其楗；坐而膝痛，治其机；立而暑解，治其骸关；膝痛，痛及拇指，治其腘；坐而膝痛如物隐者，治其关；膝痛不可屈伸，治其背内；连(骨行)若折，活阳明中俞髎。若别，治巨阳少阴荥，淫泺胫酸，不能久立，治少阳之维，在外踝上五寸。"以上论述了风证、腰痛、膝痛等病证的取穴及治疗方法。

第二节　《伤寒论》对疼痛的认识

一、《伤寒论》疼痛原文分析

1.《伤寒论》中有疼痛表现的病证

在《伤寒论》中，疼痛是占有重要的地位的症状之一。六经辨证是张仲景全面继承以经络为基础的《黄帝内经》中热论、刺疟、刺腰痛、厥论的四篇并结合其临床实践所创立的。而《伤寒论》又首创以六经病为纲，以方汤证为目的先河。故汤方辨痛也很重要，对后世认识及应用于临床影响很大。《伤寒论》六经的辨证中，有三经(太阳、太阴、厥阴)的辨证提纲及少阳病主证中都有关于疼痛的记述，可以看出，疼痛在《伤寒论》六经辨证中的重要性。《伤寒论》一书中共有条文 398 条，其中叙述疼痛的条文 67 条，占 16.8%。全书以辨脉法始，至汗吐下后篇止，共 22 篇，疼痛每篇均可见。《伤寒论》中"痛"字共有 122 处，"疼"字有 36 处，"疼痛"二字有 17 处。全书 113 个方证中，所载药方 113 首，涉及治痛的有 35 首。

2.《伤寒论》中疼痛的部位

疼痛部位分布：太阳病篇可见头痛、腹痛、头项强痛、身痛、四肢痛、胁痛、心痛、心下痛、咽痛、腰疼、支节痛、骨节疼、阴疼等 13 个部位疼痛。阳明病篇可见头痛、腹痛、骨节疼、心痛、胁痛、咽痛、绕脐痛 7 个部位疼痛。少阳病篇可见头痛。太阴病篇可见腹痛，四肢痛、咽痛 3 个部位疼痛。厥阴病篇可见头痛、腹痛、身痛、四肢痛、心痛、咽痛 6 个部位疼痛。少阴病篇可见腹痛、身痛、骨节痛、四肢痛、心下痛 5 个部位疼痛。霍乱篇可见头痛、身痛。

3.疼痛性质分类

仲景对不同类别疼痛的描述颇具特色。如对疼痛的描述就缓急，有急痛、卒痛、卓然而痛；与触诊的关系，有按之则痛、拒痛、痛不可近、近之则痛剧；痛时伴有感觉，有结痛、满痛、强痛、烦痛、疼热、疼烦；疼痛程度，有微痛、大实痛；与时间的关系，有身痛不休、时痛等。

对疼痛范围的描述，除了常见的各部位的疼痛，还有一身尽疼痛、里痛、不知痛处等。对疼痛病程的描述有，时痛、身痛不休、卒痛。

二、《伤寒论》疼痛症状描述的意义

仲景对疼痛的描述对于了解疼痛的病因病机和疾病性质有着重要的作用及意义。审辨疼痛的性质对疼痛的辨治也有重要的意义。同时这也是判断疼痛性质、诊断治疗以及推测预后的重要依据。

1.推测疾病的病位、病因和病机

从疼痛的特点及兼证变证推测疾病的病位、病因和病机。以头痛为例，仲景结合经脉循行路

线以及头痛性质对各经头痛作较为系统地描述。

第 1 条:"太阳之为病,脉浮,头项强痛而恶寒",第 56 条:"伤寒不大便五六日,头痛有热者,与承气汤",第 378 条:"干呕,吐涎沫,头痛者,吴茱萸汤主之".这三条分别描述了太阳经、阳明经和厥阴经头痛的特点及伴随症状,由此推之:太阳病头痛连及后项;阳明病头痛在前额;厥阴经头痛多在巅顶部,其病机分别为:风寒外袭,太阳经脉受邪,经气运行受阻;里热成实,燥热上扰;肝胃虚寒,浊阴上逆。

2. 作为诊断疾病的依据

(1)以痛的有无鉴别

如结胸证与痞证比较。两者病位相同且均有心下满。第 149 条:"若以下满而硬痛者,此为结胸也……但满而不痛者,此为痞。"结胸证多因误下或传经,邪热内陷与水饮互结于胸胁,气机阻滞不通,故心下硬满而痛;痞证则是多因无形邪热壅滞,气机不畅,心下痞满,按之柔软不痛。

(2)以痛的部位来鉴别

鉴别大结胸与阳明腹实证,第 137 条:"太阳病,重发汗而复下之,不大便五六日。舌上燥而渴,日哺所小有潮热,从心下至少腹硬满而痛不可近者,大陷胸汤主之。"本条所描述大结胸证的证候,与阳明腑实证颇为相似,但此为从心下至少腹硬满而痛,而阳明腑实证与此证所结病邪不同,结聚部位不同,热型不同,治法不同。

鉴别大小结胸证,第 135 条:"伤寒六七日,结胸热实,脉沉而紧,心下痛,按之石硬者,大陷胸汤主之。"第 138 条:"小结胸病,正在心下,按之则痛,脉浮滑者,小陷胸汤主之。" 均论及了大小结胸证的主要症状为痛,王肯堂曰:"大结胸证硬满而痛不可近,是不待按而亦痛也;小结胸证按之则痛,是按之然后作痛尔。大结胸证至少腹是通一腹而言之;小结胸证正在心下,则少腹不硬痛可知矣。"故大小结胸证的鉴别依据,在于疼痛的部位与程度。

3.决定疾病的治疗顺序

"急者治其标,缓者治其本"。从疼痛性质以及病情缓急决定疾病的治疗顺序,第 91 条:"伤寒,医下之,续得下利清谷不止,身疼痛者,急当救里,后身疼痛,清便自调者,急当救表"虽然为表证,但如果里热尤急,则应先救其里,待阳回利止,再攻其表,则疼痛愈。第 92 条"病发热头痛,脉反沉,若不差,身体疼痛,当温其里,宜四逆汤。"太阳与少阴同病,宜表里同解,若不差,则先温其里再攻其表。第 372 条:"下利,腹胀满,身体疼痛者,先温其里,乃攻其表,温里宜四逆汤,攻表宜桂枝汤。"严重虚寒下利兼表证,此时虽有"身疼痛"表证,但以里证急重,故当先温其里。

4.推断疾病的传变

第 8 条:"太阳病,头痛至七日以上自愈者,以行其经尽故也。欲作再经者,针足阳明,使经不传则愈。"《黄帝内经》:"七日巨阳病衰,头痛少愈"。七日为太阳经行尽之期,若此时正复邪衰,随着时间的推移、病可自愈。

5.预测疾病的预后

第 78 条":伤寒五六日,大下之后,身热不去,心中结痛者,未欲解也。"此为下后余热留扰胸隔之证,故下后,未欲解。 第 56 条:"伤寒不大便五六日,头痛有热者……若痛剧者,必衄,宜桂枝汤。"病人头痛剧增,知邪郁不解上迫损伤阳络而致衄血,宜用桂枝汤治疗。第 167 条:"病胁下素有痞,连在脐傍,痛引少腹,入阴筋者,此名脏结,死。"第 358 条:"伤寒四五日,腹中痛,若转气下趣少腹者,此欲自利也。"

三、《伤寒论》疼痛病因病机

（1）风寒外束，经气不利

见于1、3、13、35、46、50条等，太阳统摄营卫主一身之表，抗御外邪袭表，为六经之藩篱。外邪侵束，卫阳被遏，营阴郁滞，经气流行不畅，故见头项强痛、身痛腰痛、骨节疼痛之证。《医宗金鉴》："太阳经脉起于目内眦，上额交巅，入络脑，还出别下项，循肩膊，内挟脊，抵腰中，至足小趾，出其端。寒邪客于其经，则营血凝涩，所伤之处无不痛也。"

（2）营血虚少，筋脉失养

第50条："脉浮紧，法当身疼痛，宜以汗法解之。假令尺中迟者，不可发汗，何以知然?以荣气不足，血少故也。"汗吐下不当，均导致营血耗伤，筋脉失养故生疼痛。柯韵伯指出："尺主血，血少则营气不足，虽发汗不能作汗，正气反虚，不特身疼不除，而亡血亡津液之变起矣。"

（3）阳气虚弱，失于温煦

第352条："大汗出热不去，内拘急，四肢痛，又下利厥逆而恶寒者，四逆汤主之。"第127条："太阳病，过经十余日，心中温温欲吐，而胸中痛，大便反溏，腹微满，郁郁微烦，先此时自极吐下者，与调胃承气汤，若不尔者，不可与。但欲呕，胸中痛，微溏者，此作柴胡汤证，以呕，故知极吐下也。"第140条："病者手足厥冷，言我不结胸，小腹满，按之痛者，此冷结在膀胱关元也"。阳气可温煦脏腑经络，四肢百骸。如若汗出过多，阳气损伤；或素体阳虚，失于温煦或寒凝可见畏寒怯冷、身痛厥逆并见腹痛下利脏结等证；误治损伤胸阳，阳气失于温煦，亦可见胸痛之证。

（4）燥屎内结，腑气不通

六腑"泻而不藏，以通为用"，"不通则痛"。因邪实结聚，腑气不通，不通则痛，故可见于腹痛、绕脐痛等。如第241条："病人不大便五六日，绕脐痛，烦躁，发作有时者，此有燥屎，故使不大便也。"钱天来曰："不大便五六日，而绕脐痛者，燥屎在肠胃也……阳明胃实之里证悉备，是以知其有燥屎，故使不大便也。"

（5）水热互结，气机不畅

见大小结胸及寒实结胸等，多因太阳误下，表邪内陷与水热互结，正邪相争，气机失于通畅。如第139条："伤寒六七日，结胸热实，脉沉而紧，心下痛，按之不硬者，大陷胸汤主之。"第142条："小结胸者，正在心下，按之则痛，脉浮滑者，小陷胸汤主之。"还有水寒互结、心下硬痛之寒实结胸证，属于气机不畅的范围。

（6）邪热浊阴，上扰清空

第56条为邪热上犯："伤寒，不大便六七日，头痛有热者，与承气汤。"第377条为浊阴上扰："干呕，吐涎沫，头痛者，吴茱萸汤主之。"头为诸阳之会，五脏六腑之精气皆上会于头。邪入阳明，内热炽盛，或肝寒犯胃，浊阴上逆，邪热与浊阴上扰清空，可生头痛之证。

（7）风湿留着，气血闭阻

第180条："风湿相搏，骨节疼痛，掣痛不得屈伸，近之则痛剧，汗出短气，小便不利……甘草附子汤主之。因卫阳不固，风寒湿邪气侵袭肌体，留滞肌肉关节，气血运行不畅致。"第305条"少阴病，身体痛、骨节痛、脉沉者，附子汤主之。""是阳气虚衰、水寒不化、浸渍于筋脉骨节之间，阳虚的程度较甚，故应温经扶阳，除湿止痛。"

（8）肝胆气郁，疏泄失常 第99条："血弱气尽，腠理开，邪气因入……藏府相连，其痛必下，邪高痛下，故使呕血也。"第318条："少阴病四逆，其人或咳，或悸，或小便不利，或腹中痛……四逆散主之。""肝失疏泄，气失条达，横逆犯脾，则见腹痛证。"

(9)邪郁少阳,枢机不利

第 31 条:"太阳病,十日已去,脉浮细而嗜卧者,外已解也;设胸满胁痛者,与小柴胡汤。少阳居半表半里主枢,脉布两胁而主疏泄。邪入少阳,经气受阻,枢机不利,则见胸胁若满而痛之证。

(10)饮邪内犯,脉络失畅

第 157 条:"太阳中风,下利呕逆,表解者,乃可攻之。其人漐漐汗出,发作有时,头痛,心下痞硬满,引胁下痛,干呕短气,汗出不恶寒者,此表解里未和也,十枣汤主之。"饮为阴邪,性凝滞,易遏气机;胁为肝胆所居,为气机升降之路。饮邪内停,脉络失和,气机阻滞,升降不利,则见胸胁疼痛或心下微痛之证。

(11)痰火内扰,上扰咽喉

第 203 条邪热内盛,上干咽喉:"阳明病,但头眩,不恶寒,故能食而咳,其人咽必痛。"和 311 条"少阴病二三日,咽痛者,可与甘草汤。不差,与桔梗汤。"第 310 条少阴阴亏,虚火上浮,上扰咽喉:"少阴病,下利,咽痛,胸满心烦,猪肤汤主之。"312 条痰热内阻:"少阴病,咽中伤,生疮,不能语言,声不出者,苦酒汤主之。"313 条风寒郁闭,痰湿阻滞:"少阴病,咽中痛,半夏散及汤主之。"咽为呼吸之门户,三阴三阳经中诸多经脉均络于咽部。故阴阳经皆可见。

(12) 寒热错杂,蛔虫内扰

第 326 条:"厥阴之为病,消渴,气上撞心,心中痛热,饥而不欲食,食则吐蛔,下之利不止。"厥阴病特点是寒热错杂。因上焦有热,中焦有寒,迫蛔虫窜动而上扰,蛔虫扰动则见右上腹痛,甚则牵引肩胛部,并见呕蛔,发生蛔厥之证。

综上所述,在病因方面不外乎外因(六淫)、内因(七情),病机方面为"不通则痛,不荣则痛"。

四、《伤寒论》中疼痛的辨证方法

《伤寒论》从病因、病机、诊断等角度,初步确立了对疼痛辨证的认识理论,对后世疼痛辨治体系的发展和完善有极其重要的意义。

仲景辨治疼痛,堪称后世医家治痛之典范。以下从寒热、虚实、表里、气血、新久五个方面探讨张仲景疼痛辨证方法。

1.辨寒热

(1) 据疼痛性质辨寒热

寒热辨治是疼痛辨证的第一步,对于疼痛的寒热,仲景在对一些疼痛的性质描述上已标明,如"疼热"、"热痛"等。326 条厥阴病提纲证:"厥阴之为病,消渴,气上撞心,心中疼热,饥而不欲食,食则吐蛔,下之利不止。"条文叙述了一种上热下寒的寒热错杂证。厥阴肝经气火横逆,故见"气上撞心,心中疼热"。此处未出方,可用 338 条的乌梅丸治之。

(2)伴随症状辨寒热

仲景善于根据其伴随症状辨痛的寒热。第 385 条:"霍乱,头痛、发热、身疼痛、热多欲饮水者,五苓散主之;寒多不用水者,理中丸主之。"此论述霍乱病的头痛、身痛,都有"头痛、发热、身疼痛"的临床表现,"热多欲饮水","寒多不用水"。既论述症状,又点明病机。"热多欲饮水"为内有水邪,水热交结于内,宜五苓散化水邪,兼以解表。"寒多不用水"是中焦虚寒,寒湿内盛,宜理中丸温中化湿。

2.辨虚实

《伤寒论》中所载的疼痛以实证较多,虚证相对较少,虚实夹杂则时常见。实证者疼痛较剧,痛时较短,痛处拒按,终日不减,以及体尚实,脉不虚为其表现;虚证疼痛者多为隐痛,空痛,绵绵而痛，时作时止，劳累益甚，痛时较长，痛处喜按。

（1）拒按者多为实痛

仲景根据“喜按”和“拒按”来描述疼痛与触诊的关系，辨别疼痛的虚实。拒按之实痛主要有以下几种：

实热大结胸证：第 137 条：“太阳病，重发汗而复下之，不大便五六日，舌上燥而渴，日晡所小有潮热，从心下至少腹硬满而痛不可近者，大陷胸汤主之”。不可近者，即疼痛拒按也，大结胸证的病机是痰饮与邪热相结而阻塞气机，脉络失和而闭涩。此结胸证不论在何位，其痛则拒按则是必然的。

痰热小结胸证：第 138 条：“小结胸病，正在心下，按之则痛。”痰热互结于胃脘，故胃脘痞满不适，时有疼痛，此证不按压尚可，若按之则痛。此是由于痰邪结于胃脘使中焦气机升降失司，按之则气机更阻滞，故按之则痛，病为小结胸证，治当涤痰开结，方宜小陷胸汤。大小结胸证的主要鉴别要点是：大结胸证，按即疼痛较剧、按之更苦；而小结胸证不按则痞满为主，病位局限，按之则痛。

冷结膀胱证：第 340 条：“病人手足厥冷，言我不结胸小腹满，按之痛者，此为冷结在膀胱关元也。”此为寒邪结于内，阻遏气化所致。

（2）拒按见于虚实夹杂疼痛

并非所有拒按的疼痛皆为实证，还需要进一步去辨别，需要认识到许多虚实夹杂之证亦见疼痛。辨别痹证之疼痛，实热多拒按，虚寒多喜温喜按，但也有阳虚湿盛者在其病中出现痛则拒按，对此当与实热者别之。第 175 条：“风湿相搏，骨节烦疼，掣痛不得屈伸，近之则痛剧，汗出，短气，小便不利，恶风，不欲近衣，或身微肿者，甘草附子汤主之”。阳虚水湿停留，寒凝滞筋脉，湿粘滞气血，使经脉气血运行不畅而疼痛。此处之痛拒按，提示阳气不足，阴寒之邪亦重，故治当温阳散寒，祛风除湿。

3.辨表里

《伤寒论》中的疼痛多偏于表。面对同一部位的疼痛，亦会有表里的区别。如麻黄汤所治的身体痛、骨节疼痛是病在表，为风寒郁闭肌表。而桂枝新加汤则是病在里，是气血虚衰所致。此腰痛为内伤之证。第 62 条：“发汗后，身疼痛，脉沉迟者，桂枝芍药、生姜各一两，人参三两，新加汤主之。”

4.辨气血

《伤寒论》中，痛在气分者较血分者为多，常见的气分痛如下：太阳病篇，痛多病在气分，这些病证均与感受风寒湿外邪有关。外邪滞于肌表关节，营卫经络不通而疼痛。治疗以发汗宣散肺卫气机为主。因为发汗是手段，而不是目的，用药须恰到好处，以微出汗为度，过则伤正。少阴病篇及中出现的疼痛，也多病在气分。此类病证疼痛是因阴寒凝滞，阳气虚衰，气机逆乱所致。治疗以附子、乌头类辛热之品驱其寒。阳明病篇及痛，多为气机郁滞，故以通下为手段，下其燥屎或积滞或其热。此由腑气不通，邪无出路，或者邪滞于中，脾胃气机升降失调所致，用攻下之法治疗，故下法也应视为通畅气机的手段之一。

5.辨新久

新发之痛如病在太阳、阳明，外感寒邪的头痛、身体疼痛、骨节疼痛等，从病因及症状辨别，知为新发之痛。用解表散寒止痛的药物治疗，因其痛属新发，故取效亦速，往往一二剂药后便取汗而痛解。

五、《伤寒论》治疗疼痛的方法

仲景虽不直接论疼痛病因、病机，但方中现法，理寓法中。仲景治疗疼痛随病之不同而灵活多变。适宜丸药者，则以药治之；宜外治者，则针灸用之。汗、下、清、补、温等方法皆见于书，且每法都又有细分，仲景治法之妙皆现于此。

1.药物内服法

（1）汗法

第 50 条："脉浮紧，法当身疼痛，宜以汗法解之。""寸口脉浮而紧，浮则为风，紧则为寒。风则伤卫，寒则伤荣。荣卫俱病，骨节烦疼，当发其汗也。"汗法用于治疗因风寒侵袭肌表，卫气阻遏，经脉不通所致头项强痛、肢体疼痛、腰痛等疼痛。如用麻黄汤、桂枝汤、小青龙汤等以发汗解表，解肌和营，通过汗出驱邪于外以除疼痛。第 35 条："太阳病，头痛发热，身疼腰痛，骨节疼痛，恶风，无汗而喘者，麻黄汤主之。"

（2）下法

第 254 条："发汗不解，腹满痛者，急下之，宜大承气汤。"用于外邪入里，结于阳明之腑，里实积滞，腑气不通所致的腹满痛、绕脐痛等症，方用大承气汤，通腑泻热涤荡燥屎，腑气通则腹满疼痛自除。

（3）和法

用于邪入少阳，枢机不利，正邪交争所致的胁痛、腹痛，以小柴胡汤治之；若太少两经兼病出现微恶风寒，四肢关节烦痛，用柴胡桂枝汤双解太少两经之邪"伤寒六七日，发热，微恶寒，肢节烦疼，微呕，心下支结"者，为病邪已入少阳，而太阳外邪未罢之证，治以柴胡桂枝汤和解少阳枢机，兼散太阳表邪；如肝郁气滞横犯脾胃出现的腹痛、泻利下重时，用四逆散疏肝解郁，调和肝脾。

（4）温法

用于阳气不足引起的脘腹疼痛或风寒湿痹阻肌肉筋骨之骨痛、头痛、身体疼痛等。脾胃中焦虚寒的腹痛用小建中汤温中补虚，缓急止痛，理中汤温中散寒止痛；肝胃寒气上逆所致的干呕，头痛者，用吴茱萸汤温肝暖胃，降逆止痛；太阳病误下邪陷太阴的腹痛，用桂枝加芍药汤温而和之、桂枝加大黄汤温而通之以及用甘草附子汤、桂枝附子汤治疗风寒湿相搏所致的身体疼痛等症，阳衰阴寒内盛所致腹中拘急而痛，下利，或兼外感寒邪以致头身疼痛者，宜急救回阳，温里散寒。如第 92 条："病发热，头痛，脉反沉，若不差，身体疼痛，当救其里，宜四逆汤。"均是以温为通。

（5）清法

用于邪热所致的诸痛，311、312 条可见，方用甘草汤、桔梗汤清热解毒，开肺利咽；咽中邪热与痰浊郁闭伤疮，用苦酒汤清热涤痰、敛疮止痛；若属阴液亏耗虚火上炎的少阴咽痛，用猪肤汤滋阴润燥，清热止痛。热郁胸膈所致的心中懊侬，心中结痛用栀豉汤清热除烦止痛。

（6）消法

涉及三首方剂，一是用于痰热互结于心下，按之痛之小陷胸证，以小陷胸汤清热化痰，宽胸散结。方用黄连苦寒以清热，半夏辛降以祛痰，痰热除心下痛即止。二即用于上述症状较重，从心下至少腹硬满疼不可近者，用大陷胸汤泻热、逐水、破结。三即十枣汤，用于水饮结于胁下的悬饮证，方中甘遂、大戟、芫花荡涤水饮，使悬饮除则胁痛自消。

（7）补法

在补益气、血、阴、阳的方剂均出现。如补虚温中治疗腹痛的小建中汤；益气生津养营的桂枝加芍药生姜人参汤;滋阴清热润燥,治疗虚火上炎咽痛的猪肤汤;补阳有治疗四肢痛,又下利厥逆恶寒的四逆汤,治疗少阴身体痛、骨节痛的附子汤,有治疗腹痛,温补涩肠的桃花汤,治疗真寒假热致腹痛、咽痛的通脉四逆汤,治疗肾阳虚水泛于上的真武汤等。此外,对于寒热夹杂的腹痛,仲景用寒温并用清上温下的黄连汤以治之。

2.外治法

(1)针刺止痛法

第 8 条"太阳病,头痛至七日以上自愈者,以行其经尽故也。若欲作再经者,针足阳明,使经不传则愈。"先安未受邪之地。第 147 条"太少并病见头项强痛,或眩冒,时如结胸,心下痞硬者,刺椎、肺俞、肝俞、期门……"从里托表,从内出外泻少阳之邪。第 231 条"阳明中风,脉弦浮大而短气,腹都满,胁下及心痛……耳前后肿,刺之小差……"先刺之,以泻经络闭郁之热,待病邪势衰,再以方药调治。

(2)熨熏灸火

"阳气拂郁在表,当解之熏之",宣散邪气。附子汤治"身体痛,手足寒,骨节痛"。与第 305 条"少阴病,得之一二日,口中和,其背恶寒者,当灸之,附子汤主之。"此乃寒从内生之虚寒痛证,灸药并用,内服附子汤以温经散寒,外用灸法以扶阳以消阴。

六、《伤寒论》治疗疼痛所用方剂

《伤寒论》中治疗疼痛的方剂散见于各章,其用方范围广且灵活多变。其中处方治疗疼痛条文达 67 条,共 46 方次,除去重复出现者,所载处方达 35 首。其中头项疼痛用方 8 首、咽痛用方 5 首、心胸痛用方 3 首、心下痛 3 首、胁隔疼痛用方 2 首、腹痛用方 10 首、少腹痛方 1 首、腰痛方 1 首、身体痛 10 首及四肢疼痛用方 6 首。

《伤寒论》中的治疗疼痛方剂以治疗身体疼痛者与腹痛为最多,其次为头项疼痛,第 4 位为治疗咽痛的方剂。《伤寒论》类方是在药物的组成上具有一定相似性的方剂的集合。明·施沛的《祖剂》开类方之先河。清·柯韵伯是最早以类方形式全面编集《伤寒论》的。徐灵胎《伤寒论类方》共分十二类,每类先定主方,后附以同类诸方。清·王旭高《退思集类方歌诀》共分 24 类,附《金匮要略》方、后世方及作者的经验方,所收较前者为全面。近代左季云《伤寒论类方汇参》,江苏省中医研究所《伤寒论方解》以及近年出版的《伤寒论方证研究》、《伤寒论汤证新编》、《伤寒论方运用法》等,均采用了类方的研究方式。以下将书中治疗疼痛的所有方剂,采用以主药归类的方法,按照类方的研究思路分为以下 7 类:

1. 桂枝类方

桂枝类方剂是《伤寒论》中重要的一组方剂,因此,本类方剂在治疗疼痛中的数目也是最多的。包括桂枝汤、桂枝去桂加茯苓白术汤、桂枝新加汤、桂枝加芍药汤、桂枝加大黄汤、小建中汤、五苓散、黄连汤。桂枝汤是伤寒第一方,有解外和内之功效,外感和内伤均可适用,它具有调和营卫、调和气血、调和脾胃、调和阴阳的作用,可用于多种疼痛性疾病的施治。本类方剂以治疗头痛、身体痛、腹痛为主。

身疼痛,可解肌通阳,治疗身体疼痛。如桂枝汤、桂枝新加汤均治疗身疼痛,根据配伍和用量的不同,又有寒热虚实的变化。桂枝新加汤重用芍药、生姜、人参,益气养阴,补血和营,通脉止痛。可治疗气阴两伤,营血不和的身疼痛,辨证时通过其"脉沉迟",知为虚痛。

心腹痛,桂枝汤类方用于内伤病,可通气血、调营卫、和阴阳、理肝脾,若将方中补益类药物加量,则又适于治疗虚寒性身疼痛、腹中痛等。此类用法之代表当如小建中汤。小建中汤为后世治疗虚性腹痛的代表方剂,创建中之法。药物组成虽与桂枝汤相近,但其理法与桂枝汤有别,桂枝汤以桂枝为君,解肌发表,芍药为臣,益阴敛营,合桂枝调和营卫,外解太阳。小建中汤方则以饴糖为君,温中补脾,缓急止痛,桂枝温阳祛寒,倍芍药益阴缓急,辛甘与酸甘相配,为中虚而设。中气得立,升降得宜,阴阳得以协调,则痛愈。桂枝加芍药汤和桂枝加大黄汤是治疗腹痛的重要方剂。组成相似但在细微处已见区别。桂枝加芍药汤是在桂枝汤的基础上,加芍药三两,与小建中之别仅在饴糖一味上,但无饴则少其甘缓之力,而现芍药"破阴结"之用。故用于治疗太阳病表证误下后,外邪乘虚而入,气血凝滞的腹满疼痛,第 279 条:"本太阳病,医反下之,因而腹满时痛者,属太阴也,桂枝加芍药汤主之;大实痛者,桂枝加大黄汤主之。"。太阴经行于腹部,经脉受邪,经气壅滞则腹满,血脉拘急则腹痛。桂枝加芍药汤即桂枝汤倍芍药而成,芍药在《本经》中有"主邪气腹痛"、"止痛"的作用。桂枝汤倍芍药,破阴结,通脾络,缓急止痛,用于太阳病误下后邪陷太阴,脾络郁滞腹痛。前有桂枝加芍药汤,通脾络而缓急止痛,证尚为轻浅;后以桂枝加大黄汤治疗气滞血瘀较重的"大实痛"。"大实痛"表明腹痛剧烈,乃是脾络瘀滞较甚,且肠道有腐秽停积,不通则痛,故在桂枝加芍药汤的基础上再加大黄二两,增强化瘀通络之功。

头痛,桂枝汤和桂枝去桂加茯苓白术汤皆治太阳经气不利之头项强痛,一太阳中风头痛,后为脾虚水停内停,阳气郁闭而痛。茯苓、白术健脾利水,使水邪去,太阳经脉和,疼痛除。五苓散治霍乱"头痛、发热、身疼痛",太阳表邪不解,邪气入腑,里气不和,头痛、身疼痛为太阳表邪仍在,内有脾湿。用五苓散外疏内利,救里和表止痛,以桂枝温阳化气行水,太阳表邪之痛可除。仲景桂枝类方剂治疗的疼痛病位广泛:头痛、腹痛、身痛皆可应用,而运用之加减变化,往往只在一、二味药物之间,其变化之精妙足以垂范后世。

2.麻黄类方

麻黄类方是发汗祛邪治痛的一类方剂代表,本类方剂多性温,味辛。辛能发散,多用于感受风寒或气血阻滞所导致的在表的疼痛。包括:麻黄汤、大青龙汤。麻黄汤为发汗解表峻剂,可治太阳伤寒表实的头痛、身痛、腰痛、骨节疼痛。麻黄辛温,开腠理通窍、散风寒。桂枝辛温,入营分透达营卫,善于温经散寒,以助麻黄发汗而解肌,驱邪外出。

大青龙汤治的身疼痛其伴不汗出而烦躁,脉浮紧。辨证要点为烦躁,风寒外束,卫阳被遏,营阴郁滞,内有郁热所致。大青龙汤发汗解表,解郁清热。大青龙汤为麻黄汤重用麻黄、甘草,加石膏、生姜、大枣而成。方中麻黄协同桂枝,辛温发汗,以开祛邪之路;更加石膏,辛而大寒之品,以清在内之郁热。

3.大黄类方

仲景大黄类方确立"下法"为治疗疼痛的原则,主要是以承气汤为主,同时还有一些以大黄为主药的方剂,是行瘀化滞治痛的方法。包括大承气汤、大陷胸汤、小陷胸汤、十枣汤调胃承气汤,用以治疗腹痛、心下痛、胸中痛、膈内拒痛、从心下至少腹硬痛。

大承气汤在仲景原书中有 4 处用本方治疗疼痛, 第 56 条:"不大便六七日, 头痛有热者"条;第 321 条少阴病:"心下必痛,口干燥者";第 241 条:"不大便,烦不解,腹满痛者";第 254 条:"发汗不解,腹满痛者"。大承气汤以伤寒传阳明之腑化热,与胃肠糟粕互结成实所致之里热疼痛为要点。用本方通腑泄热去滞除满而止痛。方中大黄苦寒,泄热荡积,通络止痛;芒硝咸寒,泻热软坚润燥导滞;厚朴苦温,行气导滞泄满;积实苦寒,破气除痞。四味合用,有峻下热结止痛之功。

调胃承气汤用于治疗伤寒汗吐后的胸中痛,是因汗吐损及阳气,胸阳闭阻,邪热内陷,气机不通故胸痛,性质以胀满为主,范围较大。用芒硝大黄泻热和胃,甘草甘缓和中,可缓硝黄峻下之力,又可护胃和中,使燥热邪气去而不损中州正气,兼以养吐、下损伤之气,助胸痛早除。

大陷胸汤也用大黄、芒硝,"心下痛, 按之硬","膈内拒痛","从心下至少腹硬满而痛不可近",均是水热互结,邪气盛实,不通则痛的疼痛拒按。本方是泻热逐水之峻剂,可泄热逐水、破结止痛。甘遂辛苦而寒,泻热逐水而破结,长于泻胸腹积水。重用大黄、芒硝峻下泻热荡实,与甘遂配合,而为泻热逐水之峻剂,能使水热之结从大便泻而痛解。本方煎煮必须注意各药的先后顺序,方易见效。

十枣汤以芫花、甘遂、大戟,破结逐水止痛治疗"心下痞满,引胁下痛"。饮邪结实,故心下痞而硬满更引胁下痛。仲景大黄类方确立了疼痛的攻下治疗原则,在实证疼痛方面效果明显,我们临床使用时一定要注意病者正气的虚实,不可盲目使用。

4.附子类方

附子类方是一组以附子和乌头为主要组成的方剂,常用治疗以寒邪引起的疼痛,如身体痛、骨节痛、、腹痛、咽痛等。本类方剂在仲景书中数量众多,包括附子汤、甘草附子汤、真武汤、四逆汤、通脉四逆汤。

附子汤主治少阴病肾阳虚,寒邪在内,肌肤骨节失温,寒湿凝滞,水寒不化,经气不利所致的"身体痛,手足寒,骨节痛,脉沉者"。附子汤扶阳温经散寒除湿兼以通络止痛。炮附子温经回阳,祛寒止痛,人参补元阳以除虚,参附相伍,峻补元气。茯苓、白术除湿止痛。芍药佐术附之温燥而护阴,和营血而通痹止痛。

甘草附子汤用附子为主药,治表阳虚风湿的身体骨节疼痛,是风寒湿邪三者并祛之剂。桂枝温经散寒,祛风解表通经络,甘草在《本经》中言其可"坚筋骨,长肌肉,倍力。金疮,解毒。"

真武汤治素体肾阳虚不能制水,水邪泛滥浸淫肌肉及胃肠所致的"腹痛,小便不利,四肢沉重疼痛",腹痛为水寒在内致筋脉拘急,四肢沉重疼痛是水寒之气浸渍于四肢,经气运行不畅之象。真武汤为附子汤去人参加生姜三两,以其宣散水邪并可利水。芍药活血脉,利小便,又可敛阴和营制姜附刚燥之性,使之温经散寒止痛而不伤阴,共奏温阳利水之效。

四逆汤治阴寒极盛的身体疼痛,附子温肾回阳散寒,干姜散寒化水湿,甘草调中补虚止痛。通脉四逆汤即四逆汤加大附子、干姜剂量而成,阳气极虚,阴寒凝结,或见腹痛,或见咽痛,腹中痛者加芍药,取其活血和络,缓急止痛之功;咽痛者加桔梗,取利咽开结之效。方后强调"病皆与方相应者,乃服之",意在随症加减,方能收效。

5.甘草类方

甘草在仲景书中的作用十分广泛,其中以单味甘草为方的甘草汤治疗少阴咽痛,可见生甘草清热解毒效果之佳,甘草类方也是以治疗咽痛为其主要作用的一类方剂。包括甘草汤、桔梗汤、半夏散、猪肤汤。

甘草汤治疗少阴病二三日,里证未现,外邪客于咽部而痛。甘草清热解毒力胜,"少阴病,二三日咽痛者,可与甘草汤,不差,与桔梗汤。"若咽痛重而不愈,则加桔梗排脓开肺利咽消肿。

第 313 条:"少阴病,咽中痛,半夏散及汤主之。"寒邪客于咽部,寒痰阻滞。方中甘草缓急止痛,半夏化痰开结,桂枝辛温通阳散寒。诸药合用,共奏辛温通阳、散寒止痛之功。

猪肤汤亦治咽痛但未含甘草,故附于此。治疗少阴病,"下利咽痛,胸满心烦",下利不止,津液亏虚,虚火循经上犯而咽痛。方中猪肤甘,滋肾养阴,解虚热,白米粉益脾生津,白蜜滋阴润燥,诸药合用,使水生邪降故咽痛止。

6、参姜类方

参姜类方治疗属里寒证的疼痛，温里散寒止痛，包括理中丸、吴茱萸汤、大建中汤、桃花汤。其组成是以入中焦脾胃的温药为主，方中含姜、参、术、草等基本药物，但据其配伍药物不同，所治又各有侧重。

理中丸治疗“霍乱，头痛、发热、身疼痛，寒多不用水者”。症见头身疼痛，发热吐利，不欲饮水。属里寒阳虚为重且急兼有表证，用理中丸温中散寒，调理中焦，救其里，治其本。方中人参、炙甘草益气健脾；干姜温中散寒；白术健脾化湿。腹中痛为中气虚弱，重用人参至四两半以补中气，可止疼痛。

吴茱萸汤见第 378 条：“干呕吐涎沫，头痛者，吴茱萸汤主之”，胸中寒浊阻塞，肝气犯胃，浊阴随肝气上逆，故见头痛。以吴茱萸汤温中温胃暖肝，降逆止呕。方中吴茱萸辛苦大热，入肝，肝温则木气生，故其上可温心胸，止头痛，下可暖肝肾开郁化滞，且能降逆止呕。生姜温胃散寒，降逆止呕，治寒湿之痛。人参、大枣补益气血，可缓痛势。

桃花汤治少阴病腹痛(306、307)“腹痛，小便不利，下利不止，便脓血者”，下利便脓血为少阴阳虚不固，统摄无权；脾气虚衰，气不摄血。腹痛是阳虚寒凝。小便不利为下利过多津伤。赤石脂温涩固脱，涩肠止利。干姜补虚温中散痛，粳米养胃和中缓痛。三药合用，以奏涩肠固脱止痛之效。

参姜类方剂皆可温中健脾，治疗中焦虚寒之疼痛。

7.柴胡类方

柴胡类方是以小柴胡汤为基本方的一类方剂，适应范围很广。包括小柴胡汤、大柴胡汤、柴胡桂枝汤、四逆散。

仲景书中有 4 处条文提及本方治疗胁痛、腹痛等，可见本方在疼痛治疗中的作用不可忽视。可用于太阳病“外已解”，见“胸满胁痛”；阳明病“胁下及心痛”，“脉续浮者”；伤寒中风，在柴胡证基础上，又见“腹中痛”；伤寒，阳脉涩，阴脉弦的“腹中急痛”，若小建中汤不效，则可以小柴胡汤治之。方中柴胡辛散少阳半表之邪，黄芩清半里之热，半夏生姜和胃降逆，炙甘草益气健脾，防邪内陷，此方亦可用于腹痛治疗。柴胡桂枝汤治疗太少两感“支节烦痛”，外证未去者。支节烦疼是太阳表证未罢的身体痛，以柴胡桂枝汤两解太少，以桂枝汤调和营卫，以治太阳之表邪；以小柴胡汤和解少阳，以治半表半里，共解烦痛之证。

四逆散见于第 318 条，证见四肢厥逆或见腹痛。属肝郁气滞，阳郁于里不能达于四肢。用柴胡、枳实宣畅气机，解郁开结，芍药、甘草缓急止痛，气机通畅则痛止。

本类方剂数量较少，但应用非常广泛。胸满胁痛或腹中痛，病机属少阳枢机不利，三焦气机不畅者，均可用柴胡类方剂。

在收集疼痛的方剂时，只纳入仲景明确说明用来治疗疼痛的方剂进行分析，但临床上用方却不仅于此，如芍药甘草汤，仲景并未言治痛，仲景只是为伤寒误汗亡阳、阳复后脚挛急证所设，其有柔肝舒筋、缓急止痛之效。后世用以治腹内痉挛疼痛和脚手挛急之证，效果甚为明显。这些类方是仲景疼痛治疗方剂的代表，体现仲景治疗疼痛的基本方法以及灵活多变而又紧扣病机的治疗思想。仲景治痛的方剂大都从病因病机出发，除甘草汤外较少使用具有单纯止痛效果的药物，这正是中医辨证施治精髓之所在。其绝大部分方剂在当今临床中仍被广泛使用，如桂枝汤、附子汤、大青龙汤、承气汤、四逆散、四逆汤、小柴胡汤、理中丸等，其治疗的关键认清因，辨准证，即能药到痛除

第三节　后世医家对疼痛治疗的发挥

金、元以后，对于疼痛的治疗，走出《皇帝内经》道论思想，《伤寒论》思辨方法。针对杂病，应用八纲辩证，强调久痛多痰。引经药在治疗疼痛上的应用，“通”法的灵活应用为两大特色。

一、引经药在治疗疼痛上的应用

《丹溪心法》：“头痛多主于痰，痛甚者火多。有可吐者，可下者。清空膏治诸头痛，除血虚头痛不可治(出《东垣试效方》)。血虚头痛，自鱼尾上攻头痛，用芎归汤。古方有追涎药。头痛须用川芎，如不愈，各加引经药。太阳川芎，阳明白芷，少阳柴胡，太阴苍术，少阴细辛，厥阴吴茱萸”。本文揭示了引经药在治疗疼痛上的规律。

《兰室秘藏·头痛门》：“故太阳头痛，恶风脉浮紧，川芎、羌活、独活、麻黄之类为主；少阳经头痛，脉弦细，往来寒热，柴胡为主；阳明头痛，自汗，发热，恶寒，脉浮缓长实者，升麻、葛根、石膏、白芷为主；太阴头痛，必有痰，体重，或腹痛，为痰癖，其脉沉缓，苍术、半夏、南星为主；少阴经头痛，三阴三阳经不流行，而足寒气逆，为寒厥，其脉沉细，麻黄、附子、细辛为主；厥阴头顶痛，或吐痰沫厥冷，其脉浮缓，吴茱萸汤主之。

二、“通”法的灵活应用

清·高世栻《医学真传·心腹痛》《医学真传·腹痛》：“所痛之部，有气血阴阳之不同，若概以行气消导为治，漫云通者不痛，夫通者不痛，理也，但通之之法，各有不同。调气以和血，调血以和气，通也；下逆者使之上行，中结者使之旁达，亦通也；虚者助之使通，寒者温之使通，无非通之之法也。若必以下泄为通，则妄矣。”

三、八纲辨证

《张氏医通·诸痛门》：“然痛证亦有虚实。治法亦有补泻。辨之不可不详。须知痛而胀闭者，多实。不胀不闭者，多虚。扼按者，为实。可按者，为虚。喜寒者，多实。爱热者，多虚。饱则甚者，多实。饥则甚者，多虚。脉实气粗者，多实。脉虚气少者，多虚。新病年壮者，多实。久病年衰者，多虚。补而不效者，多实。攻而愈剧者，多虚。痛在经者，脉多弦大。痛在脏者，脉多沉微。故表虚而痛者，阳不足也，非温经不可。里虚而痛者，阴不足也，非养营不可。上虚而痛者，心脾伤也，非补中不可。下虚而痛者，肝肾败也”。本文指出痛证虚实鉴别与治则。

《周慎斋遗书》：“凡浑身胀痛，俱属阴分血亏，大热亦属血分”“实虚相杂损元阳，攻补兼施细酌量，先理脾家为切要，气行无滞补何妨。兼治之法，攻补并泻，或腹痛，或胸胁满闷。怒气挟食伤肝，皆损中气，虽兼内外劳伤，头痛发热，务以调理脾胃为先”。上文指出虚而致痛及虚实夹杂之治则。

《医学三字经》：“心胃疼，有九种，辨虚实，明轻重，痛不通，气血壅，通不痛，调和奉。一虫痛，乌梅圆；二注痛，苏合研；三气痛，香苏专；四血痛，失笑先；五悸痛，妙香诠；六食痛，平胃煎；七饮痛，二陈咽；八冷痛，理中全；九热痛，金铃痊。腹中痛，照诸篇，金匮法，可回天。诸方论，要拳拳，又胸痹，非偶然，薤白酒，妙转旋。虚寒者，建中填。”清· 陈修园将心胃痛分为九种，并阐述九种疼痛用方治则，以供临床参酌。

《临证指南医案·胃脘痛》：“夫痛则不通，通字须究气血阴阳，便是看诊要旨矣。”“初病在经，久痛入络，以经主气，络主血，则可知其治气治血之当然也。凡气既久阻，血亦应病，循行之脉络自痹,而辛香理气、辛柔和血之法,实为对待必然之理。”

《景岳全书·心腹痛》:“痛有虚实,凡三焦痛证,惟食滞、寒滞、气滞者最多,其有因虫、因火、因痰、因血者,皆能作痛。大多暴痛者,多由前三证,渐病者,多由后四证……可按者为虚,拒按者为实。久痛者多虚,暴病者多实。得食稍可者为虚,胀满畏食者为实。痛徐而缓,莫得其处者多虚,痛剧而坚,一定不移者为实。”

四、久痛多痰

《丹溪心法·头痛》云:“头痛多主于痰,痛甚者火多,有可吐者,可下者。”并提出头痛“如不愈各加引经药,太阳川芎,阳明白芷,少阳柴胡,太阴苍术,少阴细辛,厥阴吴茱萸。”

《临证指南医案·胃脘痛》所谓:“胃痛久而屡发,必有凝痰聚瘀。”

第四节 王清任对瘀血致痛贡献

很多疾病多因瘀血而致痛,因而活血化瘀通络疗法在痛证中的应用相当广泛。疼痛必有瘀、久病必瘀、怪病必瘀、有瘀则不通、不通则痛、通则不痛”。活血化瘀法早在《黄帝内经》时期提出,即“血实宜之”,王清任在此基础上加以创新,创立活血八法。即通窍活血法、引经行气活血法、理气活血法、温经活血法、祛风散寒活血法、化痰活血法、解毒活血法、补气活血法,是瘀血学说的精华。其所创制的二十二首活血化瘀方中,通窍活血汤、血腑逐瘀汤、膈下逐瘀汤、少腹逐瘀汤、身痛逐瘀汤、补阳还五汤这六首方在临床疼痛治疗上运用较为广泛。活血必兼理气,这是活血化瘀组方的一般原则。其余十六首方,如加味止痛没药散治“眼痛”,通气散治“耳聋”,解毒活血汤治“霍乱”,急救回阳汤治“吐泻”,通经逐瘀汤治“痘”,会厌逐瘀汤治“痘五六天后,饮水即呛”,止泻调中汤治“痘六七日后泄泻不止”,助阳止痒汤治“痘后六七日,作痒不止”,足卫和荣汤治“痘后抽风”,古开骨散治“难产”,古没竭散治“胎衣不下”,黄芪桃红汤治“产后抽风”,古下逐瘀汤治“血鼓”,癫狂梦醒汤治“癫狂”,玉龙膏治“跌打损伤”,龙马自来丹治“痫症”。王氏的二十二首活血化瘀方不断的经过临床实践的检验,一直沿用至今,疗效甚好,备受后世医家的推崇。

根据现代有关资料,活血化瘀通络而止痛的原理概括起来可能与以下几个方面有关:①改善血液循环,特别是微循环,以促进病理变化的恢复;②改善血理化性质,调整凝血及抗凝系统功能,防止血栓及动脉硬化斑块的形成;③改变毛细血管通透性及增强吞噬细胞的吞噬能力,减轻炎症反应,促进炎症病灶消退;④改善血液循环及神经营养以促进病理损伤组织有修复;⑤抑制结缔组织的代谢以促进增生性病变的软化和吸收;⑥因经脉通畅、气血平衡而降低机能反应性;⑦调节血流分部与改善心脏功能。其它还有对代谢、免疫、抗凝和纤溶的影响等,还有许多未知数有待进一步探索。

痹症有瘀血观痹症有瘀血也是王清任的贡献。临证过程中,他发现“明知受风寒,用温热发散药不愈;明知有湿热,用利湿降火药无功”;“久而肌肉消瘦,议论阴亏,随用滋阴药,又不效”,由于“总逐风寒、去湿热,已凝之血,更不能活”所致,设立身痛逐瘀汤治疗,方中秦艽、羌活祛风除湿,桃仁、红花、当归、川芎活血祛瘀,没药、五灵脂、香附行血止痛,牛膝、地龙疏通经络以利关节,甘草调和诸药。全方共奏活血化瘀、通络止痛、祛风除湿的功效。

瘀血学说以及活血化瘀通络止痛疗法,随着历史的发展逐渐形成了一门独立学说,用现代哲理进一步深入研究活血化瘀通络止痛疗法在痛证中的应用,为创立现代新医学、新药学、新疗法是个划时代的重要课题。

（刘华伟）

第三章　内科疼痛的中医治疗

第一节　总　论

痛证是以疼痛为主要症状的一类常见病证。研究痛证的治法对提高痛证的疗效具有重要的作用。痛证的治疗，应根据疼痛发生的部位和性质，分别采用不同的治疗法则。《素问·阴阳应象大论》说："因其轻而扬之，因其重而减之，因其衰而彰之。形不足者，温之以气；精不足者，补之以味。其高者，因而越之；其下者，引而竭之；中满者，泻之于内；其有邪者，渍形以为汗；其在皮者，汗而发之……定其血气，各守其乡。血实者，宜决之；气虚，宜掣引之。"本文按照《内经》的治疗原则，对常见痛证的治法作了初步探讨，现归纳如下：

1. 疏风散寒法：本法适用于外感风寒所引起的痛证，如头痛，肌肉关节痛等。代表方如川芎茶调散等。

2. 疏风清热法：本法适用于外感风热所引起的痛证，如头痛等。代表方如芎芷石膏汤等。

3. 祛风胜湿法：本法适用于外感风湿所引起的痛证，如头痛，肌肉关节痛等。代表方如羌活胜湿汤等。

4. 清暑化湿法：本法适用于夏季暑湿内侵所引起的痛证，如头痛，腹痛等。代表方如黄连香薷饮。

5. 清热解毒法：本法适用于热毒上壅所引起的痛证，如大头瘟头痛。代表如普济消毒饮。又可用于热毒壅肺所致的肺痈，风温等痛证。

6. 逐水祛饮法：本法适用于悬饮，病饮停胸胁，脉络受阻所致的胸胁胀痛。代表方如十枣汤。

7. 清热利湿法：本法适用于肝胆湿热所引起的胁痛等症。代表方如龙胆泻肝汤。

8. 消食导滞法：本法适用于饮食积滞肠胃所引起的胃脘痛，腹痛等痛证。代表方如保和丸，枳实导滞丸。

9. 泄热通腑法：本法适用于实热结滞胃肠所致的阳明腑实之腹痛等。代表方如大承气汤。又如治疗肠痈所致的腹痛之大黄牡丹皮汤。

10. 安蛔止痛法：本法适用于因蛔虫病所致的腹痛及蛔厥引起的胁痛。代表方如乌梅丸。

11. 疏肝理气法：本法适用于因肝郁气滞所致之胸胁胀痛及腹痛等痛证。代表方如柴胡疏肝散。

12. 活血化瘀法：本法适用于瘀血内停，脉络不畅所引起之各种疼痛，代表方如失笑散，血府逐瘀汤等等。

13. 平肝潜阳法：本法适用于肝阳上亢所致之头痛，如天麻钩藤饮。

14. 养阴补肾法: 本法适用于肾阴不足所致头痛,腰痛。代表方如大补元煎、左归丸。

15. 温阳补肾法: 本法适用于肾阳虚所致头痛,腰痛等。代表方如右归丸等。

16. 养血调血法: 本法适用于血虚之头痛。 如加味四物汤。

17. 益气升提法: 本法适用于中气不足之头痛。代表方如补中益气汤。

18. 通阳宣痹法: 本法适用于"阳微阴弦"之胸痹胸痛证。代表方如瓜蒌薤白白酒汤等。

19. 温中散寒法: 本法适用于寒邪客胃所致之胃脘痛腹痛等。

20. 养阴柔肝法: 本法适用于肝阴不足所致之胁痛等,代表方如一贯煎。

21. 益胃养阴法: 本法适用于胃阴不足所致之胃脘痛,代表方如芍药甘草汤,沙参麦冬汤。

第二节 头 痛

【文献】

《素问·五脏生成》:"头痛巅疾,下虚上实,过在足少阴、巨阳,甚则入肾。"《素问·风论》:"风气循风府而上,则为脑风。"

《素问·奇病论》:"人有病头痛,以数岁不已,当有所犯大寒,内至骨髓,髓者以脑为脑逆故令头痛。"

《伤寒论·辨厥阴病脉证并治》:"干呕吐涎沫,头痛,吴茱萸汤主之"。

《脉经·头痛》:"足厥阴与少阳气逆,则头目耳聋不聪。"

《丹溪心法·头痛》:"头痛多主于痰,痛甚者火多,有可吐者,可下者"。"头痛须用川芎,如不愈可加引经药。太阳川芎,阳明白芷,少阳柴胡,太阴苍术,少阴细辛,厥阴吴茱萸。如肥人头痛,是湿痰,宜半夏、苍术。如瘦人,是热,宜酒制黄芩、防风。如感冒头痛,宜防风、羌活、藁本、白芷。如气虚头痛,宜黄芪酒洗、生地黄、南星、秘藏安神汤。如风热在上头痛,宜天麻、蔓荆子、台芎、酒制黄芩。如顶巅痛,宜藁本、防风、柴胡。东垣云:顶巅痛须用藁本,去川芎。""且如太阳头痛,恶风,脉浮紧,川芎、羌活、独活、麻黄之类为主。少阳头痛,脉弦细,往来寒热,柴胡为主。阳明头痛,自汗,发热恶寒,脉浮缓长实,升麻、葛根、石膏、白芷为主。太阴头痛,必有痰,体重,或腹痛,脉沉缓,以苍术、半夏、南星为主。少阴头痛,足寒气逆,为寒厥,其脉沉细,麻黄、附子、细辛为主。厥阴头痛,或吐涎沫,厥冷,其脉浮缓,以吴茱萸汤主之。"

《医宗必读·卷之八》:"头为天象,六腑清阳之气,五脏精华之血,皆会于此。故天气六淫之邪,人气五贼之变,皆能相害,或蔽覆其清明,或瘀塞其经络,与气相薄,郁而成热,脉满而痛。若邪气稽留,脉满而气血乱,则痛乃甚,此实痛也。寒湿所侵,真气虚弱,虽不相薄成热,然邪客于脉外,则血泣脉寒,卷缩紧急,外引小络而痛,得温则痛止,此虚痛也。"

《兰室秘藏·头痛门》:"故太阳头痛,恶风脉浮紧,川芎、羌活、独活、麻黄之类为主;少阳经头痛,脉弦细,往来寒热,柴胡为主;阳明头痛,自汗,发热,恶寒,脉浮缓长实者,升麻、葛根、石膏、白芷为主;太阴头痛,必有痰,体重,或腹痛,为痰瘀,其脉沉缓,苍术、半夏、南星为主;少阴经头痛,三阴三阳经不流行,而足寒气逆,为寒厥,其脉沉细,麻黄、附子、细辛为主;厥阴头顶痛,或吐痰沫厥冷,其脉浮缓,吴茱萸汤主之。

《景岳全书·头痛》:"凡诊头痛者,当先审久暂,次辨表里。盖暂痛者,必因邪气,久病中医内科学者,必兼亢气。以暂病言之,则有表邪者,此风寒外袭于经也,治宜疏散,最忌清降;有里邪者，此三阳之火炽于内也，治宜清降，最忌升散，此治邪之法也。其有久病者，则或发或愈，或以表虚者，微感则发，或以阳胜者，微热则发。……所以暂者当重邪气，久病者，当重元气，此其大纲也。然亦有暂病而虚者，久病而实者，又当因脉因证而详辨之，不可执也。”

《石室秘录·偏治法》：“如人病头痛者，人以为风在头，不知非风也，亦肾水不足而邪火冲于脑，终朝头晕，似头痛而非头痛也。若止治风，则痛更甚，法当大补肾水，而头痛头晕不效，用此方（血府逐瘀汤）一剂而愈。”

【证治分类】

		全身症状	舌脉症状	证机概要	治法	方药
外感头痛	风湿头痛	头痛连及项背，常有拘急收紧感，或伴恶风畏寒，遇风尤剧，常喜裹头，口不渴。	苔薄白，脉浮紧。	风寒外袭，上犯头部，凝滞经脉。	疏风散寒止痛。	川芎茶调散加减。
	风热头痛	头痛 头痛而胀，甚则头胀如裂，发热或恶风，面红目赤，口渴喜饮，大便不畅，或便秘，尿赤。	舌尖红，苔薄黄，脉浮数。	风热外袭，上扰清窍，窍络失和。	疏风清热和络。	芎芷石膏汤加减。
	风湿头痛	头痛如裹，肢体困重，胸闷纳呆，大便或溏。	舌苔白腻，脉濡。	风湿之邪，上蒙头窍，困遏清阳。	祛风胜湿通窍。	羌活胜湿汤加减。
内伤头痛	肝阳头痛	头胀痛而眩，两侧为重，心烦易怒，夜寐不宁，口苦面红，或兼胁痛。	舌红苔黄，脉弦数。	肝失条达，气郁化火，阳亢风动。	平肝潜阳息风。	天麻钩藤饮加减。
	血虚头痛	头痛隐隐，时时昏晕，遇劳加重，心悸失眠，面色少华，神疲乏加。	舌质淡，苔薄白，脉细弱。	营血不足，不能上荣，窍络失养。	养血滋阴，和络止痛。	加味四物汤加减。
	气虚头痛	头痛隐隐，时发时止，遇劳加重，纳食减少，神疲乏力，气短懒言。	舌质淡，苔薄白，脉细弱。	脾胃虚弱，中气不足，清阳不升，脑失所养。	健脾益气升清	益气聪明汤加减。
	痰浊头痛	头痛昏蒙，胸脘满闷，纳呆呕恶。	舌苔白腻，脉滑或弦滑。	脾失健运，痰湿中阻，上蒙清窍。	健脾燥湿，化痰息风。	半夏白术天麻汤加减。
	肾虚头痛	头痛且空，眩晕耳鸣，腰膝酸软，神疲乏力，滑精带下。	舌红少苔，脉细无力。	肾精亏虚，髓海不足，脑窍失荣。	养阴补肾，填精生髓。	大补元煎加减。
	瘀血头痛	头痛经久不愈，痛处固定不移，痛如锥刺，日轻夜重，或有头部外伤史。	舌紫暗，或有瘀斑、瘀点，苔薄白，脉细或细涩。	瘀血阻窍，络脉滞涩，不通则痛。	活血化瘀，通窍止痛。	通窍活血汤加减。

【临证备要】

1.引经药的应用：临床治疗头痛，除根据辨证论治原则外，还可根据头痛的部位，照经络循行路线，选择引经药，可以提高疗效。如，太阳头痛选用羌活、蔓荆子、川芎；阳明头痛选用葛根，白芷、知母；少阳头痛选用柴胡，黄芩、川芎；厥阴头痛选用吴茱萸、藁本等。

2.虫类药的应用：部分慢性头痛，病程长，易反复，经年难愈，病人可表现为头部刺痛，部位固定，面色暗滞，舌暗脉涩等症，治疗时可在辨证论治的基础上，选配全蝎、蜈蚣，僵蚕、地龙、地鳖虫等虫类药，以祛瘀通络，解痉定痛，平肝熄风，可获良效。虫类药可入汤剂煎服，亦可研细末冲服，因其多有小毒，故应合理掌握用量，不可过用。以全蝎为例，入汤剂多用3~5g，研末吞服用1~2g，散剂吞服较煎剂为佳，蝎尾功效又较全蝎为胜。亦可将全蝎末少许置于痛侧太阳穴，以胶布固定,可止痛。

3.偏头痛的特点与治疗:偏头痛,又称偏头风,临床颇为常见。其特点是疼痛暴作,痛势甚剧,半侧头痛,或左或右,或连及眼齿,呈胀痛、刺痛或跳痛,可反复发作,经年不愈,痛止如常人。可因情绪波动,或疲劳过度而引发。偏头痛的病因虽多,但与肝阳偏亢,肝经风火上扰关系最为密切。偏头痛的治疗多以平肝清热,熄风通络为法,选用菊花、天麻、黄芩、白芍、川芎、白芷、生石膏、珍珠母,藁本,蔓荆子、钩藤、全蝎,地龙等药。肝火偏盛者,加龙胆草、夏枯草,山栀,丹皮等;若久病入络,证见面色晦滞,唇舌紫暗瘀斑者,可合入血府逐瘀汤,并酌加全蝎、蜈蚣、广虫等,以散瘀通络,搜剔熄风。

4.真头痛:真头痛一名,首见于《难经》,在《难经·六十难》中对真头痛有如下描述:“入连脑者,名真头痛。”后世王肯堂对此亦有精辟沦述:“天门真痛,上引泥丸,旦发夕死,夕发旦死。脑为髓海,真气之所聚,卒不受邪,受邪则死不冶。”说明真头痛起病急暴,病情危重,预后凶险,若抢救不及时,可迅速死亡。真头痛常见于现代医学中因颅内压升高而导致的以头痛为主要表现的各类危重病症,如高血压危象,蛛网膜下腔出血、硬膜下出血等。临证当辨别病情,明确诊断,多法积极救治。

第三节 胸 痹

【文献】

《灵枢·五邪》指出:“邪在心,则病心痛。”

《素问·调经论》曰:“寒气积于胸中而不泻,不泻则温气去,寒独留,则血凝泣,凝则脉不通。”

《素问·厥论》“真心痛,手足清至节,心痛甚,旦发夕死,夕发旦死。”

汉代张仲景《胸痹心痛短气病脉证治》归纳为“阳微阴弦”,即胸阳不振,阴寒凝结,认为乃本虚标实之证。

《医林改错》以血府逐瘀汤治胸痹心痛等。

【临床用药】

1.胸痹治疗应以通为补,通补结合。

2.在活血化瘀中伍以益气、养阴、化痰、理气之品使活血而不伤正。选养血活血之品,如丹参、鸡血藤、当归、赤芍、郁金、川芎、泽兰、牛膝、三七、益母草等。

3.寒邪内闭用芳香走窜、温通行气类中药,如桂心、干姜、吴茱萸、麝香、细辛、蜀椒、丁香、木香、安息香、苏合香油等。

【证治分类】

	全身症状	舌脉症状	证机概要	治法	方药
心血瘀阻	心胸疼痛,如刺如绞,痛有定处,入夜为甚,甚则心痛彻背,背痛彻心,或痛引肩背,伴有胸闷,日久不愈,可因暴怒、劳累而加重。	舌质紫暗,有瘀斑,苔薄,脉弦涩。	血行瘀滞,胸阳痹阻,心脉不畅。	活血化瘀通脉止痛。	血府逐瘀汤加减。

	全身症状	舌脉症状	证机概要	治法	方药
气滞心胸	心胸满闷，隐痛阵发，时欲太息，遇情志不遂时容易诱发或加重，或兼有脘部胀闷，得暖气或矢气则舒。	苔薄或薄腻，脉细弦。	肝失疏泄，气机郁滞，心脉不和。	疏肝理气活血通络。	柴胡疏肝散。
痰浊闭阻	胸闷重而心痛微，痰多气短，肢体沉重，形体肥胖，遇阴雨天易发作或加重，伴有倦怠乏力，纳呆便溏，咯吐痰涎。	舌体胖大且边有齿痕，苔浊腻或白滑，脉滑。	痰浊盘踞，胸阳失展，气机痹阻，脉络阻滞。	通阳泄浊豁痰宣痹。	栝蒌薤白半夏汤合涤痰汤加减。
寒凝心脉	猝然心痛如绞，心痛彻背，喘不得卧，多因气候骤冷或骤感风寒而发病或加重，伴形寒，甚则手足不温，冷汗自出，胸闷气短，心悸，面色苍白。	苔薄白，脉沉紧或沉细。	素体阳虚，阴寒凝滞，气血痹阻，心阳不振。	辛温散寒宣通心阳。	枳实薤白桂枝汤（通阳理气）合当归四逆汤（温经散寒）。
气阴两虚	心胸隐痛，时作时休，心悸气短，动则益甚，伴倦怠乏力，声息低微，心烦口干，大便微结，面色㿠白，易汗出。	舌质淡红，舌体胖且边有齿痕，苔薄白，脉虚细缓或结代。	心气不足，阴血亏耗，血行瘀滞。	益气养阴活血通脉。	生脉散（益心气，敛心阴）合人参养荣汤（补气血，神宁心）加减。
心肾阴虚	心痛憋闷，心悸盗汗，虚烦不寐，腰酸膝软，头晕耳鸣，口干便秘。	舌红少津，苔薄或剥，脉细数或促代。	水不济火，虚热内灼，心失所养，血脉不畅。	滋阴清火养心和络。	天王补心丹（养心安神）合炙甘草汤（养阴复脉）。
心肾阳虚	心悸而痛，胸闷气短，动则更甚，自汗，面色㿠白，神倦怯寒，四肢欠温或肿胀。	舌质淡胖，边有齿痕，苔白或腻，脉沉细迟。	阳气虚衰，胸阳不振，气机痹阻，血行瘀滞。	温补阳气振奋心阳。	参附汤（补元气，温心阳）合右归饮（温肾阳，益精气）。

【其他疗法】

1.速效救心丸（川芎、冰片等）。活血理气止痛，增加冠脉血流量，缓解心绞痛，治疗冠心病胸闷憋气，心前区疼痛，每日 3 次，每次 4~6 粒。急性发作时每次 10~15 粒。

2.苏合香丸（《和剂局方》）芳香开窍，理气止痛。治疗胸痹心痛，属于寒凝气滞证。每服 1~4 丸，疼痛时用。

3.苏冰滴丸（苏合香、冰片等）。芳香开窍，理气止痛。治疗胸痹心痛，真心痛属于寒凝气滞证。每服 2~4 丸，每日 3 次。

4.冠心苏合丸（苏合香、冰片、朱砂、木香、檀香组成）。芳香开窍，理气止痛。用于胸痹心痛，气滞寒凝等，也可用于真心痛。

急性发作期以消除疼痛为首务，可选用或合并应用如下措施：

1.寒证心痛气雾剂（香附、肉桂等）温经散寒，理气止痛，用于心痛苔白者，每次舌下喷雾 1~2 次。

2.热症心痛气雾剂（丹皮、川芎等）凉血清热，活血止痛。用于心痛苔黄者，每次舌下喷雾 1~2 次。

3.麝香保心丸（麝香、蟾酥、人参等）芳香温通，益气强心。每次含服或吞服 1~2 粒。

4.活心丸（人参、五灵脂、麝香、熊胆等）养心活血，益气强心。每次含服或吞服 1~2 丸。

【名医经验】

1.瘀血痹阻，双和散（蒲辅周）：人参 90g（或党参）茯神 30g 远志肉（甘草水浸一宿炒）15g 九节菖蒲（米泔水浸炒）60g 丹参（甜酒浸炒）30g 香附（童便浸炒）60g 没药（麸炒）15g 琥珀粉 15g 血竭（研）

15g 鸡血藤 15g。共为细末和匀，每次服 1.5~3g，空腹温酒下，日 3 次(血竭也可用藏红花或红花)。

2.血行不畅(施今墨)：余治此以丹参、三七为主药，辅以菖蒲、远志，至于栝楼、薤白、二陈及桂枝汤之类也常用之。丹参活血，通心包络也可补心，生血去瘀。三七则散瘀定痛强心，两药合用治心绞痛效果良好。

3.气滞心胸，疏肝解郁汤(陈可冀)：柴胡、郁金、香附、金铃子、元胡、青皮、红花、丹参、川芎、泽兰。功用：疏肝解郁，活血化瘀。

4.痰浊痹阻，冠心病通用方(陈耀堂)：全栝楼 15g、枳实 9g、桂枝 9g、半夏 9g、桔梗 4.5g、附片 15~30g。方中附子为必用药，有肝阳上亢者也用少量助他药之力，并加熟地 15g，生石决明 30g，以监制之，但去桂枝；有阳虚者加量，大于 15g。病人多肥胖，加川贝、胆星以化痰；血瘀者加失笑散、桃仁、红花类。他认为降脂最有效者为明矾，每日清晨口服米粒大一粒，温水送服，连服 2~3 个月；扩血管常用毛冬青、川芎各 15g。缓解期，常服首乌片，并用首乌、枸杞子、全栝楼、红花浸酒长服，每日 6~9g，发作频繁，用一般药物少效者，用珍珠粉 0.3g、参三七 1.5g、川贝粉 3g。分 2 次服，共 1 个月。

5.心气不足，生脉养心汤(赵国岑)：该方为当归补血汤合生脉散加白芍、桂枝、白术、茯苓、远志、枣仁、炙甘草。气足则行血之力宏，气足血通，通则不痛；益气又能补血，血足能养心，心得血养则痛止。

附 真心痛

概念：真心通是胸痹进一步发展的严重病证，其特点为剧烈而持久的胸骨后疼痛，伴心悸、水肿、肢冷、喘促、汗出、面色苍白等症状，甚至危及生命。

病因病机：与年老体衰、阳气不足、七情内伤、气滞血瘀、过食肥甘或劳倦伤脾、痰浊化生、寒邪侵袭、血脉凝滞等因素有关。发病基础为本虚，发病条件标实。包括寒凝气滞、血瘀痰浊，闭塞心脉，心脉不通。病位在心，其本在肾。急性期以标实为主

1.气虚血瘀

症状：心胸刺痛，胸部闷滞，动则加重，伴短气乏力，汗出心悸，舌体胖大，边有齿痕，舌质黯淡或有瘀点瘀斑，舌苔薄白，脉弦细无力。

治法：益气活血，通脉止痛。

代表方：保元汤合血府逐瘀汤加减。

2.寒凝心脉

症状：胸痛彻背，胸闷气短，心悸不宁，神疲乏力，形寒肢冷，舌质淡黯，苔白腻，脉沉无力，迟缓，或结、代。

治法：温补心阳，散寒通脉。

代表方：当归四逆汤加味。

3.正虚阳脱

症状：心胸绞痛，胸中憋闷，或有窒息感，喘促不宁，心慌，面色苍白，大汗淋漓，烦躁不安，或表情淡漠，重则神识昏迷，四肢厥冷，口开目合，手撒遗尿，脉疾数无力，或脉微欲绝。

治法：回阳救逆，益气固脱。

阴竭加五味子。并可急用独参汤灌胃或鼻饲，或参附注射液 50ml，直接静推，每 15 分钟 1 次，直至阳气恢复，四肢转暖，改用参附注射液 100ml 继续静滴，待病情稳定后，改用参附注射液，直至病情缓解。

真心痛发作时应用宽胸气雾剂给药，或舌下含化复方丹参滴丸，或速效救心丸，或麝香保心丸，缓解疼痛，并合理护理：卧床休息，低流量给氧，保持情绪稳定，大便通畅等。必要时中西医结合救治。

除了上述治疗外，尚可辨病治疗：选用蝮蛇抗栓酶、蚓激酶、丹参注射液、血栓通（三七制剂）、毛冬青甲素、川芎嗪等活血中药，有一定程度的抗凝和溶栓作用，并可扩张冠状动脉。

第四节　胃　痛

【文　献】

清·高世栻《医学真传·心腹痛》："所痛之部，有气血阴阳之不同，若概以行气消导为治，漫云通者不痛，夫通者不痛，理也，但通之之法，各有不同。调气以和血，调血以和气，通也；下逆者使之上行，中结者使之旁达，亦通也；虚者助之使通，寒者温之使通，无非通之之法也。若必以下泄为通，则妄矣。"

《临证指南医案·胃脘痛》："夫痛则不通，通字须究气血阴阳，便是看诊要旨矣。""初病在经，久痛入络，以经主气，络主血，则可知其治气治血之当然也。凡气既久阻，血亦应病，循行之脉络自痹，而辛香理气、辛柔和血之法，实为对待必然之理。"

《临证指南医案·胃脘痛》所谓："胃痛久而屡发，必有凝痰聚瘀。"

【证治分类】

	身症状	舌脉症状	证机概要	治法	方药
寒邪客胃	胃痛暴作，拘急冷痛，恶寒喜暖，得温痛减，遇寒加重，口不渴，喜热饮，有感寒或	舌苔薄白，脉弦紧。	寒凝胃脘，暴遏阳气，气机郁	温胃散寒，理气止痛。	良附丸加味。
饮食伤胃	胃脘疼痛，胀满拒按，嗳腐吞酸，或呕吐不消化食物，其味腐臭，吐后痛减，不思饮食，大便不爽，得矢气及便后稍舒，有暴饮	舌苔厚腻，脉滑。	饮食积滞，壅阻胃气。	消食导滞，和中止痛。	保和丸加减。
肝气犯胃	胃脘胀痛，或攻撑窜动，牵引背胁，遇怫郁烦恼则痛作或痛甚，嗳气、矢气则痛舒，胸	舌苔薄白，脉弦。	肝气郁结，横逆犯胃，胃气阻	疏肝理气，和胃止痛。	柴胡疏肝散加减。
湿热中阻	胃脘灼痛，吐酸嘈杂，脘痞腹胀，纳呆恶心，口渴不欲饮水，小便黄，大便不畅，	舌红，苔黄腻，脉滑数。	湿热蕴结，胃气痞阻。	清化热湿，理气和胃。	清中汤加减。
瘀血停胃	胃脘刺痛，痛有定处，按之痛甚，疼痛延久屡发，食后加剧，入夜尤甚，甚或出现黑便	舌质紫暗或有瘀斑，脉涩。	瘀停胃络，脉络壅滞。	化瘀通络，	失笑散合丹参饮加减。
脾胃虚寒	胃脘隐痛，绵绵不休，空腹痛甚，得食则缓，喜温喜按，劳累或受凉后发作或加重，泛吐清水，食少纳呆，大便溏薄，神疲倦	舌淡苔白，脉虚缓无力。	中焦虚寒，胃失温养。	温中健脾，和胃止痛。	黄芪建中汤加减。
胃阴不足	胃脘隐隐灼痛，有时嘈杂似饥，或似饥而不欲食，口干咽燥，大便干结。	舌红少津，或光剥无苔，脉弦细无力。	胃阴不足，润降失司。	养阴益胃。	益胃汤加味。

【临证备要】

1.治肝可以安胃。一为疏泄太过，木旺克土，肝胃郁热证，用化肝煎或丹栀逍遥散合左金丸以疏肝泄热和胃；二为疏泄不及，木郁土壅，治疗宜用辛散之品，柴胡疏肝散疏肝理气；三为脾胃亏虚，土虚木乘，通过健脾益气、益养胃阴以培土，酌配酸敛以抑肝肝郁脾虚用逍遥散。而辛开苦降以泄肝安胃止痛如半夏泻心汤。

2.注意“忌刚用柔”。辛香理气之剂易耗阴伤气，苦寒清热的药物不宜多用。内热最易伤阴，此时投药慎用香燥，可选加香橼、佛手、绿萼梅等理气而不伤阴的解郁止痛药。故叶桂主张“忌刚用柔”。《证治汇补·心痛》指出：“服寒药过多，致脾胃虚弱，胃脘作痛。”

3.胃痛“久病入络”必多兼有血瘀，常用药如郁金、延胡索、田七、莪术、红花、赤芍等。

4.久痛防变。

第五节　腹　痛

【文　　献】

《素问·举痛论》曰：“寒气客于肠胃之间，膜原之下，血不得散，小络急引故痛。”“热气留于小肠，肠中痛，瘅热焦渴，则坚干不得出，故痛而闭不通矣。”

《景岳全书·心腹痛》：“痛有虚实，凡三焦痛证，惟食滞、寒滞、气滞者最多，其有因虫、因火、因痰、因血者，皆能作痛。大多暴痛者，多由前三证，渐病者，多由后四证……可按者为虚，拒按者为实。久痛者多虚，暴病者多实。得食稍可者为虚，胀满畏食者为实。痛徐而缓，莫得其处者多虚，痛剧而坚，一定不移者为实。”

清·高世栻《医学真传·心腹痛》“夫通者不痛，理也，但通之之法，各有不同。调气以和血，调血以和气，通也；下逆者使之上行，中结者使之旁达，亦通也；虚者助之使通，寒者温之使通，无非通之之法也。若必以下泻为通，则妄矣！”

【证治分类】

	全身症状	舌脉症状	证机概要	治法	方药
寒邪内阻	腹痛拘急，遇寒痛甚，得温痛减，恶寒身蜷，手足不温，口淡不渴，小便清长，大便清稀或秘结。	舌质淡，苔白腻，脉沉紧。	寒邪凝滞，中阳被遏，脉络痹阻。	散寒温里，理气止痛。	良附丸合正气天香散加减。
湿热壅滞	腹部胀痛，痞满拒按，胸闷不舒，烦渴引饮，潮热汗出，大便秘结，或溏滞不爽，小便短黄。	舌质红，苔黄燥或黄腻，脉滑数。	湿热内结，气机壅滞，腑气不通。	泄热通腑，行气导滞。	大承气汤加减。
饮食积滞	腹部胀满，疼痛拒按，嗳腐吞酸，恶食呕恶，痛而欲泻，泻后痛减，粪便奇臭，或大便秘结。	舌苔厚腻，脉滑。	食滞内停，运化失司，胃肠不和。	消食导滞，理气止痛。	枳实导滞丸加减。

	全身症状	舌脉症状	证机概要	治法	方药
肝郁气滞	腹痛胀闷，痛无定处，痛引少腹，或兼痛窜两胁，时作时止，得暖气或矢气则舒，遇忧思恼怒则剧。	舌质红，苔薄白，脉弦。	肝气郁结，气机不畅，疏泄失司。	疏肝解郁，理气止痛。	柴胡疏肝散加减。
瘀血内停	少腹疼痛，痛势较剧，痛如针刺，痛处固定，甚则腹有包块，经久不愈。	舌质紫暗，脉细涩。	瘀血内停，气机阻滞，脉络不通。	活血化瘀，和络止痛。	少腹逐瘀汤加减。
中虚脏寒	腹痛绵绵，时作时止，喜温喜按，饥饿劳累后加重，得食休息后减轻，形寒肢冷，神疲乏力，气短懒言，胃纳不佳，面色无华，大便溏薄。	舌质淡，苔薄白，脉沉细。	中阳不振，气血不足，失于温养。	温中补虚，缓急止痛。	小建中汤加减。

【专方论治】

1.加味大承气汤：生大黄 15~30g（后下）芒硝 9g（冲）黄芩、枳实、厚朴、柴胡、白芍、丹皮、桃仁各 12g 延胡索 10g 败酱草 30g 木香、甘草各 6g 水煎服，日 1 剂。功用：清热解毒，通腑攻下。

2.胆胰合剂：茵陈蒿 30~60g 生大黄 12~15g（后下）龙胆草 12g 栀子 10g 枳实、半夏、柴胡、黄芪芩、竹茹、白芍各 12g 川芎 10g 木香、甘草各 6g。水煎服，日 1 剂。功用：清肝解毒，燥湿利胆。

3.清胰汤：生大黄、柴胡、元胡、芒硝（烊）各 10g 乌药 15g 黄芩、木香各 9g。水煎服，日 1 剂。功用：疏肝解郁，泻火通便。

4.理中安蛔汤：乌梅 30g 细辛 6g 川椒 10g 槟榔 15g 川楝子 12g 生大黄（后下）10g 鲜苦楝皮、使君子各 24g 水煎服，日 1 剂。作用：温中散寒，理气驱蛔。

5.椒梅槟贯汤：乌梅、黑醋各 30g 川楝子 10g 贯众 60g 槟榔、木香、枳壳、厚朴各 15g 苦楝皮 12g。水煎服，日 1 剂。功用：安蛔杀虫，理气解痉止痛。

6.宽肠理气汤：太子参 30g 厚朴 15g 大黄 20g（后入）枳实、木香各 15g 芒硝 15~20g（兑服）。每次煎至 50~100ml 为宜，分次服用。功用：宽肠理气。

7.攻阻汤：大黄、赤芍、枳实、茯苓、桃仁各 12g 厚朴、元胡、莱菔子各 15g 甘草 3g 元明粉 18g（冲）水煎服，日 1 剂。功用：泄实导滞。

8.厚朴三物汤：厚朴 35g 枳实 30g 生大黄 20g。每剂加水 500ml 成 200ml 次分服。功用：行气消痞，导滞通便。

【临证备要】

1.温通之法治疗腹痛每需与他药合用。第一、温通法与理气药为伍，如良附丸中高良姜与香附同用，用于寒凝而致气滞引起的腹痛。第二、与养阴补血药相合，如当归四逆汤中桂枝、细辛与当归、白芍同用，小建中汤中桂枝与白芍同用等。第三、与活血祛瘀药配用，如少腹逐瘀汤，在活血化瘀的同时使用小茴香、干姜、肉桂等辛香温热之品，来化解滞留于少腹的瘀血。第四、与补气药相配，如附子理中汤，既用党参、白术，又用附子、干姜，对中虚脏寒的腹痛切中病机。第五、与甘缓药同用，常用甘草、大枣、饴糖等味甘之品，一方面制约辛燥温热太过，使其温通而不燥烈，另一方面甘药在温热药的推动下，缓急止痛而不碍邪。

2.运用清热通腑法治疗急性热证腹痛。清热通腑法以清热解毒药（如银花、黄连、黄芩等）与通腑药（如大黄、虎杖、枳实、芒硝等）为主体，以通则不痛为法，现代用来治疗急慢性胰腺炎取得了良好成效。对于不完全性肠梗阻患者，可予调胃承气汤加减，加用木香、槟榔等理气之品，收理气通腑之效。本法应用,中病即止,不可过用,以免伤阴太过。对虚证腹痛不可妄用清热通腑法,以免损耗正气,使虚者更虚。

第六节　胁痛

【文　献】

《素问·脏气法时论》中说:"肝病者,两胁下痛引少腹,令人善怒。"

《素问·举痛论》言:"寒气客于厥阴之脉,厥阴之脉者,络阴器,系于肝。寒气客于脉中,则血泣脉急,故胁肋与少腹相引痛矣。"

《素问·刺热论》中有"肝热病者,小便先黄……胁满痛,手足躁,不得安卧"

《灵枢·五邪》篇言:"邪在肝,则两胁中痛,恶血在内。"

《灵枢·经脉》篇云:"胆,足少阳之脉,是动则病口苦,善太息,心胁痛,不能转侧。"

《景岳全书·胁痛》曰:"胁痛有内伤外感之辨,凡寒邪在少阳经……然必有寒热表证者,方是外感,如无表证,悉属内伤。但内伤胁痛者十居八九,外感胁痛则间有之耳。"

《证治汇补·胁痛》"治宜伐肝泻火为要,不可骤用补气之剂,虽因于气虚者,亦宜补泻兼施。

《古今医鉴·胁痛》:"脉双弦者,肝气有余,两胁作痛。病夫胁痛者,厥阴肝经为病也,其病自胁下痛引小腹,亦当视内外所感之邪而治之。"

《医学正传·胁痛》:"外有伤寒,发寒热而胁痛者,足少阳胆、足厥阴肝二经病也,治以小柴胡汤,无有不效者。或有清痰食积,流注胁下而为痛者,或有登高坠仆,死血阻滞而为痛者,又有饮食失节,劳役过度,以致脾土虚者,肝木得以乘其土位,而为胃脘当心而痛,上支两胁痛,膈噎不通,食饮不下之证。"

《症因脉治·胁痛论》:"内伤胁痛之因或肾水不足……皆成胁肋之痛矣。"或死血停滞胁肋,或恼怒郁结,肝火攻冲。

【证治分类】

	全身症状	舌脉症状	证机概要	治法	方药
风寒湿痹	关节肌肉疼痛、酸楚游走不定,或关节疼痛遇寒加重,得热痛缓,或关节重着,肿胀散漫,肌肤麻木不仁,关节屈伸不利。	舌质淡,舌苔薄白或白腻,脉弦紧或濡缓。	风寒湿邪留滞经络,气血闭阻不通。	祛风散寒,除湿通络。	薏苡仁汤加减。
风湿热痹	关节疼痛,游走不定,关节活动不利,局部灼热红肿,痛不可触,得冷则舒,可有肌肤红斑,常有发热、汗出、口渴、烦躁、溲赤。	舌质红,舌苔黄或黄腻,脉滑数或浮数。	风湿热邪壅滞经脉,气血闭阻不通。	清热通络,祛风除湿。	白虎加桂枝汤宣痹汤加减。
寒热错杂	关节灼热肿痛,而又遇寒加重,恶风怕冷,苔白罩黄,或关节冷痛喜温,而又手心灼热,口干口苦,尿黄。	舌红苔白,脉弦或紧或数。	寒郁化热,或经络蓄热,客寒外侵,闭阻经脉。	温经散寒,清热除湿。	桂枝芍药知母汤加减。
痰瘀痹阻	痹证日久,关节肌肉刺痛,固定不移,或关节肌肤紫暗、肿胀,按之较硬,肢体顽麻或重着,甚则关节僵硬变形,屈伸不利,有硬结、瘀斑,或胸闷痰多。	舌质紫暗或有瘀斑,舌苔白腻,脉弦涩。	痰瘀互结,留滞肌肤,闭阻经脉。	化痰行瘀,蠲痹通络。	双合汤加减。

	全身症状	舌脉症状	证机概要	治法	方药
气血虚	关节疼痛、酸楚，时轻时重，或气候变化、劳倦活动后加重，形体消瘦，神疲乏力，肌肤麻木，短气自汗，面色少华，唇甲淡白，头晕目花。	舌淡苔薄，脉细弱。	风寒湿邪久留经络，气血亏虚，经脉失养。	益气养血，和营通络。	黄芪桂枝五物汤加减。
肝肾虚	痹证日久不愈，关节疼痛时轻时重，疲劳加重，关节屈伸不利，肌肉瘦削，腰膝酸软，或畏寒肢冷，阳痿，遗精，或骨蒸劳热，心烦口干。	舌质淡红，舌苔薄白或少津，脉沉细弱或细数。	肝肾不足，筋脉失养。	培补肝肾，通络止痛	独活寄生汤加减。

1.治疗胁痛宜疏肝柔肝并举，以防辛燥劫阴之弊。胁痛之病机以肝经气郁，肝失条达为先，故疏肝解郁，理气止痛是治疗胁痛的常用之法。然肝为刚脏，体阴而用阳，治疗之时宜柔肝而不宜伐肝。疏肝理气药大多辛温香燥，若久用或配伍不当，易于耗伤肝阴，甚至助热化火。故临证使用疏肝理气药时，一要尽量选用轻灵平和之品，如香附、苏梗、佛手片、绿萼梅之类；二要注意配伍柔肝养阴药物，以固护肝阴，以利肝体。如仲景之四逆散中柴胡与白芍并用，薛己之滋水清肝饮中柴胡与生地配伍，均是疏肝柔肝并用的范例。

2.临证应辨证结合辨病，配合针对性药物。经检查，如属病毒性肝炎，可用疏肝运脾.化湿行瘀、清热解毒等治法，结合临床经验和药理研究，选择具有抗病毒，改善肝功能、调节免疫及抗纤维化作用的药物。如胁痛兼有砂石结聚者，治疗当注意通腑、化石、排石药的应用。若兼有湿热阻滞，肝胆气机失于通降，出现右胁肋部绞痛难忍，恶心呕吐，口苦纳呆，治疗当清利肝胆，通降排石，方剂常用大柴胡汤加减。通腑泻下常用大黄、芒硝；化石排石药物可选用鸡内金、海金沙、金钱草、郁金、茵陈、枳壳、莪术、炮山甲、皂角刺。

第七节　痹证

【文　　献】

《素问·痹论》云："所谓痹者，各以其时重感于风寒湿者也。"并根据病邪的偏胜进行分类，曰："风寒湿三气杂至，合而为痹，其风气胜者为行痹，寒气胜者为痛痹，湿气胜者为著痹也。"《痹论》还根据风寒湿邪伤人的季节与所伤部位之异，将痹证分为皮痹、肌痹、脉痹、筋痹、骨痹五体痹。病邪深入，内传于五脏六腑，又可导致心痹、肺痹、脾痹、肝痹和肾痹五脏痹。

《素问·长刺节论》："病在筋，筋挛节痛，不可以行，名曰筋痹……病在肌肤，肌肤尽名曰肌痹……病在骨，骨重不可举，骨髓酸痛，寒气至，名曰骨痹"。

汉·张仲景在《金匮要略·中风历节病脉证并治》对于痹证的治疗，有乌头汤、桂枝芍药知母汤、防己黄芪汤等。

唐·孙思邈《千金要方》中的独活寄生汤至今仍为临床常用方剂。

叶天士对于痹久不愈者，有"久病入络"之说，倡用活血化瘀及虫类药物，搜剔宣通络脉。

《三因极一病证方论·叙痹论》："大抵痹之为病，寒多则疼，风多则行，湿多则着。在骨则重而不举，在脉则血凝而不流，在筋则屈而不伸，在肉则不仁，在皮则寒。"

《医宗必读·痹》："治行痹者，散风为主，御寒利湿仍不可废，大抵参以补血之剂，盖治风先治血，血行风自灭也。治痛痹者，散寒为主，疏风燥湿仍不可缺，大抵参以补火之剂，非大辛大温，不能释其凝寒也。治着痹者，利湿为主，祛风解寒亦不可缺，大抵参以补脾补气之剂，盖土强可以胜湿，而气足自无顽麻也。”

《类证治裁·痹证》:“诸痹……良由营卫先虚，腠理不密，风寒湿乘虚内袭。正气为邪不能宣行，因而留滞，气血凝涩，久而成痹。”《张氏医通·臂痛》:“臂痛者，有六道经络，各加引经药乃验……臂蠕之前廉痛者属阳明，升麻、白芷、干姜为引药；后廉属太阳，藁本，羌活；外廉属少阳，柴胡，连翘；内廉属厥阴，柴胡、当归；内前廉属太阴，升麻、白芷、葱白；内后廉属少阴，细辛、当归”。

《张氏医通·腿痛》:“腿痛亦属六经，前廉为阳明，白芷、升麻、干葛为引药；后廉太阳，羌活，防风；外廉少阳，柴胡、羌活；内廉厥阴，青皮、吴茱萸；内前廉太阴，苍术、白芍；内后廉少阴，独活、泽泻”。

《医宗金鉴·痿痹辨似》:“痿痹之证，今人多为一病，以其相类也。然痿病两足痿软不痛，痹病通身肢节疼痛。但观古人治痿，皆不用风药，则可知痿多虚，痹多实，而所因有另。

【证治分类】

	全身症状	舌脉症状	证机概要	治法	方药
寒湿腰痛	腰部冷痛，酸胀重着，转则不利，静卧痛势不减，寒冷、阴雨天发作或加重。	舌苔白腻，脉沉而迟缓。	寒湿留着，闭阻经脉。	散寒祛湿，温经通络。	甘姜苓术汤加减。
	全身症状	舌脉症状	证机概要	治法	方药
湿热腰痛	腰部疼痛，重着而灼热，暑湿阴雨天加重，身体困重，小便短赤。	舌苔黄腻，脉濡数。	湿热壅阻，经脉不畅。	清热利湿舒经通络	四妙丸加味。
瘀血腰痛	腰痛如锥刺或如折，痛有定处，日轻夜重，痛势轻者俯仰不利，重者不能转侧，痛处拒按，或伴血尿。病势急暴，突然发病者，多有闪挫跌打外伤史。	舌质紫暗，或有瘀斑，脉涩。	瘀血阻滞经脉，气血不通。	活血化瘀理气通络	身痛逐瘀汤、抵当汤加减。
肾虚腰痛	腰部酸软疼痛，绵绵不已，喜揉喜按，腿膝无力，遇劳更甚，卧则减轻，常反复发作。偏阳虚者，面色㿠白，怕冷，手足不温，少气乏力，偏阴虚者，面色潮红，心烦，口干咽燥，手足心热。	偏阳虚者，苔薄白，舌质淡润，脉沉细；偏阴虚者，舌红少苔，脉细数。	肾精不足，腰脊失养。	补肾益精。	滋养肾阴左归丸加减。温补肾阳右归丸加减。

【临证备要】

1.止痛药物应用。肢体关节疼痛是痹证的一个突出症状，其病机为经脉闭阻不通或筋脉失养，即所谓“不通则痛”和“不荣则痛”。临证当根据“标本虚实兼治”原则，在辨证用药的基础上，有针对性地选用具有止痛作用的药物，有助于提高临床疗效。祛风散寒止痛：适用于外感风寒之邪，痹阻经脉而致关节疼痛，通过辛温发散，温经散寒，达到祛邪通脉止痛作用，常用药物如羌活，独活、白芷、威灵仙、秦艽、细辛、川椒、桂枝等。祛风药物能发汗祛湿，多为辛温香燥之品，易伤阴耗血，用药当中病即止，阴血不足者当慎用或禁用。清热消肿止痛：主要适用于湿热蕴结，痹阻经络，流注关节，或热毒炽盛，脏腑气机失宣，热壅血瘀，导致关节疼痛、肿胀等，通过清热解毒药物祛除热毒之邪，达到祛邪止痛目的，常用药物如金银花、连翘、黄柏，丹皮、土茯苓、薏苡仁、泽泻、萆薢、木防己等。此类药物多苦寒，有伤阳败胃之弊，脾胃虚寒者当慎用。活血化瘀止痛：主要适用于瘀血阻滞筋脉引起关节疼痛，常用药物如丹参、红花，赤芍，三七、川芎，三棱，莪术、桃仁、水蛭等。此类药物易耗血动血，有出血倾向者当慎用。补虚止痛：适应于痹证日久，阴虚血少，筋脉失养，“不荣则痛”，常用药物如鸡血藤、当归、熟地、丹参，芍药、甘草等。此类药物多属甘味滋补之品，有腻滞脾胃，妨碍脾胃运化之弊，脾虚便溏者，宜配合健脾助运药物。搜风止痛法：适用于痹证久病入络，抽掣疼痛，肢体拘挛者，多用虫类搜风止痛药物，深入隧络，攻剔痼结之痰瘀，以通经达络止痛，常用药物如全蝎、蜈蚣，地龙、水蛭、穿山甲、白花蛇，乌梢蛇、露蜂房等。这些药物多偏辛温，作用较猛，也有一定毒性，故用量不可太大，不宜久服，中病即止：其中全蝎、蜈蚣二味可焙干研末吞服，既可减少药物用量，又能提高临床疗效。

2.辨病位用药。辨病位用药是根椐痹证的病位不同，在辨证的基础上有针对性地使用药物，以提高治疗效果。痹在上肢可选用片姜黄、羌活，桂枝以通经达络，祛风胜湿；下肢疼痛者可选用独活、川牛膝、木瓜以引药下行；痹证累及颈椎，出现颈部僵硬不适，疼痛，左右前后活动受限者，可选用葛根、伸筋草、桂枝、羌活以舒筋通络，祛风止痛；痹证腰部疼痛，僵硬，弯腰活动受限者，可选用桑寄生、杜仲、巴戟天，淫羊藿、广虫以补肾强腰，化瘀止痛；痹证两膝关节肿胀，或有积液者，可用土茯苓、车前子，薏苡仁，猫爪草以清热利湿，消肿止痛；痹证四肢小关节疼痛、肿胀、灼热者，可选用土贝母、猫眼草、蜂房，威灵仙以解毒散结，消肿止痛。

3.有毒中药的应用。在痹证的治疗中，风寒湿痹疼痛剧烈者，常用附子、川乌，草乌等祛风除湿，温经止痛的药物。此类药物生用毒性大，一般需经炮制，内服常用量为 5~12g，用量宜从小剂量开始递增，适量为度，不可久服。应用时可文火久煎，或与甘草同煎，有缓解毒性作用。服药后出现唇舌发麻、头晕、心悸，恶心、脉迟等中毒反应，即应停服，并用绿豆甘草汤频饮，无效或危重者，按药物中毒急救处理。

系统性红斑狼疮，强直性脊柱炎等疾病收到良好效果。本品有大毒，内服宜慎，常用 10~25g，并去皮根心，先煎 1 小时。雷公藤提取物临床效果佳。副作用主要是胃肠道反应、肝损害，白细胞及血小板减少、头昏、心悸、心律紊乱、女子闭经等，应注意观察。副作用明显时，应停用并对症处理，马前子苦寒，有大毒，功能强筋通络，消肿止痛。临床多用于风湿痹痛，肢体瘫痪。炮制后入丸散，内服 0.2~0.6g 大剂量 0.9g 品有大毒，不宜多服、久服。中毒反应为头昏头痛、烦躁不安、颈项强硬、角弓反张，甚则昏迷死亡。

4.“痛风”治疗。该病名中医文献早有记载，该病属痹证范畴，又称白虎历节，亦有认为属痛痹或风痹。西医“痛风”是指嘌呤代谢紊乱引起的尿酸过高并沉积于关节，软组织、骨骼、肾脏等处所致的疾病。临床多见下肢足趾关节红肿疼痛，常在夜间发作，久病可有关节畸形，临床可参照痹证内容辨证施治。朱丹溪《格致余编·痛风》提出：“彼病风者，大率因血受热，已自沸腾，其后或涉水，或立湿地，或偏取凉，或卧湿地，寒凉外搏，热血得寒，污浊凝涩，所以作痛，夜则痛甚，行于阴也。”认为本病是自身血分受热，再感风寒湿所发，与一般痹证先外受六淫不同，其描述与西医“痛风”相近。针对西医痛风病的病理特点，可使用凉血，清热、祛风、除湿泄浊等治法。此外，患者应注意控制食用高嘌呤食物，如动物内脏、鱼虾海味等，宜忌酒，避免吹风受寒及过度劳累。

第八节 腰 痛

【文 献】

《素问·脉要精微论篇》说:“腰者,肾之府,转摇不能,肾将惫矣”。

《素问·骨空论》说:“督脉为病,脊强反折。”

《金匮要略·五脏风寒积聚病脉证并治》说:“肾着之病,其人身体重,腰中冷,如坐水中,形如水状,反不渴,小便自利,饮食如故,病属下焦,身劳汗出,衣里冷湿,久久得之,腰以下冷痛,腹重如带五千钱,甘姜苓术汤主之。”是为寒湿内侵所致。

《杂病源流犀烛》指出:“肾虚,其本也;风、寒、湿、热、痰饮、气滞、血瘀、闪挫,其标也。或从标,或从本,贵无失其宜而已。”

李用粹《证治汇补·腰痛》云:“治惟补肾为先,而后随邪之所见者以施治。标急则治标,本急则治本。初痛宜疏邪滞、理经隧,久痛宜补真元、养血气。”

《景岳全书·腰痛》:“腰痛证凡悠悠戚戚,屡发不已者,肾之虚也;遇阴雨或久坐痛而重者,湿也;遇诸寒而痛,或喜暖而恶寒者,寒也;遇诸热而痛及喜寒而恶热者,热也;郁怒而痛者,气之滞也;忧愁思虑而痛者,气之虚也;劳动即痛者,肝肾之衰也。当辨其所因。”

《医宗必读·腰痛》:“《内经》言太阳腰痛者,外感六气也;言肾经腰痛者,内伤房欲也。假令作强伎巧之官,谨其闭蛰封藏之本,则州都之地,真气布护,虽六气苛毒,弗之能害。惟以欲竭其精,以耗散其真,则肾脏虚伤,膀胱之腑安能独足?于是六气乘虚侵犯太阳,故分别施治。有寒湿、有风、有热、有挫闪、有瘀血.有滞气、有痰积,皆标也。肾虚其本。”

《临证指南医案·腰腿足痛》龚商年按语:“夫内因治法,肾脏之阳有亏,则益火之本以消阴翳;肾脏之阴内夺,则壮水之源以制阳光。外因治法,寒湿伤阳者,用苦辛温,以通阳泻浊;湿郁生热者,用苦卒以胜湿通气。不内外因治法,劳役伤肾者,从先天后天同治;坠堕损伤者,辨伤之轻重与瘀之有无,或通或补。”

《医学心悟·腰痛》:“腰痛拘急,牵引腿足,脉浮弦者,风也;腰冷如冰,喜得热手熨,脉沉迟或紧者,寒也,并用独活汤主之。腰痛如坐水中,身体沉重,腰间如带重物,脉濡细者,湿也,苍白二陈汤加独活主之。若腰重疼痛,腰间发热,痿软无力,脉弦数者,湿热也,恐成痿证,前方加黄柏主之。若因闪挫跌仆,瘀积于内,转侧如刀锥之刺,大便黑色,脉涩,或芤者,瘀血也,泽兰汤主之。走注刺痛,忽聚忽散,脉弦急者,气滞也,橘核丸主之。腰间肿,按之濡软不痛,脉滑者,痰也,二陈汤加白术、萆薢,白芥子,竹沥、姜汁主之。腰痛似脱,重按稍止,脉细弱无力者,虚也,六君子汤加杜仲,续断主之。若兼阴冷,更佐以八味丸。大抵腰痛,悉属肾虚,既夹邪气,必须祛邪。如无外邪,则唯补肾而已。”

【临证备要】

1.善用活血化瘀药物。活血化瘀药可用于腰痛的不同证型,但疾病不同的阶段,所选取的药物和用量应有别。初发急性期,常选用小剂量的当归、川芎,养血和血,温通血脉;病情相对缓解期,可加重活血化瘀药物的剂量与作用;腰痛日久、屡次复发者,可活血化瘀配合搜风通络的药物,如桃仁、红花、三七,莪术、虻虫、水蛭、蜂房,全蝎,蜈蚣等。

2.重视原发疾病的针对性治疗。腰痛的病因很多,外感,内伤、跌仆闪挫均属常见,腰痛又与许多疾病相关,因此临床既要辨证治疗,还要针对原发疾病,采用不同的治疗方法。如泌尿系统的感染、结石可引起腰痛，治疗可参考淋证等节，采用清热通淋排石治法；肝胆系统疾病、骨伤科疾病、妇科生殖系统疾病等，也可累及腰部，引起疼痛，治疗时首先应考虑原发疾病的治疗，切忌腰痛治腰，以免贻误病情。

3.临证强调综合治疗。根据病情选用牵拉复位、推拿，针灸、拔罐、理疗、穴位注射、药物外敷，中药离子透入等方法，有助于疾病的治疗与康复。寒湿腰痛、肾虚腰痛、瘀血腰痛在内服药物的基础上，可配合熨法治疗，如将肉桂，吴萸、葱头、花椒四味捣匀，炒热，以绢帕裹包熨痛处，冷则再炒熨之，外用阿魏膏贴之，可提高治疗效果。

【证治分类】

	全身症状	舌脉症状	证机概要	治法	方药
气郁痰瘀	胸膈痞闷，善太息，神疲乏力，脘腹胀满，或胀痛不适，或隐痛或刺痛，纳呆食少，便溏或呕血、黑便，或咳嗽咳痰，痰质稠黏，痰白或黄白相兼。	舌苔薄腻，质暗隐紫，脉弦或细涩。	气机郁滞，痰瘀交阻。	行气解郁，化痰祛瘀。	越鞠丸合化积丸加减。
毒热壅盛	局部肿块灼热疼痛，发热，口咽干燥，心烦寐差，或热势壮盛，久稽不退，咳嗽无痰或少痰，或痰中带血，甚则咳血不止，胸痛或腰酸背痛，小便短赤，大便秘结或便溏泄泻。	舌质红，舌苔黄腻或薄黄少津，脉细数或弦细数。	热邪炽盛，热盛酿毒。	清热解毒，抗癌散结。	犀角地黄汤合犀黄丸加减。
湿热郁毒	时有发热，恶心，胸闷，口干口苦，心烦易怒，胁痛或腹部阵痛，身黄，目黄，尿黄，便中带血或黏液脓血便，里急后重，或大便干稀不调，肛门灼热。	舌质红，苔黄腻，脉弦滑或滑数。	湿邪化热，湿热蕴毒。	清热利湿，泻火解毒。	龙胆泻肝汤合五味消毒饮加减。
瘀毒内阻	面色晦暗，或肌肤甲错，胸痛或腰腹疼痛，痛有定处，如锥如刺，痰中带血或尿血，血色暗红，口唇紫暗。	舌质暗或有瘀点、瘀斑，苔薄或薄白，脉涩或细弦或细涩。	瘀血蓄结，壅阻气机。	活血化瘀，理气散结。	血府逐瘀汤或膈下逐瘀汤加减。
阴伤气耗	口咽干燥，盗汗，头晕耳鸣，视物昏花，五心烦热，腰膝酸软，乏力，纳差，腹痛隐隐，大便秘结或溏烂。	舌质淡红少苔，脉细数或细。	脏腑阴伤，气阴两虚。	益气养阴，扶正抗癌。	生脉地黄汤加减。
气血双亏	形体消瘦，面色无华，唇甲色淡，气短乏力，动辄尤甚，伴头昏心悸，目眩眼花，动则多汗，口干舌燥，纳呆食少。	舌质红或淡，脉细或细弱。	久病伤正，气虚血亏。	益气养血，扶正抗癌。	十全大补汤加减。

（刘华伟）

第四章　疼痛的针灸治疗

第一节　针灸镇痛的原理

针灸治疗在中国有漫长的历史。最初阶段的针灸治疗，是在疼痛的局部取穴进行针刺和艾灸，即《灵枢·经筋》所云“以痛为输”；此外，还可以找一些感到舒服的部位进行针刺和艾灸，即所说的“以手疾按之，快然乃刺之”《灵枢·五邪》。古代针灸与推拿结合应用，针前的取穴和去针之后都要进行按摩，如《灵枢·杂病》云：“按已刺，按之立已”意思是说，先按压再针刺，针刺后要再按压，病痛就能止住。按压的过程也能出现气行的现象，如《素问·调经论》云：“按摩勿释，著针勿斥，移气于足，神气乃能复。”与此同时，针灸镇痛的理论便日渐完善。《素问·举痛论》云：“寒气客于背俞之脉，则脉泣；脉泣则血虚，血虚则痛，其输注于心，故相引而痛。寒气客于背俞之脉，则脉泣；脉泣则血虚，血虚则痛，其输注于心，故相引而痛，按之则热气至，热气至则痛止矣。按之则热气至，热气至则痛止矣。”这段文字提到了“不通则痛，痛则不通”的基本病理变化和“寒则热之”的治疗方法。《医宗金鉴》亦有述：“盖一身之骨体，既非一致，而十二经筋之罗列序属，又各不同，故必素知体相，识其部位，一旦临症，机触于外，巧生于内，手随心转，法从手出……法之所施，使患者不知其苦，方称之为手法也……”说明针刺临床效果与医者的手法密切相关。

针灸可以治疗神经、内分泌、免疫、循环、消化、呼吸、泌尿、生殖、血液、感觉、运动等系统的疾病约 300 余种，并随着临床应用的扩展，针灸治疗的有效病证在不断增加。针灸的临床有效性正在被世界多国接受或成为医疗方法之一被推广应用。1996 年世界卫生组织（WHO）制定了针灸临床研究规范在全世界推广的战略。2002 年将 1979 年推荐的 43 种针灸治疗适应症更新为 4 类 107 种病证。

针灸作用的三个主要方面，即镇痛作用、免疫调节作用和对脏腑器官功能的调节作用，实质上三者都是调节功能的结果。调节作用是针灸最本质的作用，针灸是通过调节人体功能而治疗疾病的。尽管没有用药物，但针灸腧穴可在体内出现类似药理学的过程，它是针灸调节功能作用，治疗疾病的生理学基础。针灸的作用从传统的角度一般归纳为扶正祛邪、疏通经络和协调阴阳，也可以说是通过前两者而起协调阴阳的作用。《灵枢·根结》云：“用针之要，在于知调阴与阳。”这是从中医学角度对针灸调节作用的总结。

针灸的调节作用具有整体性和双向性特点。

整体性表现在针灸腧穴可在不同水平上同时对机体多个器官、系统正常或异常的功能产生影响。双向性表现在针灸相同腧穴施用相同术式的条件下，可对向相反方向偏离的功能产生反向性的调节作用。作为非药物疗法的针灸，治病既可产生疗效，又不引起毒副反应，除操作不当性伤害外，一般不对机体造成损害；既可纠正异常的功能状态，又不会干扰正常的生理机能。

针灸效应具有广泛性。但对其机理的了解，到目前为止，除针麻外，有关针灸治疗其它疾病的令人信服的实验结果还很少。以电生理技术为例，任何一个核团的神经元对针刺穴位的反应都无一例外的呈现兴奋、抑制和无反应三种情形，而且三者的比例还基本相同，这很难解释针刺的治疗作用。大多数研究者采用损毁某一核团或在该处注射化学物质，观察针灸对某一内脏器官疾患的作用，以此判断该核团在针灸调整过程中的作用。这种方法本身存在不少缺陷，有些结果还自相矛盾。尽管如此，研究者仍在不断尝试各种新的研究方法。针刺镇痛是一个整体综合作用，是神经各部功能及体液各系统之间，密切联系、相互制约、相互促进、相互激发而形成的镇痛机制。

针刺镇痛的作用机制目前还在探索阶段，从宏观上说，与个体差异、心理因素、穴位特异性、针刺是否得气、针刺时间和刺激参数等有关。从局部上说，针刺镇痛涉及整个神经系统。针刺实施时脊髓进行初步处理、诠释；脑干负责其信息的整理；丘脑部分、边缘系统及其核团在加强针刺镇痛和控制镇痛之间起协调作用；大脑皮层对针刺镇痛有兴奋、抑制和保持动态平衡的作用。还有人认为，人体内存在着一条针刺镇痛的神经内分泌免疫调节环路，其中神经系统起主导作用，内分泌、免疫系统对其具有一定的调节作用。针刺镇痛是神经、内分泌、免疫系统共同作用的结果。此外研究发现，针刺镇痛在作用过程中涉及许多递质，其中除了神经递质以外，还有一些氨基酸、蛋白质和游离钙离子参与。具有针刺镇痛效应的神经递质主要有5-羟色胺、脑内吗啡类物质、乙酰胆碱、部分脑肠肽、降钙素基因相关肽；阻碍针刺镇痛的神经递质有儿茶酚胺类（包括多巴胺和去甲肾上腺素）γ-氨基丁酸，一些脑肠肽，如胆囊收缩素（CCK-8）；还有一些物质在针刺镇痛中因参与部位的不同有两种作用机制，如可以通过针刺导致内源性阿片肽抑制P物质（substance P）释放而产生镇痛作用，也可以通过针刺增加P物质的释放而镇痛。研究显示，针刺可通过降低脊髓兴奋性氨基酸的含量及N-甲基-D-天冬氨酸受体（NMDA受体）的表达，抑制中枢敏感化的产生，减缓痛觉过敏的形成，从而达到镇痛的效应。通过实验观察某些缝隙连接蛋白质参与针刺镇痛反应，实验通过敲除缝隙连接蛋白Cx43基因可以部分抑制针刺镇痛效应，提示Cx43与针刺镇痛效应具有一定的相关性。

第二节　常见疼痛的针灸治疗

一、头痛

偏正头风：百会、前顶、神庭、上星、丝竹空、风池、合谷、攒竹、头维（《针灸大成》。

脑痛：上星、风池、脑空、天柱、少海（《针灸大成》）。

头风头痛：百会、上星（三壮）、囟会、神庭（三壮）、曲差、后顶、率谷、风池、天柱、上穴择灸一处即可愈（《图翼·针灸要览》）。

偏正头痛：脑空、风池、列缺、太渊、合谷、解溪、上穴均用灸法（《神灸经纶》）。

偏正头痛及两额角痛：后溪、头临注、丝竹空、太阳、列缺、合谷（《针灸大全》）。

1.外感头痛

处方：风池　百会　太阳　合谷　列缺　后溪

治法：取三阳经穴为主。针刺泻法。

随证选穴：前头痛加上星、阳白、解溪；偏头痛加率谷、外关；后头痛加天柱、玉枕、束骨，头顶痛加百会、四神聪、太冲；风热者加大椎、曲池，风湿者加阴陵泉、丰隆、头维；风寒者加用灸法。

2.内伤头痛

（1）肝阳上亢：

处方：风池　颔厌　太冲　侠溪　三阴交

治法：取足厥明、少阳经穴为主。针刺泻法。

随证选穴:胁痛口苦者加阳陵泉;睡眠不宁者加内关。

(2)肾精亏损:

处方:百会 脑空 肾俞 悬钟 太溪

治法:取背俞使足少阴经穴为主。针刺补法。

随证选穴:腰痛痠软者加腰眼;遗精带下者加关元、三阴交;少寐者加神门、心俞。

(3)气血亏虚:

处方:百会 心俞 脾俞 足三里 三阴交

治法:取督脉、足阳明、太阴经穴及背俞为主。针刺补法,并灸。

随证选穴:心悸怔忡者加神门、大陵;食欲不振者加中脘。

(4)痰浊头痛:

处方:头维 太阳 中脘 合谷 丰隆

治法:取任脉、足阳明经穴为主。针刺泻法。

随证选穴:胸闷者加膻中,呕恶者加内关。

(5)瘀血头痛:

处方:头部阿是穴 膈俞 合谷 三阴交

治法:取手阳明、足太阴经穴和阿是穴为主。补泻兼施。

随证选穴:眉棱骨痛加攒竹,偏头痛加太阳透率谷,后头痛加天柱、玉枕,头顶痛加四神聪。

二、面痛

两眉角痛木已:后溪、攒竹、阳白、印堂、合谷、头维(《针灸大全》)。

处方:四白 下关 太阳 合谷 太冲

治法;取阳明、厥阴经穴为主。针刺泻法,虚证用补法,寒证用灸法。

随证选穴:额部痛者加攒竹、阳白、头维、后溪;上颌痛者加颧髎、四白、上关、迎居;下颌痛者加承浆、颊车、翳风、内庭;感受风寒者加风池、风府;肝胃火盛者加内庭、阳陵泉、蠡沟、大陵;阴虚火旺者加照海、三阴交。

三、痹证

风痹不仁:天井、尺泽、少海、阳辅、中渚、环跳、太冲(《神灸经纶》)。

风痹:天井、尺泽、少海、委中、阳辅(《针灸大成》)。

腿膝冷痹、鹤膝风:阳陵泉、环跳、风市(《神灸经纶》)。

处方如下:

肩部:肩髃 肩髎 臑俞 合谷 外关 后溪

肘部:曲池 尺泽 天井 外关 合谷

腕部:阳池 外关 阳溪 腕骨

背脊:水沟 身柱 命门 腰阳关

髀部:环跳 居髎 悬钟 阳陵泉 委中

膝部:膝眼 梁丘 阳陵泉 阴陵泉 膝阳关

踝部:申脉 照海 昆仑 丘墟 解溪

行痹:风池 风府 膈俞 血海 三阴交

痛痹:肾俞 命门 关元 神阙

着痹:足三里 阴陵泉 商丘

热痹:大椎 曲池

治法:根据痹证性质、发病部位、治法以局部取穴、循经取穴和按病证取穴为主,辅以阿是穴。行痹、热痹用毫针浅刺泻法,也可用皮肤针叩刺,痛痹深刺多留针,多灸,或温针灸,藏隔姜灸;着痹针灸并施,或采用温针、皮肤针、拔火罐。

四、漏肩风

臂痛不举:肩井、肩髃、渊液、曲池、曲泽、后溪、太渊(《类经图翼》)。

肩痛累月,肩节如胶连接不能举,取肩下腋上,兼刺筋结处(《针灸集成》)。

肩痹痛,取肩髃,天井、曲池、阳谷、关冲(《神应经》)。

肩臂痛不得上头,取肩髃、腕骨、肩臂痠重,取支沟、关冲、天宗,肩臂颈项痛,取涌泉;肩臂不得屈伸,取巨骨(《证治准绳》)。

处方:肩髃 肩贞 臂臑 曲池 合谷 条口

治法:取手三阳经穴为主。针剂泻法,并可配用灸法。

随证选穴:风胜者加风池、外关、列缺,寒胜者加温针灸或隔姜灸肩髎、臑俞、湿胜者加阴陵泉、足三里;证属太阴经者加尺泽、阴陵泉;证属阳明、少阳经者,加足三里、阳陵泉;证属太阳经者,加后溪、条口透承山。

五、腰痛

寒湿腰痛,灸腰俞;闪着腰痛及本脏气虚,针气海(《摘英集》)。

挫闪腰胁痛,取尺泽、曲池、合谷、手三里、阴陵、阴交、行间、足三里(《神应经》)。

肾虚腰痛,举动艰难,取足临泣、肾俞、脊中、委中(《针灸大全》)。

腰痛,血滞于下,委中刺出血,仍灸肾俞、昆仑(《丹溪心法》)。

处方:肾俞 腰阳关 阿是穴 委中

治法:取足太阳、督脉经穴为主。根据证候虚实,酌用毫针补泻,或平补平泻,或针灸并用。

寒湿者配命门、阴陵泉;劳损者配膈俞、水沟、次髎;肾虚者配命门、志室、飞扬、太溪。

六、胁痛

胁肋胀痛,膈俞、章门七壮,阳陵泉,丘墟三壮(《类经图翼·针灸要览》)。

胸胁痛:天井、支沟、间使、大陵、三里、太白、丘墟、阳辅,胁痛:阳谷、腕骨、支沟、膈俞、申脉;胁肋疼痛:支沟、章门、外关,复刺行间(泻肝经,治怒气)、中封、期门(治伤寒后胁痛)、阳陵泉(《针灸大成》)。

1.肝气郁结:

处方:期门 内关 太冲 阳陵泉

治法,取手足厥阴经穴为主。针刺平补平泻。

随证选穴:胸闷者配膻中;食欲不振者配足三里、中脘。

2.瘀血停着:

处方:大包 支沟 太冲 膈俞 三阴交

治法:取足厥阴、手少阳经穴为主。针刺泻法。

随证选穴:有明显痛点者可取阿是穴。

3.湿热蕴结:

处方:期门 日月 支沟 阳陵泉 阴陵泉

治法:取手足少阳,足太阴经穴为主。针刺泻法。

随证选穴：热重者配大椎；恶心呕吐者配中脘、足三里。

4.肝血不足：

处方：肝俞　肾俞　期门　三阴交　足三里

治法：取背俞及足太阴经穴为主。针刺补法。

七、胃痛

胃脘痛：膈俞、脾俞、胃俞、内关、阳辅、商丘、均灸（《神灸经纶》）。

胃病：太渊、鱼际、三里、肾俞、肺俞、胃俞、两乳下（各一寸，各二十一壮）（《针灸大成》）。

脾胃虚冷，呕吐不已，内关、内庭、中脘、气海、公孙（《神灸大全》）。

中脘停食，疼刺不已：解溪、中脘、三里、公孙（《针灸大全》）。

1.实证：

处方：中脘　足三里　内关　公孙

治法：取胃之募穴、合穴、手足厥阴和足太阴经穴，均用泻法，寒证加灸。

随证选穴：痛甚加梁丘；胁痛加阳陵泉；气滞重者加膻中；肝气犯胃加太冲；气滞血瘀加膈俞、肝俞。

2.虚证：

处方：脾俞　胃俞　中脘　章门　足三里　三阴交

治法：取背俞穴及足太阴、任脉经穴为主，毫针刺用补法，脾胃虚寒者加艾灸。

随证选穴：脾胃虚寒加气海，胃阴不足加照海；胃中有灼热感加内庭；便血加血海；吐血加郄门。

八、腹痛

绕脐痛，大肠病也，水分、天枢、阴交、足三里（《类经图翼》）。

侠脐而痛，上冲心痛，灸天枢（《灸法秘传》）。

腹内疼痛：内关、三里、中脘，如不愈，复刺后穴：关元，水分，天枢（《针灸大成》）。

肠鸣腹痛，取温溜、足三里、陷谷、漏谷、阳纲、上廉、太白、督俞。肠鸣痛，取三阴交、公孙（《针灸经验方》）。

1.寒邪内积：

处方：中脘　足三里　大横　公孙　合谷

治法：取任脉和足太阴、手足阳明经穴。针用泻法，加灸。

随证选穴：泄泻、肢冷加神阙隔盐艾炷灸。

2.饮食停滞：

处方：下脘　天枢　气海　足三里　内庭

治法：取任脉、足阳明经穴。针用泻法。

随证选穴：口渴加内庭，吞酸加阳陵泉。

3.肝郁气滞：

处方：膻中　内关　气海　阳陵泉　足三里　太冲

治法：取手足厥阴、阳明经穴为主。针剂平补平泻法。

随证选穴：胁痛加期门；上腹痛加中脘；脐腹痛加气海、下脘。

4.阳虚腹痛：

处方：脾俞　胃俞　中脘　章门　气海　足三里

治法：取俞募及任脉经穴为主，针刺补法，并灸。

九、痛经

女人经水正行，头晕，少腹痛，照海、阳交、内庭、合谷(《针灸大成》)。

经行头晕少腹痛：内庭(《神灸经纶》)。

1.寒湿凝滞：

处方：中极　地机　水道

治法：取任脉、足太阴经穴为主。针灸并用。

随证选穴：腹痛连腰者加命门、肾俞；剧痛加次髎、归来。

2.肝郁气滞：

处方：气海　太冲　三阴交

治法：取任脉、足厥阴经穴为主。针刺用泻法。

随证选穴：腹胀满加天枢、气穴、地机；胁痛加阳陵泉、光明；胸闷加内关。

3.肝肾亏损：

处方：关元　肝俞　肾俞　照海　足三里

治法：取任脉、背俞、足少阴经穴为主。针刺补法。

随证选穴：头晕耳鸣者可加太溪；腰膝痠痛加肾俞、腰眼。

十、肠痛

肠痛：屈两肘，灸肘尖锐骨各百壮(《千金方》)。

肠痈痛：太白、陷谷、大肠俞(《针灸大成》)。

处方；天枢　上巨虚　阑尾　合谷

治法：取手足阳明经穴为主。针刺泻法，留针40~60分钟，一般每日治疗1~2次，重症患者每隔4小时针治1次。

随证选穴：发热者加大椎、曲池；绕脐痛或腹皮拘急者加气海、腹结，恶心呕吐者加内关。

十一、落枕

颈项强不可俯仰，刺足太阳京骨、大杼；挫伤项强，不能回顾，取少商、承浆、后溪、委中(《玉龙经》)。

颈项拘急引肩背痛，取后溪、承浆、百会、肩井、中渚(《针灸大全》)。

处方：大椎　阿是穴　后溪　落枕穴　悬钟

治法：取督脉、手足太阳、少阳经穴为主。针刺泻法，针后加灸，或拔火罐。

随证选穴，病及太阳经者加天柱、大杼、肩外俞、昆仑、列缺，病及少阳经者加风池、翳风、外关。

十二、牙痛

上牙痛：人中、太渊、吕细，灸臂上起肉中，五壮。下牙痛：龙玄(在侧腕交叉脉)、承浆、合谷，腕上五寸，两筋中间，灸五壮(《针灸大全》)。

肾虚牙痛出血不止：颊车、合谷、足三里、太溪(《类经图翼》)。

1.胃火牙痛：

处方：下关　内庭　颊车　合谷

治法：取手足阳明经穴为主，针用泻法。

2.风火牙痛：

处方：下关　大椎　合谷　外关　颊车

治法：取手足阳明、督脉经穴为主，针用泻法。

3.肾虚牙痛：

处方:太溪　行间　合谷　颊车　下关

治法:取手足阳明、足少阴,足厥阴经穴为主,针用补泻兼施法。

十三、咽喉肿痛

喉痹:完骨及天容、气舍、天鼎、尺泽、合谷、商阳、中渚、前谷、商丘、然谷、阳交悉主之(《针灸甲乙经》)。

喉痹咽如梗,三间主之(《针灸甲乙经》)。

涌泉、然谷主喉痹哽咽寒热(《千金方》)。

咽喉肿痛,闭塞,水粒不下:合谷、少商,兼以三棱针刺手大指背头节上甲根下,排刺三针(《针灸大成》)。

单娥:少商、合谷、廉泉(《针灸大成》)。

咽喉肿痛:阳溪、少海、液门(《神灸经纶》)。

1.外感风热:

处方:少商　合谷　尺泽　曲池

治法:取手太阴、手阳明经穴为主。针用泻法。

2.胃中实火:

处方:商阳　内庭　天突　尺泽

治法:取手足阳明经穴为主,针用泻法。

3.肾阴亏耗:

处方:太溪　照海　鱼际

治法:取足少阴、手太阴经穴为主,平补平泻。

十四、急性疼痛

厥头痛,面若肿起而烦心,取之足阳明太阴。厥头痛,头脉痛,心悲,善泣,视头动脉反盛者,刺尽去血,后调足厥阴。

厥头痛,贞贞头重而痛,写头上五行,行五,先取手少阴,后取足少阴。厥头痛,意善忘,按之不得,取头面左右动脉,后取足太阴。

厥头痛,项先痛,腰脊为应,先取天柱,后取足太阳。厥头痛,头痛甚,耳前后脉涌有热,泻出其血,后取足少阳。

真头痛,头痛甚,脑尽痛,手足寒至节,死不治。

头痛不可取于腧者,有所击堕,恶血在于内,若肉伤,痛未已,可则刺,不可远取也。头痛不可刺者,大痹为恶,日作者,可令少愈,不可已。头半寒痛,先取手少阳阳明,后取足少阳阳明。

厥心痛,与背相控,善瘈,如从后触其心,伛偻者,肾心痛也,先取京骨、昆仑,发狂不已,取然谷。厥心痛,腹胀胸满,心尤痛甚,胃心痛也,取之大都、太白。

厥心痛,痛如以锥针刺其心,心痛甚者,脾心痛也,取之然谷、太溪。

厥心痛,色苍苍如死状,终日不得太息,肝心痛也,取之行间、太冲。

厥心痛,卧若徒居,心痛间,动作痛益甚,色不变,肺心痛也,取之鱼际、太渊。

真心痛,手足清至节,心痛甚,日发夕死,夕发旦死。心痛不可刺者,中有盛聚,不可取于腧。

肠中有虫瘕及蛟蛕,皆不可取以小针;心肠痛,憹作痛,肿聚,往來上下行,痛有休止,腹热喜渴涎出者,是蛟蛕也。以手聚按而坚持之,无令得移,以大针刺之,久持之,虫不动,乃出针也。恐腹浓痛,形中上者。

耳聋无闻，取耳中；耳鸣，取耳前动脉；耳痛不可刺者，耳中有脓，若有干聍聊，耳无闻也；耳聋取手小指次指爪甲上与肉交者，先取手，后取足；耳鸣取手中指爪甲上，左取右，右取左，先取手，后取足。

足髀不可举，侧而取之，在枢合中，以员利针，大针不可刺。病注下血，取曲泉。

风痹淫砾，病不可已者，足如履冰，时如入汤中，股胫淫砾，烦心头痛，时呕时悗，眩已汗出，久则目眩，悲以喜恐，短气，不乐，不出三年死也。(《灵枢·厥病》)。

胁肋疼痛：支沟、章门、外关。复刺后穴：行间、中封、期门、阳陵泉(《针灸大成》)。

胃脘痛：太渊、鱼际、三里、两乳下(各一寸、各三十壮)、膈俞、胃俞、肾俞(随年壮)(《针灸大成》)。

肠痈痛：太白、陷谷、大肠俞(《针灸大成》)。

绕脐痛：大肠病也。水分、天枢、阴交、足三里(《类经图翼》)。

胸痛如刺，手卒青：间使、内关、下三里、支沟、太溪、少冲、膈俞(七壮)(《针灸集成》)。

淋痛：列缺、中封，膈俞、肾俞、气海、石门、间使、三阴交、复溜、涌泉(《神灸经纶》)。

1.心痛：

处方：膻中　心俞　内关

配穴：厥阴俞、郄门、足三里。

治法：取任脉、膀胱经、手厥阴经穴为主，针用泻法。

2.胆痛：

处方：阳陵泉　日月　中脘

配穴：胆俞、太冲、足三里。

治法：宜取足少阳、厥阴经穴为主，针用泻法。

3.蛔厥：

处方：迎香　阳陵泉

治法：取手阳明、足少阳经穴为主，针用泻法。

4.胃疼：

处方：中脘　足三里

配穴；内关、阳陵泉。

治法：取足阳明、手厥阴、足少阳经穴为主。针用泻法，酌用灸法。

5.腹痛：

处方：天枢　中脘　足三里

配穴：气海、合谷。

治法：取任脉、手足阳明经穴为主，针用泻法。

6.肾痛：

处方：肾俞　照海　太溪

配穴：中极、委阳、三阴交、京门。

治法：取任脉、足少阴、太阳经穴为主。针用泻法，酌用灸法。

(刘华伟)

第五章　中医对癌症疼痛的探索

第一节　癌症疼痛的病因病机

一、癌证的历史沿革

相传，古人造字的时候，“癌”字是按照鬼的脸谱勾画出来的，至今，人们还是望而生畏，谈癌色变。另一种传说是，“癌”字由“广”、“品”、“山”三部分组成，意思是，品山的病(广)——死症。当然，医学发展到今天，癌症并非就等于死亡。但，癌造成的死亡率还是居高不下。

早在殷虚甲骨文中就记有“癌”的病名。《周礼》一书中，详细地记述了当时医学分科情况，“凡民之有疾者，分而治之”。其中设有“疡知”专科，“掌管肿疡、溃疡、金疡、折疡”等病的治疗。当然，根据资料分析，这里所说的“肿疡”中，无疑地包括了某些体表性癌瘤在内，诸如皮肤癌、乳癌、甲状腺癌、阴茎癌、口腔癌、淋巴肉瘤等，正因为如此，在历史上受中医影响较大的日本、朝鲜、越南等，至今称癌瘤为“肿疡”。《山海经》中，载有治疗瘿瘤的药物，如海藻、昆布等，这些药物至今仍为临床所常用。《晋书》中，有“初帝国有大瘤疾，使医割之”的记述，这是祖国医学文献中应用于手术治疗肿瘤的最早记录。

《黄帝内经》，对肿瘤的病因、病理、病名以及症状，均有较为详细的记载，提出了肿瘤的发生，与阴阳失调、饮食因素、正虚不足以及情志不畅等诸因素有着密切关系。如《灵枢·九针论》说：“四时八风之客于经络之中，为痼病者也。”在《素问·异法方宜论》就曾明确论断多食肥甘厚味对人体的危害，：“东方之域，天地之所始生也。鱼盐之地，海滨傍水，其民食鱼而嗜咸，皆安其处，美其食。鱼者使人热中，盐者胜血，故其民皆黑色疏理，其病皆为痈疡，其治宜砭石。”并且根据肿瘤所在部位与症状的不同而有“筋瘤”、“膈”、“肠蕈”、“石瘕”、“昔瘤”、“骨疽”、“肉疽”等病名。

唐代《晋书》中说：“初帝目有瘤疾，使医割之”为我国手术治疗癌病的最早记载。

宋朝东轩居士著《卫济宝书》说：“癌疾初发，却无头绪，只是内热痛……”是第一次使用“癌”字的古医籍。元代朱震亨在《丹溪心法》中也详细描述了癌症的病因及证候。至明代已开始以“癌”字统称恶性肿瘤，如《外科启云》在“论癌发”中提出：“初起时不寒热疼痛，紫黑色不破，黑面先自黑烂，三十岁以后不慎房事积热所至，四十岁以上，血污气衰，厚味过所生，十全一二，皮黑者难治必死。在文献中还可见到，古人习惯上将癌用“岩。字代替。这是因为古以岩、癌字意同而通用。如杨土瀛在《仁斋直指附遗方论》中指出：“癌者，上高下低，如岩穴之关，颗累垂。……毒根深藏，穿孔透里，男子多发于腹，女子则多发于乳……”认识到，癌瘤者，临床上多呈坚硬固定的实性肿块，表面高低不平，如‘岩穴“之状，故名之。

中医古籍对一些癌病的临床表现、病因病机、治疗、预后、预防等均有所记载,至今仍有重要的参考价值。如《素问·玉机真脏论》说:“大骨枯槁,大肉陷下,胸中气满,喘息不便,内痛引肩项,身热,脱肉破䐃,真脏见,十月之内死。”所述症状类似肺癌晚期临床表现,并明确指出预后不良。清·祁坤《外科大成·论痔漏》说:“锁肛痔,肛门内外如竹节锁紧,形如海蜇,里急后重,便粪细而带扁,时流臭水,此无治法。”上述症状的描述与直肠癌基本相符。对癌病的病因病机多认为是由于阴阳失调,七情郁结,脏腑受损等原因,导致气滞血瘀,久则成为“癥瘕”、“积聚”。如《诸病源候论·积聚病诸候》说:“诸脏受邪,初未能成积聚,留滞不去,乃成积聚”。关于癌病的治疗,中医学著作中论述更多,有内治与外治,单方与复方,药物与手术等丰富多彩的治疗方法。

二、张景岳对癌症治疗的启发

张景岳是明代医学巨匠之一,为易水学派较有成就的代表人物。得朱震亨、张元素、李杲真传,对中医癌证辨证论治颇多发挥,在中医癌证学术史上有极其重要的地位,对后世中医辨证论治起着承前启后的作用。《景岳全书·积聚》说:“凡积聚之治,如经之云者,亦既尽矣。然欲总其要,不过四法,曰攻,曰消,曰散,曰补,四者而已。”对积聚之治法作了高度概括。张景岳的学术思想可概括如下:

致癌之由,先因正虚。张景岳说:“但使元气无伤,何虞衰败?元气既损,贵在复之而已。常见今人之病,亦惟元气有伤,而后邪气得以犯之。”张氏谓:“经曰虚邪之风,与其身形,两虚相得,乃客其形。信乎?致积之由,多由于此。”

正气之虚,本在命门。张景岳说:“可见天之大宝,只此一丸红日,人之大宝,只此一息真阳。凡阳气不充,则生意不广,故阳惟畏其衰,阴惟畏其盛。非阴能自盛也,阳衰则阴盛矣。凡万物之生由乎阳,万物之死亦由于阳。非阳能死万物,阳来则生,阳去则死矣。”

致虚之故,皆因调摄。张景岳认为,致虚之故虽多,但调摄失宜却是诸因素中最重要的。如他在论述噎膈病因时说:“噎膈一证,必以忧愁思虑,积劳积郁,或酒色过度,损伤而成。盖忧伤过度则气结,气结则施化不行;酒色过度则伤阴,阴伤则精血枯涸。气结则噎膈病于上,精血枯涸则燥结病于下……矧少年少见此证,而惟中衰耗伤者多有之,此其为虚为实,概可知矣。”

成癌之机,虚实杂合。正虚虽是癌证发病的主要因素之一,但成癌之机,却是虚实多因素共同作用的复杂结合。在论积聚时说:“块乃有形之物,癌与食积死血而成也。”在论述与今之肝癌相似的阴黄证时,他又说:“阴黄证则全非湿热,而总由血气之败。盖气不生血所以血败,血不华色所以色败……阴黄证多由内伤不足,不可以黄为意,专用清利。”

治癌大法,攻补兼施。张景岳在癌症成因中,既重视正虚,又重邪实。其学术渊源,于丹溪、东垣为宗。故在论治癌证时,虽有攻、消、补、散诸法,但各法之中,俱兼具攻补之意。如论积聚之治时,他说:“凡积聚之治……不过四法,曰攻、曰消、曰散、曰补……治积之要,在知攻补之宜。而攻补之宜,当于孰缓孰急中辨之。凡积聚未久而元气未损者,治不宜缓,盖缓之则养成其势反以难制,此其所急在积,速攻可也;若积聚渐久,元气日虚,此而攻之,则积气本远,攻不易及,胃气切近,先受其伤,愈攻愈虚。”故积术丸中,有枳实之消削,又有白术之扶脾;又如治痞积之千金大硝石丸,除硝石、大黄消瘀化积外,又用人参、甘草扶正;再如消积聚之陈米三棱丸,以陈米与巴豆同炒后去巴豆,才加入陈皮、三棱、砂仁、麦芽、木香为丸,亦取陈米之健脾护正。他如治心腹积聚症、癖、痞块之局方温白丸(川乌、皂角、吴萸、菖蒲、柴胡、桔梗、厚朴、紫菀、人参、黄连、茯苓、干姜、肉桂、川椒、巴豆霜),即令新病体质壮实,可受攻伐之人。张氏用药亦十分谨慎,强调中病即止,速战速决,免伤正气。据此可看出张氏攻补兼施的主导思想

三、癌症疼痛的病因病机

癌症是发生于五脏六腑、四肢百骸的一类恶性疾病。多由于正气内虚，感受邪毒，情志怫郁，饮食损伤，宿有旧疾等因素，使脏腑功能失调，气血津液运行失常，产生气滞、血瘀、痰凝、湿浊、热毒等病理变化，蕴结于脏腑组织，相互搏结，日久积渐而成的一类恶性疾病。

病理属性总属本虚标实。多是因虚而得病，因虚而致实，是一种全身属虚，局部属实的疾病。初期邪盛而正虚不显，故以气滞、血瘀、痰结、湿聚、热毒等实证为主。中晚期由于癌瘤耗伤人体气血津液，故多出现气血亏虚、阴阳两虚等病机转变，由于邪愈盛而正愈虚，本虚标实，病变错综复杂，病势日益深重。不同的癌病其病机上又各有特点。脑瘤的本虚以肝肾亏虚、气血两亏多见，标实以痰浊、瘀血、风毒多见；肺癌之本虚以阴虚、气阴两虚多见，标实以气阻、瘀血、痰浊多见；大肠癌的本虚则以脾肾双亏、肝肾阴虚为多见，标实以湿热、瘀毒多见；肾癌及膀胱癌的本虚以脾肾两虚、肝肾阴虚多见，标实以湿热蕴结、瘀血内阻多见。

疼痛作为肿瘤的一个症状，其病因直接与肿瘤相关。概而言之，凡风、寒、暑、湿、燥、火、痰饮、瘀血、内伤七情、食积等邪气，都是肿瘤及其疼痛的重要因素。上述一种或数种病邪相合，交争体内或结聚于某一脏腑经络，直接或间接地影响机体的生理功能，致使气机的升降出入紊乱，最终“病久入深、营卫之行涩”，血运不畅，瘀阻经脉，闭塞凝聚而结块作痛。这种因邪实而致的疼痛，通常谓之“实痛”，前人将其病机概括为“不通则痛”。另外，肿瘤日久，邪气客居较深，正气损伤，气血虚弱，无以荣养经络、脏腑，亦可出现疼痛。经云“脉泣则血虚，血虚则痛”即是此理，这种疼痛称之为“虚痛”，其病机属“不荣则痛”的范畴。实痛、虚痛往往见于肿瘤发展过程中的不同阶段，一般早期、中期以实痛为主，晚期以虚痛为主，或虚实并见。由于癌痛的病因不一，病机有异，故虽同为癌痛，其性质又表现为多种多样，如胀痛、刺痛、绞痛、酸痛、热痛、冷痛、隐痛等。

四、癌症疼痛的治疗原则

1.扶正祛邪

祛邪不伤正　现在的很多癌症患者是由于体质虚难以经受手术带来的创伤，或不能忍受放、化疗的毒副反应如口腔溃疡、胃肠反应、疼痛等，希望用中医治疗以提高机体免疫力，减轻和控制患者在放化疗的毒副反应，改善虚弱的体质从而为顺利开展手术或者放、化疗创造了条件。对此，需要根据病情的需要，不仅仅需要扶助患者的正气，培本固原，还需要针对性采取相应的对症治疗方法如益胃养阴生津、调理脾胃、祛瘀止痛等。一些中晚期癌症患者，由于体质虚弱，不适宜手术，失去手术时机，又无法经受放化疗的毒副反应，则可以完全用中医药为主治疗，应用“带瘤生存”的理论，提高患者的生活质量和延长生存期。

扶正不留邪　癌症患者的全身衰弱，是局部肿瘤之邪所致，而全身衰弱反可促使局部肿瘤之邪亢盛，这种反复恶性循环，终于不治。所以立方用药，既要扶正亦需祛邪。标本同治，以扶正调补阴阳、扶正的同时针对不同的病因病机，采取相应的理气、除湿、化痰散结、活血化瘀、清热解毒等法。

2.顾护胃气

脾胃为后天治本、气血生化之源。调养脾胃，是癌症治疗过程的一条主线，对于扶助正气，提高患者机体免疫功能，改善症状，提高生活质量和延长生存期均有较好的效果。因此内经云:“有胃气则生，无胃气则死。”

祛邪以护胃气。痰食互结者，消食化痰以护胃气；痰瘀互结者，当祛瘀化痰，以护胃气；肝胃不和者，当疏肝和胃，降逆止痛；胃热伤阴者，当清热养阴，和胃生津。

扶正以益胃气。脾胃虚寒者，当温中散寒，健脾暖胃；肝肾气血皆虚者，当补肝肾，益气血。

食欲差、恶心呕吐等消化道反应是肿瘤患者的常见症状，尤其在化疗之后，中焦受损，胃失和降。中医对本症的治疗多责之于脾、胃、肝，实证病机多为肝胃不和、胃失和降或气逆于上等，虚呕之证则有脾虚湿盛、胃阴不足等。临床治疗常用健脾理气、降逆止呕、益胃养阴等法，遣方平胃散、香砂六君子汤、麦门冬汤等，药用党参、白术、茯苓、薏苡仁、陈皮、竹茹、旋覆花、佩兰、法半夏、神曲、焦山楂、鸡内金等。

3.姑息权宜

中医及姑息治疗都本着解除疾苦、以人为本的精神，故对症治标具有重要意义。中医中药能显著改善癌症患者的疼痛、纳差、恶心呕吐、便秘、胸腹水、情绪郁结等临床所苦症状。

癌症临床表现为复杂性病证，往往存在着多种矛盾，本虚与标实互为因果，相互为患，治疗中常需兼顾两端。肿瘤积与痰凝密切相关，痰为阴邪，易伤阳气，久则导致脾虚失却运化之功；“脾为生痰之源”，脾虚失运又进一步加重痰浊凝滞，进而影响生化，壅塞气机，阻滞血行，加重积。根据痰湿与脾虚的病机标本辩证关系，健脾化痰法为临床常用治法，体现标本兼顾。阴虚与瘀热是肿瘤辨治过程中又一对标本矛盾。阴虚为病之本，津亏液少，则血液黏稠不畅，故形成瘀血，瘀结日久化热，阴虚亦生内热，故瘀热为病之标。瘀热又加重阴血暗耗，标本之间互相影响，形成恶性循环，加重肿瘤的病情。对此本虚标实之证，治疗当以育阴散结、化瘀清热为法，临床此法在肝癌、肺癌、肾癌、食道癌、鼻咽癌等肿瘤中均广泛应用。在癌症的诊治过程中，标本缓急之间常发生转化，有时次要矛盾可以上升为主要矛盾，或旧矛盾尚未解决又出现新矛盾。如《医经秘旨》曰：“邪乘虚而入，是虚为本，邪为标……虚因邪而显，邪为本，虚为标。”《内经博议·虚实》述：“缓急者，察虚实之缓急也。无虚则急在邪气，多虚则急在正气；微实则虽治实而当固守根本，微虚则虽治虚而当兼防不测。”此时更应谨察标本之道，予以最妥帖的治疗，使中医标本理论在癌症姑息治疗中发挥出最大价值。

4.缓解疼痛

癌痛的处理当“急则治其标”，按照三阶梯治疗方案进行规范化疼痛处理，临床表明使用中医药治疗的患者疼痛明显较轻，毒麻药品用量较少。癌症疼痛的内在病机包括“不通则痛”与“不荣则痛”这虚实两方面，邪气内凝为实，寒、火、痰湿、气郁、血瘀均可致痛，以气血瘀滞为主；正气不足为虚，五脏六腑经络失养均可致痛，以脏腑阴阳气血虚衰为主。实则“通利”，虚则“养荣”正是中医缓解疼痛治标求本之道。以通利治疗实证的经典古方常用柴胡疏肝散、血府逐瘀汤、失笑散等，可加虫类通络之品如全蝎、蜈蚣、地龙、土鳖虫等行气活血、解痉祛瘀而止痛。虚痛治以补益，气虚多用四君子汤、血虚多用四物汤化裁、阴虚多用增液汤、阳虚多用小建中汤、肾气丸等化裁。药物贴敷疗法，如双柏水蜜散、蟾酥膏、去痛酊等外敷疼痛部位对缓解局部疼痛有较好疗效。针刺疗法治疗癌痛有明确疗效，具体取穴方法有辨证取穴法、时间医学取穴法、郄穴法、首尾取穴法、募俞取穴法、八会取穴法等。

5.疏肝解郁

癌症患者普遍存在情志郁积、焦虑、恐惧等心理问题。“善医者，必先医其心，而后医其身”，中医善治身心之疾，这也是其整体观优势的具体体现。中医药调节心理障碍的方法甚多，如疏肝解郁、益智养心、宁心安神等治法，常用药物有郁金、薄荷、菊花、合欢皮、分心木、百合、莲子、娑罗子等，常用方剂选酸枣仁汤、柴胡疏肝散、甘麦大枣汤、安神定志丸等。这些内治方药再配合情绪疏导、关切鼓励等心理呵护，能很大程度地缓解癌症患者的情绪郁结。

第二节　癌症疼痛的中药治疗

经过现代药理及临床研究筛选出的一些具有抗肿瘤作用的中药，可以在辨证论治的基础上配伍使用，以期提高疗效。如清热解毒类的白花蛇舌草、半边莲、半枝莲、藤梨根、龙葵、蚤休、蒲公英、野菊花、苦参、青黛等；活血化瘀类的莪术、三棱、丹参、桃仁、穿山甲、鬼箭羽、大黄、紫草、延胡索、郁金等；化痰散结类的瓜蒌、贝母、南星、半夏、杏仁、百部、马兜铃、海蛤壳、牡蛎、海藻等；利水渗湿类的猪苓、泽泻、防已、土茯苓、瞿麦、菝葜、萆薢等。特别是虫类攻毒药的应用，其抗癌祛毒作用应予重视，如蟾皮、蜈蚣、蜂房、全蝎、土鳖虫、蜣螂等，可辨证选用。

总之，癌毒一旦形成，一方面大量耗伤人体正气，一方面导致脏腑、经络功能失调，诱发痰浊、瘀血、湿浊、热毒等多种病理因素，耗气伤阴，发生各种复杂临床症候。因此，治疗癌症除了要遵循中医传统的辨证论治方法和药物之外，还要伍入消癌解毒、化痰散结、活血化瘀、清热解毒、利湿泄浊、益气养阴六大类"消癌扶正"药物，才能更切合癌症病理，提高临床疗效。癌痛似痹痛，癌痛是绝大多数中晚期癌症最主要的症状之一，因此还要加入祛风除湿药，以散寒止痛。

1.解毒散结药

华佗《中藏经·论痈疽疮肿第四十一》中所载："夫痈疡疮肿之所作也，皆五脏六腑蓄毒之不流则生矣，非独因营卫壅塞而发者也。"癌毒深藏，非攻不可，故治疗癌症要灵活伍入具有消癌解毒作用的药物，甚至常需用一些有毒之品，借有毒之品性峻力猛之势，以毒攻毒。亦即《内经》所提出的"坚者削之……结者散之""客者除之"之义。临床常选用夏枯草、白毛夏枯草、生牡蛎、莪术治疗乳腺癌，鳖甲、蟾皮治疗肝癌、胰腺癌，猫爪草、泽漆治疗肺癌，蜈蚣、露蜂房、全蝎治疗脑癌，生牡蛎、黄药子治疗甲状腺癌，冬凌草、独角蜣螂、炙刺猥皮治疗肠癌、胃癌等。

2.化痰散结药

治疗癌症要灵活配伍具有化痰散结的药物。一般常用半夏、陈皮、鱼腥草、金荞麦根、杏仁、桔梗、桑白皮、大贝母等药。治疗肺癌咳嗽咯痰之症，用南星、生半夏、海浮石、海蛤粉、皂角刺、山慈菇等既具化痰功效，又具消癌作用的药物消散癌肿。气行则津液输布通畅，故化痰又常伍以八月札、青皮、莱菔子、陈皮、橘核、荔枝核等理气药物。若痰浊随风上扰清空，则需用制白附子、僵蚕、露蜂房、全蝎等熄风化痰之品。

3.活血化瘀药

《圣济总录》中所言："瘤之为义，留滞而不去也，气血流行不失其常，则形体和平，无或余赘及郁结壅塞，则乘虚投隙，瘤所以生。"故治疗癌症要灵活伍入具有活血化瘀作用的药物，临床常选用王不留行、穿山甲、延胡索治疗乳腺癌，水蛭、大黄、泽兰、川芎、鬼箭羽治疗脑癌，桂枝、桃仁、莪术、茺蔚子、赤芍治疗妇科肿瘤，九香虫、失笑散、威灵仙、莪术治疗肠癌、胃癌、肝癌、胰腺癌。但对有出血倾向或少量咯血者，慎用破血类活血化瘀药，而宜选用兼有止血作用的化瘀药物，如炒蒲黄、三七、煅花蕊石、茜草根、仙鹤草等。

4.清热解毒药

《仁斋直指附遗方论》中所言："癌者上高下深，岩穴之状，颗颗累垂，热毒深藏。"现代研究认为，炎症和感染往往是促使肿瘤发展和病情恶化的因素之一，而清热解毒法不仅具有抗癌活性，也有助于控制和消除肿瘤周围的炎症和感染。故治疗癌症要灵活伍入具有清热解毒作用的药物。一般常选用黄芩、鱼腥草、山豆根、金荞麦根治疗肺癌，以黄连、冬凌草、白花蛇舌草治疗食道癌、胃癌，以马齿苋、败酱草、蜀羊泉治疗肠癌，以黄芩、夏枯草、龙葵、漏芦、半边莲、半枝莲治疗肝癌，以白毛夏枯草、漏芦、蒲公英治疗乳癌、甲状腺癌等。

5.利湿泄浊药

治疗癌症要灵活伍入具有利湿泄浊作用的药物。一般常可用苍术、薏苡仁、藿香、佩兰、砂仁、石打穿治疗肠癌、胃癌，用茵陈、山栀、虎杖、蒲公英治疗肝癌，用黄柏、知母、墓头回、苦参、薏苡仁、泽泻、土茯苓治疗妇科肿瘤。

6.益气养阴药

肿瘤患者常出现气虚、阴虚证候，这与癌毒痰浊瘀血湿热胶结，易于郁而化热，进而伤阴耗气有关。故治疗癌症每需应用益气养阴药物，一般可用太子参、黄芪、灵芝治疗肺气虚；用党参、白术、茯苓、山药、薏苡仁治疗脾气虚；冬虫夏草、黄精、山药、紫河车、生黄芪、刺五加、胡桃肉治疗肾气虚；天门冬、麦门冬、天花粉、羊乳、南沙参、北沙参、玉竹等治疗肺阴虚、胃阴虚；生地、枸杞子、山萸肉、女贞子、制首乌、石斛、桑寄生治疗肝肾阴虚等。

总之，癌毒一旦形成，一方面大量耗伤人体正气，一方面导致脏腑、经络功能失调，诱发痰浊、瘀血、湿浊、热毒等多种病理因素，耗气伤阴，发生各种复杂临床症候。

肿瘤乃一类病而非一种病，治此类病尤当察其正邪之虚实而定其治则，先攻其邪瘤以扶正，又须重于扶正以御邪，是乃即辩证又辨病。故初瘤邪未实，正虚不著，当攻削之，中期邪实正虚当攻补兼施，晚期邪愈盛正极虚，此当扶正以增抗御之力，若攻之则未祛其邪，而易于伤正气，投鼠忌器也。金代张元《治法机要》论积证时亦指出："壮人无积，虚人则有之，脾胃虚弱，气血两衰，四时有感，皆能成积。"明代张景岳也认为："脾胃不足及虚弱失调之人，多有积聚之病。"可见在脏腑虚亏、功能紊乱时，各种致癌因素更容易乘虚而入，导致癌症的发生。同时，癌毒盘踞，不断掠夺人体气血津液以自养，导致五脏六腑失却气血津液濡润，机能低下或失调，而正气亏虚，又易致肿瘤生长迅速、扩散及转移，两者形成恶性循环。

7.癌症晚期中药镇痛药

癌痛似痹痛，癌痛是绝大多数中晚期癌症最主要的症状之一，对患者的饮食、休息、精神、康复和预后造成了不少负面影响。在癌痛阶梯治疗策略中，第一级就是非甾体抗炎药，而这类药物恰恰是治疗风湿病（痹症）的基本药物。治疗癌痛的非甾体抗炎药如消炎痛、炎痛喜康、拜阿司匹林等，还具有预防肿瘤复发和防止肿瘤转移的作用。美国哈佛大学医学院研究人员米歇尔·霍姆斯及其团队自 1976 年起持续 30 年研究发现，乳腺癌患者如每星期服用阿司匹林 2~5 天，体内癌细胞扩散和死于乳腺癌的风险分别降低 60%和 71%；相比之下，每星期服用阿司匹林 6~7 天的乳腺癌患者，癌细胞扩散风险降低 43%，死于乳腺癌风险降低 64%。中医治疗癌痛，在辨证的基础上常常选用威灵仙、徐长卿、羌活、独活、白芷、川乌、草乌、马钱子、蜈蚣、全蝎、乌梢蛇之类，而这些药物本来就是治疗痹症的常用药物。比较常见的风湿病如类风湿关节炎就有不死的癌症之说，有研究显示类风湿关节炎（属于痹症之一，即尪痹）和淋巴瘤之间可能存在显著相关性；类风湿关节炎患者 5 年的癌症存活率明显低于总人口，但整体癌症发生率并无差异。癌肿性关节炎的临床症状和类风湿关节炎相似，可发生于任何类型的癌瘤患者，但特别好发于支气管肺癌、前列腺癌、乳腺癌、神经内分泌肿瘤、胰腺肿瘤和垂体肿瘤等。关节炎的典型发作，大约在癌瘤体征出现前一年，而比较少见于癌瘤体征出现的同时或以后。患病关节（最常见于膝、踝、掌、指及蹠趾等关节，其次为肩、肘、腕、髋及脚等关节，20%为单关节，50%为非对称性）突然疼痛且常很严重，早晨有强硬感。若急性期，关节可有发热、红、肿胀及疼痛。所以认为癌症和痹症之间存在某种内在的联系。

第三节　癌病方剂治疗总论

【文　　献】

1.远在殷墟中骨又中就有“瘤”的记载。

2.《圣济总录》说，“瘤之为义，留滞不去也。”

3.癌“字首见于宋·东轩居士所著的《卫济宝书》

《灵枢·五变》：“人之善病肠中积聚者，何以候之？少俞答曰：皮肤薄而不泽，肉不坚而淖泽，如此肠胃恶，恶则邪气留止，积聚乃伤。”

《景岳全书·积聚》：“治积之要，在知攻补之宜，而攻补之宜，当于孰缓孰急中辨之。”

《杂病源流犀烛·积聚癥瘕痃癖痞源流》：“邪积胸中，阻塞气道，气不宣通，为痰，为血，皆得与正相搏，邪既胜，正不得而制之，遂结成形而有块。”

【证治分类】

	全身症状	舌脉症状	证机概要	治法	方药
气郁痰瘀	胸膈痞闷，善太息，神疲乏力，脘腹胀满，或胀痛不适，或隐痛或刺痛，纳呆食少，便溏或呕血、黑便，或咳嗽咳痰，痰质稠黏，痰白或黄白相兼。	舌苔薄腻，质暗隐紫，脉弦或细涩。	气机郁滞，痰瘀交阻。	行气解郁，化痰祛瘀。	越鞠丸合化积丸加减。
毒热壅盛	局部肿块灼热疼痛，发热，口咽干燥，心烦寐差，或热势壮盛，久稽不退，咳嗽无痰或少痰，或痰中带血，甚则咳血不止，胸痛或腰酸背痛，小便短赤，大便秘结或便溏泄泻。	舌质红，舌苔黄腻或薄黄少津，脉细数或弦细数。	热邪炽盛，热盛酿毒。	清热解毒，抗癌散结。	犀角地黄汤合犀黄丸加减。
湿热郁毒	时有发热，恶心，胸闷，口干口苦，心烦易怒，胁痛或腹部阵痛，身黄，目黄，尿黄，便中带血或黏液脓血便，里急后重，或大便干稀不调，肛门灼热。	舌质红，苔黄腻，脉弦滑或滑数。	湿邪化热，湿热蕴毒。	清热利湿，泻火解毒。	龙胆泻肝汤合五味消毒饮加减。
瘀毒内阻	面色晦暗，或肌肤甲错，胸痛或腰腹疼痛，痛有定处，如锥如刺，痰中带血或尿血，血色暗红，口唇紫暗。	舌质暗或有瘀点、瘀斑，苔薄或薄白，脉涩或细弦或细涩。	瘀血蓄结，壅阻气机。	活血化瘀，理气散结。	血府逐瘀汤或膈下逐瘀汤加减。
阴伤气耗	口咽干燥，盗汗，头晕耳鸣，视物昏花，五心烦热，腰膝酸软，乏力，纳差，腹痛隐隐，大便秘结或溏烂。	舌质淡红少苔，脉细数或细。	脏腑阴伤，气阴两虚。	益气养阴，扶正抗癌。	生脉地黄汤加减。
气血双亏	形体消瘦，面色无华，唇甲色淡，气短乏力，动辄尤甚，伴头昏心悸，目眩眼花，动则多汗，口干舌燥，纳呆食少。	舌质红或淡，脉细或细弱。	久病伤正，气虚血亏。	益气养血，扶正抗癌。	十全大补汤加减。

【临证备要】

1.癌病治疗中的攻补关系

本虚标实突出，可先攻后补，或先补后攻，或攻补兼施等方法。顾护胃气。

2.配合西医治疗

癌病患者手术后，常以健脾益气、滋阴养血为治法，代表方如参苓白术散、八珍汤、十全大补汤、六味地黄丸等。

癌病放化疗的患者，以阴虚毒热、气血损伤、脾胃虚弱、肝肾亏虚等为常见，代表方如黄连解毒汤、沙参麦冬汤、圣愈汤、香砂六君子汤、左归丸、右归丸等。

3.抗癌中药的应用

热性证候，可选用清热解毒药物，如白花蛇舌草、半边莲、半枝莲、藤梨根、龙葵、蚤休、蒲公英、野菊花、苦参、青黛等。

瘀血见证可选用，活血化瘀药物，如莪术、三棱、丹参、桃仁、穿山甲、鬼箭羽、大黄、紫草、延胡索、郁金等。

有痰湿凝聚征象者，可选用化痰散结类的瓜蒌、贝母、南星、半夏、杏仁、百部、马兜铃、海蛤壳、牡蛎、海藻等及利水渗湿类的猪苓、泽泻、防己、土茯苓、瞿麦、菝葜、萆薢等。

毒邪深居，非攻不可，可选用虫类攻毒药，如蟾皮、蜈蚣、蜂房、全蝎、土鳖虫、蜣螂、守宫、斑蝥、水蛭等。

4.癌病与中医学相关病证的联系

食道癌或贲门癌可参照噎膈辨证治疗；肝癌、胃癌、胰腺癌以腹内结块日趋肿大，固定不移，或痛或胀为主症者，可参考积聚辨证治疗。

第四节　癌症的方剂治疗分论

(一)脑瘤

1.痰瘀阻窍证

头晕头痛，项强，目眩，视物不清，呕吐，失眠健忘，肢体麻木，面唇暗红或紫暗，舌质紫暗或瘀点或有瘀斑，脉涩。

证机概要：痰瘀互结，蔽阻清窍。

治法：熄风化痰，祛瘀通窍。

代表方：通窍活血汤加减。本方有活血通窍的功效，适用于瘀血阻窍证。

常用药：石菖蒲芳香开窍；桃仁、红花、川芎、赤芍、三七活血化瘀；白芥子、胆南星。呕吐者，加竹茹、姜半夏和胃止呕；失眠者，加酸枣仁，夜交藤养心安神。

2.风毒上扰证

头痛头晕，耳鸣目眩，视物不清，呕吐，面红目赤，失眠健忘，肢体麻木，咽干，大便干燥，重则抽搐，震颤，或偏瘫，或角弓反张，或神昏谵语，项强，舌质红或红绛，苔黄，脉弦。

证机概要：阳亢化风，热毒内炽，上扰清窍。

治法：平肝潜阳，清热解毒。

代表方：天麻钩藤饮合黄连解毒汤加减。前方清肝熄风，清热活血，补益肝肾，适用于肝阳偏亢者；后方清热泻火，凉血解毒，适用于火热邪毒炽盛之病证。

常用药：天麻、钩藤、石决明平肝潜阳；山栀、黄芩、黄连、黄柏泻火解毒；牛膝引血下行；杜仲、桑寄生补益肝肾；夜交藤、茯神安神定志。阳亢风动之势较著者，加代赭石、生龙骨、生牡蛎，重镇潜阳，镇熄肝风；大便干燥者，加番泻叶、火麻仁，通腑泻热。

3.阴虚风动证

头痛头晕，神疲乏力，虚烦不宁，肢体麻木，语言謇涩，颈项强直，手足蠕动或震颤，口眼歪斜，偏瘫，口干，小便短赤，大便干，舌质红，苔薄，脉弦细或细数。

证机概要：肝肾阴亏，虚风内动。

治法：滋阴潜阳熄风。

代表方：大定风珠加减。

常用药：阿胶、熟地、白芍滋养肝肾之阴；龟板、鳖甲、牡蛎育阴潜阳熄风；钩藤、僵蚕熄风止痉。虚热之象著者，加青蒿、白薇清退虚热；大便秘结者，加火麻仁、郁李仁润肠通便。

(二)肺癌

1.瘀阻肺络证

咳嗽不畅，胸闷气憋，胸痛有定处，如锥如刺，或痰血暗红，口唇紫暗，舌质暗或有瘀点、瘀斑，苔薄，脉细弦或细涩。

证机概要：气滞血瘀，痹阻于肺。

治法：行气活血，散瘀消结。

代表方：血府逐瘀汤加减。

常用药：桃仁、红花、川芎、赤芍、牛膝活血化瘀；当归、熟地养血活血；柴胡、枳壳疏肝理气；甘草调和诸药。胸痛明显者，可配伍香附、延胡索、郁金等理气通络，活血定痛；若反复咯血，血色暗红者，可去桃仁、红花，加蒲黄，三七、藕节、仙鹤草、茜草根祛瘀止血；瘀滞化热，耗伤气津，见口干舌燥者，加沙参、天花粉、生地、玄参、知母等，清热养阴生津；食少，乏力、气短者，加黄芪、党参、白术，益气健脾。

2.痰湿蕴肺证

咳嗽咯痰，气憋，痰质稠黏，痰白或黄白相兼，胸闷胸痛，纳呆便溏，神疲乏力，舌质淡，苔白腻，脉滑。

证机概要：脾湿生痰，痰湿蕴肺。

治法：健脾燥湿，行气祛痰。

代表方：二陈汤合栝蒌薤白半夏汤加减。

常用药：陈皮、法半夏、茯苓理气燥湿化痰；瓜蒌、薤白行气祛痰，宽胸散结；紫菀、款冬花止咳化痰。若见胸脘胀闷，喘咳较甚者，可加用葶苈大枣泻肺汤以泻肺行水；痰郁化热，痰黄稠黏难出者，加海蛤壳、鱼腥草、金荞麦根、黄芩、栀子清化痰热；胸痛甚，且瘀象明显者，加川芎、郁金、延胡索行瘀止痛；神疲、纳呆者，加党参、白术、鸡内金健运脾气。

3.阴虚毒热证

咳嗽无痰或少痰，或痰中带血，甚则咯血不止，胸痛，心烦寐差，低热盗汗，或热势壮盛，久稽不退，口渴，大便干结，舌质红，舌苔黄，脉细数或数大。

证机概要：肺阴亏虚，热毒炽盛。

代表方：沙参麦冬汤合五味消毒饮加减。

常用药：沙参、玉竹、麦冬、甘草、桑叶、天花粉养阴清热；金银花、野菊花、蒲公英、紫花地丁、紫背天葵清热解毒散结。若见咯血不止，可选加白及、仙鹤草、茜草根、三七凉血止血，收敛止血；低热盗汗，选加秦艽、地骨皮。

4.气阴两虚证

咳嗽痰少,或痰稀,咳声低弱,气短喘促,神疲乏力,面色㿠白,形瘦恶风,自汗或盗汗,口干少饮,舌质红或淡,脉细弱。

证机概要:气虚阴伤,肺痿失用。

治法:益气养阴。

代表方:生脉散合百合固金汤加减。

常用药:人参大补元气;麦冬养阴生津;五味子敛补肺津;生地,熟地、玄参滋阴补肾;当归、芍药养血平肝;百合、麦冬、甘草润肺止咳;桔梗止咳祛痰。气虚症状明显者,加生黄芪、太子参、白术等益气补肺健脾;咯痰不利,痰少而黏者,加贝母、百部、杏仁利肺化痰。若肺肾同病,阴损及阳,出现以阳气虚衰为突出临床表现时,可选用右归丸温补肾阳。

(三)大肠癌

1.湿热郁毒证

腹部阵痛,便中带血或黏液脓血便,里急后重,或大便干稀不调,肛门灼热,或有发热,恶心,胸闷,口干,小便黄等症,舌质红,苔黄腻,脉滑数。

证机概要:肠腑湿热,灼血为瘀,热盛酿毒。

治法:清热利湿,化瘀解毒。

代表方:槐角丸加减。

常用药:槐角、地榆、侧柏叶凉血止血;黄芩、黄连、黄柏清热燥湿,泻火解毒;荆芥、防风、枳壳疏风理气;当归尾活血祛瘀。腹痛较著者可加香附、郁金,行气活血定痛;大便脓血黏液,泻下臭秽,为热毒炽盛,加白头翁、败酱草、马齿苋以清热解毒,散血消肿。

2.瘀毒内阻证

腹部拒按,或腹内结块,里急后重,大便脓血,色紫暗,量多,烦热口渴,面色晦暗,或有肌肤甲错,舌质紫暗或有瘀点、瘀斑,脉涩。

证机概要:瘀血内结,瘀滞化热,热毒内生。

治法:活血化瘀,清热解毒。

代表方:膈下逐瘀汤加减。

常用药:桃仁、红花、五灵脂、延胡索、丹皮、赤芍、当归、川芎活血通经,化瘀止痛;香附、乌药、枳壳调理气机;黄连、黄柏、败酱草,清热解毒;甘草调和诸药。

3.脾肾双亏证

腹痛喜温喜按,或腹内结块,下利清谷或五更泄泻,或见大便带血,面色苍白,少气无力,畏寒肢冷,腰酸膝冷,苔薄白,舌质淡胖,有齿痕,脉沉细弱。

证机概要:脾肾气虚,气损及阳。

治法:温阳益精。

代表方:大补元煎加减。

常用药:人参、山药、黄芪健脾益气;熟地、杜仲、枸杞子、山茱萸补肾填精;肉苁蓉、巴戟天温肾助阳。如下利清谷、腰酸膝冷之症突出,可配四神丸以温补脾肾,涩肠止泻,药用补骨脂、肉豆蔻、吴茱萸、五味子。

4.肝肾阴虚证

腹痛隐隐,或腹内结块便秘,大便带血,腰膝酸软,头晕耳鸣,视物昏花,五心烦热,口咽干燥,盗汗,遗精,月经不调,形瘦纳差,舌红少苔,脉弦细数。

证机概要:肝肾阴伤,阴虚火旺。

治法:滋肾养肝。

代表方:知柏地黄丸加减。

常用药:熟地、山茱萸、山药、泽泻、丹皮、茯苓滋补肝肾;知母、黄柏清泻虚火。便秘者,加火麻仁、郁李仁润肠通便;大便带血,加三七、茜草、仙鹤草化瘀止血;遗精,加芡实、金樱子益肾固精;月经不调者,加香附、当归理气活血凋经。

(四)肾癌、膀胱癌

1.湿热蕴毒证

腰痛,腰腹坠胀不适,尿血,尿急,尿频,尿痛,发热,消瘦,纳差,舌红苔黄腻,脉濡数。

证机概要:湿热蕴结下焦,膀胱气化不利。

治法:清热利湿,解毒通淋。

代表方:八正散或龙胆泻肝汤加减。

常用药:瞿麦、篇蓄、车前子、泽泻、芒硝,清热利尿通淋;连翘、龙胆草、栀子、黄芩酌加郁金。

2.瘀血内阻证

面色晦暗,腰腹疼痛,甚则腰腹部肿块,尿血,发热,舌质紫暗或有瘀点、瘀斑,苔薄白,脉涩。

证机概要:瘀血蓄结,壅阻气机。

治法:活血化瘀,理气散结。

代表方:桃红四物汤加减。

常用药:桃仁、红花、川芎、当归活血化瘀;白芍、熟地养血生新;香附、木香、枳壳理气散结。血尿较著者,酌减破血逐瘀的桃仁、红花,加三七、花蕊石化瘀止血;发热者,加丹皮、丹参清热凉血。

3.脾肾两虚证

腰痛,腹胀,尿血,腰腹部肿块,纳差,呕恶,消瘦,气短乏力,便溏,畏寒肢冷,舌质淡,苔薄白,脉沉细。

证机概要:脾肾气虚,气损及阳。

治法:健脾益肾,软坚散结。

代表方:大补元煎加减。本方健脾益气,补肾填精,适用于脾。

常用药:人参、山药、黄芪健脾益气;熟地、杜仲、枸杞子、山茱萸补肾填精;海藻、昆布软坚散结。尿血者,酌加仙鹤草、血余炭收敛止血;畏寒肢冷、便溏者,可合附子理中汤温中健脾,药用炮附子、党参、白术、炮姜、炙甘草。

4.阴虚内热证

腰痛,腰腹部肿块,五心烦热,口干,小便短赤,大便秘结,消瘦乏力,舌质红,苔薄黄少津,脉细数。

证机概要:肝肾阴亏,虚火内生。

治法:滋阴清热,化瘀止痛。

代表方:知柏地黄丸加减。

常用药:熟地、山茱萸、山药、泽泻、丹皮、茯苓滋补肝肾;知母、黄柏清泻虚火;延胡索、郁金活血化瘀止痛。尿血,加三七、茜草、仙鹤草化瘀止血;便秘者,加火麻仁、郁李仁润肠通便;心悸失眠者,加酸枣仁、柏子仁、五味子养心安神;遗精,加芡实、金樱子益肾固精;月经不调者,加香附、当归理气活血调经。

第五节　癌症疼痛的中医药治疗近况

中医药治疗癌痛目的是减少西药吗啡类制剂的用量，增强其镇痛效果，减轻其不良反应。

中医中药治疗癌症疼痛的临床进展

一、中药注射剂

朱氏等用蜂毒注射液静脉滴注治疗30例轻、中度癌痛患者。结果显示在用药后4~5小时止痛效果最好，中度以上缓解率可以达到60%。

盛氏等以华蟾素注射液静脉滴注治疗癌性疼痛患者90例，疼痛缓解率达81%。

杨氏用肿节风注射液静脉滴注配合三阶梯止痛法治疗癌性疼痛，结果总有效率治疗组与对照组分别为85.0%和60.0%（P<0.05），平均疼痛级数治疗前分别为（6.4±0.4）线段和（5.8±0.6）线段，治疗后分别为（3.1±0.5）线段和（4.2±0.5）线段（P<0.05）。

王氏等观察复方苦参注射液联合放射治疗晚期骨转移疼痛的疗效。对照组患者采用体外放射治疗（DT30GY，共10次）；治疗组在对照组的基础上静脉滴注复方苦参注射液（20ml，每日1次，共10次）。结果显示治疗组的止痛效果明显优于对照组。

贾氏等应用复方苦参注射液治疗癌痛。其中轻度疼痛者28例，中度疼痛21例，重度疼痛者11例。治疗组用复方苦参注射液20ml+生理盐水250ml静脉滴注，每日一次，10天为一疗程，治疗过程中未用其他镇痛剂及其他治疗。本组60例有癌痛的患者中，用复方苦参治疗后轻、中度有效率分别为96.4%、80.9%，重度疼痛疗效不明显。重度疼痛缓解率为27.3%。

二、中药内服方

1.一般癌性疼痛治疗

高氏等用康赛德止痛汤（由肉桂、党参、白术、白芍、茯苓、杜仲、细辛、酸枣仁、山楂等14味中药组成），治疗癌性疼痛26例，总有效率8.5%。

林氏等观察加味拈痛胶囊（延胡索、香附、三七、沉香、莪术、陈皮、甘松、朱砂、大黄、冰片）在癌痛第一阶梯止痛中单独用药及第二、三阶梯止痛中与西药联合用药的结果表明，治疗组总有效率为96.67%，止痛完全缓解率46.67%，对照组总有效率为93.33%，止痛完全缓解率为16.67%，治疗组止痛疗效高于对照组（P<0.05），副反应治疗组亦比对照组明显轻（P<0.01），表明该药有较好的镇痛效果及低副反应，与癌痛二、三阶梯止痛西药联合用药，能加强止痛效果，降低毒副反应。

朱氏等用强力镇痛合剂（内含毛复花与猫耳风各等份，100ml/瓶，每毫升含生药0.5g）治疗中晚期癌性疼痛31例，并与曲马多胶囊前后自身对照观察结果治疗组总有效率93.6%，对照组67.7%，两组比较差异显著，说明该药有较好的镇痛效果。

彭氏等用消痛方（百合、石斛、大青叶、石菖蒲、穿山甲、延胡索、徐长卿、丁香、天南星、乌药、制川乌、制草乌、细辛）治疗100例中晚期癌性疼痛患者，完全缓解率56%，总有效率96%。

李氏等采用癌痛散（制马钱子、全蝎、水蛭、柘树等）加减治疗90例癌痛病人，经1~3个疗程的治疗，完全缓解20例，部分缓解54例，总有效率82.2%。

范氏等将228例癌性疼痛患者按疼痛程度分为三级，随机分成痛得安组（冬虫夏草、黄芪、川芎、红花、防风、羌活等）及三阶梯止痛组，结果显示近期镇痛效果痛得安组与三阶梯止痛药相近，远期效果优于三阶梯止痛药。

吴氏等使用癌痛平胶囊（蚤休、鼠妇、制南星、制白附子、制乳香等）治疗癌痛，与口服舒尔芬组比较，治疗组总有效率为90%，对照组总有效率为83.3%，两组无显著差异。

卢氏等用癌痛克（全蝎、土鳖虫、九香虫、大黄、人参、灵芝、黄芪等）治疗癌痛患者40例，结果完全缓解22.5%，明显缓解37.5%，轻度缓解17.5%，无效25%，总有效率75%。

陈氏等采取双盲对照试验方法及适当设立对照，观察了桂参止痛合剂治疗癌性疼痛的有效性及安全性，他们先后观察了418例癌痛患者，结果表明桂参止痛合剂（由肉桂、细辛、党参、杜仲等10余味中药组成）对中度以上癌痛有效率达73.53%，同时具有改善肿瘤患者临床症状，提高生活质量的作用。

郭氏应用补肾与虫蚁搜剔类中药组成的癌痛灵口服药（熟地、山萸肉、大枣、补骨脂、地鳖虫、肉苁蓉各15g，骨碎补，黄芪各20g，白花蛇，乳香、没药各10g，玄胡12g，蟾酥6g熟附子4.5g蜈蚣2条）治疗癌症疼痛71例，药后完全缓解29例，中度缓解33例，无缓解9例，总有效率为87.3%。服后19分钟起效34例，32分钟起效28例，平均缓解疼痛时间为1.8小时，与杜冷丁止痛效果的自身对比表明，显效率，有效率、缓解时间优于杜冷丁。

乔氏采用活血扶正法，药用丹参30g，田七粉3g（冲服）马钱子2g，红花、当归、玄胡各15g，黄芪25g，生晒参、水蛭、甘草各10g，水煎服，每日1剂，治疗鼻咽癌骨转移、肺癌骨转移、骨肉瘤共12例，有效率在80%以上。

郑氏采用麻黄、川芎、当归、甘草各30g，浓煎200ml，慢慢倒入点燃的白酒200ml，中烧，边倒边用筷子搅拌，等酒全部燃烧先后，分2次冷服，连服2剂。治疗12例肺癌、乳腺癌、贲门癌、直肠癌和甲状腺癌骨转移疼痛患者，药后效3例，缓解5例.无效4例。

2.癌症疼痛内服分类治疗

（1）肝癌

姚氏等取干燥鼠妇60g，加水适量，水煎2次，共取药汁240ml，分4次口服，每次60ml，每日1剂，治疗晚期肝癌6例，每次服药后30分钟，肝区疼痛明显减轻，一般维持2~4小时。

施氏用白芍100g，甘草50g，每日1剂，治疗肝癌疼痛，缓解时间较长，疼痛未明显加剧。

胡氏采用白参、生姜各6g，白术、茯苓、桃仁各9g，大枣9枚，水煎吞服加味推气散（片姜黄）、枳壳、桂心、当归、红藤，川朴，蜈蚣、郁金、柴胡、丹参各30g，制南星、大黄、半夏各18g，白芍60g，炙甘草12g，共研为细末），每日4~5g，一日3次，治疗44例晚期肝癌疼痛，服药2~6天后，44例患者疼痛均消失。

许氏认为中晚期肝癌体质虚弱，治疗上应以扶正为主，采用柴胡12g，广郁金12g，吴茱萸12g，何首乌12g，川芎6g，制香附6g，佛手柑10g，枸杞子15g，桑寄生20g，仙灵脾9g，蜈蚣3条，生甘草5g，白芍30g，徐长卿30g，制乳香8g，制没药8g，水煎服，治疗肝癌疼痛，疼痛改善率为53%。

王氏采用威灵仙50g，桂枝10g，丹参50g，赤芍50g，郁金30g，木瓜30g，玄胡20g，水煎服，治疗肝癌剧痛1例，药后1小时疼痛缓解，止痛效果持续3小时。

福州肝癌协作组采用蟑螂提取物AT-2治疗肝癌疼痛35例。疼痛减轻或消失占81~82%。

谢氏采用健脾化瘀法，药物选用党参30g，茯苓30g，丹参30g，罂粟壳15g，白术159g，陈皮10g，半夏10g，枳壳10g，厚朴10g，全蝎10g，乌蛇10g，土鳖虫10g，蜈蚣2条，甘草6g，治疗中晚期肝癌疼痛25例，均收到良效。

黄氏采用红参、五灵脂治疗2例肝癌疼痛，疗效显著。

金氏采用理气行血法，药用柴胡 6~9g，白芍 9~15g，玄胡 9~12g，川楝子 9~12g 郁金 9g，当归 9g，山楂 12g，炙甘草 3~6g，水煎分 2 次服，每日 1 剂，治疗肝癌肝郁气滞型 16 例，药后完全缓解 10 例，部分缓解 3 例，无效 3 例。

杨氏采用当归四逆汤（当归 15~30g，白芍 30~60g，桂枝 6~15g，细辛 3~10g，木通 10~20g，甘草 10~15g，大枣 15 枚）治疗胃癌、食管癌，肝癌疼痛 31 例，有效率在 90%。

（2）胃癌

王氏采用参三七 10g，血竭 2g，砂仁 2g，冰片 2g，僵蚕 5g，胡椒 1.5g 研末分为 7 包，每次 1 包，日服 2 包，治疗 1 例晚期胃癌、杜冷丁、吗啡成瘾患者，药后 15 天腹痛消失。

郝氏用用固涩法止痛，方用龙骨、牡蛎、代赭石各 30g，芡实 20g，乌贼骨、桂枝、威灵仙各 10g，石膏 15g，治疗 1 例晚期贲门癌疼患者，药后疼痛消失。

李氏报告用全蝎、蜈蚣、白花蛇、水蛭各 30g，硇砂 5g，蟾酥 1g，炒米仁 50g，鲜泽漆 600g 组成的抗癌灵胶囊制剂，治疗 40 例消化道肿瘤的疼痛的疼痛患者，止痛有效率为 80%。

孟氏采用止痛抗癌丸（三七、蚤休、玄胡、黄药子各 10g，芦根 20g，川乌 6g，冰片 8g，麝香适量共研细末，水泛为丸），每次口服 3g，日服 3 次，治疗消化道为主的癌症疼痛 58 例，药后 30 分钟内出现止痛效果有 41 例，50 分钟显效有 17 例，疼痛缓解时间最短 2 小时，最长 21 小时。

周氏自拟乳没玄芍汤（煅乳香、煅没药各 10g，玄胡 15g，白芍 30g），治疗肝癌、胃癌疼痛 17 例，药后全部有效，显效率达到 87%。

（3）胰腺癌

杨氏治疗胰腺癌 42 例，疼痛表现为持续锐痛，肿块坚硬，舌青紫黯、脉弦者为毒邪蕴结，药用蒲公英、白花蛇舌草、野菊花、土茯苓，白屈菜、野葡萄藤，三棱等，刺痛有定处，舌紫有瘀斑，脉涩者为血瘀经络，药用白花蛇舌草、五灵脂，玄胡索、三棱、莪术、参三七、蜈蚣等；胀痛不舒，时缓时急，脉弦舌黯为气滞不通，药用郁金、香附、八月札、枳壳、橘叶、枸橘李等，服药后 2~4 周腹痛缓解。

（4）胆囊癌

刘氏采用重剂芍药甘草汤（生白芍 250g，炙甘草 60g，丹参 30g，大黄 15g，栀子 12g，玄胡 20g），水煎分 4 次服，每日 1 剂，治疗晚期胆囊癌疼痛 1 例，药后疼痛明显减轻，停用杜冷丁。

（5）肺癌

张氏采用口服至灵胶囊辅助治疗肺癌胸痛患者 6 例，药后 4 例疼痛减轻。

王氏用带根鲜苦菜 100g，洗净加白糖 10g，捣烂取汁，将药渣加水适量煎煮 15~20 分钟，过滤去渣，与上药汁共煎后服用，每日 2~3 次，治疗 9 例包括肺癌的晚期癌症疼痛患者，有明显止痛作用。

徐氏在辨证基础上常用化瘀通络、消肿止痛一类药，如地鳖虫、炙蜈蚣、乳香、没药、徐长卿。地龙、威灵仙、石见穿、白毛藤、七叶一枝花、蜂房等，使疼痛得到不同程度的缓解。

王氏用麻沸散（洋金花 2g，生草乌先煎、生川乌先煎各 4g，玄胡、龙葵、蛇莓、蜀羊泉、鱼腥草各 20g），治疗 1 例晚期肺癌疼痛患者，药后 15 分钟疼痛缓解，至临终未用麻醉剂。

郝氏采用固涩法，方用龙骨 30g、牡蛎 50g，芡实 20g，乌贼骨、石膏各 15g，桂枝，首乌各 10g，穿山甲 12g 治疗 1 例晚期肺癌疼痛患者，药后疼痛明显减轻。

林氏将马钱子于麻油中炸至膨胀焦黄后，滤净油冷却，研末装腔囊，每丸 200mg，每次 1 丸，1 日 3 次，治疗 35 例癌症疼痛（其中包括 18 例肺癌），治后显效 13 例，有效 18 例，无效 4 例。

（6）骨癌

赵氏采用地鳖虫、白花蛇舌草、当归、黄芪、徐长卿各 10g，露蜂房、炙甘草各 6g，蜈蚣 3g，党参 12g，熟地、鸡血藤各 15g，乳香、没药各 1g，水煎服，治疗肿瘤骨转移疼痛 3 例，疼痛均缓解。其中 1 例前列腺癌骨转移，连服中药 3 个月，疼痛明显缓解，X 线片显示骨质破坏较前好转，随访 3 年病情稳定。

谭氏报道用身痛逐瘀汤（秦艽、红花、没药、牛膝各 9g，川芎、五灵脂、延胡索、枳壳各 10g，香附、地龙、甘草、羌活各 6g）加味治疗骨转移癌疼痛 28 例，总有效率 89%。

罗氏等用仙龙定痛饮（制南星、补骨脂、骨碎补、淫羊藿、地龙、全蝎）治疗骨转移癌痛 32 例，总有效率 84.34%。

邓氏采用由黄芪（60~200g，党参 40~100g 或西洋参 10~15g），白术 10~40g 茯苓 10~20g，甘草 6~10g，桃仁、红花、枣仁、补骨脂各 10~15g，枸杞、麦冬各 20~40g 组成的癌痛宁汤，治疗骨肉瘤 4 例，疼痛明显缓解。

（7）乳腺癌

王氏等用中药（寻骨风 15g，威灵仙 12g，地龙 12g，汉防己 10g，川续断 12g，蜇虫 10g，配合辨证加减）结合化疗治疗晚期乳腺癌骨转移患者 71 例，有较好疗效，且能明显提高患者的生活质量。

3.内服验方

①金铃子 15~20 g，元胡 20~40g，白芍 40~60g，从小剂量开始，水煎，煎至用手捏捻元胡呈粘糊状即可，取汁顿服，每天 1 剂。本方适用于各种癌症后期，出现脏腑、肢体疼痛者。

②当归 30g，丹参 30g，山楂 30g，威灵仙 15g，水煎服，每天 1 剂。适用于各种癌症疼痛。

③太子参 15g，鱼腥草 30g，白英 30g，麦冬 12g，北沙参 12g，香附 12g，桔梗 10g，郁金 10g，水煎服，每天 1 剂。对肺癌引起的胸痛效果较好。

④干鼠妇 60g，水煎 2 次，共取汁 240 毫升，混合后每天分 4 次口服，每天 1 剂。有减轻晚期肝癌疼痛的作用。

⑤白芍 100g，甘草 50g，水煎，频服，每天 1 剂，对肝癌引起的疼痛也有效，

⑥石见穿 30g，白花蛇舌草 30g，半枝莲 30g，丹参 15g，八月扎 15g，平地木 15g，金钱草 15g，郁金 15g，水煎服，每天 1 剂。本方亦适用于肝癌疼痛，

⑦水红花子全草 120g，大黄 5g，水煎服，每天 1 剂。治疗胃癌引起的胃痛。

⑧白术 30g，半夏 30g，瓦楞子 30g，木香 9g，血竭 9g，雄黄 6g，共研成粉末，分成 30 包，每次 1 包，每日 3 次，温开水冲服。也是治疗胃癌疼痛的良方。

⑨七叶一枝花 6g，田七 lg，水煎服，每天 1 剂，用于胃癌、阴痉癌。

⑩云南白药（中成药），每次 0.5~1g，温开水冲服，每天 3~4 次。对各种癌痛止痛作用明显。

三、中药外用方

中医经络“内属脏腑，外络肢节，沟通表里，贯穿上下”，是人体营卫气血循环运行的通道，而穴位则是运行通路中的交汇点，不仅反映各脏腑生理病理的功能，同时也是治疗五脏六腑疾病的有效刺激点。因此运用中药敷贴疗法，刺激和作用于体表腧穴，通过经络的传导，纠正脏腑阴阳的偏盛或偏衰，改善经络气血的运行，对癌性疼痛起到通络止痛之功。经辨证中药贴敷于阿是穴可有效缓解癌性疼痛。

中药外治法是通过局部皮肤或经络的吸收、透入及刺激，直接作用于体表患处，具有局部治疗和全身调节的作用，且用药量少、疗效明确、患者易接受的优点。外治法中医外治法是祖国医学的重要组成部分。吴师机曰：“外治之理，即内治之理，外治之药，即内治之药，所异者法耳。医理药性无二，而法则神奇变化。”通过体表直接给药，经皮肤或粘膜表面吸收后，药力直达病所，止

痛迅速有效,且可避免口服经消化道吸收所遇到的多环节灭活作用及一些药物内服带来的某些副作用,特别是晚期癌症患者,正气已虚,不耐攻伐,脾胃吸收功能减弱,单靠内服药效果不佳,中药外治更具优势。临床上有关中药外治的研究报道较多,剂型亦在不断改进,由传统的膏剂、散剂发展成配剂、巴布剂等,疗效也逐步提高。

1.一般癌性疼痛外用治疗

章氏等采用痛宁药袋(麝香、三七、桃仁、红花等)外用治疗癌性疼痛 210 例,总有效率为 97.62%,提示该药袋具有良好的活血化瘀,消肿止痛作用。

芦氏用痛舒膏(由马钱子、木鳖子、川乌、草乌、乳香、没药、甘遂等 21 味中药组成)治疗癌性疼痛 100 例,对不同程度,不同类型的癌性疼痛均多有满意的止痛效果,总有效率达 93%,对于依赖阿片类止痛剂的剧痛患者,应用痛舒膏后能明显减少阿片类止痛剂的用量及对该药物的依赖性。

胡氏等采用自制癌痛膏(昆布、海藻、灵芝、郁金、香附、白芥子、鳖甲各 200g,大戟、甘遂各 150g,马钱子 100g,蜈蚣 200 条,全蝎 12g,蟾酥 80g,鲜桃树叶 10kg,加水 50kg,放入大锅内大火煎 3 小时,滤出桃树叶,再煎 2 小时,得药汁浓缩成膏外敷治疗肝癌疼痛 46 例,总有效率达 10%. 且有一定的抗肿瘤作用,部分患者肿瘤缩小。

李氏用祛痛喷雾酊对 54 例癌痛患者进行镇痛效果观察,并以强痛定 3 例为对照组,结果治疗组总有效率为 79.63%,对照组为 72.73%,两组差异无统计学意义($P>0.05$),但两组在起效时间及止痛持续时间上比较差异显著,治疗组起效时间较对照组迅速($P<0.01$),治疗组止痛持续时间较对照组延长($P<0.05$)。

花氏等用消痛膏(阿魏、五倍子、木鳖子、大黄、冰片,按 3:l:2:4:6 比例混合,研极细末,过 40 目筛,掺入饴糖、甘油和月桂氮唑酮等制成)治疗肺癌疼痛 60 例(轻度疼痛 2 日 1 次,中度疼痛每日 1 次,重度疼痛每日 2 次或 2 次以上),结果总的缓解率为 90%,其中轻度疼痛缓解率为 100%,中度疼痛为 94.7%,重度疼痛为 63.6%,轻度疼痛的均数缓解时间较重度疼痛明显延长,对气滞不通引起的胀痛缓解率最高达 10%, 而对血瘀经络型及痰热蕴结型的缓解率分别为 94.4%和 88.8%,对肺阴不足之隐痛效果最差,缓解率仅为 60%。

李氏用镇痛膏(川草乌、细辛、川椒、乳香、没药、丹参、急性子、姜黄、大黄、元胡、冰片等 20 余味组成,采用传统油膏制备工艺加工而成)治疗癌性疼痛 30 例并与强痛定治疗对照观察 30 例,结果两组在总疗效上比较差异无显著性,分别为 83.3%和 80.0% ($P>0.05$),但从起效时间、持续止痛时间上对比,治疗组起效时间略优于对照组,但($P>0.05$),疼痛持续减轻时间治疗组明显优于对照组($P<0.05$),两组治疗前后疼痛程度均有明显变化,从治疗后疼痛程度对比,治疗组无痛人数明显高于对照组。

李氏用抗癌止痛散(西洋参 10g,黄芪 10g,白花蛇 2 条,蜈蚣 5 条,全蝎 10g,朱砂 3g,大黄 10g,石菖蒲 10g,细辛 10g,丹参 15g,研细末口服或装胶囊服用)配合抗癌止痛膏(制马钱子 5g,白花蛇 2 条,蜈蚣 5 条,全蝎 10g,大黄 10g,冰片 5g,明矾 5g,椒目 10g,共为细末,加入煮沸之麻油 50g,米醋 50g 之混合液内,文火熬成糊状,外敷于患处),内服与外敷相结合的办法治疗癌痛 200 例,总有效率为 85%。

张氏等用镇痛散(由乳香、没药、细辛、血竭、田三七、生川乌、生马钱子、鳖甲、大黄、山慈菇、防己等 18 味中药组成)外敷治疗癌性疼痛 148 例,总有效率达 93.9%,对 I 级、II 级癌痛效果优于 III 级癌痛,对 III 级癌痛患者有效率亦能达到 87.5%。

殷氏用蟾皮止痛膏(干蟾皮 20g,白花蛇舌草 50g,七叶一枝花 30g,制川草乌各 10g,莪术

30g,红花 10g,白芍 15g,三棱 15g 制乳没各 10g,元胡 15g,铁树叶 50g,水蛭 15g,大黄粉 100g)与三阶梯镇痛药进行自身对照治疗观察，结果治疗组总有效率 89.29%，与对照组（总有效率 92.86%)比较差异无显著性。对于中、重度癌痛患者应用蟾皮止痛膏后可以明显减少阿片类镇痛药的用量。

唐氏用中药酊剂(丹参 50g,红花 30g,乌药 30g,山慈菇 50g,乳香 30g,没药 30g,松香 30g,玄胡 40g,细辛 20g,土鳖虫 20g,血竭 10g,冰片 50g,捣碎后放入 75%酒精 3000ml 内密封浸泡 2 周后备用)治疗癌性疼痛 35 例,总有效率达 94.29%,用药起效时间为 3 分钟至 1 小时,疼痛缓解时间为 1~2 小时。

蔡氏等用阿麒贴(由阿魏、血竭、冰片、薄荷脑、肉桂、延胡索、丁香、细辛、麝香、川芎等药物组成,采用正交试验法优选出最佳工艺,以水溶性天然和合成高分子材料为基质,配合现代科技手段对药材进行有效成分提取，制成的一种新型巴布剂）结合 WHO 三阶梯药物治疗癌性疼痛 178 例,并与 160 例单纯用三阶梯止痛药物疗效对比,结果治疗组总有效率 95.50%,对照组总有效率 85.64%,两组疗效差异有非常显著性(P<0.01),两组止痛生效时间比较治疗组较对照组起效迅速(P<0.01),两组治疗前后 VAS 值比较差异均有显著性,治疗后组间比较差异亦有非常显著性(P<0.01),治疗组明显优于对照组,两组 Kanofsky 分值比较亦是治疗组明显优于对照组(P<0.01)。

杜氏等用癌痛消膏(生川乌 75g,生附片 75g,生南星 75g,山慈菇 300g,石上柏 300g,石见穿 125g,姜黄 125g,生大黄 125g,黄柏 125g,蜂房 75g,干蟾皮 30g,乳香 50g,没药 50g,雄黄 20g,血竭 10g,元明粉 10g,松香 10g,儿茶 10g,冰片 30g,硼砂 5g,橡胶 20g,凡士林 20g,汽油 500g,共制成膏剂)治疗癌性疼痛 39 例,并与强痛定对照观察,二组疗效差异无显著性,但治疗组止痛效果迅速,止痛作用较持久。

高氏等发现,山慈菇粉单药外敷能提高癌性疼痛的缓解率,有助于提高患者生活质量,减少奥施康定的使用量及其相关副反应。

陈氏等用复方蟾酥散(蟾酥、麝香、冰片、肉桂、细辛、草乌、血竭、桃仁、三棱、莪术、青黛、泽兰、黄柏、茜草等原药研末混匀,按处方剂量分包,密封)外敷治疗。以上海中药三厂生产的蟾蜍膏为对照组,结果两组在疼痛缓解度、镇痛疗效方面有显著性差异,治疗组明显优于对照组,止痛起效时间差异无显著性意义,止痛持续时间治疗组优于对照组。

徐氏用消坚止痛散(延胡索、乌药、鼠妇、冰片、土鳖虫、血竭等)贴敷治疗,治疗时用陈醋调成糊状,敷贴痛处,每 24 小时更换 1 次,疗程为 7 天。对照组用牛黄解毒丸,每日 1 次,疗程为 7 天。结果两组总有效率比较差异无显著性意义(P>0.05)。两组起效时间比较则差异有显著性意义(P<0.05)。

田氏等以癌理通(蟾酥、马钱子、麝香、白药膏等)外敷治疗 40 例患者,止痛效果明显优于安慰剂组,血小板降低明显大于对照组,安全性与之相仿。

陈氏用乌头镇痛膏(生川乌、生草乌、生半夏、生南星等)治疗 60 例癌痛患者,有效率 93.3%,平均起效时间 30 小时。

嵇氏等用麝冰止痛膏(麝香、延胡索、当归、丹参、台乌药、冰片、土鳖虫、血竭、干蟾皮、朱砂等)外敷治疗中晚期肝癌中度疼痛 26 例,与奇曼丁对照组 20 例相比,效果相当,但止痛起效时间快,且毒副作用少。

周氏采用止痛散(乳香、没药、血竭、冰片等)治疗 20 例患者,与美施康定组 20 例对照。治疗组总有效率 100%,对照组总有效率 85%,止痛起效时间和持续止痛时间治疗组均优于对照组。

杨氏用癌症止痛贴(马钱子、乌梢蛇、乳香、没药、冰片、蜈蚣)贴于疼痛部位,每日一换,共观察 7

天，治疗癌性疼痛30例。结果止痛作用总有效率96.7%，起效和止痛持续的平均时间分别为1.5小时和25小时，临床症候改善总有效率70%。

胡氏以抗癌止痛带（徐长卿、蟾酥、鼠妇、麝香等）治疗癌痛患者29例，总有效率89.7%，与强痛定组比较疗效相当。

杨氏选用延胡索、麝香、冰片、蟾酥、牛黄、珍珠水解液制成元麝止痛液，治疗癌痛38例，总有效率86.84%，较扶他林乳胶剂组有显著性差异。

何氏以胰瘤散外敷为主，药用槟榔、干蟾皮、沉香、三七（粉）、制没药、制乳香、血竭、肉桂等药打粉，装入布袋内，干敷于中脘部，严重疼痛者干湿敷交替，常可使疼痛明显缓解，且有利于胃肠蠕动。

宋氏等用平痛散（由川乌、草乌、蟾酥、胡椒、生天南星、生半夏、麝香、冰片、穿山甲等组成）外敷治疗包括胰腺癌在内的肿瘤疼痛。

钱氏等将63例晚期胰腺癌疼痛患者随机分成两组，在化疗的同时，对照组常规给予口服硫酸吗啡控释片镇痛治疗，治疗组进行热药包治疗，药用雄黄、明矾、冰片、青黛、血竭等，每日1次，治疗14d休息7d为1个疗程，治疗2个疗程。治疗组33例，有效28例，无效5例，有效率84.85%；对照组30例，有效17例，无效13例，有效率56.67%。两组有效率比较，差异有统计学意义（$P<0.05$）。

王氏采用活血化瘀、散结止痛的中药止痛膏治疗癌性腹痛110例，将祛瘀消痛贴膏（由三七、姜黄、白芷、水牛角、土鳖虫、藏红花等组成）贴在患部，每日一贴，2周为一个疗程。结果显示：用药7天，110例中CR21例（19.09%），PR47例（42.73%），MR30例（27.27%），NR12例（10.91%），总有效率89.09%；起效时间最短1小时，最长3小时，平均起效时间1.5小时。每副贴膏持续止痛时间最长可达24小时，总无痛持续时间最短为4天，最长为7天。

2.癌症分类疼痛外用治疗

（1）肝癌

方氏将大黄、姜黄、黄柏、皮硝、芙蓉叶各50g，冰片、生南星、乳香、没药各20g，雄黄30g、天花粉100g，共研细末，和匀水调成糊状摊于油纸上外敷疼痛部位，隔日1次，治疗13例肝癌疼痛患者，均收到良好止痛效果。

谢氏用蟾酥、冰片各10g，麝香3g，浸入60%酒精中48小时后，外搽疼痛部位，可明显止痛。马氏将冰片15g，溶于适量白酒中制成药酒，涂擦肝癌痛区，亦获佳效。

段氏用肝外1号方（雄黄6g，明矾、青黛、皮硝、乳香、没药各60g，血竭30g，冰片10g、共研细末，用醋或猪胆汁各半调成糊状）外敷，每次30~60g。每日1次，可使肝癌剧痛止痛8小时。

王氏外敷普陀膏（血竭、地龙、全蝎、蜈蚣、水红花子、僵蚕、木鳖子、大枫子、土鳖虫、虻虫、冰片等，经芝麻油被熬炼加工而成），内服中药治疗70例原发性肝癌，有效率为86.7%，显效率为83.3%。

李氏采用神效止痛膏丹参、鳖甲、姜黄、马钱子各30g，郁金、白芍各18g独角莲60g，蝎子lg，甘草、乳香、没药各9g，苏木10g、蜈蚣2条，麝香0.5g、冰片3g，共研细末，加入松花油适量调成糊状，治疗肝癌疼痛68例，显效41例，好转19例，无效8例。

方氏采用加减如意金黄散（天花粉100g、冰片、生南星、乳香、没药各20g，大黄、黄柏、姜黄、朴硝、笑蓉叶各50g，雄黄30g，共研细末，加饴糖调成厚糊状）外敷，治疗原发性肝癌疼痛50例，结果III级疼痛25例中，显效20例，有效5例，II级疼痛20例中，显效15例，有效5例，I级疼痛5例中，显效3例，有效1例，无效1例，总有效49例，无效1例。

王氏采用蟾雄膏（蟾蜍、雄黄、冰片、铅丹、皮硝各30g，乳香、没药、血竭各50g，硇砂10g，麝香 1g，大黄 100g，共研细末，用米醋或猪胆汁调成糊状）外敷治疗癌症疼痛 103 例，其中包括原发性肝癌 44 例，治疗后总有效率 91.26%，敷药后止痛最快约 3 分钟，最慢 3 天。

方氏采用四黄止痛方（大黄、姜黄、黄柏、皮硝、芙蓉叶各 50g，生南星、乳香、没药各 20g，雄黄 30g，天花粉 100g）共研细末，水调糊状外敷，治疗晚期肝癌疼痛 13 例，效果良好。

（2）肺癌

裘氏用蟾酥膏外敷治疗 332 例，总有效率为 92.65%，另以新鲜蒲公英捣碎取药汁外敷痛区 20 例。30 分钟痛减，可维持 8 小时。

李氏用朱砂、乳香、没药各 15g，冰片 30g，捣碎后加入米醋 500ml，密封 2 天，取澄清液涂搽痛区 3~4 次，效果良好。

李氏用去痛灵（玄胡、丹参、台乌药、蚤休、地鳖虫、血竭、冰片等，用 75%酒精浸泡 1 周，过滤后将药物浓度调至每 ml 含生药 1g）涂搽于痛处皮肤，每日 3~4 次，治疗 144 例癌痛，其中肺癌 62 例，治后胸部疼痛缓解率为 90.1%，缓解时间为 9~14±1.64 小时，疼痛缓解持续时间优于强痛定。

王氏外用镇痛灵（生草乌、生半夏、生南星、细辛）研末和匀，每次 2.5g，撒布于癌痛部位，外敷阿魏消痞膏药，隔日换药，治疗 32 例癌症疼痛，其中包括 12 例肺癌，治后疼痛总缓解率为 93.75%，有效病例外敷 3~4 小时后即可见效。

刘氏采用具有活血化瘀，消肿止痛的蟾酥膏治疗 44 例癌痛患者，并与三阶梯镇痛药进行自身对照疗效观察，其中包括肺癌 21 例，治后总有效率为 93.2%，显效率为 75%，起效时间为 3 分钟至 1 小时，显效时间为 1~8 小时。

（3）肾癌

管氏用冰片 3g，藤黄 3g，麝香 0.3g，生南星 20g，共为细末，酒醋各半，调成糊状，涂腰部积块痛区，敷后疼痛减轻或消失。

（4）结肠癌

陈氏用乳香、没药各 60g，赤芍、桃仁、生香附，乌药各 12g，阿魏 4.5g，共研细末，以蜂蜜调成糊状外敷痛区，并用纱布固定，24 小时换药 1 次，配合内服补气活血药。6 天后疼痛消失。

3.癌症外用验方

①冰片 30g，白酒 500g，将该药酒外涂疼痛处，每天 10 余次。适用于各种癌痛、局部溃烂处禁用。

②蟾酥 1 个，研成粉末，用适量凡士林调成膏状涂于癌痛处。个别患者用药后局部起皮疹，洗净后几天可自行消失。

③宝珍膏（上海中药三厂）1 张，烘热软化后以白酒 1 份，冰片 2 份调匀于膏中，外敷患处，每 2 天换药 1 次。该方法对各种癌痛均有减轻或缓解之功效。有出血倾向者慎用，局部皮肤溃烂者禁用。

④朱砂 14g、乳香 15g、没药 15g、冰片 30g，将药物捣碎加入白酒 500ml，密封浸泡 2 天后备用。使用时用棉签蘸上层澄清之药水涂于前处，搽药范围宜大一些，稍干后重复 3~4 遍即可。对各种癌痛均可适用。

⑤云南白药适量，用白酒或 75%医用酒精调成糊状，涂敷于痛处，其边缘要略大于疼痛范围，用纱布及塑料纸覆盖，胶布或绷带固定，每天换药 1 次。本法适用于各种癌痛。云南白药内服和外用相结合疗效更佳。

（包晓玲　刘华伟）

后 记

在汉语的语境里，与疼痛密切相关的两个词，一个是“疼痛”，另一个是“痛苦”。由此看来，疼痛是我们痛苦的一个重要根源。弥尔顿说：“疼痛是极其痛苦的感受，是万种邪恶之最，同时是对人类耐性的极度摧残。”然而，疼痛却是挥之不去的。目前认为，疼痛是继呼吸、脉搏、血压、体温之后的第五大生命体征。于是加缪无奈地说：“重要的不是治好病，而是带着病痛活着”幸运的是，现代医学提供给我们的医疗条件足可以让我们虽治不好原发病症，仍可以无痛苦的、接近尊严的活着。

中国古人对疼痛倾注了极大的热情，进行了不倦的探索，从黄钟大吕般的“麻沸散”到“蒙汗药”般的浅唱低吟，中间便是民间皓首穷经、精勤不倦的探索。三千多年来，积累了大量的文献，它们应该得到珍惜和挖掘。同时“不通则痛”与“不荣则痛”的理念也应得到继承和发展。

目前，对于疼痛这门科学，我们不能沉浸在往日的荣光里，而必须谦卑的向西方学习，随着他们，不断的更新我们的知识。把我们的学习体会与实践经验与中西方文献结合起来，总结出实用性的指导原则，以便同道分享，便是我们编写本书的初衷。在此过程中，同道们有以下分工协作：

第一篇疼痛治疗基础理论由本书主编刘华伟医师、麻醉与疼痛专业薛静医师及骨科专业任世超医师共同构建纲要。第二篇疼痛患者的评估由薛静医师和骨科专业刘康医师完成。第三篇临床中常见的疼痛综合征，麻醉专业张凌志医师、肿瘤内科包晓玲医师和刘康医师分别撰写了不同的章节。第四篇局部疼痛综合征由薛静医师、包晓玲医师、任世超医师、刘康医师以及麻醉专业的王鸿旻和张凌志医师分别根据自己的专业特点来撰写和编辑。第五篇疼痛的治疗的编辑工作由麻醉疼痛专业医师包正毅、张颖秀、薛静，以及骨科专业的任世超医师完成。第六篇疼痛的中医治疗，由中医专业刘华伟医师撰写，本篇的最后一章，癌痛的中医治疗，由刘华伟医师和包晓玲医师共同编撰。

在学习与编写的过程中，我们感叹于浩如烟海的中国古典文献，我们敬仰西方学者严谨求实的治学精神。与他们相比，本书只能是一本未完成稿，粗疏浅陋自不待言。焚膏继晷，历时三载，勉强出版只为应不时之需。更好的篇章或待再版。

编 者

2017 年 4 月